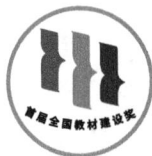

国家卫生健康委员会"十三五"规划教材

全国高等学历继续教育规划教材

供临床、预防、口腔、护理、检验、影像等专业用

临床医学概要

第 2 版

主　编　闻德亮

副主编　刘晓民　刘向玲

人民卫生出版社

图书在版编目（CIP）数据

临床医学概要 / 闻德亮主编 . — 2 版 . —北京：
人民卫生出版社，2018
全国高等学历继续教育"十三五"（临床专本共用）
规划教材
ISBN 978-7-117-27167-7

Ⅰ . ①临… Ⅱ . ①闻… Ⅲ . ①临床医学 – 成人高等教
育 – 教材 Ⅳ . ①R4

中国版本图书馆 CIP 数据核字（2018）第 264073 号

| 人卫智网 | www.ipmph.com | 医学教育、学术、考试、健康，购书智慧智能综合服务平台 |
| 人卫官网 | www.pmph.com | 人卫官方资讯发布平台 |

版权所有，侵权必究！

临床医学概要
第 2 版

主　　编：闻德亮
出版发行：人民卫生出版社（中继线 010-59780011）
地　　址：北京市朝阳区潘家园南里 19 号
邮　　编：100021
E - mail：pmph @ pmph.com
购书热线：010-59787592　010-59787584　010-65264830
印　　刷：北京中科印刷有限公司
经　　销：新华书店
开　　本：850×1168　1/16　印张：39
字　　数：1151 千字
版　　次：2013 年 10 月第 1 版　　2019 年 1 月第 2 版
　　　　　2023 年 7 月第 2 版第 7 次印刷（总第 12 次印刷）
标准书号：ISBN 978-7-117-27167-7
定　　价：86.00 元

编　者（以姓氏笔画为序）

王　爽 / 中国医科大学　　　　　　　李智伟 / 中国医科大学

王　琪 / 大连医科大学　　　　　　　杨廷舰 / 潍坊医学院

王　鹏 / 中山大学　　　　　　　　　吴　伟 / 中国医科大学

王炳元 / 中国医科大学　　　　　　　张　颖 / 复旦大学

王惠娟 / 河北医科大学　　　　　　　张文斌 / 新疆医科大学

尹友生 / 桂林医学院　　　　　　　　张钰聪 / 首都医科大学

曲　波 / 中国医科大学　　　　　　　尚云晓 / 中国医科大学

刘　彤 / 天津医科大学　　　　　　　罗志勇 / 昆明医科大学

刘屹立 / 中国医科大学　　　　　　　郑维扬 / 南方医科大学

刘向玲 / 新乡医学院　　　　　　　　赵　阳 / 中国医科大学

刘志良 / 锦州医科大学　　　　　　　闻德亮 / 中国医科大学

刘哲宁 / 中南大学　　　　　　　　　耿　龙 / 中国医科大学

刘晓民 / 哈尔滨医科大学　　　　　　倪春辉 / 南京医科大学

刘彩霞 / 中国医科大学　　　　　　　郭　澍 / 中国医科大学

孙晓红 / 中国医科大学　　　　　　　曹志伟 / 中国医科大学

李建文 / 广东医科大学　　　　　　　焦桂微 / 哈尔滨医科大学

编写秘书

赵　阳 / 中国医科大学　　　　　　　焦桂微 / 哈尔滨医科大学

数字负责人

刘晓民 / 哈尔滨医科大学

数字秘书

焦桂微 / 哈尔滨医科大学

第四轮修订说明

　　随着我国医疗卫生体制改革和医学教育改革的深入推进,我国高等学历继续教育迎来了前所未有的发展和机遇。为了全面贯彻党的十九大报告中提到的"健康中国战略""人才强国战略"和中共中央、国务院发布的《"健康中国 2030"规划纲要》,深入实施《国家中长期教育改革和发展规划纲要(2010-2020 年)》《中共中央国务院关于深化医药卫生体制改革的意见》,落实教育部等六部门联合印发《关于医教协同深化临床医学人才培养改革的意见》等相关文件精神,推进高等学历继续教育的专业课程体系及教材体系的改革和创新,探索高等学历继续教育教材建设新模式,经全国高等学历继续教育规划教材评审委员会、人民卫生出版社共同决定,于 2017 年 3 月正式启动本套教材临床医学专业第四轮修订工作,确定修订原则和要求。

　　为了深入解读《国家教育事业发展"十三五"规划》中"大力发展继续教育"的精神,创新教学课程、教材编写方法,并贯彻教育部印发《高等学历继续教育专业设置管理办法》文件,经评审委员会讨论决定,将"成人学历教育"的名称更替为"高等学历继续教育",并且就相关联盟的更新和定位、多渠道教学模式、融合教材的具体制作和实施等重要问题进行了探讨并达成共识。

　　本次修订和编写的特点如下:

　　1. 坚持国家级规划教材顶层设计、全程规划、全程质控和"三基、五性、三特定"的编写原则。

　　2. 教材体现了高等学历继续教育的专业培养目标和专业特点。坚持了高等学历继续教育的非零起点性、学历需求性、职业需求性、模式多样性的特点,教材的编写贴近了高等学历继续教育的教学实际,适应了高等学历继续教育的社会需要,满足了高等学历继续教育的岗位胜任力需求,达到了教师好教、学生好学、实践好用的"三好"教材目标。

　　3. 本轮教材从内容和形式上进行了创新。内容上增加案例及解析,突出临床思维及技能的培养。形式上采用纸数一体的融合编写模式,在传统纸质版教材的基础上配数字化内容,以一书一码的形式展现,包括在线课程、PPT、同步练习、图片等。

4. 整体优化。注意不同教材内容的联系与衔接,避免遗漏、矛盾和不必要的重复。

本次修订全国高等学历继续教育"十三五"规划教材临床医学专业专科起点升本科教材29种,于2018年出版。

第四轮教材目录

序号	教材品种	主编	副主编
1	人体解剖学（第4版）	黄文华　徐　飞	孙　俊　潘爱华　高洪泉
2	生物化学（第4版）	孔　英	王　杰　李存保　宋高臣
3	生理学（第4版）	管茶香　武宇明	林默君　邹　原　薛明明
4	病原生物学（第4版）	景　涛　吴移谋	肖纯凌　张玉妥　强　华
5	医学免疫学（第4版）	沈关心　赵富玺	钱中清　宋文刚
6	病理学（第4版）	陶仪声	申丽娟　张　忠　柳雅玲
7	病理生理学（第3版）	姜志胜　王万铁	王　雯　商战平
8	药理学（第2版）	刘克辛	魏敏杰　陈　霞　王垣芳
9	诊断学（第4版）	周汉建　谷　秀	陈明伟　李　强　粟　军
10	医学影像学（第4版）	郑可国　王绍武	张雪君　黄建强　邱士军
11	内科学（第4版）	杨　涛　曲　鹏	沈　洁　焦军东　杨　萍　汤建平　李　岩
12	外科学（第4版）	兰　平　吴德全	李军民　胡三元　赵国庆
13	妇产科学（第4版）	王建六　漆洪波	刘彩霞　孙丽洲　王沂峰　薛凤霞
14	儿科学（第4版）	薛辛东　赵晓东	周国平　黄东生　岳少杰
15	神经病学（第4版）	肖　波	秦新月　李国忠
16	医学心理学与精神病学（第4版）	马存根　朱金富	张丽芳　唐峥华
17	传染病学（第3版）	李　刚	王　凯　周　智
18*	医用化学（第3版）	陈莲惠	徐　红　尚京川
19*	组织学与胚胎学（第3版）	郝立宏	龙双涟　王世鄂
20*	皮肤性病学（第4版）	邓丹琪	于春水
21*	预防医学（第4版）	肖　荣	龙鼎新　白亚娜　王建明　王学梅
22*	医学计算机应用（第3版）	胡志敏	时松和　肖　峰
23*	医学遗传学（第4版）	傅松滨	杨保胜　何永蜀
24*	循证医学（第3版）	杨克虎	许能锋　李晓枫
25*	医学文献检索（第3版）	赵玉虹	韩玲军
26*	卫生法学概论（第4版）	杨淑娟	卫学莉
27*	临床医学概要（第2版）	闻德亮	刘晓民　刘向玲
28*	全科医学概论（第4版）	王家骥	初　炜　何　颖
29*	急诊医学（第4版）	黄子通	刘　志　唐子人　李培武
30*	医学伦理学	王丽宇	刘俊荣　曹永福　兰礼吉

注：1. * 为临床医学专业专科、专科起点升本科共用教材

2. 本套书部分配有在线课程，激活教材增值服务，通过内附的人卫慕课平台课程链接或二维码免费观看学习

3.《医学伦理学》本轮未修订

评审委员会名单

前　言

高等医学教育中,医学相关专业(包括临床与非临床医学专业)的学生有必要根据专业特点与培养目标,不同程度地学习临床医学相关知识与基本内容。现代临床医学随着基础医学的发展不断进步,逐渐形成了许多分科和专业,同时临床与预防相结合更是当今医学发展的潮流与方向。为了适应高等学历继续教育的发展,满足非临床专业本、专科相关教学用书与读者的需求,我们于2013年推出了《临床医学概要》第1版教材。该版教材对目标群体的临床医学整体认知培养起到了很好的促进作用。随着第四轮全国高等学历继续教育规划教材修订工作的统一开展,《临床医学概要》第2版的编写工作也正式启动。通过对第1版教材使用情况的调查,广大师生普遍反映该教材内容全面、重点突出、简明扼要、实用性强。因此,在修订过程中,我们仍然坚持第1版的编写原则,并在此基础上融入了近年各相关领域的新进展,与时俱进调整了部分章节的设置,同时增加了数字化融合教材内容,扫描每章二维码即可查看。

本着概述临床医学相关重要内容的目的,我们继续遵循"三基"(基本理论、基本知识和基本技能)、"五性"(思想性、科学性、先进性、启发性、实用性)、"三特定"(特定的对象、特定的要求、特定的限制)的原则,结合非零起点、"非临床专业"等特点进行编写。总体区分层次,体例创新务实,内容点面结合,介绍浅尝辄止,普及基础知识,做到"有所为,有所不为"。

全书分为绪论、临床预防学概要、临床诊断学概要、临床疾病学概要(上)(下)、临床治疗学概要六部分共五篇。临床预防学概要的前置,突出了临床预防工作的作用和地位,体现了预防与临床相结合,有助于培养全面卫生观念。章节编排上,参考医学学科目录,将保健医学、全科医学、影像诊断学等内容纳入编写。临床相关章节,突出概述与基本内容,精选重点疾病,统一按照"临床表现、辅助检查、诊断、防治原则"的模式进行要点介绍。广大教师与读者在实际应用中,可以根据本专科不同层次、不同专业、不同学制及具体培养目标,有取舍地选择章节与重点疾病展开教学。由于各章具有较强的独立性,为便于阅读与思考,参考文献附在每章的末尾,书末附关键词中英文索引。

第2版教材编写队伍依然采取主编、副主编双重分篇负责制。第一篇由主编闻德亮教授负责,第二、三篇由副主编刘晓民教授负责,第四、五篇由副主编刘向玲教授负责。编者为学识渊博、经验丰富、富有敬业精神的各大医学院临床医学专家和教育专家。然而,临床医学广博精深、发展迅猛,更限于编者水平和时限要求,书中难免会有不当甚至错误,欢迎大家批评指正。

本书在编写过程中,得到了各编者单位的大力支持,尤其是各位编者在承担繁重的临床、教学、科研工作之余,能够积极投入撰写,确保了修订工作的顺利进行。在此,我谨代表编委会一并致以衷心的感谢!

闻德亮

2018年9月

目　录

第四篇　临床疾病学概要（下）

第二十七章　外科学总论 · 319

第二十八章　普通外科学 · 334

第二十九章　肝胆外科学 · 349

第五篇　临床治疗学概要

绪　论

临床医学（clinical medicine）是研究疾病的病因、诊断、治疗和预后，提高临床治疗水平，促进人体健康的科学；是直接面对疾病、病人，对病人直接实施治疗的科学。它根据病人的临床表现，从整体出发，结合研究疾病的病因、发病机理和病理过程，进而确定诊断，通过预防和治疗最大程度地减轻病人痛苦、恢复病人健康、保护劳动力。《"健康中国 2030"规划纲要》中明确指出，"健康是促进人全面发展的必然要求，是经济社会发展的基础条件。实现国民健康长寿，是国家富强、民族振兴的重要标志，也是全国各族人民的共同愿望。"

在现代医学的结构与体系中，临床医学被归入应用医学范畴，这是因为临床医学需要在基础医学取得的知识基础上诊治病人，二者的关系与基础科学（如数、理、化、天、地、生等学科）和应用科学（如各种工程技术）的关系有类似之处。然而还应看到，在基础医学与临床医学的关系中，基础医学的研究目的是认识人体生命活动（主要是健康人的，也包括患病者的生命活动）的奥秘，发现其中的规律，临床医学同样也担负着重要认识生命活动的任务。

随着当代科学与社会的不断进步，为了更好地把握临床医学全貌，需要对临床医学发展、医学模式转变、健康与疾病、医学职业精神、预防与治疗等方面都有宏观的了解和认识。

一、临床医学发展

现代临床医学随着基础医学的发展不断进步，逐渐形成了许多分科和专业。如传染病科、神经科、心脏科、肾病科、内分泌科、消化科、呼吸科、普外科、泌尿外科、矫形外科、胸心外科、神经外科、肿瘤科、儿科、妇产科、老年病科、放射科和重症监护科等，至少包括 50 余个学科、专业。

临床医学对疾病的诊断与防治，都应考虑自然、生物、心理、社会等诸多因素。为控制包括艾滋病在内的传染病，防治"公害病""精神病""文明病""职业病"和减少意外伤亡，提高全民健康水平，临床医学必须放眼大医学、大卫生、大预防、大教育的新视野，不仅需要医生、药物和手术，更需健康促进、维护、健康教育；不仅要医药卫生部门努力，更需要社会投入、全民参与。近年来，临床医学心理学、精神卫生学、社会医学与医学社会学、健康教育学、临床预防医学、全科医学及社区医学等的发展，正是现代医学新模式在临床医学中的体现。

临床医学学科分化不断向纵深发展，却往往忽视了整体。近年来，在系统论思想指导下，临床医学发展并建立了系统生物学、系统生理学、系统病理学、系统药理学等。如：在临床医学中，提出系统生物肿瘤学，用系统方法指导科学研究，并已取得丰硕成果。

当前，系统医学范畴的转化医学（translational medicine）越发引起大家的关注。转化医学是一个致力于克服基础研究与临床和公共卫生应用严重失衡的医学发展的新模式，其主要目的是打破基础医学与药物研发、临床及公共卫生之间的固有屏障，在其间建立起直接关联；从实验室到病床，把基础研究获得的知识成果快速转化为临床和公共卫生方面的防治新方法。其核心是在从事基础医学发现的研究者和了解患者需求的医生以及卫生工作者之间建立起有效的联系，特别集中在分子基础医学研究向最有效和最合适的疾病预防诊断、治疗和预防模式的转化。随着后基因组时代的到来，系统医学思想将改变临床医学研究思路，提升疾病诊治水平，加速临床医学发展进程。

21 世纪是生命科学、信息科学的世纪，也必将是生命科学与信息科学融合、交汇发展的世纪。作为生命科学最重要的组成部分，医学科学与诸多学科相融合，它的发展趋势是如何成为全世界普遍关注问题的。专家们预测，21 世纪的医学将进入高科技时代，医学理论和技术将有更大的发展，并将从根本上解除危害人类最严重疾病的威胁。随着健康需求猛增，人们对健康长寿、健身健美、社区和家庭医学服务的需求越来越大，以强调优化生存环境，提高生命质量和增进身心健康为重点的第三次卫生革命方兴未艾。

二、医学模式转变

医学模式（medical model）又叫医学观，是人们考虑和研究医学问题时遵循总的原则和总的出发点，即人们从总体上认识健康和疾病以及相互转化的哲学观点，包括健康观、疾病观、诊断观、治疗观等，它影响着某一时期整个医学工作的思维及行为方式，从而使医学带有一定的倾向性、习惯化的风格和特征。

医学模式转变即从传统生物医学模式（biomedical model）向生物-心理-社会医学模式（biopsychosocial model）转变。过去认为疾病是单纯躯体发生病理转变的一种表现。新医学模式理论则认为：疾病是人在社会中生存，会受到社会各种因素变化的影响，人的心理也会发生改变，二者共同作用于人体后机体产生一系列复杂变化的一种整体表现。

从理论上说，医学产生后医学模式也随之产生。从近代医学时期到 20 世纪 70 年代以前，占统治地位的医学模式是生物医学模式，是由神灵主义医学模式和自然哲学医学模式演变成机械论医学模式后，再由后者发展形成的。

生物医学模式把健康看作宿主、环境和病因三者之间的动态平衡，认为当宿主的抵抗力降低、环境变化、致病因子的致病能力增强时，这种平衡被破坏便会发生疾病；而每一种疾病都可以从器官、细胞、生物大分子上找到可测量的形态和（或）化学变化，并确定其生物的和（或）物理的特定原因，从而采取相应的治疗手段。

在生物医学模式的推动下，近代医学进入了实验医学时代。在形态学方面，促进了从器官、组织、细胞和分子水平上对人体结构和生理、病理过程的深入研究；在功能学方面，从定性研究发展到精确的定量研究；在应用自然科学研究成果方面，加强了医学与现代科学新技术（特别是计算机、电子学、光学技术等方面）的紧密结合，促进了医学技术的进步，大大地提高了临床诊断和治疗水平。

尽管生物医学模式极大地推动了近代医学的发展，是近代医学研究的一个重要标志，但是随着社会的进步，科学技术的飞速发展，当疾病谱、死因谱和病因等都发生了很大的变化时，生物医学模式忽视人的社会属性、忽视人的心理因素、忽视人的行为因素以及忽视整体的变化等内在缺陷妨碍了现代医学的发展。

正是在这种状况下，1977 年，美国罗彻斯特大学精神病学和心身医学教授恩格尔（Engel G.L.）在《科学》（*Science*）杂志上发表了一篇题为《需要新的医学模式：对生物医学的挑战》的文章，率先提出生物医学模式应转变为生物-心理-社会医学模式。他的这一新颖观点受到世界各国医学家的关注。恩格尔指出，传统的生物医学模式是根据病人身体检查和化验参数是否偏离正常值来诊治疾病，而忽视了心理和社会因素对这些参数的影响。

事实上，心理因素、社会因素对人体的健康和疾病的发生有着重要的影响。例如许多精神病，多由心理刺激和社会因素引起，较难检测到明显的神经生理和生物化学方面的改变；又如第二次世界大战期间，伦敦每遭一次空袭后就出现大批消化性溃疡和急性消化道出血的病人。因此，恩格尔指出："生物医学逐渐演变成生物-心理-社会医学是医学发展的必然。"他还指出："为了理解疾病的决定因素，以及实现合理的治疗和卫生保健的目标，医学模式必须考虑到病人、病人生活的环境和生活因素，以真正消除疾病的破坏作用。"

由于生物-心理-社会医学模式是一种既从生物学方面，又从心理和社会因素方面看待人类健康和疾病的新医学模式，因此，生物医学模式向生物-心理-社会医学模式的转变，标志着以健康为中心的医学科学，已迈进一个崭新的发展时期，促进了社会医学、医学社会学和整体医学的建立和发展。

三、健康与疾病

在致病因素作用下，体内外环境相对平衡的状态受到破坏，健康机体的结构、功能与代谢发生改变，随之产生疾病。医学不仅涉及生物学问题,还涉及重要的社会学问题。医学不仅要从个体、系统、器官、组织、细胞、分子等微观层面,还应从家庭、社区、社会、生物界、地球、宇宙等宏观视角,去理解和揭示生命、健康、疾病、衰老和死亡等基本生物医学现象的本质和相互联系。

对于健康(health)的认识,关系到医学的根本目的。医学不仅是研究疾病的科学,更是研究健康的科学。世界环境和发展大会将生存和健康作为 21 世纪最根本、最重要的议程。中华人民共和国宪法更明确规定:维护全体人民的健康,提高各族人民的健康水平,是社会主义建设的主要任务之一。世界卫生组织定义健康"是身体上、精神上和社会适应上的完好状态,而不仅是没有疾病和虚弱"。

疾病(disease)是有别于健康的生命运动方式。人类对疾病的认识,经历了漫长的历史过程。古希腊医学家希波克拉底的液体病理学说提出,疾病是由于体内血液、黏液、黑胆汁、黄胆汁四元素失衡而致。我国中医学说则认为,自然界皆由木、火、土、金、水五种基本物质构成,经由"六淫"(风、寒、暑、湿、燥、火)和"七情"(喜、怒、忧、思、悲、恐、惊)等,导致疾病的发生。18~19 世纪,西方医学中组织学和微生物学知识得到极大发展,证明结核、鼠疫等多种传染病是由于特殊的病原体进入机体所致。此后,德国病理学家魏尔啸建立了细胞病理学说,指出疾病是致病因素损伤了机体特定细胞的结果,使疾病有了严格的定位,开创了现代疾病观的先河。

现代医学认为,疾病是机体在外界和体内某些致病因素作用下,因自稳态调节紊乱而发生的生命活动异常,此时机体组织、细胞产生相应病理变化,出现各种症状、体征及社会行为的异常。病理变化(pathological change,简称病变)是指疾病时机体发生的功能、代谢和形态结构的异常改变,如炎症、损伤、休克、心力衰竭等。症状(symptom)是指病人主观上的异常感觉和病态改变,如疼痛、乏力、精力不集中、周身不适、恶心、畏寒等。体征(sign)是疾病的客观表现,如腹泻、肝脾肿大、心脏杂音、神经反射、周围血白细胞增高等。广义的症状可以包括体征。社会行为(social behavior)是指人际交往、劳动等作为社会成员的活动,如社会活动能力下降、孤独、烦躁、行为异常等。

亚健康状态是指介于健康和疾病之间的中间状态。除了少数意外损伤可以使人体瞬间从健康状态进入疾病状态外,人体的代谢、功能、形态从健康到疾病的转变,大都有一个从量变到质变的或长或短的亚健康过程。在这个过程中,机体各系统的生理功能和代谢过程活力降低,适应与恢复能力减退,周身疲乏无力,情绪低落颓丧,肌肉关节酸痛,消化功能减退,可有接近临界水平的血压、血脂、血黏度等的升高及免疫功能的紊乱。有资料估计,全部人群中健康者仅占 5%~10%,疾病者占 20%~25%,亚健康人群可占 60%~70%。衰老、慢性疲劳综合征、经前期综合征、更年期综合征等,均属于亚健康状态。

人体亚健康状态具有动态性和两重性,或回归健康或转向疾病。医务人员的责任就是自觉研究人体亚健康问题,积极促进其向健康转化。其他人群个体也应通过自我调控,强化营养、伦理、心理、社会等因素对健康的正面影响。此外,亚健康状态需要与疾病的无症状现象(疾病亚临床状态,或称亚临床疾病)相鉴别。疾病的无症状现象在本质上属于疾病,虽未见明显的疾病症状和体征,但已存在病理性改变及实验室、影像或病理检查证据,例如临床上常见的无症状性(隐匿性)缺血性心脏病。从某种意义上说,人体亚健康状态可能是疾病无症状现象的更早期形式。

四、医学职业精神

医学职业精神的主要内容是职业立场,即世界公认的人道主义、利他主义。近年来,随着医学教育全球化以及医疗服务提供体系的变化,在世界范围内对医学人才的培养提出了新的要求。美国内科学委员会(ABIM)、毕业后医学教育认证委员会(ACGME)以及美国医学院联合会(AAMC)都将职业精神看成优秀医生临床能力的一个独特方面。2002 年美国内科基金会、ACP 基金会和欧洲内科医生联盟共同研究并发布了《新世纪的医师职业精神——医师宣言》,正式把医师职业精神反映在国际认可的文件中。国际医学教育委员会（IIME）发布的"全球医学教育最基本要求"中规定：任何国家培养的医生都应具备职业态度、医学知识、临床技能等六方面的核心能力。

从古至今，医生都因为治病救人、救死扶伤而受到人们的高度赞誉。把医生比作"白衣天使"不仅蕴涵着人们对医生的期望和要求，也承载着社会赋予医生的神圣使命和职责。1991年国家教育委员会高等教育司颁布的"医学生誓言"中就强调："健康所系，性命相托……竭尽全力除人类之病痛，助健康之完美，维护医术的圣洁和荣誉。救死扶伤，不辞艰辛，执着追求，为祖国医药卫生事业的发展和人类身心健康奋斗终生。"这是对医生神圣使命的最好概括。

我国医疗卫生体制改革的深入开展和医学模式的重大转变，都对医师的整体素质提出了更高的要求，医师的职业精神既是医师思想观念和整体素质的体现，也是医院管理水平的体现。广大医师作为医院组织结构的主体，其业务水平的高低与自身形象的好坏，直接影响着医院的前途与命运。

然而近些年来，随着我国社会主义市场经济体制的逐渐形成，经济与医疗行业的关系越来越密切，市场对医疗行业的影响也越来越大。由于国内社会风气更多强调物质生活水平和经济利益，部分医师在金钱至上观念的影响下，经不住行业潜规则的诱惑，利用患者的信任与手中的处方权来谋取不正当利益，接受药商回扣，向患者暗示或索要红包，使用高价药品、高价检查以及昂贵的医疗器械，加重患者的经济负担，浪费医疗卫生资源，损害白衣天使的形象，对医疗行业的社会公益性也造成了巨大冲击。为了进一步提高医师的执业水平，加强和改善医患关系，中国医师协会于2005年5月正式宣布加入推行"新世纪的医师职业精神——医师宣言"活动，旨在从加强行业自律和维护医师合法权益出发，进一步明确医师的执业规范和行为准则，从而向全社会表达医师的崇高理想和职业追求。

从2014年开始，教育部等六部门颁布《关于医教协同深化临床医学人才培养改革意见》，强调要深化临床医学专业人才培养改革，加强医学人文教育和职业精神培养；2017年国务院办公厅发布《关于深化医教协同进一步推进医学教育改革与发展意见》，同样再次强调了将职业精神、医德培养贯穿教育教学全过程。2016年全国卫生与健康大会上，习总书记强调，"我国卫生与健康工作者要弘扬和践行社会主义核心价值观，弘扬救死扶伤的人道主义精神，恪守服务宗旨，增强服务意识，提高服务质量，强化医德医风建设和行业自律"。全面推进健康中国建设之计，全面提高医疗卫生人员的职业精神水平，成为了实现健康中国梦的必经之路和重要举措。

五、预防与治疗

预防（prevention）是指防止疾病发生、传播与流行，以及延缓衰老、增强体质、延年益寿和为此进行的医学活动。治疗（therapy）是应用药物和非药物等手段，减少患者痛苦，使疾病得到控制、好转或痊愈的过程，也是临床决策的重要内容。治疗包括去除病因，控制和消除症状，改善功能，恢复正常生理、心理状态等。早期治疗能缩短病程，预防或减少并发症而早日康复。预防的目的是免于患病，治疗则是预防的补充。中医主张"未病先防""既病防变"，并通过养生、锻炼、增强体质、扶正固本、抵御邪气，以保护、增进健康，防止患病。

疾病预防的思想来源于人类与疾病斗争的实践。人们对于医疗服务的需求不仅在于有病就医，而是预防疾病，促进健康，提高生命质量，其中疾病的预防是最重要的。随着人类对环境认识的不断深化，人们逐渐发现主动预防疾病比被动治疗疾病更具有实际意义，逐步树立了多层面全方位的大健康、大卫生、大医学观念。医学工作者应当承担起向社会提供整体卫生服务的责任，医疗机构也应拥有集预防、医疗、保健、康复、健康教育、计划生育技术服务等为一体的功能。疾病预防是现代医学的重要部分和终极目标。

随着"防胜于治"的意识增强，现代预防医学的内涵更丰富、更积极。从原来仅理解为防止疾病发生，转向开展原级预防，即预防疾病危险因素的发生、发展，包括预防接种、健康教育等；一级预防是控制危险因素的发生、发展,包括必要的治疗手段;二级预防是定期体检,早期发现疾病、及时诊治;三级预防是防治并发症,防复发转移、防残疾、康复指导等。

相对于治疗,预防是更积极主动的医学行为。在预防医学中,近来又主张更积极主动的最早期预防。有学者把人从健康到疾病的发展时期,比作浮在海洋中的冰山。临床医疗往往只关注于浮出海面较高的冰山一角,此时健康问题已高度恶化,症状体征明显,诊疗较难,预后也差。现代预防重点要更多关注潜在海水中的冰山大部分,理想的预防是"水下作业",针对水面下的冰山,即无病期、疾病未现期和临床早期人群做好健康促进、维护工作。这项"水下作业"正是临床医学全科医生的主业。

当前,预防医学已从临床医学中分离出来,成为医学体系中继基础医学、临床医学后第三个医学。然而,时代发展要求临床医学与预防医学结合越来越紧密。如今预防医学又回归临床医学,出现了新的模式,称为临床预防。面对越来越多的慢性非传染性疾病时,传统的预防医学观念难以应对,唯有将预防措施渗透到临床实践中才是上策,于是临床预防应运而生。临床预防是指对常见而易复发的慢性非传染性疾病的易感人群或高危人群,主动积极开展健康教育、免疫接种、健康评估、健康促进等,或对部分未发病人群进行筛选检测、早期发现、及时根治等。临床预防为以诊疗为主的临床医学增添了活力,不仅被动诊治疾病,还主动促进健康,防病未然,大大提升了临床医学的保健价值和人文意义。

(闻德亮)

第一篇

临床预防学概要

随着科学技术的发展,社会的进步,经济和生活水平的提高,健康已经成为人类生活的第一需要,越来越多的人意识到"理想健康状态"与"自身健康状态"之间存在差距,他们对预防、保健、医疗、康复等卫生服务的需求日益增长,对卫生服务的多样性及个性化方面也提出了更多、更高的要求。

1947年世界卫生组织(WHO)对健康的概念是"健康是身体上、精神上和社会适应上的完好状态,而不仅仅是没有疾病和虚弱"。这一概念表明,只有同时具备躯体健康、心理健康和社会适应良好才是完全的健康。医学模式从"生物医学模式"转向了"生物-心理-社会医学模式"。1998年WHO提出"21世纪人人享有卫生保健"的全球卫生战略,以增加人类期望寿命、提高生命质量为目标。医学目标开始了从以疾病为中心向以健康为中心的转变,医学目的也从对抗疾病和死亡转变为对抗早死、维护和促进健康、提高生命质量。医学模式由"生物-心理-社会医学"进一步演变为"环境-生物-心理-社会医学"。1999年WHO提出身心健康新标准为"五快""三良好"。"五快"是指吃得快、便得快、走得快、说得快和睡得快;"三良好"是指良好的个性人格、良好的处事能力及良好的人际关系。由于健康观念的转变,医学科学的目标已经从减轻病人痛苦与恢复健康,扩展到维护健康,进而发展到促进健康。

随着医学模式的转变、社会经济的发展、人民生活水平的不断提高,居民正在从被动医疗走向主动健康,力求提高生活质量,这就需要医疗工作者必须建立"以健康为中心,预防为主,防治结合"的理念。

临床预防医学(clinical preventive medicine)是研究由医务人员在临床场所(包括社区服务工作者在家庭和社区场所)对个体健康和无症状"患者"的健康危险因素进行评价,实施个性化的预防干预措施来预防疾病和促进健康的学科;其对应的预防服务则称为临床预防服务。临床预防医学是预防医学的分支和重要组成部分,但其有自身的学科特点和特有的学科内容。临床预防医学以预防和控制在人群中普遍存在且对健康危害严重的危险因素为主线,研究医务人员如何在实际工作中对引起病伤的危险因素进行筛检和评估,如何开展健康咨询以纠正求医者不良的生活行为方式,如何实施免疫接种、化学预防、生殖健康指导等具体的有效预防措施。

第一章　　临床预防服务

1

01章

学习目标	
掌握	健康的概念、医学模式及其转变、临床预防医学的概念、临床预防服务的概念和内容、影响健康的主要因素及其关系。
熟悉	临床预防服务的原则、自我保健、健康教育和健康促进的概念和内容。
了解	医学模式的转变对临床预防服务的影响。

在我国的卫生从业人员中，临床医务人员占多数。据统计，大约 78% 的人每年至少要去看一次医生，平均一年三次。临床医生开展预防服务具有很大的优势，主要体现在三个方面：①医务人员以其特殊的方式与"患者"直接接触，能够方便准确地对"患者"进行个体健康危险性的量化评估，从而确定控制疾病危险因素的健康干预策略；②患者对医生的建议有很好的依从性，能有效地调动其改善个人不良行为与生活方式的积极性和主动性；③医务人员可通过随访了解患者的健康状况和行为改变情况，及时有针对性地提出预防保健建议，有利于管理个人的健康状况，纠正不良的健康行为、早期发现疾病并及时治疗，有利于改善患者生活质量并延长寿命。

第一节　临床预防服务的内容和原则

临床预防服务（clinical preventive service）是指在临床场所（包括社区卫生服务工作者在家庭和社区场所）对健康者和无症状"患者"的健康危险因素进行评价，然后实施个体的预防干预措施来预防疾病和促进健康。干预的措施通常包括早期筛查、健康教育、免疫接种和化学药物预防。干预的对象主要是健康者或无症状的"患者"，即侧重第一级预防和第二级预防，也是临床医生在常规临床工作中提供的预防服务。通常临床医学的服务对象是病人，采用的方法是诊断和治疗疾病；预防医学的服务对象是健康人群，采用的方法主要是针对群体实施预防措施；而临床预防服务提倡在临床条件下实施针对个体特征的预防服务（不包括对患者的常规性治疗和护理），是介于医疗与预防之间的一类卫生服务。

一、临床预防服务的内容

临床预防服务主要涉及健康维护、健康促进，以及减少导致和加重病伤的危险因素等方面。包括对求医者进行健康咨询、健康筛检、预防接种、化学预防和预防性治疗等。与求医者共同制订改变不良健康行为的计划，随访求医者执行计划情况等一系列有组织的活动，促使求医者自觉采纳有益于健康的行为和生活方式，消除或减少各种危险因素，预防疾病，促进健康，提高生活质量。主要服务内容有如下六个方面。

（一）**个体危险因素评价和监测**，及时发现和控制相关危险因素。

（二）**向健康人群、亚健康人群**（或称高危人群）**或临床前期"患者"提供健康咨询，共同制订预防疾病计划。**

（三）**健康筛检**

指运用快速、简便的体格检查或实验室检查以及危险因素监测与评估等手段，在健康人群中发现未被识别的患者或有健康缺陷的人，努力做到"早发现、早诊断、早治疗"。如肿瘤筛查和高血压、高血脂和糖尿病检测等。

（四）**免疫接种**

是指将抗原或抗体注入机体，使人体获得对某些疾病的特异性抵抗力，从而保护易感人群，预防传染病。

（五）**化学预防**

指对无症状者使用药物、营养素（包括矿物质）、生物制剂或其他天然物质，来提高人群抵抗疾病的能力，防止某些疾病的发生。属于第一级预防措施，如食盐加碘预防碘缺乏病等。

（六）**预防性治疗**

指通过应用某些治疗手段来预防某种疾病从一个阶段进展到更为严重的阶段，如手术切除肠息肉预防肠癌等。

二、实施临床预防服务的原则

为了让临床医生能够高效开展预防服务,预防疾病的选择和干预的措施必须经过科学评价,主要包括以下三个方面。

(一) 疾病选择

在选择要解决的健康问题时,首先要考虑针对的疾病,而不是已经掌握的干预措施。应该确保须优先选择的疾病,而不是选择个别发生或对之有特殊兴趣的疾病。选择疾病的标准为:①疾病的严重程度;②有合理干预措施及预防效果;③适时性;④成本;⑤数据资料的可获得性;⑥评估的可行性。

(二) 危险因素选择

选择与疾病相关的危险因素进行干预,需要从以下两方面来考虑:①危险因素在人群中的流行范围;②危险因素对疾病的影响程度。一个相对弱的危险因素假若流行范围广,它比一个相对强却流行小的危险因素更值得考虑。

(三) 实施临床预防服务的原则

实施临床预防服务的原则包括:①重视危险因素的收集;②医患双方共同决策;③以健康咨询与教育为先导;④合理选择健康筛检的内容;⑤根据不同年龄阶段的特点开展针对性的临床预防服务。

第二节 影响健康的主要因素

人类的健康是一个动态过程,受多种因素的影响和制约。目前,人们认为影响健康的主要因素有:①环境因素;②心理行为和生活方式因素;③生物遗传因素;④医疗卫生服务水平在内的社会发展因素。WHO 经研究提示影响个人健康和寿命的四大因素中,自然环境因素占 17%,生物遗传因素占 15%,行为和生活方式因素占 60%,医疗卫生服务因素占 8%。人类在过去的上万年历史进程中,基因变化很小,而人赖以生存的环境变化很大,人对环境有害因素的反应存在明显的个体差异,造成此差异的因素包括年龄、性别、营养、行为和生活方式、健康状况及遗传等多种因素。环境因素是指以人为主体的外部世界,包括自然环境和社会环境。广义上的环境也应包括生活方式、医疗卫生服务等社会环境因素。有研究表明,人类绝大多数慢性非传染性疾病都是机体内在遗传因素与环境因素交互作用的结果。年龄、性别、遗传无法改变,但是人类具有改变环境的能力。需要以科学研究成果为基础,运用先进的科学技术,建立以干预可改变环境危险因素为导向的群体与个体相结合的临床预防保健服务体系。

一、环境因素

环境(environment)是指围绕着人类空间及其中直接或间接地影响人类生活的各种自然因素和社会因素之总和。因此,人类环境包括自然环境(由物理、化学、生物因素构成)和社会环境(由上层建筑、经济、文化、人际关系、社会心理因素等构成)。所有人类健康问题都与环境有关。现代流行病学研究表明,人类疾病 70%~90% 与环境有关,有关统计显示,与环境有关的疾病所致死亡率约占总死亡率的 90%。

(一) 自然环境

又称物质环境,是指人类周围的客观物质世界,如水、空气、土壤及其他生物等,是人类生存的必要条件。在自然环境中,影响人类健康的因素主要有生物因素、物理因素和化学因素。

1. **生物因素** 包括动物、植物及微生物。一些动物、植物及微生物为人类的生存提供了必要的保证，但另一些却通过直接或间接的方式影响甚至危害人类的健康。如食物被微生物污染导致食物中毒等。

2. **物理因素** 包括气流、气温、气压、噪声、电离辐射、电磁辐射等。在自然条件下，物理因素一般对人类无危害，但当某些物理因素的强度、剂量及作用于人体的时间超出一定限度时，就会对人类健康造成危害。如高温导致的中暑等。

3. **化学因素** 包括天然的无机化学物质、人工合成的化学物质及动物和微生物体内的化学元素。一些化学元素是保证人类正常活动和健康的必要元素；一些化学元素及化学物质在正常接触和使用情况下对人体无害，但当它们的浓度、剂量及与人体接触的时间超出一定限度时，将对人体产生严重的危害。如氟过量可导致氟骨症和氟斑牙等。

(二) 社会环境

又称非物质环境，是指人类在生产、生活和社会交往活动中相互形成的生产关系、阶级关系和社会关系等。在社会环境中，有诸多因素与人类健康有关，如社会制度、经济状况、人口状况、文化教育水平等，但对人类健康影响最大的两个社会环境因素是行为和生活方式因素与医疗卫生服务因素。

二、生物遗传因素

生物遗传因素是指人类在长期生物进化过程中所形成的遗传、成熟、老化及机体内部的复合因素。生物遗传因素直接影响人类健康，它对人类诸多疾病的发生、发展及分布具有决定性影响。影响健康的生物遗传因素包括由病原微生物引起的传染病和感染性疾病；某些遗传或非遗传的内在缺陷、变异、老化而导致人体发育畸形、代谢障碍、内分泌失调和免疫功能异常等。在社区人群中，特定的人群特征如年龄、民族、婚姻、对某些疾病的易感性、遗传危险性等，都是影响该社区健康水平的生物遗传因素。

三、行为和生活方式

行为和生活方式是指人们受文化、民族、经济、社会、风俗、家庭和同辈影响的生活习惯和行为，包括危害健康行为与不良生活方式。严重威胁人类健康的疾病如肿瘤、心血管疾病、呼吸系统疾病、糖尿病、传染病等均与不良生活方式及行为有关。最常见的不良生活方式及行为有吸烟、酗酒、吸毒、纵欲、赌博、滥用药物、不良饮食习惯、缺乏锻炼等。不良生活方式和有害健康的行为对健康的影响具有潜伏期长(吸烟导致肿瘤潜伏期可长达数十年)、特异性差(吸烟可导致多种疾病，如肿瘤、呼吸系统疾病、心血管疾病等)及协同性强(缺乏锻炼与高脂饮食导致心血管疾病、代谢性疾病等)的特点，已成为当今危害人们健康、导致疾病及死亡的主要原因。随着社会的发展、人们健康观的转变以及人类疾病谱的改变，人类行为和生活方式对健康的影响越来越引起人们的重视。

四、医疗卫生服务因素

卫生服务(health service)是指卫生机构和卫生专业人员为了防治疾病，增进健康，运用卫生资源和各种手段，有计划、有目的地向个人、群体和社会提供必要服务的活动过程。医疗卫生服务既包括医疗机构所提供的诊断、治疗服务，也包括卫生保健机构提供的各种预防保健服务。卫生服务的范围、内容与质量直接关系到人的生、老、病、死及由此产生的一系列健康问题。一个国家医疗卫生服务资源的拥有、分布及利用将对其人民的健康状况起到重要作用。

影响健康的四个因素中，环境因素起重要作用，其次为生活方式、卫生服务，生物遗传因素虽影响较小,但一旦出现遗传病,则不可逆转。这四个因素彼此又有相互依存关系(图1-1)。

预防影响健康的四方面因素的不良作用,已远非单纯应用生物医学的方法所能解决,还需要注意致病的社会、心理等因素,例如糖尿病病人不能只依靠生物化学的治疗方法。改变不良生活方式、疾病发现的早晚、病人与医生合作的程度以及自我保健等方面都会对健康起重要作用。由此可知,保持和促进每个人的健康,以达到最佳的健康状态,关键在于医务人员与个人、家庭和社会的密切合作。积极开展健康教育,把健康知识传授给每一个人,让每一个人都能懂得和掌握保持健康的技能,不断增强自我保健意识,才能提高健康水平。

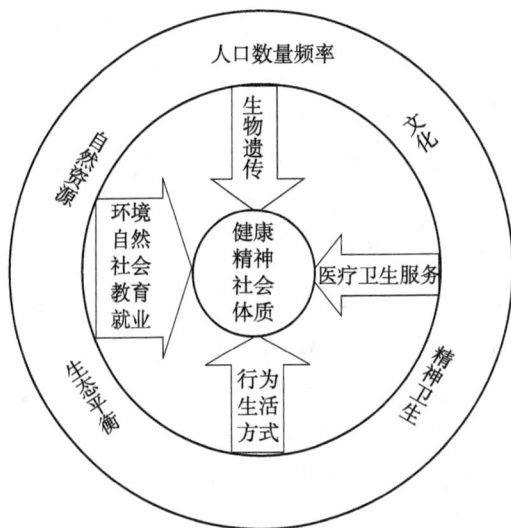

图 1-1　影响健康的主要因素

第三节　健康教育和促进

近几十年来,随着人类疾病谱的演变和医学模式的改变,健康教育和促进得以繁荣与发展。健康教育和促进是保持和促进人类健康系统工程的重要环节,是预防医学的重要组成部分,也是初级卫生保健的基本内容。采纳和建立有利于健康的行为,提高自我保健意识,掌握自我保健的方法和技术,有赖于健康教育和健康促进。健康教育与健康促进的关系:一方面健康教育是健康促进组成要素之一,政策、法规、组织以及其他环境的支持都是健康促进的组成部分,但它需要与健康教育相结合,没有健康教育,健康促进将徒有虚名;另一方面,如果健康教育得不到有效的政治、社会、经济、自然环境支持,健康教育尽管能成功地帮助个体改变行为,但覆盖面很窄且难以持久。

一、自我保健

自我保健(self health care)是指人们为维护和增进健康,为预防、发现和治疗疾病,自己采取的卫生行为以及做出的与健康有关的决定。个人的健康和寿命60%取决于自己,改善健康、提高生命质量需要提高自我保健能力。自我保健的主要内容包括:①保持健康的行为,如合理安排工作与休息,不吸烟、酗酒等;②增进健康的行为,如锻炼身体、合理营养、提高心理素质等;③消除有害健康的行为,如戒烟、戒酒;④提高疾病早期自我诊断能力;⑤提高自我治疗能力;⑥提高自我预防能力;⑦改善环境因素,如控制室内空气污染及保障食品安全等。根据自我保健的具体内容可分为心理卫生自我保健、膳食自我保健、运动自我保健、物理自我保健、日常生活自我保健、药物自我保健等。自我保健的形式主要有个人自我保健、家庭自我保健、社区自我保健和社会自我保健。由此可见,自我保健离不开个人、家庭、社会和环境,可以说,人类的自我保健是通过健康教育让每个人行动起来,保护环境、促进社会文明、完善自我,达到人与自然、社会及个人身心的协调发展。近些年,自我保健发展非常迅速,已经形成了自我保健医学,是实现"健康中国"的重要途径之一。健康教育是自我保健的重要环节,是实现自我保健的关键桥梁。

二、健康教育

健康教育(health education)是指通过一系列系统的有组织、有计划的教育活动,促使人们自觉采纳有益于健康的行为和生活方式,消除或减轻影响健康的危险因素,预防疾病,促进健康、提高生活质量。健康教育不同于传统的卫生宣传,传统的卫生宣传主要是通过报纸、墙报、宣传册、文艺表演等简单的宣传方式普及卫生知识,倡导健康观念与行为。随着科学的进步、医学的发展及媒体技术的提升,健康教育作为一门学科在广度和深度方面都得到了快速发展。

健康教育的核心是行为改变,人们行为的改变通常要经过获取知识、转变态度及行为形成三个连续的过程。只有拥有了健康的知识,才会有行为改变的可能,而态度是行为改变的动力。健康教育就是以健康传播为主要手段,帮助人们了解行为与健康的关系,教育人们树立良好的健康意识,提供改变行为所必需的知识、技能与服务,并促使人们合理地利用这些服务,促成良好的行为与生活方式,以减少或消除影响健康的危险因素,从而实现疾病预防、治疗、康复及提高健康水平的目的。因此,健康教育是连接健康知识与个人行为改变的桥梁,是一个"知识 - 信念 - 行为"改变的过程,也是培养良好的健康相关行为,提高健康素养,促进健康最经济、最有效的方法。

三、健康促进

健康促进(health promotion)是把健康教育和有关组织、政治和经济干预结合起来,促使行为与环境改变,以改善和保护人们健康的一种综合策略。在实际实施过程中,健康促进采取了包括健康教育在内的一系列措施,促进人们改变不良健康行为,改进预防性卫生服务的内容与水平,改善自然环境,创造良好的社会环境。因此,健康促进需与社会环境改变的政策、法规、组织相结合,是影响、教育人们采取健康行为的一切活动的全部过程。著名的健康教育学家劳伦斯指出:"健康促进指一切能促使行为和生活条件向有益于健康改变的教育和环境支持的综合体。"即"健康教育 + 环境支持"。"环境"包括社会、政治、经济和自然环境,"支持"包括政策、立法、财政、组织、社会动员等方面。因此,健康促进需要调动社会、经济、政治各方面的力量,改善影响人们健康的社会、经济和环境条件。

健康促进具有以下特点:①健康促进涉及整个人群的健康和人们生活的各个方面,而不仅仅是某些疾病或疾病的某些危险因素;②健康促进主要是直接作用于影响健康的病因或危险因素的活动或行为;③健康促进不局限于卫生领域,还涉及社会其他领域,也非单纯的医疗卫生服务,应是多部门、多学科、多专业的广泛合作;④健康促进特别强调个体与组织的有效和积极参与。

健康教育与健康促进的最终目标都是促进个体和群体的健康,两者关系密切,但也有区别。总体上,健康教育是健康促进的基础,健康促进是健康教育的保证。健康教育以"知识 - 信念 - 行为"为基础,主要通过教育的手段来改善人们的知识和信念,从而促成行为的改变。健康促进则是建立在"生态 - 群体 - 健康"的框架上,采取包括创造有益于健康的政策、社会环境、社区行动、公众参与等综合措施来实现促进健康的目标。健康教育与健康促进是近代卫生革命的核心策略之一。

(倪春辉)

复习思考题

1. 简述健康、临床预防医学、临床预防服务的概念。

2. 临床预防服务主要包括哪些内容?

3. 试述影响健康的主要因素及其关系。

4. 简述自我保健、健康教育与健康促进的联系与区别。

5. 你采取了哪些方法来进行自我保健?

参考文献

1. 傅华. 临床预防医学. 第 2 版, 上海: 复旦大学出版社, 2014.

2. Maciosek MV, Coffield AB, Edwards NM, et al. Priorities among effective clinical preventive services. Am. J. Prev. Med. 2006; 31 (1): 52-61.

3. Maciosek MV, LaFrance AB, Dehmer SP, et al. Updated Priorities Among Effective Clinical Preventive Services. Ann Fam Med. 2017; 5 (1): 14-22.

4. 陶芳标, 李十月. 公共卫生概论. 第 2 版, 北京; 科学出版社, 2017.

5. 马骁. 健康教育学. 第 2 版, 北京: 人民卫生出版社. 2012.

第二章 健康危险因素收集

2

02章

在临床实践过程中,可以通过询问个人及家人健康史、体格检查和实验室检查来确定患者是否存在引发疾病的危险因素,开展健康危险因素评价,并制定相应的预防及治疗措施,以消除或减少危险因素对疾病的影响,提高健康水平。本章讨论危险因素的概念和如何采集这些危险因素。

第一节　健康危险因素的概念和内涵

健康危险因素(health risk factor)是指能使疾病或死亡发生的可能性增加的因素,或者是能使健康不良后果发生概率增加的因素,包括环境、生物、社会、经济、心理、行为等因素。疾病的发生和致死往往和这些健康危险因素有关。病人所遭受的疾病和死亡在生命的早期都是可以预防的,由于病人对早期暴露于疾病、外伤、感染等危险因素的疏忽和不重视,而导致了疾病的发生和早死。如果我们能够及早识别这些危险因素并予以控制,可以在很大程度上避免悲剧的发生。长期以来,我国的医疗体制和模式始终以疾病的治疗和病因学研究为重点,并且在相关政策及资金投入方面都给予重点倾斜,而忽略了以预防为主的疾病健康危险因素的控制和健康促进。近年来,我国开始逐渐加强对疾病预防控制工作的重视。2016 年 10 月,国务院发布《"健康中国 2030"规划纲要》,指出推进健康中国建设,要落实预防为主,推行健康生活方式,减少疾病发生。

自 20 世纪 90 年代以来,我国人群的疾病谱也在发生变化,慢性非传染性疾病正成为威胁人们健康的主要问题。我国农村和部分城市的心脏病、恶性肿瘤,脑血管病和高血压病的患病率也有所提高。疾病的发生和致死都与一些危险因素有关,这些危险因素包括个人特征、生理参数、环境条件和疾病的亚临床期等,它们增加了个体患病的可能性。由这些危险因素引起的慢性非传染性疾病降低了人们的生活质量,加重了社会负担。因此,在临床工作中,临床医生应抓住与病人交流的机会,积极发现病人存在的危险因素,通过询问个人健康史、体格检查和实验室检查证实患者是否存在可缓解的危险因素,一旦将健康危险因素收集、整理好,要及时与病人沟通,告知病人,然后实施消除或减少这些危险因素的干预措施。如果能够在早期识别健康危险因素并加以控制,那么疾病将在很大程度上得到控制,与单纯提高专科技术而使得医疗费用增加相比,具有更好的社会和经济效益,对于慢性非传染性疾病的预防和控制具有重要作用和意义。

第二节　健康危险因素收集的内容

健康危险因素收集的过程中,临床医生应询问主要的初筛问题,以便于在常规问诊工作中建立病人的危险因素档案,其中包括:环境危险因素、行为危险因素、生物遗传危险因素、医疗卫生服务中的危险因素。

一、环境危险因素

(一)自然环境危险因素

1. 生物危险因素　自然环境中的生物危险因素有细菌、病毒、寄生虫、生物毒物等,它们是传染病、寄生虫病和自然疫源性疾病的直接致病原。

2. 物理化学危险因素　自然环境中的物理性危险因素有噪声、振动、电离辐射、电磁辐射等;化学性危险因素有各种生产性毒物,粉尘、农药、交通工具排放的废气等。

(二)社会环境危险因素

随着人类社会现代化,网络化,信息化步伐的不断加快,社会产业的不断调整,带来了失业、贫困、竞争、压力等一系列问题,社会环境因素对人类健康的影响越来越大。在贫困国家和贫困人口中,许多健康危险因素出现了聚集之势。贫困导致教育机会减少,在一定程度上又造成对其发展能力的剥夺,进一步导致社会地位的低下,引起精神上的压抑、社会隔离、就业困难及生存压力。

二、行为危险因素

行为危险因素又称自创性危险因素,是由于人类不良的行为生活方式而造成的健康危害。随着人类疾病谱的改变,与不良行为生活方式密切相关的慢性病越来越成为人类健康的主要威胁。据统计,我国前四位主要死亡原因是心脏病、肿瘤、脑血管病和意外伤害,而造成这四种死亡原因的危险因素与人类的生活方式密切相关。2002 年 WHO 列举了影响全球的十大健康危险因素:营养不良、高危性行为、高血压、吸烟、酗酒、不安全饮用水及不良卫生设施和卫生习惯、铁缺乏等,其中大部分危险因素均与人类的行为有关。

三、生物遗传危险因素

随着医学的发展及人们对疾病认识的不断深入,人们发现无论是传染病还是慢性非传染性疾病的发生都与遗传因素和环境因素的共同作用密切相关。随着分子生物学的发展和遗传基因研究的不断深入,遗传特征、家族发病倾向、成熟老化和复合内因学说等都已经在分子生物学的最新成就中找到客观依据。

四、医疗卫生服务中的危险因素

医疗卫生服务中影响健康的危险因素是指医疗卫生服务系统中存在的各种不利于保护和增进健康的因素,如医疗行为中开大处方、诱导过度、抗生素的滥用、不必要的医疗消费、医疗服务中质量低劣、误诊漏诊等都是直接危害健康的因素。广义上讲,医疗资源的不合理布局,初级卫生保健网络的不健全,城乡卫生人力资源配置悬殊以及重治疗轻预防的倾向和医疗保健制度不完善等都是危害人群健康的因素。

第三节　健康危险因素收集的方法

要进行健康危险因素的收集,事先要确定哪些危险因素需在应诊时获取或在以后随访中进一步评价。在病人进入诊室之后,医生应简单、快速复习病史记录,了解在以前的应诊过程中已经讨论过哪些危险因素,回顾病人在减少危险因素方面成功与失败的尝试,从而确定本次应诊时需注意哪些危险因素。收集健康危险因素的主要方法包括交谈法、调查表法和信息索取法等。

（一）交谈法

医生与病人的诊疗接触过程中,医生都应遵循尊重病人和医学访谈的基本原则。包括确定与病人的讨论议程、应用开放式问题和保持目光接触等。但在讨论涉及病人的生活方式、隐私时,病人并没有心理准备,此时,该问题可能让病人一时间感觉到不自在,甚至感到被冒犯,以致不愿意配合回答问题。这时医生可以选择使用一些婉转的词语。在整个应诊过程中,医生应注意病人的情绪反应,如病人的措辞、语调、语音、语速以及病人的面部表情、肢体语言,这些都可能反映病人的不自在、不耐烦或不愿意讨论某种生活方式、个人隐私问题。医生应该细心观察病人的相关表现,识别这些反应,并及时向病人表示理解是十分重要的,病人如果压抑着自己的情绪,不把这些情绪表现出来,他们可能会感到压抑或对医生不满,而不愿再配合医生进行下一步的诊疗。有时,危险因素的线索可深埋于其他问题的交谈之中。仔细听取病人的谈话,常能得到更多的信息。当医生的问题问及特殊人群时,也要注意采用何种方式来收集健康危险因素的信息。

(二) 调查表法

病人初诊时,往往需要自行填写患病史表格。这种表格可以向医生提供有用的危险因素评价信息,使医生在应诊前就可确定需深入询问的问题,节省应诊时间。填写患病史表格可以促进病人思考,病人可能通过表格填写提出一些医生忽视的问题。如果询问时间较长,难以在应诊时完成,可让病人候诊时自行填写表格,较全面的方法是由病人填写一份健康危险度评价表(health risk assessment,HRA),该表为病人提供其未来患病的危险度评价,并针对其危险因素提出了降低危险度的措施。该表格的优点在于为医生提供一系列值得注意的病人行为清单,并且 HRA 的计算结果和结论能有力地促使病人改变其现有的危险因素。同时,HRA 的评价为医生对病人进行健康教育和健康促进提供机会。

(三) 信息索取法

常用的信息索取法包括:①全国性的常规报告及其相应的经常性资料;②地方性医疗卫生及有关部门资料;③各企事业、行业、机关团体、学校的资料;④自互联网中获取有关信息;⑤利用国内外有关的定期或不定期的刊物、报告收集有关信息资料。

第四节 常见的问题及处理技巧

(一) 沉默

医生询问病人时,有时会碰到沉默的情况。这种情况往往使医生和病人感觉不自在,然而在收集危险因素信息方面却常有帮助。病人在沉默时,很可能是在回忆或鼓起勇气提出一个困难的话题。这时,医生应耐心等待病人自己来打破沉默,这样常常可以得到另外的信息。

(二) 抵制

当问及病人认为比较敏感的问题时,病人常表现出抵制的情绪。病人在回答问题时会迟疑、含糊或突然转换话题。医生应对此问题或行为表示理解,从而消除病人的顾虑。如果病人实在不愿意回答,医生应尊重病人。

(三) 交谈障碍

交谈障碍包括耳聋、语言障碍、认知障碍和文化差别等。对于耳聋病人,可经读唇法、写调查表、笔谈或手语等方式来获得有关危险因素的信息。如果病人对医学有理解障碍,医生需耐心指导。这时,应尽量避免用复杂的术语,例如不饱和脂肪酸等,并应核实病人是否确已理解所提出的问题。同时,由于病人的文化背景不同,对危险因素可能有不同理解,甚至可能被某些问题所激怒。

(曲 波)

复习思考题

1. 健康危险因素的概念、健康危险因素收集的目的及意义是什么？

2. 环境危险因素的主要内容、医疗卫生服务中的危险因素的概念各是什么？

3. 信息索取法的主要内容是什么？

参考文献

1. 傅华,叶葶葶.复旦博学·公共卫生和预防医学系列:临床预防医学.第2版.上海:复旦大学出版社,2014.

2. 李鲁.社会医学.第4版.北京:人民卫生出版社,2012.

第三章

健康危险度评估

3

学习目标	
掌握	健康危险因素评价的概念及意义、健康危险因素评估的基本步骤和方法。
熟悉	评价年龄、增长年龄和危险因素降低程度概念及计算方法。
了解	健康危险度评估在临床诊疗中的作用及对医生的基本要求。

慢性疾病自然史分为六个阶段:无危险阶段、出现危险因素、致病因素出现、症状出现、体征出现、劳动力丧失。可见,在危险因素出现早期,测定危险因素的严重程度,分析这些因素对健康造成的可能损害,积极开展对危险因素的干预,提倡健康的生活方式对慢性病的发生和发展具有重要的意义。当健康危险因素评价被用于指导人们改变不良健康行为时,它的效用便得到最大程度的发挥。

第一节　概述

健康危险因素评价(health risk factors appraisal,HRA)是研究危险因素与慢性病发病及死亡之间数量依存关系及其规律性的一种技术方法。在临床上,指对在临床采集病史、体检和实验室检查等过程中收集的有关个体的危险因素信息进行综合分析,估算出这些危险因素对其本人健康影响的程度。它研究人们在生产环境、生活方式和医疗卫生服务中存在的各种危险因素对疾病发生和发展的影响程度,以及通过改变生产和生活环境及人们不良的行为生活方式,降低危险因素的作用,达到的可能延长寿命的程度。健康危险因素评价的目的是促进人们改变不良的行为和生活方式,提高生活质量、改善人群健康状况。

目前,健康危险因素评价已经应用于预防医学、职业卫生、临床医学等领域。健康危险因素评价最初由 Robbins 和 Lewis 提出,他们根据慢性病患者健康危险因素的严重程度来预测患者疾病恢复的可能性和疾病的预后,同时,根据健康人群中危险因素存在的情况来估计疾病的发生及死亡的概率。如今,国内外都对健康危险因素评价进行了积极的探索和研究,不断开发新的适用于健康危险因素评价的软件。随着公共卫生事业的不断发展,人们自我保健意识的不断提高,健康危险度评价将作为健康教育、健康促进的一项重要实施策略,在人们的生活中发挥越来越重要的作用。积极开展对危险因素的干预,提倡健康的生活方式对预防非传染性疾病的发生和发展具有重要意义。

第二节　健康危险度评估在临床诊疗中的作用及对医生的基本要求

一、健康危险度评估在临床诊疗中的作用

健康危险度评估在整个临床诊疗过程中处于十分重要的地位,对于全人群疾病的预防和健康发挥着举足轻重的作用。病人来到医院,往往是有了疾病的症状才去医院的,当病人去医院看其他更为急迫的疾病时,才有可能发现当前无症状(对于可采取预防措施的特定疾病来说)的疾病的危险因素。例如,一个学龄期儿童因急性中耳炎看急诊,发现他以前的预防接种不全,因而在医生的嘱咐下接受了麻疹以及腮腺炎风疹预防接种。因此,在临床诊疗的过程中,医生应该充分与病人进行沟通交流,从而发现病人其他疾病的危险因素,这对于早期识别健康危险因素,并采取干预措施防治疾病是十分有意义的。

二、健康危险度评估在临床诊疗中对医生的习惯要求

临床医生必须在平时临床诊疗的过程中养成习惯,不仅看到病人目前的问题,还要通过危险度评估的方法看到病人将来可能发生的疾病。一旦发现健康危险因素,及时干预和控制,降低其对病人健康的进一步危害,争取降低健康危险因素导致的致病和早死,达到促进人们健康的目的。预防性的健康危险度评估也应该纳入日常的医疗活动,应作为临床常规工作的一部分。除了那些需要集中临床医生和病人全部注意力的严重或疼痛性疾病以外,临床医生和病人在诊所、医院和急诊室等任何场合见面,都可有机会采取

健康促进和疾病预防的措施。

三、健康危险度评估在临床诊疗中对医生的告知要求

在日常的临床诊疗过程中,当临床医生给病人做完健康危险度评估后,告知病人其情况时,需告知病人危险因素的意义,临床医生还应该让病人知道相对和绝对危险度,使得病人对确定其自身的危险因素是否重要方面具有更好的判断能力,进而主动配合医生给出的建议,并且减少不必要的焦虑。

四、健康危险度评估在临床诊疗中对医生的原则要求

临床医生在进行健康危险度评估时,应该遵循危险度评估的原则,结合实际,制订适当的操作策略。例如,在总人群中并不提倡进行常规糖尿病筛检,但有些地区人群的糖尿病患病率较高,这就要求临床医生根据当地的情况决定是否有必要采取不同的操作策略。

第三节　健康危险因素评估的基本步骤和方法

健康危险因素评估分为以下七个步骤。

一、收集死亡率资料

收集当地性别、年龄组前 10~15 位死因、疾病别发病率或死亡率资料。

二、收集个人危险因素资料

一般采用问卷调查和自填方式收集个人危险因素资料。主要列举各种疾病的相应危险因素及其指标值。

三、将危险因素转换为危险分数

若评价个体危险因素相当于某地人群的平均水平时,其危险分数定为 1.0。当危险分数为 1.0 时,即个体死于某病的概率相当于当地死亡率的平均水平;危险分数大于 1.0,则个体的疾病死亡概率大于当地的平均死亡率。危险分数越高,死亡概率越大。反之,危险分数小于 1.0,则个体发生死亡的概率小于当地死亡率的平均水平。

四、计算组合危险分数

流行病学调查结果表明,一种危险因素有可能对多种疾病产生作用;多种危险因素也可能对同一种疾病产生联合作用,这种联合作用对疾病的影响程度更加强烈。越来越多的研究表明,高血压与吸烟对冠心病发病具有明显的联合作用。在多种危险因素并存的情况下,计算组合危险分数可以较好地反映危险因素之间的联合作用。

计算组合危险分数时分两种情况。

1. 与死亡原因有关的危险因素只有一项,组合危险分数等于该危险因素的危险分数。
2. 与死亡原因有关的危险因素有多项,此时要考虑到每一项危险因素的作用。

五、计算评价年龄

评价年龄(appraisal age)是依据年龄和死亡率之间的函数关系,按个体存在的危险因素计算的预期死亡率水平求出的年龄。具体的计算方法是将各种死亡原因存在的危险因素求和,得出总的死亡危险值。用合计存在死亡危险值查评价年龄表,可得出评价年龄值。

六、计算增长年龄

增长年龄(achievable age)是通过努力降低危险因素后可能达到的预期年龄。这是根据已存在的危险因素,提出可能降低危险因素的措施后,利用预计的死亡水平求出的评价年龄。计算方法与评价年龄相似。

七、计算危险因素降低程度

危险因素降低程度表示的是如果根据医生的建议,改变现有的危险因素后,危险能够降低的程度,用存在死亡危险降低百分比表示。

(曲　波)

1. 健康危险因素评价的概念及意义是什么?
2. 简述健康危险因素评估的基本步骤和方法。
3. 评价年龄、增长年龄和危险因素降低程度概念。

参考文献

1. 傅华,叶葶葶. 复旦博学·公共卫生和预防医学系列:临床预防医学. 第 2 版. 上海:复旦大学出版社,2014.

2. 李鲁. 社会医学. 第 4 版. 北京:人民卫生出版社,2012.

临床预防工作实施

4

学习目标	
掌握	我国卫生工作方针、三级预防的内容和实施原则、健康的四大基础。
熟悉	全球卫生战略和政策、行为与健康的关系、促进健康和危害健康的行为、免疫接种的概念和内容。
了解	我国卫生工作规划、影响健康行为的因素和免疫接种的途径。

第一节　预防保健策略

在当今世界,人类健康已成为衡量一个国家社会进步的重要标志之一。预防保健策略的目的是提高人类的健康素质和生活质量,而保护和增进人类健康对社会进步和经济持续发展又具有重要的促进作用。

一、全球卫生战略和政策

(一)全球卫生战略

WHO 提出"2000 年人人享有卫生保健"的战略目标旨在改变卫生资源分配严重不公的局面,缩小卫生保健和无卫生保健的鸿沟,使人人享有预防保健,目标的重点是发展中国家人人能够得到最低限度的卫生保健服务。其具体含义包括:①人们在工作和生活场所都能保持健康;②人们将运用更有效的办法去预防疾病,减轻不可避免的疾病和伤残带来的痛苦,并且通过更好的途径进入成年、老年,健康地度过一生;③在全体社会成员中均匀地分配一切卫生资源;④所有个人和家庭,通过自身充分地参与而享受到初级卫生保健;⑤人们将懂得疾病不是不可避免的,人类有力量摆脱可以避免的疾病。人人享有卫生保健并不是指到了 2000 年时不再有人生病或病残,也不是指到了 2000 年时医护人员将为全部病人治好已患疾病,而是有其更为深远和广泛的内涵。

(二)全球卫生政策

WHO 和各成员国共同提出的全球卫生政策包括:①健康是每个人的基本权利,是全世界的一项目标;②当前在人民健康状况方面存在着巨大的差异是所有国家共同关切的问题,这些差异必须大大地加以缩小,为此要求在各国内部和各国之间合理分配卫生资源,以便人人都能得到初级卫生保健及其支持性服务;③人民有权利,也有义务单独或集体地参加他们的卫生保健计划和实施工作;④政府对人民的健康负有责任;⑤各国要使自己的全体人民都健康,就必须在卫生事业中自力更生,发挥本国的积极性,尽可能自给自足,卫生策略的制订和实施需要国际合作;⑥实现"2000 年人人享有卫生保健",需要卫生部门与其他社会经济部门协调一致地工作,特别是同农业、畜牧业、粮食、工业、教育、住房、公共工程及交通等部门协作;⑦必须更加充分和更好地利用世界资源来促进卫生事业的发展。这些基本政策充分体现了医学的社会化、卫生资源的公平分配、政府的责任、强调人民大众参与及各部门协作等基本方针。

WHO 针对人的生命周期提出了从"生命的准备、生命的保护和晚年的生命质量"三个阶段的连续性预防保健服务策略。人类的某些疾病和健康问题可能从胚胎期和婴儿期,甚至更早的母体健康状况起源,延伸到童年期、青春期、成年期、老年期。因此,需要从生命的准备阶段开始进行预防保健。

二、我国卫生工作方针和规划

(一)我国卫生工作方针

针对新中国成立前贫穷落后的局面,在建国初期党和政府提出了我国的卫生工作方针,即"面向工农兵,预防为主,团结中西医,卫生工作与群众运动相结合",使我国的医疗卫生工作得到了快速发展。1986年,我国政府明确表示了对"2000 年人人享有卫生保健"全球战略目标的承诺;1988 年进一步阐明实现该战略目标是 2000 年我国社会经济发展总目标的组成部分。

20 世纪 90 年代,随着医学模式的转变和人们健康观念的不断变化,人民群众对卫生保健的需求日益增长,改革开放的时代更赋予了我国卫生事业新的发展方向和动力。因此,1992 年形成了新时期卫生方针,即"预防为主,中西医并重,依靠科技与教育,动员全社会参与,为人民健康服务"。在 1996 年的全国卫生工作会议上,党中央、国务院确定了"以农村为重点,预防为主,中西医并重,依靠科技与教育,动员全社会参与,为人民健康服务,为社会主义现代化建设服务"的卫生工作方针。在 2016 年全国卫生与健康大会上,习近平主席提出了新时期我国卫生与健康工作新方针:"以基层为重点,以改革创新为动力,预防为主,中西医并重,将健康融入所有政策,人民共建共享。"新的卫生方针赋予原卫生方针新的含义和时代特征,继承和丰富了原卫生方针,而且还确定我国卫生事业发展的战略重点是基层卫生和预防保健,强调将健康融入所有政策。这将大大促进我国卫生事业的发展。

(二)我国卫生工作规划

预防保健是预防疾病和增进健康,提高人群健康水平的综合性卫生服务。预防保健目标应是国家卫生目标的具体体现,也是阐明国家卫生目标,衡量和评价人群健康水平的指标,是提出国家预防保健策略和改进国家卫生状况的行动指南。我国的卫生方针和国内外的经验,推进了我国卫生保健战略目标的实施,促进了我国预防保健战略和策略的形成,深化与发展了我国的初级卫生保健。我国"十三五"卫生与健康规划提出到 2020 年,要基本建立覆盖城乡居民的基本医疗卫生制度,实现人人享有基本医疗卫生服务,慢性病导致的过早死比 2015 年降低 10%,人均预期寿命在 2015 年基础上提高 1 岁。卫生计生法律制度进一步健全,治理体系和治理能力现代化水平不断提升,将健康融入所有政策取得积极进展。医疗卫生服务能力大幅提升,更好满足人民群众基本医疗卫生服务需求和多样化、多层次健康需求。预防为主,关口前移,普及健康生活方式,提升居民健康素养,有效控制健康危险因素,消除一批重大疾病。健康服务机构间的分工协作更加紧密,家庭医生签约服务制度基本全覆盖,基本建立符合国情的分级诊疗制度。

第二节　三级预防

疾病的预防是根据目前对疾病病因的认识、机体的调节功能和代偿状况以及对疾病自然史的了解进行的。因此,可根据疾病自然史的不同阶段,采取不同的相应措施,来阻止疾病的发生、发展或恶化,即疾病的三级预防措施。第一级预防针对的是疾病的易感期,起到健康促进和健康保护作用;第二级预防是针对疾病潜伏期,通过"三早"来防止或延缓疾病的发展;第三级预防是针对发病后所采取的措施,改善病人症状,防止并发症的发生。由于三种预防措施是连续的梯次性预防措施,因而称之为三级预防。三级预防是以人群为对象,以健康为目标,以消除影响健康的危险因素为主要内容,以促进健康、保护健康、恢复健康为目的的公共卫生策略与措施。

一、第一级预防

第一级预防(primary prevention)亦称为病因预防,是在疾病尚未发生时针对致病因素或危险因素采取综合性预防措施,目的是防止或减少疾病发生。第一级预防也是预防疾病和消灭疾病的根本措施。第一级预防的综合措施包括针对人群和针对环境的预防措施。针对人群的预防措施是通过健康教育,提高卫生知识水平和自我保健能力,改变不良生活方式,坚持合理营养、体质锻炼、计划免疫、优生优育优教、妇幼保健等。针对环境的预防措施是创造与维护有益健康的自然环境和社会环境,包括改善生活、生产(职业)环境,消除生物性、化学性和物理性因素对人体健康的损害作用。具体措施包括:①针对机体的预防措施:增强机体抵抗力,戒除不良嗜好,进行系统的预防接种,做好婚前检查;②针对环境的预防措施:对生物因素、物理因素、化学因素做好预防工作。对遗传致病因素做好预防工作。加强优生优育和围产期保健工作,防止近亲或不恰当的婚配;③对社会致病因素的预防:对心理致病因素做好预防工作。不良的心理因素可以引起许多疾病,如高血压、冠心病、癌症、哮喘、溃疡病等大多与心理因素有关。

二、第二级预防

第二级预防(secondary prevention)又称临床前预防或"三早"预防,即在疾病尚处于临床前期或疾病早期时做好早期发现、早期诊断和早期治疗的预防措施,目的是防止或减缓疾病发展。慢性病的大多病因尚不明确,因此要完全做到一级预防是不可能的。但由于慢性病的发生大都是致病因素长期作用的结果,因此做到早期发现、早期诊断并给予早期治疗是可行的。

对于传染病的二级预防,除了"三早"外,还应有早隔离、早报告措施。慢性病二级预防的根本办法是做好宣传和提高医务人员的诊断、治疗水平,从而通过普查、筛检和定期健康检查以及群众的自我监护,及早发现疾病初期(亚临床型)患者,并使之得到及时合理的治疗。第二级预防的积极意义是对传染病可及早控制传染源,切断传播途径,防止流行蔓延;对非传染性疾病诊断愈早,预防愈好。二级预防措施包括普查(筛查)、定期检查、高危人群的重点监护及专科门诊等。

三、第三级预防

第三级预防(tertiary prevention)亦称临床预防,即在临床期或康复期,采取积极的治疗和康复措施,目的是防止伤残,促进功能恢复,提高生存质量,延长寿命,降低病死率。三级预防的措施主要是对症治疗和康复治疗。对症治疗可以改善症状、减少疾病的不良反应,防止复发转移,预防并发症和伤残等。对已丧失劳动力或伤残者积极进行康复治疗,可提高其身心康复程度。除专科对症与康复治疗外,还可由社区建立家庭病床,开展社区康复治疗,包括功能康复、心理康复等。第三级预防的积极意义是减轻患者痛苦,延长生命,通过实施各种康复治疗,力求病而不残,残而不废,促进生存质量。

不同类型的疾病其发生发展过程和规律不完全一样,预防模式也不尽相同。对于绝大多数的疾病而言,不论其病因是否明确,都应强调第一级预防的重要性,即使难以做到第一级预防的疾病,也应尽量做到"三早"预防。另外,每一种疾病都有其三级预防的措施,在群体预防和个体预防的实践中,医务工作者要遵循三级预防策略,积极采取相应的预防措施。

第三节 临床预防服务措施

影响健康的四大因素为:①环境因素:包括自然环境和社会因素;②生物因素:包括遗传因素和心理因素;③行为和生活方式:如吸烟、酗酒、喜食高盐、偏食、不运动等不良生活方式都会损害健康;④卫生保健:指医药卫生科学向人们提供的技术和人们利用医疗技术的满意程度。

一、健康的四大基础

针对影响健康的主要因素,WHO于1992年提出健康的四大基础:即第一,心理平衡;第二,合理膳食;第三,适量运动;第四,戒烟限酒。WHO认为如果能抓好这四大基础,可使脑中风减少75%,高血压减少55%,糖尿病减少50%,肿瘤减少33%,人类寿命可延长10年。保持健康的具体措施如下。

(一)心理平衡

在健康的四大基础中,心理平衡最重要。保持心理平衡要做到①三个快乐:助人为乐、知足常乐、自得其乐;②三个正确:正确对待自己、正确对待他人、正确对待社会;③三个既要:既要尽心尽力奉献社会,又要尽情品味美好人生;既要在事业上有颗进取心,又要在生活中有颗平常心;既要精益求精于本职工作,又要有多姿多彩的业余生活。

(二) 合理膳食

合理膳食是指一日所提供的营养必须满足人体的生长、发育和各种生理、体力活动的需要,即营养要全面均衡。随着我国生活水平的提高,热量摄入过多导致肥胖的问题普遍存在,维生素A缺乏在某些地区也比较严重,我国居民亟待普及合理膳食的基本知识。2016年原国家卫生计生委颁布的《中国居民膳食指南(2016)》中针对2岁以上的所有健康人群提出:①食物多样,谷类为主。每天的膳食应包括谷薯类、蔬菜水果类、畜禽鱼蛋奶类、大豆坚果类等食物。平均每天摄入12种以上食物,每周25种以上。②吃动平衡,健康体重。各年龄段人群都应天天运动、保持健康体重。坚持日常身体活动,每周至少进行5天中等强度身体活动,累计150分钟以上。③多吃蔬果、奶类、大豆。蔬菜水果是平衡膳食的重要组成部分,吃各种各样的奶制品,经常吃豆制品,适量吃坚果。④适量吃鱼、禽、蛋、瘦肉。少吃肥肉、烟熏和腌制肉食品。⑤少盐少油,控糖限酒。成人每天食盐不超过6g。每天烹调油25~30g,每天摄入不超过50g。⑥杜绝浪费,兴新食尚。珍惜食物,按需备餐,提倡分餐不浪费。选择新鲜卫生的食物和适宜的烹调方式。

(三) 适量运动

运动贵在坚持,重在适度。项目可因人而异,每周可做运动5次,每次半小时左右。中青年可打球、游泳、长跑、骑自行车、爬山、跳健身舞等,此外也可练气功、打太极拳或散步等。运动可预防和消除疲劳,另一方面,运动可消耗脂肪,对超重和肥胖者是绿色减肥的重要途径。适量运动也是保证健康长寿的一个因素。

(四) 戒烟限酒

吸烟酗酒是健康的大敌。吸烟是高血压、冠心病、肺癌、支气管炎等多种疾病的重要危险因素。任何年龄的人戒烟都可获得健康上的真正收益,如戒烟一时有困难,每天吸烟应限量(最好不超过5支),并逐步减少直至彻底戒烟;酒可少饮,不喝高度烈性酒,经常或过量饮酒会影响健康。

二、健康相关行为的干预

良好的行为和生活方式将促进和维护健康;而不良的行为和生活方式危害健康,并已成为导致疾病及死亡的主要原因。长期的行为称作"生活方式"行为。如果一个人的长期行为是有益健康的行为,则被称为"健康生活方式"(healthy lifestyle)。由于行为与生活方式与疾病发生发展之间关系密切,而这些因素又是可以改变的,因此,采取措施改善服务对象的健康相关行为是当前临床医学和预防医学的共同任务。

(一) 行为的概念

人的行为是指具有认知、思维能力、情感、意志等心理活动的人对内外环境因素做出的能动反应,可用公式B=f(P·E)表示,B为行为,P为人,E为环境,即人的行为是人与环境相互作用的函数。所以,人的行为由如下5个基本要素组成:①行为主体:人;②行为客体:行为的直向目标;③行为环境:主体与客体发生联系的客观环境;④行为手段:主体作用于客体所应用的工具或使用的方法;⑤行为结果:主体预期的行为与实际完成行为之间的符合程度。

(二) 行为与健康的关系

人的行为既是健康状态的反映,同时又对人的健康产生重要的影响。许多环境中的有害因素以及卫生保健服务常常都需要通过人自身的行为作为中介来作用于人体。行为可以加强、减弱或避免对环境有害因素的接触,人的行为也影响着对卫生保健服务的接受、利用或排斥。不良的行为方式不仅与慢性病有关,也是传染病和伤害的重要危险因素。致病性行为模式,即导致特异性疾病发生的行为模式:例如"冠心病易发性行为",其核心行为表现为不耐烦和敌意,由此常因别人的微小失误或无心得罪而大发雷霆;又如"肿瘤易发性行为",其表现是压抑情绪,过分自我克制,爱生闷气,该行为模式者易发各种肿瘤,发生率比正常人高 3 倍左右。

(三) 健康相关行为

健康相关行为(health-related behavior)是指个体或团体与健康和疾病有关的行为。一般可分为两大类：促进健康的行为和危害健康的行为。

1. 促进健康的行为 是个人或群体表现出的客观上有利于自身和他人健康的一组行为。包括①日常健康行为，如合理营养、平衡膳食、睡眠适量、积极锻炼、有规律作息等；②保健行为，如定期体检、预防接种等合理应用医疗保健服务的行为；③避免有害环境行为，如避免环境污染、紧张的生活环境等；④戒除不良嗜好，戒烟、不酗酒、不滥用药物等；⑤求医行为，觉察自己有某种疾病寻求科学可靠的医疗帮助的行为，如主动求医、真实提供病史和症状、积极配合医疗护理、保持乐观向上的情绪等；⑥尊医行为，在已知自己确有病患后，积极配合医生、服从治疗的行为。

2. 危害健康的行为 是指个人或群体在偏离个人、他人、社会的期望方向上表现出的一组行为：①日常危害健康行为，如吸烟、酗酒、吸毒、不洁性行为等；②不良生活习惯，如高脂、高糖、高盐、低纤维素饮食、偏食和过多吃零食、嗜好含致癌物的食品(烟熏火烤、长时间高温加热食品、腌制品)、不良进食习惯(过热、过硬、过酸食品)；③不良疾病行为，如求医时瞒病行为、恐惧行为、自暴自弃行为，以及悲观绝望或求神拜佛的迷信行为。

(四) 影响健康行为的因素

人的行为在多个层次上受到多种因素的影响。包括个体内部因素、物质环境因素、社会文化因素、公共政策因素。这些因素和水平间既相互联系又相互作用，即健康行为的生态模式。影响健康行为的因素可分为如下三个方面：①倾向因素：是指为行为改变提供理由或动机的先行因素；②促成因素：是指允许行为动机或愿望得以实现的先行因素，即实现或达到某行为所必需的技术和资源；③强化因素：是指对象实施某行为后得到的加强或减弱该行为的因素。

健康行为的改变是一个相当复杂的过程。一方面取决于行为改变者自身，如行为改变者掌握的知识、正确的信念和行为改变所必需的技能。另一方面取决于行为改变以外的因素(环境因素)，因为行为与生活方式的改变不是个人孤立的行为，它还受社会文化背景、社会关系、社会经济状况、社会规范和风俗习惯等因素的影响。所以行为改变需要依靠健康教育，使受教育者自觉改变其长期形成的不良行为或生活方式，并通过健康促进来实施。

三、免疫接种

免疫接种(vaccination)是指利用人工制备的抗原或抗体，通过适宜的途径接种于机体，使个体和群体产生对某种传染病特异性的自动免疫和被动免疫。例如，接种卡介苗预防肺结核、种水痘预防天花等。根据疾病预防控制规划，按照国家和省级规定的免疫程序，由合格的接种单位和接种人员给适宜的接种对象进行接种疫苗，以提高人群免疫水平，达到预防和控制传染病发生和流行的目的。

免疫接种主要针对传染病的预防，但也用于非传染病的预防，例如龋齿疫苗、气管炎疫苗、避孕疫苗等。在分子生物学飞速发展的今天，甚至还将出现可防治肿瘤的 DNA 疫苗。免疫接种是人类在与传染病作斗争的过程中不断发展起来并日趋完善的。目前，人们把可以用疫苗预防的疾病称为疫苗可预防的疾病。

(一) 免疫接种种类

目前，根据我国的经济发展水平，各类传染病的流行特点和危害性，我国免疫接种可分为两类：

1. 基础免疫接种 或称计划免疫接种(planed immunization)，是由国家统一规定的对婴幼儿及儿童实施的免疫接种，以提高人群的免疫水平，达到控制或消除相应传染病的目的。我国儿童计划免疫程序见表4-1。

2. 按需免疫接种 或称计划外免疫接种,例如 HIB 疫苗(b 型流感嗜血杆菌多糖疫苗)、水痘疫苗、肺炎疫苗、流感疫苗、甲肝疫苗、轮状病毒疫苗、出血热疫苗、狂犬病疫苗、气管炎疫苗、兰菌净。

表 4-1 中国儿童计划免疫程序

接种月(年)龄	接种疫苗名称	接种剂次
出生时	卡介苗	第1剂
	乙肝疫苗	第1剂
1个月	乙肝疫苗	第2剂
2个月	脊髓灰质炎疫苗	第1剂
3个月	脊髓灰质炎疫苗	第2剂
	百白破疫苗	第1剂
4个月	脊髓灰质炎疫苗	第3剂
	百白破疫苗	第2剂
5个月	百白破疫苗	第3剂
6个月	乙肝疫苗	第3剂
	A、C 群流脑结合疫苗	第1剂
7个月	A、C 群流脑结合疫苗	第2剂
8个月	麻风疫苗(麻疹疫苗)	第1剂
	乙脑减毒活疫苗	第1剂
18个月	甲肝减毒活疫苗	第1剂
18~23个月	百白破疫苗	第4剂
	麻腮风疫苗	第1剂
2岁	乙脑减毒活疫苗	第2剂
3岁	A+C 群流脑多糖疫苗	第1剂
4岁	脊髓灰质炎疫苗	第4剂
6岁	A+C 群流脑多糖疫苗	第2剂
	百白破疫苗	第5剂

(二)免疫接种实施方式

根据接种的时间及适用的情况不同,免疫接种的组织实施方式可分为:

1. 突击接种 主要适用于在短时间内组织大量人力、物力对大量应种对象进行接种。如人口密度稀少,交通不便,缺少基层卫生保健系统的地区或在灾荒发生后实施。

2. 定期接种 按一定的间隔时间对固定服务区域的应种人群按国家规定的基础免疫程序进行规定的生物制品接种,是免疫接种的常规工作。如对记录在册的儿童进行基础免疫。

3. 应急接种 是一种当某传染病已发生流行时,对受威胁而未发病的人群进行针对该传染病的生物制品的接种。该制品要求在接种后能很快产生免疫力,且对潜伏期病人无危险性,甚至最好能改变病程。

4. 暴露后接种 即在明确暴露于某传染病致病因素后采用的应急措施。与应急接种的区别在于,暴露后接种针对暴露后的个体,而应急接种针对群体对象。最经典的暴露后接种实例为被狂犬或疑似狂犬咬伤后注射狂犬病疫苗。

(三)免疫接种的途径

因生物制剂种类不同,通常分为以下四种途径:①皮下注射法:将生物制剂注入皮下组织,注射部位一般选在上臂外侧三角肌附着处,是最常用的接种方法,如百白破、麻疹疫苗、乙脑疫苗等;②皮内注射法:将生物制剂注入皮内(表皮与真皮之间),注射部位一般在上臂三角肌下缘皮内,如结核菌素;③肌肉注射法:

将生物制剂注入肌肉组织,注射部位多在上臂三角肌中部及臀大肌上外侧,如球蛋白、破伤风抗毒素等;
④口服法:这种方法简单易行,便于推广,如小儿麻痹糖丸。各种疫苗的接种手段不尽相同,稍有疏忽即可
影响效果,甚至造成免疫接种事故,因此,实施前应仔细阅读说明书,注意接种途径。

(倪春辉)

复习思考题

1. 简述我国卫生工作方针和卫生工作重点。

2. 试述三级预防的内容,请举例说明实施三级预防的原则和措施。

3. 简述影响健康的四大基础。

4. 促进健康和危害健康的行为分别有哪些?

5. 简述我国免疫接种的种类和接种方式。

参考文献

1. 傅华,叶葶葶. 临床预防医学. 上海:复旦大学出版社,2010.

2. 傅华. 预防医学,第5版,北京:人民卫生出版社,2008.

3. Maciosek MV, Coffield AB, Edwards NM, et al. Priorities among effective clinical preventive services. Am. J. Prev. Med. 2006;31(1):52-61.

4. Maciosek MV, LaFrance AB, Dehmer SP, et al. Updated Priorities Among Effective Clinical Preventive Services. Ann Fam Med. 2017;5(1):14-22.

5. 朱启星. 卫生学. 第8版,北京:人民卫生出版社,2013.

第二篇

临床诊断学概要

第五章　　常见症状

5

掌握　　常见症状的表现。

熟悉　　常见症状的发生原因。

了解　　症状与体征的区别。

症状(symptom)是指患者主观感受到的不适或异常(如恶心、咳嗽等);症状也可以是某些客观的病态改变被发现(如黄疸、黏膜出血等);还有某些生命现象发生的质量改变需要通过客观判定才能确定是否存在(如肥胖、尿频等),也可被称为症状。体征(sign)则是通过医生等客观检查所发现的异常(如啰音、心脏杂音等)。实际上广义的症状包括了部分体征。

症状学主要研究症状的病因、发生机制、临床表现以及与疾病的关系、伴随症状及问诊要点等内容。同一种疾病可有一个或多个不同症状的发生,不同疾病也可以有相同的症状或不同的症状发生。正确地认识各种症状是临床诊断疾病的基础,也是医生的基本技能。当然,医生应结合患者的病史、症状、体征和必要的辅助检查,并通过缜密的临床思维推理才能为疾病做出正确的诊断。以后的章节将分别介绍常见症状、病史采集及体格检查等相关内容。

第一节　发热

各种原因导致机体体温调节中枢的功能障碍以致体温升高超出正常范围,称为发热(fever)。正常人体温一般为 36~37℃,受机体内、外因素的影响可稍有波动,但通常 24 小时波动范围不超过 1℃。

【病因】

发热在临床上大致可分为感染性与非感染性两大类,以感染性发热多见。

1. **感染性发热**　各种病原体如病毒、细菌、真菌、寄生虫等引起的感染,均可出现发热。

2. **非感染性发热**　坏死物质的吸收、抗原-抗体反应、内分泌与代谢疾病、皮肤散热减少、体温调节中枢功能失常、自主神经功能紊乱等均可出现不同程度发热。

【临床表现】

1. **发热的分度**　37.3~38℃为低热,38.1~39℃为中等度热,39.1~41℃为高热,41℃以上属超高热。

2. **发热的过程**　分为体温上升期、高热期和体温下降期三个阶段。

3. **发热的体温曲线**　体温曲线的不同形态称为热型,临床上常见的热型有稽留热、弛张热、间歇热、波状热、回归热、不规则热。不同的热型对发热的病因诊断和鉴别诊断有提示作用。

发热常有伴随症状,不同病因引起的发热在临床上往往出现不同的伴随症状,对诊断发热的原因有重要意义。

第二节　咳嗽与咳痰

咳嗽(cough)是人体的一种反射性防御动作,通过咳嗽可以清除呼吸道分泌物及气道内异物。痰是气道、支气管的分泌物或肺泡内的渗出物,借助咳嗽将其排出称为咳痰(expectoration)。

【病因】

1. **呼吸道疾病**　从鼻咽部到小支气管整个呼吸道黏膜受刺激,均可引起咳嗽,如各种物理、化学、过敏因素对气管、支气管的刺激,肺部细菌、真菌、病毒、支原体或寄生虫感染以及肺部肿瘤均可引起咳嗽和(或)咳痰,其中呼吸道感染是最常见的原因。

2. **胸膜疾病**　如各种原因所致的胸膜炎、胸膜间皮瘤或胸膜受到刺激时,如自发性气胸或胸腔穿刺等均可引起咳嗽。

3. **心血管疾病**　如二尖瓣狭窄或其他原因所致左心衰竭引起肺淤血或肺水肿,右心或体循环静脉栓子脱落造成肺栓塞时也可出现咳嗽。

4. 中枢神经因素　从大脑皮质发出冲动传至延髓咳嗽中枢,可引发咳嗽或抑制咳嗽反射。脑炎、脑膜炎也可导致咳嗽。

【临床表现】

1. 咳嗽无痰或痰量极少,称干性咳嗽,常见于急性或慢性咽喉炎、急性支气管炎初期、气管受压、支气管异物等。咳嗽伴有咳痰称湿性咳嗽,见于慢性支气管炎、支气管扩张症、肺炎、肺脓肿和空洞型肺结核等。

2. 突发性咳嗽常由于吸入刺激性气体或异物、淋巴结或肿瘤压迫气管或支气管分叉处所引起。发作性咳嗽可见于百日咳、支气管内膜结核及以咳嗽为主要症状的支气管哮喘等。长期慢性咳嗽多见于慢性呼吸系统疾病如慢性支气管炎、支气管扩张症、肺脓肿、肺结核以及慢性阻塞性肺疾病(COPD)等。

3. 咳嗽伴声音嘶哑,多见于喉炎、喉结核等声带炎症或肿瘤压迫喉返神经所致;咳嗽声音低微或无力,见于严重肺气肿、声带麻痹或极度衰弱者。

4. 痰的性质可分为黏液性、浆液性、脓性和血性等。急性呼吸道炎症(如急性支气管炎、大叶性肺炎的初期)时,多为黏液性痰或黏液脓性痰。血性痰是由于呼吸道黏膜受侵害、损害毛细血管或血液渗入肺泡所致;恶臭痰提示有厌氧菌感染;铁锈色痰为典型肺炎球菌肺炎的特征;粉红色泡沫痰是肺水肿的特征;白色黏液痰、牵拉成丝难以咳出,提示有白色念珠菌感染。

第三节　心悸

心悸(palpitation)是患者自觉心脏跳动的不适感或心慌感。心悸时心率可快、可慢,也可有心律失常,心率和心律正常者亦可有心悸。

【病因】

1. **心脏搏动增强**　可为生理性或病理性,生理性见于健康人在剧烈运动或精神过度紧张时,饮酒或喝浓茶咖啡后,病理性见于甲状腺功能亢进、贫血、发热、低血糖症、嗜铬细胞瘤以及心室肥大致心脏收缩力增强。

2. **心律失常**　心动过速、过缓或心律不规则均可出现心悸。

3. **心脏神经官能症**　由自主神经功能紊乱引起,心脏本身并无器质性病变,多见于青壮年女性,临床除有心悸外,常同时伴有心脏外的神经官能症表现。

【临床表现】

1. **心悸伴心前区不适或疼痛**　见于冠状动脉粥样硬化性心脏病(如心绞痛、心肌梗死)、心肌炎、心包炎、心脏神经官能症等。

2. **心悸伴发热**　见于各种感染性疾病、风湿热、心肌炎和心包炎等。

3. **心悸伴晕厥或抽搐**　见于完全性房室传导阻滞、心室颤动、阵发性室性心动过速、病态窦房结综合征等。

4. **心悸伴贫血**　见于各种原因引起的急性失血或溶血后快速发生的贫血。慢性贫血,心悸多在劳累后较明显。

5. **心悸伴消瘦及出汗**　常见于甲状腺功能亢进。

第四节　恶心与呕吐

恶心(nausea)指上腹部不适、紧迫欲吐的感觉,常同时伴有迷走神经兴奋的症状,如皮肤苍白、出汗、流涎、血压降低及心动过缓等。恶心常为呕吐(vomiting)的前奏,但也可仅有恶心而无呕吐,或仅有呕吐而无恶心。呕吐是通过胃的强烈收缩迫使胃或部分小肠的内容物经食管、口腔而排出体外的现象。恶心与呕吐均为复杂的反射动作,可由多种原因引起。

【病因】

1. **反射性呕吐** 咽部受到刺激、胃及十二指肠疾病、肠道疾病、肝胆胰疾病、腹膜及肠系膜疾病等均可引起;其他如泌尿系结石、宫外孕破裂等以及心肌梗死、内耳迷路病变、青光眼等也可出现恶心、呕吐。

2. **中枢性呕吐** 颅内感染或颅脑损伤、脑血管疾病、癫痫等;全身性疾病如尿毒症、肝昏迷、糖尿病酮症酸中毒等以及药物与中毒因素等。

3. **神经性呕吐** 如神经性厌食症等。

【临床表现】

1. 晨起呕吐见于早期妊娠、尿毒症、慢性酒精中毒或功能性消化不良;晚上或夜间呕吐见于幽门梗阻。

2. 餐后即吐见于幽门管溃疡或神经性呕吐;餐后1小时以上呕吐称延迟性呕吐,提示胃张力下降或胃排空延迟;餐后较久或数餐后呕吐,呕吐隔夜宿食见于幽门梗阻。

3. 伴剧烈头痛的喷射性呕吐见于颅内压增高;精神性呕吐一般无恶心或较轻,吐后又可进食。

4. 呕吐物带发酵、腐败气味提示胃潴留;带粪臭味提示低位小肠梗阻;上消化道出血常呈咖啡色样呕吐物。

第五节 腹痛

腹痛(abdominal pain)是临床极其常见的症状,多由腹部脏器疾病所引起。腹痛的性质和程度,受病变情况和刺激程度的影响,也受神经和心理因素的影响。临床上一般将腹痛按起病缓急、病程长短分为急性腹痛和慢性腹痛。

【病因】

1. **急性腹痛** ①腹腔器官急性炎症,如急性胃炎、急性肠炎、急性胰腺炎、急性胆囊炎、急性阑尾炎等;②腹腔脏器阻塞或脏器扭转,如肠梗阻、肠套叠、胆道结石、胆道蛔虫症、泌尿系统结石、肠扭转、肠绞窄、卵巢扭转等;③腹腔脏器破裂,如肝破裂、脾破裂、异位妊娠破裂等;④腹膜炎症;⑤腹腔内血管阻塞,如缺血性肠病、门静脉血栓形成;⑥腹壁疾病,如腹壁挫伤、腹壁皮肤带状疱疹;⑦胸腔疾病所致的腹部牵涉性痛,如肺炎、心绞痛、心肌梗死等;⑧全身性疾病所致的腹痛,如腹型过敏性紫癜、尿毒症、铅中毒、血卟啉病等。

2. **慢性腹痛** ①腹腔脏器的慢性炎症,如反流性食管炎、慢性胃炎、慢性胆囊炎及胆道感染、慢性胰腺炎、结核性腹膜炎、溃疡性结肠炎等;②空腔脏器的张力变化,如胃肠痉挛或胃、肠、胆道运动障碍等;③胃、十二指肠溃疡;④腹腔脏器的扭转或梗阻,如慢性胃、肠扭转;⑤脏器包膜的牵张,如肝淤血、肝炎、肝癌等;⑥中毒与代谢障碍,如铅中毒等;⑦肿瘤压迫及浸润;⑧胃肠神经功能紊乱,如胃肠神经症等。

【临床表现】

1. 腹痛部位多为病变所在部位,如胃、十二指肠、胰腺疾病,疼痛多在中上腹部;肝、胆疾病疼痛多在右上腹部;急性阑尾炎疼痛在右下腹McBurney点;小肠疾病疼痛多在脐部或脐周;结肠疾病疼痛多在下腹或左下腹部。膀胱炎、盆腔炎及异位妊娠破裂,疼痛在下腹部。弥漫性或部位不定的疼痛见于急性弥漫性腹膜炎、机械性肠梗阻、急性出血坏死性肠炎等。

2. 腹痛的性质和程度与病变性质密切相关,突发的中上腹剧烈刀割样痛、烧灼样痛,见于胃、十二指肠溃疡穿孔;中上腹持续性剧痛或阵发性加剧考虑急性胃炎、急性胰腺炎;胆石症或泌尿系结石常为阵发性绞痛;阵发性剑突下钻顶样疼痛是胆道蛔虫症的典型表现。持续性、广泛性剧烈腹痛伴腹壁肌紧张,提示为急性弥漫性腹膜炎。

3. 急性胰腺炎发作前常有酗酒、暴饮暴食史；胆囊炎或胆石症发作前常有进油腻食物史；腹部受暴力作用引起的剧痛并有休克者，可能是肝、脾破裂所致。

4. 周期性、节律性上腹痛见于胃、十二指肠溃疡；餐后痛可能由于胆胰疾病、胃部肿瘤或消化不良所致。

第六节　腹泻

腹泻（diarrhea）指排便次数增多，粪质稀薄，或带有黏液、脓血或未消化的食物。腹泻可分为急性与慢性两种，超过两个月者属慢性腹泻。

【病因】

1. **急性腹泻**　①肠道疾病，包括由病毒、细菌、真菌等感染所引起的肠炎及急性出血性坏死性肠炎；②各种生物和化学药物所致的急性中毒；③全身性感染，如败血症、伤寒或副伤寒、钩端螺旋体病等；④其他，如变态反应性肠炎、过敏性紫癜等。

2. **慢性腹泻**　①消化系统疾病，包括胃部疾病、肠道感染和非感染性病变，如肠结核、慢性阿米巴痢疾、溃疡性结肠炎、吸收不良综合征等；肠道恶性肿瘤；胰腺疾病，如慢性胰腺炎、胰腺癌等；肝胆疾病，如肝硬化、胆汁淤积性黄疸、慢性胆囊炎与胆石症；②全身性疾病，包括内分泌及代谢障碍疾病；③药物副作用，如利舍平、甲状腺素、洋地黄类药物等；④神经功能紊乱，如肠易激综合征等。

【临床表现】

1. 急性腹泻起病急骤，病程较短，多为感染或食物中毒所致。慢性腹泻起病缓慢，病程较长，多见于慢性感染、非特异性炎症、吸收不良、肠道肿瘤或神经功能紊乱等。

2. 急性感染性腹泻常有不洁饮食史，每天排便次数可多达 10 次以上，如为细菌感染，常有黏液血便或脓血便；慢性腹泻表现为每天排便数次，可为稀便，亦可带黏液、脓血，见于慢性痢疾、炎症性肠病及结肠癌、直肠癌等；粪便中带黏液而无病理成分者常见于肠易激综合征。

3. 急性腹泻常有腹痛，尤以感染性腹泻较为明显；小肠疾病的腹泻疼痛常在脐周，便后腹痛缓解不明显；而结肠疾病疼痛多在下腹，便后疼痛常可缓解。

第七节　呕血与便血

消化道以屈氏韧带为界分为上消化道和下消化道。上消化道包括食管、胃、十二指肠、肝、胆、胰，这些部位的出血称为上消化道出血；下消化道包括空肠、回肠、结肠、直肠和肛门，这些部位的出血称为下消化道出血。血液经口腔呕出称为呕血（hematemesis），血液经肛门排出称为便血（hematochezia）。

【病因】

1. **呕血的病因**

(1) 消化系统疾病：①食管疾病，如食管静脉曲张破裂、食管炎、食管癌、食管异物、食管贲门黏膜撕裂等；②胃及十二指肠疾病，最常见为消化性溃疡，其次为慢性胃炎及由服用非甾体类抗炎药（如阿司匹林等）和应激所引起的急性胃十二指肠黏膜病变，胃癌、异常血管破裂等也可引起呕血；③肝、胆道疾病，如肝硬化门静脉高压可引起食管和胃底静脉曲张破裂出血；肝癌、肝脓肿或肝动脉瘤破裂出血、胆道结石、胆道蛔虫、胆囊癌、胆管癌及壶腹癌出血；④胰腺疾病，如急慢性胰腺炎合并脓肿或囊肿、胰腺癌破裂出血。

(2) 消化系统邻近器官疾病:如胸主动脉瘤破裂进入食管,腹主动脉瘤破裂进入十二指肠等。

(3) 全身性疾病:如血液疾病、感染性疾病、结缔组织病、尿毒症、肺源性心脏病、呼吸功能衰竭等。

2. 便血的病因

(1) 上消化道疾病:根据上消化道出血的量与速度的不同,可表现为便血或黑便。

(2) 小肠疾病:肠结核、急性出血性坏死性肠炎、小肠肿瘤、Crohn 病等。

(3) 结肠疾病:细菌性痢疾、溃疡性结肠炎、结肠癌、结肠息肉等。

(4) 直肠肛管疾病:痔、肛裂、直肠癌、直肠息肉等。

(5) 全身性疾病:血液疾病、急性传染病等。

【临床表现】

1. 呕血前常有上腹不适和恶心,随后呕吐血性胃内容物。其颜色视出血量的多少及在胃内停留时间的长短以及出血的部位而不同。出血量多、在胃内停留时间短、出血位于食管则血色鲜红或混有凝血块,或为暗红色;出血量较少或在胃内停留时间长,由于血红蛋白与胃酸作用形成酸化正铁血红蛋白,呕吐物可呈咖啡渣样棕褐色。呕血的同时因部分血液经肠道排出体外,可致便血或形成黑便。

2. 出血量为血容量的10%~15%时,可出现头晕、畏寒等症状;出血量达血容量的20%以上时,可有冷汗、四肢厥冷、心慌、脉搏增快等急性失血症状;出血量达循环血容量的30%以上,则有急性周围循环衰竭的表现,神志不清、面色苍白、脉搏频数微弱、血压下降、呼吸急促及休克等。

3. 便血颜色决定于出血量、出血部位和血液在肠道内停留时间。出血量多呈鲜红色;停留时间长呈暗红色;血色鲜红黏附于粪便表面或于排便前后有鲜血滴出或喷射出者,提示肛门或肛管疾病。

4. 便血伴慢性周期性、节律性上腹痛,出血后疼痛减轻,见于消化性溃疡;伴腹痛、里急后重、脓血便见于细菌性痢疾;伴全身出血倾向见于急性传染病及血液系统疾病。

第八节　呼吸困难

呼吸困难(dyspnea)是指患者主观感到空气不足、呼吸费力,客观上表现为呼吸运动用力,严重时可出现张口呼吸、鼻翼扇动、端坐呼吸,甚至发绀、呼吸辅助肌参与呼吸运动,并可有呼吸频率、深度、节律的改变。

【病因】

病因较多,主要为呼吸系统和循环系统疾病所致。

1. 肺源性呼吸困难　见于气道梗阻、各种肺疾病、胸壁、胸廓与胸膜疾病、神经 - 肌肉疾病与药物不良反应、膈疾病等。

2. 心源性呼吸困难　见于各种原因所致心力衰竭、心包压塞、肺栓塞和原发性肺动脉高压等。

3. 中毒性呼吸困难　见于各种中毒,如酸中毒、药物和化学物质中毒等。

4. 神经精神性疾病　器质性颅脑疾病和精神或心理疾病等均可引起呼吸困难。

5. 血液性呼吸困难　见于重度贫血等。

【临床表现】

1. 肺源性呼吸困难　①吸气性呼吸困难,主要表现为吸气费力,严重者可见"三凹征";②呼气性呼吸困难,主要表现为呼气费力,常伴有呼气期哮鸣音;③混合性呼吸困难,吸气、呼气均费力,呼吸频率快,主要见于广泛肺实质或肺间质病变,如重症肺炎、急性呼吸窘迫综合征等。

2. 心源性呼吸困难　主要是由于左心和(或)右心衰竭引起。患者表现为混合性呼吸困难,活动时呼吸困难出现或加重,休息时减轻或消失,卧位明显,坐位或立位时减轻;两肺底部或全肺出现湿啰音。

3. **中毒性呼吸困难** 酸中毒所致者呼吸深长而规则,称酸中毒大呼吸(Kussmaul 呼吸);糖尿病酮症酸中毒者呼出气体有烂苹果味;某些药物如吗啡类、巴比妥类等中枢抑制药物和有机磷杀虫药中毒时,可引起呼吸困难。化学毒物如一氧化碳、亚硝酸盐和苯胺类、氰化物中毒等可致机体缺氧而引起呼吸困难。

4. **神经精神性呼吸困难** 神经性呼吸困难呼吸慢而深,常有呼吸节律改变。精神性呼吸往往快而浅,伴有叹息样呼吸。

5. **血源性呼吸困难** 常表现为呼吸浅,心率快。

第九节 咯血

喉及喉部以下的呼吸道任何部位的出血,经口腔排出称为咯血(hemoptysis)。少量咯血可仅表现为痰中带血。咯血需与呕血相鉴别。

【病因】

引起咯血的原因很多,以呼吸系统和心血管疾病多见。

1. **呼吸系统疾病** 常见的有支气管扩张、支气管肺癌、支气管结核、慢性支气管炎等以及肺结核、肺炎、肺脓肿等,恶性肿瘤肺转移也可引起咯血。

2. **心血管疾病** 较常见于二尖瓣狭窄,原发性肺动脉高压和某些先天性心脏病也可引起咯血。

3. **其他** 如血液病(白血病、再生障碍性贫血等)、急性传染病(如流行性出血热、风湿性疾病(如系统性红斑狼疮等)都可引起咯血。

【临床表现】

1. **咯血量** 通常认为每日咯血量在 100ml 以内为小量咯血,100~500ml 为中等量咯血,500ml 以上为大咯血。大咯血主要见于空洞性肺结核、支气管扩张和慢性肺脓肿。支气管肺癌的咯血主要表现为持续或间断性痰中带血。

2. **颜色和性状** 肺结核、支气管扩张、肺脓肿等所致的咯血,颜色鲜红。铁锈色血痰见于典型的肺炎球菌肺炎。左心衰竭肺水肿时,咯浆液性粉红色泡沫样血痰。

第十节 皮肤黏膜出血

皮肤黏膜出血(mucocutaneous hemorrhage)是因机体止血或凝血功能障碍引起,临床上主要表现为全身性或局限性皮肤黏膜自发性出血或轻微外伤后难以止血。

【病因】

1. **血管壁功能异常** 如遗传性出血性毛细血管扩张症、血管性假性血友病、过敏性紫癜、单纯性紫癜、维生素缺乏性紫癜等。

2. **血小板数量或功能异常** 如再生障碍性贫血、白血病、特发性血小板减少性紫癜、弥散性血管内凝血等。

3. **凝血功能障碍** 如血友病、严重肝病、尿毒症等。

【临床表现】

根据出血部位、出血程度或范围,皮肤黏膜出血有以下几种常见类型,各类型出血可单独或同时存在于同一患者中。

1. **瘀点(petechia)** 指直径小于 2mm 的皮肤黏膜出血。出血点常不高出皮面,压之不褪色。

2. **紫癜**(purpura) 指直径为 3~5mm 的皮下出血。

3. **瘀斑**(ecchymosis) 为直径大于 5mm 的皮下片状出血。

4. **皮下血肿**(hematoma) 表现为片状出血伴皮肤显著隆起。

5. **鼻出血** 又称鼻衄。

6. **其他** 出血还可表现为齿龈出血、月经过多、血尿及黑便,严重者表现为颅内出血。

第十一节　水肿

水肿(edema)是指人体组织间隙有过多的液体积聚使组织肿胀的临床表现。当液体在体内组织间隙呈弥漫性分布时呈全身性水肿;液体积聚在局部组织间隙时呈局部水肿;发生于体腔内称积液,如胸腔积液、腹腔积液等。

【病因】

引起水肿的病因很多,心、肝、肾以及内分泌系统疾病等可引起全身性水肿;机体局部静脉、淋巴回流受阻或毛细血管通透性增加则可导致局部性水肿。

【临床表现】

1. **全身性水肿** ①心源性水肿:主要是右心衰竭的表现,特点是首先出现于身体下垂部位,伴有体循环淤血的其他表现,如颈静脉怒张、肝大、静脉压升高等;②肾源性水肿:可见于各型肾炎和肾病,特点是疾病早期晨起时有眼睑与颜面水肿,以后发展为全身水肿,临床上常有尿常规改变、高血压、肾功能损害的表现;③肝源性水肿:失代偿期肝硬化主要表现为腹水,也可首先出现踝部水肿,逐渐向上蔓延,但头面部及上肢常无水肿;④营养不良性水肿:特点是水肿常先从足部开始逐渐蔓延至全身,水肿发生前常有消瘦、体重减轻等表现;⑤其他原因的全身性水肿:如黏液性水肿、经前期紧张综合征、药物性水肿、特发性水肿、妊娠中毒症等。

2. **局部性水肿** 如局部炎症或过敏,肢体静脉血栓形成、上下腔静脉阻塞综合征等。

第十二节　尿频、尿急与尿痛

尿频(frequent micturition)是指单位时间内排尿次数增多。尿急(urgent micturition)是指患者一有尿意即需立即排尿,难以控制。尿痛(odynuria)是指患者排尿时感觉耻骨上区,会阴部和尿道内疼痛或烧灼感。尿频、尿急和尿痛同时出现称为膀胱刺激征。

【病因】

临床上尿频可以是生理性的,而尿急、尿痛通常均为病理性的。尿频、尿急和尿痛同时出现,是泌尿系感染的典型症状。

【临床表现】

1. **尿频** ①生理性尿频,特点是每次尿量不少,不伴随其他症状。见于饮水过多、精神紧张或气候寒冷时;②病理性尿频,包括多尿性尿频、炎症性尿频、神经性尿频、膀胱容量减少性尿频以及尿道口周围病变刺激尿道口引起尿频。

2. **尿急** 泌尿系统的炎症、结石、肿瘤等疾病均可以出现尿急症状。

3. **尿痛** 引起尿急的病因几乎都可以引起尿痛。尿痛性质可为灼痛或刺痛。尿道炎多在排尿开始时出现疼痛;后尿道炎、膀胱炎和前列腺炎常出现排尿末疼痛。

第十三节　头痛

头痛(headache)是指额、顶、颞及枕部的疼痛,大多无特异性,可见于多种疾病。精神紧张、过度疲劳也可有头痛。反复发作或持续的头痛,可能是某些器质性疾病的信号,应明确诊断及时治疗。

【病因】

1. **颅脑病变**　①感染,如脑膜炎、脑炎、脑脓肿;②血管病变,如蛛网膜下腔出血、脑出血、脑血栓形成、脑供血不足等;③占位性病变,如脑肿瘤、颅内转移瘤等;④颅脑外伤,如脑震荡、脑挫伤、硬膜下血肿、颅内血肿等;⑤其他,如偏头痛、丛集性头痛等。

2. **颅外病变**　如颅骨肿瘤、颈椎病、三叉神经痛以及眼、耳、鼻和齿疾病所致的头痛。

3. **全身性疾病**　如流感、伤寒等发热性疾病,高血压病、心力衰竭等心血管疾病,酒精、一氧化碳、有机磷、药物等中毒,以及贫血、中暑、月经及绝经期头痛等。

4. **神经官能症性头痛。**

【临床表现】

根据病因不同头痛可有其不同特点。

1. 急性起病并有发热者常为感染性疾病所致;急剧的头痛,持续不减,并有不同程度的意识障碍而无发热者,提示颅内血管性疾病;长期反复发作头痛或搏动性头痛,多为血管性头痛或神经官能症;慢性进行性头痛并有颅内压增高的症状应注意颅内占位性病变;青壮年慢性头痛,但无颅内压增高,常因焦急、情绪紧张引起,多为肌紧张性头痛。

2. 偏头痛及丛集性头痛多在一侧;高血压引起的头痛多在额部或整个头部;全身性或颅内感染性疾病的头痛,多为全头部痛;蛛网膜下腔出血除头痛外常伴有颈痛。

3. 头痛的程度一般分轻、中、重,但与病情的轻重无正相关。三叉神经痛、偏头痛及脑膜刺激的疼痛最为剧烈;脑肿瘤的痛多为中度或轻度;高血压性、血管性及发热性疾病的头痛,往往带搏动性;神经痛多呈电击样痛或刺痛;肌肉收缩性头痛多为重压感、紧箍感或呈钳夹样痛。

第十四节　意识障碍

意识障碍(disturbance of consciousness)是指人对周围环境及自身状态的识别和觉察能力出现障碍,多由于高级神经中枢功能活动受损所引起,可表现为嗜睡、意识模糊和昏睡,严重的意识障碍为昏迷。

【病因】

1. **全身性原因**　代谢性脑病以及缺血、缺氧性脑病等都可导致意识障碍,如代谢物质异常、体温过高或过低、中毒、休克、外伤、心脏疾患等。

2. **局部原因**　中枢系统本身疾患,如炎症、肿瘤、外伤、出血、栓塞等。

【临床表现】

1. **嗜睡(somnolence)**　是最轻的意识障碍,患者陷入持续的睡眠状态,可被唤醒,并能正确回答和做出各种反应,但当刺激去除后很快又再入睡。

2. **意识模糊(confusion)**　意识水平轻度下降,意识障碍较嗜睡更深。患者能保持简单的精神活动,但对时间、地点、人物的定向能力发生障碍。

3. **昏睡(stupor)**　接近于人事不省的意识状态,不易唤醒,在强烈刺激下可被唤醒,唤醒时答话含糊或答非所问,且很快又再入睡。

4. **昏迷(coma)**　是严重的意识障碍,表现为意识持续的中断或完全丧失。按意识障碍程度的不同可分为三阶段。①轻度昏迷：意识大部分丧失，无自主运动，对声、光刺激无反应，对疼痛刺激尚可出现痛苦的表情或肢体退缩等防御反应；②中度昏迷：对周围事物及各种刺激均无反应，对于剧烈刺激可出现防御反射；③深度昏迷：全身肌肉松弛，对各种刺激全无反应。深、浅反射均消失。

5. 谵妄（delirium）　一种以兴奋性增高为主的高级神经中枢急性活动失调状态，表现为意识模糊、定向力丧失、感觉错乱（幻觉、错觉）、躁动不安、言语杂乱。谵妄可发生于急性感染的发热期间，也可见于某些药物中毒（如颠茄类药物中毒、急性酒精中毒）、代谢障碍（如肝性脑病）、循环障碍或中枢神经疾患等。由于病因不同，有些患者可以康复，有些患者可发展为昏迷。

（郑维扬）

复习思考题

1. 简述发热的常见病因，临床上非感染性发热常见于哪些情况？

2. 试述急性腹痛的常见病因。

3. 何谓上消化道出血，常见病因有哪些？

4. 什么是膀胱刺激征？

参考文献

1. 欧阳钦. 临床诊断学. 第2版. 北京：人民卫生出版社，2010.

2. 陈文斌，潘祥林. 诊断学. 第8版. 北京：人民卫生出版社，2013.

第六章 病史采集

6

学习目标

掌握　　　　病史采集的定义。

熟悉　　　　问诊的内容。

了解　　　　问诊的方法与技巧。

第一节　概述

病史采集(history taking)即问诊,是通过医师与患者进行提问与回答,进而了解疾病发生与发展的过程。只要患者神智清晰,无论在门诊或住院的场合下均可进行。许多疾病经过详细的病史采集,配合系统的体格检查,即可提出初步诊断。从诊断学角度来看,问诊是医师通过对患者或相关人员的系统询问获取病史资料,经过综合分析而做出临床判断的一种方法。

问诊是病史采集的主要手段,所获取的资料对了解疾病的发生、发展、诊治经过、既往健康状况和曾患疾病的情况及对目前所患疾病的诊断具有极其重要的意义,也为随后对患者进行的体格检查和各种诊断性检查的安排提供了最重要的线索和基本资料。

问诊是医师诊治患者的第一步,其重要性还在于它是医患沟通、建立相互信任的医患关系的最重要时机,正确的方法和良好的问诊技巧,使患者感到医师的亲切和可信,有信心与医师合作,这对诊治疾病十分重要。问诊的过程还有其他功能,如教育患者,向患者提供信息,甚至交流本身就是治疗的一部分。交流与沟通技能是现代医师重要的素质特征。

问诊根据临床情景和目的的不同,大致可分为全面系统的问诊和重点问诊。前者即对住院患者全面系统的问诊;后者则主要应用于急诊和门诊及专科疾病的诊断。

问诊时医师会接触到患者的隐私等多方面问题,必须注意医德的相关要求。应做到:严肃认真,一丝不苟;尊重隐私,保守秘密;对老年人和儿童应特别关心;对任何患者应一视同仁;对同道不随意评价,不在患者面前诋毁别的医师;利用与患者交流的机会对患者及其家属进行有关疾病的教育和健康指导。

问诊时医师会经常遇到一些特殊情况的患者。如:①缄默与忧伤;②焦虑与抑郁;③多话与唠叨;④愤怒与敌意;⑤多种症状并存;⑥说谎和对医师不信任;⑦文化程度低下和语言障碍;⑧危重和晚期患者;⑨残疾患者、老年人、儿童;⑩精神疾病患者。这就需要医师宏观把握,具体问题具体分析,结合自身特点,在理论指导的基础上于实践中积累和完善,不断提高病史采集的能力。

第二节　问诊的内容

一、一般项目

包括:姓名、性别、年龄、出生地、民族、婚姻、职业、工作单位、通信地址、电话号码、入院日期、记录日期、病史陈述者及可靠程度等。若病史陈述者不是本人,则应注明与患者的关系。

二、主诉

为患者感受的最主要的痛苦或最明显的症状和(或)体征,也就是促使其就诊最主要的原因及其持续时间。确切的主诉可初步反映病情轻重与缓急,并提供对某些系统疾患的诊断线索。主诉应用一两句话加以概括,并同时注明主诉自发生到就诊的时间,如"咽痛、发热三天""多饮、多食、多尿、消瘦二年""心悸、气短一年"等。

三、现病史

是病史的主要部分,它记述患者患病后的全过程,即发生、发展、演变和诊治经过。

1. **起病情况与患病的时间** 每种疾病的起病或发作都有各自的特点,有的疾病起病急骤,如脑梗死、心绞痛和急性胃肠穿孔等;有的疾病则起病缓慢,如肺结核、肿瘤等。疾病的起病常与某些因素有关,如脑血栓形成常发生于睡眠时;脑出血、高血压危象常发生于激动或紧张状态时。患病时间是指从起病到就诊或入院的时间。时间长短可按数年、数月、数日计算,发病急骤者可按小时、分钟为计时单位。

2. **主要症状的特点** 包括主要症状出现的部位、性质、持续时间和程度,缓解或加剧的因素,了解这些特点对判断疾病所在的系统或器官以及病变的部位、范围和性质很有帮助。

3. **病因与诱因** 尽可能了解与本次发病有关的病因(如外伤、中毒、感染等)和诱因(如气候变化、环境改变、情绪等),有助于明确诊断与拟定治疗措施。

4. **病情的发展与演变** 包括患病过程中主要症状的变化或新症状的出现。如肺结核合并肺气肿的患者,在衰弱、乏力、轻度呼吸困难的基础上,突然感到剧烈的胸痛和严重的呼吸困难,应考虑自发性气胸的可能。

5. **伴随病状** 在主要症状的基础上又同时出现一系列的其他症状。这些伴随症状常常是鉴别诊断的依据,或提示出现了并发症。如腹泻伴呕吐,可能是饮食不洁或误食毒物引起的急性胃肠炎;腹泻伴里急后重,结合季节和进餐情况更容易考虑到痢疾。

6. **诊治经过** 患者于本次就诊前已经接受过其他医疗单位诊治时,则应询问已经接受过什么诊断措施及其结果;若已进行治疗则应问明使用过的药物名称、剂量、时间和疗效,为本次诊治疾病提供参考。

7. **病程中一般情况的变化** 在现病史的最后应记述患者患病后的精神、体力状态,食欲及食量的改变,睡眠与大小便的情况等。这对全面评估患者病情的轻重和预后以及采取什么辅助治疗措施十分有用,有时对鉴别诊断也能够提供重要的参考资料。

四、既往史

包括患者既往的健康状况和过去曾经患过的疾病(包括各种传染病)、外伤、手术、预防注射、过敏,特别是与目前所患疾病有密切联系的情况。

五、系统回顾

由一系列直接提问组成,作为最后一项,避免遗漏问诊过程中患者忽略或遗漏的症状或未曾诊断的疾病。包括:头颅五官、呼吸系统、循环系统、消化系统、泌尿生殖系统、造血系统、内分泌系统及代谢、肌肉与骨骼系统、神经系统、精神状态。可在每个系统询问 2 至 4 个症状,如有阳性结果,再全面深入地询问该系统的症状;如为阴性,可以过渡到下一个系统。

六、个人史

包括:①社会经历:出生地、居住地区和居留时间(尤其是疫源地和地方病流行区)、受教育程度、经济生活和业余爱好等;②职业及工作条件:工种、劳动环境、对工业毒物的接触情况及时间;③习惯与嗜好:起居与卫生习惯、饮食的规律与质量,烟酒嗜好时间与摄入量,以及其他嗜好和麻醉药品、毒品等;④性生活史:有无不洁性交,是否患过性病等。

七、婚姻史

未婚或已婚,结婚年龄,配偶健康状况、性生活情况、夫妻关系等。

八、月经史与生育史

月经初潮的年龄、月经周期和经期天数,经血的量和颜色,经期症状,有无痛经与白带,末次月经日期,闭经日期,绝经年龄;妊娠与生育次数,人工或自然流产的次数,有无死产、手术产、围产期感染、计划生育避孕措施等。对男性患者应询问是否患过影响生育的疾病。

九、家族史

询问双亲与兄弟、姐妹及子女的健康与疾病情况,特别应询问是否有与患者同样的疾病,有无与遗传有关的疾病。对已死亡的直系亲属要问明死因与年龄。

第三节 问诊的方法与技巧

一、问诊的基本方法与技巧

问诊的方法、技巧与获取病史资料的数量和质量有密切的关系,涉及一般交流技能、收集资料、医患关系、医学知识、仪表礼节,以及提供咨询和教育患者等多个方面。

1. 缩短医患之间的距离 问诊开始时,医师应主动创造一种宽松和谐的环境以解除患者的不安心情。注意保护患者隐私,最好不要当着陌生人开始问诊。一般从礼节性的交谈开始,使用恰当的言语或体语表示愿意为解除患者的病痛和满足他们的要求尽自己所能,这样有助于建立良好的医患关系,改善互不了解的生疏局面。

2. 尽可能让患者充分地陈述和强调其认为重要的情况和感受 只有在患者的陈述与了解病情无关时,才需要使用提问等方式灵活地把话题转回,切不可生硬地打断患者的陈述。

3. 追溯首发症状开始的确切时间以及至目前的演变过程 如有几个症状同时出现,必须确定其先后顺序。

4. 在问诊的两个项目之间使用过渡语言 即向患者说明将要讨论的新话题及其理由,使患者不会困惑你为什么要改变话题以及为什么要询问这些情况。

5. 根据具体情况采用不同类型的提问 一般性提问,常用于问诊开始,让患者像讲故事一样叙述他的病情,如:"你今天来,有哪里不舒服";直接提问,用于收集一些特定的有关细节,使获得的信息更有针对性,如:"扁桃体切除时你多少岁";另一种直接选择提问,要求患者回答"是"或"不是",或者对提供的选择做出回答,如:"你曾经有过严重的头痛吗"。不正确的提问可能得到错误的信息或遗漏有关资料,应予避免,如诱导性提问或暗示性提问,在措辞上已暗示了期望的答案,则患者易于默认或附和医师的诱问,如:"你的胸痛放射至左手,对吗"。

6. 提问时要注意系统性和目的性 杂乱无章的重复提问会降低患者对医师的信心和期望。

7. 询问病史的每一部分结束时应进行归纳小结。

8. 避免医学术语 与患者交谈,必须用常人易懂的词语,以免引起误解。

9. 核实信息 为了收集到尽可能准确的病史,有时医师要引证核实患者提供的信息,如患者用了诊断术语,医师应通过询问当时的症状和检查等以核实资料是否可靠。

10. 仪表、礼节和友善的举止 有助于发展与患者的和谐关系,使患者感到温暖亲切,获得患者的信任,甚至能使患者讲出原想隐瞒的敏感事情。

11. 恰当地运用一些评价、赞扬与鼓励语言 可促使患者与医师的合作,使患者受到鼓舞而积极提供信息,如:"可以理解""那你一定很不容易"。对有精神障碍的患者,不可随便用赞扬或鼓励的语言。

12. 询问患者的经济情况,关心患者有无来自家庭和工作单位经济和精神上的支持 医师针对不同情况做恰当的解释可使患者增加对医师的信任。

13. 医师应明白患者的期望,了解患者就诊的确切目的和要求 在某些情况下,咨询和教育患者是治疗成功的关键,甚至本身就是治疗的目标。

14. 患者的理解程度 有时患者答非所问或依从性差,其实是因为患者没有理解医师的意思,可要求患者重复所讲内容,或提出一种假设的情况,看患者能否做出适当的反应。如患者没有完全理解或理解有误,应予及时纠正。

15. 回答患者的问题 如患者问到一些问题,医师不清楚或不懂时,不能随便应付、不懂装懂,甚至乱解释,也不要简单回答"不知道"。如知道部分答案或相关信息,医师可以说明,并提供自己知道的情况供患者参考;对不懂的问题,可以先不回答,等查询书本、请教他人后再回答,或请患者向某人咨询,或建议去何处能解决这一问题。

16. 问诊结束时,应谢谢患者的合作说明下一步对患者的要求、接下来做什么、下次就诊时间或随访计划等。

二、重点问诊的方法

重点的病史采集是指针对就诊的最主要或"单个"问题(现病史)来问诊,并收集除现病史外的其他病史部分中与该问题密切相关的资料。需要做重点病史采集的临床情况主要是急诊和门诊。

重点的病史采集不同于全面的病史采集过程,基于患者表现的问题及其紧急程度,医师应选择那些对解决该问题所必需的内容进行问诊,以一种较为简洁的形式和调整过的顺序进行。但问诊中仍必须获得主要症状的以下资料:全面的时间演变和发生发展情况,即发生、发展、性质、强度、频度、加重和缓解因素及相关症状等。通常患者的主要症状或主诉提示了需要做重点问诊的内容。因此,随着问诊的进行,医师逐渐形成诊断假设,判断该患者可能是哪些器官系统患病,再进行重点和深入的询问,并由此考虑下一步在既往史、个人史、家族史和系统回顾中选择相关内容进行问诊,而医师可以有选择性地省略那些对解决本次就诊问题无关的病史内容。

较好地完成重点问诊后,医师就可以有条件选择重点的体格检查内容和项目,以便获得更多支持、修改或否定诊断假设的资料。

(赵 阳)

复习思考题

1. 什么是病史采集?　　　　　　　　2. 问诊的内容包括哪几个方面?

参考文献

欧阳钦,吴汉妮,刘成玉. 临床诊断学. 北京:人民卫生出版社,2012.

第七章　体格检查

7

学习目标	
掌握	生命征的检查及其临床意义。
熟悉	体格检查的基本方法。
了解	各系统体格检查的主要内容及其临床意义。

体格检查（physical examination）是指医师运用自己的感官和借助于传统或简便的检查工具，如体温表、血压计、叩诊锤、听诊器、检眼镜等，客观地了解和评估病人身体状况的一些最基本的检查方法。医师进行全面体格检查后对病人健康状况和疾病状态提出的临床判断称为检体诊断（physical diagnosis）。体格检查的方法主要有五种：视诊、触诊、叩诊、听诊和嗅诊。

第一节　基本方法

一、视诊

视诊（inspection）是医师用眼睛观察病人全身或局部表现的诊断方法。全身视诊可了解患者一般状况，局部视诊可了解患者身体各部位的改变。

二、触诊

触诊（palpation）是医师通过手接触被检查部位时的感觉来进行判断的一种方法。可检查体温、湿度、震颤、波动、压痛、摩擦感以及包块的位置、大小、轮廓、表面性质、硬度、移动度等。触诊在腹部检查中尤为重要。

三、叩诊

叩诊（percussion）是指用手指叩击身体表面某一部位，使之震动而产生声响，依据震动和声响的特点来判断被检查部位的脏器状态有无异常的一种方法。叩诊分为直接叩诊法和间接叩诊法，间接叩诊法应用最多。

叩诊音（percussion sound）是指叩诊时被叩击部位产生的反响。叩诊音根据音响的频率、振幅和是否乐音的不同，在临床上分为清音、浊音、鼓音、实音、过清音五种。

四、听诊

听诊（auscultation）是医师根据病人身体各部分活动时发出的声音判断正常与否的一种诊断方法。可分为直接听诊法和间接听诊法两种。间接听诊法需要使用听诊器，注意听诊器的正确使用，切忌隔着衣服听诊。

五、嗅诊

嗅诊（olfactory examination）是通过嗅觉来判断发自病人的异常气味与疾病之间关系的一种方法。来自病人皮肤、黏膜、呼吸道、胃肠道、呕吐物、排泄物、分泌物、脓液和血液等的气味，有时可迅速提供具有重要意义的诊断线索。

第二节　一般检查

一般检查为整个体格检查过程中的第一步，以视诊为主。

一、全身状态检查

包括性别、年龄、生命征、发育与体型、营养状态、意识状态、语调与语态、面容与表情、体位、姿势、步态等。

（一）生命征

生命征（vital sign）是评价生命活动存在与否及其质量的指标，包括体温、脉搏、呼吸和血压，为体格检查时必须检查的项目之一。测量之后应及时而准确地记录于病历和体温记录单上。

1. **体温**　测量体温的方法通常有口测法、肛测法、腋测法 3 种。腋测法最为常用，正常值 36~37℃。生理情况下，体温有一定的波动，在 24 小时内波动幅度一般不超过 1℃。

2. **血压**　通常指体循环动脉血压（blood pressure，BP），常用间接测量法即袖带加压法测量。血压受多种因素影响，若在安静、清醒的条件下采用标准测量方法，至少 3 次非同日血压值达到或超过收缩压 140mmHg 和（或）舒张压 90mmHg，即可认为有高血压。

（二）意识

意识（consciousness）是大脑功能活动的综合表现，即对环境的知觉状态。凡能影响大脑功能活动的疾病均可引起程度不等的意识改变，称为意识障碍，根据其程度可分为嗜睡、意识模糊、谵妄、昏睡以及昏迷。

二、皮肤

皮肤本身的疾病很多，许多疾病在病程中也可伴随多种皮肤病变和反应。皮肤病变除颜色改变外，亦可为湿度、弹性的改变，以及出现皮疹、出血点、紫癜、水肿及瘢痕等。

三、淋巴结

淋巴结分布于全身，一般体格检查仅能检查身体各部表浅的淋巴结。表浅淋巴结分布于头颈部、上肢和下肢。腋窝淋巴结是上肢最大的淋巴结组群，可分为 5 群：外侧淋巴结群、胸肌淋巴结群、肩胛下淋巴结群、中央淋巴结群、腋尖淋巴结群。下肢淋巴结以腹股沟淋巴结为主，腹股沟淋巴结位于腹股沟韧带下方股三角内，分为上、下两群。

检查淋巴结的方法是视诊和触诊，以触诊为主。视诊时不仅要注意局部征象（包括皮肤是否隆起，颜色有无变化，有无皮疹、瘢痕、瘘管等），也要注意全身状态。发现淋巴结肿大时还要注意寻找引起淋巴结肿大的原发病灶。淋巴结肿大按其分布可分为局限性和全身性淋巴结肿大。前者见于非特异性淋巴结炎、淋巴结结核、恶性肿瘤淋巴结转移；后者见于感染或非感染疾病。

第三节　头部检查

一、头颅

视诊应注意大小、外形变化和有无异常活动。触诊是用双手仔细触摸头颅的每一个部位，了解其外形，有无压痛和异常隆起。

二、眼

检查包括四部分:眼的功能检查、外眼检查、眼前节检查、眼底检查。

(一) 眼的功能检查

包括视力、视野和色觉。视力(visual acuity)分为远视力和近视力。戴眼镜者必须测裸眼视力和戴眼镜的矫正视力。

(二) 外眼检查

包括眼睑、泪囊、结膜和眼球。

(三) 眼前节检查

包括角膜、巩膜、虹膜和瞳孔。瞳孔是虹膜中央的孔洞,正常直径为3~4mm。对瞳孔的检查应注意瞳孔的形状、大小、位置,双侧是否等圆、等大,对光及集合反射等。

三、耳

耳是听觉和平衡器官,分外耳、中耳和内耳三个部分。

(一) 外耳

包括耳郭和外耳道。

(二) 中耳

观察鼓膜是否穿孔,注意穿孔位置。

(三) 乳突

乳突内腔与中耳道相连。患化脓性中耳炎引流不畅蔓延为乳突炎时,可发现耳郭后方皮肤有红肿,乳突有明显压痛。

(四) 听力(auditory acuity)

可先用粗略的方法了解被检查者的听力。发现被检查者有听力减退,则应进行精确的听力测试和其他相应的专科检查。

四、鼻

检查鼻的外形,有无鼻翼扇动、鼻中隔偏曲及穿孔、鼻出血,以及鼻腔黏膜、鼻腔分泌物及鼻窦。鼻窦(nasal sinels)为鼻腔周围含气的骨质空腔,共四对,包括上颌窦、额窦、筛窦和蝶窦,都有窦口与鼻腔相通,当引流不畅时容易发生炎症。鼻窦炎时出现鼻塞、流涕、头痛和鼻窦压痛。

五、口

口的检查包括口唇、口腔内器官和组织以及口腔气味等。口唇发绀为血液中还原血红蛋白增加所致,见于心力衰竭和呼吸衰竭等。注意有无龋齿、残根、缺牙和义齿等。咽部分为鼻咽、口咽和喉咽三个部分。扁桃体位于舌腭弓和咽腭弓之间的扁桃体窝中。扁桃体增大一般分为三度:不超过咽腭弓者为I度;超过咽腭弓者为II度;达到或超过咽后壁中线者为III度。有机磷农药中毒的患者口腔中能闻到大蒜味。

第四节　颈部检查

检查颈部外形、颈部姿势与运动、颈部皮肤与包块、颈部血管、甲状腺及气管。注意手法轻柔。

一、颈部包块

检查时应注意其部位、数目、大小、质地、活动度、与邻近器官的关系和有无压痛等特点。

二、颈部血管

在坐位或半坐卧位（身体呈 45°）时，如颈静脉明显充盈、怒张或搏动，为异常征象，提示颈静脉压升高，见于右心衰竭、缩窄性心包炎、心包积液等。用钟型听诊器听诊颈部血管，如发现异常杂音，应注意其部位、强度、性质、音调、传播方向和出现时间。

三、甲状腺

甲状腺（thyroid）位于甲状软骨下方和两侧，随吞咽动作而向上移动。甲状腺肿大可分三度：不能看出肿大但能触及者为Ⅰ度；能看到肿大又能触及，但在胸锁乳突肌以内者为Ⅱ度；超过胸锁乳突肌外缘者为Ⅲ度。引起甲状腺肿大的常见疾病：甲状腺功能亢进、单纯性甲状腺肿、甲状腺癌等。

四、气管

正常人气管位于颈前正中部。某些疾病可能会造成气管位置的偏移，气管的偏移方向有助于判断。

第五节　胸部检查

胸部是指颈部以下和腹部以上的区域。胸廓由 12 个胸椎和 12 对肋骨、锁骨及胸骨组成。胸部检查的内容很多，包括胸廓外形、胸壁、乳房、胸壁血管、纵隔、支气管、肺、胸膜、心脏和淋巴结等。传统的胸部物理检查包括视诊、触诊、叩诊和听诊四个部分。

一、胸壁、胸廓与乳房

（一）胸壁
检查时，除应注意营养状态、皮肤、淋巴结和骨骼肌发育的情况外，还应着重检查静脉、皮下气肿、胸壁压痛、肋间隙宽窄。
（二）胸廓
正常胸廓一般来说两侧大致对称，横切面呈椭圆形。
（三）乳房
乳房的检查应依据正确的程序，除检查乳房外，还应包括引流乳房部位的淋巴结。
1. 视诊　观察其对称性、表观情况、乳头、皮肤回缩、腋窝和锁骨上窝。

2. 触诊　注意有无红肿、热痛,必须注意硬度和弹性、有无压痛和包块。乳头有无硬结、弹性消失和分泌物。

二、肺和胸膜

(一) 视诊

1. 呼吸运动　呼吸困难(dyspnea)的体位可随引起呼吸困难的病因而不同。常见的有端坐呼吸、转卧或折身呼吸和平卧呼吸三种。

2. 呼吸频率　正常成人静息状态下,呼吸为12~20次/分。呼吸频率超过20次/分时,称为呼吸过速,见于发热、疼痛、贫血、甲状腺功能亢进及心力衰竭等;低于12次/分时,称为呼吸过缓,见于麻醉剂或镇静剂过量和颅内压增高等。

3. 呼吸节律　正常成人静息状态下,呼吸的节律基本上是均匀而整齐的。当病理状态下,往往会出现各种呼吸节律的变化。常见的呼吸节律改变包括:潮式呼吸、间停呼吸、抑制性呼吸和叹气样呼吸。

(二) 触诊

包括胸廓扩张度、语音震颤、胸膜摩擦感。

(三) 叩诊

1. 叩诊的方法有间接叩诊法和直接叩诊法两种。先检查前胸,叩诊由锁骨上窝开始,然后沿锁骨中线、腋前线自第1肋间隙从上至下逐一肋间隙进行叩诊。然后依次检查侧胸壁和背部。并对左右、上下、内外进行对比,注意叩诊音的变化。

2. 胸部叩诊音正常胸部叩诊为清音。正常肺脏的清音区范围内,如出现浊音、实音、过清音或鼓音时则为异常叩诊音,提示肺、胸膜、膈或胸壁存在病理改变。异常叩诊音的类型取决于病变的性质、范围的大小及部位的深浅。肺部大面积含气量减少的病变,如肺炎、肺不张、肺结核等;肺内不含气的占位病变,如肺肿瘤等;以及胸腔积液,胸膜增厚等病变,叩诊均为浊音或实音。肺张力减弱而含气量增多时,如肺气肿等,叩诊呈过清音(hyperresonance)。

(四) 听诊

听诊的顺序一般由肺尖开始,自上而下分别检查前胸部、侧胸部和背部,自上至下逐一肋间进行,注意上下、左右对比。听诊内容包括:①正常呼吸音;②有无异常呼吸音;③有无啰音;④语音共振;⑤有无胸膜摩擦音。

啰音(crackles,rales)是呼吸音以外的附加音,分为湿啰音和干啰音两种。

1. 湿啰音(moist crackles)是吸气时气体通过呼吸道内的分泌物如渗出液、痰液、血液、黏液和脓液等,形成的水泡破裂所产生的声音,故又称水泡音(bubble sound)。

2. 干啰音(wheezes,rhonchi)是气管、支气管或细支气管狭窄或部分阻塞,空气吸入或呼出时发生湍流所产生的声音。发生于主支气管以上大气道的干啰音,有时不用听诊器亦可听及,谓之喘鸣。

三、心脏检查

(一) 视诊

首先观察是否有胸廓畸形,有无心前区隆起、鸡胸、漏斗胸、脊柱畸形等。

心尖搏动(apical impulse):正常成人心尖搏动位于第5肋间,左锁骨中线内侧0.5~1.0cm,搏动范围以直径计算为2.0~2.5cm。观察有无心尖搏动移位及强度与范围的改变,是否有负性心尖搏动。

(二) 触诊

结合听诊可以确定第一、第二心音或收缩期、舒张期。触诊内容包括心尖搏动及心前区搏动、震颤、心包摩擦感。心包摩擦感多呈收缩期和舒张期双相的粗糙摩擦感，是由于急性心包炎时心包膜纤维素渗出表面粗糙所致。

(三) 叩诊

用于确定心界大小及其形状。心浊音界包括相对及绝对浊音界两部分，心脏左右缘被肺遮盖的部分，叩诊呈相对浊音，而不被肺遮盖的部分则叩诊呈绝对浊音。通常心脏相对浊音界反映心脏的实际大小。叩诊采用间接叩诊法，通常的顺序是先叩左界，后叩右界。

正常心浊音界：正常心脏左界自第 2 肋间起向外逐渐形成一外凸弧形，直至第 5 肋间。右界各肋间几乎与胸骨右缘一致，仅第 4 肋间稍超过胸骨右缘。以胸骨中线至心浊音界线的垂直距离 (cm) 表示正常成人心相对浊音界，并标出胸骨中线与左锁骨中线的间距。

(四) 听诊

心脏听诊是心脏物理诊断中最重要的方法。注意不能隔着衣服进行心脏听诊。

1. **心脏瓣膜听诊区** 通常有 5 个听诊区，按通常的听诊顺序依次为：①二尖瓣区：位于心尖搏动最强点，又称心尖区；②肺动脉瓣区：在胸骨左缘第 2 肋间；③主动脉瓣区：位于胸骨右缘第 2 肋间；④主动脉瓣第二听诊区：在胸骨左缘第 3 肋间；⑤三尖瓣区：在胸骨下端左缘，即胸骨左缘第 4、5 肋间。

2. **听诊** 内容包括心率、心律、心音、额外心音、杂音和心包摩擦音。

(1) 心率 (heart rate)：指每分钟心搏次数。正常成人在安静、清醒的情况下心率范围为 60~100 次 / 分。凡成人心率超过 100 次 / 分，婴幼儿心率超过 150 次 / 分，称为心动过速。心率低于 60 次 / 分称为心动过缓。心动过速与过缓可有短暂性或持续性，可由多种生理性、病理性或药物性因素引起。

(2) 心律 (cardiac rhythm)：指心脏跳动的节律。听诊所能发现的心律失常最常见的有期前收缩和心房颤动。

(3) 心音 (heart sound)：按其在心动周期中出现的先后次序，可依次命名为第一心音、第二心音、第三心音和第四心音。通常情况下，只能听到第一、第二心音。第三心音可在部分青少年中闻及。第四心音一般听不到。

(4) 额外心音 (extra cardiac sound)：指在正常第一心音、第二心音之外听到的病理性附加心音，与心脏杂音不同。多数为病理性。

(5) 心脏杂音 (cardiac murmurs)：是指在心音与额外心音之外，在心脏收缩或舒张过程中的异常声音，杂音性质的判断对于心脏病的诊断具有重要的参考价值。有杂音不一定有心脏病，有心脏病也可无杂音。

1) 杂音产生的机制：血流加速、瓣膜口狭窄、瓣膜关闭不全、异常血流通道、心腔异常结构、大血管瘤样扩张。

2) 杂音的特性与听诊要点：杂音的听诊有一定的难度，应根据以下要点进行仔细分辨并分析：最响部位和传导方向、心动周期中的时期、性质、强度与形态。

3) 收缩期杂音的强度一般采用 Levine 6 级分级法。

(6) 心包摩擦音 (pericardial friction sound)：指脏层与壁层心包由于生物性或理化因素致纤维蛋白沉积而粗糙，以致在心脏搏动时产生摩擦而出现的声音。

四、血管检查

血管检查是心血管检查的重要组成部分。周围血管检查，包括脉搏、血压、血管杂音和周围血管征，周围血管征包括枪击音、Duroziez 双重杂音和毛细血管搏动征 (capillary pulsation)。

第六节 腹部检查

腹部主要由腹壁、腹腔和腹腔内脏器组成。腹部体表上以两侧肋弓下缘和胸骨剑突与胸部为界,下至两侧腹股沟韧带和耻骨联合。腹部检查的顺序为视、听、叩、触,但记录时为了统一格式,仍按视、触、叩、听的顺序。

一、视诊

腹部视诊的主要内容有腹部外形、呼吸运动、腹壁皮肤、腹壁静脉、胃肠型和蠕动波,以及疝等。

二、触诊

触诊是腹部检查的主要方法。被检查者应排尿后取低枕仰卧位,两腿屈起并稍分开。医生应站立于被检查者右侧,一般自左下腹开始逆时针方向至右下腹,再至脐部。原则是先触诊健康部位,逐渐移向病变区域。

腹部触诊应用基本检查方法中所列各种触诊手法。浅部触诊用于发现腹壁的紧张度、表浅的压痛、肿块等;深部触诊用于了解腹腔内脏器情况,检查压痛、反跳痛和腹内肿物等。

(一)腹壁紧张度

腹壁紧张度增加,有几种情况。如因急性胃肠穿孔或脏器破裂所致急性弥漫性腹膜炎,腹膜受刺激而引起腹肌痉挛,腹壁常有明显紧张,甚至强直硬如木板,称板状腹(board-like rigidity)。

(二)压痛及反跳痛

压痛(tenderness)多来自腹壁或腹腔内的病变,如脏器的炎症、淤血、肿瘤、破裂、扭转以及腹膜的刺激(炎症、出血等)等。一些位置较固定的压痛点常反映特定的疾病,如位于脐与右髂前上棘连线中、外 1/3 交界处的 McBurney 点(麦氏点)压痛标志阑尾的病变。

当医师用手触诊腹部出现压痛后,用并拢的 2~3 个手指压于原处稍停片刻,使压痛感觉趋于稳定,然后迅速将手抬起,如此时患者感觉腹痛骤然加重,并常伴有痛苦表情或呻吟,称为反跳痛(rebound tenderness)。反跳痛是腹膜壁层已受炎症累及的征象,是腹内脏器病变累及邻近腹膜的标志,提示局部或弥漫性腹膜炎。腹膜炎患者常有腹肌紧张,压痛与反跳痛,称腹膜刺激征(peritoneal irritation sign),亦称腹膜炎三联征。

(三)脏器触诊

腹腔内重要脏器较多,如肝、脾、肾、胆囊、胰腺、膀胱及胃肠等,在其发生病变时,常可触到脏器增大或局限性肿块,对诊断有重要意义。

1. **肝脏触诊** 主要用于了解肝脏下缘的位置和肝脏的质地、表面、边缘及搏动等。有单手触诊法和双手触诊法。正常成人的肝脏,一般在肋缘下触不到。如触及肝脏,应详细体会并描述下列内容:①大小;②质地:分为质软、质韧(中等硬度)和质硬三级;③边缘和表面状态:应注意肝脏边缘的厚薄,是否整齐,表面是否光滑、有无结节;④压痛;⑤搏动;⑥肝区摩擦感;⑦肝震颤。

2. **脾脏触诊** 正常情况下脾脏不能触及。触到脾脏后除注意大小外,还要注意它的质地、边缘和表面情况,有无压痛及摩擦感等。

3. **胆囊触诊** 正常时胆囊隐存于肝之后,不能触及。如触到胆囊肿大呈囊性感,并有明显压痛,常见于急性胆囊炎。

4. **肾脏触诊** 正常人肾脏一般不易触及,有时可触到右肾下极。当肾脏和尿路有炎症或其他疾病时,可在相应部位出现压痛点。

(四) 腹部肿块

除以上脏器外,腹部还可能触及一些肿块。正常腹部可触到的结构:腹直肌肌腹及腱划、腰椎椎体及骶骨岬、乙状结肠粪块、横结肠、盲肠。如在腹部触到上述内容以外的肿块,多有病理意义。触到这些肿块时需注意其部位、大小、形态、质地、压痛、搏动、移动度。此外,还应注意所触及的肿块与腹壁和皮肤的关系,以区别腹腔内外的病变。

(五) 液波震颤和振水音

三、叩诊

腹部叩诊的主要作用在于叩知某些脏器的大小和叩痛,胃肠道充气情况,腹腔内有无积气、积液和肿块等。一般多采用间接叩诊法。腹部叩诊内容包括:腹部叩诊音、肝脏及胆囊叩诊、肝浊音界、移动性浊音、肋脊角叩击痛、膀胱叩诊。

肝浊音界消失代之以鼓音者,是急性胃肠穿孔的一个重要征象。肝区叩击痛对于诊断肝炎、肝脓肿或肝癌有一定的意义。胆囊区叩击痛为胆囊炎的重要体征。

腹腔内有较多的液体存留(游离腹水在 1000ml 以上)时,因体位不同而出现腹部浊音区变动的现象,称移动性浊音(shifting dullness)。

四、听诊

听诊内容主要有:肠鸣音(bowel sound)、血管杂音、摩擦音和搔弹音等。在正常情况下,肠鸣音大约每分钟 4~5 次。

第七节 生殖器、肛门、直肠检查

一、男性生殖器检查

男性生殖器包括阴茎、阴囊、前列腺和精囊等。先检查外生殖器阴茎及阴囊,后检查内生殖器前列腺及精囊。

二、女性生殖器检查

男医师检查女患者时,须有女医务人员在场。女性生殖器包括内外两部分。检查顺序与方法如下:

(一) 外生殖器

包括阴阜、大阴唇、小阴唇、阴蒂、阴道前庭。

(二) 内生殖器

包括阴道、子宫、输卵管、卵巢。未婚女性一般不做阴道检查。

三、肛门与直肠检查

肛门与直肠的检查方法简便,以视诊、触诊为主,辅以内镜检查,常能发现许多有重要临床价值的体征。检查时常用的体位有:肘膝位、左侧卧位、仰卧位或截石位、蹲位。

(一) 视诊

观察肛门及其周围皮肤颜色及皱褶,还有肛门周围有无脓血、黏液、肛裂、外痔、瘘管口或脓肿等。

(二) 触诊

肛门和直肠触诊通常称为肛诊或直肠指诊。

第八节 脊柱与四肢检查

一、脊柱检查

脊柱是支撑体重、维持躯体各种姿势的重要支柱,并作为躯体活动的枢纽。由 7 个颈椎、12 个胸椎、5 个腰椎、5 个骶椎、4 个尾椎组成。脊柱检查时患者可取站立位和坐位,按视、触、叩的顺序进行。检查脊柱的弯曲度和活动度,是否有变形和活动受限,是否有压痛与叩击痛。

二、四肢及其关节检查

通常运用视诊与触诊。四肢检查除大体形态和长度外,应以关节检查为主。

(一) 上肢及其关节

1. **上肢** 检查其长度、外形、运动,有无压痛点。

2. **肩关节和肘关节** 检查其外形、运动,有无压痛点。

3. **腕关节及手** 检查其外形,是否有局部肿胀与隆起、畸形及运动障碍。

腕部手掌的神经、血管、肌腱及骨骼的损伤或先天性因素及外伤等均可引起畸形,常见的有:腕垂症、猿掌、爪形手、餐叉样畸形。

杵状指(趾)(acropachy):手指或足趾末端增生、肥厚、增宽、增厚,指甲从根部到末端拱形隆起呈杵状。其发生机制可能与肢体末端慢性缺氧、代谢障碍及中毒性损害有关,缺氧时末端肢体毛细血管增生扩张,因血流丰富软组织增生,末端膨大。

(二) 下肢及其关节

1. **下肢** 检查其长度、外形是否对称。

2. **髋关节** 检查是否有异常步态、畸形、肿胀及皮肤皱褶、肿块及窦道瘢痕,有无压痛及活动度。

3. **膝关节** 检查有无膝外翻、膝内翻、肿胀、肌萎缩,有无压痛、肿块、摩擦感和活动受限。

4. **踝关节与足** 检查有无肿胀、畸形,有无压痛点及活动受限。

第九节 神经系统检查

系统的神经系统检查,能获取对疾病的定位与定性诊断信息。首先检查意识状态。完成神经系统检查常用的检查工具有:叩诊锤、棉签、大头针、音叉、试管、手电筒、眼底镜等。

一、脑神经检查

脑神经(cranial nerves)共 12 对,检查脑神经对颅脑病变的定位诊断极为重要。注意顺序及双侧对比,包括嗅神经、视神经、动眼神经、滑车神经、展神经、三叉神经、面神经、位听神经、舌咽神经、迷走神经、副神经和舌下神经。检查时需注意眼裂外观、眼球运动、瞳孔及对光反射、调节反射等。

二、运动功能检查

运动包括随意运动和不随意运动。

(一) 肌力

肌力(muscle strength)是指肌肉运动时的最大收缩力。检查时注意两侧比较。肌力的记录采用0~5级的六级分级法。0级完全瘫痪,测不到肌肉收缩;5级正常肌力。不同程度的肌力减退可分别称为完全性瘫痪和不完全性瘫痪(轻瘫)。偏瘫为一侧肢体(上、下肢)瘫痪,多见于颅内病变或脑卒中。

(二) 肌张力

肌张力(muscular tension)是指静息状态下的肌肉紧张度和被动运动时遇到的阻力,其实质是一种牵张反射。肌张力增高和降低均为病理性改变。

(三) 不自主运动

不自主运动是指患者意识清楚的情况下,随意肌不自主收缩所产生的一些无目的的异常动作,多为锥体外系损害的表现。常见震颤、舞蹈样运动和手足徐动。

(四) 共济运动

机体任一动作的完成均依赖于某组肌群协调一致的运动,称共济运动。可以通过指鼻试验、跟 - 膝 - 胫试验、快速轮替动作、闭目难立征(Romberg's test)等来检查是否存在共济失调(ataxia)。

三、感觉功能检查

检查时要注意左右侧和远近端部位的差别。

(一) 浅感觉检查

包括痛觉、触觉和温度觉。

(二) 深感觉检查

包括运动觉、位置觉和震动觉。

(三) 复合感觉检查

四、神经反射检查

神经反射由反射弧完成,反射弧包括感受器、传入神经元、中枢、传出神经元和效应器等。反射包括生理反射和病理反射,可将生理反射分为浅反射和深反射。

(一) 浅反射

包括角膜反射、腹壁反射、提睾反射、跖反射和肛门反射。

(二) 深反射

又称腱反射。包括肱二头肌反射、肱三头肌反射、桡骨膜反射、膝反射(patellar tendon reflex)和跟腱反射。

(三) 病理反射

病理反射指锥体束病损时,大脑失去了对脑干和脊髓的抑制作用而出现的异常反射。1岁半以内的婴幼儿由于神经系统发育未完善,也可出现这种反射,不属于病理性。病理反射包括Babinski征、Oppenheim征、Gordon征和Hoffmann征。前3种体征临床意义相同,其中Babinski征是最典型的病理反射。

(四) 脑膜刺激征

脑膜刺激征为脑膜受激惹的体征,见于脑膜炎、蛛网膜下腔出血和颅压增高等。包括颈强直、Kernig 征和 Brudzinski 征。

（孙晓红）

复习思考题

1. 体格检查的基本方法主要有哪些?

2. 生命征的检查内容都包括哪些?

3. 口唇发绀主要见于哪些疾病?

4. 请试述甲状腺肿大的分度。甲状腺肿大常见于哪些疾病?

5. 肺部听诊主要包括哪些内容?

6. 心脏听诊主要包括哪些内容?

7. 腹膜刺激征都包括哪些内容? 主要提示何种疾病?

8. 脊柱检查的主要内容都包括哪些?

9. 神经反射检查都包括哪些内容? 最典型的病理反射是什么?

参考文献

1. 万学红,卢雪峰.诊断学.第8版.北京:人民卫生出版社,2013.

2. 万学红,陈红.临床诊断学.第3版.北京:人民卫生出版社,2015.

第八章　实验室检查

8

第一节 概述

实验室检查（laboratory examinations）主要运用物理学、化学和生物学等实验室技术和方法，通过感官、试剂反应、仪器分析和动物实验等手段，对病人的血液、体液、分泌液、排泄物以及组织细胞等标本进行检验，从而获得反映机体功能状态、病理变化或病因的客观资料。实验室检查结果为临床诊疗防治和预后判断提供了有力的分析依据。

一、实验室检查的影响因素和质量体系

（一）影响检测的因素

包括受检者的生理因素和生活状态、标本的采集和处理、仪器与试剂、操作人员的技术与方法、检测结果的记录、计算机的输入、与临床的沟通等。

（二）完善质量保证体系

1. 血液标本的采集和处理

（1）采血部位

1）毛细血管采血：结果代表局部的状态。成人常在指端，婴幼儿可用拇指或足跟。

2）静脉采血：代表全身信息和需血量较多时采用。通常多在肘部静脉、腕部静脉或者手背静脉。婴幼儿可在颈外静脉采血。

3）动脉采血：常用于血气分析。

（2）采血时间

1）空腹采血：指在禁食 8 小时后空腹采取的标本，一般在晨起早餐前采血。

2）特定时间采血：如激素、糖耐量测定以及药物检测等，检查微丝蚴需在半夜唤醒后采集标本。

3）急诊采血：不受时间限制。

（3）标本采集后的处理

1）常用的抗凝剂有：草酸盐、枸橼酸钠、肝素、乙二胺四乙酸二钠（EDTA-Na$_2$）。

2）及时送检和检测：血液离体后可产生一些变化，故应尽快送检。

3）微生物检测的血标本：尽可能在使用抗生素前采样，应立即注入培养皿中送检，并防止标本的污染。

2. 骨髓标本的采集和处理　如用作骨髓细胞形态学检查，应立即制成涂片，并在空气中晃动使其迅速干燥，以防细胞聚变或溶血，及时送检。

3. 排泄物、体液标本的采集和处理　尿液、粪便、浆膜腔积液等标本均应随时尽快送检。

二、实验室检查的临床应用和评价

（一）正确选择实验室检查项目

医生一定要在认真而详细地询问病史和进行体格检查得到初步诊断的基础上，从疾病诊断的实际需要出发，选用针对性和特异性较强的项目进行检查，做到有的放矢，避免滥用和浪费。

（二）常用诊断性实验的评价指标

常用的指标有诊断灵敏度、诊断特异性和诊断准确度。

三、参考值范围

参考值是指对抽样的个体进行某项目检测所得的值;所有抽样组测得值的平均值加减 2 个标准差即为参考范围。各实验室因使用的方法和设备不同,可有不尽一致的参考值。应必须结合临床全面考虑,必要时还需进行动态观察。

第二节 临床血液学检测

一、红细胞的检测及血红蛋白的测定

(一) 参考值

健康人群红细胞和血红蛋白参考值参见表 8-1。

表 8-1 红细胞及血红蛋白正常参考值

人群分类	红细胞	血红蛋白
成年男性	$(4.0{\sim}5.5) \times 10^{12}/L$	120~160g/L
成年女性	$(3.5{\sim}5.0) \times 10^{12}/L$	110~150g/L
新生儿	$(6.0{\sim}7.0) \times 10^{12}/L$	170~200g/L

(二) 临床意义

1. 红细胞和血红蛋白增高 成年男性红细胞 $>6.0 \times 10^{12}/L$,血红蛋白 $>170g/L$;成年女性红细胞 $>5.5 \times 10^{12}/L$,血红蛋白 $>160g/L$ 即认为增多。

(1) 相对性增高:见于休克、脱水等。

(2) 绝对性增多:原发性增高,又称真性红细胞增多症;继发性增高见于:①红细胞生成素代偿性增加:因血氧饱和度减低引起,见于高原地区居民、肺源性心脏病、先天性心脏病等;②红细胞生成素非代偿性增加:与某些肿瘤和肾脏疾病有关。

2. 红细胞及血红蛋白减少

(1) 生理性减少:婴幼儿及 15 岁以下的儿童,部分老年人及妊娠中晚期妇女。

(2) 病理性减少:见于各种贫血,分为红细胞生成减少、红细胞破坏增多、红细胞丢失过多。

二、白细胞的检测

(一) 白细胞计数

1. 参考值 成人:$(4{\sim}10) \times 10^9/L$;新生儿:$(15{\sim}20) \times 10^9/L$;6 个月 ~2 岁:$(11{\sim}12) \times 10^9/L$。

2. 临床意义 白细胞总数高于正常值(成人为 $10 \times 10^9/L$)称白细胞增多,低于正常值(成人为 $4 \times 10^9/L$)称白细胞减少。

(二) 白细胞的分类计数

1. 中性粒细胞(neutrophil, N)

(1) 参考值:见表 8-2。

表 8-2　5种白细胞正常百分数和绝对值

细胞类型	百分数（%）	绝对值（×10⁹/L）
中性粒细胞（N）		
杆状核（st）	0~5	0.04~0.5
分叶核（sg）	50~70	2~7
嗜酸性粒细胞（E）	0.5~5	0.05~0.5
嗜碱性粒细胞（B）	0~1	0~0.1
淋巴细胞（L）	20~40	0.8~4
单核细胞（M）	3~8	0.12~0.8

（2）临床意义

1）中性粒细胞增多：生理性情况下,外周血白细胞及中性粒细胞午后高于清晨,妊娠后期、剧烈运动、饱餐或淋浴后、高温或严寒等均可使其暂时性升高;病理性增多见于:①急性感染:特别是化脓性球菌感染为最常见的原因;②严重的组织损伤及大量血细胞破坏:如严重外伤或较大手术后、大面积烧伤、急性心肌梗死及严重的血管内溶血后 12~36 小时;③急性大出血:在急性大出血后 1~2 小时内,周围血中血红蛋白的含量及红细胞数尚未下降,而白细胞及中性粒细胞却明显增多,特别是内出血时,白细胞可高达 $20×10^9$/L;④急性中毒:代谢紊乱所致的代谢性中毒(如糖尿病酮症酸中毒、尿毒症),急性化学药物中毒(如铅、汞中毒及安眠药中毒等),生物性中毒(如蛇毒等);⑤白血病、骨髓增殖性疾病及恶性肿瘤:急性或慢性粒细胞性白血病、原发性血小板增多症和骨髓纤维化等骨髓增殖性疾病,各类恶性肿瘤,特别是消化道肿瘤可引起白细胞及中性粒细胞增多。

2）中性粒细胞减少：当白细胞总数 $<4×10^9$/L 称白细胞减少。当绝对值 $<1.5×10^9$/L 时称为粒细胞减少症、$<0.5×10^9$/L 时称为粒细胞缺乏症。

常见的原因有:①感染:特别是某些革兰氏阴性杆菌感染(如伤寒、副伤寒),某些病毒感染性疾病(如流感、病毒性肝炎、水痘、风疹),某些原虫感染(如疟疾),粒细胞均可减少;②血液系统疾病:再生障碍性贫血、非白血性白血病、恶性组织细胞病等,白细胞减少的同时常伴有血小板和红细胞减少;③物理、化学因素损伤:X 线、γ 射线、反射性核素,应用氯霉素、磺胺类药、抗肿瘤药、抗糖尿病及抗甲状腺药物,以及接触苯、有机磷、汞、铅等化学毒物;④单核 - 吞噬细胞系统功能亢进:各种原因引起的脾脏肿大及其功能亢进;⑤自身免疫性疾病:如系统性红斑狼疮等。

2. 嗜酸性粒细胞（eosinophil，E）

（1）参考值：为 0.5%~5%;绝对值为 $(0.05~0.5)×10^9$/L。

（2）临床意义

1）嗜酸性粒细胞增多：①过敏性疾病:如支气管哮喘、荨麻疹、血管神经性水肿、食物过敏等;②寄生虫病:如蛔虫、钩虫、血吸虫等;③皮肤病:如湿疹、剥脱性皮炎、银屑病等;④血液病:如嗜酸粒细胞白血病、嗜酸性粒细胞肉芽肿、慢性粒细胞性白血病等;⑤某些恶性肿瘤及传染病等。

2）嗜酸性粒细胞减少临床意义甚小。

3. 嗜碱性粒细胞（basophil，B）

（1）参考值：为 0~1%;绝对值为 $(0~0.1)×10^9$/L。

（2）临床意义

1）嗜碱性粒细胞增多：①过敏性疾病:过敏性结肠炎、药物、食物、吸入物超敏反应等;②血液病:慢性粒细胞白血病、嗜碱性粒细胞白血病及骨髓纤维化等;③恶性肿瘤:特别是转移癌时;④其他:如糖尿病、传染病如流感、水痘、结核等。

2）嗜碱性粒细胞减少：无临床意义。

4. 淋巴细胞（lymphocyte，L）

（1）参考值：为 20%~40%；绝对值为 $(0.8~4) \times 10^9/L$。

（2）临床意义

1）淋巴细胞增多：①感染性疾病：主要为病毒性感染（如麻疹、流行性腮腺炎、病毒性肝炎、腺病毒、巨细胞病毒等感染），也可见于百日咳、结核分枝杆菌、梅毒、弓形虫等的感染；②肿瘤性疾病：急性和慢性淋巴细胞性白血病、淋巴瘤；③急性传染病的恢复期及移植排斥反应。

2）淋巴细胞减少：主要见于应用肾上腺皮质激素、烷化剂等的治疗以及放射线损伤、免疫缺陷病等。

5. 单核细胞（monocyte，M）

（1）参考值：为 3%~8%；绝对值为 $(0.12~0.8) \times 10^9/L$。

（2）临床意义

1）单核细胞增多：①某些感染：如感染性心内膜炎、疟疾、活动性肺结核、急性感染的恢复期等，②某些血液病：如单核细胞白血病、粒细胞缺乏症的恢复期、淋巴瘤、恶性组织细胞病等。

2）单核细胞减少：无临床意义。

三、网织红细胞的检测

（一）参考值

百分数为 0.5%~1.5%；绝对值为 $(24~84) \times 10^9/L$。

（二）临床意义

1. 网织红细胞（reticulocyte）增多表示骨髓红细胞系增生旺盛，常见于：①溶血性贫血、急性失血；②缺铁性贫血、巨幼细胞贫血以及贫血治疗后，如补充铁或维生素 B_{12} 及叶酸后。

2. 网织红细胞减少表示骨髓造血功能减低，常见于再生障碍性贫血、骨髓病性贫血等。

四、血小板的检测

（一）参考值

$(100~300) \times 10^9/L$。

（二）临床意义

1. **血小板减少**　血小板（platelet）$<100 \times 10^9/L$ 称血小板减少，可见于：①血小板生成障碍：如急性白血病、再生障碍性贫血、放射性损伤等；②血小板破坏或消耗增多：如原发性血小板减少性紫癜（ITP）、新生儿血小板减少症、恶性淋巴瘤、上呼吸道感染、SLE 等；③血小板分布异常：如脾肿大、血液被稀释等。

2. **血小板增多**　血小板 $>400 \times 10^9/L$ 称血小板增多。①原发性增多：见于骨髓增生性疾病，如慢性粒细胞性白血病、真性红细胞增多症和原发性血小板增多症等；②反应性增多：见于急性感染、急性溶血、某些癌症患者，多在 $500 \times 10^9/L$ 以下。

第三节　血栓与止血检测

一、出血时间测定（bleeding time，BT）

（一）参考值

WHO 推荐用模板法或出血时间测定器法：6.9±2.1 分，超过 9 分为异常。

（二）临床意义

1. BT 延长　见于：①血小板明显减少：如原发性或继发性血小板减少性紫癜；②血小板功能异常：如血小板无力症；③严重缺乏血浆某些凝血因子：如血管性血友病、弥散性血管内凝血（DIC）；④血管异常：如遗传性出血性毛细血管扩张症；⑤药物干扰：如服用抗血小板药物（阿司匹林等）。

2. BT 缩短　临床意义不大。

二、血块收缩试验（clot retraction test，CRT）

（一）参考值

凝块法：血块收缩率（%）为 65.8%±11.0%。

（二）临床意义

1. 减低（<40%）　见于特发性血小板减少性紫癜（ITP）、多发性骨髓瘤等。

2. 增高　见于先天性和获得性Ⅻ缺陷症等。

三、凝血时间测定（clotting time，CT）

（一）参考值

试管法：4~12 分；硅管法：15~32 分；塑料管法：10~19 分。

（二）临床意义

1. CT 延长　见于①因子Ⅷ、Ⅸ、Ⅺ明显减少，即依次分别为血友病 A、B 和因子Ⅺ缺乏症；②凝血酶原、因子Ⅴ、Ⅹ等重度减少，如严重的肝损伤等；③纤维蛋白原严重减少，如 DIC 等。

2. CT 缩短　见于高凝状态，但敏感度差。

四、活化的部分凝血活酶时间测定（activated partial thromboplastin time，APTT）

（一）参考值

手工法：31~43 秒，也可用血液凝固分析仪检测。较正常对照值延长超过 10 秒以上为异常。

（二）临床意义

1. APTT 延长　见于因子Ⅻ、Ⅺ、Ⅸ、Ⅷ、Ⅹ、Ⅴ、Ⅱ、PK、HMWK 和纤维蛋白原缺乏，尤其见于 FⅧ、Ⅸ、Ⅺ缺乏以及他们的抗凝物质增多；APTT 是监测普通肝素和诊断狼疮抗凝物质的常用实验。

2. APTT 缩短　见于血栓性疾病和血栓前状态，但灵敏度和特异度差。

五、血浆凝血酶原时间测定（prothrombin time，PT）

（一）参考值

1. 手工法和血液凝固仪法 11~13 秒，超过正常对照值 3 秒以上为异常。

2. 凝血酶原时间比值（PTR）　参考值为 1.0±0.05。

3. 国际正常化比值（INR）　INR=PTR^{ISI}，参考值因国际敏感度指数（ISI）不同而异，一般为 1.0±0.1。

（二）临床意义

1. PT 延长　先天性凝血因子Ⅰ、Ⅱ、Ⅴ、Ⅶ、Ⅹ缺乏；获得性凝血因子缺乏，如严重肝病，DIC、使用抗凝药物和异常抗凝血物质等。

2. **PT 缩短** 血液高凝状态如 DIC 早期、心肌梗死早期、多发性骨髓瘤等,但敏感性和特异性差。

3. **PTR 及 INR** 监测口服抗凝剂的首选指标,WHO 推荐用 INR,国人的 INR 以 2.0~2.5 为宜,一般不要 >3.0。

六、纤维蛋白原测定(fibrinogen,FG)

(一)参考值
凝血酶比浊法:2~4g/L。

(二)临床意义
1. **增高** 见于糖尿病、风湿病、急性传染病、急性心肌梗死、急性肾小球肾炎、肾病综合征、妊娠高血压综合征、恶性肿瘤以及血栓前状态等。

2. **减低** 见于 DIC、重症肝炎、肝硬化、原发性纤溶症等。

七、凝血酶时间测定(thrombin time,TT)

(一)参考值
手工法:16~18 秒;也可用血液凝固分析仪检测。比正常对照值延长 3 秒以上为异常。

(二)临床意义
TT 延长见于:①低(无)纤维蛋白原血症和异常纤维蛋白原血症;②血中纤维蛋白(原)降解产物增高;③血中有肝素或类肝素物质存在。

八、纤维蛋白原降解产物测定(fibrin degradation products,FDPs)

(一)参考值
乳胶凝集法:阴性;ELISA 法:<5mg/L。

(二)临床意义
FDPs 阳性或增高见于原发性纤溶和继发性纤溶,后者如 DIC、恶性肿瘤、急性早幼粒细胞白血病、肺血栓栓塞、肾脏疾病、肝脏疾病、深静脉血栓形成、器官移植的排斥反应、溶血栓治疗等。

九、D-二聚体测定(D-dimer,D-D)

(一)参考值
乳胶凝集法:阴性;ELISA 法:0~0.256mg/L。

(二)临床意义
D-二聚体是排除深静脉血栓和肺血栓栓塞的重要试验,阳性也是诊断 DIC 和观察溶血栓治疗的有用试验。凡有血块形成的出血,本试验均可阳性,故特异性低,敏感度高。陈旧性血块时,本试验阴性。

第四节　排泄物、分泌物及体液检测

一、尿液检测

(一)尿液的一般检测

1. 尿量

(1) 参考值:1000~2000ml/24h(成人)。

(2) 临床意义

1) 尿量增多:指成人24小时尿量超过2500ml,称多尿。①暂时性多尿:见于多饮、某些药物、应用利尿剂等;②内分泌疾病:见于糖尿病、尿崩症;③肾脏疾病:慢性肾炎和肾盂肾炎、急性肾衰竭多尿期等。

2) 尿量减少:成人尿量少于400ml/24h(或少于17ml/h),称为少尿;少于100ml/24h称为无尿。常见病因为:①肾前性少尿:严重脱水、休克、心衰及其他有效血容量减少疾病导致肾小球滤过不足;②肾性少尿:各种肾脏实质性改变导致少尿;③肾后性少尿:因泌尿系结石、尿路狭窄、肿瘤等引起的尿路梗阻或排尿功能障碍所致。

2. 尿液外观
正常新鲜尿液清澈透明,受食物和药物等影响可呈淡黄色至深黄色。病理性尿液外观有以下改变。

(1) 血尿:每升尿中含血量超过1ml,即可出现淡红色,称为肉眼血尿;离心沉淀后,镜检时每高倍镜视野红细胞平均超过3个,称为镜下血尿。常见于泌尿系统炎症、外伤、结核、结石和肿瘤,亦可见于血液系统疾病。

(2) 血红蛋白尿:见于血管内溶血的各种溶血性疾病,如蚕豆病、阵发性睡眠性血红蛋白尿及血型不合的输血反应等。

(3) 脓尿与菌尿:尿中含有大量脓细胞、炎性渗出物或细菌时,呈白色混浊(脓尿)或云雾状(菌尿),见于泌尿系统的化脓性炎症。

(4) 乳糜尿和脂肪尿:尿中混有淋巴液而呈白色乳样,如同时混有较多的血液则称为乳糜血尿。见于丝虫病和其他原因所致肾周围淋巴阻塞性疾病;尿中出现脂肪小滴称为脂肪尿,见于脂肪挤压损伤、骨折和肾病综合征等。

(5) 胆红素尿:尿内含大量结合胆红素,见于阻塞性黄疸和肝细胞性黄疸。

(二)化学检查

1. 尿蛋白

(1) 参考值:正常成人尿蛋白定性实验阴性;定量试验为0~80mg/24h。

(2) 临床意义:尿中蛋白质含量超过150mg/24h尿液,或用定性方法检验呈阳性反应,称为蛋白尿(proteinuria)。可见于:

1) 生理性:系指因剧烈运动(或劳累)、寒冷、发热、精神紧张等原因所致的暂时性蛋白尿。

2) 病理性:各种肾脏及肾外疾病所致的蛋白尿,多为持续性蛋白尿。①肾小球性蛋白尿:最为常见,见于急性肾小球肾炎、肾病综合征等原发性肾小球损害性疾病,糖尿病、高血压、系统性红斑狼疮性肾炎、妊娠高血压综合征等继发性肾小球损害性疾病;②肾小管性蛋白尿:见于肾盂肾炎、间质性肾炎、中毒性肾病(如重金属、药物所致肾小管损害)等;③溢出性蛋白尿:见于溶血性疾病所致的血红蛋白尿,挤压综合征所致的肌红蛋白尿等;④组织性蛋白尿、混合性蛋白尿和假性蛋白尿。

2. 尿糖

(1) 参考值:尿糖定性试验阴性,定量为0.56~5.0mmol/24h尿。

(2) 临床意义

1) 血糖增高性糖尿：①糖尿病最为常见。尿糖除作为糖尿病的诊断依据外，还可作为病情严重程度及疗效监测的指标；②其他使血糖增高的内分泌疾病，如甲亢、库欣综合征等。

2) 血糖正常性糖尿：血糖浓度正常，肾阈值下降产生的糖尿，称肾性糖尿，见于慢性肾炎、肾病综合征等。

3) 暂时性糖尿：①生理性糖尿：进食大量碳水化合物或静脉注射大量葡萄糖后，尿糖阳性；②应激性糖尿：颅脑外伤、脑出血、急性心肌梗死等。

4) 假性糖尿。

3. 酮体

(1) 参考值：阴性。

(2) 临床意义

1) 糖尿病性酮尿：常伴有酮症酸中毒，酮尿是糖尿病性昏迷的前期指标，此时多伴有高糖血症和糖尿。

2) 非糖尿病性酮尿：见于肝硬化、酒精性肝炎等。

(三) 显微镜检查

1. 红细胞

(1) 参考值：玻片法平均 0~3 个 /HP，定量检查 0~5 个 /μl。

(2) 临床意义：尿沉渣镜检红细胞 >3 个 /HP，称为镜下血尿。多形性红细胞 >80% 时称肾小球源性血尿，常见于急性肾小球肾炎、急进性肾炎、慢性肾炎等。多形性红细胞 <50% 时，称非肾小球源性血尿，见于肾结石、泌尿系统肿瘤、急性膀胱炎、肾结核等。

2. 白细胞和脓细胞

(1) 参考值：玻片法平均 0~5 个 /HP，定量检查 0~10 个 /μl。

(2) 临床意义：多为泌尿系统感染如肾盂肾炎、肾结核、膀胱炎或尿道炎。

3. 上皮细胞 尿中上皮细胞来自肾至尿道整个泌尿系统，根据尿中细胞类型可判断受损害部分。

4. 管型 管型是蛋白质、细胞或碎片在肾小管、集合管中凝固而成的圆柱形蛋白聚体。常见的有：

(1) 透明管型：正常人参考值为每低倍镜视野 0~1 个。在肾病综合征、慢性肾炎、恶性高血压和心力衰竭时可见增多，也可出现一过性增多。

(2) 颗粒管型：可分为粗颗粒管型和细颗粒管型。粗颗粒管型见于慢性肾炎、肾盂肾炎或某些(药物中毒等)原因引起的肾小管损伤；细颗粒管型见于慢性肾炎或急性肾小球肾炎后期。

(3) 细胞管型：按其所含细胞命名为肾小管上皮细胞管型、红细胞管型、白细胞管型和混合管型。

(4) 蜡样管型：该类管型多提示有严重的肾小管变性坏死，预后不良。

(5) 脂肪管型及其他管型。

5. 结晶体 常出现于新鲜尿中，并伴随有较多红细胞时，应怀疑患有肾结石的可能。

二、粪便检测

(一) 一般性状检查

正常成人的粪便排出时为黄褐色圆柱形软便，婴儿粪便呈黄色或金黄色糊状便。无寄生虫和黏液。病理情况可见如下改变：

1. 鲜血便 见于直肠息肉、直肠癌、肛裂及痔疮等。

2. 柏油样便 见于消化道出血。服用活性炭、铋剂等也可排出黑便，但隐血试验阴性，若食用较多动物血、肝或口服铁剂等也可使粪便呈黑色，隐血试验亦可阳性，应注意鉴别。

3. **脓性及脓血便** 当肠道下段有病变,如痢疾、溃疡性结肠炎、局限性肠炎、结肠或直肠癌常表现为脓性及脓血便。阿米巴痢疾以血为主,血中带脓,呈暗红色稀果酱样;细菌性痢疾则以黏液及脓为主,脓中带血。

4. **米泔样便粪便** 呈白色淘米水样,内含有黏液片块,量大,稀水样,见于重症霍乱、副霍乱患者。

5. **白陶土样便** 见于各种原因引起的胆管阻塞患者。

6. **稀糊状或水样便** 见于各种感染性和非感染性腹泻。小儿肠炎时粪便呈绿色稀糊状;大量黄绿色稀汁样便,并含有膜状物时见于假膜性肠炎;副溶血性弧菌食物中毒,排出洗肉水样便;出血坏死性肠炎排出红豆汤样便。

(二) 显微镜检查

1. **白细胞** 正常粪便中不见或偶见。小肠炎症时白细胞数量一般 <15/HP,细菌性痢疾可见大量白细胞、脓细胞或小吞噬细胞。过敏性肠炎、肠道寄生虫病时可见较多嗜酸性粒细胞。

2. **红细胞** 正常粪便中无红细胞。当下消化道出血、痢疾、溃疡性结肠炎、结肠和直肠癌时,粪便中可见到红细胞。

3. **巨噬细胞、肠黏膜上皮细胞、肿瘤细胞、寄生虫和寄生虫卵等。**

(三) 隐血试验(facal occult blood test,FOBT)

1. **参考值** 阴性。

2. **临床意义** 隐血试验对消化道出血鉴别诊断有一定意义,消化性溃疡,阳性率为 40%~70%,呈间歇性阳性;消化道恶性肿瘤,如胃癌、结肠癌,阳性率可达 95%,呈持续性阳性;急性胃黏膜病变、肠结核、克罗恩(Crohn)病、溃疡性结肠炎、钩虫病及流行性出血热等,FOBT 均常为阳性。

三、脑脊液检测

(一) 一般性状检查

1. **颜色** 正常脑脊液(cerebrospinal fluid,CSF)为无色透明液体。

(1) 红色:常因出血引起,主要见于穿刺损伤、蛛网膜下腔或脑室出血。前者在留取 3 管标本时,第 1 管为血性,以后 2 管颜色逐渐变浅,离心后红细胞全部沉至管底,上清液则无色透明。如为蛛网膜下腔或脑室出血,3 管均呈血性,离心后上清液为淡红色或黄色。

(2) 黄色:又称黄变症,常因脑脊液中含有变性血红蛋白、胆红素或蛋白量异常增高引起,见于蛛网膜下腔出血;血清中胆红素超过 256μmol/L 或脑脊液中胆红素超过 8.6μmol/L 时,脑脊液黄染。

(3) 乳白色:多因白细胞增多所致,常见于各种化脓菌引起的化脓性脑膜炎。

2. **透明度** 正常脑脊液清晰透明。病毒性脑膜炎、流行性乙型脑膜炎、中枢神经系统梅毒等,细胞数轻度增加,脑脊液仍清晰透明或微浊;结核性脑膜炎时,呈毛玻璃样混浊;化脓性脑膜炎时,呈乳白色混浊。

(二) 化学检查

1. **蛋白质测定**

(1) 参考值

定性试验:阴性或弱阳性;

定量试验:腰椎穿刺 0.20~0.45g/L

小脑延髓池穿刺 0.10~0.25g/L

脑室穿刺 0.05~0.15g/L

(2) 临床意义:脑脊液中蛋白质增加见于:①脑神经系统病变:常见原因有脑膜炎、出血、内分泌或代谢性疾病、药物中毒;②脑脊液循环障碍,以及鞘内免疫球蛋白合成增加伴血脑屏障通透性增加。

2. 葡萄糖测定

(1) 参考值：2.5~4.5mmol/L（腰池）。

(2) 临床意义

1) 脑脊液中葡萄糖含量降低主要见于：化脓性脑膜炎、结核性脑膜炎、累及脑膜的肿瘤等。

2) 脑脊液中葡糖糖含量增高主要见于：病毒性神经系统感染、脑出血、下丘脑损害、糖尿病等。

（三）显微镜检查

1. 参考值成人 $(0~8) \times 10^6/L$；儿童 $(0~15) \times 10^6/L$。

2. 临床意义脑脊液中细胞增多见于：

(1) 中枢神经系统感染性疾病

1) 化脓性脑膜炎细胞数显著增加，白细胞总数常在 $(1000~20\,000) \times 10^6/L$ 之间，以中性粒细胞为主。

2) 结核性脑膜炎细胞中度增加，但多不超过 $500 \times 10^6/L$，中性粒细胞、淋巴细胞及浆细胞同时存在是本病的特征。

3) 病毒性脑炎、脑膜炎，细胞数仅轻度增加，一般不超过 $1000 \times 10^6/L$，以淋巴细胞为主。

(2) 中枢神经系统肿瘤性疾病：以淋巴细胞为主，脑脊液中找到白血病细胞，可诊断为脑膜白血病。

(3) 脑寄生虫病：以嗜酸性粒细胞为主，脑脊液离心沉淀镜检可发现血吸虫卵、阿米巴原虫、弓形虫、旋毛虫的幼虫等。

(4) 脑室和蛛网膜下腔出血：为均匀血性脑脊液，除红细胞明显增加外，还可见各种白细胞，但仍以中性粒细胞为主。

第五节　常用肾功能实验室检测

一、肾小球功能检测

（一）内生肌酐清除率（endogenous creatinine clearance rate，Ccr）测定

1. **参考值**　成人 80~120ml/min。

2. **临床意义**

(1) 判断肾小球损害的敏感指标：当肾小球滤过率（glomerular filtration rate，GFR）降低到正常值的 50%，Ccr 测定值可低至 50ml/min，但血肌酐、尿素氮测定仍可在正常范围，因肾有强大的储备能力，故 Ccr 是较早反映 GFR 的敏感指标。

(2) 评估肾功能损害程度：根据 Ccr 一般可将肾功能分为 4 期：第 1 期（肾衰竭代偿期）：Ccr 为 80~51ml/min；第 2 期（肾衰竭失代偿期）：Ccr 为 50~20ml/min；第 3 期（肾衰竭期）：Ccr 为 19~10ml/min；第 4 期（尿毒症期或终末期肾衰竭）：Ccr<10ml/min。

(3) 指导治疗：① Ccr<30~40ml/min，应开始限制蛋白质摄入；② Ccr<30ml/min，用氢氯噻嗪等利尿治疗常无效，不宜应用；③ Ccr<10ml/min 应结合临床进行肾替代治疗，对袢利尿剂的反应也已极差。

（二）血清肌酐（creatinine，Cr）测定

1. **参考值**　全血肌酐为 88.4~176.8μmol/L；血清或血浆肌酐，男性 53~106μmol/L，女性 44~97μmol/L。

2. **临床意义**

(1) 血 Cr 增高见于各种原因引起的肾小球滤过功能减退。

1) 急性肾衰竭：血 Cr 明显进行性的升高为器质性损害的指标，可伴少尿或非少尿。

2) 慢性肾衰竭：血 Cr 升高程度与病变严重性一致：①肾衰竭代偿期：血 Cr<178μmol/L；②肾衰竭失代

偿期：血 Cr>178μmol/L；③肾衰竭期：血 Cr 明显升高，>445μmol/L。

(2) 鉴别肾前性和肾实质性少尿

1) 器质性肾衰竭：血 Cr 常超过 200μmol/L。

2) 肾前性少尿：如心衰、脱水等所致的有效血容量下降，使肾血流量减少，血肌酐浓度上升多不超过 200μmol/L。

(3) BUN/Cr（单位为 mg/dl）的意义

1) 器质性肾衰竭，BUN 与 Cr 同时增高，因此 BUN/Cr≤10∶1。

2) 肾前性少尿，肾外因素所致的氮质血症，BUN 可较快上升，但血 Cr 不相应上升，此时 BUN/Cr>10∶1。

(4) 老年人、肌肉消瘦者 Cr 可能偏低，因此一旦血 Cr 上升，就要警惕肾功能减退，应进一步做内生肌酐清除率检测。

（三）血尿素氮（blood urea nitrogen，BUN）**测定**

1. **参考值**　成人：3.2~7.1mmol/L；婴儿、儿童：1.8~6.5mmol/L。

2. **临床意义**　血清尿素氮增高见于以下情况。

(1) 器质性肾功能损害

1) 各种原发性肾小球肾炎、肾盂肾炎、间质性肾炎等所致的慢性肾衰竭。

2) 对慢性肾衰竭，尤其是尿毒症 BUN 增高的程度一般与病情严重性一致：肾衰竭代偿期 GFR 下降至 50ml/min，血 BUN<9mmol/L；肾衰竭失代偿期，血 BUN>9mmol/L；肾衰竭期，血 BUN>20mmol/L。血 BUN 测定不能作为早期肾功能指标。

(2) 肾前性少尿：如严重脱水、大量腹水、肝肾综合征等导致的血容量不足、肾血流量减少灌注不足致少尿。此时 BUN 升高，但肌酐升高不明显，BUN/Cr（mg/dl）>10∶1，称肾前性氮质血症。

(3) 蛋白质分解或摄入过多：如急性传染病、高热、上消化道大出血、大手术后和甲状腺功能亢进等，但血肌酐一般不升高。

（四）血 β$_2$- 微球蛋白测定

1. **参考值**　成人血清 1~2mg/L。

2. **临床意义**　当肾小球滤过功能下降时，血 β$_2$- 微球蛋白水平上升。

二、肾小管功能检测

（一）昼夜尿比密试验

1. **参考值**　成人尿量 1000~2000ml/24h，其中夜尿量 <750ml，昼尿量和夜尿量比值一般为 3~4∶1；夜尿或昼尿中至少 1 次尿比密 >1.018，昼尿中最高与最低尿比密差值 >0.009。

2. **临床意义**　用于诊断各种疾病对远端肾小管稀释—浓缩功能的影响。

(1) 夜尿 >750ml 或昼夜尿量比值降低，而尿比密值及变化率仍正常，为浓缩功能受损的早期改变，可见于慢性肾小球肾炎、间质性肾炎、高血压肾病和痛风性肾病早期主要损害肾小管时。

(2) 尿量少而比密增高、固定在 1.018 左右，多见于急性肾小球肾炎及其他影响减少 GFR 的情况。

(3) 尿量明显增多（4L/24h）而尿比密均低于 1.006，为尿崩症的典型表现。

（二）尿渗量测定

1. **参考值**　禁饮后尿渗量为 600~1000mOsm/kg·H$_2$O，平均 800mOsm/kg·H$_2$O；血浆 275~305mOsm/kg·H$_2$O，平均 300mOsm/kg·H$_2$O。尿 / 血浆渗量比值为 3~4.5∶1。

2. 临床意义

(1) 判断肾浓缩功能：禁饮尿渗量在 300mOsm/kg·H_2O 左右时,即与正常血浆渗量相等,称为等渗尿；若 <300mOsm/kg·H_2O,称低渗尿；正常人禁水 8 小时后尿渗量 <600mOsm/kg·H_2O,再加尿 / 血浆渗量比值等于或小于 1,均表明肾浓缩功能障碍。见于慢性肾盂肾炎、多囊肾、尿酸性肾病等慢性间质性病变,也可见于慢性肾炎后期,以及急、慢性肾衰竭累及肾小管和间质。

(2) 一次性尿渗量检测用于鉴别肾前性、肾性少尿：肾前性少尿时,常大于 450mOsm/kg·H_2O；肾小管坏死致肾性少尿时,常 <350mOsm/kg·H_2O。

第六节　肝脏病常用的实验室检查

一、蛋白质代谢功能检查

(一) 血清总蛋白和清蛋白、球蛋白比值测定

90% 以上的血清总蛋白(serum total protein,STP)和全部的血清清蛋白(albumin,A)是由肝脏合成,因此血清总蛋白和清蛋白含量是反映肝脏合成功能的重要指标。

1. **参考值**　正常成人血清总蛋白 T:60~80g/L；血清清蛋白 A:40~55g/L；球蛋白 G:20~30g/L；A/G:(1.5~2.5)：1。

2. 临床意义

(1) 血清总蛋白及清蛋白增高：见于各种原因导致的血液浓缩(严重脱水、休克)、肾上腺皮质功能减退等。

(2) 血清总蛋白和清蛋白降低：①肝细胞损害影响总蛋白及清蛋白合成：常见于肝脏疾病,血清总蛋白 <60g/L 或清蛋白 <25g/L 称为低蛋白血症；②营养不良；③蛋白丢失过多,如肾病综合征、严重烧伤、失血；④消耗增加,见于慢性消耗性疾病；⑤血清水分增加。

(3) 血清总蛋白和球蛋白增高：血清总蛋白 >80g/L 或球蛋白 >35g/L,称为高蛋白血症,见于：①慢性肝脏疾病；② M 球蛋白血症；③自身免疫性疾病；④慢性炎症和慢性感染。

(4) 血清球蛋白浓度降低：主要是合成减少。见于：①生理性减少；②免疫功能抑制；③先天性低 γ 球蛋白血症。

(5) A/G 倒置：清蛋白降低和(或)球蛋白增高均可引起 A/G 倒置,见于严重肝损伤及 M 蛋白血症。

(二) 血清蛋白电泳

1. **原理**　在碱性环境中(pH=8.6)血清蛋白质均带负电,电泳后从阳极开始依次为清蛋白、α_1 球蛋白、α_2 球蛋白、β 球蛋白、γ 球蛋白五个区带。

2. **参考值**　见表 8-3。

表 8-3　5 种血清蛋白参考值(醋酸纤维素膜法)

血清蛋白	参考值
清蛋白	0.62~0.71
α_1 球蛋白	0.03~0.04
α_2 球蛋白	0.06~0.10
β 球蛋白	0.07~0.11
γ 球蛋白	0.09~0.18

3. 临床意义

(1) 肝脏疾病：急性及轻症肝炎多无异常，慢性肝炎、肝硬化、肝细胞肝癌时，清蛋白降低，α_1 球蛋白、α_2 球蛋白、β 球蛋白也有减少倾向，γ 球蛋白增加。

(2) M蛋白血症：如骨髓瘤、原发性巨球蛋白血症等，可在 β、γ 区间结构均一、基底窄、峰高尖的M蛋白。

(3) 肾病综合征、糖尿病、肾病：α_2、β 球蛋白增高，清蛋白及 γ 球蛋白降低。

二、胆红素代谢检测

(一) 血清总胆红素(serum total bilirubin, STB)的测定

1. 参考值见表 8-4。

表 8-4　血清总胆红素参考值

年龄	血清胆红素(μmol/L)
新生儿 0~1 天	34~103
新生儿 1~2 天	103~171
新生儿 3~5 天	68~137
成人	3.4~17.1

2. 临床意义

(1) 判断有无黄疸、程度及演变过程：STB：17.1~34.2μmol/L 时，为隐性黄疸；34.2~171μmol/L 时，为轻度黄疸；171~342μmol/L 时，为中度黄疸；>342μmol/L 时，为重度黄疸。在病程中检测可以判断疗效和指导治疗。

(2) 根据黄疸程度推断黄疸病因，见表 8-5。

表 8-5　黄疸病因与黄疸程度

黄疸病因分类	黄疸程度(STB 水平)
溶血性	一般 <85.5
肝细胞性	17.1~171
阻塞性(不完全性)	171~265
阻塞性(完全性)	>342

(3) 根据总胆红素、结合及非结合胆红素升高程度判断黄疸类型：若总胆红素增高伴非结合胆红素明显增高提示溶血性黄疸，总胆红素增高伴结合胆红素明显增高为胆汁淤积性黄疸，三者均增高为肝细胞性黄疸。

(二) 血清结合胆红素(CB)与非结合胆红素(UCB)测定

1. 参考值　结合胆红素：0~6.8μmol/L；非结合胆红素：1.7~10.2μmol/L。

2. 临床意义　根据结合胆红素与总胆红素比值，可协助鉴别黄疸类型，如 CB/STB<20%，溶血性黄疸；20%~50% 之间为肝细胞性黄疸；>50% 为阻塞性黄疸。

三、血清酶检测

(一) 血清氨基转移酶测定

用于肝功能检查的主要是丙氨酸氨基转移酶(alanine amino transferase, ALT, 旧称谷氨酸丙酮酸转移酶, GPT)

和天门冬氨酸氨基转移酶(aspatate amino transferase,AST,旧称谷氨酸草酰乙酸转移酶,GOT),ALT主要分布在肝脏;AST主要分布在心脏。正常时血清含量很低,但当肝细胞受损时,血清中的ALT与AST的酶活性升高。

1. **参考值** 见表8-6。

表8-6 ALT与AST用终点法和速率法测定的参考值

血清酶	终点法(赖氏法)(卡门单位)	速率法(37℃)(U/L)
ALT	5~25	5~40
AST	8~28	8~40

DeRitis比值(AST/ALT)正常值1.15左右

2. **临床意义**

(1) 急性病毒性肝炎:ALT与AST均明显升高,但ALT升高更明显,DeRitis比值<1,是诊断病毒性肝炎重要检测手段。肝炎病毒感染后1~2周,转氨酶达高峰,在第3周到第5周逐渐下降。急性重症肝炎,病程初期转氨酶升高,以AST升高最为明显,如在症状恶化时,黄疸进行性加深,酶活性反而降低,出现"胆酶分离"现象,提示肝细胞严重坏死,预后不佳。

(2) 慢性病毒性肝炎:转氨酶轻度上升或正常,DeRitis比值<1,若AST升高较显著,即DeRitis比值>1,提示慢性肝炎进入活动期可能。

(3) 酒精性肝病、药物性肝炎、脂肪肝、肝癌:转氨酶轻度升高或正常,且DeRitis比值均>1,其中肝癌时DeRitis比值≥3。

(4) 肝硬化:转氨酶活性取决于肝细胞进行性坏死程度,终末期肝硬化转氨酶活性正常或降低。

(5) 急性心肌梗死后6~8小时,AST增高,18~24小时达高峰,其值可达参考值上限的4~10倍,与心肌坏死范围和程度有关,4~5天后恢复,若再次增高提示梗死范围扩大或新的梗死发生。

(二) γ-谷氨酰转移酶测定

当肝内合成亢进或胆汁排出受阻时,血清中γ-谷氨酰转移酶(γ-glutamyl transferase,GGT)增高。

1. **参考值** γ-谷氨酰-3-羧基-对硝基苯胺法(37℃):男性:11~50U/L,女性:7~32U/L。

2. **临床意义**

(1) 胆道阻塞性疾病:原发性胆汁性肝硬化、硬化性胆管炎等所致的慢性胆汁淤积和肝癌时,由于肝内阻塞,致使肝细胞产生大量GGT,同时癌细胞也合成GGT,均可使GGT明显升高。

(2) 急性和慢性病毒性肝炎、肝硬化、急性和慢性酒精性肝炎、药物性肝炎及其他疾病。

第七节 临床常用生物化学检测

一、血糖及其代谢产物的检测

(一) 空腹血糖检测

空腹血糖(fasting blood glucose,FBG)是诊断糖代谢紊乱的最常用和最重要的指标。其中以空腹血浆葡萄糖(fasting plasma glucose,FPG)检测较为方便,且结果也最可靠。

1. **参考值** 邻甲苯胺法:3.9~6.4mmol/L;葡萄糖氧化酶法:3.9~6.1mmol/L。

2. **临床意义**

(1) 增高:FBG增高而又未达到诊断糖尿病标准时,称为空腹血糖过高(impaired fasting glucose,IFG);FBG

超过 7.0mmol/L，称为高血糖症（hyperglycemia）。FBG 超过肾糖阈 9mmol/L 尿糖即可呈阳性。

1）生理性增高：餐后 1~2 小时，高糖饮食、剧烈运动等。

2）病理性增高：①各型糖尿病；②内分泌疾病，如甲亢；③应激性因素，如颅内压增高、心肌梗死等；④药物影响，如噻嗪类利尿剂等；⑤肝脏和胰腺疾病，如严重的肝病坏死性胰腺炎、胰腺癌等；⑥其他：如高热、呕吐、腹泻和脱水等。

（2）减低：FBG 低于 3.9mmol/L 时称为血糖减低，当 FBG 低于 2.8mmol/L 时称为低血糖症（hypoglycemia）。

1）生理性减低：饥饿、长期剧烈运动、妊娠期等。

2）病理性减低：①胰岛素过多，如口服降糖药、胰岛素用量过大；②对抗胰岛素的激素分泌不足：如肾上腺皮质激素、生长激素缺乏；③肝糖原贮存缺乏：如急性肝坏死、急性肝炎和肝癌等；④急性乙醇中毒；⑤先天性糖原代谢酶缺乏；⑥消耗性疾病，如严重营养不良、恶病质等；⑦非降糖药物影响；⑧特发性低血糖。

（二）口服葡萄糖耐量试验

葡萄糖耐量试验（glucose tolerance test，GTT）是检测葡萄糖代谢功能的试验，主要用于诊断症状不明显或血糖升高不明显的可疑糖尿病。现多采用 WHO 推荐的 75g 葡萄糖标准口服葡萄糖耐量试验（oral glucose tolerance test，OGTT），分别检测口服葡萄糖后 30 分钟、1 小时、2 小时、3 小时的血糖和尿糖。

1. 参考值

（1）FPG：3.9~6.1mmol/L。

（2）口服葡萄糖后 30 分 ~1 小时，血糖达高峰（一般为 7.8~9.0mmol/L），峰值 <11.1mmol/L。

（3）2h 血糖（2hPG）<7.8mmol/L。

（4）3h 血糖恢复至空腹水平。

（5）各检测时间点的尿糖均为阴性。

2. 临床意义

（1）诊断糖尿病：有以下条件者即可诊断。①具有糖尿病症状，FPG ≥7.0mmol/L；② OGTT2 小时血糖峰值 ≥11.1mmol/L；③具有临床症状，随机血糖 ≥11.1mmol/L，且伴有尿糖阳性者。临床症状不典型者，需一天后重复检测确诊，但一般不主张做第 3 次 OGTT。

（2）判断糖耐量异常：糖耐量异常（impaired glucose tolerance，IGT）指 FPG<7.0mmol/L，2h PG 在 7.8~11.1mmol/L 之间，且血糖达到高峰时间可延至 1 小时后，恢复到正常时间可延至 2~3 小时以后，且尿糖阳性者为 IGT。多见于 2 型糖尿病、肥胖病、甲状腺功能亢进症、肢端肥大及皮质醇增多症等。

（三）糖化血红蛋白（GHb）检测

1. 参考值 HbA₁c 4%~6%，HbA₁ 5%~8%。

2. 临床意义

（1）评价糖尿病控制程度：GHb 增高提示近 2~3 个月的糖尿病控制不良，可作为糖尿病长期控制的良好观察指标。

（2）筛检糖尿病：HbA₁<8%，可排除糖尿病。

二、血清脂质和脂蛋白检测

（一）总胆固醇（total cholesterol，TC）测定

胆固醇（cholesterol，CHO）是脂质的组成成分之一。胆固醇中 70% 为胆固醇酯（CE）、30% 为游离胆固醇（FC），总称为总胆固醇。

1. 参考值 合适水平：<5.20mmol/L；边缘水平：5.23~5.69mmol/L；升高：>5.72mmol/L。

2. 临床意义

(1) 增高：见于①动脉粥样硬化所致的心、脑血管疾病；②各种高脂蛋白血症、阻塞性黄疸、甲状腺功能减退症、肾病综合征、类脂性疾病、糖尿病等；③长期吸烟、饮酒、精神紧张及应用某些药物等.

(2) 降低：见于①严重的肝疾病：如急性肝坏死或肝硬化；②严重的贫血、营养不良和恶性肿瘤等；③甲状腺功能亢进症及应用某些药物等。

(二) 三酰甘油测定

三酰甘油（triglyceride，TG）是机体恒定的供能来源，也是动脉粥样硬化的危险因素之一。

1. 参考值　0.56~1.70mmol/L。

2. 临床意义

(1) TG 增高：见于①冠状动脉粥样硬化性心脏病；②原发性高脂血症、动脉粥样硬化症、肥胖、阻塞性黄疸、糖尿病、脂肪肝等。

(2) TG 降低：见于①低 β- 脂蛋白血症和无 β- 脂蛋白血症；②严重的肝脏疾病、甲状腺功能亢进症等。

(三) 高密度脂蛋白测定

高密度脂蛋白（high density lipoprotein，HDL）水平增高有利于外周组织清除 CHO，被认为是抗动脉粥样硬化因子。

1. 参考值

(1) 1.03~2.07mmol/L；合适水平：>1.04mmol/L；减低：≤0.91mmol/L。

(2) 电泳法：30%~40%。

2. 临床意义

(1) HDL 增高：对防止动脉粥样硬化、预防冠心病的发生有重要作用。HDL 与 TG 呈负相关，也与冠心病发病呈负相关。

(2) HDL 减低：见于动脉粥样硬化、糖尿病、肝损害、急性感染、慢性衰竭和肾病综合征。

(四) 低密度脂蛋白测定

低密度脂蛋白（low density lipoprotein，LDL）是动脉粥样硬化的危险性因素之一。

1. 参考值　合适水平：≤3.12mmol/L；边缘水平：3.15~3.61mmol/L；升高：>3.64mmol/L。

2. 临床意义

(1) LDL 增高：①判断发生冠心病的危险性；②其他：甲状腺功能减退症、肾病综合征、阻塞性黄疸、肥胖症等。

(2) LDL 减低：常见于无 β- 脂蛋白血症、甲亢、吸收不良、肝硬化以及低脂饮食和运动等。

三、心肌酶和心肌蛋白检测

(一) 心肌酶检测

1. 肌酸激酶测定　肌酸激酶（creatine kinase，CK）或肌酸磷酸激酶（CPK），以骨骼肌、心肌含量最多。

(1) 参考值：见表 8-7。

表 8-7　不同方法测定肌酸激酶（U/L）的正常参考值

性别	肌酸激酶（U/L）			
	酶偶联法（37℃）	酶偶联法（30℃）	肌酸显色法	连续监测法
男性	38~174	15~105	15~163	37~174
女性	26~140	10~80	3~135	26~140

(2) 临床意义

1) 增高: 急性心肌梗死(AMI)发病后 CK 出现时间早(3~8 小时), 达峰值时间短(10~36 小时), 3~4 天恢复正常。在 AMI 病程中, 如 CK 再次升高, 往往说明心肌再次梗死。它是 AMI 早期诊断敏感指标之一。还见于心肌炎和肌肉疾病、溶栓治疗和手术。

2) 减低: 长期卧床、甲亢、激素治疗等。

2. 肌酸激酶同工酶测定   肌酸激酶有 3 个亚型: CK-MM, CK-MB, CK-BB。

(1) 参考值: CK-MM: 94%~96%; CK-MB: <5%; CK-BB: 极少或无。

(2) 临床意义

1) CK-MB 增高见于: ①急性心肌梗死(AMI); ②其他心肌损伤; ③肌肉疾病及手术。

2) CK-MM 增高见于: ①急性心肌梗死(AMI); ②其他如骨骼肌疾病、重症肌无力、进行性肌营养不良等。

(二) 心肌蛋白检测

1. 心肌肌钙蛋白 T 测定   心肌肌钙蛋白 T(cTnT) 检测对诊断心肌缺血损伤的严重程度有重要价值。

(1) 参考值: ① 0.02~0.13μg/L; ② >0.2μg/L 为临界值; ③ >0.5μg/L 可以诊断 AMI。

(2) 临床意义: ①诊断急性心肌梗死, cTnT 是诊断 AMI 的确定性标志物; ②判断微小心肌损伤; ③预测血液透析病人心血管事件。

2. 肌红蛋白测定

(1) 参考值: ①定性: 阴性; ②定量: ELISA 法为 50~85μg/L, RIA 法为 6~85μg/L, 诊断临界值为 >75μg/L。

(2) 临床意义: ①诊断急性心肌梗死, 可作为早期诊断 AMI 的指标之一; ②判断 AMI 病情; ③骨骼肌损伤、休克、急性或慢性肾衰竭。

四、血清电解质检测

(一) 血钾测定

1. 参考值   3.5~5.5mmol/L。

2. 临床意义

(1) 低钾血症(hypokalemia): 指血清钾低于 3.5mmol/L, 见于:

1) 摄入不足: 禁食、厌食、长期低钾饮食。

2) 丢失过多: ①频繁呕吐、长期腹泻、胃肠引流等; ②肾小管功能障碍, 大量钾随尿丢失; ③长期使用强利尿剂促使钾大量排出等。

3) 分布异常: 细胞外钾内移, 应用大量胰岛素、周期性瘫痪和碱中毒等。

(2) 高钾血症(hyperkalemia): 指血清钾高于 5.5mmol/L, 见于:

1) 摄入过多: 高钾饮食、静脉输注大量钾盐、输入大量库存血液。

2) 排出减少: ①肾衰竭的少尿或无尿期; ②肾上腺皮质功能减退; ③长期使用潴钾利尿剂等。

3) 细胞内钾外移增多: 组织损伤和血细胞破坏, 如严重溶血、大面积烧伤和挤压综合征等。

4) 假性高钾: 血管外溶血、白细胞增多症等。

(二) 血钠测定

1. 参考值   135~145mmol/L。

2. 临床意义

(1) 低钠血症(hyponatremia): 指血清钠低于 135mmol/L, 见于: ①消耗性低钠或摄入不足: 肺结核、肿瘤、肝硬化、饥饿、营养不良等; ②丢失过多: 肾性丢失、皮肤黏膜性丢失、医源性丢失等; ③细胞外液稀释: 常见于水钠潴留, 饮水过多等。

(2) 高钠血症(hypernatremia)：指血清钠高于 145mmol/L，见于：①摄入过多：进食过量食盐或注射高渗盐水、心脏复苏时输入过多碳酸氢钠等；②体内水分摄入不足：水源断绝、进食困难、昏迷；③水分丢失过多：大量出汗、烧伤、呕吐、胃肠引流等；④内分泌病变。

(三) 血氯测定

1. 参考值 95~105mmol/L。

2. 临床意义

(1) 低氯血症：指血清氯含量低于 95mmol/L，见于摄入不足(如饥饿、营养不良、低盐治疗等)和丢失过多。

(2) 高氯血症：指血清氯含量超过 105mmol/L，见于排出减少、血液浓缩、吸收增加、代偿性增高、低蛋白血症和摄入过多。

五、内分泌激素检测

(一) 甲状腺素和游离甲状腺素测定

甲状腺素为含有四碘的甲状腺原氨酸。T_4 以两种形式存在：一种是与蛋白质结合，为结合型甲状腺素；另一种是呈游离状态的甲状腺素(FT_4)，两型可互相转化，T_4 和 FT_4 之和为总 T_4(TT_4)。测定 FT_4 比测定 TT_4 意义更大。

1. 参考值 TT_4：65~155nmol/L；FT_4：10.3~25.7pmol/L。

2. 临床意义

(1) TT_4：判断甲状腺功能状态的最基本体外筛检指标。

1) 增高：见于甲状腺功能亢进症(甲亢)、先天性甲状腺结合球蛋白增多症、服用避孕药和雌激素、原发性胆汁性肝硬化、妊娠等。

2) 减低：见于甲状腺功能减退症(甲减)、慢性淋巴性甲状腺炎、缺碘性甲状腺肿。

(2) FT_4：对了解甲状腺功能更具意义。

1) 增高：诊断甲亢更为灵敏，另外还可见于甲亢危象、甲状腺激素不敏感综合征等。

2) 减低：见于甲状腺功能减退症(甲减)、服用抗甲药物、糖皮质激素、多巴胺等。

(二) 肾上腺皮质激素检测

1. 尿 17-羟皮质类固醇测定 尿 17-羟皮质类固醇(17-OHCS)含量高低可反映肾上腺皮质功能。

(1) 参考值：男性：13.8~41.4μmol/24h；女性：11.0~27.6μmol/24h。

(2) 临床意义：增高常见于肾上腺皮质功能亢进症；降低常见于原发性肾上腺皮质功能减退症。

2. 尿 17-酮皮质类固醇测定 尿 17-酮皮质类固醇(17-KS)是雄激素代谢产物的总称。

(1) 参考值：男性：34.7~69.4μmol/24h；女性：17.5~52.5μmol/24h。

(2) 临床意义：增高常见于肾上腺皮质功能亢进症、腺垂体功能亢进；降低常见于肾上腺皮质功能减退症、腺垂体功能减退、睾丸功能低下等。

(三) 垂体激素检查

1. 促甲状腺激素测定 促甲状腺激素(thyroid stimulating hormone，TSH)主要功能是促甲状腺细胞的发育、合成与分泌甲状腺激素。

(1) 参考值：2~10mU/L。

(2) 临床意义

1) TSH 增高：见于原发性甲减、单纯性甲状腺肿、腺垂体功能亢进症、甲状腺炎等。

2) TSH 降低：见于甲亢、腺垂体功能减退、继发性甲减、皮质醇增多症、肢端肥大症等。

2. **促肾上腺皮质激素测定** 促肾上腺皮质激素（adrenocorticotropic hormone，ACTH）的生理功能是刺激肾上腺皮质增生、合成与分泌肾上腺皮质激素。ACTH的分泌受促肾上腺皮质激素释放激素（CRH）的调节，并受血清皮质醇浓度的反馈调节，同时具有昼夜节律性变化。

(1) 参考值：早晨（8时）：25~100ng/L；下午（6时）：10~80ng/L。

(2) 临床意义

1) ACTH 增高：原发性肾上腺皮质功能减退、先天性肾上腺皮质增生、异源 ACTH 综合征、异源 CRH 肿瘤等。

2) ACTH 减低：腺垂体功能减退、原发性肾上腺皮质功能亢进症、医源性皮质醇增多症等。

第八节　临床常用免疫学检验

一、血清免疫球蛋白检测

免疫球蛋白（immunoglobulin，Ig）是由浆细胞合成分泌的一组具有抗体活性的球蛋白，存在于机体的血液、体液、外分泌液和部分细胞的膜上。Ig 因其功能和理化性质分 IgG、IgA、IgM、IgD 和 IgE 五大类。

（一）免疫球蛋白 G 检测

免疫球蛋白 G（IgG）为人体含量最多和最主要的球蛋白，占总免疫球蛋白的 70%~80%。

1. **参考值** IgG：7.0~16.6g/L。

2. **临床意义**

(1) 生理性变化：胎儿出生前可从母体获得 IgG，到第 3、4 月胎儿血 IgG 降至最低，随后胎儿逐渐开始合成 IgG，到 16 岁前达到成人水平。

(2) 病理性变化

1) IgG 增高：常见于各种慢性感染、慢性肝病、淋巴瘤、胶原血管病，以及自身免疫性疾病等；单纯性 IgG 增高主要见于免疫增殖性疾病等。

2) IgG 降低：见于各种先天性和获得性体液免疫缺陷病、联合免疫缺陷病。

（二）免疫球蛋白 A 检测

免疫球蛋白 A（IgA）分为血清型 IgA 和分泌型 IgA（SIgA）两种。SIgA 由呼吸道、消化道、泌尿生殖道的淋巴样组织合成。

1. **参考值** 成人血清 IgA 为 0.7~3.5g/L；SIgA：唾液平均为 0.3g/L，泪液 30~80g/L，初乳平均为 5.06g/L，粪便平均为 1.3g/L。

2. **临床意义**

(1) 生理性变化：儿童的 IgA 水平比成人低，且随年龄的增加而增加，到 16 岁前达到成人水平。

(2) 病理性变化

1) IgA 增高：见于 IgA 型多发性骨髓瘤、系统性红斑狼疮（systemic lupus erythematosus，SLE）、类风湿性关节炎、肝硬化、湿疹和肾脏疾病等；

2) IgA 降低：见于反复呼吸道感染、重链病、轻链病、原发性和继发性免疫缺陷病等。

（三）免疫球蛋白 M 检测

免疫球蛋白 M（IgM）是初次免疫应答反应中的 Ig，不论发育中还是当机体受到抗原刺激后，IgM 都是最早出现的抗体。

1. **参考值** 成人血清 IgM：0.5~2.6g/L。

2. 临床意义

(1) IgM 增高:见于初期病毒性肝炎、肝硬化、类风湿关节炎、SLE 等。

(2) IgM 降低:见于 IgG 型重链病、IgA 型多发性骨髓瘤、先天性免疫缺陷症、免疫抑制疗法后等。

二、血清补体检测

补体(complement,C)是一组具有酶原活性的糖蛋白,补体参与机体的抗感染及免疫调节,也可介导病理性反应。补体系统功能下降及补体成分的减少对某些疾病的诊断与疗效观察有及其重要的意义。

(一) 总补体溶血活性检测

总补体溶血活性(total hemolytic complement activity,CH50)实验检测的是补体经典途径的溶血活性,一般以 50% 溶血作为检测终点(CH50)。

1. **参考值** 试管法:50~100kU/L。

2. **临床意义** 主要反映补体经典途径(C1~C9)的综合水平。

(1) CH50 增高:见于急性炎症、组织损伤和某些恶性肿瘤。

(2) CH50 减低:更有意义,见于肾小球肾炎、自身免疫性疾病活动期(如 SLE)、感染性心内膜炎、病毒性肝炎和慢性肝病等。

(二) 补体 C3 检测

补体 C3 在补体系统各成分中含量最多,是经典途径和旁路途径的关键物质。它也是一种急性时相反应蛋白。

1. **参考值** 成人血清 C3:0.8~1.5g/L。

2. **临床意义**

(1) 增高:常见于一些急性时相反应,如急性炎症、传染病早期、肿瘤、排异反应等。

(2) 减低:见于系统性红斑狼疮和类风湿关节炎活动期、大多数肾小球肾炎、慢性活动性肝炎等。

(三) 补体 C4 检测

1. **参考值** 成人血清 C4:0.20~0.60g/L。

2. **临床意义**

(1) 升高:见于各种传染病、急性炎症和组织损伤等。

(2) 降低:见于自身免疫性肝炎、狼疮性肾炎、1 型糖尿病等。

三、细胞免疫检测

(一) T 细胞分化抗原测定

T 细胞膜表面有多种特异性抗原。如 CD3$^+$ 代表总 T 细胞,CD3$^+$/CD4$^+$ 代表 T 辅助(Th),CD3$^+$/CD8$^+$ 代表 T 抑制细胞(Ts)等。

1. **参考值** 见表 8-8。

2. **临床意义**

(1) CD3$^+$ 降低:见于自身免疫性疾病。

(2) CD3$^+$/CD4$^+$ 降低:见于恶性肿瘤、遗传性免疫缺陷症、艾滋病、应用免疫抑制剂者。

(3) CD3$^+$/CD8$^+$ 降低:见于自身免疫性疾病或变态反应性疾病。

(4) CD4$^+$/CD8$^+$ 比值增高:见于变态反应、自身免疫性疾病、病毒性感染等;CD4$^+$/CD8$^+$ 比值减低:见于艾滋病(常 <0.5)、恶性肿瘤进行期和复发时。

表 8-8　用免疫荧光法和流式细胞术测定 T 胞分化抗原的正常参考值

T 细胞分化抗原	免疫荧光法（IFA）	流式细胞术
$CD3^+$	63.1% ± 10.8%	61%~85%
$CD3^+CD4^+$（Th）	42.8% ± 9.5%	28%~58%
$CD3^+CD8^+$（Ts）	19.6% ± 5.9%	19%~48%
$CD4^+CD8^+$（Th/Ts）	(2.2 ± 0.7)/1	0.9~2.0/1

(5) 检测器官移植排斥反应时,$CD4^+/CD8^+$ 比值增高预示可能发生排斥反应。

（二）B 细胞分化抗原检测

1. **参考值**　流式细胞术:$CD19^+$(11.74 ± 3.37)%。

2. **临床意义**　升高见于急性淋巴细胞白血病、慢性淋巴细胞白血病和 Burkitt 淋巴瘤等;降低见于无丙种球蛋白血症、使用化疗或免疫抑制剂后。

四、肿瘤标志物检测

（一）甲胎蛋白（alpha-fetoprotein,AFP）测定

1. **参考值**　放射免疫法(RIA)、化学发光免疫测定(CLIA)、酶联免疫吸附试验(ELISA):血清 <25μg/L。

2. **临床意义**

(1) 原发性肝细胞癌患者血清 AFP 增高。

(2) 病毒性肝炎、肝硬化时 AFP 也有不同程度的升高。

(3) 生殖腺胚胎瘤、胃癌或胰腺癌,血中 AFP 含量也可升高。

(4) 妇女妊娠 3~4 个月,血清 AFP 开始升高,7~8 个月达高峰,分娩后 3 周恢复正常。

（二）癌胚抗原测定

癌胚抗原(carcinoembryonic antigen,CEA)在临床上主要用于辅助恶性肿瘤的诊断、判断预后、监测疗效和肿瘤复发等。

1. **参考值**　RIA、CLIA 和 ELISA:血清 <5μg/L。

2. **临床意义**

(1) CEA 明显增高见于胰腺癌、结肠癌、肺癌、乳腺癌等患者。

(2) 动态观察,一般病情好转时 CEA 浓度下降,病情加重时可升高。

（三）前列腺酸性磷酸酶（PAP）测定

1. **参考值**　RIA、CLIA 法:≤2.0μg/L。

2. **临床意义**

(1) 前列腺癌时,其升高程度与癌瘤发展基本呈平行关系。当病情好转时,PAP 浓度降低,而其水平升高常提示癌症有复发、转移及预后不良。

(2) 前列腺肥大、前列腺炎等,也可见血清 PAP 水平升高。

五、自身抗体检测

（一）类风湿因子（rheumatoid factor,RF）的检测

1. **检测方法**　胶乳凝集法、浊度分析法、ELISA 法。

2. **临床意义**　见于类风湿性疾病、类风湿关节炎、多发性肌炎等自身免疫性疾病,但本试验特异性不高。

（二）抗核抗体检测

抗核抗体（antinuclear antibody,ANA）是指真核细胞核成分的自身抗体的总称。检测方法为间接免疫荧光法（IIF）。抗核抗体的荧光模型主要包括核均质型、核膜型、颗粒型、核点型、着丝点型、核仁型。

（三）抗 DNA 抗体测定

抗 DNA 抗体（anti-DNA antibody）分为抗双链 DNA（ds-DNA）抗体、抗单链 DNA（ssDNA）抗体和抗 Z-DNA 抗体。检测抗 ds-DNA 抗体最特异和最敏感的方法是用马疫锥虫或绿蝇短膜虫作为抗原基质进行间接免疫荧光测定。

1. 结果判定　短膜虫动基体均质性着色,核浆成弱均质性着色为阳性。

2. 临床意义

（1）抗 ds-DNA 抗体阳性:见于活动期 SLE,阳性率 70%~90%。本试验特异性高,但敏感性较低。

（2）抗 ss-DNA 抗体阳性:见于 SLE,尤其是合并狼疮性肾炎。

第九节　临床常见病原体检测

一、标本采集和运送

正确的标本采集、储存和运送是直接关系检验结果的基本要素。所有标本的采集和运送应在无菌操作、防止污染的原则下认真进行。要视所有标本为传染品,标本用后均要做消毒处理,盛标本的器皿要消毒处理或毁型、焚烧。

（一）血液

正常人的血液是无菌的,疑为菌血症、败血症和脓毒血症患者,一般在发热初期和高峰期采集血液标本。而已用过抗菌药物治疗者,则在下次用药前采集。采样以无菌法由肘中静脉穿刺。

（二）尿液

外尿道寄居有正常菌群,故采集尿液时更应该注意无菌操作,常用清洁中段尿作为送检标本。

（三）粪便

取含脓、血或黏液粪便置于清洁容器中送检,排便困难或者婴幼儿可用直肠拭子采集,标本拭子置于有保存液的试管内送检。

（四）呼吸道标本

鼻咽拭子、痰及通过气管收集的标本均可作为呼吸道标本。上呼吸道存在正常菌群,在病原学诊断时需加以注意。

（五）脑脊液与其他无菌体液

采集的脑脊液应立即保温送检或床边接种。胸水、腹水和心包液等因标本含菌量少宜采集较大量标本送检,以保证检出率。

（六）眼、耳部标本

用拭子采样,亦可在局部麻醉后取角膜刮屑。外耳道疖和中耳道炎病人用拭子采样,鼓膜穿刺亦可用于新生儿和老年人。

（七）泌尿生殖道标本

根据不同疾病的特征及检验目的采集不同标本,如性传播性疾病常取尿道口分泌物、外阴糜烂面病灶边缘分泌物、阴道宫颈口分泌物和前列腺液等。

（八）创伤、组织和脓肿标本

对损伤范围较大的创伤,应从不同部位采集多份标本;开放性脓肿的采集,用无菌棉拭子采取脓液及病灶深部分泌物;封闭性脓肿,则以无菌干燥注射器穿刺采取;疑为厌氧菌感染者,取脓液后立即排净注射器内空气,针头插入无菌橡皮塞送检。

（九）血清

用于检测患者特异性抗体效价以辅助诊断感染性疾病。

二、病毒性肝炎检测

（一）甲型肝炎病毒（HAV）抗体测定

1. **参考值** ELISA 法:抗 HAV-IgM 和抗 HAV-IgA 均为阴性。HAV-IgG 阳性可见于甲肝感染后的人群。

2. **临床意义**

（1）抗 HAV-IgM 阳性,说明机体正在感染 HAV,它是早期诊断甲肝的特异性指标。

（2）抗 HAV-IgA 阳性,甲肝早期和急性期,由粪便中测得抗 HAV-IgA 呈阳性反应,是早期诊断甲肝的指标之一。

（3）HAV-IgG 阳性,出现于恢复期且持久存在,是获得免疫力的标志,提示既往感染。

（二）乙肝六项测定

传统乙型肝炎病毒标志物检测常为五项联合检测,俗称"乙肝两对半检测",包括乙型肝炎病毒表面抗原（HBsAg）、乙型肝炎病毒表面抗体（抗 -HBs）、乙型肝炎病毒 e 抗原（HBeAg）、乙型肝炎病毒 e 抗体（抗 -HBe）、乙型肝炎病毒核心抗体（抗 -HBc）。随着方法学发展,乙型肝炎病毒核心抗原（HBcAg）也被加入检测范围。

1. **参考值** 各项指标 ELISA 法为阴性（S/CO≤2.1;S/CO:样品与对照的光密度比值);放射免疫分析（RIA）法为阴性。

2. **临床意义**

（1）HBsAg 阳性:见于急性乙肝的潜伏期,发病时达高峰;如果发病后 3 个月不转阴,则易发展成慢性乙型肝炎或肝硬化。携带者 HBsAg 也呈阳性。HBsAg 本身不具传染性,但因其常与 HBV 同时存在,常被用来作为传染性标志之一。

（2）抗 -HBs:是种保护性抗体,抗 -HBs 阳性提示机体对乙肝病毒有一定程度的免疫力。抗 -HBs 一般在发病后 3~6 个月才出现,可持续多年。注射过乙型肝炎疫苗或抗 -HBs 免疫球蛋白者,抗 -HBs 可呈现阳性反应。

（3）HBeAg 阳性:表明乙型肝炎处于活动期,并有较强的传染性。HBeAg 持续阳性,表明肝细胞损害较重,且可转为慢性乙型肝炎或肝硬化。

（4）抗 -HBe 阳性率:在慢性乙型肝炎为 48%,肝硬化 68.3%,肝癌为 80%。抗 -HBe 阳性表示大部分乙肝病毒被消除,复制减少,传染性减低,但并非无传染性。

（5）抗 -HBc:是 HBcAg 的抗体,可分为 IgM、IgG、IgA 三型。抗 -HBc 检出率比 HBsAg 更敏感,可作为 HBsAg 阴性的 HBV 感染的敏感指标。此外,抗 -HBc 检测也可用作乙型肝炎疫苗和血液制品的安全性鉴定和献血员的筛选。

（6）HBcAg:存在于 Dane 颗粒的核心部位,是一种核心蛋白。HBcAg 阳性,提示病人血清中有感染性的 HBV 存在,其含量较多,表示复制活跃,传染性强,预后较差。

三、性传播疾病病原体检测

性传播疾病（sexually transmitted disease,STD）简称性病,是一类能通过各种性行为或类似性行为而传播,主要侵犯皮肤、性器官和全身脏器损害的疾病。

获得性免疫缺陷症（AIDS）是一种由人类免疫缺陷病毒（HIV）通过结合细胞表面的 CD4 蛋白受体进入易感细胞引起部分免疫系统被破坏，进而导致严重的机会感染和继发性癌变的疾病。

（一）AIDS 病原体测定

1. **抗 HIV-1 和抗 HIV-2 的检测**　①颗粒凝集试验：适用于大批量初检；②酶联免疫吸附实验（ELISA/EIA）；③免疫荧光法；④蛋白印迹法，通常作为确诊实验，该法敏感性和特异性皆好。

2. **抗原检测**　①病毒培养；②P24 抗原检测；③HIV RNA 检测。

（二）梅毒病原体检测

1. **暗视野显微镜检查**　是诊断早期梅毒唯一快速、可靠的方法，尤其对已出现硬下疳而梅毒血清反应仍呈阴性者意义更大。

2. **梅毒血清学实验**

3. **脑脊液检查**　对神经梅毒，尤其是无症状神经梅毒的诊断、治疗及预后均有意义。

（三）淋病病原体测定

1. **涂片检查**

2. **培养**　培养法为诊断淋病的金标准。

3. **PCR**　目前临床上规定尚不用作常规检查。

第十节　其他检测

其他检测主要包括基因诊断、流式细胞术和染色体检测。

一、基因诊断的含义

基因诊断是在基因水平上对疾病或人体的状态进行诊断。它是以遗传物质（如：DNA 或 RNA）为检查对象，利用分子生物学技术，通过检查基因的结构或表达的多少来诊断疾病的方法。基因诊断的内容主要有基因突变检测、基因连锁分析、基因表达分析和病原体诊断。

二、基因诊断的常用技术

分子生物学技术是基因诊断的主要技术。近年来随着分子生物学技术日新月异，以核酸分子杂交和聚合酶链反应（PCR）为核心发展起来了多种方法，并已被广泛用于基因诊断。

（一）**核酸分子杂交技术**

常用的核酸分子杂交技术有 Southern 印迹杂交、Northern 印迹杂交、斑点杂交和原位杂交。

（二）**DNA 测序**

能直观地反映出 DNA 序列的变化，因此是诊断未知突变基因最直接的方法，在遗传病和肿瘤的诊断、法医学的鉴定中具有非常重要的意义。常用的方法有：双脱氧终止法、化学降解法和自动测序技术。

（三）**聚合酶链反应**（polymerase chain reaction，PCR）

临床上常用于病原体 DNA 的检测、肿瘤残留细胞的检出、犯罪或个体遗传物质的鉴定以及遗传病的基因诊断等。应用 RT-PCR 还可对 RNA 病毒如丙型肝炎病毒和待检基因的表达量进行检测。

（四）其他

还有连接酶链反应（LCR）、单链构象多态性（SSCP）分析、限制性片段长度多态性（RFLP）分析、单核苷酸多态性（SNP）分析和基因芯片技术。

（孙晓红）

复习思考题

1. 临床上常用的抗凝剂有哪些？

2. 简述白细胞计数增高的临床意义。

3. 简述临床 D- 二聚体检测的临床意义。

4. 病理性蛋白尿都有哪几种？

5. 如何通过内生肌酐清除率（Ccr）的变化来判断肾功能损害程度？

6. 如何根据总胆红素、结合及非结合胆红素升高程度判断黄疸类型？

7. 简述 CK 测定的临床意义。

8. 简述检测 AFP 的方法及诊断价值。

9. 实验室诊断 HBV 感染常检测哪些指标？各有何意义？

10. 简述基因诊断的常用技术有哪些。

参考文献

1. 万学红，卢雪峰．诊断学．第 8 版．北京：人民卫生出版社，2013.

2. 万学红，陈红．临床诊断学．第 3 版．北京：人民卫生出版社，2015.

第九章　器械检查

9

第一节　心电图检查

一、心电图定义

　　心脏机械收缩之前,先产生电激动,心房和心室的电激动可经人体组织传到体表。利用心电图机从体表记录心脏每一心动周期所产生电活动变化的曲线图形称为心电图(electrocardiogram,ECG)。正常12导联心电图波形特点见图9-1。

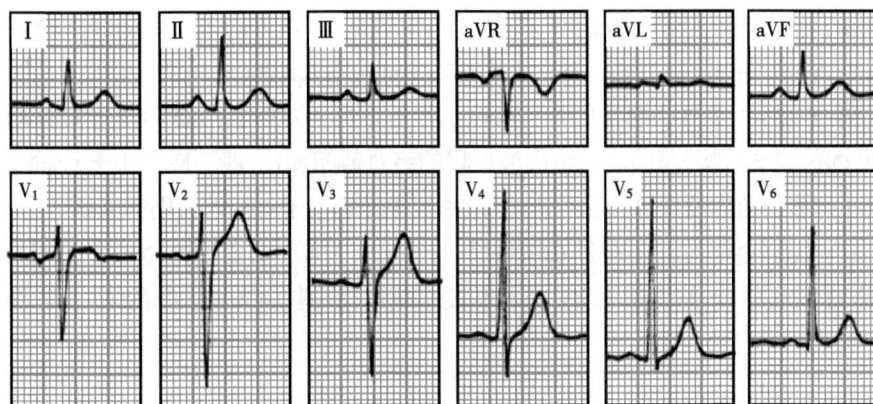

图 9-1　正常心电图

二、心电图各波段的组成和命名

　　心脏的特殊传导系统由窦房结、结间束(分为前、中、后结间束)、房间束、房室交界区、束支(分为左、右束支,左束支又分为前分支和后分支)以及浦肯野纤维(Pukinje fiber)构成。心脏的传导系统与每一心动周期顺序出现的心电变化密切相关。正常心电活动始于窦房结,兴奋心房的同时经结间束传导至房室结,然后循希氏束—左、右束支—浦肯野纤维顺序传导,最后兴奋心室。这种先后有序的电激动的传播,引起一系列电位改变,形成了心电图上的相应波段。

　　临床心电学对这些波段规定了统一的名称:①最早出现的幅度较小的P波,反映心房的除极过程;②PR段反映心房复极过程及房室结、希氏束、束支的电活动;P波与PR段合计为PR间期,反映自心房开始除极至心室开始除极的时间;③幅度最大的QRS波群,反映心室除极的全过程;④除极完毕后,心室的缓慢和快速复极过程分别形成了ST段和T波;⑤QT间期为心室开始除极至心室复极完毕全过程的时间。

三、正常心电图波形特点及正常值

(一)P波
代表心房肌除极的电位变化。

　　1. **形态**　P波的形态在大部分导联上一般呈钝圆形,有时可能有轻度切迹。在Ⅰ、Ⅱ、aVF、V_4~V_6导联向上,aVR导联向下,其余导联呈双向、倒置或低平均可。

　　2. **时间**　正常人P波时间一般小于0.12秒。

　　3. **振幅**　P波振幅在肢体导联一般小于0.25mV,胸导联一般小于0.2mV。

(二)PR间期
从P波的起点至QRS波群的起点,代表心房开始除极至心室开始除极的时间。心率在正常范围时,

PR 间期为 0.12~0.20 秒。在幼儿及心动过速的情况下,PR 间期相应缩短。在老年人及心动过缓的情况下,PR 间期可略延长,但一般不超过 0.22 秒。

(三) QRS 波群

代表心室肌除极的电位变化。

1. 时间 正常人 QRS 时间一般不超过 0.11 秒,多数在 0.06~0.10 秒。

2. 形态和振幅 在胸导联,正常人 V_1、V_2 导联多呈 rS 型,V_1 的 R 波一般不超过 1.0mV。V_5、V_6 导联 QRS 波群可呈 qR、qRs、Rs 或 R 型,且 R 波一般不超过 2.5mV。正常人胸导联的 R 波自 V_1 至 V_5 逐渐增高,V_2-V_6 导联 S 波逐渐变浅,V_1 的 R/S 小于 1,V_5 的 R/S 大于 1。在 V_3 或 V_4 导联,R 波和 S 波的振幅大体相等。在肢体导联,Ⅰ、Ⅱ 导联的 QRS 波群主波一般向上,Ⅲ 导联的 QRS 波群主波方向多变。aVR 导联的 QRS 波群主波向下,可呈 QS、rS、rSr' 或 Qr 型。aVL 与 aVF 导联的 QRS 波群可呈 qR、Rs 或 R 型,也可呈 rS 型。正常人 aVR 导联的 R 波一般小于 0.5mV,Ⅰ 导联的 R 波小于 1.5mV,aVL 导联的 R 波小于 1.2mV,aVF 导联的 R 波小于 2.0mV。6 个肢体导联的 QRS 波群振幅(正向波与负向波振幅的绝对值相加)一般不应都小于 0.5mV,6 个胸导联的 QRS 波群振幅(正向波与负向波振幅的绝对值相加)一般不应都小于 0.8mV,否则称为低电压。

3. Q 波 正常人的 Q 波时间不超过 0.03 秒(除Ⅲ和 aVR 导联外),Ⅲ 导联 Q 波宽度可达 0.04 秒。aVR 导联出现较宽的 Q 波或呈 QS 波均属正常。Q 波深度不超过同导联中 R 波振幅的 1/4。正常人 V_1、V_2 导联不应出现 Q 波,但偶尔可呈 QS 型。

(四) J 点

QRS 波群的终末与 ST 段起始之交接点称为 J 点。J 点大多在等电位线上,通常随 ST 段的偏移而发生移位。由于心动过速等原因,使心室除极与心房复极并存,导致心房复极波(Ta 波)重叠于 QRS 波群的后段,从而发生 J 点下移。

(五) ST 段

自 QRS 波群的终点至 T 波起点间的线段,代表心室缓慢复极过程。正常的 ST 段多为一等电位线,有时亦可有轻微的偏移,但在任一导联,ST 段下移一般不超过 0.05mV;成人 ST 段上抬在 V_2 和 V_3 导联可达 0.2mV 或更高,且男性抬高程度一般大于女性。在 V_4-V_6 导联及肢体导联很少超过 0.1mV。部分正常人(尤其年轻人)可因局部心外膜心肌细胞提前复极导致部分导联 J 点上移、ST 段呈现凹面向上抬高(常出现在 V_2-V_5 导联及Ⅱ、Ⅲ、aVF 导联),通常称之为早期复极,大多属正常变异。

(六) T 波

代表心室快速复极时的电位变化。

1. 形态 在正常情况下,T 波的方向大多与 QRS 主波的方向一致。T 波方向在 Ⅰ、Ⅱ、V_4-V_6 导联向上,aVR 导联向下,Ⅲ、aVL、aVF、V_1-V_3 导联可以向上、双向或向下。若 V_1 的 T 波方向向上,则 V_2-V_6 导联就不应再向下。

2. 振幅 除Ⅲ、aVL、aVF、V_1-V_3 导联外,其他导联 T 波振幅一般不应低于同导联 R 波的 1/10。T 波在胸导联有时可高达 1.2~1.5mV 尚属正常。

(七) QT 间期

指 QRS 波群的起点至 T 波终点的间距,代表心室肌除极和复极全过程所需的时间。QT 间期长短与心率的快慢密切相关,心率越快,QT 间期越短,反之则越长。心率在 60~100 次 / 分时,QT 间期的正常范围为 0.32~0.44 秒。由于 QT 间期受心率的影响很大,所以常用校正的 QT 间期(QTc),通常采用 Bazett 公式计算: $QTc = QT/\sqrt{R\text{-}R}$。QTc 的正常上限值设定为 0.44 秒。

(八) u 波

在 T 波之后 0.02~0.04 秒出现的振幅很低小的波称为 u 波,其产生机制目前仍未完全清楚。u 波方向大体与 T 波相一致。u 波在胸导联较易见到,以 V_2-V_3 导联较明显。u 波明显增高常见于低血钾。

四、几种常见疾病的典型心电图特征

(一)心房肥大

1. 右心房肥大（right atrial enlargement）

(1) P波尖而高耸，其振幅≥0.25mV，以Ⅱ、Ⅲ、aVF导联表现最为突出，又称"肺型P波"。

(2) V₁导联P波直立时，振幅≥0.15mV，如P波呈双向时，其振幅的算术和≥0.20mV。

2. 左心房肥大（left atrial enlargement）

(1) P波增宽，其时限≥0.12秒，P波常呈双峰型，两峰间距≥0.04秒，以Ⅰ、Ⅱ、aVL导联明显，又称"二尖瓣型P波"。

(2) V₁导联上P波常呈先正而后出现深宽的负向波。

需要指出的是，上述所谓"肺型P波"及"二尖瓣型P波"，并非慢性肺心病及二尖瓣疾病所特有，故不能称为具有特异性的病因学诊断意义的心电图改变。

(二)心室肥厚

1. 左心室肥厚（left ventricular hypertrophy）

(1) QRS波群电压增高，常用的左心室肥厚电压标准如下：

胸导联：R_{V5}或R_{V6}>2.5mV；$R_{V5}+S_{V1}$>4.0mV（男性）或>3.5mV（女性）。

肢体导联：R_{I}>1.5mV；R_{aVL}>1.2mV；R_{aVF}>2.0mV；$R_{I}+S_{III}$>2.5mV。

Cornell标准：$R_{aVL}+S_{V3}$>2.8mV（男性）或>2.0mV（女性）。

(2) 可出现额面QRS心电轴左偏。

(3) QRS波群时间延长到0.10~0.11秒。

(4) 在R波为主的导联，其ST段可呈下斜型压低达0.05mV以上，T波低平、双向或倒置。在以S波为主的导联（如V₁导联）则反而可见直立的T波。此类ST-T变化多为继发性改变，亦可能同时伴有心肌缺血。

2. 右心室肥厚（right ventricular hypertrophy）

(1) V₁导联R/S≥1，呈R型或Rs型，重度右心室肥厚可使V₁导联呈qR型（除外心肌梗死）；V₅导联R/S≤1或S波比正常加深；aVR导联以R波为主，R/q或R/S≥1。

(2) $R_{V1}+S_{V5}$>1.05mV（重症>1.2mV）；R_{aVR}>0.5mV。

(3) 心电轴右偏≥+90°（重症可>+110°）。

(4) 常同时伴有右胸导联（V₁、V₂）ST段压低及T波倒置，属继发性ST-T改变。

(三)心肌缺血（myocardial ischemia）

1. 心肌缺血的心电图类型

(1) 缺血型心电图改变：正常情况下，心外膜处的动作电位时程较心内膜短，若心内膜下心肌缺血，T波向量增加，出现高大T波，心外膜下心肌缺血，出现与正常方向相反的T波向量，如下壁心内膜下心肌缺血，Ⅱ、Ⅲ、aVF导联可出现高大直立的T波；下壁心外膜下心肌缺血，Ⅱ、Ⅲ、aVF导联可出现倒置的T波。前壁心内膜下心肌缺血，胸导联可出现高耸直立的T波；前壁心外膜下心肌缺血，胸导联可出现T波倒置。

(2) 损伤型心电图改变：损伤型ST段偏移可表现为ST段压低及ST段抬高两种类型。

心肌损伤（myocardial injury）时，ST向量从正常心肌指向损伤心肌。心内膜下心肌损伤时，ST向量背离心外膜面指向心内膜，使位于心外膜面的导联出现ST段压低；心外膜下心肌损伤时（包括透壁性心肌缺血），ST向量指向心外膜面导联，引起ST段抬高。发生损伤型ST改变时，对侧部位的导联常可记录到相反的ST改变。另外，临床上发生透壁性心肌缺血时，心电图往往表现为心外膜下缺血（T波深倒置）或心外膜下损伤（ST段抬高）类型。

2. 临床意义 心肌缺血的心电图可仅仅表现为 ST 段改变或者 T 波改变,也可同时出现 ST-T 改变。临床上可发现约一半的冠心病患者未发作心绞痛时,心电图可以正常,而仅于心绞痛发作时记录到 ST-T 动态改变。约 10% 的冠心病患者在心肌缺血发作时心电图可以正常或仅有轻度 ST-T 变化。

3. 心肌梗死的图型演变与分期(超急性期、急性期、近期、陈旧期)

(1) 超急性期:见于急性心肌梗死的很早期(数分钟后)。首先出现短暂的心内膜下心肌缺血,心电图上产生高大的 T 波,以后迅速出现 ST 段上斜型或弓背向上型抬高,与高耸直立 T 波相连。可见 QRS 振幅增高并轻度增宽,但尚未出现异常 Q 波,若治疗及时而适宜,有可能避免发展为心肌梗死或使已发生心肌梗死的范围趋于缩小。

(2) 急性期:是一个发展过程,ST 段呈弓背向上抬高,继而逐渐下降;心肌坏死导致面向坏死区导联的 R 波振幅降低或丢失,出现异常 Q 波或 QS 波;直立 T 波可演变为倒置,并逐渐加深。坏死 Q 波、损伤型 ST 段抬高和缺血性的 T 波倒置在此期可同时并存。此期开始于梗死后数小时或数日,持续到数周。

(3) 近期:出现于梗死后数周至数月,此期以坏死及缺血图形为主要特征。抬高的 ST 段基本恢复至基线,坏死型 Q 波持续存在,主要演变是缺血型倒置 T 波逐渐变浅,直至恢复正常或趋于恒定不变。

(4) 陈旧期:常出现在急性心肌梗死数月之后,ST 段 T 波恢复正常或 T 波持续倒置、低平,趋于恒定不变,残留下坏死性 Q 波持续存在,理论上将持续终生。但随着瘢痕组织的缩小和周围心肌的代偿性肥大,其范围在数年后有可能缩小,小范围梗死的图形改变有可能变得很不典型,异常 Q 波甚至可消失。

4. 心肌梗死的定位诊断 急性心肌梗死部位的判断根据心电图坏死型图形(异常 Q 波或 QS 波)出现在哪些导联而作出判断。

前间壁:V_1、V_2、V_3;

前壁:V_3、V_4、V_5;

侧壁:Ⅰ、aVL、V_5、V_6;;

下壁:Ⅱ、Ⅲ、aVF;

正后壁:V_7、V_8、V_9;

广泛前壁:V_1-V_5;

右心室:V_{3R}、V_{4R}

(四) 心律失常

1. 窦性心律及窦性心律失常

(1) 窦性心律的心电图特征:①有一系列规律出现的 P 波,且 P 波形态表明激动来自窦房结(即 P 波在 Ⅰ、Ⅱ、AVF、V_4~V_6 导联直立,aVR 导联倒置);②正常窦性心律的频率为 60~100 次 / 分。

(2) 窦性心动过速:①窦性心律的频率在成人超过 100 次 / 分;② PR 间期及 QT 间期都相应缩短;③有时可伴有继发性 ST 段轻度压低和 T 波振幅降低。

(3) 窦性心动过缓:窦性心律的频率低于 60 次 / 分。

(4) 窦性心律不齐:窦性心律的起源未变,但节律不整,在同一导联上 P-P 间期差异大于 0.12 秒。

(5) 窦性停搏诊断要点:①窦性心律中出现较长的间歇,其间无 P 波;②长 PP 间距不是基本心律 PP 间期的整数倍。

2. 期前收缩(房性、室性、房室交界性)

(1) 房性期前收缩:提前出现的异位 P′ 波,形态与窦性者不同;P′-R 间期常 >0.12 秒;大多为不完全性代偿间歇,即期前收缩前后两个窦性 P 波之间的间距小于正常 P-P 间距的 2 倍。部分 P′-R 间期可延长;如异位 P′ 后无 QRS-T 波,则为未下传的房性期前收缩;有时 P′ 下传心室引起 QRS 波群增宽变形,多呈右束支阻滞图形,称为房性期前收缩伴室内差异性传导。

(2) 交界性期前收缩:期前出现的 QRS-T 波,其前无窦性 P 波,QRS-T 形态与窦性下传者基本相同;出现逆行 P' 波(Ⅱ、Ⅲ、aVF 导联倒置,aVR 直立),可发生于 QRS 波群之前(P'-R 间期 <0.12 秒)或之后(R-P' 间期 <0.20 秒),或与 QRS 波群重叠;多为完全性代偿间歇,即期前收缩前后两个窦性 P 波间距等于正常 P-P 间距的 2 倍。

(3) 室性期前收缩:期前出现的 QRS-T 波前无 P 波或无相关的 P 波;期前出现的 QRS 形态宽大畸形,时限常 >0.12 秒,T 波方向多与 QRS 主波方向相反;多为完全性代偿间歇。

3. 异位性心动过速

(1) 阵发性室上性心动过速:该类心动过速有突发、突止的特点,频率一般在 160~250 次 / 分,节律快而规则;QRS 波群形态一般正常,伴有束支阻滞或室内差异性传导时,可呈宽 QRS 波。临床上最常见的室上速类型为预激旁路引发的房室折返性心动过速及房室结双径路引发的房室结折返性心动过速。

(2) 室性心动过速:频率多在 140~220 次 / 分,节律可稍不齐;QRS 波群宽大畸形,时限常 >0.12 秒;如能发现 P 波,P 波与 QRS 波群无固定关系(房室分离);偶尔心房激动夺获心室或发生心室融合波。

(3) 扭转型室性心动过速:该类心动过速是一种严重的室性心律失常。发作时可见一系列增宽变形的 QRS 波群,以每 3~10 个心搏围绕基线不断扭转其主波的正负方向,每次发作持续数秒至数十秒而自行终止,但极易复发或转为心室颤动。

4. 扑动与颤动

(1) 心房扑动与颤动:心房扑动时,正常 P 波消失,代之连续的大锯齿状扑动波(F 波),在 Ⅱ、Ⅲ、aVF 导联比较清晰。F 波间无等电位线,波幅大小一致,间隔规则,频率多在 240~350 次 / 分,大多不能全部下传,而以固定房室比例(2:1 或 4:1)下传,故心室律规则,QRS 波群多不增宽。心房颤动时,正常 P 波消失,代之大小不等、形状各异的颤动波(f 波),通常以 V_1 导联最明显;f 波频率为 350~600 次 / 分;心室律绝对不规则,QRS 波群一般不增宽,伴室内差异性传导时除外。

(2) 心室扑动与颤动:心室扑动时,无正常 QRS-T 波,代之连续快速而相对规则的大振幅波动,频率达 200~250 次 / 分。心室颤动时,QRS-T 波完全消失,出现大小不等、极不均齐的低小波,频率 200~500 次 / 分。心室扑动和心室颤动均是极严重的致死性心律失常。

5. 传导异常

(1) 窦房阻滞:常规心电图不能直接描记出窦房结电位,故一度窦房阻滞不能观察到。三度窦房阻滞难与窦性停搏鉴别。只有二度窦房阻滞出现心房和心室漏搏(P-QRS-T 均脱漏)时才能诊断。心电图在长的 PP 间期之前,出现 PP 间期逐渐缩短,直至漏搏后 PP 间距又突然延长呈文氏现象为二度Ⅰ型窦房阻滞特点;在长的 PP 间期之前,无 PP 间期逐渐缩短的趋向,长的 PP 间期为短 PP 间期的整数倍为二度Ⅱ型窦房阻滞特点。

(2) 房室阻滞

1) 一度房室阻滞:心电图表现为 PR 间期延长。在成人,若 PR 间期 >0.20 秒(老年人 PR>0.22 秒),或两次检查结果对比心率没有明显改变而 PR 间期延长超过 0.04 秒。

2) 二度房室阻滞:二度Ⅰ型房室阻滞(又称 MorbizⅠ型):心电图表现为 P 波规律出现,PR 间期逐渐延长,直到 P 波后脱漏一个 QRS 波群,漏搏后传导阻滞得到一定恢复,PR 间期趋于缩短,之后又复逐渐延长,如此周而复始。二度Ⅱ型房室传导阻滞(又称 MorbizⅡ型):PR 间期恒定(正常或延长),部分 P 波后无 QRS 波群。

3) 三度房室阻滞:又称完全性房室阻滞,P 波与 QRS 波群毫无关系,房率快于室率。在阻滞部位以下的潜在起搏点就会发放激动,出现交界性逸搏心律(QRS 形态正常,频率一般为 40~60 次 / 分)或室性逸搏心律(QRS 形态宽大畸形,频率一般为 20~40 次 / 分)。

(3) 室内阻滞

1) 右束支阻滞:完全性右束支阻滞时,QRS 波群时限 ≥0.12s;V_1 或 V_2 导联 QRS 呈 rsR' 或 M 形,Ⅰ、V_5、V_6 导联 S 波增宽而有切迹,其时限 ≥0.04 秒;aVR 导联呈 QR 型,其 R 波宽而有切迹;V_1 导联 R 峰时间 >0.05 秒;V_1、V_2 导联 ST 段轻度压低,T 波倒置,Ⅰ、V_5、V_6 导联 T 波方向一般与终末 S 波方向相反,仍为直立。不完全性右束支传导阻滞时,QRS 形态与完全性右束支阻滞相似,仅其时限 <0.12 秒。

2) 左束支阻滞:完全性左束支阻滞时,QRS 波群时限≥0.12 秒;V_1 或 V_2 导联呈 rS 或宽而深的 QS 波,Ⅰ、aVL、V_5、V_6 导联 R 波增宽而有切迹,Ⅰ、V_5、V_6 导联 q 波消失;V_5、V_6 导联 R 峰时间 >0.06 秒;ST-T 与主波方向相反。不完全性左束支阻滞时,QRS 形态与完全性左束支阻滞相似,仅其时限 <0.12 秒。

3) 左前分支阻滞:心电轴左偏 −45°~−90°;Ⅱ、Ⅲ、avF 导联 QRS 波呈 rS 型;Ⅰ、aVL 导联呈 qR 型,aVL 导联 R 峰时间≥45 毫秒;QRS 波群时限轻度延长,但 <0.12 秒。

4) 左后分支阻滞:心电轴右偏 +90°~+180°;Ⅰ、aVL 导联 QRS 波呈 rS 型,Ⅲ、avF 导联呈 qR 型;QRS 波群时限轻度延长 <0.12 秒。临床上诊断左后分支阻滞时应首先排除引起电轴右偏的其他原因。

6. 预激综合征(W-P-W 综合征)

W-P-W 综合征诊断要点:PR 间期短,<0.12 秒;QRS 波群增宽≥0.12 秒;QRS 波群起始部有挫折、模糊,称为预激波;常伴有继发性 ST-T 改变;P-J 间期正常。

L-G-L 综合征诊断要点　心电图表现为 PR 间期 <0.12 秒,但 QRS 波群起始部无预激波。

此外,部分患者房室旁路没有前向传导功能,仅有逆向传导功能,心电图 PR 间期正常,QRS 起始部无预激波,但是可反复发作房室折返性心动过速,此类旁路称为隐匿性旁路。

第二节　肺功能检查

肺功能检查的内容包括肺容积、通气、换气、血流和呼吸动力等项目,通过肺功能检查可对受检者呼吸生理功能的基本状况做出质和量的评价,明确肺功能障碍的类型和程度。肺功能检查对研究疾病的发病机制、病理生理、明确诊断、指导治疗、判断疗效和疾病的康复、劳动力鉴定以及评估胸、腹部大手术的耐受性等有重要意义。

一、通气功能检查

(一) 肺容积

肺通气功能检查是呼吸功能检查中最基本的检查内容。包括肺泡的含气量、气流在气道中的流速及其影响。肺泡内含气量受肺和胸部扩张或回缩程度影响发生相应改变,构成四种基础肺容积和四种基础肺容量。肺容积:是指安静状态下,测定一次呼吸所出现的容积变化,不受时间限制,具有静态解剖学意义。四种基础肺容积由潮气容积、补吸气容积、补呼气容积和残气容积组成。肺容量:是由两个或两个以上的基础肺容积所组成。四种基础肺容量包括深吸气量、肺活量、功能残气量和肺总量。残气量、肺总量需先测出功能残气量后通过计算求得,而其他各项均可直接测定。肺容量与年龄、性别和体表面积有关。肺容量大小对气体交换有一定的影响。

1. **潮气容积(tidal volume,VT)**　是指平静呼吸时,一次吸入或呼出的气量。正常成人参考值约 500ml。

2. **补呼气容积(expiratory reserve volume,ERV)**　为平静呼气末再尽最大力量呼气所能呼出的气量。正常成人参考值:男性 1609±492ml、女性 1126±338ml。

3. **补吸气容积(inspiratory reserve volume,IRV)**　为平静吸气末再尽最大力量吸气所吸入的气量。正常成人参考值:男性约 2160ml、女性约 1400ml。

4. **深吸气量(inspiratory capacity,IC)**　为平静呼气末尽最大力量吸气所能吸入的最大气量,即潮气容积加补吸气容积(VT+IRV)。正常成人参考值:男性 2617±548ml、女性 1970±381ml。

5. **肺活量(vital capacity,VC)**　指尽力吸气后缓慢而又完全呼出的最大气量,即深吸气量加补呼气容积

（IC+ERV）。

（1）正常成人参考值：男性 4217±690ml、女性 3105±452ml；实测值占预计值的百分比 <80% 为减低,其中 60%~79% 为轻度降低,40%~59% 为中度降低,<40% 为重度降低。

（2）临床意义：肺活量是肺功能检测中简单易行而又最有价值的参数之一。临床上 VC 减低提示有限制性通气功能障碍,亦提示有严重的阻塞性通气功能障碍。

6. 功能残气量（functional residual capacity，FRC） 是指平静呼气末肺内所含气量,即补呼气量加残气量（RV）。

（1）正常成人参考值：男性 3112±611ml、女性 2348±479ml。

（2）临床意义：FRC 反映胸廓弹性回缩和肺弹性回缩力之间的关系,FRC 约相当于肺总量的 40%。肺弹性回缩力下降可使 FRC 增高,如阻塞性肺气肿、气道部分阻塞。FRC 下降常见于肺间质纤维化、急性呼吸窘迫综合征（ARDS）等。当胸廓畸形致肺泡扩张受限,或肥胖伴腹压增高使胸廓弹性回缩力下降时,FRC 亦可降低。

7. 残气量（residual capacity，RV） 指最大呼气末肺内所含气量。正常成人参考值：男性 1615±397ml、女性 1245±336ml。其临床意义同 FRC。

8. 肺总量（total lung capacity，TLC） 指最大程度吸气后肺内所含全部气量,即肺活量加残气量。正常成人参考值：男性约 5020ml、女性约 3460ml。肺总量减少常见于广泛肺部疾病。

（二）通气功能

通气功能指在单位时间内随呼吸运动出入肺的气量和流速,又称动态肺容积。

1. 每分钟静息通气量（minute ventilation，VE） 是静息状态下每分钟呼出气的量,等于潮气容积（VT）×呼吸频率（RR/分钟）。

正常成人参考值：男性 6663±200ml；女性 4217±160ml。

2. 最大自主通气量（maximal voluntary ventilation，MVV） 指在 1 分钟内以最大的呼吸幅度和最快的呼吸频率进行呼吸所得的通气量。

（1）正常成人参考值：男性约 104±2.71L、女性约 82.5±2.17L,常以实测值占预计值的百分比进行判定,低于预计值的 80% 为异常。

（2）临床意义

1）MVV 降低：阻塞性或限制性通气障碍均可使 MVV 降低。常见于阻塞性肺气肿、呼吸肌功能障碍、胸廓、胸膜病变、弥散性肺间质疾病和大面积的肺实变等。

2）通气储备功能的评价：常用作胸部手术术前判断肺功能状况、预计肺合并症发生风险的预测指标以及职业病劳动能力鉴定的指标。常以通气储备百分比表示,计算公式为：

$$通气储量 = \frac{每分钟最大通气量 - 每分钟静息通气量}{每分钟最大通气量} \times 100\%$$

正常值应 >95%,<86% 提示通气功能储备不足,60%~70% 为气急阈。

3. 用力肺活量（forced vital capacity，FVC） 指深吸气至 TLC 位后以最大用力、最快速度所能呼出的全部气量。第一秒钟用力呼气容积（forced expiratory volume in one second，$FEV_{1.0}$）指最大吸气到 TLC 位后开始呼气,第一秒钟内的呼出气量。常以 $FEV_{1.0}$ 和 $FEV_{1.0}/FVC\%$（简称一秒率）为指标。

（1）正常成人的参考值：男性为 3179±117ml、女性为 2314±48ml；$FEV_{1.0}/FVC\%$ 均应 >80%。

（2）临床意义：阻塞性通气障碍病人,如慢性阻塞性肺病和支气管哮喘急性发作期病人,由于气道阻塞,呼气延长,故 $FEV_{1.0}$ 和 $FEV_{1.0}/FVC\%$ 均减低；限制性通气障碍病人,如弥漫性肺间质纤维化、胸廓畸形等可正常,甚至可达 100%。

4. 最大呼气中段流量（maximal midexpiratory flow，MMEF、MMF） 是根据用力肺活量曲线计算得到的用力呼出 25%~75% 的平均流量。

(1) 计算方法：将用力肺活量曲线起、止两点间平均分为四等份，取其中间 50% 的肺容量与其所用的呼气时间（最大呼气中段时间、midexpiratory time，MET）两者之比值。正常男性约为 3452±1160ml/s、女性约为 2836±946ml/s。

(2) 临床意义：可作为评价早期小气道阻塞的指标。

5. **肺泡通气量**（alveolar ventilation，VA） 是指安静状态下每分钟进入呼吸性细支气管及肺泡参与气体交换的有效通气量。正常成人潮气容积为 500ml，其中 150ml 为无效腔气。无效腔气不参与气体交换，仅在呼吸性细支气管以上气道中起传导作用，亦称为解剖无效腔。但进入肺泡中气体，若无相应肺泡毛细血管血流与之进行气体交换．也同样会产生无效腔效应，称肺泡无效腔。解剖无效腔加肺泡无效腔称生理无效腔（dead space ventilation，VD）。正常情况下因通气血流比值正常，肺泡无效腔量极小，可忽略不计。

二、换气功能检查

外呼吸进入肺泡的氧通过肺泡毛细血管进入血循环，血液中的二氧化碳通过弥散排到肺泡，这个过程称为"换气"，也称为"内呼吸"。肺有效的气体交换与通气量、血流量、吸入气体的分布和通气／血流比值以及气体的弥散有密切关系。

（一）通气／血流比值（ventilation/perfusion ratio，V/Q）

有效的肺泡气体交换不仅要求有足够肺泡通气量和血流量，且要求通气与血流灌注在数量上比例恰当。在静息状态下，健康成人每分钟肺泡通气量约 4L，肺血流量约 5L，通气／血流比值为 0.8。但是肺内不同肺间区的 V/Q 存在很大的差异，其原因是正常的通气／血流比值主要受重力、体位和肺容积影响，其中重力和体位的影响最大。但生理上可通过精妙的调节，使整个肺的 V/Q 取得适宜比值，以保证最有效的气体交换。一般通过计算一些生理指标来间接判定 V/Q 比例。而 V/Q 比例失调是肺部疾病产生缺氧的重要原因。常见于肺实质、肺血管疾病等。

（二）肺泡弥散功能

临床上常用单次呼吸法。正常值：男性（18.23~38.41）ml/（mmHg·min）、女性（20.85~23.9）ml/（mmHg·min）。弥散量如小于预计值的 80%，提示弥散功能障碍。弥散量降低常见于肺间质纤维化、石棉肺、肺气肿、肺结核、气胸、肺部感染、肺水肿、先天性心脏病、贫血等。弥散性增高可见于红细胞增多症、肺出血等、

第三节　内镜检查

内镜检查已成为许多腔内疾病的诊断和治疗的重要工具，可对胃肠、胆管、胰管、支气管等部位进行检查治疗，而且可延伸到泌尿系统、生殖系统、胸腹腔病变进行诊断治疗，形成一个崭新的诊治领域——内镜学。

以下简单介绍几种常用的内镜检查。

一、上消化道内镜检查

上消化道内镜检查包括食管、胃、十二指肠的检查，是应用最早，进展最快的内镜检查。

（一）适应证

1. 吞咽困难，胸骨后疼痛、烧灼，上腹部疼痛不适、饱胀、食欲下降等上消化道症状，原因不明者。

2. 上消化道出血需查明原因。急性上消化道出血,早期检查不仅可获得病因诊断,尚可同时进行内镜下止血治疗。

3. X线钡餐检查不能确诊或不能解释的上消化道病变。特别是黏膜病变和疑有肿瘤者。

4. 需要随访观察的病变,如溃疡病、萎缩性胃炎、胃手术后、反流性食管炎、Barrett食管等。

5. 药物治疗前后对比观察或术后随访。

6. 需做内镜治疗的患者,如异物取出、上消化道出血的止血及食管静脉曲张的硬化剂注射与套扎、食管狭窄的扩张与内支架放置治疗、上消化道息肉切除、黏膜切除等。

(二) 禁忌证

1. 严重心肺疾病,如严重心律失常、心力衰竭、心肌梗死急性期、严重呼吸衰竭及支气管哮喘急性发作期等;轻症心肺功能不全不属于禁忌证。必要时酌情在监护条件下进行。

2. 休克、昏迷等危重状态。

3. 神志不清,精神失常,检查不能合作者。

4. 食管、胃、十二指肠穿孔急性期。

5. 严重咽喉部疾患、腐蚀性食管炎和胃炎、巨大食管憩室、主动脉瘤及严重颈胸部畸形等。

6. 急性病毒性肝炎或胃肠道传染病一般暂缓检查;慢性乙、丙型肝炎或病原携带者、艾滋病患者应备有特殊的消毒措施。

(三) 并发症

1. 一般并发症　可发生喉头痉挛、下颌关节脱臼、咽喉部损伤、腮腺肿大、食管贲门黏膜撕裂等。

2. 严重并发症

(1) 心搏骤停,心肌梗死、心绞痛等,常由于插镜刺激迷走神经及低氧血症所致,一旦发现应立即停止检查,积极抢救。

(2) 食管、胃肠穿孔:如发生食管穿孔会即刻出现胸背上部剧烈疼痛,纵隔颈部皮下气肿,X线摄片可确诊,应急诊手术治疗。

(3) 感染:可发生吸入性肺炎。

(4) 低氧血症:一旦出现应停止检查,并给予吸氧。

二、下消化道内镜检查

下消化道内镜检查包括乙状结肠镜、结肠镜、小肠镜检查,以结肠镜应用较多,可达回盲部甚至末端回肠。

(一) 结肠镜适应证

1. 不明原因的便血、大便习惯改变、腹痛、腹部包块、消瘦、贫血等征象,怀疑有结肠、直肠、末端回肠病变者。

2. 钡灌肠或乙状结肠镜检查有狭窄、溃疡、息肉、癌肿、憩室等病变,需进一步确诊者。

3. 转移性腺癌、CEA、CA199升高,需寻找原发病灶者。

4. 炎症性肠病的诊断与随访观察。

5. 结肠癌术前诊断、术后随访及息肉摘除术后随访。

6. 操作止血、结肠息肉切除、整复肠套叠和肠扭转、扩张肠狭窄及放置支架解除肠梗阻等治疗。

(二) 禁忌证

1. 肛门、直肠严重狭窄。

2. 急性重度结肠炎,如急性细菌性痢疾、急性重度溃疡性结肠炎及憩室炎等。

3. 急性弥漫性腹膜炎、腹腔脏器穿孔、多次腹腔手术、腹腔内广泛粘连及大量腹水者。

4. 妊娠妇女。

5. 严重心肺功能衰竭、精神失常及昏迷患者。

（三）并发症

1. 肠穿孔　可发生剧烈腹痛、腹胀,有急性弥漫性腹膜炎体征,X线腹部透视见膈下游离气体,一经确诊应立即手术治疗。

2. 肠出血。

3. 心脑血管意外。

三、纤维支气管镜检查

（一）适应证

1. 不明原因咯血,需明确出血部位和咯血原因者,或原因和病变部位明确,但内科治疗无效或反复大咯血而又不能急诊外科手术,需予局部止血治疗者。

2. X线胸片示肿块阴影、肺不张、阻塞性肺炎,疑为肺癌者。

3. X线胸片阴性,但痰细胞学阳性的"隐性肺癌"者。

4. 性质不明的弥漫性肺病变,肺内孤立结节或肿块,需钳取或针吸肺组织作病理切片或细胞学检查者。

5. 原因不明的肺不张或胸腔积液。

6. 原因不明的喉返神经麻痹、膈神经麻痹。

7. 不明原因的干咳或局限性喘鸣者。

8. 吸收缓慢或反复发作性肺炎。

9. 需用双套管吸取或刷取肺深部细支气管的分泌物做病原学培养,以避免口腔污染。

10. 用于治疗,如取支气管异物、肺化脓症吸痰及局部用药、手术后痰液潴留吸痰、肺癌局部瘤体的放疗和化疗等。

（二）禁忌证

1. 对麻醉药过敏以及不能配合检查者。

2. 有严重心肺功能不全、严重心律失常、频发心绞痛者。

3. 全身状况极度衰竭不能耐受检查者。

4. 凝血功能严重障碍以致无法控制的出血倾向者。

5. 主动脉瘤有破裂危险者。

6. 新近有上呼吸道感染或高热、哮喘发作、大咯血者需待症状控制后再考虑作支气管镜检查。

（三）并发症

1. 喉痉挛　多为麻醉药所致严重并发症,支气管哮喘或慢性阻塞性肺病患者插镜时亦可出现。除了喉痉挛以外,还可出现抽搐、呼吸抑制,甚至心脏骤停。

2. 低氧血症　插镜时部分病人 PaO_2 下降,其下降幅度在 10mmHg 左右。

3. 术中、术后出血　凡施行了组织活检者均有不同程度出血,亦有因细胞刷检后局部黏膜刷破出血或因插管中剧烈咳嗽而诱发出血。

4. 气胸　主要因活检引起。

5. 术后发热　发生率为 6% 左右。多为继发肺部感染、菌血症。

（张钰聪）

复习思考题

1. 心肌梗死的典型心电图特征是什么？ 考值。

2. 简述肺功能检查的内容和正常参 3. 简述内镜检查的适应证。

参考文献

万学红,卢雪峰主编.诊断学.第8版. 北京:人民卫生出版社,2013.

第十章　影像检查

10

掌握　　常见疾病的影像学检查方法选择。

熟悉　　不同影像学检查技术的特点。

了解　　影像检查发展史。

第一节　概述

1895 年德国物理学家 Rontgen 发现了 X 线,不久即被用于人体疾病检查。随着科学技术的不断发展,20 世纪 50 年代相继出现了超声成像、核素闪烁显像,70 年代后,数字化技术的发展改变了传统的成像模式,出现了 X 线计算机体层成像(x-ray computed tomography, CT)、磁共振成像(magnetic resonance imaging, MRI)和发射体层显像(emission computed tomography, ECT),包括单光子发射体层显像(single-photon emission computed tomography, SPECT)与正电子发射体层显像(positron emission tomography, PET)等新的成像技术,拓宽了放射诊断学领域。

医学影像是一门重要的临床医学学科,它涵盖了 X 线诊断、超声诊断、核素显像诊断、CT 和 MRI 诊断等。随着科技进步,影像诊断设备和检查技术不断创新,影像诊断不仅依靠形态变化进行诊断,还可根据功能代谢变化进行诊断,即功能成像诊断,提高了诊断水平。

数字成像是成像技术发展的里程碑。数字成像改变了图像的显示方式、图像的保存、传输与利用方式,加快了传输速度,使远程放射学成为现实,方便了会诊。图像数字化、网络和图像存档与传输系统的应用,使得数字化或无胶片影像科成为现实。

20 世纪 70 年代介入放射学的兴起,使某些用药物或手术治疗难以奏效的疾病得到了治疗,介入治疗可应用于人体各个器官的疾病。近几年,介入治疗已成为与内科治疗、外科治疗同等重要的治疗体系。

第二节　成像技术与应用

一、X 线成像技术与应用

(一) X 线成像原理

X 线是波长极短、肉眼看不见的电磁波。具有穿透性、荧光效应、感光效应和电离效应。X 线在穿透人体不同组织结构过程中,被吸收的程度不同,到达胶片上的 X 线量有差异,即产生对比,在 X 线片上就形成黑白、不同灰度的影像。这种灰度成像通过密度变化反映人体组织结构的解剖和病理状态。在日常工作中,常用低密度、中等密度和高密度来描述图像上的组织结构,它们分别为黑影、灰影和白影,组织结构发生病变时,原成像密度发生改变,称为密度减低或密度增高。

(二) X 线成像类型与适应证

1. **普通 X 线检查**　包括荧光透视和 X 线摄影。荧光透视目前主要用于胃肠道钡剂造影。X 线摄影主要用于骨骼系统和胸部检查。

2. **造影检查**　是将对比剂引入器官内或其周围间隙,产生人工对比,借以成像。常用的对比剂有钡剂和碘剂。

钡剂为医用硫酸钡,主要用于食管及胃肠道造影,较安全。应用方法包括口服,如食管及胃肠钡餐检查;灌注,如钡剂灌肠、逆行尿路造影和子宫输卵管造影等。

常用的碘剂均为水溶性有机碘,分为离子型和非离子型两种。离子型对比剂(如泛影葡胺),具有高渗性,毒副反应较多。非离子型对比剂(如碘海醇),具有低渗性、低黏度、低毒性等优点。碘剂过敏反应常见,应用时注意禁忌症,注意应用前做过敏试验,做好抢救准备。应用方法包括:

(1) 直接引入:即经穿刺注入或经导管直接注入器官或组织内,如心血管造影和脑血管造影。

(2) 间接引入:即经静脉注入后,对比剂经肾排入泌尿道内,而行尿路造影。

二、CT 成像技术与应用

（一）CT 成像原理

CT（computed tomography）是用 X 线束围绕人体具有一定厚度的检查部位旋转，进行层面扫描，由探测器接收透过该层面的 X 线，在转变为可见光后，由光电转换器转变为电信号，再经模拟 / 数字转换器转为数字，输入计算机处理。假定将选定层面分成一定数目、体积相同的立方体，即基本单元，称之为体素。扫描时，X 线从多个方向透过体素而得大量数据，经计算获得每一体素的 X 线衰减系数。此系数反映各体素的物质密度，再排列成矩阵，即构成该层面组织衰减系数的数字矩阵。数字矩阵的每个数字经数字 / 模拟转换器，依其数值转为黑白不同灰度的方形单元，称之为像素，并按原有矩阵顺序排列，即构成 CT 图像。所以 CT 图像是由一定数目像素组成的灰阶图像。CT 是数字化成像，显示断层解剖图像。

（二）CT 成像类型与适应证

1. **CT 检查类型**　普通 CT 平扫、对比增强扫描、CT 血管造影和 CT 灌注成像。

2. **CT 检查适应证**　由于 CT 的无创性、简便、敏感，能确切显示病变的部位、大小，已被广泛应用于神经系统疾病和实质脏器病变的诊断。

三、核磁共振技术与应用

（一）磁共振成像原理

磁共振成像原理（magnetic resonance imaging，MRI）是利用人体中的氢原子核（质子）在磁场中受到射频脉冲的激励而发生磁共振现象，产生磁共振信号，人体器官、组织的磁共振信号强度不同，正常组织与病变组织的磁共振信号强度也不同的原理，将人体置于强外磁场中，施加特定频率的射频脉冲，产生磁共振信号，这种信号强度上的差别经过信号采集和计算机处理而获得重建断层图像。磁共振信号有 T_1、T_2 和质子密度等参数，以这些参数构成的图像为 T_1 加权像、T_2 加权像和质子密度加权像。

（二）磁共振成像类型与适应证

1. **磁共振成像类型**　普通核磁共振成像、磁共振强化成像、功能性磁共振（fMRI）、磁共振血管成像（MRA）、磁共振波谱分析（MRS）和磁共振弥散加权像（DWI）等。

2. **磁共振成像适应证**　MRI 能够提供 X 线和 CT 不能提供的信息，是诊断颅内和脊髓病变最重要的检查手段。

MRI 对钙化不敏感，对骨骼系统及胃肠道检查有一定限度，对呼吸系统疾病的检查不及 CT。对于有幽闭恐惧症、体内金属植入物的病人不能进行 MRI 检查。

四、超声成像技术与应用

（一）超声成像原理

超声（ultra sound）是波长短、频率高的机械波，具有指向性、反射、折射、散射、衰减吸收和多普勒效应等物理特性。超声波经过人体不同器官、组织的多层界面，在每层界面由于它们的声阻抗不同而发生不同程度的反射和（或）散射。这些反射和散射形成的回声含有超声在传播途中所经过不同组织的声学信息，经过接收放大和信息处理在影屏上以图像或波形显示，形成声像图。人体不同组织的衰减程度不同，明显衰减时，其后方回声消失出现声影。超声的黑白声像图反映了人体组织回声的强弱，荧光屏上最亮到最暗的影像变化为灰度。

（二）超声成像类型与适应证

1. **二维超声** 即 B 型超声,能显示扫查部位的断层图像,显示脏器和病变的形状、轮廓、大小及某结构的声学性质(无回声、低回声、高回声和强回声)。适用于腹部脏器(肝脏、胆囊、胰腺、脾脏、肾脏)、心血管系统(血管壁、心脏瓣膜)检查。

2. **彩色多普勒超声** 能显示心血管内某一段面的血流信号,可检测有关血流动力学指标,反映器官组织的血流灌注。

3. **频谱型多普勒超声** 包括脉冲波多普勒超声和连续波多普勒超声,能对心血管内声束一条线上的血流方向、速度及性质进行分析。

4. **组织多普勒成像** 用于定量观察分析心肌局部运动情况。

5. **腔内超声** 包括经食管超声心动图、经胃十二指肠超声、经直肠超声和经阴道超声,用于检查相应和毗邻器官的疾病。

6. **三维超声** 能实时三维显示脏器活动情况,如心脏瓣膜开放情况。

近几年超声设备不断改进,超声检查广泛应用于内、外、妇、儿和眼科疾病的诊断。但超声检查有其局限性,如对骨骼、肺和肠管的检查受到限制;显示范围小、伪影较多。

五、ECT 成像技术与应用

（一）ECT 成像原理

ECT(Emission Computed Tomography),发射单光子计算机断层扫描。成像原理是:把放射性药物引入人体,经代谢后在病变部位和正常组织之间形成放射性浓度差异,将探测到的这些差异,通过计算机处理再成像。ECT 成像是一种具有较高特异性的功能显像和分子显像,除显示结构外,尚可显示脏器的功能信息。

（二）ECT 成像类型与适应证

1. **ECT 成像分类**

(1) SPECT(单光子发射计算机断层扫描)。

(2) PET(正电子发射型计算机断层扫描)。

2. **适应证**

(1) 脏器功能检查,如脑血流灌注检测、心肌灌注显像等。

(2) 肿瘤早期检测。

六、PET-CT 成像技术与应用

（一）PET-CT 成像原理

PET-CT(positron emission tomography/computed tomography)称电子发射断层显像/X 线计算机体层成像,是一种将功能代谢显像(PET)和解剖结构显像(CT)结合在一起的显像技术。它是将微量的正电了核素示踪剂注射到人体内,然后采用特殊的体外探测仪(PET)探测这些正电子核素在人体各脏器的分布情况,通过计算机断层显像方法显示人体主要器官的生理、病理、生化和代谢情况,同时应用 CT 技术为这些核素的分布情况进行精确定位。

（二）PET-CT 成像类型与适应证

1. 用于肿瘤的早期诊断和治疗后残留肿块的鉴别。

2. 用于冠心病诊断 能准确、无创伤诊断有症状或无症状冠心病,鉴别心肌是否存活,为手术提供客观依据。

3. 脑部疾病的诊断

(1) 用于各种脑部疾病的定位、定性诊断。

(2) 脑瘤的分类、分型和预后评估。

(3) 脑退行性疾病(帕金森病、痴呆)检查。

(4) 肿瘤的复发与坏死的鉴别。

4. 癫痫病灶的定位,为手术提供依据。

(王惠娟)

复习思考题

1. 急性骨外伤患者,首选的影像学检查是什么?

2. 脑出血患者,首选的影像学检查是

3. 脊髓病变患者,首选的影像学检查是什么?

参考文献

1. 吴恩惠,冯敢生 . 医学影像学 . 北京:人民卫生出版社,2008.

2. 陆再英,钟南山 . 内科学 . 北京:人民

卫生出版社,2011.

3. 郭玉璞 . 神经病学 - 临床神经病理学 . 北京:人民军医出版社,2008.

第十一章　病历书写

11

掌握	病历书写的基本规则和要求。
熟悉	病历书写的基本种类、格式与内容。
了解	电子病历的优点、不足及发展趋势。

第一节 病历书写的重要性、基本规则和要求

一、病历书写的重要性

病历是指医务人员在诊疗工作中形成的文字、符号、图表、影像、病理等资料的总和,包括门(急)诊病历和住院病历。病历书写是指医务人员通过问诊、查体、辅助检查、诊断、治疗、护理等医疗活动获得有关资料,并进行分析、归纳、整理形成医疗活动记录的行为。

病历是临床医疗工作过程的全面记录,它反映了疾病发生、发展、转归和诊疗情况的全过程,是临床医师借以确定诊断、抉择治疗和制订预防措施的科学依据。病历既是医院管理、医疗质量和业务水平的反映,也是临床教学、科研和信息管理的基本资料。因此,病历书写中特别重视作为医学文件的科学性,如病历内容的真实、准确、完整和连续性等;病历也是具有法律效力的医疗文件,是涉及医疗保险、医疗纠纷和法律诉讼的重要依据,病历书写中应特别注意相关的法律问题,如落实书写者的责任、反映患者的知情权和选择权。

近年来,我国卫生健康委员会已对病历书写做出严格规范与要求,严禁涂改、伪造、隐匿、销毁或抢夺病历资料。患者也有权复印或复制门诊病历、住院病历、体温单、医嘱单、检验报告、医学影像资料、特殊检查同意书、手术同意书、手术及麻醉记录单、病理资料、护理记录等。因此,书写完整而规范的病历是每个医师必须掌握的一项临床基本功。

二、病历书写的基本规则和要求

(一)内容真实,书写及时

病历必须客观、真实地反映病情和诊疗经过,不能臆想和虚构。内容的真实来源于仔细的问诊,全面而细致的体格检查,辩证而客观的分析以及正确、科学的判断。

1. 病历书写内容应客观、真实、准确、及时、完整、规范。

2. 书写病历应注意要按各种文件完成时间的要求及时记录。门诊病历即时书写,急诊病历在接诊同时或处置完成后及时书写。住院病历,入院记录(包括再次或多次入院记录)应于患者入院后 24 小时内完成。

3. 各项记录一律使用阿拉伯数字书写日期和时间,采用 24 小时制记录方式,应注明年、月、日,急诊、抢救等记录应注明至时、分。

(二)格式规范,项目完整

病历具有特定的格式。临床医师必须按规定格式进行书写。住院病历格式分为传统病历和表格病历两种,两者记录的格式和项目基本上是一致的。

1. 各种表格栏内必须按项认真填写,无内容者需画"/"或"—"。每张记录用纸均须完整填写楣栏(患者姓名,住院号、科别、床号)及页码。

2. 度量衡单位一律采用中华人民共和国法定计量单位。

3. 各种检查报告单应分门别类按日期顺序整理好归入病历。

(三)表述准确,用词恰当

病历书写应当使用中文和规范使用医学术语,表述准确,语句通顺、标点正确。

1. 规范使用汉字,简化字、异体字按《新华字典》为准,不得自行杜撰。双位以上的数字一律用阿拉伯数字书写,一位数字一律用汉字。

2. 病历书写应当使用中文和医学术语。通用的外文缩写和无正式中文译名的症状、体征、疾病名称、药物名称可以使用外文。

3. 疾病诊断、手术、各种治疗操作的名称书写和编码应符合《国际疾病分类》(ICD-10、ICD-9-CM-3)的

规范要求,该分类现已更新至第 12 版,应注意跟踪。

(四) 字迹工整,签名清晰

病历书写应便于他人阅读。凡做记录都必须注明日期和时间,并由相应医务人员签署全名,以示负责。

1. 病历应当使用蓝黑墨水或碳素墨水书写,需复写的资料可用蓝或黑色油水的圆珠笔书写。计算机打印的病历应当符合病历保存的要求。

2. 各项记录书写结束时应在右下角签全名,字迹应清楚易辨。

3. 某些医疗活动需要的"知情同意书"应有患者或是法定代理人签名。

(五) 审阅严格,修改规范

上级医务人员有审查修改下级医务人员所写病历的责任。

1. 实习医务人员、试用期医务人员(毕业后第一年)书写的病历,应当经过所在医疗机构合法执业的医务人员审阅、修改并签名,审查修改应保持原记录清楚可辨,并注明修改时间。修改病历应在 72 小时内完成。上级医师审核签名应在署名医师的左侧,并以斜线相隔。

2. 进修医务人员应当由接收进修的医疗机构根据其胜任本专业工作的实际情况认定后书写病历。

3. 在书写过程中,出现错字时,应当用双横线画在错字上,保留原记录清楚、可辨,并注明修改时间,修改人签名,不得采用刀刮、粘、涂等方法抹去原来的字迹。

(六) 法律意识,尊重权利

在病历书写中应注意体现患者的知情权和选择权。贯彻"以人为本"人文理念的同时,也收集相关的证据,保护医患双方的合法权利。

1. 对按照有关规定须取得患者书面同意方可进行的医疗活动(如特殊检查、特殊治疗、手术、实验性临床医疗等),应当由患者本人签署知情同意书。患者不具备完全民事行为能力时,应当由其法定代理人签字;患者因病无法签字时,应当由其近亲属签字,没有近亲属的,由其授权关系人签字;为抢救患者,在法定代理人或近亲属、关系人无法及时签字的情况下,可由医疗机构负责人或者授权的负责人签字。

2. 因实施保护性医疗措施不宜向患者说明情况的,应当将有关情况通知患者近亲属,由患者近亲属签署同意书,并及时记录。患者无近亲属的或者患者近亲属无法签署同意书的,由患者的法定代理人或者关系人签署同意书。

3. 医疗美容应由患者本人或监护人签字同意。

第二节 病历书写的种类、格式与内容

一、住院期间病历

患者住院期间应书写住院病历。广义的住院病历包括完整病历(即狭义的住院病历或表格式住院病历)和入院记录、病程记录、会诊记录、转科记录、出院记录、死亡记录、手术记录等。因相同的疾病再次住院可书写再入院病历。

住院病历是最完整的病历模式。住院病历格式与内容包括:一般项目、病史、体格检查、专科情况、实验室及器械检查、摘要、初步诊断、入院诊断、修正诊断、医师签名或盖章等。表格式住院病历,主要是对主诉和现病史以外的内容进行表格化书写。表格式病历设计需报省卫生行政部门备案,经省辖市卫生行政部门审批后使用。

同意书是住院期间常用医疗文件,根据《中华人民共和国执业医师法》《医疗机构管理条例》《医疗事故处理条例》等,凡在临床诊治过程中,需行手术治疗、特殊检查、特殊治疗、实验性临床医疗和医疗美容的患者,应对其履行告知义务,并详尽填写同意书。

住院期间其他常用的医疗文件还有:上级医师查房记录、交(接)班记录、会诊申请和会诊记录、转入(出)记录、病例讨论记录、出院记录、死亡记录、手术前小结、手术记录等。

二、门诊病历

门诊病历要求简明扼要,重点突出。封面应设有姓名、性别、出生年月、民族、婚姻、职业、住址、工作单位,药物过敏史、身份证号、门诊病历号及重要检查项目号等栏目。每次就诊均应填写就诊日期和科别。

儿科患者、意识障碍患者、创伤患者及精神病患者就诊须写明陪伴者姓名及与患者的关系,必要时写明陪伴者的住址和联系电话。急危重患者必须记录患者体温、脉搏、呼吸、血压、意识状态、诊断和抢救措施等。对收入急诊观察室的患者,应书写观察病历。做初步诊断和诊断时医师应于右下方签写全名。处理措施写在左半侧。法定传染病,应注明疫情报告情况。

门诊初诊病历书写内容包括:主诉、病史、体格检查、实验室检查和特殊检查、初步诊断、处理意见。复诊病历书写内容包括:上次诊治后的病情变化和治疗反应;体格检查,着重记录原来体征变化和新的阳性发现;需补充实验室或其他特殊检查;诊断及处理措施。

三、电子病历

电子病历是指将传统的纸质病历完全电子化,并超越纸质病历的管理模式,是借助计算机软件和硬件设备,将患者的所有诊疗信息录入的病历,具有数据采集、记录、加工、存储、管理和传送等功能,是医疗机构对门诊、住院患者(或保健对象)临床诊疗和指导干预的数字化医疗服务工作记录。

电子病历系统运行的基本要求包括:法律有效性;数据准确性;数据存储时限;数据可利用性;系统运行速度;系统流程;系统可靠性;电子病历的数据字典;系统保密安全防范措施等。

电子病历的优点包括:信息集成、信息共享与交互、信息智能化、信息关联、节约资源等;存在的不足包括:标准化问题、法律问题、安全性问题等。

电子病历是信息技术和网络技术在医疗领域应用的必然产物,是医院计算机网络化管理的必然趋势。引入电子病历概念后,目前正在使用的纸质病历被称作传统病历。电子病历的重要性和必然性已经被人们逐渐认识,其在临床的应用,促进了医院工作效率和医疗质量的提高。

四、病历的格式(举例)

住院病历

住院号:123456

姓名:张×× 职业:干部

性别:女 住址:××市××区××街××号××楼××室

年龄:32 岁 病史供述者:患者本人

婚姻:已婚 可靠程度:可靠

民族:汉族 入院日期:2018 年 06 月 02 日,15:32

籍贯:辽宁省沈阳市　记录日期:2018 年 06 月 02 日,16:30

病史

主诉:发热一周,咳嗽三天。

现病史：患者于一周前着凉后出现发热，以午后及夜间发热为主，体温最高达到40℃，晨起与上午体温在37~38℃，应用"感康"每日两次，每次一粒，共一周，用药后体温可稍有下降。三天前出现咳嗽，无痰。近三天应用"头孢氨苄"，每日三次，每次2片，无效。不伴有头痛、咽痛、胸痛、腹痛、腹泻，无腰痛，无关节痛。发病以来二便正常，食欲不佳，睡眠不佳。为求进一步诊治，今日来门诊就诊，以"肺炎"收入院。

既往史：患者平素健康，无肺结核、肝炎等传染病病史，预防接种按计划进行，无手术外伤史、输血史，无食物或药物过敏史等。

系统回顾

呼吸系统：无慢性咳嗽、咳痰史，无咯血、喘息、发热、盗汗等病史。

循环系统：无心悸、胸骨后疼痛、高血压、心脏病等循环系统疾病病史。

消化系统：无恶心、反酸、嗳气，无呕吐、呕血、腹痛、腹泻、黑便及鲜血便，无肛周不适，无黄疸，偶有便秘。

泌尿系统：无尿频、尿急、尿痛及排尿不畅，无血尿、浮肿。

造血系统：无头晕、乏力及皮肤黏膜出血，无鼻衄、牙龈出血；无有害毒物、放射性物质接触史。

内分泌系统与代谢：无畏寒或怕热，无多饮、多食、多尿及体重改变。

神经精神系统：无头痛、失眠及意识障碍，无晕厥、抽搐及感觉、运动障碍，无性格、记忆力及智力异常。

骨骼运动系统：无关节疼痛、变形，无运动障碍及肢体麻木、痉挛、萎缩、瘫痪等。

个人史：生于当地，无外地久居史，未去过疫区，无发热病人接触史，无毒物、粉尘接触史，无烟酒嗜好，无性病及冶游史。

婚育史：25岁结婚，丈夫今年35岁，身体健康，孕1产1，育有1女，5岁，身体健康。

月经史：初潮16岁，每次经期5天，月经周期28天，现经期。平素月经量、颜色、规律正常。

家族史：父母及一姐健在，无相关疾病的发生，无结核、肝炎、性病等传染病史及家族遗传性疾病病史。

体格检查

体温：39.2℃ 脉搏：110次/分 呼吸：20次/分 血压：120/72mmHg

一般状况：发育正常，营养良好，神志清楚，自主体位，急性病容，查体合作，步入病房。

皮肤黏膜：全身皮肤潮红，无黄染，无出血点及皮疹，无肝掌及蜘蛛痣。

淋巴结：未触及肿大的浅表淋巴结。

头部及其器官

头颅：头颅形态正常，头发致密、黑亮，头皮无压痛，未触及包块。

眼：眼睑无水肿，无倒睫，结膜无充血及苍白，巩膜无黄染，眼球无突出及凹陷，运动正常，双侧瞳孔等大、同圆，对光反射灵敏。

耳：听力正常，外耳道无异常分泌物，耳郭正常，乳突无压痛。

鼻：外形正常，鼻腔通畅，鼻中隔无偏曲，鼻翼扇动，鼻窦无压痛，无鼻衄及流涕。

口腔：口唇无发绀，无龋齿、义齿、缺齿及残根，牙龈无红肿及溢脓，舌苔薄白，咽部无充血，扁桃体无肿大，发音清晰。

颈部：对称，活动自如，无颈部强直，无颈静脉怒张，气管位置居中，甲状腺无肿大。

胸部：胸廓无畸形，无静脉曲张，乳房对称，发育正常，乳头正常，胸式呼吸存在，呼吸节律正常，胸壁、胸骨无压痛，无皮下气肿。

肺脏

视诊：呼吸运动双侧对称。

触诊：双侧呼吸动度一致，左下肺语颤增强，无胸膜摩擦感。

叩诊：左下肺叩诊浊音，其余部位清音，肺下界位于右锁骨中线第5肋间，右肩胛线第10肋间，活动度6cm，左肩胛线第9肋间，活动度4cm。

听诊:左下肺可闻及湿啰音,其余部位呼吸音清晰,未闻及胸膜摩擦音,左下肺语音共振增强。

心脏

视诊:心前区无隆起,心尖搏动位于左第5肋间锁骨中线内0.5cm,搏动范围约1.5cm。

触诊:心尖搏动位于左第5肋间锁骨中线内0.5cm,各个瓣膜区未触及震颤,无心包摩擦感。

叩诊:心界正常。心脏相对浊音界如下(表11-1):

表11-1 心脏相对浊音界

右界(cm)	肋间	左界(cm)
2.5	II	3
2.5	III	4
3	IV	6
	V	8

锁骨中线距前正中线9cm。

听诊:心率110次/分,节律规整,心音无增强与减弱,各瓣膜区未闻及杂音,未闻及心包摩擦音。

周围血管:桡动脉搏动正常,两侧一致,无奇脉、短绌脉及水冲脉,无毛细血管搏动征及枪击音。

腹部

视诊:腹部平坦,无膨隆,未见肠型及蠕动波,无腹壁静脉曲张。

触诊:全腹柔软,无腹肌紧张,无压痛及反跳痛,肋缘下未触及肝脾,未触及腹壁及腹部包块,无液波震颤。

叩诊:鼓音,无移动性浊音,肝脏浊音界正常,肾区无叩击痛。

听诊:肠鸣音4次/分,未闻及振水音及腹部血管杂音。

肛门及生殖器:无肛裂、外痔,直肠指诊正常,外阴发育正常。

脊柱、四肢:脊柱生理弯曲存在,活动正常,脊柱无压痛及叩击痛,四肢及关节形态正常,活动及肌力正常,无杵状指(趾)。

神经系统:生理反射存在,病理反射未引出。

实验室及器械检查

2017. 06.02 门诊

血常规:WBC12.5×10^9/L,中性粒细胞82%,Hb,RBC,PLT正常。

2017. 06.02 门诊

胸部正位X片:左下肺片状阴影,密度均匀。

摘要

张××,32岁,干部。发热一周,咳嗽三天,无痰。应用"感冒药及头孢氨苄"无效。查体:体温39.2℃,脉搏110次/分,急性病容,全身皮肤潮红,鼻翼扇动,左下肺语颤增强,叩诊浊音,左肺呼吸动度减小,左下肺可闻及湿啰音,左下肺语音共振增强。血常规WBC12.5×10^9/L,中性粒细胞82%,胸部正位X片显示左下肺片状阴影,密度均匀。

初步诊断:左肺炎(社区获得性肺炎)

(主治医师)刘××/(实习医生)赵××

2017-06-02

(赵 阳)

复习思考题

1. 简述病历书写的基本规则和要求。　　2. 简述电子病历的优缺点。

参考文献

欧阳钦,吴汉妮,刘成玉 . 临床诊断学 .　　北京:人民卫生出版社,2012.

第十二章　临床诊断思维

12

第十二章

学习目标

掌握	疾病诊断的步骤及内容和格式。
熟悉	临床思维的方法及原则。
了解	常见误诊原因。

第一节 疾病的诊断步骤和内容

一、疾病的诊断步骤

(一) 临床资料的搜集

1. **病史** 病史反映疾病发生发展的全过程,在归纳出主诉后应围绕主诉进行系统地询问,详细总结出患者的现病史、既往史、家族史等与疾病诊断相关的所有内容,并通过系统回顾等方式不遗漏可能与疾病的诊断相关的任何蛛丝马迹,以期做出正确的诊断。

2. **体格检查** 体格检查既要有重点又要全面、系统、规范。当然,除了在体格检查中发现重要的阳性体征外,还要注意阴性体征,这对疾病的诊断和鉴别诊断同样具有重要价值。同时,在体格检查过程中可能发现患者在病史叙述中遗漏的某些情况,应在体格检查的过程中及时追问和补充,这对全面、正确的诊断具有重要意义。

3. **实验室及其他检查** 某些疾病需要相关的实验室或影像学等手段才能得到诊断。在选择相关的检查时既要注意其必需性,又要考虑其成本与效果,尽量选择对疾病的诊断具有重要价值的检查,避免盲目扩大检查范围。

(二) 综合分析、形成印象

患者提供的病史往往比较凌乱,缺乏系统性,这就需要医师在询问的过程中有机地在自己的头脑中进行梳理,这样才能得出疾病的初步印象,同时要注意结合在体格检查中发现的体征有无,以进一步确定患者的初步诊断。对于某些患者,必需结合相关的实验室和其他检查结果进行综合判断。

(三) 临床实践、验证诊断

临床的初步诊断确立后,应按照初步诊断给予相应的治疗方案,同时应在密切观察病情变化和观察患者对治疗反应的过程中进一步判断初步诊断是否正确,必要时,可以适当进行一些必要的检查、查阅相关资料或进行病例讨论以验证初步诊断的正确性并修正诊断。

二、临床诊断的内容和格式

(一) 诊断的内容

正确的诊断应该全面、综合并突出重点,包括以下内容:

1. **病因诊断** 即根据临床特征所判断出的导致疾病的最主要原因,这是最重要的诊断内容,对疾病的治疗具有重要的指导价值。

2. **病理解剖诊断** 包括对病变发生的部位、性质和结构变化做出的诊断,如肾小球肾炎、肝硬化等。

3. **病理生理诊断** 即对疾病所导致的机体功能的变化做出的诊断,如心功能不全、呼吸衰竭等。

4. **疾病的分期与分型诊断** 某些疾病有不同的类型和期别,通过临床特征可以为疾病划分出不同的类型和期别,如慢性肺源性心脏病分为肺、心功能代偿期和肺、心功能失代偿期;再生障碍性贫血分为重型和非重型两种等。疾病的分期和分型对于判断疾病的严重程度、预后和治疗方案的确定都具有十分重要的意义。

5. **并发症的诊断** 并发症是指在原发病的基础上或是由于原发病的进展所导致机体的进一步损害,并发症与原发病性质不同,但与原发病的发病机制密切相关,并发症甚至可以造成患者进一步损害直至致命。因此,并发症的诊断不可忽视,如消化性溃疡并发出血、穿孔和癌变等。

6. **伴发疾病的诊断** 伴发疾病是指和原发疾病同时存在,但是与原发疾病无关的其他疾病。如肺炎患者同时存在高血压病、龋齿等,这些疾病同样可能对机体造成损害甚至影响原发病的治疗,应同样给予诊断和必要的治疗。

由于人体和疾病的复杂性，某些疾病在就诊时甚至就诊后的一段时间内无法得出正确的诊断，此时可能只给予症状或体征上的诊断，如发热原因待诊、腹泻原因待诊等。此时医师应根据现有的临床资料在最大程度上给予最可能的倾向性诊断。如发热原因待诊，甲状腺炎可能性大等。当然，医师应在最短的时间进一步搜集临床资料，及早为患者做出确定诊断。

(二) 诊断的格式

诊断的名称应正确、分清主次，最主要疾病的诊断放在最前。完整的、理想的疾病诊断应包括病因诊断、病理解剖诊断、病理生理诊断、分期、分型、并发症和伴发疾病等。典型的疾病诊断格式举例如下：

诊断：

1. **风湿性心脏病**

   二尖瓣狭窄

   心房纤维颤动

   心功能Ⅱ级

2. **消化性溃疡**

   上消化道出血

第二节　临床思维方法

一、临床思维方法及要素

(一) 临床思维方法

1. **推理**　即医师从获得临床资料到推断出疾病相关结论的思维过程。正确的推理过程应符合疾病发生、发展的规律，同时医师的思路要清晰，对相关疾病的理论知识要丰富，同时应具有一定的疾病诊治经验，推理的过程同样是医师知识积累的过程，通过不断地推理，可以加强医师对疾病的认识，从而为相对复杂疾病的诊治提供经验。

2. **进一步搜寻线索**　医师在获得一定疾病诊断的线索后，虽然暂时不能形成诊断，但这些线索可能为医师提供相应的思路，提示医师应进行进一步的线索搜集，包括追问病史、进一步的体格检查和辅助检查等，这样将为明确诊断提供新的线索。

3. **对照诊断标准**　有时患者提供病史比较凌乱，不能对医师的推理提供有序的帮助，而相关的体征匮乏，加之相关的检查内容也不能帮助医师提供系统的临床思维，此时，可以根据相应的资料，逐一对照最有可能的疾病的诊断标准，进而得出相应的结论。

4. **经验参照**　医师的临床经验对疾病的诊断至关重要，根据医师积累的临床经验，结合典型和不典型的病例的诊治经过，为临床诊断和治疗提供另外的思路，这同样不失为一种重要的临床思维方式。

(二) 临床思维要素

1. **注重临床实践**　在临床诊断的过程中，医师要随时密切注意结合既往本人和他人的临床实践经验，不断对自己的诊断进行验证。同时，每一次的临床诊断过程，同样也是又一次的临床实践过程。在反复的临床实践过程中，不断地丰富临床经验。

2. **应用科学的思维方法**　科学、正确的思维是正确诊断的前提。因此，在诊断过程中，除了应该借鉴临床经验外，更应该随时运用科学的思维方式；要学会正确的临床思维，既要正确地推理，又要结合临床经验，更要注意疾病发生和发展规律；诊断的过程要与疾病典型的临床过程在各个环节上相吻合，同时也要对不典型的患者进行合理的诊断推测。

二、临床思维中应注意的问题

（一）注重现象与本质的关系

现象是疾病的外在表现，本质则是疾病的实际病理变化，正确的诊断应该是现象与本质的高度一致。即疾病的表现与疾病的病理改变一致。

（二）注重局部与整体的关系

许多系统性的疾病只表现为局部的临床表现或病理变化，同时局部的疾病也可以造成全身或系统性的改变，因此，在诊断过程中不能把目光只局限在某一部位或某一器官。

（三）注重主要和次要的关系

分析患者的临床表现及临床资料时，要注意识别并抓住能够反映疾病本质的表现和资料。同时，所谓次要的表现对于诊断的辅助作用同样不可忽视。

（四）注重典型与不典型的关系

具有典型的症状和体征的疾病诊断起来不难，然而，临床上有很多患者的临床表现都是不典型的，如肺炎患者大部分发热，也有一部分无发热。不典型的表现往往容易导致错误的诊断，尤其对于老年人、具有其他基础疾病的患者、婴幼儿等，疾病的表现往往不典型，因此接触这类患者时，尤其要引起医师的注意。

三、诊断思维的基本原则

（一）首先考虑常见病、多发病

因疾病的发生概率不同，在诊断时要首先考虑常见病和多发病，其次再考虑少见的疾病，这样可以提高诊断的准确率。

（二）要考虑流行病学因素

疾病的发生往往具有流行病学的特征，某些地域中某些疾病可能高发，同时注意传染病和地方病的发生情况。

（三）尽量以一种疾病解释患者存在的多种临床表现

某些疾病的临床表现用一种疾病无法解释时，再考虑是否存在其他疾病的可能。

（四）首先考虑是否为器质性疾病

在所提供的资料无法用器质性疾病解释时，再考虑患者是否为功能性疾病。

（五）先考虑可治性疾病

当诊断存在可治和不可治两种可能性时，应先考虑可治性疾病，然后考虑不可治性或预后差的疾病，以免贻误疾病的治疗。

（六）实事求是的原则

应实事求是地对待患者出现的客观表现，避免因医师本身知识的局限性而忽略疾病的存在事实。

（七）整体化原则

既要专注于患者的主要临床表现，又要把患者当作一个整体，这样才能综合判断患者的病情。

四、常见的误诊原因分析

（一）病史询问不仔细，相关病史资料不详细，缺乏对疾病变化过程的认识，尤其对既往治疗过程和治

疗效果的过程未加以详细询问,可能会导致对诊断的判断错误。

(二)体格检查不够系统,遗漏关键的体征,导致诊断的全盘错误。如发热的患者没有进行心脏的听诊,有可能导致感染性心内膜炎的遗漏。

(三)相关的实验室及其他辅助检查遗漏。相关的病史和体征搜集到之后,应根据病情需要选取必要的相关检查,对于诊断的重要价值不可忽视。我们虽然不鼓励过多的检查,但具有诊断和鉴别诊断价值的检查必不可少。

(四)过分依赖临床经验,造成先入为主,主观臆断,致使思路狭窄,最终导致诊断错误。

(五)医学知识欠缺或经验不足,导致诊断错误。

当然,导致临床诊断错误的原因是多种多样的,关键在于医师要有正确的诊断思维方式和步骤,加之应有的医学知识和经验,这样才能做出正确的诊断。

(焦桂微)

复习思考题

1. 理想的疾病诊断应包括哪些内容?　　2. 诊断思维的基本原则是什么?

参考文献

万学红,卢雪峰.诊断学.第8版.北京: 人民卫生出版社,2013.

第三篇

临床疾病学概要（上）

第三章

（上）民族团结与祖国统一

第十三章　呼吸病学

13

学习目标	
掌握	呼吸系统常见疾病的主要症状和防治原则。
熟悉	呼吸系统常见疾病的主要体征和诊断。
了解	呼吸系统的特点及常见疾病的病因。

第一节 概述

一、呼吸系统疾病的发病情况

呼吸系统疾病是我国城市和农村的高发疾病之一,同时也是导致死亡的最主要原因。造成呼吸系统疾病高发尤其是肺癌、支气管哮喘、慢性阻塞性肺疾病高发的主要原因包括大气污染、吸烟等不良生活习惯及人口老龄化等诸多因素。耐药肺结核、多重耐药细菌导致的肺炎以及艾滋病合并肺部感染同样是导致病死率增加的重要因素。近年来发生的传染性非典型性肺炎、病毒性肺炎等也给我国呼吸系统疾病的防治工作带来了巨大挑战。

二、呼吸系统的特点与疾病发生的关系

呼吸系统与外界相通,环境中的粉尘、微生物和有害气体等可以通过呼吸道进入肺部而导致各种呼吸系统疾病的发生;呼吸系统具有较强的防御机能,包括鼻部的加温、过滤功能,咳嗽反射功能,黏液纤毛运输系统以及细胞吞噬功能和免疫功能等,可以最大限度地保证呼吸系统不受外界损害,但是,一旦呼吸系统的防御机能受损,便可导致呼吸系统损伤;肺循环具有比体循环的压力低、阻力低和容量高的特性,当出现左心功能不全时可发生肺水肿,低蛋白血症时可发生胸膜腔液体的漏出;肺脏有两组血管供应,其中肺循环的动静脉系统是气体交换的功能血管,而体循环的支气管动静脉系统是气道和脏层胸膜的营养血管;肺脏与全身各个器官的血液及淋巴循环相通,因此,一旦其他器官发生疾病,可以波及肺脏,如继发性的肺脓肿、肺血栓栓塞症及其他部位恶性肿瘤的肺部转移等,同样,肺部疾病也可以波及其他器官。

三、呼吸系统疾病的诊断

和其他系统的疾病一样,要完整、正确地诊断呼吸系统疾病,同样依赖详细的病史询问、细致的体格检查及必要的辅助检查。

(一)病史的询问

详细的病史询问对呼吸系统疾病的诊断至关重要,典型的病史甚至可以直接得出正确的诊断。如着凉或淋雨后出现的发热要考虑肺炎的可能;长期吸烟或有害气体、粉尘的接触要考虑慢性阻塞性肺疾病或肺部的恶性肿瘤;下肢静脉曲张及深静脉血栓形成要注意患者是否患有肺血栓栓塞症;应该注意患者有无传染性疾病的接触史、用药过程等情况。在询问病史时应注意系统性,避免遗漏,尤其应注意其他系统疾病有在肺部出现表现的可能性。

呼吸系统疾病的主要症状:

1. **咳嗽** 咳嗽是呼吸系统疾病最常见的症状,常见的原因有上、下呼吸道的感染性疾病,气道疾病、胸膜疾病等;慢性咳嗽应注意有无鼻后滴漏、反流性食管炎及药物导致的咳嗽等情况。

2. **咳痰** 当呼吸道黏膜充血、水肿,黏液分泌增加,毛细血管壁通透性增加导致浆液渗出。黏液和渗出液及吸入物、坏死组织等混合成痰液,随咳嗽动作排出称为咳痰。肺淤血和肺水肿时,肺泡和小支气管内的浆液漏出,也导致咳痰发生。判断发生咳痰的病因尤其要注意痰液的性质,如黏液性痰液多为急性气管支气管炎、支气管哮喘、大叶性肺炎初期等,而特殊颜色和气味的痰液多为特殊病原体感染所致。

3. **咯血** 对于出现咯血症状的患者,首先要注意鉴别是否为呕血及喉部或口腔疾病的出血,注意询问咯血的诱因、性质和咯血的量以及伴随症状。咯血最常见的原因包括支气管扩张症、支气管肺癌、肺结核、肺血栓栓塞症、二尖瓣狭窄以及其他疾病的肺部侵害及血液系统疾病等。

4. 呼吸困难 呼吸困难是指患者主观感觉到空气不足,呼吸费力,客观表现为呼吸用力,可伴有呼吸节律、频率及幅度的改变。呼吸困难分为肺源性呼吸困难、心源性呼吸困难、神经性呼吸困难、精神性呼吸困难和血源性呼吸困难等多种,应结合患者的伴随症状及其他系统的具体表现来综合判断导致呼吸困难的病因。对于呼吸系统疾病导致的呼吸困难还应判断患者呼吸困难的类型,如吸气性呼吸困难多为喉部、气管和大的支气管病变,呼气性呼吸困难多为支气管哮喘、慢性阻塞性肺疾病等疾病,而混合性呼吸困难多为肺炎、胸腔积液、间质性肺疾病等导致。

5. 胸痛 某些呼吸系统疾病可以导致胸痛的发生,如波及胸膜的肺炎、胸膜疾病、肺癌等,这些疾病导致的胸痛多与呼吸有关。此外,胸壁的疾病多可发生胸痛,如胸壁的皮肤、软组织、骨骼的疾病等,甚至某些血液系统疾病也可发生胸痛。同时也要注意循环系统的疾病、纵隔的某些疾病甚至腹部的某些疾病如波及横膈或胸膜也可发生胸痛。

(二) 体格检查

呼吸系统疾病的体格检查首先要运用最常见的视、触、叩、听的基本检查方法发现病变部位的体征,某些体征可能对疾病的诊断具有重要的价值,如广布的呼气性哮鸣音在支气管哮喘患者中最常见,局部的固定性干性啰音多提示支气管病变,肺底的爆裂音多提示间质性肺疾病。除了胸部的体格检查外,还应对患者的其他部位进行详细的体格检查,如颜面是否水肿、发绀是否存在、浅表淋巴结是否肿大、杵状指(趾)的有无等等,这些体征有助于疾病的正确诊断。

(三) 呼吸系统疾病常用的辅助检查

1. 血液检查 血常规的检查对于判断肺部感染性疾病具有重要价值,白细胞总数及中性粒细胞比例的增加常提示细菌的感染,嗜酸性粒细胞的增加提示过敏或寄生虫感染;某些血清抗体的检查对于病毒、支原体、真菌的感染具有一定的诊断价值;血培养对于某些感染的病原体种类的判断至关重要。

2. 痰液检查 痰液检查主要包括细菌、真菌的涂片和培养以及脱落细胞学的检查,可为临床病情的判断提供一定的依据。

3. 胸腔积液的检查 胸腔积液常规的检查主要帮助判断胸腔积液的性质是渗出液还是漏出液,以进一步判断胸腔积液的病因。根据病情需要某些患者还需要进行胸腔积液的病原学培养、酶学检查、细胞学检查。

4. 影像学检查 胸部 X 线检查是发现肺部疾病最基本检查,可以帮助判断疾病的大概性质及部位,而 CT 检查可以进一步判断疾病的性质。核磁共振成像检查主要用于纵隔疾病和肺血管疾病的性质判断;CTPA 主要用于诊断肺血管疾病;核素检查主要用于肺血管疾病的诊断及判断肺癌有无骨骼转移;PET-CT 检查目前多用于肿瘤的良恶性鉴别、恶性肿瘤的期别判断等。

5. 支气管镜检查 目前主要用于支气管肿瘤的诊断(尤其是在支气管镜下的病变活检术)和异物的取出等,另外经支气管镜的病原学检查、细胞学检查和免疫学检查对于判断疾病的性质也具有十分重要的意义。经支气管镜还可以对某些气道的疾病进行激光、冷冻、电烧及药物治疗等。

6. 肺功能测定 肺功能的测定主要用于某些肺部疾病的诊断,如慢性阻塞性肺疾病的确诊和分级,支气管哮喘患者的诊断和治疗效果的评价等,另外也用于判断呼吸系统疾病对肺功能的损害程度和肺部手术的术前评估等。肺功能检查包括通气功能和换气功能的检查等,医生应根据不同疾病的需要选择检查的内容。

7. 动脉血气分析 主要用于判断患者血氧和二氧化碳水平,有助于判断和监测患者有无呼吸衰竭及呼吸衰竭的程度和类型、帮助判断患者的体内酸碱平衡及内环境情况,为临床制订正确的治疗方案提供依据。

8. 超声波检查 主要用于胸腔积液的体表定位和贴近胸膜表面的肿物的活检定位。

9. 肺部活组织检查 包括经支气管镜的肺组织活检、经 X 线、超声或 CT 的肺组织活检,必要时还可以进行开胸肺活检,主要的目的是判断疾病的性质或进行病原学检查等。

四、呼吸系统疾病的防治

呼吸系统疾病的预防主要应侧重于减少和避免有害毒物的吸入,包括减少大气污染物的吸入、烟草的吸入以及变应原的吸入和接触等;呼吸系统传染性疾病应严格按照传染性疾病的防治法规执行,包括对传染源、传播途径和易感人群进行规范化的管理;同时针对耐药病原体细菌的出现,应该对患者和医院环境按照感染监控的相关要求给予严格的管理,避免抗生素的不规范应用。

对于呼吸系统疾病的治疗,医师应根据疾病的类型和病情程度采取不同的治疗方案。包括感染性疾病的抗感染药物(包括针对细菌、真菌、不典型病原体及结核分枝杆菌病原体)的治疗、恶性肿瘤的化学治疗和放射治疗等,同时也包括支气管扩张药物、祛痰药物和糖皮质激素的应用,氧气疗法、雾化治疗和气道湿化等治疗方法也经常用于呼吸系统疾病。某些患者可能需要机械通气治疗和经支气管镜的治疗,部分患者可能需要进行外科手术治疗。

第二节　急性上呼吸道感染和急性气管 - 支气管炎

一、急性上呼吸道感染

急性上呼吸道感染(acute upper respiratory tract infection)(简称上感)是指鼻腔、咽或喉部急性炎症的总称,是人类最常见的传染性疾病之一,易于冬春季散发,多为飞沫传播,可反复发病。上感的 70%~80% 由病毒导致,20%~30% 为细菌直接导致或在病毒感染的基础上继发细菌感染。人类在淋雨、受凉、气候变化等导致机体呼吸道防御机能减退或免疫功能降低时,如果接触病原体可诱发产生上感。

【临床表现】
急性上呼吸道感染有以下几种临床类型,不同类型的上感临床表现各有其特点。

1. **普通感冒**　为病毒感染导致;起病急,以喷嚏、鼻塞、流涕等鼻部症状为主,部分患者有咳嗽、咽部不适。严重者可有发热、头痛等全身表现;体格检查主要可见鼻咽部充血、水肿、分泌物等;病程一般为5~7天。

2. **急性疱疹性咽峡炎**　多为病毒导致,儿童多见。主要症状为发热、咽痛,体格检查主要表现为咽部充血,咽部、扁桃体及腭部白色疱疹及溃疡。病程7天左右。

3. **急性咽扁桃体炎**　多为溶血性链球菌等细菌导致。起病急骤,主要症状为咽痛、发热、畏寒。体格检查可见咽部充血,扁桃体肿大、充血、表面脓性分泌物,部分患者可伴颌下淋巴结的肿大与压痛。

【辅助检查】
1. **血液常规检查**　病毒感染患者的血白细胞总数大多正常或偏低,淋巴细胞比例升高。细菌感染者的白细胞总数及中性粒细胞比例常增高。

2. **病原学检查**　导致上呼吸道感染的细菌或病毒的种类繁多,加之病原学检查的手段复杂,对治疗的帮助不大,一般无须进行检查。特别需要的患者可以进行相应的病毒或细菌检测、分离,以进一步明确诊断并帮助提供更好的治疗方案。

【诊断】
根据患者的主要症状和体征,结合血液学、影像学等手段,排除其他疾病后,不难做出诊断。必要时可以进行病毒的分离和细菌培养以进一步确定诊断。

【防治原则】
1. **对症治疗**　针对患者的症状可以采用相应的治疗手段,如应用伪麻黄碱等减轻黏膜充血,适当应用解热镇痛药等。

2. 抗菌药物 单纯的由病毒导致上呼吸道感染不应使用抗菌药物。但对于有白细胞增高、黄痰、脓涕等细菌感染表现的患者可以选用青霉素、一代头孢菌素、大环内酯类或喹诺酮类等药物。必要时根据细菌培养的结果选择抗菌药物。

3. 抗病毒治疗 对于无发热,免疫状态正常的患者,一般不常规给予抗病毒药物治疗。免疫缺陷的患者,可以应用利巴韦林或奥司他韦治疗,这类药物对于流感病毒等具有较强的抑制作用,早期应用可以缩短病程。

4. 中药治疗 可以选择具有抗病毒作用和清热解毒作用的中药,有助于改善症状。

5. 预防 隔离传染源,适当体育锻炼,规律生活,避免过度劳累和避免受凉是预防的关键,体弱易感者在上感流行时应尤其注意防护。

二、急性气管 - 支气管炎

急性气管 - 支气管炎(acute tracheobronchitis)在临床上比较常见。多在寒冷及气候变化时散发,无流行倾向,年老体弱者易感。该病大多为病毒导致,少部分为细菌或不典型病原体(如支原体或衣原体)导致,冷空气、粉尘和刺激性气体及花粉、真菌孢子等致敏原也可以导致急性气管 - 支气管炎。

【临床表现】

1. 症状 起病急,可有发热、咳嗽、咳痰,偶有血性痰,部分患者可出现胸闷、气短等表现。

2. 体征 大部分患者无明显体征,部分患者可出现双肺部散在的、部位不固定的干性啰音或湿性啰音。

【辅助检查】

大部分患者外周血白细胞正常,细菌感染者可有白细胞总数及中性粒细胞比例增加。部分患者痰细菌可培养出致病菌。胸部 X 片检查可见肺纹理增强或正常。

【诊断】

根据病史、症状、体征及胸部 X 线表现,可做出诊断。病毒及细菌学检查有助于病因诊断。

【防治原则】

1. 对症治疗 干咳的患者可适当应用止咳药物。咳痰困难者可应用盐酸氨溴索等祛痰药物。喘息的患者可适当应用支气管扩张剂。高热的患者可适当应用解热镇痛药。

2. 抗菌药物治疗 考虑为细菌感染的患者可以应用抗菌药物。首选新大环内酯类、青霉素类,也可选用头孢菌素或呼吸喹诺酮类药物,少数患者需要根据病原学结果选择药物。

3. 一般治疗 注意休息,多饮水。

4. 预防 主要是增强体质、避免过度劳累,同时注意工作和生活环境的清洁,尽量避免上呼吸道感染的发生。

第三节　肺部感染性疾病

一、肺炎

肺炎(pneumonia)是指终末气道、肺泡和肺间质的炎症。可由病原微生物、理化因素、免疫损伤、过敏和药物导致。各种病原体的作用增强和(或)患者的呼吸道和(或)全身防御机制减退,病原体通过空气吸入、血行播散、临近感染蔓延及上呼吸道定植菌误吸等因素导致肺炎的发生,其中细菌性肺炎是最常见的肺炎,也是最常见的感染性疾病之一。肺炎按照解剖学分为大叶性肺炎、小叶性肺炎和间质性肺炎;按照病因分为细菌性肺炎、非典型病原体肺炎、病毒性肺炎、肺真菌病、其他病原体所致肺炎、理化因素导致的肺炎等;按照患病环境分为社区获得性肺炎和医院获得性肺炎。

【临床表现】

由于导致肺炎的原因不同,可有不同的临床表现,但是大部分肺炎症状和体征如下。

1. **症状**　多有咳嗽、咳痰和发热,病变累及胸膜可出现胸痛甚至腹痛,重者可有呼吸困难。

2. **体征**　早期肺炎的体征不明显,重者可有呼吸频率快,鼻翼扇动,发绀,听诊可有湿啰音,并发胸腔积液者可有相应的体征,如患侧呼吸运动减弱,叩诊浊音等。

【辅助检查】

1. **胸部 X 线或 CT 检查可发现肺部片状阴影。**

2. **血常规**　多有白细胞计数升高,可伴有中性粒细胞比例的增加。

3. **细菌培养**　部分患者痰液、血液或胸液中可培养出致病菌。

4. **血气分析**　重症肺炎可表现为低氧血症甚至呼吸衰竭。

【诊断】

1. **确定肺炎的诊断**　咳嗽、咳痰、发热,肺部啰音,白细胞增加及影像学改变,是肺炎诊断的重要依据。

2. **与其他疾病鉴别**　注意与肺结核、肺癌、肺血栓栓塞、非感染性肺部浸润等具有相似症状和体征的疾病鉴别。

3. **评估肺炎的严重程度**　如确诊的肺炎患者血流动力学不稳定,需要血管活性药物支持、需要通气支持和需要加强监护和治疗,则可被认为是重症肺炎。目前比较公认的重症肺炎的主要诊断标准包括:①需要有创机械通气;②感染性休克需要血管收缩药治疗。

【防治原则】

1. **抗感染治疗**　一般根据病情的程度、患病的地点和患者所处地区病原学的特点,经验性选择抗感染药物,待取得病原学证据后及时调整。

2. **疗效不佳时应注意的问题**　当抗感染治疗 48~72 小时后,患者仍有发热时,应注意是否药物未能覆盖致病菌,或细菌耐药,有无特殊病原体感染如结核菌、真菌、病毒等,是否出现了并发症或存在影响疗效的宿主因素如免疫抑制等,也要注意非感染性疾病误诊为肺炎及是否存在药物热。

3. **预防**　重点是增强体质,尽量减少导致肺炎的危险因素,适宜的人群亦可以通过注射肺炎疫苗达到预防的目的。

二、肺脓肿

肺脓肿(lung abscess)是肺组织坏死形成的脓腔。病原体经口、鼻、咽腔吸入导致吸入性肺脓肿;细菌性肺炎、支气管扩张、支气管肺癌、肺结核空洞等可导致继发性肺脓肿;外伤感染等情况下,病原体可经血行播散到肺导致血源性肺脓肿。

【临床表现】

1. **症状**

(1) 吸入性肺脓肿多有齿、口等感染灶,或劳累、受凉、手术和脑血管病等病史,起病急,畏寒、高热,咳嗽、咳痰,胸痛,气促,全身中毒症状等。若感染不能及时控制,发病的第 10~14 天,可突然咳出大量脓臭痰及坏死组织,可有咯血。咳出大量脓痰后,体温明显下降,全身毒血症状减轻,数周内一般情况逐渐恢复正常。部分患者缓慢发病,有一般的呼吸道感染症状。脓肿溃破可导致脓气胸的出现。

(2) 慢性肺脓肿有咳嗽、咳脓痰、反复发热和咯血,持续数月到数周,可有贫血、消瘦等慢性消耗症状。

(3) 血源肺脓肿首先表现为由原发病灶引起的畏寒、高热等全身感染中毒的表现,数日或数周后出现咳嗽、咳痰,痰量不多,极少咯血。

2. 体征　初期肺部无阳性体征,或于患侧出现湿啰音;继续发展,可出现肺部实变体征,累及胸膜可闻及胸膜摩擦音或呈现胸腔积液体征;慢性肺脓肿常有杵状指(趾);血源性肺脓肿多无阳性体征。

【辅助检查】

1. 血常规　多有白细胞总数及中性粒细胞比例的增加。

2. 细菌学检查　痰液、血液及胸液的细菌学检查有助于抗生素的选择和调整。

3. X线检查　早期只表现为肺部片状阴影,肺组织坏死后可出现空洞和液平面,血源性肺脓肿多表现为多发的小囊腔伴有液平,肺 CT 检查使诊断更加准确。

4. 纤维支气管镜检查　可更加准确地取得病原学证据及发现病因,并可帮助治疗。

【诊断】

口腔感染、手术、吸入等因素的病史,高热、寒战,大量脓臭痰等症状,血常规白细胞增加,X 片空洞及液平可帮助确定诊断。

【防治原则】

1. 抗生素治疗　吸入性肺脓肿多为厌氧菌感染,可选择青霉素、林可霉素、甲硝唑等;血源性肺脓肿多为金黄色葡萄球菌、链球菌感染,可选用耐酶的青霉素或头孢菌素,耐甲氧西林的金黄色葡萄球菌可选用万古霉素等。如为革兰氏阴性杆菌感染可选择第二、三代头孢菌素,氟喹诺酮类,可联用氨基糖苷类抗生素。抗生素疗程 6~8 周或至脓腔和炎症消失。

2. 痰液引流　可进行体位引流,痰黏稠者加用祛痰药、雾化吸入生理盐水、支气管舒张药,必要时可经支气管镜冲洗及吸引。

3. 手术治疗　病程超过 3 个月,内科治疗脓腔不缩小,或脓腔过大估计不宜愈合;大咯血经内科治疗无效或危及生命等情况可考虑手术治疗。

4. 预防　应注意口腔的清洁以及上呼吸道局部感染病灶的处理,肺部的其他感染性疾病应尽早正确处理,手术和全身麻醉前后更应注意呼吸道的管理,减少肺脓肿发生的风险。

第四节　肺结核

肺结核(pulmonary tuberculosis)是严重危害人类健康的主要传染病,中国为结核病高负担、高危险性国家,具有高感染率、高患病率等特点,是我国重点控制的主要疾病之一。

肺结核的传染源为肺结核患者带菌的痰液。传播途径为飞沫传播,易感人群的自然抵抗力与遗传、贫困、居住、营养等有关,婴幼儿、老年人、HIV 感染者、免疫抑制剂使用者、慢性疾病患者易患。

结核菌首次侵入人体繁殖,产生原发性肺结核,细胞介导的免疫系统产生特异性免疫,使原发病灶、肺门淋巴结核和播散到全身各器官的结核菌停止繁殖,少量结核菌没有被消灭,处于长期休眠期,成为潜在病灶。原发感染遗留潜在病灶重新活动称为内源性复发,再次受到感染发病称为外源性重染,两者均导致产生继发性结核,继发性结核病有明显的临床症状,容易出现空洞和排菌,多有传染性。

【临床表现】

1. 症状

(1) 呼吸系统症状:包括咳嗽、咳痰,1/3 的患者出现咯血,胸痛、呼吸困难也常见。

(2) 全身症状:午后潮热、倦怠乏力、盗汗、食欲缺乏、体重减轻。育龄女性可出现月经不调。

2. 体征

病变范围较小时可没有任何体征;渗出性病变范围大或干酪样坏死时,可出现肺实变体征;较大空洞性病变,可出现支气管呼吸音;较大范围的纤维条索形成时,气管向患侧移位,患侧胸廓塌陷,叩诊浊音,听诊呼吸音减弱,可闻及湿啰音;结核性胸膜炎时有胸腔积液体征;支气管结核可有局限性哮鸣音。

【辅助检查】

1. 影像学诊断

(1) 胸部 X 线检查:可发现早期轻微结核病变,确定病变范围、部位、形态、密度、与周围组织的关系、病变阴影的伴随影像等,帮助判断病变性质、有无活动性、有无空洞、空洞大小和洞壁特点。继发型肺结核病变特点为多发生在上叶尖后段及下叶背段,有密度不均匀,边缘较清楚的片状阴影,变化较慢,易形成空洞和播散病灶。

(2) 肺部 CT 检查:易发现隐蔽的病变而减少漏诊,可清晰显示各型肺结核病变特点和性质,与支气管的关系,有无空洞,及进展恶化和吸收好转的变化,准确显示纵隔淋巴结有无肿大,可用于肺结核的诊断及与其他疾病的鉴别诊断,也可用于引导穿刺、引流和介入性治疗。

2. 痰结核分枝杆菌检查 是确诊肺结核最主要的依据。

3. 纤维支气管镜检查 应用于支气管结核和淋巴结支气管瘘的诊断,可取活体组织行病理检查及进行分枝杆菌培养等。

4. 结核菌素试验 只能检出结核分枝杆菌感染,而非检出结核病。对儿童、少年及青年的结核病诊断有参考意义。不能区分自然感染或是卡介苗接种的免疫反应。

【诊断】

1. 诊断方法 根据患者的病史、症状、体征、诊断治疗过程与肺结核患者的接触史等帮助诊断,结合辅助检查可进一步确定诊断。

2. 肺结核的诊断程序 首先对可疑症状患者进行筛选,确定是否为肺结核。其次判断有无活动性。活动性病变在胸片表现为边缘模糊不清的斑片状阴影,可有中心溶解及空洞,或出现播散病灶。胸片为钙化、硬结及纤维化,痰检不排菌,无任何症状者为无活动型肺结核。最后判断是否排菌。

3. 肺结核分类标准 肺结核分为原发型肺结核、血行播散型肺结核、继发型肺结核(包括浸润型肺结核、空洞型肺结核、结核球、干酪性肺炎和纤维空洞性肺结核)、结核性胸膜炎、其他肺外结核和菌阴肺结核。

【防治原则】

1. 化学治疗

(1) 化疗原则:化学治疗是肺结核治疗的主要手段,原则是早期、规律、全程、适量、联合。遵从化疗原则可以提高疗效,减少耐药产生。

(2) 常用药物:主要包括异烟肼(isoniazid,INH,H)、利福平(rifampicin,RFP,R)、吡嗪酰胺(pyrazinamide,PZA,Z)、乙胺丁醇(ethambutol,EMB,E)、链霉素(streptomycin,SM,S)等。抗结核药物还包括部分其他氨基糖苷类药物、部分氟喹诺酮类药物等,但一般不作为一线抗结核药物使用。

(3) 常用方案:初治涂阳和涂阴肺结核每日用药方案为2HRZE/4HR(即前 2 个月应用异烟肼、利福平、吡嗪酰胺和乙胺丁醇,后 4 个月应用异烟肼和利福平,总疗程 6 个月);复治涂阳肺结核用药方案为2HRZSE/6~10HRE。根据病情需要还可以采用间歇用药方案。

2. 其他治疗

(1) 咯血的治疗:肺结核患者中咯血较多见,治疗原则是镇静、止血、患侧卧位。预防和抢救因咯血所致的窒息,防止支气管播散。大咯血时可选用垂体后叶素,但注意高血压、冠心病、心力衰竭患者及孕妇禁用。另外可采用支气管动脉栓塞法止血。

(2) 肺结核外科手术治疗:肺结核的外科手术指征为经合理化疗后无效、多重耐药的厚壁空洞、大块干酪灶、结核性脓胸、支气管胸膜瘘、大咯血保守治疗无效者。

3. 预防 作为呼吸道传染性疾病，肺结核的预防同样要注意传染源、传播途径和易感人群的管理。要做好新发病例的上报和转诊、隔离工作，加强对肺结核患者化疗的督导和随访工作也是减少肺结核发生的重要步骤。卡介苗的接种对于预防肺结核尤其是血行播散型肺结核的预防具有重要的意义，某些高危人群如 HIV 感染者、涂阳患者的密切接触者等也可以采用预防性化疗。

第五节　慢性阻塞性肺疾病

慢性阻塞性肺疾病（chronic obstructive pulmonary disease，COPD）是一种可以预防和治疗的常见病，以持续存在的呼吸道症状和气流受限为特征，其气流受限多呈进行性发展，与气道和肺组织对有害气体或有害颗粒导致的异常慢性炎症反应有关。吸烟、职业性粉尘及化学物质接触、空气污染、感染、蛋白酶 - 抗蛋白酶失衡、氧化应激等因素导致肺实质、气道、肺血管的破坏，进而导致气道阻塞，影响肺功能。

【临床表现】

1. 病史 患者多有吸烟史、职业或环境有害物质接触史，家族史，年龄大，寒冷季节好发等病史。

2. 症状 慢性咳嗽、咳痰、气短或呼吸困难，喘息和胸闷及全身性症状。

3. 体征 可有胸廓形态异常、呼吸浅快、发绀，肺部清音等过度充气征及肺部的干、湿啰音。

【辅助检查】

1. 肺功能检查 持续气流受限：使用支气管扩张剂后，FEV_1（第一秒用力呼气量）/FVC（肺总量）<0.7。

2. 胸部 X 线检查 早期可无异常，以后可出现肺纹理增强、肺气肿等。

3. 胸部 CT 检查 可见小气道病变、肺气肿及并发症等表现。

4. 血气分析 可判断有无低氧血症、高碳酸血症及有无呼吸衰竭。

5. 血分析，痰涂片，痰培养 可帮助进一步诊断并协助制定治疗方案。

【诊断】

1. 诊断标准 根据吸烟等高危因素史、慢阻肺的临床表现及肺功能检查，并排除其他疾病综合分析确定诊断；持续气流受限是慢阻肺诊断的必要条件。

2. 稳定期慢阻肺病情严重程度评估

（1）症状评估：采用改良版英国医学研究委员会呼吸困难问卷（mMRC）进行评估。

（2）肺功能评估：GOLD 分级：吸入支气管舒张剂后 FEV_1/FVC<0.7；再根据 FEV_1 下降程度将气流受限分为轻度（FEV_1%pred≥80%）、中度（50%≤FEV_1%pred<80%）、重度（30%≤FEV_1%pred<50%）和极重度（FEV_1%pred<30%）。

（3）急性加重风险评估：上一年发生 ≥2 次急性加重或 FEV_1%pred<50%，均提示未来急性加重风险增加。

【防治原则】

1. 稳定期 包括病人的教育与管理，控制职业性或环境污染；药物治疗包括支气管舒张剂、糖皮质激素及其他药物。非药物治疗包括氧疗、康复治疗和外科治疗。

（1）常用药物：包括短效和长效 β_2 肾上腺素受体激动剂，一般应用气雾剂或干粉剂，用于缓解症状；抗胆碱能药物包括短效和长效制剂；茶碱类主要应用缓释或控释的剂型；重度以上的患者还考虑应用吸入糖皮质激素或联合长效 β_2 肾上腺素受体激动剂。

（2）长期家庭氧疗：对存在慢性呼吸衰竭的患者应用长期家庭氧疗可以提高生活质量和生存率，要求氧流量 1.0~2.0L/min，吸氧时间 10~15h/d。

2. 急性加重期 包括控制性氧疗，合理使用抗生素，支气管舒张剂，必要时应用糖皮质激素、机械通气等。

对于喘息严重的患者可采用雾化吸入装置吸入沙丁胺醇或异丙托溴铵等药物快速缓解症状，同时给予低流量吸氧，注意吸氧浓度的掌握，避免氧浓度吸入过高导致二氧化碳潴留，存在感染迹象的患者应根据经验给予抗生素治疗，可应用 β- 内酰胺类 /β 内酰胺酶抑制剂，二代头孢菌素、大环内酯类或喹诺酮类药物，严重的病例可以应用糖皮质激素口服或静脉点滴。对于出现严重呼吸衰竭、心力衰竭等情况应根据实际病情采取相应的治疗措施，包括应用有创和无创呼吸机支持等。

3. 预防　预防 COPD 发生的关键是戒烟，减少职业性粉尘及化学物质的接触，也可以通过减少上呼吸道感染的发生而减少 COPD 急性加重的频率和病情程度。对于存在高危因素的人群应注意监测肺功能，以便早期发现并得到及时的治疗。

第六节　支气管哮喘

支气管哮喘（bronchial asthma）是由多种细胞和细胞组分参与的气道慢性炎症性疾病。其发病原因还不十分清楚，患者个体的过敏体质及外界环境的影响是发病的危险因素，该病与多基因遗传有关，患者同时受遗传和环境因素影响。主要发病机制可能包括气道免疫 - 炎症机制，神经调节机制等。

【临床表现】

1. 症状　为发作性伴有哮鸣音的呼气性呼吸困难或发作性胸闷和咳嗽。症状可在数分钟内发作，经数小时至数天，用支气管舒张药或自行缓解。某些患者在缓解数小时后可再次发作。夜间及凌晨容易发作。

2. 体征　双肺广布哮鸣音，呼气音延长。但在轻度哮喘或非常严重的哮喘发作时，哮鸣音可不出现。非发作期可无异常体征。

【辅助检查】

1. 痰液检查　可见较多的嗜酸细胞。

2. 肺功能检查　典型的表现为阻塞性通气功能障碍，不典型的患者需要进行支气管激发试验、支气管舒张试验或呼气峰流速（PEF）及其变异率的测定来帮助诊断支气管哮喘。

3. 胸部 X 线检查　主要帮助判断是否存在感染及气胸等并发症。

4. 血气分析　判断患者病情轻重。

5. 特异性变应原检测　有助于病因诊断，确定特异性免疫的治疗方案。

【诊断】

1. 诊断标准

（1）反复发作喘息、气急、胸闷或咳嗽，多与接触变应原、冷空气、理化刺激以及病毒性上呼吸道感染、运动等有关。

（2）发作时双肺可闻及散在或弥漫性、以呼气相为主的哮鸣音，呼气相延长。

（3）上述症状和体征可经治疗缓解或自行缓解。

（4）除外其他疾病所引起的喘息、气急、胸闷和咳嗽。

（5）临床表现不典型者（如无明显喘息或体征），应至少具备以下 1 项试验阳性：①支气管激发试验或运动试验阳性；②支气管舒张试验阳性 FEV_1 增加≥12%，且 FEV_1 增加绝对值≥200ml；③昼夜 PEF 变异率≥20%。

2. 分期及控制水平分级

（1）急性发作期：指喘息、气促、咳嗽、胸闷等症状突然发生或加重，常有呼吸困难，常因接触变应原、刺激物或治疗不当诱发。根据患者的气急、体位、呼吸频率、哮鸣音、血气、肺功等将急性发作期分为轻度、中度、重度和危重度 4 级。

(2) 非急性发作期:虽不是急性发作,但有不同程度的喘息、咳嗽或胸闷等症状。

(3) 控制水平分级:根据患者症状的多少、急性发作的次数、肺功能、药物缓解情况等将哮喘的控制程度分为控制、部分控制和未控制 3 个等级。

【防治原则】

1. **脱离变应原**

2. **药物治疗** 根据患者的病情制订个体化的长期治疗方案,根据控制水平进行调整。主要药物有以下几种。

(1) 缓解药物(解痉平喘药):主要包括短效 β_2 受体激动剂(SABA)、短效吸入性抗胆碱药(SAMA)、短效茶碱等。

(2) 控制性药物(抗炎药):包括糖皮质激素和白三烯调节剂等。

3. **急性发作期的治疗** 治疗目标是尽快缓解症状、解除气流受限和低氧血症,同时还需要制订长期治疗方案以预防再次急性发作。

(1) 轻度:经 MDI 吸入 SABA,疗效不佳时可加用茶碱及 SAMA。

(2) 中度:雾化吸入 SABA,联合应用吸入糖皮质激素(ICS)、SAMA。必要时口服糖皮质激素、静脉应用茶碱类药物等。

(3) 重度至危重度:持续雾化吸入 SABA,联合雾化吸入 SAMA、ICS,静脉应用茶碱等。吸氧。尽早应用静脉激素。注意纠正缺氧、水电解质平衡,必要时考虑机械通气治疗。

第七节　胸膜疾病

一、胸腔积液

正常胸膜腔有少量液体起润滑作用,胸腔内的液体持续滤出和吸收处于动态平衡。任何因素使胸膜腔内的液体形成过快或吸收过缓,导致产生胸腔积液(pleural effusions)。胸腔积液主要由于胸膜毛细血管内静水压增高和胶体渗透压降低,胸膜通透性增加、壁层胸膜淋巴引流障碍、损伤所致胸腔内出血出现血胸、脓胸或乳糜胸以及医源性伤害造成。

【临床表现】

1. **症状** 可有呼吸困难、胸痛和咳嗽。因导致胸腔积液的病因不同,其症状也有所差别。如结核性胸膜炎多见于青年人,常有发热、干咳、胸痛,随着胸水量增加胸痛可缓解,但胸闷、气促加重;恶性胸腔积液多见于中年以上,一般无发热,伴有消瘦和呼吸道或原发部位肿瘤的症状;炎性积液多为渗出性,常伴有咳嗽、咳痰、胸痛、发热;心力衰竭所致者多为漏出液,有心功能不全的相关表现。积液量的多少影响症状的轻重。

2. **体征** 少量胸腔积液可有胸膜摩擦感及胸膜摩擦音,大量胸腔积液时患侧语颤减弱,呼吸音消失,叩诊浊音;另外原发病可有本身的相应体征。

【辅助检查】

1. **诊断性胸穿及胸水检查** 包括胸水的外观、细胞数、脱落细胞学检查及 pH、病原体(涂片及培养)、蛋白质、葡萄糖、酶学、肿瘤标记物等检查,以判断胸腔积液的性质。

2. **X 线检查** 主要用于确定积液量。积液可掩盖肺内原发病灶,抽液后可发现肿瘤或其他病变。

3. **超声检查** 主要用于估计胸腔积液的深度和积液量,协助胸穿定位,引导包裹性积液及少量积液的穿刺,鉴别胸腔积液、胸膜肥厚。

4. CT 有助于病因诊断,发现肺部其他病变等。

【诊断】

1. 确定有无胸腔积液 通过症状、体征、X线、CT、超声可以确定。注意少量积液应与胸膜肥厚的鉴别。

2. 判断渗出液与漏出液

3. 寻找胸腔积液的病因

【防治原则】

不同原因导致的胸腔积液其防治原则亦不尽相同。

1. 结核性胸膜炎 包括一般治疗,胸腔排液,抗结核化疗,糖皮质激素应用等。减少与肺结核患者的接触有可能减少结核性胸膜炎的发生。

2. 类肺炎性胸腔积液 给予有效的抗生素治疗,积液量多者应胸腔穿刺排液。早期、适当的抗生素治疗可能减少类肺炎性胸腔积液的发生。

3. 脓胸治疗原则 控制感染、注意联合应用抗厌氧菌药物,体温正常后应持续用药2周以上,同时注意引流胸腔积液、促使肺复张、恢复肺功能。注意胸、肺部其他感染性病灶的正确处理有可能减少脓胸的产生。

4. 恶性胸腔积液 可采用全身化疗、局部放疗、化学性胸膜固定术及胸腔内注入生物免疫抑制剂等方法,也可采用胸腔内插管持续引流等方法,预后均不佳。

二、气胸

气体进入胸膜腔造成积气,称为气胸(pneumothorax)。气胸产生的主要原因有肺泡和胸腔之间形成破口、胸壁创伤产生与胸腔的交通及胸腔内有产气的微生物。气胸分为自发性气胸(包括原发性、继发性气胸)、外伤性气胸和医源性气胸。

【临床表现】

1. 分型 因脏层胸膜破裂的情况不同及其胸腔内的压力不同分为闭合性(单纯性)、交通性(开放性)和张力性(高压性)气胸三种类型。

2. 临床表现

(1)症状:突感一侧胸痛,持续时间短;胸闷、呼吸困难;可伴有刺激性咳嗽。部分患者不能平卧或健侧卧位,双侧气胸呼吸困难明显。

(2)体征:气管向健侧移位、患侧胸部隆起、呼吸运动减弱;触诊触觉语颤减弱;叩诊患侧呈过清音或鼓音。右侧气胸肝浊音界下降,听诊呼吸音减弱或消失。

【辅助检查】

1. X线胸片 诊断气胸的重要方法,可以了解肺受压程度、肺内病变情况、有无胸腔积液及纵隔移位。

2. CT 可判断胸腔内出现的极低密度的气体阴影,是否伴有不同程度的肺组织萎缩,对于小量气胸,局限性气胸以及肺大疱与气胸的鉴别,比X线敏感和准确。

【诊断】

典型的症状、体征和X线检查容易确诊。

【防治原则】

1. 保守治疗 小量闭合性气胸(<20%),7~10天内可吸收。注意严格卧床休息,酌情给予镇静、镇痛药物,高浓度吸氧,治疗基础疾病,同时密切监测病情变化;年龄偏大、有基础肺疾病,胸膜破口愈合慢,呼吸困难重者,即使气胸量小也不主张保守治疗。

2. **肺部基础疾病的治疗**

3. **排气疗法** 根据病情可以进行胸腔穿刺抽气或胸腔闭式引流。

4. **化学性胸膜固定术** 适用于持续性或复发性气胸、双侧气胸、合并肺大疱及肺功能不全不能耐受手术者。

5. **手术治疗** 适用于内科治疗无效的气胸,血气胸,双侧气胸,复发性气胸,张力性气胸引流失败者。手术方法有胸腔镜或开胸手术修补。

6. **预防** 对于原发性气胸一般无特殊的预防措施,但对于存在 COPD、肺结核等基础疾病的患者应注意避免诱发因素,同时医源性的操作应细致、规范,从而尽量避免气胸的发生。

(焦桂微)

复习思考题

1. 重症肺炎诊断的主要标准是什么?

2. 肺结核化学治疗的原则。

3. COPD 急性加重期的概念。

4. 支气管舒张药包括哪几类?

5. 气胸的排气方法有哪几种?

6. 如何判断胸腔积液是渗出还是漏出?

参考文献

1. 万学红,卢雪峰.诊断学.第 8 版.北京:人民卫生出版社,2013.

2. 葛均波,徐勇健.内科学.第 8 版.北京:人民卫生出版社,2013.

第十四章　心血管病学

14

学习目标	
掌握	心血管系统常见疾病的主要症状和防治原则。
熟悉	心血管系统常见疾病的主要体征和诊断。
了解	心血管系统的特点、诊治原则及常见疾病的病因。

第一节　概述

一、心血管疾病的分类

心血管疾病的分类主要包括病因、病理解剖和病理生理分类。

（一）病因分类

根据致病因素分为先天性和后天性两大类。

先天性心血管疾病简称先心病，为心脏大血管在胎儿期发育异常所致。后天性心血管疾病为出生后心脏受到外来或机体内在因素作用而致病，如动脉粥样硬化，风湿性心脏病，原发性高血压，肺源性心脏病等。此外，某些遗传性疾病除常伴有先天性心脏血管结构异常外，也可在后天发生心血管病变。

（二）病理解剖分类

不同病因的心血管疾病可分别或同时引起心内膜、心肌、心包或大血管的具有特征性的病理解剖变化：心内膜病变，心肌病变，心包病变，大血管病变和组织结构的先天性畸形。

（三）病理生理分类

不同病因的心血管疾病可引起相同或不同的病理生理变化：心力衰竭，休克，心律失常，高动力循环状态，乳头肌功能不全，心脏压塞，体动脉或肺动脉、体静脉或肺静脉压力增高或降低；体循环或肺循环之间、动脉和静脉之间的血液分流等。

二、心血管疾病的诊断

诊断心血管疾病应根据病史、临床症状和体征、实验室和器械检查等资料做出综合分析。

心血管疾病常见症状有：发绀、胸痛、心悸、水肿、晕厥，其他症状还包括咳嗽、呼吸困难、头痛、头晕、恶心、呕吐、声音嘶哑等。多数症状也见于一些其他系统疾病。心血管疾病常见的体征有：心脏扩大、心音异常、心脏杂音、心包摩擦音、肺部啰音、脉搏异常、血管杂音、毛细血管搏动、静脉充盈异常、肝大、水肿、发绀、杵状指(趾)等。

实验室检查除常规血、尿液、便检查外，多种生化、微生物和免疫学检查有助于诊断。急性心肌梗死时血肌钙蛋白、肌红蛋白和心肌酶的测定，心力衰竭时脑钠肽的测定等。心血管疾病的器械检查包括血压测定，胸片和心电图检查，心脏超声检查。还包括心脏CT，心脏MRI等。近年来，心导管检查和心脏电生理检查，心内膜心肌活组织检查，腔内成像技术，心包穿刺等有创介入技术广泛开展。

三、心血管疾病的防治

预防心血管疾病主要在于消除病因，防治各种危险因素如高血压、高脂血症、吸烟、糖尿病、肥胖等。治疗心血管疾病需要针对病因、病理解剖和病理生理等几方面综合治疗。

（一）病因治疗

对病因已明确者积极治疗消除病因。

（二）解剖病变的治疗

应用介入或外科手术纠正病理解剖异常，如先心病和心脏瓣膜病。血管病变包括冠状动脉疾病，可施行病变部位介入治疗如球囊扩张或支架植入等，也可以采用外科手术等。对终末期心力衰竭患者，可施行心脏移植手术。

(三) 病理生理的治疗

对目前尚无法治疗或难以根治的心血管疾病,主要纠正其病理生理变化,如严重休克、急性心力衰竭、影响血流动力学的心律失常等,需要紧急处理。逐渐发生且持续存在如高血压、慢性心力衰竭等,需长期治疗。尽管治疗心血管疾病的方法越来越多,但是药物治疗仍然是基础,是最为重要和首选的方法之一。近年来,心脏起搏电生理领域发展迅速,心脏起搏器治疗缓慢性心律失常,埋藏式心脏复律除颤器防治心脏性猝死,心脏再同步化治疗用于慢性心力衰竭,房颤的射频消融治疗等,成为治疗心律失常的有效措施。基因治疗也是心血管疾病治疗的又一新途径。

(四) 康复治疗

恢复期尽早开始并保持适当体力活动,有助于改善心脏功能、促进身体康复、预防深静脉血栓形成,提高生活质量。注意心理康复,保持良好的心态;戒烟限酒,改良生活方式,控制体重,控制饮食,合理用药,生活规律,保护心脏功能。

第二节　心力衰竭

心力衰竭(heart failure)是各种心脏结构或功能性疾病导致心室充盈和(或)射血功能受损,心排血量不能满足机体组织代谢需要,以肺循环和(或)体循环淤血,器官、组织血液灌注不足为临床表现的一组综合征,主要表现为呼吸困难、体力活动受限和体液潴留。可分为急性和慢性心力衰竭,也可以分为左心、右心和全心衰竭,收缩性和舒张性心力衰竭。

一、慢性心力衰竭

慢性心力衰竭(chronic heart failure)是心血管疾病的终末期表现和最主要的死因。

【临床表现】

临床上左心衰竭较为常见,左心衰竭后继发右心衰竭而导致全心衰竭。

1. **左心衰竭**　以肺淤血和心排血量降低为主。

(1) 主要症状

1) 不同程度的呼吸困难:①劳力性呼吸困难:是左心衰竭最早出现的症状;②端坐呼吸;③夜间阵发性呼吸困难;④急性肺水肿:是左心衰竭呼吸困难最严重的表现。

2) 咳嗽、咳痰、咯血。

3) 乏力、疲倦、运动耐量减低、头晕、心慌、少尿。

(2) 体征主要有肺部湿性啰音,除基础心脏病的相应体征外,慢性心力衰竭患者一般均有心脏扩大、心尖部收缩期杂音、肺动脉瓣区第二心音亢进及舒张期奔马律等。

2. **右心衰竭**　以体循环淤血为主要变现。

(1) 症状胃肠道及肝脏淤血引起腹胀、食欲缺乏、恶心、呕吐等;可发生明显的呼吸困难。

(2) 体征首先于身体低垂部位产生对称性和凹陷性水肿。也可发生胸腔积液;颈静脉充盈或怒张,肝颈静脉反流征阳性;肝大伴压痛,晚期可发生心源性肝硬化;也可因右心室显著扩大而出现三尖瓣关闭不全的收缩期杂音。

3. **全心衰竭**　兼有左、右心衰竭的症状和体征。右心衰竭继发于左心衰竭而形成全心衰竭。右心衰竭时右心排血量减少,因此阵发性呼吸困难等肺淤血症状反而有所减轻。

【辅助检查】

1. 利钠肽临床常用 BNP 及 NT-proBNP。

2. 肌钙蛋白严重心衰或心衰失代偿期可有轻度升高,更主要是明确是否存在急性冠脉综合征;也是心衰预后的预测因子。

3. X 线检查是确诊左心衰竭肺水肿的主要依据。主要表现为肺门血管影增强,上肺血管影增多,右下肺动脉增宽,Kerley B 线是慢性肺淤血的特征性表现。

4. 超声心动图更准确评价各心腔大小及心瓣膜结构和功能。可通过左室射血分数及 E/A 比值估计心脏功能。

5. 其他如放射性核素检查、心脏核磁及有创性血流动力学检查、心肺运动试验等。

【诊断】

综合病因、病史、症状、体征和辅助检查而做出诊断。

心力衰竭心功能分级,主要根据活动能力分为四级:Ⅰ级:日常活动量不受限制。Ⅱ级:体力活动轻度受限,休息时无自觉症状,一般活动下出现心衰症状;Ⅲ级:体力活动明显受限,低于平日一般活动即引起心力衰竭症状。Ⅳ级:不能从事任何体力活动,休息状态下也出现心力衰竭症状,活动后加重。

【防治原则】

心衰的治疗目标为防止和延缓心力衰竭的发生发展,缓解临床症状,提高生活质量,改善长期预后,降低病死率和住院率。采取综合治疗措施,控制心血管病的危险因素如戒烟、减重、积极治疗高血压、糖尿病和血脂异常等。慢性心力衰竭的治疗包括去除或缓解基础病因,去除诱发因素,生活方式管理等。药物治疗主要包括利尿剂、RAAS 抑制剂、β- 受体阻滞剂和洋地黄等正性肌力药及扩血管药物的应用。新的药物如左西孟旦在急性左心衰竭,托伐普坦在伴低钠血症的心衰中应用。近年来,非药物治疗如心脏再同步化治疗、左室辅助装置成为心衰器械治疗的新手段,心脏移植是治疗顽固性心力衰竭的最终方法。

二、急性心力衰竭

急性心力衰竭(acute heart failure)是指心力衰竭急性发作和(或)加重的一种临床综合征,可表现为急性新发或慢性心衰急性失代偿。

【临床表现】

突发严重呼吸困难,强迫坐位、发绀、大汗、烦躁、咳粉红色泡沫痰或白色泡沫痰。听诊肺部湿罗音和哮鸣音,心尖区第一心音减弱,心动过速,奔马律,肺动脉瓣区第二心音亢进。

【诊断】

具有典型症状和体征,一般不难诊断。血浆脑钠肽(BNP 或 NT-pro-BNP)阴性者可排除急性心力衰竭的诊断。

【防治原则】

尽快改善症状并稳定血流动力学状态,增加心排血量,降低肺血管楔压和右房压。改变体位、吸氧、镇静、经静脉给予利尿剂、血管扩张剂和洋地黄药物等。可应用机械辅助治疗。

第三节　心律失常

一、概述

心脏传导系统包括窦房结、结间束、房室结、希氏束、左右束支和浦肯野纤维网。窦房结是心脏正常窦性节律的起搏点。心律失常(cardiac arrhythmia)是指心脏冲动的频率、节律、起源部位、传导速度或激动次序的异常。按照心律失常发生时心率的快慢,可分为快速性和缓慢性心律失常。按照发生原理可分为冲动形成异常和冲动传导异常两大类。

(一) 冲动形成异常

1. **窦性心律失常** 窦性心动过速;窦性心动过缓;窦性心律不齐;窦性停搏。

2. **异位心律**

(1) 被动性异位心律:逸搏(房性、房室交界区性、室性);逸搏心律(房性、房室交界区性、室性)。

(2) 主动性逸搏心律:期前收缩(房性、房室交界区性、室性);阵发性心动过速(房性、房室交界区性、房室折返性、室性);心房扑动、心房颤动;心室扑动、心室颤动。

(二) 冲动传导异常

1. 生理性干扰及干扰性房室分离。

2. 病理性

(1) 心脏传导阻滞:窦房传导阻滞;房内传导阻滞;房室传导阻滞(一度、二度和三度);束支或分支阻滞(左束支、右束支及左束支分支传导阻滞)或室内传导阻滞。

(2) 折返性心律:阵发性心动过速(常见房室结折返、房室折返和心室内折返)。

3. 房室间传导途径异常预激综合征。

二、窦性心律失常

正常窦性心律的冲动起源于窦房结,频率60~100次/分。心电图特点为在P波在Ⅰ、Ⅱ、aVF导联直立,aVR导联倒置;P-R间期0.12~0.20秒。

【临床表现】

1. **常见症状** 心悸、头晕、晕厥等。

2. **常见体征** 心音异常、脉搏异常等。

【辅助检查】

常规心电图检查和24小时动态心电图检查。

1. **窦性心动过速**(sinus tachycardia) 诊断依据心电图符合窦性心律特点,心率>100次/分。治疗应针对病因和去除诱因。必要时可应用β-受体阻滞剂(如美托洛尔)或非二氢吡啶类钙拮抗剂(如地尔硫䓬)。

2. **窦性心动过缓**(sinus bradycardia) 诊断依据心电图符合窦性心律特点,心率<60次/分。窦性心动过缓常伴有窦性心律不齐,即同一导联中P-P间期差异>0.12秒。无症状的窦性心动过缓通常无须治疗。如因心动过缓出现心排血量不足症状,可应用阿托品或异丙肾上腺素,但是长期应用易发生严重副作用,在排除可逆性因素后应考虑植入心脏起搏器。

3. **病态窦房结综合征**(sick sinus syndrome, SSS) 是由窦房结病变导致功能减退、产生多种心律失常的综合表现。心电图为:

(1) 持续而显著的窦性心动过缓(心率<50次/分)。

(2) 窦性静止与窦房阻滞。

(3) 窦房阻滞与房室阻滞同时并存。

(4) 心动过缓-心动过速综合征,是指心动过缓与房性快速性心律失常交替发作,后者包括心房扑动、心房颤动或房性心动过速。患者可出现与心动过缓有关的脏器供血不足的症状。

【诊断】

根据心电图的典型表现,以及临床症状与心电图改变的明确相关性可确诊。临床表现为与心动过缓有关的心、脑等脏器供血不足的症状,如发作性头晕、黑矇、乏力等,严重者可晕厥。如有心动过速发作,可出现心悸、心绞痛等。对于可疑病态窦房结综合征的患者,可进行单次或多次动态心电图或事件记录器检查。

【防治原则】

无症状者不必治疗,定期随访观察。有症状者应起搏治疗。植入心脏起搏器后仍有心动过速发作,可同时应用抗心律失常药物。

三、房性和房室交界区性心律失常

【临床表现】

1. **常见症状** 心悸、胸闷、乏力、心绞痛、晕厥等。阵发性室上性心动过速的发作为突然开始与终止。

2. **常见体征** 心音异常、脉搏异常等。

【辅助检查】

常规心电图检查和 24 小时动态心电图检查。

1. 房性期前收缩(premature atrial complexes)心电图特点

(1) 提前发生的房性 P 波(P′)与窦性心律的 P 波形态不同。

(2) 下传的 QRS 波形态正常,P′-R 间期≥0.12 秒。

(3) 代偿间歇不完全。

2. 房性心动过速(artial tachycardia)简称房速。可由自律性增高或折返、触发活动机制引起,常见于心肌梗死、慢性肺部疾病、洋地黄中毒、大量饮酒及各种代谢障碍。心外科手术或射频消融术后所导致手术疤痕也可以引起。心房率 150~200 次 / 分;P 波形态与窦性者不同;P 波之间的等电线依然存在。刺激迷走神经不能终止心动过速,发作开始时心率逐渐加速。

3. 心房扑动(atrial flutter)简称房扑,多伴器质性心脏病。心电图见锯齿状扑动波,扑动波之间的等电位线消失。典型房扑频率 250~300 次 / 分。心室率规则或不规则,取决于房室传导比例是否恒定,常见 2∶1 房室传导。QRS 波群形态通常正常,发生室内差异性传导或原有束支阻滞时 QRS 波群增宽变形。

4. 心房颤动(atrial fibrillation)简称房颤,是一种常见的心律失常。可见于正常人,分为首诊房颤、阵发性房颤、持续性房颤、长期持续性房颤及永久性房颤。心电图见 P 波消失,代之以 f 波,频率 350~600 次 / 分;心室率极不规则;QRS 波群形态通常正常,当心室率过快,发生室内差异性传导,QRS 波群增宽变形。

5. 阵发性室上性心动过速(paroxysmal supra ventriculartachy cardia,PSVT)简称室上速,大多数表现为 QRS 波正常、R-R 间期规则的快速心律。心率 150~250 次 / 分,节律规则,QRS 波群形态通常正常,P 波为逆行性,常埋藏在 QRS 波群内或终末部分。起始突然,常有一个房性期前收缩触发,其下传的 PR 间期显著延长,随之引起心动过速发作。

【诊断】

根据心电图的典型表现,以及临床症状与心电图改变的明确相关性可确诊。

【防治原则】

应治疗基础疾病、避免诱发因素。房性期前收缩、偶尔的短阵房性心动过速发作不影响血流动力学且发作短暂,无须治疗,有明显症状者可应用普罗帕酮、莫雷西嗪、β- 受体阻滞剂等药物。使用洋地黄发生房性心动过速时,应停用洋地黄,并纠正可能伴随的电解质紊乱,低钾者适当补钾。可选用洋地黄、β- 受体阻滞剂、非二氢吡啶类钙拮抗剂控制心室率;应用药物或射频消融转复窦性心律。阵发性室上性心动过速可采用刺激迷走神经的方法(如按摩颈动脉窦)、静脉注射腺苷、普罗帕酮等药物或直流电复律。目前治疗经导管射频消融技术安全有效,可根治心动过速。

房扑、房颤患者的症状轻重受心室率快慢的影响。持续性房扑、心房颤动易并发血栓栓塞,应抗凝治疗。对于合并心脏瓣膜病患者,应用华法林抗凝。对于非瓣膜病患者,行危险分层后,行华法林或阿司匹林抗凝,也可选择新型口服抗凝药。紧急复律时可选用静脉注射肝素或皮下注射低分子肝素抗凝。转复并维持窦性心律药物包括普罗帕酮、胺碘酮等药物,直流电复律是最为有效的方法。不能复律者,须控制心室率,减慢心室率的药物包括β-受体阻滞剂、钙通道阻滞剂或洋地黄制剂。射频消融治疗可根治房扑,房颤。

四、室性心律失常

【临床表现】

1. **常见症状** 心悸、咳嗽、心跳暂停感、头晕、心绞痛、晕厥等。

2. **常见体征** 心音异常、脉搏异常等。

【辅助检查】

常规心电图检查和24小时动态心电图检查。

1. 室性期前收缩(premature ventricular complexes,PVC)是一种最常见的心律失常,心电图特征为:

(1) 提前发生的QRS波,宽大畸形,时限超过0.12秒。

(2) 其前无相关的P波,ST段及T波方向与QRS主波方向相反;

(3) 代偿间歇完全。

2. 室性心动过速(ventricular tachycardia)心电图显示连续3个或3个以上室性期前收缩连续出现。非持续性室速(发作时间短于30秒,能自行终止)的患者通常无症状;持续时间超过30秒时,为持续性室性心动过速。频率通常为100~250次/分;心室夺获与室性融合波;通常发作突然开始;心房独立活动与QRS波群无固定关系,形成房室分离。

3. 心室扑动(ventricular flutter)和心室颤动(ventricular fibrillation)分别简称室扑和室颤,扑动为正弦图形,波幅大而规则。频率150~300次/分;心室颤动的波形、振幅与频率均极不规则,无法分辨。

【诊断】

根据心电图的典型表现,以及临床症状与心电图改变的明确相关性可确诊。

【防治原则】

室性期前收缩治疗原则为寻找并去除诱发因素,治疗基础疾病。无明显症状者不必使用药物治疗,症状明显或伴有血流动力学改变患者使用抗心律失常药物如β-受体阻滞剂;无器质性心脏病发生非持续室速,如无症状或血流动力学影响,处理原则同室性期前收缩。持续性室性心动过速发作,无论有无器质性心脏病应给予治疗。选用静脉注射利多卡因、β-受体阻滞剂或胺碘酮或直流电复律。抗心律失常药物可与埋藏式自动复律除颤器(ICD)合用,也可行射频消融治疗。

心室扑动和心室颤动是危及生命的恶性心律失常,常为临终前的表现。一旦发生,应立即电除颤并开展心肺复苏治疗。

五、房室阻滞

房室阻滞(atrioventricular block)是指房室交接区脱离了生理不应期后,心房冲动传导延迟或不能传导至心室。房室阻滞可以发生在房室结、希氏束及其束支等不同部位。按照阻滞程度可分为Ⅰ、Ⅱ和Ⅲ度,其中Ⅱ度又可分为Ⅰ型和Ⅱ型。

【临床表现】

1. **常见症状** 心悸、心跳暂停感、头晕、心绞痛、晕厥等。

2. **常见体征** 心音异常、脉搏异常等。

【辅助检查】

常规心电图检查和 24 小时动态心电图检查。

房室阻滞主要根据心电图诊断。Ⅰ度房室阻滞时房室传导时间延长（P-R 间期 >0.20 秒），但是全部冲动仍能传导。Ⅱ度Ⅰ型房室阻滞表现为 P-R 间期进行性延长，直到一个 P 波受阻不能下传心室。Ⅱ度Ⅱ型房室阻滞时 P-R 间期正常或延长，但间歇出现 P 波受阻不能下传心室。Ⅲ度房室阻滞又称为完全性房室阻滞，特征为 P 波完全不能下传心室，心房和心室电活动分离，P-P 间期和 R-R 间期各有各自的节律和频率，P波与 QRS 波无关，通常 P-P 间期短于 R-R 间期，即心房率快于心室率。心室起搏点通常在阻滞部位稍下方，如位于希氏束及其近邻，心室率约 40~60 次 / 分，QRS 波正常；如位于室内传导系统的远端，心室率可低于40 次 / 分以下，QRS 波增宽，心室率亦常不稳定。

【诊断】

根据心电图的典型表现，以及临床症状与心电图改变的明确相关性可确诊。心电生理检查如能记录到希氏束波，有助于确定阻滞部位。

【防治原则】

治疗应针对致病因素，同时根据不同程度房室阻滞采取相应措施。Ⅰ度和Ⅱ度Ⅰ型房室阻滞患者如无症状可不治疗，密切观察传导阻滞发展情况。Ⅱ度Ⅱ型和Ⅲ度房室阻滞如心室率显著缓慢，伴有明显症状者是植入永久心脏起搏器的适应证。

第四节　高血压

高血压（hypertension）是以体循环动脉压增高为主要表现的心血管综合征，是指未使用降压药物的情况下，收缩压≥140mmHg 和（或）舒张压≥90mmHg。可分为原发性和继发性两大类。本节主要介绍原发性高血压。

原发性高血压通常简称为高血压。高血压常与其他心血管病危险因素共存，是心脑血管疾病的重要危险因素，可损伤重要脏器，如心、脑、肾的结构和功能，最终导致这些器官的功能衰竭，给个人、家庭和社会带来沉重的负担。

【临床表现】

高血压起病缓慢，早期常无症状，往往在体检时发现血压增高；也可伴有头晕、头痛、头胀等非特异性症状。部分高血压患者甚至在发生心、脑、肾等并发症时才被发现。

【辅助检查】

常规检查包括尿常规、血糖、血脂水平及肾功能、心电图等以及超声心动图、眼底检查、血电解质等。还可进行 24 小时动态血压监测、心率变异、动脉弹性功能测定、血浆肾素活性等检查。

【诊断】

我国采用国际统一的血压分类和标准，将高血压分为 1、2、3 级（表 14-1）。

高血压患者的诊断主要根据测量的血压值，测定安静休息坐位时上臂肱动脉部位血压，一般非同日测量三次血压收缩压均≥140mmHg 和（或）舒张压≥90mmHg 可诊断高血压。还要对高血压患者进行心血管危险分层，即根据是否存在高血压之外的其他危险因素，糖尿病，靶器官损害及并发症情况将高血压患者分为低危、中危、高危和很高危。

表 14-1 血压水平的定义和分类

类别	收缩压(mmHg)		舒张压(mmHg)
正常血压	<120	和	<80
正常高值血压	120~139	和(或)	80~89
高血压	≥140	和(或)	≥90
1 级高血压(轻度)	140~159	和(或)	90~99
2 级高血压(中度)	160~179	和(或)	100~109
3 级高血压(重度)	≥180	和(或)	≥110
单纯收缩期高血压	≥140	和	<90

【防治原则】

治疗高血压的主要目的是最大限度地降低心血管疾病发病和死亡的总危险。在治疗高血压的同时,干预患者所有可逆性的危险因素。

对于 2 级或以上的高血压患者,高血压合并糖尿病或者已经有靶器官损害或者并发症的患者,应使用降压药物治疗。从心血管危险分层的角度,高危和很高危的患者必须使用降压药物强化治疗。所有高血压患者均需接受治疗性生活方式干预,包括减轻体重,减少钠盐摄入,补充钾盐,减少脂肪摄入,戒烟限酒,增加运动,减轻精神压力,保持心态平衡;必要时补充叶酸制剂。

降压目标为:一般主张血压目标值 <140/90mmHg,糖尿病、慢性肾病、心力衰竭或病情稳定的冠心病合并高血压患者,目标值 <130/80mmHg,老年人降至 <150/90mmHg,如能耐受,还可进一步降低。

降压药物治疗原则及策略:使用降压药物应遵循 4 项原则,即小剂量开始,优先选择长效制剂,联合用药及个体化。

降压药物有五大类:利尿剂;β- 受体拮抗剂;钙通道阻滞剂(CCB);血管紧张素转换酶抑制剂(ACEI);血管紧张素 II 受体拮抗剂(ARB)。其他降压药物包括 α- 受体拮抗剂如哌唑嗪和多沙唑嗪,或交感神经抑制剂如可乐定,或固定剂量单片复方制剂等。

常用降压药物组合包括:ACEI/ARB+ 二氢吡啶类 CCB;ACEI/ARB+ 噻嗪类利尿剂;二氢吡啶类 CCB+ 噻嗪类利尿剂;二氢吡啶类 CCB+β- 受体拮抗剂。

第五节　动脉硬化和冠状动脉粥样硬化性心脏病

一、动脉粥样硬化

动脉粥样硬化(athero sclerosis)是一组称为动脉硬化的血管疾病中最常见、最重要的一种。主要的危险因素有:40 岁以上的中、老年人;脂质代谢异常是动脉粥样硬化的最主要危险因素,血清总胆固醇(TC)或低密度脂蛋白胆固醇(LDL-C)增高,以及高密度脂蛋白胆固醇(HDL-C)降低,是主要危险因素;半数以上的冠状动脉粥样硬化患者患有高血压;与不吸烟者相比,吸烟者的动脉粥样硬化发病率和病死率增高,被动吸烟也是危险因素;糖尿病患者本病发病率较非糖尿病患者高数倍;肥胖以及有冠心病早发家族史等为危险因素。其中年龄、性别和家族遗传史属于无法改变的危险因素,但是其他危险因素是可以预防或可以治疗的。不健康饮食,缺乏体力活动,精神紧张,性情急躁的所谓 A 型性格等也可成为冠心病的危险因素。

【临床表现】

主要为有关器官血液供应发生障碍后出现的征象。一般可能出现脑力和体力衰退。如脑动脉粥样硬化可引起眩晕、头痛和晕厥等,肾动脉硬化可引起顽固性高血压,四肢动脉粥样硬化多以下肢多见,可引起下肢发凉、麻木和典型的间歇性跛行。

【辅助检查】

尚缺乏敏感而特异性的早期实验室诊断方法。可进行血脂检查,血管超声检查等,选择性血管造影检查可显示动脉粥样硬化所造成的管腔狭窄和动脉瘤样病变。血管内超声显像和血管镜检查是辅助血管内介入治疗新的检查方法。

【诊断】

目前还缺乏敏感而特异的动脉粥样硬化早期实验室诊断方法。部分患者有脂质代谢异常。病变发展到相当程度,特别是伴有器官缺血时,诊断较容易。

【防治原则】

防治动脉硬化的关键措施是治疗性生活方式改变,包括戒烟、超重者减肥、不过量饮酒、合理的膳食(低盐、低脂、低胆固醇)、适当的体力劳动和体育运动、合理安排工作和生活、避免过度劳累或情绪激动、积极控制相关的危险因素等。动脉粥样硬化的预防应从儿童期开始。充分发挥患者的主观能动性配合治疗。

动脉粥样硬化患者无论是否已经出现心、脑、肾或大动脉并发症,均需考虑调脂治疗,特别是他汀类药物的长期治疗,以降低血清 LDL-C 的水平作为主要目标。抗血小板药物如阿司匹林有助于防止血管阻塞性病变的发展,预防冠状动脉和脑动脉血栓栓塞。

对狭窄或闭塞的血管,特别是冠状动脉、颈动脉、肾动脉和四肢动脉,可施行经皮腔内血管成形术及支架植入术,也可施行再通、重建或旁路移植等外科手术,已恢复动脉供血。对新鲜血栓可采用导管进行抽吸。

二、冠状动脉粥样硬化性心脏病

冠状动脉粥样硬化性心脏病(coronary athero sclerotic heart disease)指冠状动脉粥样硬化使血管腔狭窄或闭塞和(或)冠状动脉功能性改变(痉挛)导致心肌缺血缺氧或坏死而引起的心脏病,简称冠心病(coronary heart disease),亦称缺血性心脏病(ischemic heart disease)。

急性冠脉综合征(acute coronary syndrome,ACS)包括不稳定型心绞痛(unstable angina,UA)、非 ST 段抬高型心肌梗死(non-ST-segment elevation myocardial infarction,NSTEMI)和 ST 段抬高型心肌梗死(ST-segment elevation myocardial infarction,STEMI)。

(一)稳定型心绞痛

稳定型心绞痛是在冠状动脉固定性严重狭窄的基础上,由于心肌负荷的增加引起的心肌急剧的、暂时的缺血与缺氧的临床综合征。

【临床表现】

1. 症状　心绞痛特点为主要在胸骨体之后可波及心前区,手掌大小范围,常放射至左肩、左臂内侧达无名指和小指。胸痛常为压迫、发闷或紧缩感,发作常由体力劳动或情绪激动所激发,饱食、寒冷、吸烟、心动过速、休克等亦可诱发。疼痛多发生于劳力或激动的当时。典型的心绞痛常在相似的条件下重复发生,疼痛出现后常逐步加重,达到一定程度后持续一段时间,多为 3~5 分钟内逐渐消失,很少超过半小时。一般在停止原有诱发因素后即可缓解;舌下含服硝酸甘油也能在几分钟内使之缓解。

2. 体征　平时体检一般无异常体征。

【辅助检查】

1. 心电图检查　是发现心肌缺血、诊断心绞痛最常用的检查方法。

(1)静息时心电图:约半数患者在正常范围,也可能有陈旧性心肌梗死的改变或非特异性 ST 段和 T 波异常。

(2) 心绞痛发作时心电图：可以出现暂时性心肌缺血引起的 ST 段压低（≥0.1mV），发作缓解后恢复。有时出现 T 波倒置。在平时有 T 波持续倒置的患者，发作时可变为直立（所谓"假性正常化"）。

(3) 心电图负荷试验：最常用的是运动负荷试验，运动方式主要为分级活动平板或踏车。心电图改变主要以 ST 段水平型或下斜型压低≥0.1mV（J 点后 60~80ms）持续 2 分钟为运动试验阳性标准。

(4) 心电图连续监测：常用方法为 24 小时动态心电图监测，胸痛发作相应时间记录的心电图显示缺血性 ST-T 改变有助于心绞痛的诊断。

2. 冠脉造影　为有创性检查手段，目前仍是诊断冠心病较准确的方法。

3. 多层螺旋 CT 冠状动脉成像（CTA）。

4. 放射性核素检查。

【诊断】

根据典型心绞痛的发作特点，含服硝酸甘油后缓解，结合年龄和存在冠心病的危险因素，排除其他原因如主动脉瓣狭窄等所致的心绞痛，可诊断。有困难者可行选择性冠状动脉造影。

【防治原则】

预防心绞痛主要在于预防动脉粥样硬化的发生和治疗已存在的动脉粥样硬化病变。

稳定型心绞痛的治疗原则是改善冠脉血供和降低心肌耗氧以改善患者症状，改善生活质量，同时治疗冠脉粥样硬化，预防心肌梗死和死亡，延长生存期。治疗措施包括生活方式改变、药物、经皮冠状动脉介入治疗和冠状动脉旁路移植术。

药物治疗包括阿司匹林、氯吡格雷、他汀类药物、β- 受体阻滞剂和 ACEI/ARB。减轻症状的抗心绞痛药物主要包括 β- 受体阻滞剂、钙通道阻滞剂和硝酸酯类药。新药还包括钾通道开放剂尼可地尔，代谢类药曲美他嗪等。心绞痛患者应随身携带硝酸甘油。

(二) 不稳定型冠心病和非 ST 段抬高型心肌梗死

UA/NSTEMI 是由于动脉粥样硬化斑块破裂或糜烂，伴有不同程度的表面血栓形成，血管痉挛及远端血管栓塞所导致的一组临床症状，合称为非 ST 段抬高型急性冠脉综合征。

【临床表现】

胸痛的部位、性质与典型心绞痛类似，但通常程度更重，持续时间更长，可达数十分钟，胸痛在休息时也可发生。但症状不典型者也不少见，尤其在老年女性和糖尿病患者中多见。体检非特征性体征。

【辅助检查】

1. 心电图及连续心电监测。

2. 冠状动脉造影。

3. 心肌标志物检查　心脏肌钙蛋白（cTn）T 及 I 更敏感可靠，在症状发生后 24 小时内，cTn 的峰值超过正常对照值的 99 个百分位需考虑 NSTEMI 的诊断。

【诊断】

根据病史典型的心绞痛症状，典型的缺血性心电图改变（新发或一过性 ST 段压低≥0.1mV，或 T 波倒置≥0.2mV）以及心肌损伤标志物测定可以诊断。冠状动脉造影仍是诊断的重要方法。

【防治原则】

UA/NSTEMI 是严重、具有潜在危险的疾病，其治疗要即刻缓解缺血和预防严重不良后果（即死亡或心肌梗死或再梗死）。其治疗包括抗缺血治疗、抗血栓治疗和根据危险度分层进行有创治疗。

(三) 急性 ST 段抬高型心肌梗死

ST 段抬高型心肌梗死（ST-segment elevation myocardial infarction，STEMI）是指急性心肌缺血性坏死，大多是在冠脉病变的基础上，发生冠脉血供急剧减少或中断，使相应的心肌严重而持久地急性缺血所致。

【临床表现】

1. 胸痛是大多数患者最早出现的症状,疼痛部位和性质与心绞痛相似,但诱因多不明显,程度更重,持续时间更长,可持续数小时以上,休息或含用硝酸甘油多不能缓解。

2. 全身症状　如发热、心动过速等。

3. 胃肠道症状　疼痛剧烈时常伴有频繁的恶心、呕吐和上腹胀痛。

4. 心律失常。

5. 低血压和休克。

6. 心力衰竭。

体征方面可有心率增快,心尖区第一心音减弱,出现第四心音奔马律,少数有第三心音奔马律。几乎所有患者都有血压降低。

【辅助检查】

1. **心电图**　常有特征性和动态性改变,对心肌梗死的诊断、定位、定范围、估计病情演变和预后都有帮助。特征性改变为:

(1) ST 段抬高呈弓背向上型,在面向坏死区周围心肌损伤区的导联上出现。

(2) 宽而深的异常 Q 波(病理性 Q 波),在面向透壁心肌坏死区的导联上出现。

(3) T 波倒置,在面向损伤区周围心肌缺血区的导联上出现。在背向心肌梗死区的导联上出现相反的改变,即 R 波增高、ST 段压低和 T 波直立并增高。

2. **肌钙蛋白 I(cTnI)或肌钙蛋白 T(cTnT)**　是诊断心肌损伤或坏死特异性最强和敏感性较高的生物标志物。肌酸激酶 MB 同工酶(CK-MB)增高程度能较准确反应梗死范围,高峰时间是否提前有助于判断溶栓治疗是否成功。肌红蛋白增高在急性损伤早期即能升高,有助于早期诊断。

3. **超声心动图**　有助于了解心室壁的运动和左心室功能诊断室壁瘤和乳头肌功能失调,检测心包积液和室间隔穿孔等并发症。

【诊断】

有典型临床表现、特征性心电图改变及实验室检查结果,诊断不难。

【防治原则】

急性心肌梗死属危重急症,应及早发现、及早住院,并加强住院前的就地处理,如含服硝酸甘油、记录心电图、静脉输液、通知医院开放绿色通道抢救等措施。

急性心肌梗死的治疗原则是尽快恢复心肌的血液灌注以挽救濒死的心肌、防治梗死扩大或缩小心肌缺血范围,保护和维持心脏功能,及时处理严重心律失常、泵衰竭和各种并发症,防治猝死。

一般治疗①休息;②监护:监测心电图、血压和呼吸,除颤仪应随时处于备用状态,重者患者还应监测肺毛细血管楔压和静脉压;③吸氧;④建立静脉通路;⑤解除疼痛:可使用硝酸甘油舌下含服或静脉滴注、哌替啶或吗啡等止痛药物。应用 β- 受体拮抗剂;⑥抗血小板和抗凝治疗;⑦ ACEI/ARB;⑧调脂治疗。

再灌注心肌治疗　立即评价血管再通治疗的可能性。起病后 12 小时内尽早使闭塞的冠状动脉再通,心肌得到再灌注,濒临坏死的心肌可能得以存活或使坏死范围缩小,减轻梗死后心肌重塑,改善预后。血管再通三种方案:经皮冠状动脉介入治疗(percutaneous coronary intervention, PCI),包括球囊扩张成形术和支架植入术;药物溶栓治疗;紧急冠状动脉旁路搭桥手术。

第六节　心脏瓣膜病

心脏瓣膜病(valvular heart disease, VHD)是指心脏瓣膜存在结构和(或)功能异常,是一组重要的心血管疾病。

一、二尖瓣狭窄和关闭不全

【临床表现】

1. **症状**　一般在二尖瓣中度狭窄(瓣口面积<1.5cm^2)时方始有明显症状。包括呼吸困难、咯血、咳嗽、声嘶等。轻度二尖瓣关闭不全仅有轻微劳力性呼吸困难,严重反流者可发生急性心力衰竭。

2. **体征**　重度二尖瓣狭窄常有双颧部绀红。二尖瓣狭窄患者心尖区可闻及第一心音亢进及开瓣音;心尖区有低调的隆隆样舒张中晚期杂音,局限,不传导。常可触及舒张期震颤。晚期可发生肺动脉高压和右心室扩大的心脏体征。二尖瓣关闭不全患者在心尖区可闻及全收缩吹风样期杂音。

【辅助检查】

1. **X线检查**　二尖瓣狭窄患者常有左心房增大,右心缘有双心房影,左前斜位可见左心房使左主支气管上抬,右前斜位吞钡可见增大的左房压迫食管下段后移。慢性二尖瓣关闭不全可见左心房左心室增大,左心衰竭时可见肺淤血、间质肺水肿(如 KerleyB 线)。

2. **心电图**　重度二尖瓣狭窄可有"二尖瓣型 P 波",P 波宽度>0.12s,伴切迹。QRS 波群示电轴右偏和右心室肥厚表现。慢性重度二尖瓣关闭不全主要为左心房增大,部分有左心室肥厚和非特异性 ST-T 改变,心房颤动常见。

3. **超声心动图**　是确诊该病最敏感可靠的方法。二尖瓣狭窄 M 型超声示二尖瓣前叶城墙样改变,后叶与前叶同向移动,瓣叶回声增强。二维超声心动图可显示狭窄瓣膜的形态和活动度,测绘二尖瓣口面积。典型者为舒张期前叶呈圆拱状,后叶活动度减少,交界处粘连融合,瓣叶增厚和瓣口面积缩小。二尖瓣关闭不全患者脉冲式多普勒超声可于左心房内探及收缩期反流束,彩色多普勒血流显像诊断二尖瓣关闭不全的敏感性可达 100%,并可对二尖瓣反流进行半定量及定量诊断。

【诊断】

心尖区有隆隆样舒张期杂音伴 X 线或心电图示左心房增大,一般可诊断二尖瓣狭窄,超声心动图检查可确诊。慢性二尖瓣关闭不全者,心尖区有典型收缩期杂音伴左心房室增大,确诊有赖于超声心动图。

【防治原则】

1. **一般治疗**　包括以下几方面:

(1) 有风湿活动者应给予抗风湿治疗,特别重要的是预防风湿热复发。

(2) 预防感染性心内膜炎。

(3) 处理并发症。

2. **介入和手术治疗**　主要为:

(1) 二尖瓣狭窄者可行经皮球囊二尖瓣成形术,二尖瓣分离术或人工瓣膜置换术。

(2) 二尖瓣关闭不全者可行二尖瓣修补术或人工瓣膜置换术。

二、主动脉瓣狭窄和关闭不全

【临床表现】

1. **症状**　主动脉瓣狭窄症状出现较晚,呼吸困难、心绞痛和晕厥为典型的三联征。主动脉瓣关闭不全轻者可无症状,最先的主诉为与心搏量增多有关的心悸、心前区不适、头颈部波动感等。晚期出现左心衰竭表现。

2. **体征**　主动脉瓣狭窄患者可闻及收缩期喷射性杂音,为吹风样、粗糙、递增-递减型,在胸骨右缘第

1~2 肋间最响,向颈部传导。慢性主动脉瓣关闭不全患者收缩压升高,舒张压降低,脉压增大。周围血管征常见。心尖搏动向左下移位,呈抬举性。第一心音减弱,可闻及主动脉瓣区高调叹气样递减型舒张期叹气样杂音,坐位并前倾位呼气末明显。

【辅助检查】

1. **X 线检查**　主动脉瓣狭窄患者心影一般不大。主动脉瓣关闭不全患者左心室增大,升主动脉节扩张,呈"靴形心"。

2. **心电图**　重度者有左心室肥厚伴 ST-T 继发性改变。

3. **超声心动图**　为明确诊断的重要方法。二维超声心动图有助于显示瓣叶数目、大小、增厚、钙化,收缩期呈圆拱状的活动度、交界处融合、瓣口大小和形状及瓣环大小等,有助于确定狭窄。主动脉瓣关闭不全 M 型超声显示舒张期二尖瓣前叶快速高频振动,二维超声显示主动脉瓣关闭时不能合拢。多普勒超声显示主动脉瓣下方探及全舒张期反流束,为最敏感的确定主动脉瓣反流方法。

【诊断】

典型主动脉瓣区射流样收缩期杂音,较易诊断主动脉瓣狭窄。典型主动脉瓣关闭不全的舒张期杂音伴周围血管征,可诊断主动脉瓣关闭不全。超声心动图可明确诊断。

【防治原则】

1. **内科治疗**

(1) 预防感染性心内膜炎。

(2) 治疗相关临床并发症。

2. **外科治疗和介入治疗**

(1) 人工瓣膜置换术。

(2) 经皮球囊主动脉瓣成形术和经皮主动脉瓣置换术治疗主动脉瓣狭窄。

第七节　感染性心内膜炎

感染性心内膜炎(infective endocarditis, IE)为心脏内膜表面的微生物感染,伴赘生物形成。瓣膜为最常受累部位,但是感染也可以发生在间隔缺损部位、腱索或心壁内膜。致病微生物多为细菌、也可为真菌、立克次体或衣原体。

感染性心内膜炎根据病程可分为急性和亚急性两类。根据瓣膜材质可分为自体瓣膜心内膜炎和人工瓣膜心内膜炎。

自体瓣膜心内膜炎(nativevalve endocarditis):链球菌和葡萄球菌是主要致病微生物。急性者主要由金黄色葡萄球菌引起,亚急性者,草绿色链球菌最常见。

【临床表现】

1. **发热**　是最常见的症状。

2. **心脏杂音**　可出现杂音强度和性质的变化,或出现新的杂音。

3. **周围体征**　皮肤或睑结膜、口腔黏膜等部位的瘀点;指(趾)甲下条纹状出血;Osler 结节;Roth 斑;Janeway 损害等。

4. **动脉栓塞**。

5. **感染的非特异性症状**　进行性贫血;脾大。

【辅助检查】

血培养、超声心动图等有助确诊。还有心电图、X 线检查及血尿常规和免疫学检查等。

【诊断】

血培养是诊断感染性心内膜炎的最重要方法,但须注意采血的时间、次数、血量及培养条件等,尽可能提高血培养的阳性率。

主要诊断标准:

(1) 两次不同时间血培养阳性,且病原菌完全一致,为典型的感染性心内膜炎致病菌。

(2) 超声心动图发现赘生物、脓肿或人工瓣膜裂开或新发生的瓣膜反流。

次要诊断标准:

(1) 易患因素:基础心脏病或静脉滥用药物史。

(2) 发热,体温≥38℃。

(3) 血管征象:动脉栓塞、细菌性动脉瘤、颅内出血、结膜瘀点及 Janeway 损害。

(4) 免疫反应:肾小球肾炎、Osler 结节、Roth 斑及类风湿因子阳性。

(5) 血培养阳性,但不符合主要诊断标准。

凡符合两项主要诊断标准,或一项主要诊断标准和三项次要诊断标准,或五项次要诊断标准者可确诊感染性心内膜炎。

【防治原则】

有易患因素者,应积极采取预防措施,可预防性应用抗生素。抗生素使用原则:早期应用;足量应用杀菌药;静脉给药为主;尽早进行病原学检查;已分离出病原微生物时,根据致病微生物对药物的敏感程度选择抗微生物药物,病原微生物不明时,选择广谱抗生素。出现严重心脏并发症或抗生素治疗无效的患者应及时考虑手术治疗。

第八节 心肌疾病

心肌病是一组异质性心肌疾病,由不同病因引起心肌病变导致心肌机械和(或)心电功能障碍,常表现为心室肥厚或扩张。该病可局限于心脏本身,亦可为系统性疾病的部分表现,最终可导致心脏性死亡或进行性心力衰竭。由其他心血管疾病继发的心肌病理性改变不属于心肌病范畴。目前分为遗传性心肌病(如肥厚型心肌病、离子通道病等)、混合性心肌病(扩张型心肌病、限制型心肌病)、获得性心肌病(如感染性心肌病、围生期心肌病等)。

一、扩张型心肌病

扩张型心肌病(dilated cardiomyopathy,DCM)是一种常见的心肌疾病,是导致心力衰竭的常见原因。以左心室或双心室扩大和收缩功能受损为特征,常表现为进行性心力衰竭、心律失常、血栓栓塞或猝死。

【临床表现】

1. 起病隐匿,早期可无症状。

2. 临床主要表现为活动时呼吸困难和活动耐力下降。

3. 随着疾病的发展出现夜间阵发呼吸困难、端坐呼吸等左心功能不全表现,并逐渐出现腹胀、水肿和肝大等慢性心力衰竭的症状和体征。有不同程度的心脏扩大和心力衰竭。可合并心律失常。

【辅助检查】

X 线胸片心影常明显增大。心电图可见各种心律失常。超声心动图是诊断扩张型心肌病的重要依据,早期可左心室扩大,后期可显示全心扩大,室壁运动普遍减低,左室射血分数降低。大多合并二尖瓣和其他瓣膜的反流。

【诊断】

根据慢性心力衰竭临床表现,超声心动图检查有心腔扩大与心脏收缩功能减低,即应考虑本病。诊断时须排除其他继发原因如心脏瓣膜病、高血压心脏病、冠心病等。

【防治原则】

阻止基础病因介导的心肌损害,阻断造成心衰加重的神经体液机制,控制心律失常,预防猝死和栓塞,提高患者的生活质量和生存率。

采用心力衰竭标准治疗方案。对部分严重心力衰竭的患者可采用起搏器心室再同步化治疗。终末期心力衰竭患者可考虑心脏移植手术。预防猝死,主要是控制诱发室性心律失常的可逆性因素。少数患者有严重心律失常危及生命,可考虑植入埋藏式心脏除颤仪(ICD)。

二、肥厚型心肌病

肥厚型心肌病(hypertrophic cardiomyopathy,HCM)是一种常染色体显性遗传性心脏病,是青少年运动猝死的最主要原因之一。

【临床表现】

1. 半数以上患者无明显症状。

2. 有症状者多表现为劳力性呼吸困难和乏力,胸痛、晕厥和猝死。

3. 非梗阻性肥厚型心肌病的体征不明显,梗阻性肥厚型心肌病患者胸骨左缘可闻及较粗糙的喷射性收缩期杂音,心尖区也可闻及收缩期杂音。站立、含服硝酸甘油、乏氏动作等可使该杂音增强,而蹲坐、口服 β- 受体阻滞剂等使杂音减轻。

【辅助检查】

心电图 ST 段和 T 波改变常见。超声心动图心室不对称增厚而无心室腔增大为其特征。舒张期室间隔达 15mm 或与后壁厚度之比≥1.3。

【诊断】

依据病史及体格检查,超声心动图(或磁共振显像)检出舒张期室间隔达 15mm 或与后壁厚度之比≥1.3。如有阳性家族史(猝死、心肌肥厚等)更有助于诊断。可应用基因监测。

【防治原则】

药物治疗是基础。减轻左室流出道梗阻,缓解症状,尽可能逆转心肌肥厚,改善左心室舒张功能,预防猝死,提高长期生存率。治疗可应用 β- 受体阻滞剂和非二氢吡啶类钙通道阻滞剂,有明显症状,内科治疗无效,可考虑室间隔部分心肌切除术、室间隔化学消融等治疗。ICD 能有效预防猝死的发生。

三、病毒性心肌炎

心肌炎(myocarditis)指心肌本身的炎症病变,可按病因分为感染性和非感染性两大类。感染性可由细菌、病毒、螺旋体、立克次体、真菌、原虫、蠕虫等所引起。非感染性致病原因包括药物、毒物、放射、结缔组织病、血管炎等。

【临床表现】

1. 病情轻重变异很大,可完全无症状,或仅有心电图改变;重者可表现为心源性休克、急性心力衰竭、严重心律失常或猝死。

2. 多数患者发病前 1~3 周有上呼吸道感染或腹泻等病毒感染史,然后出现心悸、胸痛、疲乏、呼吸困难等症状;体检可见与发热程度不平行的心动过速及其他各种心律失常,以房性和室性期前收缩及房室阻滞最常见。重症患者可出现血压降低、四肢湿冷等心源性休克体征。

【辅助检查】

1. 胸部 X 线检查可见心影扩大,有心包积液时可呈烧瓶样改变,心电图常见 ST-T 改变和各种心律失常,超声心动图可无明显异常,也可显示左心室扩大,室壁运动减低等。

2. 病程中血清心肌肌钙蛋白 I、肌钙蛋白 T 或肌酸激酶同工酶增高,是心肌损伤的参考指标。血沉加速或 C 反应蛋白增加等也有助于诊断。但急性病毒性心肌炎时心肌酶不一定增高,故阴性结果不能排除病毒性心肌炎的诊断。

【诊断】

临床诊断主要依据前期感染史、心脏症状、心电图改变、病原学结果、心肌损伤证据等综合分析,排除、甲状腺功能亢进、二尖瓣脱垂综合征及其他影响心肌的疾患而做出诊断。心内膜心肌活检是诊断"金标准",但是不作为常规。

【防治原则】

无特效治疗,主要采取综合措施,包括卧床休息、对症处理、抗病毒、抗心律失常和保护心肌细胞的治疗。重症心肌炎患者出现心源性休克、心力衰竭或严重心律失常包括Ⅲ度房室阻滞时,需要急诊抢救和相应治疗,必要时安装临时起搏器。

第九节 心包疾病

心包疾病是由感染、肿瘤、代谢性疾病、尿毒症、自身免疫性疾病、外伤等引起的心包病理性改变。临床可分为急性、亚急性和慢性。按病因分为感染性、非感染性、过敏性或免疫性。

急性心包炎(acute pericarditis)为心包脏层和壁层的急性炎症,可由病毒、细菌感染、肿瘤、理化因素、自身免疫或代谢性疾病引起。

【临床表现】

1. **症状** 胸痛为主。胸骨后、心前区疼痛为急性心包炎的特征。疼痛与呼吸运动相关。随着渗液积聚,胸痛可逐渐减轻,而出现心包积液压迫症状。轻者可无明显症状,有症状者多表现为呼吸困难,严重者呈端坐呼吸;也可因压迫气管、食管而产生干咳、声音嘶哑、吞咽困难等。短期内出现大量心包积液引起急性心脏压塞时,出现心动过速、血压下降、脉压变小和静脉压上升,可出现急性循环衰竭、休克。如渗液积聚较慢,但量大,可造成亚急性或慢性心脏压塞,表现为体循环淤血和静脉压升高。

2. **体征** 心包摩擦音是急性心包炎的典型体征。积液增多,摩擦音可消失。心包积液时,心浊音界向两侧扩大、心尖搏动减弱、心音低而遥远。心脏压塞出现心率增快、收缩压下降、脉压变小、脉搏细弱、奇脉、颈静脉怒张、肝颈静脉反流征阳性、肝大、腹水和下肢水肿等。

【辅助检查】

X 线检查心影增大,大量积液时心脏呈烧瓶样,心脏搏动减弱或消失;早期心电图出现多数导联 ST 段弓背向下型抬高,数日后 ST 段回到基线,出现 T 波平坦或倒置。超声心动图心脏周围存在液性暗区。心包穿刺检查有助于病因判断。抽取液体可解除心脏压塞的症状,或心包腔内给药。

【诊断】

诊断根据急性起病,典型胸痛、心包摩擦音,特征性心电图表现。超声心动图检查可以确诊并判断积液量。结合相关病史、全身表现及相应的辅助检查有助于病因诊断。

【防治原则】

包括病因治疗、解除心脏压塞及对症支持治疗。疼痛可应用非甾体类消炎药;结核性心包炎应给予正规抗结核治疗;化脓性心包炎采用抗生素,肿瘤性心包炎针对原发病治疗、心包穿刺引流,并可注射药物。对其他药物治疗效果不佳者可予糖皮质激素治疗。顽固性复发性心包炎伴有严重胸痛患者可考虑外科心包切除术。

(张钰聪)

复习思考题

1. 简述慢性心力衰竭的临床表现。

2. 简述心律失常的分类和心电图表现。

3. 简述高血压的分类。

4. 常用降压药物的种类和组合是什么?

5. 简述冠心病的分类和临床表现。

6. 心肌梗死的治疗原则是什么?

7. 简述二尖瓣狭窄和关闭不全的体征。

8. 主动脉瓣狭窄和关闭不全的诊断是什么?

9. 简述感染性心内膜炎的诊断标准。

10. 简述心肌病的分类。

参考文献

葛均波,徐永健 . 内科学 . 第 8 版 . 北京: 人民卫生出版社,2013.

第十五章　消化病学

15

15章

学习目标	
掌握	消化系统疾病的临床表现和治疗原则。
熟悉	胃食管反流病、炎症性肠病、非病毒性慢性肝病的诊断原则和鉴别诊断。
了解	消化疾病发病机制的基础上,灵活运用各种重要的治疗方法。

第一节　概述

一、消化系统疾病的特点

消化系统疾病,也称为消化病学。其特点有三:①范围不仅是指食管、胃、肠(小肠和大肠)等空腔脏器,还包括肝、胆、胰等实质性脏器,以及腹膜网膜和胃肠道功能性疾病;②诊断很难用一种简单的方法确认或排除某一疾病;③疾病原因复杂,既可局限于本系统,也可累及其他系统及全身,而全身性或其他系统的疾病和神经精神因素,也可引起消化系统的症状和疾病。因此,在学习消化系统疾病时,必须有临床医学的整体概念,要注意局部与整体、消化系统与其他系统疾病的关系。

二、消化系统疾病的诊断技巧

消化系统疾病仍然强调整体观,认真收集临床资料,包括病史、症状、体征、常规化验及其他有关的辅助检查结果,还要结合其他系统或全身性表现进行全面的分析与整合,做出正确的诊断。

(一)病史

病史不仅是患者当前最突出的症状和主要症状演变的过程,而且还要详细询问患者的年龄、性别、婚育史、居住环境、生活习惯与嗜好、职业、疾病史、用药史、传染病接触史和家族史等,能够提供更准确的诊断线索。

(二)体征

强调全面系统而重点深入的全身查体。不要受已有诊断的影响,不要受辅助检查结果的束缚,不要机械听命专家权威,按照检体诊断学的要求,由上到下、由前到后、由浅入深、由表及里,视触叩听、反复验证,最终获得自己实际的第一手资料。

(三)辅助检查

1. **化验检查**　从最基本的外周血细胞常规、尿常规和粪便常规(包括粪便隐血试验)等三大常规及各种体液常规检查开始,避免追求高科技检查或大撒网式的检查。

2. **超声波检查**　对实质性脏器,以及血管、胆管、胰管、输卵管等疾病的诊断和鉴别诊断具有重要的意义,超声引导下穿刺组织活检或抽液检查可以判别病变的性质,尤其是腹膜网膜的穿刺活检,对腹膜网膜疾病原因的判断有很大的优势。

3. **内窥镜检查**　不仅可以直观地观察病变,还可进行微创治疗。

4. **放射线检查**　目前存在"冷热不均",消化道钡餐和钡灌肠检查频度过冷,CT 和磁共振(MRI)检查过热,要利用各自特点优化选择,互相印证。

5. **放射性核素检查**　该检查是唯一功能性显像的方法,PET-CT 完美地结合了 X 线和核素的优点,广泛应用于肿瘤诊断和预后随访。

6. **食管及胆道测压**　是重要的脏器功能测定方法。

7. **活体组织和细胞学检查**　结合细胞学和免疫组织学检查,对病因的诊断提供重要价值。

三、消化系统疾病的防治原则

要具备坚实的病理生理学基础,进行整体与局部相结合的治疗。既要依靠药物,也要重视基本的生活指导。

掌握各种药物治疗的指征,副作用和禁忌证。选择疗效高、副作用少、服用方便、具有良好性价比的药物。根据不同作用机制的靶点联合用药,注意不同药物间副作用的叠加。

消化系统疾病不外乎环境与宿主两大方面的原因,决定因素主要是宿主自身。大部分消化疾病与心理、环境和饮食习惯有关,保证良好心态,学会适应环境,洗净手、喝开水、吃熟食仍然是减少和预防消化系统疾病发生的基础。

第二节　胃食管反流病

胃食管反流病(gastroesophageal reflux disease,GERD)是指胃、十二指肠内容物反流入食管引起的以胃灼热、反酸为主要特征的临床综合征。

GERD 是食管贲门抗反流防御机制下降、反流物对食管黏膜攻击增强的结果。目前认为一过性下食管括约肌松弛是最重要的发病机制。

【临床表现】

1. **典型症状**　胸骨后或剑突下烧灼样或开水烫过样疼痛,常由胸骨下段向上伸延,多在餐后 1 小时出现,卧位、弯腰或腹压增高时可加重。有时出现反酸或反胃,非心源性胸痛、上腹部疼痛和恶心等。

2. **食管外症状**　可能出现牙龈炎、牙周炎,慢性咽炎,吸入性肺炎,夜间呛咳,咽喉部异物感,哮喘,呼吸睡眠暂停等,偶可发生慢性鼻窦炎、中耳炎的表现。

【辅助检查】

最主要的辅助检查是食管测压和 24 小时食道 pH 测定。X 线透视能够直接观察到胃内容物反流入食管,多数还能看到食管下段钡剂呈袋状残留。胃镜可排除其他器质性疾病及诊断,如巴雷特(Barrett)食管。当症状明显,胃镜下食管黏膜无明显改变者称为非糜烂性胃食管反流病(NERD)。

【诊断】

根据典型临床症状和辅助检查的结果即可诊断,症状不典型者可用质子泵抑制剂(PPI)实验性治疗。同时要与心绞痛、呼吸道疾病、耳鼻咽喉科疾病以及神经精神疾病相鉴别。

【防治原则】

GERD 的治疗主要针对如何不让下食管括约肌再松弛和理顺正常的胃肠蠕动。治疗原则包括去除病因(改变生活方式和不良生活习惯)、控制症状(抑制酸和促进动力)和防治并发症(巴雷特食管伴有明显不典型增生时可选用内镜下微创剥离切除)。

第三节　胃炎

胃炎(gastritis)是指任何病因引起的胃黏膜炎症,可分为急性胃炎和慢性胃炎两大类。

一、急性胃炎

急性胃炎(acute gastritis)是由多种病因引起的急性胃黏膜炎症,起病较急,症状往往集中于上腹部,可分为急性单纯性胃炎和急性糜烂性胃炎。烧伤、严重的精神刺激、急性心脑血管意外,以及长期应用非甾体类抗炎药(NSAID)的患者易发生本病。误服或有意吞服腐蚀剂造成胃黏膜灼伤称为急性腐蚀性胃炎,各种细菌、真菌、病毒所引起的急性感染者称为急性感染性胃炎。

【临床表现】

急性胃炎的症状往往是一过性,可呈自限性。糜烂性胃炎常以反酸、胃灼热、疼痛为主,也可以上消化道出血为首发症状。

【辅助检查】

一般不需要特殊检查。急性糜烂性胃炎最好在 24~48 小时之内行胃镜检查(大部分发病 24 小时后黏膜损伤已经愈合)。

【诊断】

诊断依赖于病史和内镜。

【防治原则】

主要针对原发病和病因。症状明显或处于急性应激状态,或长期应用非甾体类抗炎药(NSAID)的患者,可给予抑制胃酸分泌的 H_2 受体拮抗剂或质子泵抑制剂,或给予黏膜保护剂。已发生上消化道大出血者,遵循上消化道出血治疗原则。

二、慢性胃炎

慢性胃炎(chronic gastritis)是由各种病因引起的胃黏膜慢性炎症。饮食不当、酗酒,病毒和细菌(主要是 Hp)感染、服用 NSAID(如阿司匹林)等均可能引发本病。自身免疫功能紊乱产生壁细胞抗体或内因子抗体等可导致恶性贫血。

【临床表现】

Hp 引起的慢性胃炎多数患者无症状或较轻微,常见的表现为上腹痛或不适、上腹胀、早饱、嗳气、恶心等消化不良症状。

【辅助检查】

根据内镜所见及组织病理学改变可分为非萎缩性(以往称浅表性)、萎缩性和特殊类型胃炎三大类;呼吸试验或胃黏膜组织检查确认有无 Hp 感染;怀疑自身免疫性胃炎应检测相关自身抗体及血清促胃液素和胃蛋白酶原。

【诊断】

症状有无及其严重程度与内镜所见及组织病理学改变并无肯定的相关性,所以确诊依靠胃镜检查及胃黏膜活组织病理学检查。Hp 检测有助于病因诊断。

【防治原则】

1. 彻底治疗急性胃炎,养成良好的生活习惯,强调综合性防治和对症治疗。

2. 根除 Hp 仅适用于伴有胃黏膜糜烂、萎缩及肠化生、异型增生者;有消化不良症状者;有胃癌家族史者。

3. 轻度异型增生重点在于定期随访,避免过度治疗;重度异型增生应进行内镜下胃黏膜切除术。

第四节 消化性溃疡

消化性溃疡(pepticulcer)的形成和发展与胃液中胃酸和胃蛋白酶的消化作用有关。最常见于胃溃疡或十二指肠溃疡,也可发生于食管下段、胃空肠吻合口及 Meckel 憩室。胃、十二指肠局部黏膜损害(致溃疡)因素增强和(或)黏膜保护(黏膜屏障)因素削弱是发生本病的根本原因。

【临床表现】

本病的临床表现不一,无症状、具有典型症状和以并发症为首发表现的消化性溃疡患者,临床上大约各占 1/3。

1. **典型症状**　上腹痛是典型消化性溃疡的主要症状,其特点包括:①慢性过程,病程长达几年、十几年或更长时间。②周期性发作,发作期与缓解期互相交替,有明显的季节性。③胃溃疡疼痛多在餐后半小时出现,呈现进餐—疼痛—缓解的节律;十二指肠溃疡疼痛多在餐前疼痛,有疼痛—进餐—缓解的特点,部分患者出现夜间痛。

2. **其他表现**　反酸、嗳气、胸骨后烧灼感、流涎、恶心、呕吐、便秘等可单独或伴疼痛出现。部分患者有失眠、多汗等自主神经功能紊乱症状。活动期可有上腹部压痛,缓解期多无明显体征。

3. **并发症**

(1) 上消化道出血是消化性溃疡最常见的并发症。

(2) 幽门梗阻包括痉挛或组织水肿、炎症引起的暂时性(功能性)的和愈合后遗留瘢痕或粘连所致的持久性(器质性)幽门梗阻。

(3) 急性穿孔常导致急性弥漫性腹膜炎和腹膜刺激征,慢性穿透性溃疡仅表现为溃疡疼痛节律性消失。

(4) 癌变。

【辅助检查】

1. **实验室检查**　^{13}碳 - 呼气试验常规检测 Hp,粪隐血试验阳性可能是溃疡活动,肿瘤标志物有助于良恶性病变的鉴别。

2. **X 线检查**　X 线钡餐发现龛影是诊断溃疡的直接征象,局部变形、激惹、痉挛性切迹为溃疡的间接征象。

3. **内镜检查**　胃、十二指肠镜可清晰观察胃十二指肠黏膜变化及溃疡大小、形态,刷取细胞或钳取组织做病理检查,有助于良恶性溃疡的鉴别。

【诊断】

依据典型症状一般可做出初步诊断。症状不典型者,需通过钡餐 X 线和(或)内镜检查才能建立。

【防治原则】

消化性溃疡治疗的目标是消除症状,促进愈合,预防复发及防治并发症,重视溃疡的愈合质量。特别强调基础治疗,建立规律的生活习惯,避免各种复发的诱因,发作或活动期及症状较重或有并发症者需休息或住院治疗。

1. **抗酸剂**　主要是含金属类的碱性单药或复合制剂,能结合或中和胃酸,降低胃蛋白酶的活性,缓解疼痛,促进溃疡愈合。

2. **抑酸剂**　抑酸剂是临床主要的药物,包括胆碱能 M 受体拮抗剂、组胺 H_2 受体拮抗剂(H_2RA)、促胃液素受体拮抗剂和质子泵抑制剂(PPI)。

3. **胃黏膜保护剂**　包括直接保护黏膜表面兼顾促进内源性细胞因子合成和单纯促进内源性细胞因子合成兼顾直接保护黏膜 2 大类。

4. **中医中药治疗。**

5. **抗 Hp 治疗**　常推荐一种 PPI(或 H_2RA)加上克拉霉素、阿莫西林(或四环素)、甲硝唑(或替硝唑)和呋喃唑酮等抗生素中的两种组成 3 联疗法。对于初次治疗失败者,可增加胶态次枸橼酸铋组成 4 联疗法。

6. **并发症的治疗**　上消化道出血主要是抑酸和内镜治疗;功能性幽门梗阻或慢性穿孔等经规律性内科治疗一般都能够痊愈;出血凶猛、器质性幽门梗阻、急性穿孔及明确胃癌者建议手术治疗。

第五节　炎症性肠病

炎症性肠病(inflammatory bowel disease,IBD)有广义和狭义两个概念。广义的包含各种炎性肠病,狭义的仅指溃疡性结肠炎(ulcerative colitis,UC)和克罗恩病(Crohn Disease,CD),两者发病机制、临床表现、治疗效果和预后均不尽相同。

IBD 的病因不清,可能与遗传、变态反应、肠道免疫耐受缺失或慢性感染等单独或联合致病,其中肠道免疫及非免疫系统所造成的过激炎症反应可能占据主导地位。

【临床表现】

多数起病缓慢,数年至十余年,有活动期和缓解期相交替、终身复发的趋势,少数为急性起病,偶有急性暴发过程。精神刺激、劳累、饮食失调等常为发病的诱因。

1. UC　黏液脓血便是 UC 活动期的重要表现,便前腹痛、便后缓解,往往伴随直肠刺激症状(便不尽感),肠鸣音活跃,重型和暴发型者可有明显鼓肠、出血和腹膜刺激征,一旦肠鸣音减弱或消失提示发生中毒性巨结肠或肠穿孔。

2. CD　主要表现为腹痛、腹泻(糊状便)、腹部包块、瘘管形成及肠梗阻,伴有发热、贫血、营养障碍等。

3. 其他　IBD 常伴随肠外免疫状态的异常,慢性反复发作的 IBD 还可出现癌变。

【辅助检查】

1. 实验室检查　常有贫血、白细胞增多、血沉增快、白蛋白降低和离子紊乱,粪便隐血试验常呈阳性,常有不同程度的免疫学异常。

2. X 线钡餐检查

(1) UC 最先累及直肠与乙状结肠,逐渐扩展到降结肠、横结肠、少数可累及全结肠,偶可涉及回肠末段,病变呈连续性分布,黏膜皱襞粗大紊乱,肠壁的边缘呈毛刺状或锯齿状,或结肠袋消失、肠壁僵硬呈铅管状,肠腔缩短变窄,有时见中毒性巨结肠。

(2) CD 可累及口腔至肛门各段,回肠末端及邻近的右侧结肠最多,常呈节段性/跳跃性,黏膜皱襞粗乱和卵石样充盈缺损,回肠末段肠腔狭窄而管壁僵直呈典型的线样征,可见瘘管形成。腹腔脓肿也很常见。

3. 结肠镜检查

(1) UC 黏膜呈弥漫性充血、水肿、黏膜粗糙或呈细颗粒状,沿结肠纵轴发展融合而成不规则的多发性糜烂或浅小溃疡,黏膜脆、触之易出血,少数病例发生结肠癌变。对重型者行结肠镜检查时应慎防穿孔。

(2) CD 黏膜呈慢性炎症、铺路石样表现,多数匐行性溃疡和深达肌层的纵行裂沟并可互相形成窦道,肠腔明显狭窄,病变肠段之间的黏膜正常,活检可发现黏膜下微小非干酪性肉芽肿。

【诊断】

根据慢性腹痛,腹泻、黏液脓血便,在排除感染性或非感染性肠炎的基础上,应考虑 UC;青壮年患者有慢性反复发作的右下腹疼痛、腹泻、腹部压痛、肿块等典型表现应考虑 CD。辅助检查和活组织检查有助于确定诊断。并发症包括溃疡穿孔和局部脓肿、内外瘘和肠梗阻等。

【防治原则】

采用内科综合治疗,以控制病情活动,维持缓解、减少复发,防治并发症。

1. 一般治疗　包括休息(静养)、饮食(流质或易消化和少纤维)、营养(均衡)和对症治疗。

2. 药物治疗　首选 5- 氨基水杨酸(5-ASA),偶(柳)氮磺胺吡啶(SASP)及能达到结肠释放的 5-ASA 特殊制剂,对 5-ASA 疗效不佳或慢性反复发作的 IBD 患者建议应用糖皮质激素和免疫抑制剂;对传统治疗无效的 CD 可选择抗 TNF-α 单克隆抗体(英夫利昔单抗)。

3. 手术治疗　适用于癌变、肠穿孔、大出血、脓肿与瘘管、中毒性巨结肠患者。

第六节　腹部结核病

腹部结核病(abdominal tuberculosis)目前单指肠结核、结核性腹膜炎和肠系膜淋巴结结核。肠系膜淋巴结结核相对比较少见。绝大多数继发于肠外结核,特别是开放性肺结核,或与肺结核患者密切接触,或因粟粒型结核经血行播散及腹腔内结核病灶直接蔓延。

【临床表现】

多数起病缓慢,病程较长。右下腹、脐周或全腹的疼痛和腹胀是最常见的表现,呈隐痛或钝痛,进餐时或餐后诱发、便后可缓解的特点,常出现大便习惯改变,并发肠梗阻时则绞痛。

活动期可有结核中毒症状,并发脓肿时出现畏寒、高热(弛张热、稽留热)等。

结核性腹膜炎还可表现为腹水、腹壁柔韧感、腹膜刺激征等。

【辅助检查】

1. **实验室检查**　白细胞总数正常或偏高,以淋巴细胞为主,部分患者有轻度至中度贫血,粪便可见少量脓细胞和红细胞;血沉常增快、PPD试验阳性;腹水为渗出液,静置后自然凝固。

2. **X线检查**　腹部平片有时可见到钙化影;因常合并肠粘连,钡餐检查应慎用;溃疡型肠结核肠段在钡剂灌肠检查下多有激惹现象,呈跳跃征,增生型可见肠腔狭窄或肠梗阻的征象。

3. **内镜检查**　结肠镜能直接观察全结肠病变形态,还可活检或取样做细菌培养;腹腔镜检查对结核性腹膜炎的诊断和鉴别诊断最有用,活组织检查有干酪坏死,但腹膜广泛粘连者慎用。

【诊断】

中青年患者有肠外结核(如肺结核),临床出现腹痛伴结核中毒症状和(或)大便习惯改变,PPD阳性,结合钡剂灌肠的典型表现或内镜所见诊断肠结核一般无困难;如果出现腹水、腹壁柔韧感、腹水呈渗出性等要高度怀疑结核性腹膜炎,腹腔镜或超声引导下腹膜活检组织学检查可确定诊断。必要时可试验性抗结核治疗两周,观察疗效。

【防治原则】

腹部结核病的治疗和预防同肺结核,渗出型患者不宜过度放腹水,否则容易导致肠粘连。重视患者的营养支持,包括肠内或肠外营养。

第七节　慢性肝病

慢性肝病主要包括慢性病毒性肝炎、酒精性肝病、非酒精性脂肪肝、自身免疫性肝病和药物性肝损伤五大类,慢性病毒性肝炎在传染病章节学习。这些肝病可单独存在,也可重叠发生。

一、酒精性肝病

酒精性肝病(alcoholic liver disease,ALD)是由于长期过量饮酒导致的肝脏疾病。疾病谱包括酒精性脂肪肝、酒精性肝炎、肝纤维化和肝硬化,以及酒相关性肝癌。

肝损伤的机制包括酒精对肠黏膜屏障的破坏导致肠道内毒素有害物质通过门静脉入肝和乙醇及其代谢产物对肝细胞的直接毒性,营养不良、遗传、种族、性别、饮酒量、饮酒方式、饮酒年限、酒精饮料种类、肥胖、肝炎病毒感染等是重要的危险因素。

【临床表现】

持续(>5年)过量(>40g/d)的饮酒史是诊断的基本条件。

1. **酒精性脂肪肝**　在脂肪肝阶段症状缺乏特异性,短期内中等量或大量饮酒之后可能出现乏力、消瘦、肝区疼痛、腹泻和维生素缺乏的表现。

2. **酒精性肝炎**　急性酒精性肝炎时肝功减退的症状较明显,甚至出现黄疸、凝血异常、蜘蛛痣、肝掌、腹水和浮肿等,严重时出现肝性脑病、急性肾衰和上消化道出血。

3. **酒精性肝硬化**　常见腮腺肿大、掌挛缩、男性女性化比较明显。晚期表现与其他原因的肝硬化类似。

【辅助检查】

1. **化验检查**　脂肪肝时肝酶有轻度异常;酒精性肝炎时不仅肝酶升高,黄疸和凝血障碍最突出;达到肝硬化时蛋白合成功能降低和凝血异常重于一般肝硬化。

2. **影像学检查**　CT、MRI 可见肝脏不同程度脂肪变,特别是尾状叶增大、假性布加综合征可能是酒精性肝硬化的特征。

【诊断】

临床症状结合饮酒史和辅助检查诊断并不难,同时要进行酒精性肝炎的评估。

【防治原则】

1. ALD 最主要的治疗是戒酒和营养支持。及时补充氨基酸、维生素(尤其是 B 族维生素)和微量元素,抗炎保肝、纠正代谢紊乱,纠正精神心理障碍。

2. 积极处理肝硬化的各种并发症;重症酒精性肝炎和终末期酒精性肝硬化患者可考虑肝移植。

3. 恰当宣传过量饮酒的危害性。

二、非酒精性脂肪性肝病

非酒精性脂肪性肝病(non-alcoholic fatty liver disease,NAFLD)是指与胰岛素抵抗和遗传易感性密切相关的获得性代谢—应激性肝细胞内脂肪过度沉积为主要特征的临床病理综合征,包括单纯性脂肪肝、非酒精性脂肪性肝炎(non-alcoholic steato hepatitis,NASH)及其相关肝硬化。

【临床表现】

多数 NAFLD 患者无自觉症状和体征,或仅有轻度的疲乏、食欲缺乏、腹胀、嗳气、肝区胀满等感觉,代谢紊乱(心血管疾病和糖尿病)的表现往往不被注意或以此症状掩盖肝脏表现。

【辅助检查】

生化学有肝酶异常、代谢综合征组分的异常,影像学有脂肪肝改变,组织学见大泡样脂肪变。

【诊断】

诊断标准:①无饮酒史或饮酒折合含乙醇量 <140g/w(女性 <70g/w);②除外特定疾病继发的脂肪肝;③肝活检。如果没有组织学诊断,则必须有脂肪肝的影像学表现和(或)代谢综合征及其相关组分患者出现不明原因的血清转氨酶和(或)谷氨酰转肽酶(GGT)持续增高半年以上。

【防治原则】

1. **基础治疗**　节制饮食、增加有氧运动、戒烟限酒等措施,避免接触和慎重使用肝毒药物。

2. **纠正代谢紊乱**。

3. **药物治疗**　辅以抗炎保肝药物。

三、自身免疫性肝病

自身免疫性肝病(autoimmune liver disease,AID)是以肝脏为相对特异性免疫病理损伤器官的一类自身免疫性疾病。可能是遗传易感性与环境因素相互作用的结果。分类包括自身免疫性肝炎(AIH)、原发性胆汁淤积性胆管炎或肝硬化(PBC)、原发性硬化性胆管炎(PSC)和重叠综合征。自身免疫性胰腺炎(AIP)和 IgG4 相关的自身免疫性胆管炎(AIC)也逐渐受到重视。

【临床表现】

病史无特异性,女性多见,AIH 主要见于青少年期,胆管相关者绝经期妇女为多,常见的症状有瘙痒、黄疸,肝外表现如发热、皮疹、关节炎及内分泌失调、肾小管性酸中毒、溃疡性结肠炎、干燥综合征等。

【辅助检查】

1. **肝脏功能检查** AIH 患者转氨酶水平升高较明显,血清 r 球蛋白和 IgG 上升是其特点;PSC、PBC、AIC、AIP 等患者直接胆红素升高为主和胆道酶(ALP、GGT)升高为特点,IgM 升高且常伴有胆固醇升高。

2. **自身抗体** AIH 患者常出现抗核抗体(ANA)、抗平滑肌抗体(ASMA)、抗肝肾微粒体抗体(LKM)、抗肝细胞胞质抗原 1 型抗体(LC-1)、抗可溶性肝抗原抗体(SLA/LP)等;PBC 患者抗线粒体抗体 M2 滴度常 >1:100,20% 的患者出现抗 -GP20 和(或)抗 -SP100 抗体阳性。

3. **组织学检查** AIH 表现为界板炎症,PBC 为肝内进行性非化脓性小胆管破坏,PSC 胆管呈洋葱样改变为特征;AIC 或 AIP 免疫组化染色 IgG4 呈阳性反应。

4. **影像学检查** MRCP 或 ERCP 对 PSC、AIC、AIP 的诊断具有特征性,并能排除肿瘤和结石性病变。

【诊断】

诊断主要依据特异性生化异常,自身抗体及肝组织学特征。

【防治原则】

目前尚无特异性的治疗方法。AIH 或伴有 AIH 的重叠综合征患者建议激素治疗;非 AIH 或不伴有 AIH 的重叠综合征患者(PBC、PSC)建议采用熊去氧胆酸(UDCA)治疗,UDCA 效果不佳者可用免疫抑制剂。终末期患者建议肝移植。

四、药物性肝损伤

药物性肝损伤(Drug-Induced Liver Injury,DILI)是指某些药物对肝的直接或间接损伤引起的疾病。个体药物代谢酶的遗传基因差异和药物本身的毒性是发生 DILI 的重要机制,特别是药物诱发的自身免疫性肝损伤在临床上非常多见。

【临床表现】

临床表现缺乏特异或较隐匿,常常不能被发现或不能被确诊,少数患者可发生威胁生命的暴发性或重症肝衰竭的表现。根据肝脏炎症消退时间分为急性(<6m)和慢性(>6m 或再次肝损伤)DILI。急性 DILI 表现为肝炎的症状,慢性 DILI 可以有活动性肝炎或脂肪性肝病、胆汁淤积性肝病等表现。

【辅助检查】

无特异性辅助检查所见。外周血嗜酸细胞 >6%,胆红素、ALT、AST、ALP、GGT 升高。ALT(增高的倍数)/ALP(增高的倍数)>5 提示肝细胞损伤,<2 提示胆管上皮细胞损伤(表现为胆汁淤积的改变),2~5 为混合型。

【诊断】

1. **主要诊断标准**

(1) 任何肝炎样的表现和肝酶的升高都应该想到 DILI,尤其是肝损伤的出现是在服药后或服药中,停药后症状及化验检查相应改善。

(2) 排除可能引起肝损伤的其他原因,病毒性肝炎、肝硬化、全身性细菌感染、术后肝内胆汁淤积、胆总管炎伴(或)急性胰腺炎、胆管损害、充血性心力衰竭等。

2. 参考标准

(1) 出现过敏反应如皮疹和嗜酸性粒细胞增多(>6%)。

(2) 淋巴细胞培养试验或玫瑰花环试验阳性。

(3) 组织学检查排除其他肝病。

(4) 偶然再次用药时再发肝损伤。

具备主要诊断标准,结合参考标准的2项以上对诊断更有价值。

【防治原则】

停用相关可疑药物;促进药物清除和应用解毒剂、肝细胞保护剂和治疗肝功能衰竭,严重者进行人工肝和肝移植。

第八节　肝硬化

肝硬化(Cirrhosis of Liver)是由一种或多种病因长期或反复作用,引起肝脏慢性、进行性、弥漫性损害,是终末期肝病的表现形式和慢性肝衰竭的主要原因。

引起肝硬化的原因很多,国外以酒精性肝硬化多见,病毒性肝炎是我国的主要病因。其他包括非酒精性脂肪性肝炎、自身免疫性肝病、药物及化学毒物、肝脏血液循环障碍(由心脏病引起也称心源性肝硬化)、遗传和代谢性疾病、血吸虫病等,长期营养不良、持续肠道感染、胆系感染等也可发生肝硬化。

【临床表现】

1. 肝功能减退综合征

(1) 全身表现:精神萎靡、极度乏力,营养不良和维生素缺乏症状较突出。

(2) 消化道表现:食欲缺乏(甚至厌食),腹胀、腹泻、恶心呕吐等很难缓解,出现黄疸提示肝细胞有进行性或广泛性坏死。

(3) 出血倾向与贫血:频繁出现鼻衄和(或)齿龈出血、皮肤瘀斑、便血或呕血等。

(4) 内分泌激素代谢紊乱的表现:雌激素、醛固酮及抗利尿激素增多,雄性激素和肾上腺皮质激素减少等内分泌失调的表现,蜘蛛痣、肝掌及皮肤色素沉着,男性患者性欲减退、睾丸萎缩、毛发脱落及乳房发育,女性患者有月经不调、闭经、不孕等。

2. 门脉高压综合征

(1) 脾脏:脾脏增大。

(2) 侧支循环建立与开放:食管胃底静脉曲张、腹壁及脐周静脉曲张和痔核形成。

(3) 腹水:是失代偿期肝硬化特征性表现。

3. 并发症

(1) 上消化道出血:本病最常见的并发症。

(2) 肝性脑病(见下节)。

(3) 感染。

(4) 肝肾综合征。

(5) 电解质和酸碱平衡紊乱。

(6) 原发性肝癌。

(7) 肝肺综合征。

【辅助检查】

1. 实验室检查　①脾功能亢进时外周血细胞减少,最早出现的是血小板进行性减少;②肝脏合成功能减退,人血白蛋白降低,凝血酶原时间不同程度延长,血清胆固醇脂降低;③肝脏转化和排泄功能障碍,血清胆红素不同程度升高;④肝细胞损伤,肝脏酶学高低不一;⑤病毒标志物阳性、自身抗体阳性;⑥腹水一般为漏出液,并发 SBP 时呈渗漏之间。

2. **影像学检查** ①超声、MRI、CT 等可显示肝脾形态的改变,腹水及肝癌的有无;②放射性核素扫描可评价肝脾功能;③胃镜能清楚显示曲张静脉的部位与程度;④腹腔镜直视下有选择性的穿刺活检。

3. **肝穿刺活组织检查** 对组织进行病理及免疫组织化学检查,可确定诊断和鉴别诊断。

【诊断】

根据病史和临床表现可获得初步诊断,结合辅助检查可得到临床诊断,通过肝活检及特殊病理检查能得到确定诊断和病因诊断。

【防治原则】

肝硬化的早期主要是对因治疗,晚期需要综合治疗或对症治疗,包括休息、营养支持、维持水、电解质和酸碱平衡,补充各种维生素和抗炎抗纤维化药物。HBV 或 HCV 引起者要积极口服抗病毒治疗药物。

1. **腹水的治疗** 基本治疗包括控制水钠摄入,灵活应用利尿剂,放腹水补充白蛋白等。

2. **门脉高压和脾功能亢进的治疗** 选择各种分流术和脾切除术或脾动脉部分栓塞术或肝移植。

3. **并发症的治疗**

(1) 上消化道出血(参见消化道出血节)。

(2) 并发 SBP 和败血症,选用主要针对革兰氏阴性杆菌兼顾革兰氏阳性球菌,早期、足量和联合用药,及时提高血浆白蛋白水平,预防 HRS 的发生。

(3) HRS 要使用特利加压素,输注右旋糖酐,血浆,白蛋白及腹水浓缩回输。

(4) 原发性肝癌选择手术切除、肝动脉栓塞化疗、瘤内局部治疗和靶向治疗等。

第九节　肝性脑病

肝性脑病(hepatic encephalopathy,HE)是由严重肝病或门体分流引起的,以代谢紊乱为基础的神经精神综合征,是肝硬化最常见的死亡原因。

【临床表现】

各种诱因导致意识障碍和昏迷为主要表现。从轻度性格改变、行为失常、扑翼样震颤,到昏睡和严重精神错乱及病理神经反射阳性,终至深昏迷。

常见的诱因包括:①消化道出血;②摄入过多的含氮物质(如饮食中蛋白质过多);③大量放腹水及过度利尿致电解质紊乱;④血容量减低与缺氧;⑤感染;⑥低血糖;⑦便秘;⑧镇静安眠及麻醉剂;⑨手术创伤等。

【辅助检查】

除肝硬化的辅助检查外,还可以出现脑电图异常改变和血氨增高。

【诊断】

在肝硬化的基础上,患者出现神经精神异常乃至昏迷,结合脑电图异常和血氨增高等诊断并不困难。

【防治原则】

治疗原发疾病,及时发现和纠正诱因是最主要的预防。

目前尚无特殊疗法,应采取综合措施,包括限制蛋白质摄入、用生理盐水或弱酸溶液灌肠(禁忌食醋直接灌肠)、口服新霉素或利福昔明抑制大肠杆菌生长和口服乳果糖等减少肠内毒物的生成和吸收;应用精氨酸、支链氨基酸、门冬氨酸鸟氨酸等促进有毒物质的代谢与清除;保护脑细胞功能及防治应激性出血等。

慎用安眠、镇静等类药物,禁用吗啡类、巴比妥类、哌替啶、水合氯醛和副醛等。

第十节　胰腺炎

由于各种刺激因素使胰腺分泌过多的消化酶,导致胰腺及其周围组织"自身消化"的炎症反应,可分为急性和慢性两种。

一、急性胰腺炎

急性胰腺炎(acute pancreatitis,AP)是一种由于胰管阻塞、胰管内压突然增高以及胰腺血液循环障碍等原因引起的胰腺急性炎症。女性较男性多见。

【临床表现】

由于病理变化的性质和程度不同,故临床表现轻重不一。重症 AP 常伴有休克及多种并发症。

1. **主要症状**　腹痛与腹胀为本病的主要症状。大多为突然发作,钝痛、刀割样痛或绞痛,持续性并阵发性加剧,常于饱餐和饮酒后发病。

2. **其他症状**　①起病时常有较频繁的恶心,呕吐食物、胆汁或咖啡渣样液,甚至呕血;②低至中度发热,重症或继发感染常出现高热或持续不退,后期再次出现高热往往提示脓肿形成;③胆源性者可出现一过性轻重不一的黄疸;④低血压和休克仅见于重症 AP 患者。

3. **体征**　急性轻型患者体征较轻或无。重型患者上腹压痛显著,左上腹出现局限性腹膜炎;并发肠麻痹时肠鸣音减少或消失。重者出现血性或紫褐色胸腹水,腹水由腹膜后途径渗入腹壁,可见侧腹皮肤呈灰紫斑(Grey-Turner 征)或脐周皮肤青紫(Cullen 征)。低血钙者出现手足抽搐。

4. **并发症**　局部并发症以胰腺脓肿、假性囊肿最常见;少数可因胰腺纤维化或假性囊肿挤压脾静脉形成血栓,而出现节段性门静脉高压;重型 AP 患者可造成多脏器功能障碍,如急性呼吸窘迫综合征(ARDS)等。

【辅助检查】

1. **化验检查**　①血清淀粉酶一般在发病后 6~12 小时后开始升高,48 小时达高峰超过正常上限值 3 倍,持续 3~5 天;②血清脂肪酶在发病 24 小时内升高,可持续 1~2 周;③多有白细胞增多,暂时性血糖、血清胆红素、AST 升高,血钙及动脉血氧分压降低。

2. **影像学检查**　①腹部平片可除外急性穿孔、肠管节段性扩张、含气的胰腺脓肿等;②B 超、CT 或 MRI 有助于观察胰腺的大小和形态,发现胰性胸腹水、假性囊肿、脓肿和肿瘤。

【诊断】

凡有急性发作剧烈而持续的上腹痛并向后腰背部放散,伴随恶心呕吐、腹胀等症状,血清淀粉酶显著升高(≥正常上限值 3 倍)提示 AP 的诊断,结合影像学的改变,排除其他急腹症可确定诊断。胸腹水的淀粉酶含量明显增高对诊断意义更大。

【防治原则】

1. **一般治疗**

(1) 认真监测患者的各项生命指标,及时纠正休克,发现和处理并发症。

(2) 以晶体液为主的补液是关键,同时兼顾营养均衡,必要时给予低分子右旋糖酐扩容和抗凝。

(3) 重症 AP 患者给予胃肠减压。

(4) 短期禁食者可不予肠内营养,超过 1 周考虑空肠营养;

2. 重症 AP 的特殊治疗

(1) 抑制胰液分泌应用生长抑素及其类似物。

(2) 早期、足量应用抑肽酶抑制蛋白酶分泌。

(3) PPI 或 H_2 受体拮抗剂抑制胃酸分泌和防治应激性溃疡。

(4) 胆源性胰腺炎者及时内镜治疗。

(5) 选择性肠道去污、静脉应用抗生素和肠内营养等措施预防感染。

(6) 益生菌、谷氨酰胺、肠道不吸收的抗生素和通便药物等防治肠道衰竭。

3. 手术治疗

(1) 发生腹腔间隔室综合征者及时手术减压。

(2) 假性囊肿、胰腺脓肿选择超声或超声内镜下引流或手术。

二、慢性胰腺炎

慢性胰腺炎（Chronic Pancreatitis，CP）系指胰腺泡和胰岛组织萎缩、胰腺实质广泛纤维化，导致胰腺不可逆的持续性损害。

大多数 CP 是由于 AP 的致病因素长期作用，使胰腺的炎症迁延不愈所致，少数可能与遗传因素和自身免疫因素有关。肠道炎性病变、肝硬化、营养不良、噻嗪类药物等也可诱发本病。

【临床表现】

主要表现为糖尿病和不同程度的消化功能减退、可出现持续或缓慢加深的梗阻性黄疸。晚期可出现不同程度的上腹包块、胰源性门脉高压及消化道出血、多发性脂肪坏死、精神异常等，少数发生胰腺癌。

【辅助检查】

1. 实验室检查　外周血细胞一般正常，空腹血糖增高，粪便镜检可见脂肪滴及未消化的肌肉纤维，胰功肽在 60% 以下。

2. 影像学检查　胰腺增大或缩小，可发现钙化灶、结石、囊肿或肿瘤等，十二指肠"C"襻扩大，ERCP 或 MRCP 可见"串珠状"改变的胰管等。

【诊断】

CP 的临床诊断较为困难，反复或持续上腹痛与脂肪泻等病史得到警示，粪便检查发现脂肪滴和不消化的肌肉纤维时提示可能存在 CP，需要进一步检查胰腺内外分泌功能。目前大多依赖于影像学改变。

【防治原则】

CP 没有特效治疗方法，急性发作期同 AP。基本治疗包括营养支持、防止急性发作、缓解和减少疼痛等，晚期主要是替代治疗，有压迫或发生肿瘤时行外科或介入治疗。

第十一节　上消化道出血

屈氏韧带以上的消化道出血称为上消化道出血（upper gastrointestinal bleeding）。最常见原因依次为急性出血糜烂性胃炎或十二指肠球炎、消化性溃疡、肝硬化食管胃底静脉曲张破裂出血和胃部恶性肿瘤。

【临床表现】

临床表现取决于出血病变的性质、部位、失血量与速度，以及患者的年龄、心肾功能等。

1. 呕血与黑粪　急性大量出血常表现为呕血，慢性小量出血则以黑粪或仅粪便潜血阳性。

2. 失血性周围循环衰竭　失血量大、出血不止或治疗不及时可导致周围循环衰竭。

3. **发热**　可出现低热。

【辅助检查】

1. **实验室检查**　急性失血的初期,血红蛋白(Hb)、RBC 和红细胞压积(HCT)短期内无变化或升高,3~4 小时后即开始下降;大出血后 2~5 小时,白细胞计数可增高;大出血后数小时即可出现血尿素氮增高,3~4 天内降至正常。

2. **辅助检查**　急诊内镜或血管造影检查。内镜下主要表现为黏膜糜烂、溃疡出血、肿瘤出血、曲张静脉出血;血管造影可见造影剂外溢。

【诊断】

1. **诊断依据**　①有引起上消化道出血的常见疾病;②呕血和(或)黑便;③不同程度的循环衰竭表现;④持续或反复出现氮质血症;⑤排除消化道以外的出血或非出血的原因;⑥排除下消化道出血;⑦急诊内镜的阳性发现。

2. **判断出血量**　①每日出血量 5ml 以上粪便隐血试验阳性;② 50ml 以上出现黑粪;③慢性失血 400ml 以下可无自觉症状,急性失血 400ml 以上可出现低血容量表现;④ 1000ml 以上则出现失血性休克;⑤超过 2000ml,可能出现严重循环衰竭(血压下降、脉搏细数)的表现。

【防治原则】

1. **一般治疗**。

2. **积极补充血容量**。

3. **非食道静脉曲张破裂出血**　通过胃管抽出胃内血液,然后注入冷盐水或去甲肾上腺素冷盐水也可注入凝血酶;快速输注奥美拉唑;急诊内镜直视下局部喷洒止血药、高频电灼、激光和止血夹等。

4. **食管静脉曲张破裂出血**　①三腔二囊管压迫;②垂体后叶素、八肽加压素、特利加压素、生长抑素及其衍生物降低门脉压力;③内镜下曲张静脉硬化或套扎、胃底曲张静脉黏合剂注射;④选择性血管造影后动脉内灌注加压素、动脉栓塞、经颈内静脉门腔分流术等介入治疗。

5. **手术治疗**　①活动性大出血并且血流动力学不稳定又不能进行其他治疗者;②未发现出血部位而出血仍在持续或反复类似的严重出血者;③严重肝硬化者也可考虑肝移植术。

(王炳元)

复习思考题

1. 胃食管反流病的主要发生机制是什么?

2. 为什么对于幽门螺杆菌的治疗强调不要"滥杀无辜"?

3. 消化性溃疡常见的并发症有哪些?

4. 结核性腹水与肝硬化腹水如何鉴别?

5. 溃疡性结肠炎与克罗恩病如何鉴别?

6. 肝硬化失代偿期的主要表现是什么?

7. 肝硬化腹水的治疗原则是什么?

8. 肝性脑病的诱因有哪些?

9. 静脉曲张和非静脉曲张引起的上消化道出血治疗有何不同?

10. 重症胰腺炎的特殊治疗包括哪些?

参考文献

1. 闻德亮主编 . 临床医学概要 . 北京:人民卫生出版社,2013.

2. 葛均波,徐永健主编 . 内科学(第 8 版). 北京:人民卫生出版社,2013.

3. 潘国宗主编 . 中华医学会百科全书·消化病学 . 北京:中国协和医科大学出版社,2014.

16

血液系统疾病是指原发或主要累及血液和造血器官的疾病。包括红细胞疾病、白细胞疾病、出血性及血栓性疾病等。血液病学是一门进展较快的医学学科。实验室检查是血液系统疾病诊断的重要环节,骨髓穿刺液涂片是血液病诊断中必不可少的步骤,病理学检查则是淋巴瘤等的确诊依据。染色体检查和分子生物学技术对血液病的分型诊断和预后判断具有重要价值。血液系统疾病的治疗方法包括病因治疗、保持正常血液成分及其功能、去除异常血液成分等,造血干细胞移植是根治恶性血液病的综合性治疗方法。

第一节　红细胞疾病

一、缺铁性贫血

铁缺乏症包括开始时体内贮存铁耗尽(iron depletion,ID),继之缺铁性红细胞生成(iron-deficient erythropoiesis,IDE),最终引起缺铁性贫血(iron-deficient anemia,IDA)。IDA 是指体内贮存铁缺乏,不能满足正常红细胞生成的需要,影响血红素合成所致的小细胞低色素性贫血,是最常见的贫血。引起缺铁性贫血的主要原因为摄入不足、吸收障碍以及丢失过多,慢性失血是引起缺铁性贫血最常见的原因。

【临床表现】

1. **起病隐匿**　早期可表现为疲劳、乏力、头晕眼花、耳鸣、心悸气促等非特异性临床症状。

2. **组织缺铁的表现**　如烦躁、易怒、注意力不集中、智力低下;异食癖;免疫力下降;舌炎、口角炎;缺铁性吞咽困难;毛发干枯、指(趾)甲缺乏光泽、脆薄易裂,重者呈匙状甲。

【辅助检查】

1. **血象**　呈小细胞低色素性贫血,血片中可见红细胞体积变小,中央淡染区扩大。网织红细胞正常或轻度升高,白细胞和血小板正常或降低。

2. **骨髓象**　增生活跃或明显活跃;以红系增生为主,粒系、巨核系无明显异常;骨髓铁染色示骨髓小粒可染铁消失,是诊断铁缺乏最可靠的指标。

3. **血清铁和总铁结合力测定**　血清铁蛋白降低(<12μg/L);血清铁降低(<8.95μmol/L),总铁结合力升高(>64.44μmol/L),转铁蛋白饱和度降低(<15%)。

【诊断】

明确是否是缺铁引起的贫血及缺铁的病因。典型的缺铁性贫血诊断不难,可根据病史、典型的小细胞低色素性贫血形态学改变以及缺铁指标阳性而确诊。但应强调病因诊断,只有明确病因,IDA 才可能根治。

【防治原则】

1. **病因治疗**　婴幼儿、青少年和妊娠妇女营养不足引起的 IDA,应改善饮食。月经多引起的 IDA 应看妇科调理月经。

2. **补铁治疗**　首选口服铁剂治疗。治疗有效的敏感指标是外周血网织红细胞增多。铁剂治疗应在血红蛋白恢复正常后至少持续 4~6 个月,待贮铁指标正常后停药。

3. **预防**　对婴幼儿应及早添加富含铁的食品,如蛋类、肝、菠菜等;对青少年,应纠正偏食,定期查、治寄生虫感染;对孕妇、哺乳期妇女可补充铁剂;对月经期妇女应防治月经过多。做好肿瘤性疾病和慢性出血性疾病的人群防治。

二、巨幼细胞性贫血

巨幼细胞性贫血(megaloblastic anemia,MA)是指由于叶酸、维生素 B_{12} 缺乏或某些药物影响核苷酸代谢导致细胞脱氧核苷酸(DNA)合成障碍所致的贫血。本病患者骨髓中粒系、红系、巨核系三系细胞出现巨幼变为其特征,外周表现为大细胞性贫血并有中性粒细胞核分叶过多,可同时有粒系、红系、巨核系三系细胞的减少。引起 MA 的主要病因有叶酸和维生素 B_{12} 缺乏。

【临床表现】

1. **起病缓慢** 早期可表现为贫血共同症状,如疲劳、乏力、头晕眼花、耳鸣、心悸气促等。

2. **重者** 可有全血细胞的减少,反复感染和出血,口腔黏膜、舌乳头萎缩,舌面光滑伴有灼痛感,呈鲜红色,称"镜面舌"或"牛肉样舌";消化道黏膜萎缩,可有消化不良、食欲缺乏、腹胀、恶心等。

3. **神经系统表现** 主要表现为乏力、手足对称性麻木、感觉障碍、下肢步态不稳、行走困难等。

【辅助检查】

1. **血象** 呈大细胞性贫血,红细胞平均体积(MCV)>100fl,红细胞平均血红蛋白含量(MCH)>32pg。白细胞和血小板可减少,中性粒细胞分叶过多。

2. **骨髓象** 增生活跃或明显活跃,以红系增生为主。造血细胞出现巨幼变。

3. **血清叶酸和维生素 B_{12} 水平测定** 血清维生素 B_{12} 水平,低于 74pmol/L(100ng/ml)即为 VitB_{12} 缺乏;血清叶酸低于 6.8nmol/L(3ng/ml)即为缺乏。

【诊断】

根据患者的临床特点,有贫血表现、消化道及神经系统症状、体征,结合血象、骨髓象的改变以及血清叶酸和维生素 B_{12} 水平测定可做出诊断。

【防治原则】

1. 积极治疗原发病。

2. 补充缺乏的营养物质。

三、再生障碍性贫血

再生障碍性贫血(aplastic anemia,AA)简称再障,是原发性骨髓造血功能衰竭综合征,由多种原因引起的造血干细胞增殖、分化障碍和(或)造血微环境发生异常或破坏。主要表现为骨髓造血功能低下、全血细胞减少和贫血、出血、感染等症状。

临床分为先天性和获得性两大类,以获得性占绝大多数。发病原因不明确,可能与病毒感染和化学因素如氯霉素类抗生素、磺胺类药物及杀虫剂等有关。

【临床表现】

临床表现主要是由三系细胞减少所致,有贫血、感染、出血等症状,一般无淋巴结、肝、脾肿大。根据患者的临床表现、血象、骨髓象及预后,可分为重型再障(SAA)和非重型再障(NSAA)。

1. **SAA** 起病急,进展快,病情重,常以出血、感染及发热为首发症状。

2. **NSAA** 起病和进展较缓慢,贫血、感染和出血的程度较 SAA 轻,也较易控制。

【辅助检查】

1. **血象** 全血细胞减少,贫血属正常细胞型。

2. **骨髓象** 多部位骨髓增生减低,粒、红系及巨核细胞明显减少且形态大致正常,淋巴细胞、网状细胞及浆细胞等非造血细胞比例明显增高,巨核细胞明显减少或缺乏。骨髓活检显示造血组织减少,脂肪组织和(或)非造血细胞增多。

【诊断】

全血细胞减少,一般无肝脾肿大,骨髓多部位增生减低,造血细胞减少,非造血细胞比例增高,骨髓活检示造血组织减少,除外引起全血细胞减少的其他疾病。

【防治原则】

1. **支持疗法** 成分血输注,对症治疗、祛铁治疗等。

2. **免疫抑制治疗** 抗淋巴细胞球蛋白/抗胸腺球蛋白(ALG/ATG)、环孢素等。

3. **促造血治疗** ①雄激素;②造血生长因子如重组人粒细胞集落刺激因子(G-CSF)、重组人粒细胞-巨噬细胞集落刺激因子(rhGM-CSF)和重组人促红细胞生成素(EPO)、重组人血小板生成素(TPO)及白细胞介素11(IL-11)等。

4. **造血干细胞移植** 是治疗 SAA 最佳方法。

四、自身免疫性溶血性贫血

自身免疫性溶血性贫血(autoimmune hemolytic anemia,AIHA)是一种通过免疫机制,主要是抗体免疫调节功能紊乱,产生自身抗体,结合于红细胞表面,被单核-巨噬细胞清除破坏引起红细胞破坏过多过快而致贫血的疾病。根据致病抗体作用于红细胞时所需温度的不同,AIHA 分为温抗体型和冷抗体型两种。

(一)温抗体型 AIHA

是获得性溶血性贫血中最重要的一种,抗体为 IgG 或 C3,少数为 IgM。37℃最活跃,为不完全抗体,吸附于红细胞的表面,致敏的红细胞易被巨噬细胞所破坏,部分膜被破坏可形成球形红细胞。

【临床表现】

大多数患者起病较慢,表现为虚弱及头昏。急性起病者,多发生于小儿伴有病毒感染者,可有寒战、高热、腰背痛、呕吐、腹泻,严重者可出现休克和神经系统表现。体征包括:皮肤黏膜苍白,黄疸,轻中度脾肿大。

【辅助检查】

1. 中到重度的正细胞正色素性贫血,网织红细胞增高。少数患者可伴有免疫性血小板减少性紫癜,称为 Evans 综合征。

2. 骨髓造血细胞增生活跃,以幼红细胞增生为主,可呈巨幼样变。

3. 直接抗人体球蛋白试验(Coombs 试验)阳性,是诊断 AIHA 的重要指标。

【诊断】

综合患者临床症状、体征及抗人体球蛋白试验阳性结果可做出诊断。

【防治原则】

1. **肾上腺皮质激素** 是治疗 AIHA 的首选方法。

2. **脾切除** 脾是产生抗体的器官,又是致敏红细胞的主要场所。用于激素治疗无效或虽然有效但激素需要量太大(>20mg/L)以致无法进行有效维持治疗的患者。

3. **免疫抑制剂** 激素治疗无效或需较大剂量激素维持治疗者可用免疫抑制剂治疗,最常用的药物有环磷酰胺、硫唑嘌呤、甲氨蝶呤等。

4. **贫血较重者应输洗涤红细胞。**

(二)冷抗体型 AIHA

冷抗体主要是 IgM,为完全抗体,20℃时最活跃。一般通过补体引起溶血。临床上包括冷凝集素综合征和阵发性冷性血红蛋白尿两种类型。

【临床表现】

1. 多继发于支原体、病毒或梅毒感染之后。

2. 遇冷可引起血红蛋白尿、贫血、末梢发绀等。

【辅助检查】

血清中可测到高滴度的 IgM。

【防治原则】

保暖是冷抗体型 AIHA 最重要的治疗措施,输血时血制品应预热到 37℃后方可输入。激素疗效不佳,切脾无效,免疫抑制治疗是主要的治疗选择。

第二节　白细胞疾病

一、白细胞减少与粒细胞缺乏症

白细胞减少症(leukopenia)是指外周血白细胞计数持续低于 $4.0 \times 10^9/L$。中性粒细胞是白细胞的主要成分,中性粒细胞减少常引起白细胞减少。当外周血中性粒细胞绝对值计数成人低于 $2.0 \times 10^9/L$、10 岁以上儿童低于 $1.8 \times 10^9/L$ 或 10 岁以下儿童低于 $1.5 \times 10^9/L$,称为中性粒细胞减少(neutropenia)。外周血中性粒细胞计数低于 $0.5 \times 10^9/L$,则称为粒细胞缺乏症(agranulocytosis)。粒细胞生成缺陷、破坏或消耗过多以及分布异常均可引起白细胞减少或粒细胞缺乏。

【临床表现】

1. **中性粒细胞减少**　临床上可无明显症状,或可有疲乏、无力、头晕、食欲缺乏等非特异性症状。

2. **粒细胞缺乏症**　易发生感染,呼吸道、消化道及泌尿生殖道是最为常见的感染部位。感染后若无积极救治,常迅速播散,病情进展迅速,甚至发展至严重败血症、脓毒血症,病死率极高。

【辅助检查】

血常规检查发现有白细胞减少,中性粒细胞减少,淋巴细胞百分比相对增加。骨髓涂片因粒细胞减少原因不同,骨髓象各异。

【诊断】

中性粒细胞计数是最主要的实验室诊断依据,根据粒细胞计数并反复三次查血象即可确立本病的诊断。

进而须进行病因学诊断,重点了解下列方面的病史,有无某些化学物质或放射线的接触史及服药史,有无多次粒细胞减少的发作及其规律性,有无反复发作的感染,有无相关基础疾病。体检时注意有无淋巴结、肝脾肿大、胸骨压痛及相关疾病的阳性体征,并做相应的实验室检查。

【防治原则】

1. **病因治疗**　是治疗的关键和首要步骤。对可疑药物或其他致病因素,应立即停止接触。积极治疗引起粒细胞减少的原发疾病。

2. **防治感染**　发生感染的几率与中性粒细胞减少的程度和持续时间呈正相关,故对急性粒细胞缺乏患者应尽可能隔离治疗,防止交叉感染。

3. **升白细胞药**　临床上广泛应用的是重组人粒细胞集落刺激因子(rhG-CSF)和重组人粒细胞 - 巨噬细胞集落刺激因子(rhGM-CSF)。

4. **预防**　放射线及苯等化学毒物接触者和使用易引起粒细胞减少的药物者,须定期检查血常规,以及时诊治。

二、白血病

白血病(leukemia)是一类造血干细胞的恶性克隆性疾病,因白细胞自我更新增强、增殖失控、分化障碍、凋亡受阻,而停滞在细胞发育的不同阶段。在骨髓和其他造血组织中,白血病细胞大量增生积聚,使正常造血受抑制并浸润其他器官和组织。

细胞成熟障碍可阻滞在不同阶段,阻滞发生在较早阶段称为急性白血病(acute leukemia,AL);发生在较晚阶段称为慢性白血病(chronic leukemia,CL)。根据主要受累的细胞系列可将 AL 分为急性淋巴细胞白血病(简称为急淋,acute lymphoblastic leukemia,ALL)和急性髓细胞白血病(简称急粒白血病或急粒,acute myeloid leukemia,AML)。CL 则分为慢性髓细胞白血病(简称慢粒白血病或慢粒,chronic myeloid leukemia,CML)和慢性淋巴细胞白血病(简称为慢淋,chronic lymphoblastic leukemia,CLL)及少见类型的白血病:如毛细胞白血病、幼淋巴细胞白血病等。

白血病的病因尚不完全清楚,许多因素与其发生有关,包括生物因素、物理因素、化学因素和遗传因素等。

(一)急性白血病

急性白血病是在造血过程早期,造血干/祖细胞在分化过程中出现分化阻滞、凋亡障碍,导致骨髓中异常的原始细胞及幼稚细胞大量增殖并抑制正常造血,广泛浸润肝、脾、淋巴结等各种脏器。由于造血干/祖细胞的恶变,生成的白血病细胞逐步取代骨髓组织,抑制了正常红细胞、白细胞和血小板的增生,病人出现贫血、感染和出血等症状。

根据 FAB 分类,ALL 可分为 L_1、L_2、L_3。AML 可分为 M_0~M_7 型:M_0(急性髓细胞白血病微分化型)、M_1(急性粒细胞白血病未分化型)、M_2(急性粒细胞白血病部分分化型)、M_3(急性早幼粒细胞白血病,APL)、M_4(急性粒-单核细胞白血病,AMML)、M_5(急性单核细胞白血病)、M_6(红白血病,EL)和 M_7(急性巨核细胞白血病)。

【临床表现】

AL 起病多急骤,临床表现主要为骨髓正常造血功能衰竭和白血病细胞髓外浸润所致。常见的症状主要为发热、进行性贫血、出血及组织器官的浸润。但也有些起病缓慢者多以进行性乏力、面色苍白、食欲缺乏为首发症状。

1. **发热** 发热是 AL 常见症状之一,大多为感染所致。

2. **贫血** 患者常感到疲乏无力、面色苍白、虚弱、心悸气短,贫血呈进行性加重。

3. **出血** 以出血为早期表现者近 40%。

4. **白血病细胞浸润的表现** ①淋巴结和肝脾肿大;②骨骼和关节:胸骨下段局限性压痛是 AL 最常见的骨骼浸润表现,具有诊断意义;③中枢神经系统白血病(CNSL),以 ALL 最常见,临床上轻者表现头痛、头晕,重者有呕吐、颈项强直,甚至抽搐、昏迷;④其他组织器官浸润:皮肤浸润可表现为皮下结节、丘疹、红斑,眼部浸润常见于粒细胞白血病累及骨膜,以眼眶部位最常见。男性 ALL 患者可有睾丸浸润。

【辅助检查】

1. **血象** 红细胞和血小板常减少,白细胞计数高低不一,大多数患者的白细胞增多,超过 $10 \times 10^9/L$ 以上者,称为白细胞增多性白血病。少数白细胞计数正常或减少,低者可小于 $1.0 \times 10^9/L$,称为白细胞不增多性白血病。外周血涂片可见数量不等的原始和幼稚细胞。

2. **骨髓象** 是诊断 AL 的主要依据和必做检查。FAB 协作组提出原始细胞≥骨髓有核细胞(ANC)的 30% 为 AL 的诊断标准。骨髓增生明显活跃或极度活跃,以原始细胞为主,常有形态异常和核、浆发育不平衡。

【诊断】

根据临床表现、血象和骨髓象特点,诊断白血病一般不难。一般临床上往往有贫血、发热或骨痛和肝脾、淋巴结肿大。大多数患者外周血白细胞显著增高,并可见大量白血病细胞。骨髓检查中原始幼稚细胞≥30%。AL 诊断确定后,还须通过细胞化学染色、免疫表型分析、染色体和基因检测等方法进一步明确其类型和亚型。

【防治原则】

1. 一般治疗 ①对症治疗高白细胞血症、高尿酸血症等;②血制品的正确使用,酌情纠正症状性贫血及血小板减少;③感染的防治。

2. 抗白血病治疗 治疗目的是清除白血病细胞克隆并重建骨髓正常造血功能。抗白血病治疗的第一个阶段就是诱导缓解治疗,化学治疗是此阶段白血病治疗的主要方法。目标是使患者获得完全缓解(complete remission,CR),达到 CR 后进入白血病治疗的第二阶段,即缓解后治疗,主要方法是化疗和造血干细胞移植(HSCT)。

(二) 慢性白血病

慢性髓细胞白血病(chronic myeloid leukemia,CML)是一种起源于多能造血干细胞的恶性克隆性增殖性疾病,外周血白细胞显著增多并有不成熟性,分类中以中、晚幼粒细胞为主,嗜碱性粒细胞增多;在受累的细胞系中,可找到 Ph 染色体和 BCR-ABL 融合基因。病程发展缓慢,脾脏肿大。可分为慢性期(chronic phase,CP)、加速期(accelerated phase,AP)和最终急变期(blastic phase or blast crisis,BP/BC)。

【临床表现】

CML 在各年龄组均发病,男性多于女性。起病缓慢,早期常无自觉症状,不少患者是健康体检或因其他原因做血常规检查时偶然发现。

1. CP 一般持续 1~4 年。患者有乏力、低热、多汗或盗汗、体重减轻等代谢亢进的症状,由于脾大而自觉左上腹坠胀感。常以脾脏肿大为最显著体征。少数当白细胞极度增高时可出现白细胞瘀滞综合征。

2. AP 常有发热、虚弱、进行性体重下降、骨骼疼痛,逐渐出现贫血和出血。脾脏持续或进行性肿大。对原来治疗有效的药物无效。

3. BP/BC 为 CML 的终末期,临床与 AL 类似。多数急粒变,少数为急淋变或急单变。急性变预后极差,往往在数月内死亡。

【辅助检查】

1. 慢性期 ①血象:白细胞数明显增高,常超过 $20 \times 10^9/L$,血小板多在正常水平,部分患者增多;②骨髓象:骨髓增生明显至极度活跃,以粒细胞为主,其中中性、晚幼和杆状核粒细胞明显增多;嗜碱性粒细胞增多,具有诊断意义;③中性粒细胞碱性磷酸酶(NAP)活性减低或呈阴性反应;④细胞遗传学及分子生物学改变:95% 以上的 CML 细胞中出现 Ph 染色体和 BCR-ABL 融合基因。

2. 加速期 外周血或骨髓原始细胞≥10%,嗜碱性粒细胞 >20%。

3. 急变期 外周血或骨髓各项指标达到急性白血病诊断标准。

【治疗】

CML 着重于 CP 早期,避免疾病转化,一旦进入 AP 或 BP 则预后很差。

1. CML 慢性期治疗 ①分子靶向治疗:甲磺酸伊马替尼(imatinib mesylate,简称 IM)是一种高度特异的酪氨酸激酶抑制剂,已成为无适合的骨髓供者和不适用于骨髓抑制治疗的 CML 患者的最有效一线治疗;②干扰素;③化疗:可用羟基脲(HU)、白消安(BU,马利兰)或其他药物如阿糖胞苷、高三尖杉酯碱等;④造血干细胞移植:同种异基因造血干细胞移植是目前唯一能根治 CML 的疗法。

2. 加速期或急变期治疗 一旦进入 AP 或 BP 应按急性白血病治疗,化疗方案则根据急变的类型而定。如急淋变时按照急性淋巴细胞白血病的方案,急粒变则按照急粒方案治疗,但缓解率低,缓解期短。

三、淋巴瘤

淋巴瘤(lymphoma)起源于淋巴结和淋巴组织,其发生大多与免疫应答过程中淋巴细胞增殖分化产生的某种免疫细胞恶变有关,是免疫系统的恶性肿瘤。临床上常以无痛性进行性淋巴结肿大最为典型,晚期有恶病质、发热及贫血等。

按组织病理学改变,可分为霍奇金淋巴瘤(Hodgkin lymphoma,HL)和非霍奇金淋巴瘤(non Hodgkin lymphoma,NHL)两大类。

本病的病因尚不清楚,迄今较为重要的是病毒病因学说。用荧光免疫法检查 HL 患者的血清,可发现部分患者有高效价抗 EB 病毒抗体。HL 患者的淋巴结在电镜下可见 EB 病毒颗粒。EB 病毒与 HL 的关系极为密切。

【临床表现】

1. 淋巴结肿大　无痛性进行性的淋巴结肿大或局部肿块是淋巴瘤的共同临床表现。

2. 淋巴瘤压迫或浸润组织、脏器引起的症状。

3. 全身症状　发热、多汗、盗汗、皮肤瘙痒、体重减轻等。

【辅助检查】

1. 血象和骨髓象　HL 常有轻度或中度贫血,骨髓涂片找到 R-S 细胞是 HL 骨髓浸润的依据。NHL 可有不同程度的贫血,白细胞数一般在正常范围内,伴有淋巴细胞绝对和相对增多。血小板在早期多正常,疾病晚期或伴有脾亢时可减少。

2. 病理学检查　淋巴结活检是确诊淋巴瘤的金标准。

3. 其他检查　可有血清乳酸脱氢酶(LDH)升高,CT、B 超为淋巴瘤分期常用的手段。

【诊断】

通过淋巴结活检可以确诊淋巴瘤诊断,然后必须进一步明确其组织学类型和分期。

【防治原则】

1. HL　主要化疗方案 MOPP(氮芥、长春新碱、丙卡巴肼、泼尼松)方案和 ABVD(阿霉素、博来霉素、长春碱、达卡巴嗪)方案。

2. NHL　治疗策略应以化疗为主,局部放疗为辅。CHOP(环磷酰胺、阿霉素、长春新碱、泼尼松)方案是治疗 NHL 标准的一线方案。R-CHOP 已成为 DLBCL 的标准一线治疗方案。靶向 CD20 的单抗利妥昔单抗在 B 细胞淋巴瘤的治疗中已发挥重要作用。疾病发展迅速者以全身化疗为主,局部放疗为辅的原则。

第三节　出血性疾病

一、过敏性紫癜

过敏性紫癜(allergic purpura)是一种常见的血管变态反应性疾病,因机体对某些致敏物质产生变态反应,导致毛细血管脆性及通透性增加,血液外渗,导致以皮肤和黏膜出血为主要表现的临床综合征。本病好发于青少年,春、秋季发病较多。

致敏因素甚多,包括细菌细菌、病毒和寄生虫感染等、食物、某些药物以及其他致敏因素如花粉、尘埃、昆虫叮咬、受凉及寒冷刺激等。

【临床表现】

起病前 1~3 周往往有上呼吸道感染史,全身不适、低热、乏力等前驱症状。本病临床特征随病变部位不同而异。除发病前有上呼吸道感染等前驱症状外,典型表现分为五型。

1. 单纯紫癜型　是最为常见的类型,主要表现为皮肤紫癜,局限于四肢,尤其是下肢及臀部,躯干极少累及。紫癜常成批反复发生、对称分布。

2. 关节型　多见于膝、肘、踝、腕等大关节,呈游走性红、肿、热、痛,可有积液,但不遗留关节畸形。

3. **腹型** 呈阵发性腹绞痛或持续性钝痛,有压痛但无肌紧张,可伴有恶心、呕吐、腹泻、便血等。

4. **肾型** 呈不同程度的蛋白尿、血尿和管型尿,表现为局灶性、节段性和增殖性肾小球肾炎,严重者可有高血压、少尿、浮肿和肾功能异常。

5. **混合型** 指上述两型或两型以上同时出现者。

【诊断】

1. 发病前 1~3 周往往有上呼吸道感染史,全身不适、低热、乏力等前驱症状。

2. 典型四肢皮肤紫癜,可伴有腹痛、关节肿痛及血尿。

3. 血小板计数、功能及凝血相关检查正常。

4. 排除其他原因所致的血管炎及紫癜。

【防治原则】

消除致病因素,避免可能致敏的食物及药物等;病情较轻者可使用抗过敏药;静脉注射葡萄糖酸钙有助于减轻渗出和腹痛症状。糖皮质激素对减轻腹痛、关节肿痛、胃肠道出血有较好的效果。

二、特发性血小板减少性紫癜

特发性血小板减少性紫癜(idiopathic thrombocytopenic purpura, ITP)是一种免疫介导的血小板破坏过多和生成不足引起的出血性疾病。其临床特点是皮肤、黏膜出血,血小板计数减少及寿命缩短,骨髓内巨核细胞发育成熟障碍及抗血小板抗体的存在。

ITP 的病因迄今未明。可能与细菌或病毒感染、免疫异常等因素有关。

【临床表现】

根据发病机制、诱发因素、临床表现、治疗效果和病程,ITP 可分为急性型和慢性型。

1. **急性型 ITP** 常见于儿童,多数患者发病前 1~2 周有急性上呼吸道或其他部位感染史。起病急骤,症状较重,可表现为轻度畏寒、发热、皮肤黏膜瘀点、瘀斑。黏膜出血多见于鼻、牙龈、口腔血疱。胃肠道及泌尿道出血并不少见,极少部分患儿发生颅内出血危及生命。脾脏一般不肿大或轻度肿大。血小板显著减少,病程多为自限性。

2. **慢性型 ITP** 常见于成人,起病隐匿,症状较轻。出血症状常反复发作,表现为皮肤瘀点、瘀斑,鼻、牙龈、口腔黏膜出血。严重内脏出血较少见,但月经过多较常见,在部分患者可为唯一的临床症状。脾不肿大或轻度肿大。本病病程较长,自发缓解少见。

【辅助检查】

1. 急性型 ITP 血小板减少严重,血小板计数常 <20×10⁹/L,慢性型 ITP 血小板计数一般在(20~80)×10⁹/L。贫血与失血量成正比,通常是正细胞性贫血。白细胞计数大多正常。

2. 骨髓巨核细胞数正常或增多,伴有成熟障碍,产板巨减少。粒、红系细胞正常。

3. 血小板相关免疫球蛋白(PAIg)和血小板膜糖蛋白(GP)特异性自身抗体测定,大部分 ITP 患者 PAIgG 升高。

【诊断】

1. 广泛出血累及皮肤、黏膜及内脏,脾不大或轻度增大。

2. 多次血小板计数减少。

3. 骨髓巨核细胞正常或增多,伴有成熟障碍。

4. 排除其他继发性血小板减少症。

【防治原则】

1. **一般治疗** 血小板低于 20×10⁹/L 者,应严格卧床,避免外伤。

2. **糖皮质激素** 是治疗本病的首选药物。急性型的疗效较好,缓解率高。

3. **静脉输注丙种球蛋白。**

4. **脾切除。**

5. **其他** 抗 CD20 单克隆抗体,长春新碱、硫唑嘌呤或环磷酰胺可以单独使用,也可以联合糖皮质激素使用。

三、血友病

血友病(hemophilia)是一组因遗传性凝血活酶生成障碍引起的出血性疾病,包括血友病 A 及血友病 B,以血友病 A 最为常见。血友病以阳性家族史、幼年发病、自发或轻度外伤后出血不止、血肿形成及关节出血为特征。

血友病 A 称凝血因子Ⅷ缺陷症,血友病 B 亦称凝血因子Ⅸ缺陷症,两者都是 X 隐性遗传性疾病。

【临床表现】

出血难止是血友病 A/B 的重要临床表现。出血的轻重与血友病类型及相关因子缺乏程度有关。血友病 A 出血较重,而血友病 B 则较轻。出血的特点主要表现为:①肌肉出血,可形成囊肿和假瘤;②关节腔出血,可形成慢性关节炎和畸形;③内脏出血,包括消化道、呼吸道、泌尿道出血和致命的颅内出血;④其他:皮肤瘀斑、皮下血肿、黏膜出血、鼻出血及其他部位出血。

【辅助检查】

1. 血友病 A/B 患者的出血时间、血小板计数、血块收缩时间和凝血酶原时间均正常。

2. 筛选试验包括凝血时间(CT)、活化部分凝血活酶时间(APTT)、活化凝血时间(ACT);

3. 凝血因子Ⅷ/Ⅸ促凝活性测定,是目前诊断血友病 A/B 的常用方法。

【诊断】

根据患者是否有明显的阳性家族史,临床出血情况以及实验室检查,一旦确定 FⅧ:C 或 FⅨⅧ:C 低于正常人活性的 50%,而 vWD 无明显减少,即可诊断血友病。

【防治原则】

1. **替代疗法** 目前血友病的治疗仍以替代疗法为主,即补充缺失的凝血因子,是防治血友病出血的最重要的措施。

2. **药物治疗** 去氨加压素(DDAVP),常用于轻型血友病 A、FⅧ:C 水平较低的携带者。糖皮质激素,通过改善血管通透性及减少抗 FⅧ:C 抗体的产生而发挥作用。

3. **辅助治疗** 抗纤溶药:可用于轻型病例,或与替代疗法联合应用,以减少 FⅧ制品的用量。

四、弥散性血管内凝血

弥散性血管内凝血(disseminated intravascular coagulation,DIC)是在许多疾病的基础上,凝血及纤溶系统被激活,导致全身微血栓形成,凝血因子大量消耗并继发纤溶亢进,引起全身出血及微循环衰竭的临床综合征。DIC 本身不是一个独立的疾病,是由于某些基础疾病所引起的一种病理生理过程。

本病的基本特征是全身小血管内纤维蛋白广泛沉积,进而使循环血液受阻以致造成多系统器官衰竭。随着病情的进展导致凝血因子和血小板被消耗,纤维蛋白溶解活性增强,又发严重的出血和循环衰竭。

本症患者常发生于严重的感染(败血症、重症肝炎),严重创伤(挤压伤、大面积烧伤),广泛性手术,恶性肿瘤(急性早幼粒细胞白血病、淋巴瘤、胰腺癌等),病理产科(羊水栓塞、胎盘早剥、重症妊娠高血压综合征等)及全身各系统疾病(恶性高血压、糖尿病酮症酸中毒、溶血性贫血)。

【临床表现】

1. **出血** 是 DIC 最常见的症状之一,可遍及全身。多见于皮肤、黏膜、伤口及穿刺部位;其次是内脏出血,如咯血、呕血、便血、阴道出血和颅内出血,其中颅内出血最为严重,常危及生命。

2. **休克或微循环衰竭** 为一过性或持续性血压下降。

3. **多发性微血管栓塞症状** 肢端出现疼痛和发绀,皮肤、黏膜缺血性坏死,受累器官功能障碍等。

4. **溶血现象** 严重溶血可导致贫血,称为微血管病性贫血。

【辅助检查】

1. 血小板 $<100 \times 10^9/L$ 或进行性下降,肝病、白血病者血小板 $<50 \times 10^9/L$。

2. 血浆纤维蛋白原含量 $<1.5g/L$ 或进行性下降。

3. 凝血酶原时间缩短或延长 >3 秒或活化部分凝血活酶时间延长 >10 秒。

4. 3P 试验阳性或血浆 FDP>20mg/L,肝病 FDP>60mg/L,或 D- 二聚体水平升高或阳性。

5. 其他实验室检查 纤溶酶原含量及活性降低,抗凝血活酶含量及活性、vWF 水平降低,血 / 尿纤维蛋白肽 A(FPA)升高,血浆凝血酶 - 抗凝血酶复合物(TAT)水平升高,血浆纤溶酶 - 纤溶酶抑制物复合物(PIC)浓度升高。

【诊断】

有引起 DIC 基础疾病的存在,有 DIC 的临床表现,广泛出血倾向,休克或微循环衰竭,微血栓形成,受累器官功能障碍;微血管溶血,并符合上述实验室检查指标的异常即可诊断。

【防治原则】

1. 积极治疗原发病。

2. 抗凝治疗。

3. 血小板及凝血因子的补充。

4. 纤溶抑制药物。

(郑维扬)

复习思考题

1. 缺铁性贫血有哪些较为特异的临床症状,诊断缺铁性贫血的最可靠指标是什么?

2. 简述再生障碍性贫血的主要临床表现和实验室检查特点。

3. 急性白血病的主要临床表现有哪些?

4. 慢性髓细胞白血病的细胞遗传学及分子生物学改变是什么?

5. 淋巴瘤的主要临床表现有哪些?确诊淋巴瘤的金标准是什么?

6. 临床上引起 DIC 的常见病因有哪些?

参考文献

1. 陈灏珠. 实用内科学. 第 12 版. 北京:人民卫生出版社,2005.

2. 王吉耀. 内科学. 第 2 版,北京:人民卫生出版社,2010.

3. 陈灏珠,钟南山,陆再英. 内科学. 第 8 版. 北京:人民卫生出版社,2013.

第十七章　肾脏病学

17

第一节　概述

肾脏是人体重要的排泄器官,经肾小球滤过功能、肾小管重吸收与分泌功能排泄体内代谢产物及调节水、电解质与酸碱平衡,稳定人体内环境。肾脏还具有内分泌功能:它产生的肾素、血管紧张素与醛固酮为升压系统,缓激肽、前列腺素等是降压系统,二者维持血压的平衡;促红细胞生成素(EPO)调节骨髓幼红细胞成熟与释放,使外周血红细胞生成增加;1-羟化酶可促进1,25-双羟维生素D_3[1,25(OH)$_2$D$_3$]生成,调节钙磷代谢与成骨。当慢性肾功能不全时,常表现为氮质潴留、水电解质紊乱、酸中毒、肾性高血压、肾性贫血与慢性肾脏病-矿物质和骨异常(CKD-Mineraland Bone Disorder,CKD-MBD)等。

一、临床表现

(一)水肿

水肿是肾脏病最常见的症状,轻者仅有体重增加或晨起眼睑和面部水肿,重者全身水肿。肾小球性疾病时常至肾病性水肿与肾炎性水肿,前者组织间隙蛋白含量低,水肿多从下肢开始;后者组织间隙蛋白含量高,水肿多从眼睑颜面开始。

(二)高血压

凡由肾实质病变或肾动脉病变所引起的高血压,称之为肾性高血压。可隐匿存在直至肾衰竭才发现,也可急性出现头痛、视物模糊抽搐及心衰等。

(三)贫血

肾脏病常有正常形态、正色素性贫血,可有轻到中度贫血,主要因肾脏分泌EPO减少所致,故称为肾性贫血。程度与症状不成正比。

(四)尿量异常

包括:少尿或无尿、多尿及夜尿。24小时尿量少于400ml称为少尿,少于100ml称无尿,可见于肾前性、肾性及肾后性等各种原因所致的急慢性肾功能衰竭;24小时尿量持续多于2500ml称为多尿,常见于溶质性、肾小管功能不全性、多饮性多尿及下丘脑-垂体性尿崩症;夜间尿量多于750ml称夜尿,常见于肾功能不全早期。

(五)膀胱刺激征

膀胱刺激征包括尿频、尿急与尿痛,常见于尿路感染,三者常合并存在,亦可单独存在。

(六)肾功能不全

早期有夜尿,随着病程进展出现全身各系统中毒的表现。

二、辅助检查

(一)尿液检查

1. **蛋白尿**　蛋白尿指尿蛋白定性检查呈阳性者,24小时尿蛋白定量大于150mg。分生理性与病理性,前者包括体位性与功能性蛋白尿;后者包括:

肾小球性蛋白尿、肾小管性蛋白尿与溢出性蛋白尿。

2. **血尿**　血尿指尿中含有红细胞,分为肉眼血尿(1L尿含1ml血液)和镜下血尿(尿沉渣计数每个高倍镜视野红细胞超过3个),尿红细胞位相检查有助于鉴别血尿来源是肾小球性或非肾小球性血尿。任何原因导致泌尿系统血管损伤均可引起血尿。

3. **管型尿**　管型尿是指蛋白质、细胞或碎片在肾小管中凝固成圆柱形蛋白聚体。较多的透明管型、颗粒管型与红细胞管型见于肾小球疾病；肾衰管型与蜡样管型可见于肾功能衰竭；白细胞管型见于肾盂肾炎。

4. 白细胞尿（或脓尿）与细菌尿 新鲜离心尿白细胞每个高倍镜下超过5（非离心尿超过3）个或某个视野有成团的白细胞称白细胞尿，因白细胞脱变称脓细胞。清洁中段尿涂片每个高倍视野均可见细菌或培养菌落计数超过 10^5 个/ml 称细菌尿，常见尿路感染。

（二）肾功能检查

包括肾小球与肾小管功能检查。前者临床常用内生肌酐清除率（Ccr）、血尿素氮与血肌酐测定；后者是尿渗透压检查与莫氏试验等肾小管浓缩稀释功能测定。

（三）影像学检查

包括超声显像、静脉尿路造影、CT、MRI、肾血管造影及放射性核素检查等了解肾脏的形态与功能等。

（四）肾穿刺活组织检查（简称肾活检）

对确定病变部位、判断病因和预后具有重要意义。

三、诊断

（一）确定是什么综合征

肾脏病常因各种原因引起症状、体征和辅助检查相似的一组症候群称为综合征。肾脏病常见的综合征有肾炎综合征、肾病综合征、无症状性尿异常综合征、肾小管-间质性肾炎、急性肾衰与慢性肾衰综合征等。

（二）病因诊断

分原发性与继发性。原发性即原因不清楚的，包括肾小球肾炎，肾动脉狭窄、肾静脉血栓形成等肾血管性疾病，遗传性肾炎（Alport 综合征），结石及多囊肾等；继发性是可找到原因的，包括高血压、糖尿病、红斑狼疮、过敏性紫癜、溶血性尿毒症综合征及理化因素等。

（三）肾脏病理诊断

对了解肾小球、肾间质病变具有特殊价值。

（四）肾功能诊断

国际知名透析专家组织了全球改善肾脏病的预后（Kidney Disease：Improving Global Outcomes，KDIGO）委员会将慢性肾脏病（chronic kidney disease，CKD）分五期：GFR 正常（≥90ml/min）为1期；GFR 轻度降低（60~89ml/min）为2期；GFR 中度降低（30~59ml/min）为3期；GFR 重度降低（15~29ml/min）为4期；GFR<15ml/min 为5期。肾功能诊断可判断治疗方向和预后。

（五）并发症诊断

与肾功能相关的并发症有肾性贫血、肾性高血压及肾性骨病等。

四、防治原则

肾脏病的防治已成为全球公共卫生事件。KDIGO 委员会于 2004 年 12 月发表了 CKD 的定义：肾损害≥3 个月，无论有无 GFR 降低或 GFR<60ml/min·1.73m² ≥3 个月，无论有无肾损害。肾损害是指肾脏形态或功能检查异常。CKD 的防治是以其发生、发展的过程为依据：包括一级预防（对普通人群采取戒烟、减少酒精摄入、控制体重、锻炼等）、二级预防（抑制免疫性性炎症，针对高血压、糖尿病等高危人群减缓 CKD 进展的危险因素和治疗并发症等）、促进尿毒素排出及肾替代治疗（包括血液净化与肾移植）等。

第二节 原发性肾小球疾病

肾小球疾病(diseases of therenal glomerulus)指各种病因引起的免疫介导有关的,其病理、病程和预后不尽相同的,而具有水肿、蛋白尿、血尿、高血压及肾功能不全等相同临床表现的一组肾小球疾病。病因包括原发性、继发性及遗传性肾小球疾病。原发性肾小球疾病的临床分为五型:即急性肾小球肾炎、急进性肾小球肾炎、慢性肾小球肾炎、肾病综合征和无症状性血尿和(或)蛋白尿(隐匿性肾小球疾病)。世界卫生组织(WHO)1995年制定的肾小球疾病病理学分类为:轻微性肾小球病变、局灶性节段性肾小球肾炎、弥漫性肾小球肾炎、未分类的肾小球肾炎。

一、原发性急性肾小球肾炎

原发性急性肾小球肾炎(primary acute glomerulonephritis)简称急性肾炎(AGN),是由免疫反应所致的急性发作性血尿、蛋白尿、浮肿、高血压或伴短暂氮质血症的一组综合征,儿童及青少年多见,男性多于女性,常因β型溶血性链球A族感染所致,预后较好,4~8周内90%可痊愈。

【临床表现】

1. **症状** 病前1~3周部分患者有急性咽炎、扁桃体炎及皮肤脓疱疹等前驱感染症状;尿红色或酱油样,浮肿常为首发症状,早起眼睑浮肿,严重时可延及全身伴少尿或无尿。

2. **体征** 眼睑及双下肢浮肿,一过性高血压,少数可因血压升高而致高血压脑病或左心衰竭。

【辅助检查】

1. **尿常规** 全部患者畸形红细胞尿,常为首发,可伴轻中度蛋白尿,颗粒管型、红细胞管型及少量白细胞等,早期尿比重增高。

2. **血液检查** 出现短暂血清尿素氮与肌酐升高;病初血清总补体及 C_3 水平降低,8周内恢复正常;抗链球菌溶血素"0"增高;可有血清免疫复合物阳性及血沉增快。

3. **肾活检** 病理类型为弥漫性毛细血管内增生性肾炎。

【诊断】

1. **确定是否急性肾炎** 前驱感染症状、浮肿、血尿及蛋白尿等尿检查是重要的诊断依据。

2. **鉴别诊断** 前驱感染症状>7天,血清补体下降及高比重尿等有助区别慢性肾炎。注意排除系统性红斑狼疮(SLE)与过敏性紫癜等继发性病因;对尿少、高血压与肾功能不全者,应注意心衰、高血压脑病与急性肾衰等并发症的诊断。

3. **肾活检** 必要时做肾活检与急进性肾炎鉴别。

【防治原则】

本病治疗旨在改善肾功能,预防和控制并发症,促进机体自然恢复。

1. **一般治疗** 急性期应卧床休息,当临床症状消退后可起床活动;限制水盐摄入,低盐饮食;肾功能不全氮质血症时应优质低蛋白饮食。

2. **对症治疗** 利尿、降压、抗感染等治疗。发作性扁桃体炎待病情稳定后可做扁桃体摘除术。

3. **透析治疗** 发生急性肾功能衰竭时及时透析;该病有自愈倾向,一般不需长期透析。

4. **预防** 保持皮肤清洁,预防脓疱疹;做好呼吸道隔离防止猩红热、化脓性扁桃体炎传播。

二、原发性急进性肾小球肾炎

原发性急进性肾小球肾炎(primary rapidly progressing glomerulonephritis)简称急进性肾炎(RPGN)是指病因

不明,以急性肾炎、肾功能急骤减退,在数周或数月发展至尿毒症为特征的免疫性肾小球疾病;预后差,多见于青壮年男性。

【临床表现】

1. **症状** 多数发病前一个月有前驱感染史,起病突然或隐性缓慢。除有与 AGN 相似的表现外,多在早期以少尿或无尿及肾功能不全的表现为特点。

2. **体征** 水肿、高血压及面色苍白等中度贫血貌。

【辅助检查】

1. **尿异常** 尿常规变化与 AGN 基本相同。

2. **血液检查** 血尿素氮及肌酐进行性持续增高,内生肌酐清除率降低,不同程度的代谢性酸中毒及高血钾,血红蛋白下降;常伴冷球蛋白血症。

3. **影像学检查** 超声等检查可见双肾增大。

4. **肾活检** 肾活检提示新月体型肾炎。

【诊断】

凡类似 AGN 的起病逐渐出现少尿、肾功能进行性恶化者应考虑 RPGN;常见的继发原因是 SLE、过敏性紫癜、系统性硬化症等;此外应与急性肾小管坏死等少尿性急性肾衰的肾小管间质性疾病鉴别;肾活检有助鉴别。

【防治原则】

1. **强化治疗** 常用糖皮质激素伴环磷酰胺冲击治疗,可配合血浆置换疗法以清除血循环中抗原、抗体、免疫复合物及炎症性介导物质。

2. **对症治疗** 利尿、降压、抗感染、纠正高钾血症及补碱等治疗。

3. **肾脏替代治疗** 急性肾衰者应及时透析,已进入慢性肾衰者则做长期透析准备;待病情稳定半年后可选择做肾移植治疗。

4. **预防** 防治链球菌与病毒感染;避免吸烟、吸毒及接触碳氢化合物等。

三、原发性慢性肾小球肾炎

原发性慢性肾小球肾炎(primary chronic glomerulonephritis)简称慢性肾炎(CGN)是一组病因不清,以免疫介导炎症为起始因素,非免疫介导肾损害为进展因素,其病理变化多样的慢性肾小球疾病。临床特点为不同的起病方式,缓慢进展,有蛋白尿、血尿及不同程度高血压和肾功能损害,于患病数年或数十年后,将发展为尿毒症。中青年男性多见。

【临床表现】

1. **症状** 患者常无 AGN 或链球菌感染史,早期可无临床表现,可有乏力,腰痛,浮肿;少数起病急、血尿或肉眼血尿或浮肿明显伴大量蛋白尿;晚期或患者因感染、肾毒性药物等因素后出现尿少、呕吐、出血等尿毒症表现。

2. **体征** 血压正常或增高、可见贫血貌、眼睑及双下肢浮肿等。

【辅助检查】

1. **尿常规** 尿比重正常或降低,尿蛋白微量 ~+++ 不等伴有红细胞及颗粒、透明等管型。

2. **血液检查** 常有轻中度红细胞及血红蛋白下降,血沉增快,低蛋白血症。

3. **肾功能检查** Ccr 降低,血尿素氮及肌酐升高,尿浓缩稀释功能减退。

4. **影像检查** 超声等检查见双肾正常或缩小。

5. 肾活检 病理类型分为系膜增生性肾炎、膜增生性肾炎、局灶增生性肾炎、膜性肾病、局灶或节段性肾小球硬化五种类型。

【诊断】

根据蛋白尿、血尿、浮肿与高血压达一年以上，无论有无肾功能异常均应考虑 CGN；注意排除过敏性紫癜性肾炎、SLE、乙肝病毒相关性肾炎（简称乙肝肾）、糖尿病肾病（DN）等继发性疾病与遗传性肾炎，肾活检有助鉴别。

【防治原则】

应以延缓肾功能进行性恶化、改善症状及防治并发症为主要目的，而不以消除轻微尿蛋白与血尿为目标。

1. 一般治疗 症状明显时应卧床休息，肾功能不全氮质血症者给予优质低蛋白饮食并限制钠盐入量。

2. 对症治疗 利尿，降压及减少蛋白尿是其重要的治疗。

3. 糖皮质激素与细胞毒药物 一般不主张积极应用，但肾功能正常或轻度损害并伴蛋白尿较多者可试。

4. 预防 防治并发症，避免感染、劳累、妊娠、肾毒性药物及过量蛋白饮食，减轻肾小球负荷，延缓肾小球硬化与肾功能不全的进程。

四、无症状性血尿和(或)蛋白尿

无症状性血尿和(或)蛋白尿(asymptomatic hematuria and/or proteinuria)过去称为隐匿性肾炎(latent glomerulonephritis, LGN)，指临床无任何症状，尿检为肾小球性血尿和(或)蛋白尿的一组肾小球疾病。大多数患者的肾功能可长期维持正常，少数患者可自愈或转变为慢性肾炎。

【临床表现】

1. 症状 多数起病隐匿，无浮肿、高血压与肾功能不全等表现。体检时常发现尿异常。

2. 体征 无任何体征。

【辅助检查】

1. 尿异常

(1) 无症状性蛋白尿：少量蛋白尿(尿蛋白 <1.0g/d)伴颗粒管型，称作"无症状性蛋白尿"。

(2) 单纯性血尿：反复发作性血尿，平时尿检无异常或仅镜下血尿，如镜下持续存在畸形红细胞尿，可称"单纯性血尿"。

(3) 血尿与蛋白尿同时存在。

2. 影像学检查 超声肾脏无异常。

3. 肾活检 常为轻度系膜增生性肾炎。

【诊断】

根据临床表现，诊断不难，但需排除功能性蛋白尿(高热、剧烈运动等)、体位性蛋白尿及 IgA 肾病等，IgA 肾病指肾小球系膜区以 IgA 或 IgA 沉积为主的原发性肾小球病。必要时需肾活检确诊。

【防治原则】

1. 定期监测尿常规与肾功能等变化 每 3~6 月监测一次尿常规、肾功能及血压的变化。

2. 保护肾功能 本病无需特殊治疗。应加强体质锻炼，避免劳累、受寒、感染及肾毒性药物等肾损伤的因素。

五、原发性肾病综合征

原发性肾病综合征（primary nephrotic syndrome, PNS）简称肾综，是指以大量蛋白尿、低蛋白血症、水肿、高脂血症"三高一低"为特点的一组症候群。基本病理是肾小球毛细血管基底膜通透性增加所致。

【临床表现】

水肿是其主要的症状，及少数伴有血尿、高血压、贫血及肾功能不全等。肾综常有感染、血栓形成、急性肾损伤及蛋白质与脂肪代谢紊乱等并发症。前三者是致治疗效果不佳、复发、病情加剧或致死亡的重要因素。

【辅助检查】

1. **尿液检查**　尿蛋白定性为 +++~++++，多数无红细胞尿，少数伴有少量红细胞尿，24 小时尿蛋白定量 >3.5g/d；尿圆盘电泳以白蛋白尿为主。

2. **血液检查**　血浆白蛋白（<30g/L）降低，可有免疫球蛋白等降低，可伴高脂血症，包括高胆固醇和（或）高甘油三酯。

3. **肾脏病理检查**　病理类型为微小病变性肾病、系膜增生性肾小球肾炎、膜增生性肾小球肾炎、膜性肾病、局灶节段性肾小球硬化。

【诊断】

根据三高一低诊断不难，但要注意排除 SLE、糖尿病、乙肝肾、肾淀粉样变与骨髓瘤性肾病等继发性和遗传性病因，有各自相应的临床特点可鉴别，必要时可做肾活检。

【防治原则】

1. **一般治疗**　有浮肿及低蛋白血症者应卧床休息，控制水钠摄入，足够热量并给予正常量（0.8~1.0g/kg·d）的优质蛋白饮食。

2. **对症治疗**　可利尿、补充人血白蛋白、降脂及抗凝等治疗。

3. **抑制免疫与炎症反应**　糖皮质激素（简称激素）可抑制免疫性炎症，是治疗 PNS 的重要药物。对激素依赖或无效者应加用细胞毒药及其他免疫抑制剂治疗，常用环磷酰胺，环孢素、他克莫司、麦考酚吗乙酯等免疫抑制剂。

4. **预防**　应积极防治感染，避免使用肾毒性药物、过度利尿与高蛋白饮食，防止血栓与栓塞、急性肾损害、蛋白质及脂代谢紊乱等并发症的发生。

第三节　尿路感染

尿路感染（urinary tract infection, UTI）简称尿感，是微生物侵入尿路引起的炎症性疾病。好发于女性，男：女为 1∶10。按感染部位分上尿路感染与下尿路感染。前者分急性肾盂肾炎（acute pyelonephritis, APN）和慢性肾盂肾炎（chronic pyelonephritis, CPN）；后者分尿道炎（urethritis）和膀胱炎（cystitis）。该病大多由革兰氏阴性杆菌引起，少数由革兰氏阳性菌等微生物引起。感染途径分上行（最多见）与下行性（也叫血行）尿路感染，淋巴道及邻近组织直接感染则少见。

【临床表现】

1. **全身表现**　APN 起病多急骤，常有寒战、高热、乏力、头痛、食欲缺乏、恶心呕吐等；CPN 多为低热、乏力、夜尿等；下尿路感染全身表现常可缺如。

2. **局部表现** 可有尿频、尿急、尿痛及下腹部疼痛等。上尿路感染者伴有腰痛，体格检查有上输尿管或肋腰点或肋脊点压痛、肾区叩击痛。

3. **无症状细菌尿** 指患者无尿路感染的症状，但尿培养有真性细菌尿。

【辅助检查】

1. **尿常规** 尿沉渣镜检有白细胞尿或脓尿，可伴少许红细胞尿与蛋白尿。

2. **尿细菌学** 排除尿被污染等假阳性，连续≥2次清洁中段尿培养菌落计数≥10^5/ml 称为真性细菌尿。新鲜中段尿直接涂片找到细菌≥1 个 /HP，具有诊断意义。

3. **血液检查** APN 常有外周血白细胞升高、中性粒细胞增多，核左移，血沉可增快。

4. **肾功能检查** CPN 可有尿比重、尿渗透压和肾小球滤过率降低，血肌酐升高等。

5. **影像学检查** B 超、X 线及肾盂静脉造影等影像学检查可了解尿路系统有无结石、梗阻、畸形、肾下垂等以利根治。

【诊断】

1. **确定尿感** 根据病史、白细胞尿和(或)真性细菌尿可诊断，临床无症状而真性细菌尿阳性则称无症状性细菌尿；应排除尿道综合征、肾结核、慢性肾炎等疾病。

2. **尿感的定位诊断** 全身症状重伴腰痛、肾区叩痛、尿镜检有白细胞管型对上尿路感染诊断有利；而下尿路感染常以膀胱刺激征为突出表现。

3. **确定 CPN 与 APN** 反复发作病史超过半年，B 超与 X 线等影像学检查肾不对称甚至缩小或肾盂肾盏变形和持续性肾小管浓缩功能下降应考虑 CPN。

4. **易感因素的诊断** 性生活，多囊肾、尿结石、肿瘤、妊娠、膀胱输尿管反流、前列腺肥大等尿流不畅，膀胱镜检查、导尿、留置导尿管等尿路器械操作及机体低抗力降低易并发本病。

【防治原则】

1. **一般治疗** 急性期有高热者应卧床休息，鼓励多饮水、勤排尿、促使细菌迅速排出；碱化尿液可减轻尿路刺激征。

2. **抗生素治疗** 应根据病史、菌株及药敏结果针对性选用。常用头孢类口服治疗膀胱炎，3 天为一疗程；APN 或重型者可静脉使用抗生素，2 周疗程；CPN 治疗疗程为 6 周，疗程完成后应追踪观察尿常规与尿培养；反复发作者给予长程低剂量抑菌疗法。

对无症状性菌尿是否治疗尚有争议。

3. **预防** 最有效的预防是多喝水，勤排尿。

第四节　肾小管间质性肾炎

肾小管间质性肾炎(tubulointerstitial nephritis，TIN)是由多种病因引起以肾小管间质炎症损伤为主的一组疾病。按肾脏病理变化的特点分为：原发性 TIN(指肾小管和间质损伤而无明显的肾小球和肾血管病变)与继发性 TIN(指肾小球和肾血管病引起的肾小管和间质损伤)。按肾小管间质炎症起病的急缓分为：急性肾小管间质性肾炎与慢性肾小管间质性肾炎。

一、急性肾小管间质性肾炎

急性肾小管间质性肾炎(acute tubulointerstitial nephritis)简称急性间质性肾炎(acute interstitial nephritis，AIN)，指主要由(抗生素及非甾体类抗炎等)药物过敏、感染及特发性病因等引起免疫性炎症反应导致的以肾间质炎症细胞浸润及肾小管变性为主的一组临床综合征。

【临床表现】

因病因不同表现各异,缺乏特异性。主要为少尿或非少尿性急性肾功能不全伴有恶心、呕吐、腹痛、乏力、发热、皮疹及关节痛等。药物相关性 AIN 常在用药后 10~20 天出现肾功能不全,停药后肾功能可恢复,当再次使用致敏药物时,在 2~3 天内发生急性肾衰竭。

【辅助检查】

1. **尿液检查**　常有无菌性白细胞尿(可伴白细胞管型)、少量血尿及轻度蛋白尿,非甾体类药物可引起大量蛋白尿;肾小管功能损害时出现尿糖,尿比重和尿渗透压低下。

2. **血液检查**　外周血白细胞增多,嗜酸性粒细胞增多,血 IgE 水平升高,血电解质紊乱及代谢性酸中毒;不同程度的 GFR 低下和血肌酐、尿素氮升高。

3. **影像学检查**　超声提示双肾大小正常或增大。

4. **肾脏病理检查**　可有明显细胞浸润和肾间质水肿,肾小管上皮细胞表现为损伤与变性。

【诊断】

根据有用药等病史及无菌性白细胞尿等异常,有肾小管及小球功能损害可做出诊断,临床不典型时确诊依赖于肾活检。注意与急性肾小管坏死鉴别。

【防治原则】

1. **病因治疗**　积极防治感染,避免使用或及时停止过敏性药物。

2. **糖皮质激素治疗**　给予糖皮质激素治疗能加快疾病缓解。

3. **并发症治疗**　有急性肾衰者应及时行透析治疗。

二、慢性肾小管间质性肾炎

慢性肾小管间质性肾炎(chronic tubulointerstitial nephritis)简称慢性间质性肾炎(chronic interstitial nephritis,CIN),指主要由中草药、环孢素等药物、重金属、毒物、遗传性与血液性疾病,放射性及铅中毒等多种因素的直接毒性反应引起肾间质纤维化及肾小管萎缩性病变的疾病。

【临床表现】

常缺少自觉症状,部分患者可有消瘦、乏力、发热、皮疹、关节痛等症状,多无水肿和高血压;慢性肾功能不全的程度与贫血不成比例常是 CIN 的临床特点。随着病变进展,可伴夜尿、多尿,亦可有高血压、氮质血症等。

【辅助检查】

1. **尿常规**　尿常规仅有轻微蛋白尿,少量红、白细胞及管型。

2. **肾损伤检查**　常首发出现糖尿、氨基酸尿、小分子蛋白尿、磷酸盐尿、碱性尿及低磷、高钙症、低钠、高钾或低钾血症以及肾小管酸中毒,可伴低比重尿等肾小管功能损伤表现。也可出现血清肌酐、尿素氮和尿酸升高或电解质、酸碱紊乱。

3. **影像学检查**　超声检查提示双肾缩小、表面不光滑及回声增强;静脉肾盂造影可见肾盂、肾盏变形和扩张,镇痛剂肾病时放射造影剂沉积于肾盏区脱落的乳头周围形成特征性改变"环形征",梗阻性肾病时可见肾盂积水。

4. **肾脏病理检查**　肾间质呈多部位纤维化伴或不伴细胞浸润,肾小管萎缩或消失。

【诊断】

CIN 具有明显的肾小管功能损伤,只要医生能予足够重视,多数可早期诊断,确诊依靠肾活检。

【防治原则】

1. **去除致病因素** 对早期 CIN 应及时停药,积极去除病因。

2. **延缓肾损害进展** 对出现慢性肾功能不全在氮质血症期与肾衰早期时应予非透析保守治疗,以延缓慢性肾功能不全的进展。

3. **血液净化治疗** 慢性肾功能不全出现尿毒症症状者及时做血液净化治疗。

第五节 肾小管疾病

肾小管疾病(renal tubular disease,RTD)是指肾小管的解剖结构和功能有特殊或普通损害所致的疾病。多数为原发性,也可为继发性,临床上较少见,疾病后期亦可继发肾小球损害,主要有肾毒性物质[包括外源性(氯化汞、铅等)与内源性(高钙及高尿酸血症等)毒物]、遗传缺陷(多为常染色体隐性遗传,显性遗传少见)、自身免疫等引起肾小管损害。

【临床表现】

1. **临床表现** 复杂多样,归纳为如下三大组:

(1)肾浓缩功能受损的表现:多尿、尿崩、烦渴、失水及低渗尿等。

(2)肾酸化功能障碍的表现:高血氯性代谢性酸中毒、头晕、乏力、纳差、恶心、尿呈碱性。

(3)肾小管重吸收功能缺陷的表现:低钾、低钠、低钙和低镁。

2. **临床分类** 通常按先天性与获得性、单纯性与复合性、肾小管损害的部位、尿中排出物分类。临床上多采用肾小管功能的性质分类:

(1)单纯肾小管功能障碍;

(2)复合肾小管功能障碍。

【辅助检查】

1. **尿液检查** 常有尿糖及尿 pH 改变,各种氨基酸尿与尿电解质变化。

2. **血液检查** 可有血电解质、pH 及 HCO_3^- 等变化。

3. **影像学检查** 超声及 X 线可见双肾多发性结石或肾钙化。

【诊断】

该病早期诊断关键在于提高对本病的认识:不能解释的多尿、烦渴及失水;糖尿而血糖正常;不明原因的电解质与酸中毒、佝偻病、骨软化症及骨质疏松,双肾多发性结石等均应考虑 RTD 的可能性。

【防治原则】

1. **病因治疗** 避免滥用药物和接触毒素,积极治疗原发病。

2. **对症支持治疗** 维持水、电解质及酸碱平衡,补充尿中丢失的营养物质。

3. **防治并发症** 防治骨病、肌病及尿结石等并发症,对肾功能不全者予以透析治疗。

第六节 肾血管疾病

肾血管疾病分肾动脉和肾静脉系统疾病两类。前者有肾动脉狭窄、肾动脉血栓形成及栓塞、肾动脉硬化、肾动脉瘤、肾动静脉瘘等;后者主要有肾静脉血栓形成,由血液高凝状态、肾静脉或伴下腔静脉压迫等引起循环不良与静脉淤血。本章介绍肾动脉狭窄及肾静脉血栓形成。

一、肾动脉狭窄

肾动脉狭窄（renal artery stenosis，RAS）是肾动脉梗阻、先天性异常或肾动静脉瘘引起肾缺血导致肾素 - 血管紧张素 - 醛固酮（RAAS）增多，激肽释放酶 - 激肽 - 前列腺素减少所致的以高血压为特征的疾病，常称为肾动脉狭窄性高血压。常由动脉粥样硬化（老年最多）、大动脉炎及肌纤维发育不良（青年女性多）等引起。

【临床表现】

1. **症状**　血压正常者（年轻女性）出现高血压或原有高血压（中老年）者近期血压迅速进展或出现难以控制恶性高血压，常伴夜尿等肾小管功能减退的表现。

2. **体征**　部分患者腹部或腰部可闻及血管杂音。

【辅助检查】

1. **尿异常**　轻度尿蛋白，少量红细胞及管型，常先有尿比重及尿渗透压减低等远曲小管浓缩功能障碍的表现，尔后有肾小球功能受损。

2. **影像学检查**　B超常提示肾缩小或双肾大小不对称，磁共振或螺旋CT血管造影能清楚显示肾动脉及肾实质影像。做经皮选择性肾动脉造影术是诊断的金指标，能准确显示肾动脉狭窄部位、范围、程度及侧支循环形成情况。

【诊断】

根据临床表现与辅助检查诊断不难。选择性肾动脉造影术可确诊。

【治疗原则】

1. **经皮球囊扩张血管成形术**　常首选经皮肾血管形成术（PTRA，用球囊扩张肾动脉）。

2. **安置支架**　对动脉粥样硬化与大动脉炎者在扩张术后易发生再狭窄，因而应在扩张后放置血管支架。

3. **外科手术治疗**　导管介入无效可做外科手术使病肾重新获得血供。包括动脉内膜切除术、旁路搭桥术及自身肾移植术使肾重新获得血供。

4. **内科药物治疗**　药物治疗不能阻止肾动脉狭窄的进展，但能帮助控制高血压，一旦发现药物难以控制的高血压应尽早诊治，防止严重视网膜病变、脑血栓、心肌梗死与肾功能衰竭等并发症的出现。

二、肾静脉血栓形成

肾静脉血栓形成（renal vein thrombosis，RVT）指多种原因引起肾静脉主干及其分支血栓形成的疾病。主要原因是血液高凝状态、肾静脉或伴下腔静脉压迫等引起循环不良与静脉淤血。

【临床表现】

1. **急性RVT**　多见于婴幼儿，表现为急性腰痛或腹痛、发烧、肉眼血尿、少尿，水肿和急性肾衰竭等。

2. **慢性RVT**　成人多见，慢性腰痛、肉眼血尿、蛋白尿可出现肾病综合征，RVT与肾病综合征可互为因果；同时伴有下腔静脉血栓形成时患肢出现水肿。肾静脉血栓脱落可引起肺栓塞。

【辅助检查】

1. **尿常规**　急性RVT尿检查有红细胞尿及蛋白尿。慢性RVT尿糖阳性。

2. **血液检查**　急性RVT血白细胞增高。慢性RVT可出现HCO_3^-降低等肾小管性酸中毒。

3. **影像学检查**　急性RVT影像学检查病肾增大。

【诊断】

根据临床表现及辅助检查应考虑RVT，确定RVT需依靠选择性肾静脉造影，发现静脉腔内充盈缺损或静脉分支不显影即可确诊。磁共振或螺旋 CT 及多普勒超声等对诊断欠敏感。

【防治原则】

RVT 确诊后应尽早溶栓与抗凝治疗；肾静脉主干血栓溶栓无效并导致肺栓塞时，可手术取栓。防治该病的基础病和诱因是减少 RVT 发生率的关键。

第七节　急性肾损伤

急性肾损伤（acute kidney injury，AKI）以往称为急性肾衰（acute renal failure，ARF），是指由多种病因引起的 GFR 迅速下降，表现为尿少，氮质废物滞留，水、电解质和酸碱紊乱的一组综合征。广义的 AKI 由肾前、肾实质和肾后性三大类原因所致。狭义的 AKI 是指急性肾小管坏死（acute tubular necrosis，ATN）。本节讨论 ATN。

ATN 是肾性 AKI 最常见的类型，其病因分为肾缺血和肾毒性两类。前者是因各种原因引起的心输出量或细胞外液容量急剧下降导致肾灌注不足所致，临床多见，病情重而病程长。后者是由各种外源性（如生物毒素，抗生素与造影剂等药物）和内源性（血红蛋白，脓毒血症等）毒素所致。其发病机制尚未完全阐明，主要是肾血流动力学异常介导的 GFR 降低、肾毒性致肾小管上皮细胞损伤及脱落、肾小管腔堵塞等。

【临床表现】

按尿量多少分少尿型（可分少尿、多尿和恢复期）和非少尿型两类。按病程可分为起始、维持与恢复三期。

1. 起始期　患者常有低血压、脓毒症等 ATN 的病因表现，尚无肾实质损伤的临床表现。

2. 维持期　也叫少尿期。有少尿或无尿，部分无少尿，尿量在 >400ml/d 称为非少尿型 AKI；伴水肿、食欲缺乏、腹泻、胸闷气促、意识障碍、高钾等全身各系统代谢产物中毒、水、电解质与酸碱平衡失调的表现。常有感染、心衰、脑病与消化道出血等死亡率高的并发症。

3. 恢复期　肾小球滤过率逐渐恢复正常，少尿型者逐渐出现尿量增加至多尿期，持续 1~3 周继而再恢复正常。

【辅助检查】

1. 血液检查　有血肌酐和尿素氮上升，高分解代谢者上升更快；血钾与磷升高；血钙、pH 与 HCO_3^- 降低；血钠正常或偏低。

2. 尿液检查　尿蛋白多为 +~++，镜检见少许红、白细胞，小管上皮细胞及其管型等；尿比重、尿渗透压降低，尿钠增高。

3. 其他检查　超声显像、X 线检查与 CT 血管造影、MRI、放射核素检查等影像学检查有助排除尿路梗阻与血管有无阻塞；对不明原因肾实质性的 AKI 可做肾活检确诊。

【诊断】

根据临床表现诊断 AKI 不难，应排除慢性肾脏病基础上的 AKI；其次确定是否为 ATN，应注意除外肾前和肾后性原因，做肾活检可明确 ATN、急进性肾炎等肾实质性病因。

【防治原则】

1. 少尿期

（1）去除病因：去除危险因素是防止 ARF 的关键：纠正血容量不足、心衰与感染等可逆因素，停用影响肾灌注或肾毒性的药物。

（2）饮食与营养：供给足够热卡与限制蛋白质以防负氮平衡，维持机体营养，尽量减少钠、钾、氯的摄入，不能口服者需静脉营养补充必需氨基酸及葡萄糖。

（3）维持水、电解质和酸碱平衡：是治疗 AKI 的关键。每日补液量等于前一日尿量加 500ml；对高钾血症紧急静脉注射钙剂、5% 碳酸氢钠及胰岛素等处理;必要时尽早透析治疗。

(4) 抗感染:感染是 AKI 常见的并发症,应尽早选用无肾毒性或肾毒性小的抗生素。

2. 多尿期 应维持水、电解质和酸碱平衡;加强营养与锻炼。

3. 恢复期 无须特殊处理,定期随访肾功能,避免使用肾毒性的药物。

第八节 慢性肾衰竭

慢性肾衰竭(chronic renal failure,CRF)是指各种 CKD 引起肾单位和肾功能不可逆地丧失,导致代谢产物和毒物潴留,水、电解质和酸碱平衡紊乱及内分泌失调的临床综合征。其病因以原发性肾小球肾炎为多见,其次为高血压肾小动脉硬化、糖尿病肾病、狼疮性肾炎、慢性肾盂肾炎以及多囊肾等,但近年来伴随人口老龄化、糖尿病和高血压发病率的上升,糖尿病肾病、高血压肾小动脉硬化有增加趋势。

【临床表现】

1. CRF 代偿期 除原发病症状外无明显临床症状,仅有 GFR 降低;可有多尿、夜尿、尿比重与尿渗透压降低,在应激状态下引起肾功能急剧恶化可出现明显临床表现。

2. CRF 失代偿

(1) 尿毒素潴留的表现:最早是食欲缺乏、恶心呕吐、腹胀及腹泻等消化道症状,贫血,可伴高血压、鼻衄、皮肤瘀斑、胃肠道及颅内出血等;后期出现尿毒症性心肌病、心包炎与肺水肿、尿毒症性脑病和周围神经病变,皮肤瘙痒等。

(2) 水、电解质及酸碱失调:可有水肿或失水、多尿与少尿等水与电解质紊乱的表现,晚期可有呼吸深大等代谢性酸中毒(简称代酸)等。

(3) 代谢、免疫及内分泌功能紊乱:晚期常有甲状旁腺功能亢进,女性闭经、不孕,男性阳痿等,肾性骨病,常有轻度糖耐量异常,营养不良,高脂血症,免疫功能低下,易出现呼吸道、泌尿系统等感染。

【辅助检查】

1. 血液检查 血红蛋白浓度、内生肌酐清除率与二氧化碳结合力下降,血清尿素氮、肌酐及血尿酸增高,可出现高钠与低钠血症、低钾与高钾血症、低钙与高磷血症等。晚期可有甲状旁腺激素(PTH)增加等。

2. 尿液检查 尿沉渣可见蜡样管型、夜尿或低比重尿。

3. 影像学检查 超声显像、X 线与 CT 等影像学检查可见肾脏对称性缩小。

【诊断】

1. 确定 CRF 根据病史、表现、血清肌酐及尿素氮的升高诊断不难。

2. 病因与并发症的诊断 应注意 CRF 原发病、引起肾功能恶化的可逆因素及并发症的诊断。

3. 肾功能分期 KDIGO 专家组将慢性肾脏病分为 5 期(见本章第一节概述)。了解肾功能不全分期可指导治疗。

【防治原则】

1. 积极去除原发病与可逆因素 有效治疗原发病和消除引起肾功能恶化的可逆因素是 CRF 防治的基础,也是有效延缓肾衰竭进展的关键。

2. 营养治疗 其核心是优质低蛋白质(0.4~0.8)g/kg·d 饮食,减少植物蛋白摄入。

3. 对症治疗 有效控制高血压,用重组人促红细胞生成素(rHuEPO)纠正贫血,纠正酸中毒,保持水、电解质平衡是防治心血管并发症的基础;控制血磷与合理使用维生素 D 防治 CKD-MBD;有感染者使用细菌敏感与肾毒性小的抗生素。

4. 促进尿毒素排泄 可用氧化淀粉、甘露醇及尿毒清等促进尿毒素经肠道排泄。也可给予利尿剂促进尿毒素从尿排出。

5. **肾脏替代治疗** 包括血液净化和肾脏移植。常用的血液净化技术有:血液透析(HD)及腹膜透析(PD)。

（尹友生）

复习思考题

1. 肾小球性血尿有什么特点? 哪些肾小球疾病可出现血尿?

2. 什么叫真性细菌尿? 尿路感染的防治原则是什么?

3. RTD 的临床表现包括哪三组主要症状?

4. 什么叫肾病综合征? 肾病综合征易并发什么样的疾病(可互为因果)?

5. AKI 治疗的关键是应积极处理哪一时期? 其原则是什么?

参考文献

1. 王海燕. 肾脏病学. 第 3 版. 北京:人民卫生出版社,2008.

2. 葛均波. 内科学. 第 8 版. 人民出版社,2013.

3. 陆再英,钟南山. 内科学. 第 7 版. 北京:人民卫生出版社,2011.

4. 朱明德. 临床医学概论. 北京:人民卫生出版社,2008.

第十八章　内分泌与营养代谢病

18

<table>
<tr><td colspan="2">学习目标</td></tr>
<tr><td>掌握</td><td>内分泌与常见营养代谢病的主要症状和诊治原则。</td></tr>
<tr><td>熟悉</td><td>内分泌与常见营养代谢病的主要体征和诊断。</td></tr>
<tr><td>了解</td><td>内分泌与营养代谢病的特点及常见疾病的病因。</td></tr>
</table>

第一节　概述

内分泌系统（endocrine system）是由人体内分泌腺及某些器官中内分泌组织所形成的体液调节系统，其主要功能系在神经支配和物质代谢反馈基础上释放激素，调节机体的代谢、生长、发育、生殖、衰老与病态等生命现象，以适应不断改变着的内外界环境并保持机体内环境的相对稳定性。

人类的新陈代谢包括合成和分解两个代谢过程，代谢过程中营养物质不足、过多或比例不当，可以导致营养疾病；中间代谢环节如果出现问题，可导致代谢性疾病。

一、内分泌系统的反馈调节

（一）下丘脑、垂体与靶腺（甲状腺、肾上腺皮质和性腺）之间的反馈调节正负反馈。

（二）三个反馈轴

下丘脑 - 垂体 - 甲状腺；下丘脑 - 垂体 - 肾上腺皮质；下丘脑 - 垂体 - 性腺。

二、内分泌系统疾病的特点

根据病理和病理生理改变，分为功能亢进、功能减退和功能正常；根据病变发生在下丘脑、垂体还是靶腺，分为原发性和继发性。

（一）功能亢进的原因

1. 内分泌腺肿瘤。
2. 多内分泌腺瘤 1 型、2A 型和 2B 型。
3. 激素代谢异常。
4. 异位内分泌综合征。
5. 自身免疫。
6. 基因异常。
7. 外源性激素摄入过量。

（二）功能减退的原因

1. 内分泌腺破坏。
2. 内分泌腺激素合成缺陷。
3. 基因突变导致激素缺乏。
4. 内分泌腺以外的疾病。

（三）激素在靶组织抵抗

激素受体突变或受体后信号传导系统障碍，使激素在靶组织不能发挥正常作用，多数表现为功能减退或正常。

三、内分泌疾病的诊断原则

完整的内分泌疾病的诊断应包括功能诊断、病理诊断和病因诊断。

（一）功能诊断

1. **临床表现**　典型的症状和体征对诊断内分泌疾病有重要参考价值。

2. **实验室检查及结果分析** ①代谢紊乱证据;②激素血液浓度测定;③激素动态功能检测,包括兴奋试验和抑制试验,可分别估计激素的储备功能和分泌情况。

(二)病理诊断

包括病变性质和病变部位的确定。

1. **影像学检查** X线平片、CT、MRI、超声等。

2. **放射性核素检查** 核素扫描。

3. **细胞学检查**

4. **静脉导管检查**

(三)病因诊断

自身抗体检测,染色体检查和HLA鉴定。

四、内分泌疾病的防治原则

尽早诊断,遵循治疗,消除诱因。

(一)功能亢进治疗

1. 手术切除导致功能亢进的肿瘤或组织。

2. 化疗、放射或核素治疗肿瘤或组织,减少激素分泌。

3. 药物治疗,抑制激素的合成和释放。

4. 针对激素受体的药物治疗。

(二)功能减退治疗

1. 激素替代或补充治疗。

2. 器官、组织或细胞移植。

3. 补充激素产生的效应物质。

(三)病因治疗

五、营养、代谢性疾病的特点

(一)营养和代谢性疾病的病因与发病机制

1. 原发性营养失调。

2. 继发性营养失调。

3. 遗传性代谢病。

4. 获得性代谢病。

(二)营养和代谢性疾病的防治原则

1. 病因和诱因的防治。

2. 临床前期和早期防治。

3. 针对发病机制的治疗。

4. 注意遗传咨询和生育指导。

第二节 垂体瘤

一、垂体瘤

垂体瘤（pituitary tumours）是起源于腺垂体和神经垂体及胚胎期颅咽管上皮细胞的肿瘤。临床上有明显症状的垂体肿瘤约占颅内肿瘤的 10%。垂体瘤可发生在任何年龄。

【临床表现】

1. **肿瘤压迫症状**

（1）头痛：约见于 1/3~2/3 的病人，以胀痛为主，可有间歇性加重。

（2）视神经交叉受压：可引起不同类型的视野缺损伴或不伴视力减退。

（3）其他症状：当肿瘤向蝶鞍两侧扩展压迫海绵窦时可引起海绵窦综合征（第Ⅲ、Ⅳ、Ⅴ及Ⅵ对颅神经损害）。

2. **激素分泌异常症候群**

（1）垂体激素分泌减少：可表现为继发性性腺、肾上腺皮质、甲状腺功能减退和生长激素缺乏。

（2）垂体激素分泌增多：由于不同功能的腺瘤垂体分泌的激素不同，临床表现各异。

【诊断】

部分垂体瘤患者单纯依据临床表现就可做出正确的判断。

1. **临床表现**　根据临床表现和详细的体格检查对诊断有重要意义。

2. **实验室检查**　相应垂体激素检测对诊断和鉴别诊断具有一定价值。

3. **影像学检查**　CT、MRI 检查是做出正确诊断的主要依据。

【防治原则】

1. **治疗目的和原则**　减轻或消除垂体瘤的压迫；纠正过多激素的分泌；尽可能保留垂体功能。

2. **治疗方法**

（1）手术治疗：除泌乳素瘤，其他垂体瘤的首选治疗仍为手术治疗。

（2）药物治疗：溴隐亭为泌乳素瘤首选治疗。

（3）放射治疗：可阻止肿瘤进一步生长。

二、催乳素瘤

催乳素（prolactin，PRL）瘤是最常见的具有内分泌功能的垂体肿瘤。PRL 瘤是高 PRL 血症最常见的病因，女性居多。在垂体腺瘤中 PRL 瘤占 25%~40%。

【临床表现】

PRL 瘤多发生于 20~40 岁女性，常表现为溢乳 - 闭经综合征。

1. **溢乳**　溢乳和闭经一起出现时，常可检测出高 PRL 血症。

2. **闭经及性腺功能减退**　性腺功能减退几乎是必有症状，也是患者就诊的主要原因。女性患者以继发性闭经最常见。男性患者性腺功能减退表现为性欲减退、勃起功能障碍、男性不育症。

3. **肿瘤局部压迫症状**　头痛常提示垂体腺瘤的存在。最典型、常见的是由于视交叉受压引起的双颞侧偏盲。

4. **骨质疏松。**

【辅助检查】

1. **实验室检查和特殊检查**　基础 PRL 测定：大于 200μg/L 时结合临床及垂体影像学检查即可肯定为

PRL 瘤。

2. 影像检查　MRI 及高分辨率 CT 有助于定位诊断。

【诊断】

血清 PRL 大于 200μg/L，若大于 300μg/L 则可肯定。应用 CT 和 MRI 扫描下丘脑 - 垂体区有助于发现微小病变。

【防治原则】

PRL 瘤积极治疗与否主要取决于两个因素，即肿瘤大小和高 PRL 血症是否引起症状。

治疗目的是恢复 PRL 的正常水平，消除或缩小肿瘤并解除较大瘤体对垂体柄、视交叉及其他颅神经的压迫，恢复腺垂体及性腺的正常功能。

治疗方法有药物，手术和垂体放射三种。主要药物为溴隐亭等。对药物治疗不敏感及压迫症状较严重者，选用经蝶窦垂体瘤摘除术，或垂体放射治疗。

第三节　腺垂体功能减退症

腺垂体功能减退症（hypopituitarism）指腺垂体单种或多种激素分泌减少，主要累及的腺体为性腺、甲状腺及肾上腺。最常见的病因为产后垂体缺血性坏死及垂体腺瘤。

【临床表现】

腺垂体功能减退的严重度与垂体被毁的程度有关。

1. 性腺功能减退　女性病人表现为闭经、性欲减退或消失、不孕。男性病人表现为第二性征退化，性欲减退，勃起功能障碍等。

2. 甲状腺功能减退　面容浮肿，反应迟钝，畏寒，有时幻觉妄想，心率缓慢。

3. 肾上腺功能减退　乏力，食欲缺乏，体重降低，心音弱，血压低，易出现低血糖，易感染，感染后易发生休克、昏迷。

4. 垂体危象　本病患者如未获得及时诊断和治疗，后期往往可因各种诱因而发生危象。分以下几型：低血糖型；高热型；低血压、休克型；水中毒型；低温型；混合型。各型有相应的症状，突出表现为高热或低体温，恶心呕吐，休克，头痛、抽搐乃至昏迷。

【辅助检查】

1. 性腺功能　血雌二醇、睾酮通常低于正常。

2. 甲状腺功能　血中总 T_4、游离 T_4 均降低，总 T_3、游离 T_3 可正常或降低。

3. 肾上腺皮质功能　24 小时尿 17 羟皮质类固醇及游离血皮质醇减少，血浆皮质醇降低。ACTH 兴奋试验往往出现延迟反应。

4. 腺垂体分泌激素 FSH、LH、TSH、ACTH、GH、PRL 均减少。

【诊断】

诊断主要依据腺垂体功能减退症的临床表现、内分泌功能检查及相关病史或临床征象。

【防治原则】

1. 病因治疗　垂体腺瘤可视情况用放射治疗或手术治疗，下丘脑部位肿瘤应用手术治疗。应争取病因治疗。

2. 激素替代治疗

（1）肾上腺皮质激素。

（2）甲状腺激素。

（3）性激素。

3. 垂体危象治疗 应根据病史和体征判断昏迷的病因和类型,以加强治疗的针对性。对腺垂体功能减退性昏迷病人,应立即进行挽救治疗。

（1）补充葡萄糖。

（2）补充氢化可的松。

（3）有失钠病史(如呕吐、腹泻)及血容量不足表现者,应静滴 5% 葡萄糖生理盐水,需用盐水量视体液损失量及血容量不足的严重程度而定。

（4）有发热并感染者应积极采用有效抗生素治疗。

（5）对水中毒病人:立即给予泼尼松 10~20mg 口服,不能口服者,氢化可的松缓慢静注,继以静滴。

（6）对低温型病人:应予保温,并给予甲状腺激素口服。同时,宜用适量的氢化可的松,以免发生严重肾上腺皮质功能不足。

第四节　尿崩症

尿崩症(diabetes insipidus)是指精氨酸加压素(arginine vasopressin,AVP)严重缺乏或部分缺乏(称中枢性尿崩),或肾脏对 AVP 不敏感(肾性尿崩症),致肾小管重吸收水的功能障碍,从而引起多尿、烦渴、多饮、低比重尿和低渗尿为特征的一组临床综合征。青少年多见,男女比为 2∶1。

【临床表现】

1. 低渗性多尿 主要表现为多尿、烦渴、喜食冷饮。起病急,24 小时尿量多达 5~10L,尿比重在 1.005 以下,尿渗透压为 50~250mOsm/L。

2. 原发病的表现 如颅脑外伤或手术所致的头痛、视力减退等见于中枢性尿崩症。肾性尿崩症多见于成年人,主要表现为多饮、多尿,特别是夜尿增多。

【辅助检查】

1. 尿 尿量一般 4~10L/d,比重常在 1.005 以下。

2. 血、尿渗透压 血渗透压正常或稍高,尿渗透压多小于 200mOsm/kgH$_2$O。

3. 禁水 - 加压素试验 正常人及精神性多饮患者禁水后尿量减少,尿比重增加,尿渗透压升高。尿崩症患者禁水后尿量不明显减少,尿比重、尿渗透压不升高,体重下降可大于 3%,严重者可有血压下降,脉率加快,伴烦躁不安等精神症状。注射加压素后,尿渗透压可明显上升。肾性尿崩症患者禁水后尿液不能浓缩,注射加压素后亦无反应。

4. 血浆 AVP 测定 患者 AVP 水平低于正常。

【诊断】

典型尿崩症的诊断依据:

1. 持续多尿,烦渴、多饮,低比重尿。

2. 尿量 4~10L/d;低渗尿,尿渗透压小于血浆渗透压,尿比重小于 1.005。

3. 禁水试验不能使尿渗透压和尿比重增加,而注射加压素后尿量减少。

4. 比重增加、尿渗透压升高;加压素治疗有明显效果。

5. 中枢性尿崩与肾性尿崩、精神性烦渴可通过血浆 AVP 测定和禁水加压素试验鉴别。

【防治原则】

1. 激素替代

2. 其他抗利尿药物

3. **病因治疗**　继发性尿崩症要治疗原发病。

第五节　甲状腺疾病

一、甲状腺功能亢进症

甲状腺功能亢进症(hyper thyroidism)简称甲亢,是指由甲状腺腺体本身产生甲状腺激素过多,引起以神经、循环、消化等系统兴奋性增高和代谢亢进为主要表现的一组疾病的总称,以弥漫性毒性甲状腺肿伴甲亢(Graves Disease,GD)最常见,其次为结节性甲状腺肿伴甲亢和甲状腺自主高功能腺瘤等。本节主要讨论Graves病。

【临床表现】

多见于女性,男女之比约为 1∶4~6。GD 甲亢起病较缓慢。

1. **高代谢症群**　无力、怕热、多汗、皮肤温暖潮湿、体重锐减、低热等。少数老年患者高代谢症状不典型甚至表现相反,称为"淡漠型甲亢"。

2. **甲状腺肿**　多数患者以甲状腺肿大为主诉。甲状腺上可听到血管杂音,扪及震颤,为本病一种较特异性的体征,对诊断本病具有重要意义。

3. **眼部表现**　分两种类型,一类由甲亢本身所引起,系由于交感神经兴奋眼外肌群和上睑肌所致;另一类为 GD 所特有,为眶内和球后组织体积增加、淋巴细胞浸润和水肿所致,又称为 GD 眼病。

4. **精神神经系统**　易激动、精神过敏、双手细震颤、多言多动、失眠紧张,有时出现幻觉,甚而躁狂症。

5. **心血管系统**　心悸、气促是大部分甲亢患者的突出主诉。脉压增大为甲亢的特征性表现之一。严重者可发生心力衰竭。

6. **消化系统**　食欲亢进是甲亢的突出表现之一。大便次数增多或腹泻。

7. **血液和造血系统**　可有全血细胞总数偏低。

8. **运动系统**　主要表现为肌肉软弱无力。

9. **生殖系统**　女性患者常有月经稀少,甚至闭经;男性多勃起功能障碍。

10. **皮肤、毛发及肢端表现**　皮肤温暖湿润,约 5% 患者有典型对称性黏液性水肿,是本病的特异性表现之一。

11. **内分泌系统**　除可影响性腺功能外,肾上腺皮质功能于本病早期常较活跃。

12. **甲亢危象**　是本病严重表现,可危及生命。主要诱因为精神刺激、感染、甲状腺手术前准备不充分等。患者原有的症状加剧,伴中等发热或高热,体重锐减,恶心呕吐,心率常在 160 次 / 分以上,大汗,腹痛腹泻,甚而谵妄,昏迷。死亡原因多为高热休克,心力衰竭,肺水肿,严重水、电解质代谢紊乱等。

13. **甲亢伴周期性瘫痪**　多见于亚洲地区,年轻男性多发。

【辅助检查】

1. **实验室检查**

(1) 血清 TH 测定:血清 FT_4 直接反应甲状腺功能状态。

(2) TSH 测定:血中 TSH 是反映下丘脑 - 垂体 - 甲状腺轴功能的敏感指标,尤其对亚临床型甲亢和亚临床型甲减的诊断有重要意义。

(3) 甲状腺摄 ^{131}I 率:诊断甲亢的符合率达 90%。

2. **影像学检查**

(1) 超声:有助于 GD 的诊断。眼球后 B 超有助于 GD 眼病的诊断。

（2）核素：甲状腺组织核素浓聚。

【诊断】

1. 典型的表现为高代谢症群；甲状腺肿大；血清 T_3、T_4 增高，TSH 降低；具备以上三项即可诊断。

2. 不典型甲亢的确诊有赖于甲状腺功能检查和其他必要的特殊检查。血 TSH 降低，FT_3、FT_4 正常，符合亚临床型甲亢。

3. 在确诊甲亢基础上，应先排除其他原因所致的甲亢，再结合病人有眼征、弥漫性甲状腺肿、血 TSAb（甲状腺刺激抗体）阳性等，可诊断为 GD。

【防治原则】

GD 甲亢的治疗如下。

1. **一般治疗**　休息；注意补充足够热量和营养；镇静。

2. **甲亢的治疗**　包括：药物、放射性碘及手术治疗三种。

（1）药物治疗

1）抗甲状腺药物（ATD）种类：分为硫脲类和咪唑类两类。

2）适应证：①病情轻中度者；②甲状腺轻、中度肿大；③孕妇、高龄或其他严重疾病不适宜手术者；④手术前和 ^{131}I 治疗前的准备；⑤手术后复发且不适宜 ^{131}I 治疗者。

3）剂量与疗程：分治疗期和维持期，维持时间为 12~18 个月。

4）不良反应：主要有粒细胞减少、皮疹、肝病和血管炎等。

（2）^{131}I 治疗

1）适应证：①甲状腺 II 度以上肿大；②对 ATD 药物过敏或治疗无效、复发者；③合并心、肝、肾、血液系统等脏器功能损害疾病等；④拒绝手术，或术后复发；⑤浸润性突眼。

2）禁忌证：妊娠和哺乳期妇女。

3）并发症与疗效：可并发甲状腺功能减退，但疗效确切。

（3）手术治疗：甲状腺次全切除术的治愈率可达 70% 以上。

1）适应证：①中、重度甲亢；②长期服药无效，停药后复发，或不愿长期服药者；③甲状腺肿大显著，有压迫症状者；④胸骨后甲状腺肿；⑤ ATD 无效或过敏的妊娠 4~6 个月；⑥细针穿刺细胞学检查怀疑恶变者。

2）禁忌证：①重度活动性 Graves 眼病；②合并较重心、肝、肾疾病，不能耐受手术；③妊娠 1~3 个月和 7~9 个月者。

3. **甲亢危象的防治**

（1）去除诱因。

（2）ATD。

（3）碘剂。

（4）β 受体拮抗剂。

（5）糖皮质激素。

（6）上述治疗无效可考虑透析、血浆置换等措施。

（7）对症治疗。

二、甲状腺功能减退症

甲状腺功能减退症（hypothyroidism），简称甲减，是由多种原因引起的低甲状腺激素血症或甲状腺激素抵抗而引起的全身低代谢综合征。

【临床表现】

1. **症状** 低代谢症群,表现为畏寒、精神萎靡、疲乏、关节疼痛、便秘、记忆力减退、嗜睡等;女性可有月经紊乱、不孕等。

2. **体征** 表情淡漠、反应迟钝、声音嘶哑、听力减退、面色苍白、颜面水肿、皮肤干燥、毛发稀疏、跟腱反射时间延长、心率慢等;严重者可出现黏液性水肿昏迷。

【辅助检查】

1. **血清 TSH、TT_4、FT_4** 原发性甲减血清 TSH 升高、TT_4、FT_4 降低。

2. **甲状腺过氧化物酶抗体和甲状腺球蛋白抗体** 是确定原发性甲减病因和诊断自身免疫性甲状腺炎的主要指标。

3. **其他检查** 血液常规检查可有贫血等表现;部分患者血清总胆固醇和心肌酶升高。

【诊断】

1. 甲减的症状和体征。

2. 血清 TSH 增高,FT_4 减低,即可诊断原发性甲减。血清 TSH 减低或正常,FT_4 减低,考虑中枢性甲减。做 TRH 兴奋试验证实。甲状腺过氧化物酶抗体阳性可考虑自身免疫性甲状腺炎。

【防治原则】

1. **左甲状腺素($L-T_4$)** 对症治疗目标是将血清 TSH 和甲状腺激素水平恢复到正常范围内,需要终身服药。

2. **治疗注意事项** 年老患者剂量应酌情减少,TH 更应从小剂量开始,并应缓慢递增。治疗应强调个体化。

3. **亚临床甲减的处理** 患者有高胆固醇血症、血清 TSH 大于 10mU/L 需要给予 $L-T_4$ 治疗。

4. **黏液水肿性昏迷的治疗**

(1) 补充甲状腺激素。

(2) 保温、供氧、保持呼吸道通畅。

(3) 氢化可的松持续静滴,逐渐减量。

(4) 根据需要补液。

(5) 控制感染、治疗原发病。

三、亚急性甲状腺炎

亚急性甲状腺炎(subacute thyroiditis)是一种与病毒感染有关的自限性甲状腺炎。又称肉芽肿性甲状腺炎、巨细胞性甲状腺炎。多见于中年女性。本病多为自限性,大多可完全缓解,一般不遗留甲减。

【临床表现】

起病前 1~3 周多有上呼吸道病毒感染、腮腺炎、麻疹等症状和体征。最具特征性的表现为甲状腺部位的疼痛和压痛,常向颌下、耳后或颈部等处放射,咀嚼和吞咽时疼痛加重,少数患者有颈部淋巴结肿大。

【辅助检查】

1. **甲状腺毒症期** 血清 T_3、T_4 升高,TSH 降低,^{131}I 摄取率低,血沉加快。

2. **甲减期** 血清 T_3、T_4 逐渐下降至正常,TSH 高于正常,^{131}I 摄取率逐渐恢复。

3. **恢复期** 血清 T_3、T_4、TSH 和 ^{131}I 摄取率恢复正常。

【诊断】

1. 急性炎症的全身表现。

2. 甲状腺肿轻中度肿大,中等硬度、触痛明显。

3. 实验室检查符合。

【防治原则】

症状较轻的患者不需特殊处理，可适当休息，并给以非甾体类消炎镇痛剂。全身症状较重、持续高热、甲状腺压痛明显者，可用糖皮质激素治疗。发生甲减，需给予适当的甲状腺制剂替代治疗，甲状腺毒症表现的病人可给予普萘洛尔。

第六节　肾上腺疾病

一、库欣综合征

库欣综合征（Cushing syndrome）是由各种病因引起肾上腺分泌过多的糖皮质激素（主要为皮质醇）所致疾病的总称。其中最多见的是垂体促肾上腺皮质激素（ACTH）分泌亢进所引起的类型，称为库欣病。

【临床表现】

典型的病例表现如下：

1. 向心性肥胖、满月脸、多血质外貌。

2. 全身肌肉和神经系统表现，可表现为肌无力，以及精神、情绪变化等。

3. 皮肤表现，可出现皮肤变薄、瘀斑，浅部真菌感染等。

4. 心血管系统表现为高血压、心衰，也可导致凝血功能异常，血栓形成。

5. 生长发育障碍少儿时期发病者，生长停滞，青春期延迟。

6. 性功能障碍性腺功能均明显减退。女性可继发闭经，不孕；男性性功能减退、勃起功能障碍。

7. 感染患者容易合并各种感染，且感染不易局限。

【诊断】

1. 典型的症状和体征可以为诊断提供重要线索。

2. 糖皮质激素的分泌异常。表现为皮质醇分泌增多，失去昼夜分泌节律，且不能被小剂量地塞米松抑制。

3. 争取病因诊断。

【防治原则】

Cushing 综合征的治疗原则是去除病因，降低机体皮质醇水平，纠正各种物质代谢紊乱，改善病人生活质量。引起 Cushing 综合征的病因很多，具体的治疗方法也有各种不同选择。

二、原发性慢性肾上腺皮质功能减退症

原发性慢性肾上腺皮质功能减退症（primary chronic adrenocortical hypofunction），又称 Addison 病，由于各种疾病破坏双侧绝大部分的肾上腺所致。

【临床表现】

最特征的表现是皮肤黏膜色素沉着，为棕褐色，以暴露部位、易摩擦部位、乳晕、瘢痕处更明显。

1. 皮质醇缺乏还引起以下表现

（1）胃肠道：食欲缺乏，嗜咸食，消化不良，恶心呕吐，腹泻腹胀等。

（2）神经、精神系统：乏力、表情淡漠、嗜睡甚至精神失常等。

（3）心血管系统：血压降低，心音低钝，常有头昏、眼花或直立性昏厥。

（4）泌尿系统：水排泄功能减弱，在大量饮水后可出现稀释性低钠血症。

（5）代谢障碍：糖异生作用减弱，肝糖原耗损，可发生低血糖症状。

（6）生殖系：女性患者阴毛、腋毛减少或脱落，月经失调或闭经；男性常有性功能减退。

（7）对感染、外伤等各种应激能力减弱，可出现肾上腺危象。

（8）原发疾病的表现。

2. 肾上腺危象　此为本病急骤加重的表现。常发生于感染、创伤、手术、分娩、过度劳累、大量出汗、呕吐、腹泻、失水或突然中断治疗等应激情况时。表现为厌食、恶心呕吐和腹泻；严重脱水、血压降低、脉细弱；高热、低血糖症、低钠血症；烦躁不安和谵妄惊厥，甚至昏迷、死亡。

【辅助检查】

1. 血液生化及常规检查　可有低血钠、高血钾；常有贫血；有空腹低血糖，口服糖耐量试验示低平曲线。

2. 激素测定

（1）基础血、尿皮质醇、尿 17 羟皮质类固醇一般多低于正常。

（2）ACTH 兴奋试验：采用 ACTH 静脉注射法，判定肾上腺功能。

（3）血浆基础 ACTH 明显增高。

3. 影像学检查　X 线、CT 或 MRI 检查可示肾上腺增大及钙化影。

【诊断】

1. Addison病诊断依据　临床表现对诊断具有重要意义，但确诊仍需要实验室激素及ACTH兴奋试验。

2. 肾上腺危象诊断依据　在以下情况应考虑肾上腺皮质危象：所患疾病不重，但出现严重循环虚脱、脱水、休克、衰竭，不明原因的低血糖；难以解释的呕吐，体检发现色素沉着、白斑病、体毛稀少等。

【防治原则】

1. 基础治疗

（1）使患者了解疾病的性质，应终身使用肾上腺皮质激素。

（2）糖皮质激素替代治疗。

（3）食盐及盐皮质激素。

2. 病因治疗　如有活动性结核者，应积极抗结核治疗；如为自身免疫病，应检查是否有其他腺体功能减退，如有应做相应治疗。

3. 肾上腺危象治疗

（1）补充皮质激素。

（2）纠正脱水和电解质紊乱。

（3）病因及诱因的治疗和支持疗法。

第七节　糖尿病

一、概述

糖尿病（diabetes mellitus，DM）是多种病因引起的、以慢性高血糖为特征的代谢性疾病。由于胰岛素分泌和（或）作用缺陷，导致碳水化合物、蛋白质、脂肪、水、电解质等代谢异常，可并发眼、肾、神经、心血管等多脏器的慢性损害。DM 分为四类：即 1 型 DM、2 型 DM、其他类型 DM 及妊娠 DM。

【临床表现】

1. **代谢紊乱症候群** 多尿、多饮、多食、消瘦、乏力,皮肤瘙痒,视物模糊。1 型:三多一少(多尿、多饮、多食和体重减轻)症状明显,首发症状可为糖尿病酮症酸中毒。2 型:常有家族史,起病隐匿、缓慢,视力下降、皮肤瘙痒均可为首发症状,也可在围手术期或健康检查时发现高血糖。

2. **急性并发症和伴发病**

(1) 糖尿病酮症酸中毒和高渗性非酮症糖尿病昏迷。

(2) 感染。

(3) 低血糖症。

3. **慢性并发症**

(1) 大血管病变:主要为动脉粥样硬化。

(2) 糖尿病微血管并发症。

1) 糖尿病肾病:严重时导致尿毒症。

2) 糖尿病视网膜病变:严重时导致失明。

3) 糖尿病心肌病。

(3) 神经病变:周围神经病变;自主神经病变。

(4) 糖尿病足。

(5) 其他病变:如白内障、青光眼,黄斑变性、肿瘤等。

【辅助检查】

1. 尿糖测定。

2. 血葡萄糖(血糖)测定。

3. 葡萄糖耐量试验。

4. 糖化血红蛋白 HbA_{1c} 和糖化血浆白蛋白测定。

5. 血浆胰岛素和 C 肽测定。

6. 其他 尿分析,血脂,肝肾功能;酮症酸中毒:血气分析、电解质、尿酮;高渗性昏迷:血渗透压。

【诊断】

"三多一少"症状 + 随机血糖≥11.1mmol/L(200mg/dl)或空腹血糖≥7.0mmol/L(126mg/dl)或 OGTT 中餐后 2 小时血糖≥11.1mmol/L(200mg/dl),即可诊断。症状不典型者,当达到上述标准时,需再测一次证实。

【防治原则】

1. **治疗目标** 消除症状、血糖正常或接近正常、防止或延缓并发症、维持劳动和学习能力、保障儿童生长发育、延长寿命、降低病死率、提高生活质量。

2. **治疗原则** 早期、长期、综合治疗。

3. **治疗要个体化。**

4. **治疗措施** 以饮食治疗和体育锻炼为基础,根据病情予以药物治疗。包括:

(1) 糖尿病教育:包括糖尿病知识及心理教育。

(2) 医学营养治疗:糖尿病饮食是治疗本病的基础。

(3) 运动治疗:运动治疗也是治疗本病的基础。

(4) 血糖监测。

(5) 口服降糖药物。

1) 磺酰脲类,属于促胰岛素分泌剂。常用的有格列齐特、格列喹酮和格列美脲等。适应证为 2 型糖尿病非肥胖者、经饮食治疗和运动治疗血糖控制不理想者。主要不良反应为低血糖、体重增加、皮肤过敏、消化道及心血管系统反应。

2) 格列奈类，属于非磺酰脲类促胰岛素分泌剂。适应证同磺酰脲类，较适合 2 型糖尿病早期餐后高血糖或以餐后高血糖为主的老年患者。主要不良反应为低血糖和体重增加。

3) 双胍类：主要为二甲双胍。适应证：2 型糖尿病一线用药；可单用或与其他药物联合；1 型糖尿病时和胰岛素联合应用可能减少胰岛素用量和血糖波动。主要不良反应为消化道反应、皮肤过敏、乳酸性酸中毒。

4) α- 葡萄糖苷酶抑制剂：阿卡波糖和伏格列波糖。主要适应证为以碳水化合物为主要食物，或以餐后血糖升高为主的患者，单用或与其他降糖药合用治疗 2 型糖尿病或在治疗 1 型糖尿病时与胰岛素合用。

5) 噻唑烷二酮类（胰岛素增敏剂）：罗格列酮和吡格列酮（艾丁）。适应证：单独或联合其他口服降糖药治疗 2 型糖尿病，尤其胰岛素抵抗明显者。

(6) 胰岛素治疗。适应证：① 1 型糖尿病；②糖尿病合并急性并发症；③严重慢性并发症；④手术、妊娠和分娩；⑤新发的与 1 型糖尿病鉴别困难的消瘦患者；⑥新诊断的 2 型糖尿病伴有明显高血糖且无诱因的体重下降者；⑦ 2 型糖尿病 β 细胞功能明显减退者；某些特殊类型的糖尿病。

按作用起效快慢和维持时间分为短效、中效和长效及预混胰岛素。根据来源，目前胰岛素制剂有基因重组人胰岛素和动物胰岛素。根据人生理性胰岛素分泌模式，目前已有胰岛素类似物，包括速效和长效胰岛素类似物。

胰岛素副作用为低血糖、过敏反应、水肿、视物模糊以及脂肪萎缩或增生。

二、糖尿病酮症酸中毒

糖尿病酮症酸中毒（diabetic ketoacidosis，DKA）为胰岛素不足及拮抗胰岛素激素过多引起的以高血糖、酮症和酸中毒为主要临床表现的严重代谢紊乱综合征。常见诱因为感染、胰岛素治疗中断或不适当减量、酗酒、应激及药物等。

【临床表现】

烦渴、多饮、多尿、乏力；食欲缺乏、恶心呕吐、腹痛；呼吸深快、呼出气体呈烂苹果味；头痛、嗜睡、昏迷；严重失水：皮肤弹性差、脉细速、血压下降、尿量减少。

【辅助检查】

1. 尿　尿糖强阳性、尿酮阳性；可有蛋白尿和管型尿。

2. 血　血糖升高；血酮体升高；血 HCO_3^- 降低，pH 下降；血钠、氯降低；血尿素氮和肌酐升高；血浆渗透压轻度上升；血常规中白血病及中性粒细胞增加。

【诊断】

对具有典型症状的病人，结合血、尿葡萄糖及酮体检查可以确诊或排除 DKA。

【防治原则】

1. 预防　治疗糖尿病，防治感染，避免其他诱因。

2. 抢救

(1) 输液。

(2) 胰岛素治疗。

(3) 纠正电解质及酸碱平衡紊乱。

(4) 处理诱因和防治并发症。

三、高渗高血糖综合征

高渗高血糖综合征（hyperosmolar hyperglycemic syndrome，HHS）多见于老年 2 型糖尿病病人。以严重高血糖、高血浆渗透压、脱水为特点,可有不同程度的意识障碍。常见诱因为感染、外伤、手术、应激以及血透、腹透、静脉内高营养、限水、某些药物、输葡萄糖等。

【临床表现】

1. 严重失水、血压下降、心率加快、少数患者休克,少尿或无尿。

2. 神经精神症状表现为嗜睡、定向障碍,癫痫样抽搐,失语、肢体瘫痪、昏迷。

【辅助检查】

血糖常 >33.3mmol/L(600mg/dl);有效血渗透压≥320mmol/L;尿酮体阴性或弱阳性;无明显酸中毒。

【诊断】

中老年病人出现以下情况时,要考虑 HHS 的可能。

1. 进行性意识障碍伴脱水。

2. 合并感染、手术等应急时出现多尿。

3. 大量摄糖、输糖或用使血糖升高的药物时,出现多尿和意识障碍。

4. 无其他原因可解释的中枢神经系统症状和体征。

5. 水入量不足,失水或应用利尿剂,脱水治疗及透析治疗者。

【防治原则】

早期诊断,积极抢救

1. 补液、补钾。

2. 胰岛素。

3. 纠正休克。

4. 治疗诱因及并发症。

5. 昏迷病人的及时发现和处理。

第八节　低血糖症

低血糖症(hypoglycemia)由多种病因引起,一组以血浆葡萄糖(简称血糖)浓度过低,临床上以交感神经兴奋和脑功能障碍为主要特点的综合征。一般以血糖浓度低于 2.8mmol/L(50mg/dl)作为低血糖症的标准。

【临床表现】

可分为神经性症状和脑功能紊乱性症状两类。

1. **自主(交感)神经过度兴奋表现**　出汗、颤抖、心悸、心动过速、四肢冰凉、焦虑、饥饿、无力等。

2. **脑功能障碍的表现**　精神不集中,思维及语言迟钝,步态不稳,嗜睡、幻觉、易怒、惊厥,甚至昏迷。

【诊断】

1. **低血糖症的确立**　根据低血糖典型表现(Whipple 三联症)可确定:低血糖症状;发作时血糖低于 2.8mmol/L;给糖后低血糖症状迅速缓解。

2. **明确低血糖症的类型及确定低血糖症的病因**　空腹低血糖症的常见原因为内源性胰岛素分泌过多、药物性、重症疾病、胰岛素拮抗激素缺乏及胰外肿瘤等;餐后低血糖症主要见于糖类代谢酶的先天性缺乏、特发性反应性低血糖症、营养性低血糖症、肠外营养治疗、功能性低血糖等。

【防治原则】

1. **糖尿病教育和自我血糖监测。**

2. **低血糖的急救处理**　轻者口服糖水、饮料,或进食糖果、饼干、馒头等;重者给予葡萄糖静推,继以静滴。

3. 病因治疗 积极寻找病因进行对因治疗。

(刘晓民)

复习思考题

1. 试述垂体瘤治疗的目的和原则。

2. 简述尿崩症的诊断依据。

3. 试述甲亢危象的诱因及治疗原则。

4. 简述亚急性甲状腺炎的诊断标准；何为"分离现象"？

5. 库欣综合征的临床表现有哪些？

6. 何为肾上腺危象？其诊断依据有哪些？

7. 试述糖尿病的分类及诊断标准。

8. 简述口服降糖药物的分类。

9. 简述糖尿病酮症酸中毒的治疗原则。

参考文献

1. 廖二元,莫朝晖主编. 内分泌学. 第 2 版. 北京:人民卫生出版社,2006.

2. 葛均波,徐永健主编. 内科学. 第 8 版. 北京:人民卫生出版社,2013.

3. 朱明德主编. 临床医学概论. 北京:人民卫生出版社,2008.

4. 宁光主编. 内分泌学高级教程. 北京:人民军医出版社,2010.

19

学习目标	
掌握	风湿病与自体免疫病常见疾病的主要症状和诊治原则。
熟悉	风湿病与自体免疫病常见疾病的主要体征和诊断。
了解	风湿病与自体免疫病的特点及常见疾病的病因。

第一节　概述

风湿性疾病(rheumatic diseases)是泛指影响骨、关节及其周围软组织的一组疾病。其病因可以有感染、免疫、代谢、内分泌、退行性、环境、遗传及肿瘤等。风湿性疾病的发病率高,同时具有一定的致残率。

一、风湿性疾病的范畴和分类

(一) 弥漫性结缔组织病。

(二) 脊柱关节病。

(三) 退行性变。

(四) 与代谢和内分泌相关的风湿病。

(五) 和感染相关的风湿病。

(六) 肿瘤相关的风湿病。

(七) 神经血管病。

(八) 骨与软骨病变。

(九) 非关节性风湿病。

(十) 其他有关节症状的疾病。

二、病史采集和体格检查

风湿病的正确诊断有赖于正确的病史采集和全身查体。详询起病方式、受累部位、数目、疼痛性质与程度、功能及其演变,关节外系统受累情况亦必不可少。除一般内科查体外,必须作皮肤、肌肉、关节、脊柱的检查。

三、辅助检查

(一) 常规检查

包括血常规、尿常规以及肝、肾功能、血沉、C 反应蛋白的检查等。

(二) 特异性检查

1. 关节液的检查　抽取关节液主要是鉴别炎症性或非炎症性的关节病变以及导致炎症性反应的可能原因。

2. 自身抗体　①抗核抗体(ANAs):不同成分的 ANAs 有其不同临床意义及诊断特异性;②类风湿因子(rheumatoid factor, RF):见于 RA, pSS, SLE, SSc 等多种 CTD,特异性较差,对 RA 诊断有局限性;③抗中性粒细胞胞浆抗体(antineutrophil cytoplasmic antibodies, ANCA):对血管炎病尤其是 Wegener 肉芽肿的诊断和活动性判定有帮助;④抗磷脂抗体:包括抗心磷脂抗体、狼疮抗凝物、梅毒血清试验反应假阳性等;⑤抗角蛋白抗体谱:是一组不同于 RF 而对 RA 有较高特异性的自身抗体。

3. 补体　测定血清总补体(CH50)、C3 和 C4 有助于对 SLE 和血管炎的诊断、活动性和疗效判定。

4. 人类白细胞抗原(HLA)检测与有关的脊柱关节疾病相关。

5. 病理　活检组织的病理改变对诊断有决定性意义。

(三) 影像学检查

1. X 线平片　有助于诊断、鉴别和随访。

2. **CT 检查**　用于检测有多层组织重叠的病变部位,其敏感度较 X 线平片高。

3. **磁共振显像(MRI)**　对骨、关节及软组织的检查更加敏感。

四、防治原则

治疗措施包括教育、物理治疗、矫形、锻炼、药物、手术等。药物治疗主要包括非甾体抗炎药、糖皮质激素和生物制剂等。

(一)非甾体抗炎药(nonsteroidal anti-inflammatory drugs,NSAID)

该药为改善风湿病各类关节痛的对症药物,但不能控制原发病的病情进展。

(二)糖皮质激素治疗

主要起到抗炎和免疫抑制作用。

(三)改变病情抗风湿药(disease modifying antirheumatic drug,DMARD)

可以改善病情和延缓病情,但起效慢。

(四)生物制剂

利用抗体的靶向性,特异性地阻断疾病发展中的某个重要环节而起作用。

(五)辅助性治疗

免疫球蛋白、血浆置换、血浆免疫吸附等对某些患者有一定疗效。

第二节　类风湿关节炎

类风湿关节炎(rheumatoid arthritis,RA)是以侵蚀性、对称性多关节炎为主要临床表现的慢性、全身性自身免疫性疾病。发病机制不明,与环境、遗传易感性和免疫紊乱有关,是人类丧失劳动力和致残的主要疾病之一。我国的 RA 患病率为 0.32%~0.36%。

【临床表现】

RA 发生于任何年龄,多发于 35~50 岁,女性患者约 3 倍于男性,临床表现多样,多以缓慢而隐匿的方式起病,出现明显关节症状前可有数周低热。

1. **关节表现**　可表现为晨僵、关节痛与压痛、关节肿、关节畸形、特殊关节及关节功能障碍等。

2. **关节外表现**　可有类风湿结节、类风湿血管炎、肺受累、心脏受累胃肠道受累、神经受压及血液系统改变及干燥综合征。

【辅助检查】

1. **血象**　有轻至中度贫血。

2. **炎性标志物**　血沉和 C 反应蛋白(CRP)常升高,且和疾病的活动度相关。

3. **自身抗体**

(1)类风湿因子:可分为 IgM、IgG 和 IgA 型 RF。其滴度一般与本病的活动性和严重性成比例。

(2)抗角蛋白抗体谱:其中抗环瓜氨酸肽(CCP)抗体在此抗体谱中对 RA 的诊断敏感性和特异性最高。

4. **免疫复合物和补体**:多出现于活动期和 RF 阳性患者。

5. **关节滑液**:关节有炎症时滑液增多。

6. **关节影像学检查**

(1)X 线平片:对 RA 诊断、关节病变分期、病变演变的监测均很重要。

（2）其他：包括关节 X 线数码成像、CT 及 MRI，它们对诊断早期 RA 有帮助。

7. 类风湿结节的活检　其典型的病理改变有助于本病的诊断。

【诊断】

目前 RA 的诊断仍沿用美国风湿病学会 1987 年修订的分类标准。

1. 关节内或周围晨僵持续至少 1 小时。

2. 至少同时有 3 个关节区软组织肿或积液。

3. 腕、掌指、近端指间关节区中，至少 1 个关节区肿胀。

4. 对称性关节炎。

5. 有类风湿结节。

6. 血清 RF 阳性。

7. X 线片改变（至少有骨质疏松和关节间隙狭窄）。

符合以上 7 项中 4 项者可诊断为 RA（第一至第四项病程至少持续 6 周）。

【防治原则】

1. 一般性治疗　休息、关节制动（急性期）、关节功能锻炼（恢复期）、物理疗法等。

2. 药物治疗　根据药物性能，治疗 RA 的常用药物分为五大类：非甾体抗炎药、改变病情抗风湿药、糖皮质激素、植物药和生物制剂等。

3. 外科手术治疗　包括关节置换和滑膜切除手术。

第三节　系统性红斑狼疮

系统性红斑狼疮（systemic lupus erythematosus，SLE）是一种表现有多系统损害的慢性自身免疫病，其血清含有以抗核抗体为代表的多种自身抗体，女性多见。发病原因与遗传、环境及雌激素可能有关。

【临床表现】

临床症状多样，早期症状往往不典型。

可有全身症状、皮疹、颊部蝶形红斑、口腔溃疡、浆膜炎、对称性多关节肿痛，Jaccoud 关节病、肌痛和肌无力。

部分患者出现肾脏受累、心包炎、胸腔积液和肺间质改变，神经系统可表现为神经精神狼疮。

消化系统表现为食欲缺乏、腹痛、呕吐、腹泻或腹水等症。

活动性 SLE 中血红蛋白下降、白细胞和（或）血小板减少常见。

抗磷脂抗体综合征表现为动脉和（或）静脉血栓形成，习惯性自发性流产，血小板减少；干燥综合征表现为唾液腺和泪腺功能不全。

【辅助检查】

1. 一般检查　不同系统受累后可出现相应的血、尿常规及肝脏、肾功能异常。血沉增快及 C 反应蛋白增高等常提示疾病活动。

2. 自身抗体　常用的自身抗体依次为抗核抗体谱、抗磷脂抗体和抗组织细胞抗体，是诊断 SLE 及判断活动性的重要指标。

3. 补体　C3 低下常提示有 SLE 活动；C4 低下表示 SLE 活动性或 SLE 易感性。

4. 肾活检病理　对狼疮性肾炎的诊治具有重要价值。

5. X 线及影像学检查　有助于早期发现器官损害。

【诊断】

在除外感染、肿瘤和其他结缔组织病后，以下 11 项中符合 4 项或 4 项以上者，可诊断 SLE：颊部红斑，盘状红斑，光过敏，口腔溃疡，关节炎，浆膜炎，肾脏病变，神经病变，血液学异常，免疫学异常，抗核抗体。

【防治原则】

治疗原则是对活动期且病情重者，给予强有力的药物控制，病情缓解后，则接受维持性治疗。

1. **一般治疗** 使患者树立乐观情绪；活动期卧床休息，病情稳定患者可适当工作；早期诊治感染；避免诱发狼疮的药物；避免紫外线照射；缓解期才可做防疫注射。

2. **糖皮质激素** 一般选用泼尼松或甲泼尼龙，必要时可以冲击治疗。

3. **免疫抑制剂** 加用免疫抑制剂有利于更好地控制 SLE 活动，减少 SLE 暴发及激素的需要量。

4. **其他治疗** 危重病例或治疗困难的病例可选择静脉注射大剂量免疫球蛋白、血浆置换及生物制剂等。

5. **控制并发症及对症治疗。**

第四节　强直性脊柱炎

强直性脊柱炎（ankylosing spondylitis，AS）是以中轴关节慢性炎症为主，也可累及内脏及其他组织的慢性进展性风湿性疾病，与 HLA-B27 高度相关。

【临床表现】

起病大多缓慢而隐匿。男性多见，且较重。发病年龄多在 20~30 岁，16 岁以前发病者称幼年型 AS，45~50 岁以后发病者称晚起病 AS，临床表现常不典型。

1. **症状** 早期症状常为腰背痛伴晨僵等。晚期可有腰椎各方向活动受限和胸廓活动度减少。进展到一定程度可发生脊柱强直。部分患者有大关节疼痛。关节外症状包括眼葡萄膜炎、结膜炎，间质性肺炎、升主动脉根和主动脉瓣病变等。晚期病例常伴严重骨质疏松，易发生骨折。

2. **体征** 常见体征为骶髂关节压痛，脊柱前屈、后伸、侧弯和转动受限，胸廓活动度减低，枕墙距大于 0 等。

【辅助检查】

1. **实验室检查** 无特异性指标。RF 阴性。90% 左右患者 HLA-B27 阳性。

2. **影像学检查** X 线可见骶髂关节明显破坏，后期脊柱呈"竹节样"变化、椎体方形变及脊柱生理曲度改变；骶髂关节 CT 检查能发现骶髂关节轻微的变化，有利于早期诊断；骶髂关节 MRI 能显示软骨变化，比 CT 更早期发现骶髂关节炎。

【诊断】

常用 1984 年的修订纽约分类标准，利于诊断早期病例，内容包括：

（1）临床标准

1）腰痛、晨僵 3 个月以上，活动改善，休息无改善；

2）腰椎额状面和矢状面活动受限；

3）胸廓活动度低于相应年龄、性别正常人。

（2）放射学标准（骶髂关节炎分级同纽约标准）：双侧 ≥ Ⅱ 级或单侧 Ⅲ~Ⅳ 级骶髂关节炎。

（3）具体诊断

1）肯定 AS：符合放射学标准和 1 项（及以上）临床标准者；

2）可能 AS：符合 3 项临床标准，或符合放射学标准而不伴任何临床标准者。

【防治原则】

主要原则为多学科联合,提高生活质量、避免关节变形、兼顾药物与非药物治疗。

1. 非药物治疗 宣教,规律锻炼和物理治疗。

2. 药物治疗

(1) 非甾体抗炎药:为治疗关节疼痛和晨僵的一线药。

(2) 控制病情抗风湿药:柳氮磺吡啶对轻型病例尤其外周关节受累为主者有效。对上述治疗无效可用肿瘤坏死因子拮抗剂治疗。

(3) 糖皮质激素:急性葡萄膜炎、肌肉关节的炎症可局部使用。

(4) 其他:疑难病例也有应用沙利度胺、帕米膦酸钠治疗。

3. 外科治疗 主要用于髋关节难治性疼痛或关节残疾的患者。

第五节 干燥综合征

干燥综合征(Sjögren's syndrome,SS)是一种以侵犯泪腺、唾液腺等外分泌腺体,具有淋巴细胞浸润和特异性自身抗体为特征的弥漫性结缔组织病。确切的病因与发病机制不明。本病分为原发性和继发性两类,后者是指与继发于另一诊断明确的弥漫性结缔组织病或特殊病毒感染等的干燥综合征。本章主要叙述原发性干燥综合征(pSS)。

【临床表现】

起病隐匿,临床表现多样,与腺体功能减退有关。

1. 局部表现为口干燥症、干燥性角结膜炎及消化道、阴道黏膜的外分泌腺体受累,使其分泌减少而出现相应症状。

2. 系统表现为乏力、低热等。2/3患者出现其他外分泌腺和全身系统损害。

【辅助检查】

1. 血、尿常规及其他常规检查 可有贫血,白细胞减低,血小板减少;血沉增快;C反应蛋白增高。

2. 自身抗体 抗核抗体滴度可升高,抗SSA及抗SSB抗体对本病诊断有意义,前者敏感性高,后者特异性较强。部分患者类风湿因子和抗心磷脂抗体阳性。抗毒蕈碱受体3(M_3)抗体是诊断pSS和继发性SS的新抗体,可能参与pSS眼干症状的发生。

3. 高球蛋白血症 大多患者有IgG升高,特点为多克隆性。

4. 其他检查 包括泪腺功能、涎腺功能,唇腺活检等。

【诊断】

根据2002年原发性干燥综合征国际分类(诊断)标准(表19-1),可分为三类:

1. 原发性干燥综合征 无任何潜在疾病的情况下,有下述2条则可诊断:

(1) 符合表中4条或4条以上,但必须含有条目Ⅳ(组织学检查)和(或)条目Ⅵ(自身抗体)。

(2) 条目Ⅲ、Ⅳ、Ⅴ、Ⅵ4条中任3条阳性。

2. 继发性干燥综合征患者有潜在的疾病(如任一结缔组织病),而符合条目Ⅰ和Ⅱ中任1条,同时符合条目Ⅲ、Ⅳ、Ⅴ中任2条。

3. 必须除外颈头面部放疗史,丙肝病毒感染,AIDS,淋巴瘤,结节病,GVH病,抗乙酰胆碱药的应用。

【防治原则】

主要为替代和对症治疗。预防长期口、眼干燥造成局部损伤,密切随诊,防治本病系统损害。

表 19-1　原发性干燥综合征国际分类(诊断)标准(2002 年)

Ⅰ.口腔症状:3 项中有 1 项或 1 项以上
1. 每日感口干持续 3 个月以上
2. 成年后腮腺反复或持续肿大
3. 吞咽干性食物时需用水帮助

Ⅱ.眼部症状:3 项中有 1 项或 1 项以上
1. 每日感到不能忍受的眼干持续 3 个月以上
2. 有反复的砂子进眼或砂磨感觉
3. 每日需用人工泪液 3 次或 3 次以上

Ⅲ.眼部体征:下述检查任 1 项或 1 项以上阳性
1. Schirmer 试验(+)(≤5mm/5min)
2. 角膜染色(+)(≥4vanBijsterveld 计分法)

Ⅳ.组织学检查:下唇腺病理示淋巴细胞灶≥1(指 4mm² 组织内至少有 50 个淋巴细胞聚集于唇腺间质者为一灶)

Ⅴ.唾液腺受损:下述检查任 1 项或 1 项以上阳性
1. 唾液流率(+)(≤1.5ml/15min)
2. 腮腺造影(+)
3. 唾液腺同位素检查(+)

Ⅵ.自身抗体:抗 SSA 或抗 SSB(+)(双扩散法)

1. 改善口、眼干的药物　停止吸烟、饮酒及避免服用引起口干的药物如阿托品等;可用人工泪液、唾液,M₃ 受体激动剂等减缓局部症状。

2. 系统性治疗　对于腺外表现应予糖皮质激素、免疫抑制剂等药物积极治疗。

3. 其他对症处理　纠正急性低钾血症以静脉补钾为主,平稳后口服补钾。非甾体抗炎药对肌肉、关节疼痛有一定的疗效。

4. 生物制剂　抗 CD20 单克隆抗体可能有效。

第六节　原发性血管炎

一、概论

血管炎(vasculitides)指因血管壁炎症和坏死而导致多系统损害的一组自身免疫病,分为原发性和继发性。继发性血管炎是指血管炎继发于另一确诊的疾病。原发性血管炎是指不合并有另一种已明确的疾病的系统性血管炎。

【临床表现】

复杂多样且无特异性,常有多脏器受累。

【辅助检查】

1. **ANCA 的测定**　ANCA 与小血管炎相关。

2. **AECA 的测定**　与血管炎的关系密切。

3. **病理**　受累组织的活检是血管炎确诊的金标准。

4. **血管造影**　对大、中血管病变者有极大帮助。

5. **血管彩色多普勒**　适宜检查浅表血管管腔和管壁状况,准确性不如血管造影。

6. **CT、MRI**　对诊断可提供帮助。

【诊断】

血管炎病诊断需根据临床表现、实验室检查等综合判断。

【防治原则】

血管炎的治疗原则是早诊断、早治疗。糖皮质激素治疗是血管炎病的基础治疗。重要内脏受累者还应及早加用免疫抑制剂。急性期和危重者可进行血浆置换、静脉注射大剂量免疫球蛋白。与感染有关的血管炎,应积极治疗原发病。

二、大动脉炎

大动脉炎(Takayasu arteritis, TA)是指累及主动脉及其主要分支的慢性非特异性炎症引起的不同部位动脉狭窄或闭塞,出现相应部位缺血表现,少数也可引起动脉扩张或动脉瘤。本病好发于亚洲,病因不明,可能与遗传因素、内分泌异常和感染等有关。发病年龄多见于 5~45 岁女性。约 90% 患者在 30 岁以前发病。

【临床表现】

起病时可有全身不适、乏力、发热、食欲缺乏、多汗、体重下降等症状和血管狭窄或闭塞后导致的组织或器官缺血症状。常见类型包括头臂动脉型(主动脉弓综合征)、胸腹主动脉型、广泛型、肺动脉型及其他类型。

【辅助检查】

1. **实验室检查** 血沉快,C 反应蛋白增高,抗 "O" 增高,白细胞高,球蛋白增高等,但特异性差。血清 AECA 及抗主动脉抗体阳性对诊断有一定帮助。

2. **胸部 X 线检查** 轻度左心室扩大,升主动脉扩张,降主动脉不光滑等。

3. **眼底检查** 眼底变化多见,视神经乳头周围动静脉花冠状吻合,是较特征性改变。

4. **超声彩色多普勒** 主动脉及其主要分支狭窄、闭塞或瘤样扩张及血流速度改变等。

5. **特殊检查** 动脉造影、数字减影血管造影、磁共振血管造影等可确定病变部位与程度。

【诊断】

1990 年美国风湿病学会(ACR)关于大动脉炎分类标准如下:

1. 发病年龄≤40 岁。

2. 肢体间歇性跛行。

3. 一侧或双侧肱动脉搏动减弱。

4. 双上肢收缩压差 >10mmHg。

5. 一侧或双侧锁骨下动脉或腹主动脉区闻及血管杂音。

6. 动脉造影异常。

符合上述 6 条中 3 条者可诊断本病,同时需除外先天性主动脉狭窄、肾动脉纤维肌性结构不良、动脉粥样硬化、血栓闭塞性脉管炎、贝赫切特病、结节性多动脉炎及胸廓出口综合征。

【防治原则】

积极控制感染。活动期可用泼尼松(龙),病情好转后递减,直至病情稳定。疗效不佳者可合用免疫抑制剂如环磷酰胺等。静止期患者,因重要血管狭窄、闭塞可考虑手术治疗。对症治疗可用改善微循环药物、抗血小板药物、降压药等。

三、贝赫切特病

贝赫切特病(Behcet's disease, BD)又称白塞病,是一种以口腔和外阴溃疡、眼炎及皮肤损害为临床特征,累及多个系统的慢性疾病。病因不清,可能与遗传、感染等有关。病情反复发作和缓解。本病分为血管型、神经型和胃肠型等。

【临床表现】

1. **基本症状**

(1) 口腔溃疡:常为本病首发症状。

(2) 外阴溃疡。

(3) 皮肤:结节性红斑、毛囊炎、静脉炎等。

(4) 眼炎:葡萄膜炎,反复发作可造成视力障碍甚至失明。

2. **系统性症状**

(1) 消化道:右下腹痛常见。

(2) 神经系统:可分为脑膜脑炎、脑干损害、脊髓损害、周围神经系统损害等类型。

(3) 心血管:大、中动脉炎;大、中静脉炎:表现为上腔静脉及下腔静脉梗阻;心脏瓣膜狭窄及关闭不全等。

(4) 关节炎:单个关节或少数关节肿痛、活动受限。膝关节受累最多见。

(5) 泌尿系统:血尿、蛋白尿,多为一过性,一般不影响肾功能。

(6) 附睾炎:表现为单侧或双侧附睾肿大、疼痛和压痛。

(7) 肺:较少数有咯血、栓塞等。

(8) 其他症状:疾病活动或有新脏器受损时可有发热。

【辅助检查】

1. **实验室检查** 无特异血清学检查。血沉增快。PPD 试验约 40% 强阳性。

2. **针刺反应** 本病目前唯一特异性较强的试验。

【诊断】

本病的诊断标准如下:有下述 5 项中 3 项或 3 项以上者可诊为本病。

1. **反复口腔溃疡** 指每年至少有 3 次肯定的口腔溃疡出现,并有下述 4 项症状中的任何两项相继或同时出现者。

2. **反复外阴溃疡** 经医师确诊或本人确有把握的外阴溃疡或瘢痕。

3. **眼炎** 包括葡萄膜炎、视网膜血管炎、裂隙灯下的玻璃体内有细胞出现。

4. **皮肤病变** 包括有结节性红斑,假性毛囊炎,丘疹性脓疱疹,非青春期者未用过糖皮质激素而出现的痤疮样结节。

5. **针刺试验呈阳性结果。**

【防治原则】

主要为对症治疗、眼炎和血管炎的治疗。

1. **对症治疗**

(1) 非甾体抗炎药:对关节炎有疗效。

(2) 秋水仙碱:对口腔溃疡,关节病变及结节性红斑有效。

(3) 糖皮质激素的局部应用:①口腔溃疡可涂抹软膏;②眼药水或眼药膏对轻型前葡萄膜炎有一定的疗效。

(4) 沙利度胺:对黏膜溃疡有较好的疗效。

2. **内脏血管炎和眼炎的治疗** 主要应用糖皮质激素和免疫抑制剂。

3. **生物制剂** 某些患者可应用肿瘤坏死因子拮抗剂。

4. **手术** 有动脉瘤者应结合临床给予手术切除。

第七节　特发性炎症性肌病

特发性炎症性肌病(idiopathic inflammatory myositis,IIM)是一组病因未明的以四肢近端肌无力为主的骨骼肌非化脓性炎症性疾病。分为多发性肌炎、皮肌炎、包涵体肌炎、非特异性肌炎和免疫介导的坏死性疾病等类型。

【临床表现】

1. 骨骼肌受累近端肢体肌无力为其主要临床表现,可有自发性肌痛和肌肉压痛。

2. 皮肤受累可出现皮疹,与肌肉受累程度常不平行,通常无瘙痒和疼痛。

3. 其他可有肺脏、心脏、肾脏的受累,可伴发恶性肿瘤,部分类型可与 SLE、系统性硬化病或类风湿关节炎并存。

【辅助检查】

1. **一般检查**　血白细胞正常或增高,血沉增快,血肌酸增高,肌酐下降,血清肌红蛋白增高,尿肌酸排泄增多。

2. **血清肌酶谱**　肌酸激酶、醛缩酶、天门冬氨酸氨基转移酶、丙氨酸氨基转移酶、乳酸脱氢酶增高,尤以肌酸激酶升高最敏感。

3. **自身抗体**　大多患者 ANA 阳性,部分患者 RF 阳性。近年发现一类肌炎特异性抗体包括抗氨酰 tRNA 合成酶抗体、抗 SRP 抗体及抗 Mi-2 抗体等,有助于疾病的诊断。

4. **肌电图**　典型者呈肌源性损害。

5. **肌活检**　约 2/3 病例呈典型肌炎病理改变;另 1/3 病例肌活检呈非典型变化或正常。

【诊断】

1. 四肢对称性近端肌无力。

2. 肌酶谱升高。

3. 肌电图示肌源性改变。

4. 肌活检异常。

5. 皮肤特征性表现。

前 4 条具备 3 条加第 5 条确诊为皮肌炎;仅具备前 4 条确诊为多发性肌炎;前 4 条具备 2 条加第 5 条为"很可能皮肌炎";具备前 4 条中 3 条为"很可能多发性肌炎";具备前 4 条中 1 条加第 5 条为"可能皮肌炎";仅具备前 4 条中 2 条者为"可能多发性肌炎"。

【防治原则】

治疗应遵循个体化原则。首选糖皮质激素,病情改善后,缓慢减量,治疗时间需一年以上。对糖皮质激素反应不佳者可加用甲氨蝶呤;皮肤损害者可加用羟氯喹,对危重症状可用大剂量免疫球蛋白静脉冲击治疗,少数病例 CD20 单抗有效。

重症患者卧床休息,早期进行被动运动和功能训练,随肌炎好转应逐渐增加运动量,促进肌力恢复。心脏、肺受累者应给以相应的治疗。

第八节　系统性硬化病

系统性硬化病(systemic sclerosis,SSc)曾称硬皮病、进行性系统性硬化,是一种原因不明,临床上以局限性或弥漫性皮肤增厚和纤维化为特征,也可影响内脏的全身性疾病。根据皮肤受累情况分为弥漫皮肤型 SSc、局限皮肤型 SSc、无硬化病的 SSc 和硬皮病重叠综合征。

【临床表现】

1. 早期表现 起病隐匿。雷诺现象常为本病首发症状,多先于皮肤病变几个月甚至 15 年。

2. 各个系统的改变包括皮肤病变、关节、肌肉表现、胃肠道病变、肺病变、心脏病变、肾病变等。

【辅助检查】

血沉正常或轻度升高,可有免疫球蛋白增高,90%ANA 阳性。抗 Scl-70 抗体见于 20%~56% 病例,为本病特异性抗体。ACA 则多见于局限型。抗 Scl-70 阳性者较阴性者肺损害多见。抗核仁抗体阳性率约 30%~40%,抗 RNP、抗 PM-Scl、抗 SSA 抗体可出现,但抗 dsDNA 抗体阳性少见。

【诊断】

1980 年美国风湿病学会制定的 SSc 分类诊断标准可供参考:

1. 主要指标 近端硬皮病对称性手指及掌指或跖趾近端皮肤增厚、紧硬,不易提起。类似皮肤改变同时累及肢体的全部、颜面、颈部和躯干。

2. 次要指标

(1) 指端硬化:硬皮改变仅限于手指。

(2) 指端凹陷性瘢痕或指垫变薄:由于缺血指端有下陷区,指垫组织丧失。

(3) 双肺底纤维化:标准 X 线胸片双下肺出现网状条索、结节、密度增加,亦可呈弥漫斑点状或蜂窝状,并已确定不是由原发于肺部疾病所致。

具备上述主要指标或 ≥2 个次要指标者,可诊断为 SSc。诊断 SSc 后,再根据皮损分布和其他临床特点,进一步分为弥漫型、局限型或 CREST 综合征。

【防治原则】

目前缺乏根治或缓解病情进展的药物。应注意治疗的个体化并对症治疗。

1. 雷诺现象 戒烟,手足保暖。

2. 糖皮质激素 可减轻早期或急性期皮肤水肿,不能阻止皮肤纤维化。

3. 免疫抑制剂 主要用于脏器受累时。

4. 传统的抗纤维化治疗 有 D- 青霉胺。早期使用可能减轻硬皮、减少肾受累和肺间质纤维化。

5. 肺间质纤维化 早期糖皮质激素可抑制局部免疫反应,也可同时静脉用药或口服环磷酰胺,可能有效。

6. 肾危象 用血管紧张素转换酶抑制剂治疗可能有效果。肾衰竭可行透析治疗。

7. 可用抗酸药以保护食管黏膜。

8. 有肌肉、关节疼痛者可给予非甾体抗炎药;有肌炎者需用糖皮质激素,甚至加用免疫抑制药物。

第九节 痛风

痛风(gout)是由于单钠尿酸盐沉积于骨关节、肾脏和皮下等部位引发的急慢、性炎症和组织损伤,与嘌呤代谢紊乱和(或)尿酸排泄障碍所致的高尿酸血症(hyperuricemia)直接相关,分为原发性和继发性两类。

【临床表现】

临床上以 40 岁左右男性多见,女性多在绝经后发病,常有家族遗传史。

1. 无症状期 本期突出的特点为仅有血尿酸水平升高,而无任何临床表现。

2. 急性关节炎期 常于夜间突然发病,并可痛醒;受累关节红、肿、热、痛和功能障碍;呈自限性;可伴高尿酸血症,可伴有发热。受寒、劳累饮酒、不当饮食、手术、感染等为常见诱因。

3. 痛风石和慢性关节炎期 痛风石常见于耳郭或发作的关节周围,可造成关节肿痛、畸形和活动受限。

5. **肾脏病变** 可发生痛风性肾病及尿酸性肾石病。

【辅助检查】

1. 血尿酸测定。

2. 尿尿酸测定。

3. 关节液或痛风石内容物检查。

4. X线检查。

5. CT 或 MRI 检查。

【诊断】

男性或绝经后女性,血尿酸 >420μmol/L;绝经前女性血尿酸 >358μmol/L 即可诊断为高尿酸血症。如出现特征性关节炎表现、尿路结石或肾绞痛发作,伴高尿酸血症应考虑痛风。关节液穿刺或痛风石活检证实为尿酸盐结晶可做出诊断。急性关节炎期诊断有困难者,可给予秋水仙碱进行诊断性治疗。

【防治原则】

痛风的治疗目标是迅速控制急性关节炎发作、控制高尿酸血症和防止尿酸性结石形成和肾功能损害。

1. **非药物治疗** 调整生活方式和饮食习惯,避免高嘌呤饮食,每日饮水应超过 2000ml。

2. **药物治疗**

(1) 无症状高尿酸血症的处理:目的是使尿酸水平正常。可应用排尿酸药、抑制尿酸生成药物和碱性药物。

(2) 急性关节炎期治疗:应尽早、足量给予非甾体类抗炎剂、秋水仙碱、糖皮质激素等。

(3) 发作间歇期及慢性期治疗:维持血尿酸正常水平是本期治疗的主要用药,治疗目标为血尿酸水平维持在 358μmol/L 以下。

(4) 治疗伴发疾病。

3. **手术治疗** 必要时可剔除痛风石、关节矫形等。

(刘晓民)

复习思考题

1. 简述风湿性疾病的分类。

2. 简述弥漫性结缔组织病的特点。

3. 系统性红斑狼疮有哪些临床表现?

4. 试述类风湿关节炎的诊断标准。

5. 简述强直性脊柱炎的临床特点。

6. 干燥综合征可出现哪些自身抗体?

7. 试述大动脉炎的分型及临床表现。

8. 白塞病有哪些特异性辅助检查?

9. 试述系统性硬化病的治疗。

10. 试述痛风的临床表现及治疗目标。

参考文献

1. 葛均波徐永健主编 . 内科学(第8版). 北京:人民卫生出版社,2013.

2. 朱明德主编 . 临床医学概论 . 北京:人民卫生出版社,2008.

3. 张乃峥主编 . 临床风湿病学 . 上海:上海科学技术出版社,1999.

4. 蒋明主编 . 中华风湿病学 . 北京:中华风湿病学,2004.

第二十章　皮肤性病学

20

学习目标	
掌握	常见皮肤性病的临床症状及典型皮损特征。
熟悉	常见皮肤性病的诊断与治疗。
了解	皮肤性病的特点及常见疾病的病因及发病机制。

第一节　概述

皮肤性病学(dermatovenereology)是一门涉及面广、整体性强的临床二级学科,包括皮肤病学(dermatology)和性病学(venereology)。皮肤病学是研究皮肤、黏膜及其附属器相关疾病的科学。性病学是研究性传播疾病的科学。

一、皮肤性病的临床表现

(一)症状
包括瘙痒、疼痛、感觉异常等局部症状,也包括发热、乏力、厌食等全身症状。

(二)皮肤损害(即皮损)
一般分为原发性和继发性。原发性皮损,是由皮肤病本身的病理改变而引起的皮肤改变,包括斑疹、丘疹、斑块、风团、水疱和大疱、脓疱、结节和囊肿。继发性皮损,是指由原发性皮损在疾病的发展过程中演变而来或因治疗而形成的皮肤损害,包括糜烂、溃疡、鳞屑、浸渍、裂隙、萎缩、痂、抓痕和苔藓样变。

二、皮肤性病的诊治

(一)皮肤性病的诊断
需要结合病史、体格检查、辅助检查三方面的资料。皮肤性病常用的特殊检查手段包括:玻片压诊、鳞屑刮除法、皮肤划痕试验等。常用的实验检测包括:皮肤组织病理和免疫病理、变应原检查、滤过紫外线检查等。性病检查包括:淋球菌、衣原体、支原体、梅毒螺旋体、杜克雷嗜血杆菌、毛滴虫等检查和醋酸白试验等。

(二)皮肤性病的治疗
主要包括外用药物治疗、内用药物治疗、物理治疗、手术治疗等。外用药物治疗时局部药物浓度高、系统吸收少,具有不良反应少、疗效高的优点,是皮肤病治疗的重要手段。外用药物的剂型包括:溶液、乳剂、粉剂、酊剂、糊剂、软膏、硬膏等。应用原则为:

1. 急性皮炎仅有红斑、丘疹而无渗液时选用粉剂或洗剂,炎症较重,糜烂、渗出较多时选用溶液湿敷,有糜烂但渗出不多时选用糊剂。

2. 亚急性皮炎渗出不多者宜用糊剂或油剂,无糜烂时宜用糊剂或乳剂。

3. 慢性皮炎可选用乳剂、软膏、硬膏、酊剂等。

4. 单纯瘙痒无皮损者宜选用酊剂。

第二节　性传播性疾病

性传播疾病(sexually transmitted disease,STD)指主要通过性接触、类似性行为及间接接触传播的一组传染性疾病。我国传染病防治相关法规规定的 STD 包括梅毒、淋病、尖锐湿疣、生殖器疱疹、艾滋病、生殖道衣原体感染、软下疳和性病性淋巴肉芽肿。常见传播途径有性接触传播、间接接触传播、血液和血制品传播、母婴垂直传播、医源性传播、器官移植和人工授精传播等。

一、梅毒

梅毒(syphilis)是由梅毒螺旋体(Treponema pallidum,TP)引起的一种传染病,主要通过性接触传播,也可通过胎盘或血液传播。

【临床表现】

1. 获得性梅毒

(1) 一期梅毒:平均潜伏期为3周,主要表现为硬下疳和硬化性淋巴结炎,一般无全身症状。硬下疳好发于外生殖器部位,表现为无痛性丘疹、硬结,后形成溃疡,软骨样硬度,传染性极强;硬化性淋巴结炎发生于硬下疳出现1~2周后,单侧腹股沟或患处附近淋巴结隆起,无红肿破溃和疼痛。

(2) 二期梅毒:通常由于一期梅毒未经治疗或治疗不彻底引起,常发生于硬下疳消退3~4周后,表现为斑疹性梅毒疹(玫瑰疹)、丘疹性梅毒疹、脓疱性梅毒疹、掌跖部位梅毒疹及扁平湿疣,还可见梅毒性秃发、黏膜损害等。

(3) 三期梅毒:早期梅毒未经治疗或治疗不充分,经3~4年以上发生。主要损害为结节性梅毒疹、梅毒性树胶肿,长骨骨膜炎,眼梅毒、心血管梅毒及神经梅毒等。

2. 先天性梅毒
分为早期先天梅毒、晚期先天梅毒及先天潜伏梅毒。特点是不发生硬下疳。

3. 潜伏梅毒
有梅毒感染史,无临床症状或临床症状已消失,除梅毒血清学试验阳性外无任何阳性体征,且脑脊液检查正常。

【辅助检查】

1. 暗视野显微镜、镀银染色、吉姆萨染色或直接免疫荧光检查皮损组织液或淋巴结穿刺液可见梅毒螺旋体。

2. 梅毒血清学试验,包括非特异性试验(RPR、TRUST和VDRL)和特异性试验(TPHA、TPPA和FTA-ABS)。

【诊断】

根据接触史、潜伏期、临床表现,结合实验室检查可确诊。

【防治原则】

首选青霉素类药物,青霉素过敏者优先选择头孢曲松钠,亦可选择四环素类和红霉素类药物。需明确诊断,早期、足量、规则治疗;性伴侣必须同时接受诊治;治疗后定期追踪观察。

二、淋病

淋病(gonorrhea)由淋病奈瑟菌(Neisseriagonorrhoeae,淋球菌)感染引起,主要表现为泌尿生殖系统的化脓性感染,也可导致眼、咽、直肠感染和播散性淋球菌感染。

【临床表现】

1. 无并发症淋病

(1) 男性急性淋病:有尿频、尿急、尿痛、尿道口红肿等症状,并伴有黄色脓性分泌物,全身症状较轻,少数可有发热、全身不适等。

(2) 女性急性淋病:多数无症状或症状轻微,表现为宫颈炎和尿道炎,有白带增多,有脓,宫颈红肿、触痛、脓性分泌物;或有尿频、尿急、尿痛,脓性分泌物等。

(3) 其他表现:淋菌性肛门直肠炎、淋菌性咽炎、淋菌性结膜炎等。

2. 淋病并发症
男性有后尿道炎、前列腺炎等;女性有输卵管炎、子宫内膜炎、盆腔炎等;播散性淋球菌感染,有发热、寒战、皮疹、关节炎、心内膜炎、脑膜炎等。

【辅助检查】

尿道或宫颈分泌物涂片镜检可见大量多形核白细胞,细胞内见革兰氏阴性双球菌。标本培养可见到淋球菌菌落。

【诊断】

根据病史、典型临床表现和实验室检查结果进行诊断。

【防治原则】

首选头孢曲松或大观霉素。治愈标准:症状和体征全部消失;治疗结束后 4~7 天淋球菌复查阴性。

三、尖锐湿疣

尖锐湿疣(condyloma acuminatum,CA)是由人类乳头瘤病毒感染所致,主要通过性接触传播,常发生在外生殖器及肛门等部位。

【临床表现】

男性主要发生在冠状沟、尿道口、包皮等部位;女性主要发生在阴唇、尿道口、处女膜、宫颈等部位;还可发生在肛门、会阴部。皮疹可呈丘疹状、乳头状、鸡冠状或菜花状,表面粗糙,柔软。自觉局部有痒感、痛感或无症状。

【辅助检查】

1. **醋酸白试验**　皮损处涂 3%~5% 醋酸液,3~4 分钟后变成乳白色为阳性。
2. **组织病理**　表皮浅层或中层见灶性分布的空泡细胞巢。

【诊断】

根据病史、典型临床表现,结合实验室检查结果进行诊断。

【防治原则】

外用 0.5% 足叶草毒素酊(鬼臼毒素酊);亦可选择激光、冷冻等物理治疗;巨大疣体可手术切除;可配合使用干扰素。

四、生殖器疱疹

生殖器疱疹(genital herpes,GH)是由单纯疱疹病毒(HSV)感染泌尿生殖器及肛周皮肤黏膜而引起的一种慢性、复发性、难治愈的性传播疾病。

【临床表现】

发疹前后有发热、头痛、全身不适等。皮损特点为生殖器及会阴部集簇粟米大小水疱,点状糜烂,伴灼热或瘙痒。1~2 周可自愈,易反复发作。

【辅助检查】

血清学方法可检测出特异性抗 HSV-1 和 HSV-2 抗体。

【诊断】

根据病史、典型临床表现和实验室检查结果进行诊断。

【防治原则】

以抗病毒治疗为主,可选用阿昔洛韦、伐昔洛韦、泛昔洛韦等。

第三节　感染性皮肤病

一、丹毒

丹毒(erysipelas)系由乙型溶血性链球菌感染所致的皮肤、皮下组织内淋巴管及其周围组织的急性炎症。

【临床表现】

好发于足背、小腿、面部等处,多为单侧。起病急剧,为水肿性红斑,界限清楚,表面紧张发亮,局部灼热疼痛。发生水疱、大疱或脓疱者称为水疱型、大疱型和脓疱型丹毒;引起皮肤坏疽者称为坏疽型丹毒;皮损扩大,呈蔓延者称游走型丹毒;于某处反复发作者称复发型丹毒。

【辅助检查】

白细胞总数升高,以中性粒细胞为主。C反应蛋白增高。

【诊断】

根据典型临床表现,结合全身中毒症状和实验室检查即可确诊。

【防治原则】

需早期、足量、有效抗生素治疗。首选青霉素,持续用药2周左右以防止复发。青霉素过敏者可选用红霉素或喹诺酮类药物。局部0.5%呋喃西林液湿敷,配合超短波、红外线等有一定疗效。

二、脓疱疮

脓疱疮(impetigo)是金黄色葡萄球菌和(或)乙型溶血性链球菌引起的一种急性化脓性皮肤病。

【临床表现】

1. **接触传染性脓疱疮**　又称寻常型脓疱疮,传染性强,常引起流行。初起为红斑或小丘疹,迅速变成脓疱,周围红晕,疱壁薄,易破溃糜烂,形成蜜黄色厚痂。

2. **深脓疱疮**　又称臁疮,主要由溶血性链球菌所致,多累及营养不良的儿童或老人。好发于小腿或臀部。初起为脓疱,表面有坏死和蛎壳状黑丝厚痂,周围红肿明显,去除痂后可见边缘陡峭的蝶状溃疡,疼痛明显。

3. **大疱性脓疱疮**　主要由噬菌体Ⅱ组71型金葡萄所致,多见于儿童。好发于面部、躯干和四肢。皮损初起为小水疱或脓疱,迅速变为大疱。

4. **新生儿脓疱疮**　发生于新生儿,起病急,传染性强。

5. **葡萄球菌性烫伤样皮肤综合征**　由凝固酶阳性、噬菌体Ⅱ组71型金葡萄产生的表皮剥脱毒素导致。特征性表现是在大片红斑基础上出现松弛性水疱,尼氏征阳性,皮肤大面积剥脱后留有潮红的糜烂面,似烫伤样外观,皱褶部位明显。

【辅助检查】

白细胞总数及中性粒细胞可增高,脓液细菌培养为金葡菌或链球菌。

【诊断】

根据典型临床表现,结合细菌学检查可诊断及分型。

【防治原则】

外用药治疗以抗菌、消炎为主。保持清洁干燥,避免搔抓,及时隔离,严格消毒。皮损泛发、全身症状较重者应及时系统应用抗生素治疗,选择金葡菌敏感的抗生素,必要时依据药敏试验选择用药。

三、疣

疣(verruca,wart)是由人类乳头瘤病毒(human papilloma virus,HPV)感染皮肤黏膜所引起的良性赘生物。

【临床表现】

1. **寻常疣**　为针头到豌豆大角质增生性丘疹,表面粗糙,触之硬,可呈乳头瘤状增生。好发于手指、手背、足、甲缘等处。

2. **扁平疣**　好发于青少年颜面、手背及前臂。为粟粒到绿豆大扁平隆起丘疹,褐色或正常皮色。可呈线状排列。

【辅助检查】

组织病理示表皮棘层肥厚,呈乳头瘤样增生,角化过度,间有角化不全。棘层上部及颗粒层细胞有空泡化,表皮突延长。

【诊断】

根据典型皮损即可做出诊断,必要时结合组织病理检查。

【防治原则】

内用药物治疗多用于皮损数目较多或久治不愈者。物理治疗如冷冻、电灼、刮除和激光等适用于皮损数目较少者。也可试用免疫调节剂。

四、单纯疱疹

单纯疱疹(herpes simplex)是由单纯疱疹病毒(herpes simplex virus,HSV)Ⅰ型和Ⅱ型感染所致的皮肤病。

【临床表现】

典型皮损表现为皮肤、黏膜交界处集簇的针头至粟粒大小水疱,糜烂,逐渐干燥结痂。自觉烧灼和痒感。具有自限性,易复发。

【辅助检查】

疱底疱液涂片,Giemsa 染色可见细胞核内病毒包涵体。血清 HSV-IgM 型抗体检测有辅助诊断价值。

【诊断】

根据典型临床表现一般可以明确诊断。

【防治原则】

局部以收敛、干燥和防止继发感染为主。可外用阿昔洛韦软膏,硫酸锌溶液等。症状重或复发性单纯疱疹应配合全身治疗,可选用阿昔洛韦、泛昔洛韦等。

五、带状疱疹

带状疱疹(herpeszoster)是由水痘 - 带状疱疹病毒感染所致的以簇集性小水疱为特征的皮肤病,常伴有神经痛。

【临床表现】

典型皮损为沿单侧周围神经呈带状分布的簇集性小水疱,常伴有明显的神经痛。以肋间神经、颈神经、三叉神经和腰骶神经支配区域为多见。特殊临床类型有眼带状疱疹、耳带状疱疹、带状疱疹后遗神经痛。不典型带状疱疹包括顿挫型(不出现皮损仅有神经痛)、不全型(仅出现红斑、丘疹而不发生水疱)、大疱型、出血性和坏疽型及泛发型(同时累及 2 个以上神经节产生对侧或同侧多个区域皮损)等。

【辅助检查】

疱底刮取物涂片可找到多核巨细胞和核内包涵体。

【诊断】

根据典型临床表现即可做出诊断。

【防治原则】

本病具有一定的自限性。治疗上以抗病毒、营养神经、止痛治疗为主。局部治疗以干燥、收敛、防止继发感染为原则,配合红外线照射等治疗有一定疗效。

六、手癣和足癣

手癣(tineamanus)指间、手掌、掌侧的皮肤癣菌感染;足癣(tineapedis)是趾间、足跖、足跟、足侧缘的皮肤癣菌感染。主要致病菌是红色毛癣菌、须癣毛癣菌等。

【临床表现】

病程较长,一般呈慢性。皮损多由一侧传播至对侧,为丘疹、丘疱疹、水疱、糜烂、浸渍、鳞屑、角化等。可分为水疱鳞屑型、角化过度型、浸渍糜烂型。自觉瘙痒。

【辅助检查】

真菌涂片检查或培养阳性。

【诊断】

根据临床表现,结合真菌检查可明确诊断。

【防治原则】

以外用抗真菌药物为主,角化过度型手足癣或外用药疗效不佳者可考虑内用抗真菌药物治疗;足癣继发细菌感染时应联合抗生素;引发癣菌疹时应同时给予抗过敏药物。

七、体癣和股癣

体癣(tineacorporis)指致病性真菌寄生在人体皮肤上所引起的浅表性皮肤真菌感染;股癣(tineacruris)指腹股沟、会阴、肛周和臀部的皮肤癣菌感染。

【临床表现】

1. **体癣** 多见于面部、躯干和上肢。表现为丘疹、丘疱疹或小水疱,继之形成鳞屑性红斑片,逐渐向外扩展形成环状或多环状,边缘可有鳞屑、丘疹。自觉瘙痒。

2. **股癣** 好发于腹股沟部位,单侧或双侧发生,亦常发生于臀部。基本皮损与体癣相同,炎症明显,瘙痒显著。

【辅助检查】

鳞屑真菌镜检及培养阳性。

【诊断】

根据临床表现,结合真菌检查可明确诊断。

【防治原则】

外用抗真菌药物。泛发和难治者可口服特比萘芬或伊曲康唑 1~2 周。

八、花斑癣

花斑癣（tinea versicolor）又名汗斑，是马拉色菌侵犯皮肤角质层所致的表浅真菌感染。

【临床表现】

好发于胸背部，可累及颈、腋及四肢近侧端等。皮损为与毛孔一致的点状斑疹，扩大为指甲大小，淡白、微黄或褐色，表面有细糠状鳞屑，无自觉症状。冬季可消退，留色素减退斑，易复发。

【辅助检查】

鳞屑镜检见到圆形孢子及短而粗的棍棒状菌丝。

【诊断】

根据临床表现，结合真菌镜检可明确诊断。

【防治原则】

以局部治疗为主，可外搽 30%~40% 硫代硫酸钠溶液，稍干后再搽稀盐酸溶液，或 2% 酮康唑洗剂外用。对于皮损面积大、单纯外用疗效不佳者可配合全身治疗，如选用伊曲康唑 200mg/d，疗程 1~3 周。

九、疥疮

疥疮（scabies）是由疥螨引起的接触传染性皮肤病。

【临床表现】

侵犯皮肤薄嫩部位，常从指间开始，渐及腕部、腋窝、乳房下、脐周、下腹部、股内侧和外生殖器等部位，为粟粒大小丘疹或丘疱疹。指缝常见匐形疹具有诊断意义。阴囊、阴茎、龟头等处可出现豆大暗红色结节（疥疮结节），不易消退。自觉剧痒，尤以夜间为甚。

【辅助检查】

阳性标本可找到疥螨或椭圆形、淡黄色的薄壳虫卵。

【诊断】

根据接触传染史、典型皮疹、剧烈瘙痒等可以诊断。

【防治原则】

一旦确诊应隔离，家庭内或集体生活的患者应同时治疗。患者衣物、寝具应煮沸消毒。治疗上以外用药物为主，可选用 10%~20% 硫磺软膏，瘙痒严重者可辅以镇静止痒药睡前口服。

第四节　变态反应性皮肤病

一、湿疹

湿疹（eczema）是由多种复杂的内、外因素引起的一种具有多形性皮损和易有渗出倾向的皮肤炎症反应，瘙痒剧烈，易反复可迁延多年不愈。

【临床表现】

1. **急性湿疹**　皮疹多形态，有红斑、丘疹、丘疱疹、水疱、糜烂、渗出、结痂。

2. **亚急性湿疹**　急性湿疹炎症减轻后，出现鳞屑及结痂，亦可有轻度浸润。

3. **慢性湿疹**　表现为皮肤肥厚、干燥、苔藓样变及皲裂。

4. 特殊类型湿疹 手部湿疹、乳房湿疹、外阴及肛门湿疹、钱币状湿疹。

【辅助检查】

1. 外周血嗜酸性粒细胞和 IgE 可能增高。

2. 病理检查,急性湿疹表现为表皮内海绵形成,真皮浅层毛细血管扩张,血管周围淋巴细胞浸润;慢性湿疹表现为角化过度与角化不全,棘层肥厚明显,真皮浅层毛细血管壁增厚,胶原纤维变粗。

【诊断】

根据急性期多形性、对称性皮损,有渗出倾向、瘙痒剧烈等特征,慢性期苔藓样变皮损等特征,本病一般不难诊断。

【防治原则】

主要目的是控制症状、减少复发。可外用糖皮质激素制剂:轻度湿疹可选用弱效糖皮质激素,如氢化可的松、地塞米松乳膏及布地奈德乳膏;中度湿疹可选择中效激素,如曲安奈德、糠酸莫米松及丙酸氟替卡松乳膏等;重度肥厚型皮损可选用强效激素,如哈西奈德和卤米松乳膏等。亦可选择钙调神经磷酸酶抑制剂:如 0.03%~0.1% 他克莫司软膏、0.1% 吡美莫司乳膏。内用抗组胺药、镇静安定剂等。

二、接触性皮炎

接触性皮炎(contact dermatitis)是由于接触某些外源性物质后在皮肤黏膜接触部位发生的急性或慢性炎症反应。

【临床表现】

有刺激物或致敏物接触史,接触部位出现红斑、肿胀、丘疹、水疱、糜烂等,边缘清楚。瘙痒、灼热或疼痛感。本病有一定的自限性,但再次接触又可发病。

【辅助检查】

斑贴试验可阳性。

【诊断】

根据发病前接触史和典型临床表现进行诊断,斑贴试验是诊断接触性皮炎的最简单可靠的方法。

【防治原则】

积极寻找病因,避免再次接触。视病情轻重可内服抗组胺药或糖皮质激素。外用药物治疗应充分遵循外用药物的使用原则。

三、荨麻疹

荨麻疹(urticaria)是由于皮肤、黏膜小血管反应性扩张及渗透性增加而产生的一种局限性水肿反应。

【临床表现】

1. **急性荨麻疹** 起病急骤,表现为复发性的皮肤黏膜潮红或风团,风团呈淡红色、鲜红色或苍白色,大小不等,形态不规则,有时可以融合成大片,时起时消,单个风团常持续不超过 24~36 小时,消退后不留痕迹。重者可有心慌、烦躁、甚至过敏性休克样症状,胃肠道及喉头、支气管黏膜可受累。

2. **慢性荨麻疹** 皮损反复发作超过 6 周以上者称为慢性荨麻疹,偶可急性发作。

3. **特殊类型荨麻疹** 包括皮肤划痕症、寒冷性荨麻疹、胆碱能性荨麻疹、日光性荨麻疹、压力性荨麻疹等。

【辅助检查】

外周血嗜酸性粒细胞可增高;中性粒细胞增高提示可能有细菌感染。

【诊断】

根据典型皮损可进行诊断;病因诊断较为困难,应详细询问病史、生活史及生活环境的变化等。

【防治原则】

停止接触可能的致敏物质。口服抗组胺药,如苯海拉明、马来酸氯苯那敏片、赛庚啶、氯雷他定或西替利嗪。皮疹严重,合并腹痛、关节痛等全身症状者,可酌情应用糖皮质激素。有咽痛、白细胞升高等感染指征应给予抗感染治疗。出现喉水肿、呼吸困难症状,给予肾上腺素,必要时气管切开。外用炉甘石洗剂。

四、药疹

药疹(drugeruption)亦称药物性皮炎(dermatitis medicamentosa),是药物通过口服、注射、吸入等途径进入人体后引起的皮肤、黏膜的炎症反应,严重者可影响到机体其他系统。

【临床表现】

有明确用药史及一定潜伏期,除固定型药疹外,皮疹多泛发。皮疹形态多样,常见有固定型药疹、荨麻疹型药疹、猩红热样或麻疹样药疹、湿疹型药疹、多形红斑型药疹、大疱表皮松解型药疹、紫癜型药疹、剥脱性皮炎型药疹、痤疮型药疹、光感性药疹、药物超敏反应综合征等。其中重症多形红斑型药疹、大疱性表皮松解型药疹、剥脱性皮炎型药疹、药物超敏反应综合征等可损伤脏器功能,出现相应的全身症状,称为重症药疹。

【辅助检查】

1. 血常规　白细胞可增多,常伴有嗜酸性粒细胞增多。

2. 重症患者可出现水、电解质紊乱,肝、肾功能异常,心肌酶升高等。

3. 细菌培养　皮损合并感染时创面培养可阳性。

【诊断】

根据明确的服药史、潜伏期及各型药疹的典型临床皮损进行诊断,同时需排除具有类似皮损的其他皮肤病及发疹性传染病。

【防治原则】

及时停用可疑致敏药物及与其结构相似的药物,注意交叉过敏或多原过敏。抗组胺及对症治疗,防治并发症,严重者及时抢救。轻型药疹可选用抗组胺药物、维生素 C、葡萄糖酸钙、硫代硫酸钠等,联合外用药物治疗。重型药疹需早期足量使用糖皮质激素。

第五节　红斑鳞屑性皮肤病

一、多形红斑

多形红斑(erythema multiforme)是一种以靶形或虹膜状红斑为典型皮损的急性炎症性皮肤病,可伴发黏膜损害。

【临床表现】

起病急,可有前驱症状,多累及儿童、青年女性。春秋季节易发病,病程自限性,但常复发。皮损呈多形性,水肿性红斑、斑丘疹、风团、水疱、大疱和紫癜等。可分为红斑 - 丘疹型、水疱 - 大疱型及重症型。

【辅助检查】

组织病理可见基底细胞液化变性,表皮下水疱;表皮内个别角质形成细胞坏死,真皮上部水肿;血管周围以淋巴细胞为主浸润。

【诊断】

根据本病好发年龄及典型临床表现,可对本病进行诊断及分型。

【防治原则】

积极寻找病因,控制感染,停用可疑药物。对于轻型多形红斑,给予抗组胺药物、钙剂、维生素 C、硫代硫酸钠等;对于重症多形红斑,应尽早应用糖皮质激素,同时需加强护理和支持疗法。

二、银屑病

银屑病(psoriasis)是一种常见的慢性复发性炎症性鳞屑性皮肤病。该病是遗传与环境等多种因素相互作用的多基因遗传病,免疫介导是主要发生机制。上呼吸道链球菌感染、药物、外伤等也可诱发或加重本病。

【临床表现】

1. **寻常型银屑病** 多无系统表现,以头皮,四肢伸侧为常见。皮疹初起一般为炎性红斑、丘疹,粟粒至绿豆大,以后可逐渐扩大或融合成棕红色斑块,边界清楚,基底浸润明显,上覆白色鳞屑,刮去鳞屑见淡红色半透明薄膜(薄膜现象),剥去薄膜可见点状出血(Auspitz 征)。自觉不同程度瘙痒。头皮可呈束状;皱褶部位皮损常表现糜烂、渗出;指(趾)甲受累表现为"顶针状"凹陷。急性点滴状银屑病,又称发疹性银屑病,起病急骤,发病前常有咽喉部链球菌感染病史。

2. **关节病型银屑病** 具有典型皮损,关节和周围软组织疼痛、肿胀、压痛、僵硬和运动障碍,部分患者可有骶髂关节炎和脊柱炎。病程迁延,易复发,晚期可关节强直,导致残疾。

3. **红皮病型银屑病** 多因银屑病治疗不当,尤其是寻常型银屑病系统使用糖皮质激素治疗后,骤停药物所致。表现为皮肤弥漫性潮红、浸润肿胀,有大量糠状鳞屑,超过体表面积 70%。伴有全身症状如发热、浅表淋巴结肿大等,可有系统损害。

4. **脓疱型银屑病** 分为泛发性脓疱型银屑病和局限性脓疱型银屑病。前者发病急,全身泛发针尖至粟粒大小浅在性无菌性小脓疱,密集分布,可形成脓湖,常伴寒战和高热等全身症状,周期性发作。后者限于手掌及足跖,成批发生小脓疱、结痂、脱屑,反复发作。

【辅助检查】

组织病理可见角化不全,角层内或其下方可见 Munro 微脓肿;颗粒层变薄或消失;棘层肥厚,表皮嵴延长;真皮乳头血管扭曲扩张,乳头上方表皮变薄。

【诊断】

根据典型临床表现可进行诊断和分型,组织病理学检查具有诊断价值。

【防治原则】

向患者解释病情,解除精神负担,尽量避免各种诱发因素。局部外用维 A 酸制剂、维生素 D_3 衍生物等,顽固性皮损,可选择糖皮质激素软膏。全身治疗可酌情选用维 A 酸类药物、雷公藤多苷、甲氨蝶呤、环孢素等,银屑病性关节炎及中重度银屑病也可考虑使用生物制剂(靶向免疫调节机)。窄波 UVB 可应用于中、重度银屑病和局部顽固性皮损,有较好疗效。

三、玫瑰糠疹

玫瑰糠疹(pityriasisrosea)是一种常见的具有特征性皮损的炎症性自限性皮肤病。

【临床表现】

春秋季多发,好发于中青年。病因尚不明确,可能与感染、药物、免疫等有关。皮损初起玫瑰色淡红斑,迅速扩大,覆细薄鳞屑,为母斑,而后躯干及四肢近侧端出现大小不等、圆形或椭圆形红色斑片,有薄屑,长轴与皮纹平行,不同程度瘙痒,病程一般 6~8 周。

【诊断】

主要依据典型临床表现诊断本病。

【防治原则】

内服抗组胺药物、维生素 C 等,重症可短期应用糖皮质激素。外用炉甘石洗剂或糖皮质激素。UVB 照射有效。

第六节　大疱性皮肤病

一、天疱疮

天疱疮(pemphigus)是一组累及皮肤和黏膜的慢性、复发性、自身免疫性大疱性皮肤病,系表皮内棘层松解所致。

【临床表现】

1. **寻常型天疱疮**　好发于中年患者,慢性病程,反复发作,长期不愈。皮损可累及全身,多累及口腔及外阴黏膜,表现为外观正常皮肤或红斑基础上,发生水疱或大疱,疱壁薄,易破溃、糜烂,尼氏征阳性。自觉皮损部位瘙痒、灼痛感,可伴有发热等全身症状。

2. **增殖型天疱疮**　好发于腋窝、乳房下、腹股沟、外阴、肛周等部位。早期皮损似寻常型天疱疮,破溃后形成糜烂,其上乳头状肉芽增殖。

3. **落叶型天疱疮**　主要发生在头面及胸背。疱壁极薄,迅速破裂、糜烂,覆黄褐色、油腻性、如落叶状剥脱表皮、痂皮。

4. **红斑型天疱疮**　落叶型天疱疮的良性型。主要发生于头面及胸背上部。发展缓慢,易复发,日晒后可加重。

5. **特殊类型天疱疮**　药物诱导性天疱疮、副肿瘤性天疱疮、IgA 型天疱疮及疱疹样天疱疮。

【辅助检查】

组织病理可见棘层松解,表皮内裂隙和水疱;直接免疫荧光示损害处表皮细胞间有 IgG 和 C3 沉积;间接免疫荧光检查,血清中有抗表皮棘细胞间物质抗体。

【诊断】

根据典型临床表现及组织病理、免疫病理特征可以诊断。

【防治原则】

科学使用糖皮质激素及免疫抑制剂,防止并发症。治疗上首选糖皮质激素,确诊后应及早、足量应用,以期尽快控制病情。免疫抑制剂如雷公藤多苷、硫唑嘌呤、环磷酰胺等,可单独应用于病情较轻及激素治疗抵抗的病例,也可配合激素应用。视病情可考虑大剂量丙种球蛋白静注疗法及血浆置换疗法。加强眼部、口腔、外阴及皮损创面护理,注意保暖,预防继发感染发生。糜烂面可应用呋喃西林溶液或生理盐水清洁、湿敷。

二、大疱性类天疱疮

大疱性类天疱疮(bullous pemphigoid,BP)是一种自身免疫性表皮下大疱性皮肤病。

【临床表现】

好发于中老年人,以躯干、四肢屈侧、腋窝和腹股沟多见。典型皮损为外观正常皮肤或红斑基础上发生水疱或大疱,半球状,疱壁较厚,不易破,尼氏征阴性,伴有不同程度瘙痒。

【辅助检查】

组织病理示表皮下水疱,真皮内以嗜酸性粒细胞为主的炎性细胞浸润;直接免疫荧光检查示基底膜带IgG、C3 呈线状沉积;间接免疫荧光检查示血清中有抗表皮基底膜带 IgG 型抗体或 C3 线状沉积。

【诊断】

根据典型临床表现及组织病理、免疫病理特征可以诊断。

【防治原则】

治疗首选糖皮质激素,所需剂量较天疱疮要小。不宜接受糖皮质激素治疗患者,可选用米诺环素联合大剂量烟酰胺口服,或使用免疫抑制剂如雷公藤多苷、硫唑嘌呤或环孢素等。加强局部护理。皮损局限者应用糖皮质激素制剂外用可缓解。

(耿 龙)

复习思考题

1. 简述带状疱疹的典型临床表现。

2. 简述药疹的分型,重症药疹的治疗。

3. 简述急性湿疹与接触性皮炎的鉴别。

4. 简述银屑病分型及各型临床表现。

5. 简述寻常型天疱疮与大疱性类天疱疮的鉴别。

6. 简述皮肤病外用药物治疗原则。

7. 简述我国传染病防治相关法规规定的8 种皮肤性病。

8. 简述丹毒的发病原因和典型临床表现。

9. 简述梅毒的治疗原则。

10. 简述丹毒的治疗。

11. 简述天疱疮典型的临床表现。

12. 简述大疱性类天疱疮典型的临床表现。

13. 简述银屑病的治疗原则。

14. 简述湿疹的临床表现。

15. 简述多形红斑典型的临床表现。

16. 简述大疱性类天疱疮的治疗原则。

17. 简述天疱疮的实验室检查。

18. 简述玫瑰糠疹典型的临床表现。

19. 简述急性荨麻疹的临床表现。

20. 简述急性荨麻疹的治疗。

参考文献

1. 张学军 . 皮肤性病学 . 第 8 版 . 北京:人民卫生出版社,2013.

2. 赵辨 . 中国临床皮肤病学 . 第 1 版 . 江苏:江苏科学技术出版社,2010.

第二十一章　传染病学

21

学习目标

掌握	感染和流行的概念、影响因素、表现形式及传染病的基本特征。
熟悉	传染病的管理要求、常见传染病疾病的主要表现和诊断。
了解	传染病的病因及治疗原则。

第一节　概述

传染病(communicable diseases)是由病原微生物和寄生虫感染人体后产生的有传染性,并在一定条件下造成流行的疾病。

一、感染的概念

感染(infection)又称为传染,是病原体和人体之间相互作用,相互斗争的过程。病原体、人体和环境是构成感染的三要素。

二、感染过程的表现

感染过程中由于病原体的致病能力和机体的免疫状态的不同。可出现病原体被清除、隐性感染、显性感染、病原携带状态及潜伏性感染五种表现形式,这五种表现形式在一定条件下可以互相转变其中隐性感染最常见,病原携带状态次之,显性感染所占比重最低。

三、传染病的流行过程及影响因素

传染病在人群中发生、发展和转归的过程叫流行过程,包括传染源、传播途径和人群易感性三个基本条件。

(一) 传染源

是指病原体已在体内生长繁殖并能将其排出体外的人和动物。包括患者、隐性感染者、病原携带者和受感染的动物。

(二) 传播途径

病原体离开传染源后,到达另一个易感者的途径,称为传播途径。包括呼吸道传播、消化道传播、接触传播、虫媒传播、血液传播等。

(三) 人群易感性

对某一传染病缺乏特异性免疫力的人称为易感者,易感者在某一特定人群中的比例决定该人群的易感性。

此外,流行过程本身又受社会因素和自然因素的影响。

四、传染病的特征

(一) 基本特征

传染病与其他疾病的主要区别,在于具有下列四个基本特征。

1. **病原体**　每一个传染病都是由特异性的病原体所引起的,包括微生物与寄生虫。

2. **传染性**　这是传染病与其他感染性疾病的主要区别。传染病病人有传染性的时期称为传染期,可作为隔离病人的依据之一。

3. **流行病学特征**　在质的方面有外来性和地方性之分;在量的方面有散发性、流行和大流行之分。传染病病例发病时间的分布高度集中于一个短时间之内者称为暴发流行。

4. **感染后免疫**　人体感染病原体后,无论是显性或隐性感染,都能产生针对病原体及其产物的特异性免疫。

（二）传染病的临床特征

1. **病程发展的阶段性**　急性传染病通常分为潜伏期、前驱期、症状明显期和恢复期四个阶段。

潜伏期是从病原体侵入人体起，至开始出现临床症状为止的时期，是确定检疫期的重要依据。

前驱期是从起病至症状明显开始为止的时期。

症状明显期是出现该传染病所特有的症状和体征的时期。

恢复期是患者病理生理过程基本终止，症状及体征基本消失的时期。

少数疾病可留有后遗症或出现再燃及复发。有些传染病患者进入恢复期后，已稳定退热一段时间，由于潜伏于组织内的病原体再度繁殖，使初发病的症状再度出现，称为复发；有些患者在恢复期时，体温未稳定下降至正常，又再发热时，称为再燃。传染病患者在恢复期结束后，机体功能仍长期未能复常者称为后遗症。

2. **常见的症状与体征**　包括发热、发疹、毒血症状、单核 - 吞噬细胞系统反应等。

发热为多数传染病的共同表现。不同传染病其热度与热型不尽相同，各有其特有的规律。

皮疹是许多传染病的重要临床表现，不同的传染病出疹时间、皮疹形状、分布规律均不相同，可作为某些传染病的诊断及鉴别依据。第 1~6 天出疹的传染病疾病依次为：水（水痘）、红（猩红热）、花（天花）、麻（麻疹）、斑（斑疹伤寒）、伤（伤寒）。

中毒症状是病原体及其毒素进入血循环乃至扩散全身的表现，严重者可表现为毒血症、菌血症、脓毒血症及感染性休克等。

根据传染病临床过程的长短、轻重及临床特征，可分为急性、亚急性、慢性、轻型、中型、重型、暴发型、典型及非典型等。典型相当于中型或普通型，非典型则可轻可重，极轻者可照常工作，又称逍遥型。

五、传染病的诊断与治疗

（一）传染病的诊断

传染病的诊断要依据临床资料、流行病学资料、实验室检查及其他检查来进行。病原体检查为传染病的确诊依据，特异抗体或抗原检查有助于早期诊断。

（二）传染病的治疗

包括隔离及一般对症治疗；病原学治疗；免疫调节治疗及保护重要脏器的功能等其他治疗。有后遗症者应给予康复治疗。

六、传染病的预防与控制

（一）管理传染源

传染病报告制度是控制传染病流行的重要措施，《中华人民共和国传染病防治法》规定管理的传染病分为甲、乙、丙三大类共 39 种：①甲类传染病：鼠疫、霍乱；为强制管理传染病，城镇应于 2 小时内、农村应于 6 小时内通过传染病疫情监测信息系统进行报告；②乙类传染病：传染性非典型肺炎、艾滋病、病毒性肝炎、脊髓灰质炎、人感染高致病性禽流感、甲型 H1N1 流感、麻疹、流行性出血热、狂犬病、流行性乙型脑炎、登革热、炭疽、痢疾（细菌性和阿米巴性）、肺结核、伤寒、流行性脑脊髓膜炎、百日咳、白喉、新生儿破伤风、猩红热、布鲁氏菌病、淋病、梅毒、钩端螺旋体病、血吸虫病、疟疾、手足口病；为严格管理传染病，城镇应于 6 小时内、农村应于 12 小时内通过传染病疫情监测信息系统进行报告；③丙类传染病：流行性感冒、流行性腮腺炎、风疹、急性出血性结膜炎、麻风病、流行性和地方性斑疹伤寒、黑热病、包虫病、丝虫病，除霍乱、细菌性和阿米巴性痢疾、伤寒和副伤寒以外的感染性腹泻病,为监测管理传染病,仅在监测点内在24小时内通过传染病疫情监测信息系统进行报告。

病人或疑似病人应早期隔离,早期治疗。传染病的接触者应按具体情况采取临床观察、药物预防或预防接种。所有的医务人员均是传染病的责任报告人。

(二)切断传播途径

多数传染病切断传播途径是起主导作用的预防措施,消毒是切断传播途径的重要措施。

(三)保护易感人群

提高人群免疫力可以从两个方面进行。改善营养、锻炼身体等措施可以提高机体非特异性免疫力。但起关键作用的还是通过预防接种提高人群的主动或被动特异性免疫力。

第二节　病毒性传染病

一、流行性感冒

流行性感冒(influenza)是由流感病毒通过飞沫传播引起、传染性强的急性呼吸道传染病。流感病毒属分为甲、乙、丙三型,甲型易发生变异而引起暴发、流行或大流行。传染源主要是患者、隐性感染者及病毒携带者,从潜伏末期至病后7天均有传染性,主要通过飞沫经呼吸道传播,人群对流感病毒普遍易感,妊娠、慢性基础疾病患者、19岁以下长期服用阿司匹林者、肥胖患者、年龄<5岁的儿童、年龄>65岁的老人感染普通流感病毒或甲型H1N1流感病毒后较易发展为危重症病例。多发于冬季。

【临床表现】

普通流感的潜伏期1~3天。甲型H1N1流感的潜伏期1~7天。临床上分为单纯型、肺炎型、中毒型、胃肠型。

1. **单纯型**　最多见,临床特点为畏寒、高热、头痛、咽干咽痛、全身肌肉酸痛等全身感染中毒症状重而呼吸道症状轻微。持续3天左右高热渐退,全身症状好转,而上呼吸道症状更为显著,持续数日后消失。

2. **肺炎型**　婴幼儿、老人或免疫低下者等高危人群为多,是大流行时的主要死因。表现为病后1~2天病情加重,高热不退、剧咳、痰中带血或咯血、呼吸困难和发绀,查体双肺呼吸音减弱,满布哮鸣音而无肺实变体征,病程1周至1个月余。部分病例可继发细菌感染,多于5~10天内因呼吸循环衰竭而死亡。

【辅助检查】

1. **血常规**　白细胞总数一般正常或降低,淋巴细胞增加。继发细菌感染时白细胞及中性粒细胞增加。

2. **生化检查**　部分病例出现低钾血症,少数病例肌酸激酶、天门冬氨酸氨基转移酶、丙氨酸氨基转移酶、乳酸脱氢酶升高。

3. **病原学检查**　鼻咽或气管抽取物、痰中的流感病毒抗原或核酸检查,病毒分离双份血清流感病毒特异性抗体水平呈4倍或4倍以上升高。

4. **影像检查**　一般流感病例胸片多正常,重症流感所致病毒性肺炎时,胸片或胸部CT可见两肺下叶、中叶等区域内出现肺纹理增多增粗,其内可见点斑影;如病变邻近胸膜可有反应性胸膜增厚,还可出现少量胸腔积液。

【诊断】

在冬春季节,1~2天内出现大量上呼吸道感染病人,或该地区有流感流行,上呼吸道感染患者明显增加;依据病人出现上述临床表现,白细胞总数正常或减少(有细菌感染时可增高)即可临床诊断。病毒特异性抗原、核酸检测阳性、病毒分离与鉴定以及恢复期病人血清中抗流感病毒抗体滴度比急性期有4倍或4

倍以上升高者可确定诊断。

【防治原则】

早发现、早诊断是防控的关键。治疗措施包括休息、多饮水、清淡营养饮食等一般治疗,合理应用对症治疗药物,及早应用抗流感病毒药物等。预防措施包括按呼吸道隔离1周或者至主要症状消失;流行期间对公共场所加强通风和空气消毒,减少聚会和集体娱乐活动等。接种疫苗是预防流感的基本措施。

二、麻疹

麻疹(measles)是由麻疹病毒引起的急性呼吸道传染病。麻疹病人是唯一的传染源,主要通过飞沫直接传播,本病传染性强,感染后90%以上可发病,病后可获得持久的免疫力。以冬春季发病为多,6个月至5岁小儿发病率最高。我国自1965年麻疹减毒活疫苗普遍应用后,麻疹的流行得到有效控制。

【临床表现】

潜伏期6~21天,经被动免疫者可延至21~28天。典型麻疹可分为前驱期、出疹期、恢复期。

1. 前驱期　从发病到出疹的3~5天。表现为发热、黏膜卡他症状及麻疹黏膜斑。麻疹黏膜斑于病后2~3天出现在双颊黏膜等处,为本病早期特征。

2. 出疹期　病后3~4天,于耳后、发际开始,渐及全身出现淡红色斑丘疹,3~5天出齐。同时体温可达40℃,全身症状及上呼吸道症状加剧达到高峰。

3. 恢复期　出疹3~5天后,发热开始减退,全身症状明显减轻,皮疹按出疹顺序依次消退,逐渐痊愈。

此外还有轻型麻疹、重型麻疹、异型麻疹等非典型麻疹的临床类型。

【辅助检查】

1. 血常规　白细胞总数减低,淋巴细胞相对增高。

2. 病原学检查　取初期病人的分泌物,血和尿可分离麻疹病毒、病毒抗原及麻疹病毒RNA。用赖特(Wright)染色查多核巨细胞;麻疹病毒特异性IgM抗体有助于早期诊断,采用早期及恢复期血清作血凝抑制试验、中和试验、补体结合试验,抗体效价增高4倍以上有助于诊断。

【诊断】

典型病例根据流行病学资料及临床表现即可做出临床诊断。科氏斑可作为早期诊断依据,上呼吸道卡他症状、皮疹形态分布特点均有助诊断;麻疹后留下色素沉着及糠麸状脱屑在恢复期有诊断意义;病人标本分离到麻疹病毒、检测到麻疹病毒RNA以及恢复期血清特异性抗体较急性期呈4倍以上增高者可以确诊。

【防治原则】

尚无特效抗病毒药物,主要为对症治疗和防治并发症。预防采用预防接种为主的综合性措施。

三、病毒性肝炎

病毒性肝炎(viral hepatitis)是由多种肝炎病毒引起的以肝脏炎症和坏死病变为主的一组传染病。甲型肝炎病毒和戊型肝炎病毒经粪-口传播,主要引起急性肝炎或隐性感染,乙、丙、丁型主要经血液、体液等传播,大多呈慢性感染,可引起急性肝炎、慢性肝炎或隐性感染,可发展为肝硬化和肝细胞癌。随着甲型、乙型肝炎疫苗的普遍接种,病毒性肝炎的发病率已明显下降。甲型及戊型肝炎夏秋季高发,乙型肝炎有家族聚集现象,丙型肝炎多有输血、不洁注射等历史。

【临床表现】

潜伏期:甲型肝炎5~45天;乙型肝炎30~180天;丙型肝炎15~150天;戊型肝炎10~70天。丁型肝炎的潜伏期可能相当于乙型肝炎的潜伏期。

临床分为急性肝炎、慢性肝炎、重型肝炎、淤胆型肝炎、肝炎肝硬化。

1. 急性肝炎 急性肝炎分为黄疸型及无黄疸型。

急性黄疸型肝炎:分为黄疸前期、黄疸期、恢复期三期:主要表现为发热、乏力、食欲下降、恶心、厌油腻、尿色深、皮肤巩膜黄染、肝脏肿大伴有压痛、尿胆红素阳性、转氨酶升高及血清胆红素升高等。病程 3~6 个月。

急性无黄疸型肝炎:起病较缓,除无黄疸外,其他临床表现与黄疸前期相似,病程 <3 个月。

2. 慢性肝炎 急性肝炎病程超过半年,或原有乙、丙、丁型肝炎或 HBsAg 携带者因同一病原再次出现肝炎症状、体征及肝功能异常者。根据症状、体征、实验室检查分为慢性肝炎轻度、中度和重度。

3. 重型肝炎 是最严重的类型,病死率高。分为急性重型肝炎、亚急性重型肝炎和慢性重型肝炎。

急性重型肝炎:急性黄疸型肝炎起病 2 周内出现极度乏力、严重消化道症状、黄疸迅速加深、肝脏迅速缩小、凝血酶原活动度 <40%、急性肾功能不全及Ⅱ度以上肝性脑病。

亚急性重型肝炎:以急性黄疸型肝炎起病,15 日 ~24 周出现极度乏力、厌食、频繁呕吐、频繁呕吐、腹胀等症状,黄疸进行性加深,Ⅱ度以上肝性脑病,凝血酶原活动度 <40%。首先出现Ⅱ度以上肝性脑病者,称脑病型;首先出现腹水、胸水等者,称为腹水型。一旦出现肝肾综合征,预后极差。本型易转化为慢性肝炎或肝硬化。

慢性重型肝炎:在慢性肝炎或肝硬化病基础上出现亚急性重症肝炎临床表现者称为慢性重型肝炎。

4. 淤胆型肝炎 起病类似急性黄疸型肝炎,但自觉症状较轻。主要表现为肝内胆汁淤积,多数病人可顺利恢复,少数发展为胆汁性肝硬化。

5. 肝炎肝硬化 分为活动性肝硬化和静止性肝硬化。活动性肝硬化有慢性肝炎活动的表现;静止性肝硬化无肝脏炎症活动表现。

【辅助检查】

1. 血尿常规检查 急性肝炎初期白细胞正常或略高,淋巴细胞相对增多。肝炎肝硬化伴脾功能亢进时可有红细胞、白细胞、血小板减少。尿胆红素和尿胆原测定是早期发现肝炎的简易有效方法,同时有助于黄疸的鉴别诊断。

2. 肝脏功能检查 丙氨酸转氨酶、天门冬氨酸转氨酶升高,黄疸型肝炎时血清胆红素升高;人血白蛋白下降、凝血酶原活动度 <40% 时提示肝损害严重。

3. 肝炎病毒指标检查 检测血清中肝炎病毒抗原抗体及病毒核酸可诊断肝炎病毒感染。

4. 影像检查 超声、CT 及 MRI 检查能观察肝脾的形态、大小、血管分布情况,观察胆囊大小、形态,胆囊壁的厚薄,探测有无腹水、有无肝硬化,显示肝门部及后腹膜淋巴结是否肿大等。

【诊断】

根据流行病学资料、临床表现、肝脏功能指标、影像、病理以及肝炎病毒指标检查做出诊断。

起病前曾 45 天内进食不洁海产品、食物或水型流行暴发以及有甲肝病人接触史等有利于甲型肝炎的诊断。而中年以上的急性肝炎患者,应考虑戊型肝炎的可能。有乙型肝炎家族史及有与乙型肝炎患者或 HBsAg 携带者密切接触史,有利于乙型肝炎的诊断。对有输血制品病史的患者,应考虑丙型肝炎的可能。

具有肝炎的临床表现。

具备抗 HAVIgM 阳性;抗 HAVIgG 急性期阴性,恢复期阳性;粪便中检出 HAV 颗粒或抗原或 HAVRNA 的任何一项,可确诊甲型肝炎病毒感染。

具备血清 HBsAg;血清 HBVDNA;血清抗 HBcIgM;肝组织 HBcAg 和(或)HBsAg,或 HBVDNA。任何一项阳性可诊断乙型肝炎病毒感染。

具备抗 HCV 阳性和 HCVRNA 阳性即可诊断丙型肝炎病毒感染;无任何症状和体征,肝功能和肝组织学正常者为无症状 HCV 携带者。

具备血清 HDAg、抗 HDIgM、高滴度抗 HDIgG 或 HDVRNA 阳性,或肝内 HDAg 或 HDVRNA 阳性即可诊断丁型肝炎病毒感染。

具备血 HEVRNA 阳性,或粪便 HEVRNA 阳性或检出 HEV 颗粒可以确诊。抗 HEVIgG 高滴度,或由阴性转为阳性之一者可诊断为戊型肝炎病毒感染。

【防治原则】

1. **急性肝炎** 以一般对症支持治疗为主。除急性丙型肝炎外不采用抗病毒治疗。

2. **慢性肝炎** 乙型肝炎采用干扰素或核苷类药物抗病毒治疗;丙型肝炎采用直接抗丙肝病毒药物(DAAs)或干扰素联合利巴韦林治疗;对肝脏炎症及纤维化进展者可采用改善和恢复肝功能、免疫调节、抗肝纤维化等综合性措施。

3. **重型肝炎** 采用支持对症疗法为基础的综合治疗、人工肝支持系统和肝移植手术等。

4. **淤胆型肝炎** 早期治疗同急性黄疸型肝炎。黄疸持续不退时,加用肾上腺皮质激素。

5. **甲、乙型肝炎** 采用疫苗接种为主的预防措施,丙型肝炎及戊型肝炎尚缺乏特异性免疫预防措施,需采取综合手段进行预防。

四、艾滋病

艾滋病又名获得性免疫缺陷综合征(acquired immune deficiency syndrome,AIDS),是由人类免疫缺陷病毒(human immunodeficiency virus,HIV)引起的一种严重的慢性传染病。HIV 主要侵犯、破坏 CD4⁺T 淋巴细胞,导致机体细胞免疫功能损害,逐渐发生多种严重机会性感染和肿瘤。HIV 感染者和艾滋病病人是本病的唯一传染源。本病主要通过性接触、血液和母婴三种途径传播,人群对本病普遍易感,高危人群包括:男性同性恋者、静脉吸毒者、与 HIV 携带者经常有性接触者、经常输血及血制品者和 HIV 感染母亲所生婴儿。

【临床表现】

潜伏期平均 2~10 年。临床可分为急性感染期、无症状感染期、持续全身淋巴结肿大期、艾滋病期。

1. **急性感染期** 感染后 6 周内,主要表现为发热、咽痛、盗汗、恶心、呕吐、腹泻、皮疹、关节痛、淋巴结肿大及神经系统症状。可检出 HIVRNA 和 P24 抗原,而抗 HIV 抗体阴性。持续约 2 周。

2. **无症状感染期** 多无任何症状或体征。本期的长短与感染病毒的数量、型别、感染途径、机体免疫状况的个体差异、营养条件及生活习惯等有关,多为 2~10 年。

3. **持续全身淋巴结肿大期** 出现持续或间歇性的乏力、厌食、发热、体重减轻、夜间盗汗、反复间歇性腹泻和除腹股沟外,颈部、腋下等至少有两处不相邻部位的淋巴结发生肿人等全身症状及口腔念珠菌病、毛状白斑、牙龈炎、皮肤真菌感染、带状疱疹、单纯疱疹、毛囊炎、脂溢性皮炎等轻微感染。此时血浆病毒载量开始上升,CD4+T 细胞减少速度加快。

4. **艾滋病期** 病人 HIV 血浆病毒载量明显升高,CD4+T 细胞计数下降至 $2.0 \times 10^9/L$ 以下,或出现一种或多种艾滋病相关性疾病,此期出现 HIV 相关症状、各种机会性感染及肿瘤。如不经治疗,多于 6 个月 ~2 年死亡。

HIV 相关症状:包括持续一个月以上的发热、盗汗、腹泻;体重减轻 10% 以上;部分病人表现为记忆力减退、精神淡漠、性格改变、头痛、癫痫及痴呆等神经精神症状及持续性全身性淋巴结肿大。

HIV 相关的机会性感染:呼吸系统机会性感染包括卡氏肺孢子菌肺炎(pneumo cystiscarinii pneumonia,PCP),肺结核及巨细胞病毒性肺炎等。神经系统机会性感染包括隐球菌脑脊髓膜炎、脑弓形虫病等。消化系统机会性感染包括念珠菌、HSV、CMV 引起炎症和溃疡。

此外,可出现皮肤黏膜卡波西肉瘤,CMV 视网膜炎及弓形虫视网膜脉络膜炎等眼部疾病,全血细胞减少及非霍奇金淋巴瘤等血液系统疾病,心肌炎等心血管系统疾病。

【辅助检查】

可出现血白细胞降低,血红蛋白下降;P24抗原,HIV抗体及HIV-RNA阳性,CD4下降或CD4/CD8<1等。

【诊断】

有不安全性生活史、静脉注射毒品史、输入未经抗HIV抗体检测的血液或血液制品、HIV抗体阳性者所生子女或职业暴露史等流行病学史;出现各期临床表现;实验室检查经确认试验证实的HIV抗体阳性,而HIV-RNA和P24抗原的检测阳性有助于HIV诊断。

急性感染指近期内有不安全性行为、静脉注射毒品、输入未经检测的血液或血液制品、HIV抗体阳性者所生子女等情形,临床上出现艾滋病急性感染期的症状,经化验确认HIV抗体,或血浆HIV-RNA阳性即可确诊。

无症状HIV感染指具有流行病学史证据,经化验确认HIV抗体,或血浆HIV-RNA阳性即可确诊。

艾滋病指除流行病学史外,临床上出现原因不明的持续不规则发热38℃以上,>1个月;慢性腹泻次数多于3次/日,>1个月;6个月之内体重下降10%以上;反复发作的口腔白念珠菌感染;反复发作的机会性感染及肿瘤等任何一项,结合化验HIV抗体,或血浆HIV-RNA阳性,或CD4+T淋巴细胞数<$0.2×10^9$/L即可确诊。

【防治原则】

高效抗逆转录病毒治疗(Highly Active Antiret roviral Therapy,HAART)是艾滋病的最根本的治疗方法。而且需要终身服药。

治疗目标是最大限度地抑制病毒的复制,保存和恢复免疫功能,降低病死率和HIV相关性疾病的发病率,延长患者生命,提高患者的生活质量,减少艾滋病的传播。

目前尚无临床应用的有效疫苗,但可通过保持单一性伙伴,推广使用安全套;戒断毒品,不共用注射器;患性病后及时接受治疗;避免不安全的输血和注射;已受感染孕妇应主动接受专业医学指导和阻断治疗等方式预防。

五、肾综合征出血热

肾综合征出血热(Hemorrhagic fever with renal syndrome,HFRS),是汉坦病毒感染人体所致的自然疫源性疾病。鼠为主要传染源,通过接触、呼吸道、消化道、虫媒、母婴等途径传播。主要分布于亚洲,我国疫情最重,四季均可发病,但有明显高峰季节。人群普遍易感。

【临床表现】

潜伏期:4~46天,一般为7~14天。典型病例有发热期、低血压休克期、少尿期、多尿期和恢复期的5期临床经过。

1. **发热期** 病程1~3天,热程3~7天。出现发热;全身中毒症状;毛细血管损伤和肾损害三主征。出现为头痛、腰痛、眼眶痛"三痛",颜面、颈部和上胸部充血潮红的"三红"征,消化道症状及腹部体征,腋下、胸背部可见鞭击样出血点,重者出现咯血、黑便或血尿;肾损害表现为早期迅速出现大量蛋白尿。

2. **低血压休克期** 多于发热末期或热退同时出现低血压休克的临床表现,持续时间长短与病情轻重、治疗措施是否及时和正确有关。持续1~3天。

3. **少尿期** 常继低血压休克期而出现,重者无尿可超过一周。主要表现是尿毒症,酸中毒和水、电解质紊乱。严重患者可出现高血容量综合征和肺水肿。一般持续2~5天,为最凶险的阶段。

4. **多尿期** 一般出现在病程9~14天,移行期时每日尿量由500ml增加至2000ml,但血尿素氮和肌酐等反而上升,症状加重。此期可发生继发感染、继发性休克,低钾、低钠血症等,多持续1~2周。

5. 恢复期 一般为 1~3 个月。症状、尿量及实验室检查指标逐渐恢复正常。可遗留高血压、肾功能障碍等后遗症。

根据发热高低、中毒症状轻重和出血、休克、肾功能损害的严重程度,本病可分为轻型、中型、重型、危重型、非典型 5 个临床类型。

【辅助检查】

1. 血常规 白细胞及中性粒细胞升高,可呈类白血病反应,血小板减少。

2. 尿常规 尿蛋白阳性,尿中可出现膜状物。

3. 血生化检查 血尿素氮和肌酐升高;血钠、氯、钙在本病各期中多数降低。

4. 血清特异性抗原抗体检查 血清中检出 HFRS 病毒抗原及特异性 IgM 抗体、双份血清特异性抗体滴度 4 倍以上升高有诊断价值。

【诊断】

在流行地区、流行季节出现原因不明的急性发热病人,根据流行病学资料,临床三主征及五期经过,血清中检出 HFRS 病毒抗原及特异性 IgM、早期及恢复期血清 IgG 抗体呈 4 倍以上增高等进行诊断。

【防治原则】

目前尚无特效疗法,仍以液体疗法为主的综合治疗。治疗原则为"三早一就",即早发现,早休息,早治疗,就近治疗。关键是防治休克、出血和肾衰竭。疫苗接种是有效的预防措施。

六、流行性乙型脑炎

流行性乙型脑炎(epidemic encephalitis B),是由乙型脑炎病毒引起的以脑实质炎症为主要病变的急性传染病。猪为主要传染源,经蚊虫传播,主要分布在亚洲地区,多为夏秋季流行。人类普遍易感,但感染后绝大多数呈隐性感染,儿童发病率高,免疫力持久。

【临床表现】

潜伏期平均为 10~14 天。典型临床经过分为初期、极期、恢复期和后遗症期。

1. 初期 起病急,高热,头痛、恶心和呕吐,早期出现神志障碍。

2. 极期 多在病程第 4~10 天,初期症状逐渐加重,主要表现为高热、惊厥、意识障碍、呼吸衰竭及脑膜刺激征等神经系统症状和体征,重者伴脑水肿、颅内高压、脑疝和呼吸衰竭。

3. 恢复期 体温逐渐下降,精神神经症状逐日好转,一般于 2 周左右可完全恢复。

4. 后遗症期 部分重症在病后留有精神神经症状后遗症。

根据发热、惊厥、意识障碍、脑水肿、呼吸衰竭程度及预后情况,分为轻型、普通型、重型和极重型。

【辅助检查】

1. 血常规 白细胞总数常在(10~20)×10⁹/L,病初中性粒细胞在 80% 以上,随后以淋巴细胞占优势。

2. 脑脊液检查 压力增高,外观无色透明或微混,白细胞计数多在(50~500)×10⁶/L,氯化物正常,糖正常或偏高。

3. 血清抗体检查 特异性 IgM 有助于早期诊断。补体结合试验、血凝抑制试验、中和试验均能检测到相应的特异性抗体,主要用于乙脑的流行病学调查。

【诊断】

诊断依据包括严格的季节性(夏秋季),10 岁以下儿童多见;主要症状和体征;脑脊液检查符合无菌性脑膜炎改变。血清和脑脊液检出特异性 IgM 抗体阳性可早期确诊。

【防治原则】

目前无特效的抗病毒药物。应积极对症治疗和护理。重点处理好高热、抽搐和呼吸衰竭等危重症状。

预防采用灭蚊、防蚊及预防接种为主的综合性预防措施。

第三节 细菌性传染病

一、流行性脑脊髓膜炎

流行性脑脊髓膜炎（epidemic cerebrospinal meningitis），是由脑膜炎奈瑟菌引起的急性传染病。主要表现为化脓性脑膜炎，严重者表现败血症、感染性休克和脑膜脑炎，可引起死亡。本病的传染源是带菌者和病人，隐性感染多见。主要经呼吸道传播，人群普遍易感，6个月至2岁的婴幼儿发病率最高，冬春季多见。

【临床表现】

潜伏期平均1~10天，按病情轻重可分为轻型、普通型和暴发型。

1. **普通型** 最常见。临床经过有前驱上呼吸道感染期、败血症期、脑膜炎期和恢复期。主要表现为突发高热、剧烈头痛、频繁呕吐、皮肤黏膜瘀点瘀斑及脑膜刺激征。重者有谵妄、神志障碍及抽搐。

2. **暴发型** 起病急骤、病情凶险，如得不到及时治疗可在24小时内死亡。

暴发型依临床表现分为休克型、脑膜脑炎型和混合型。

（1）休克型：主要表现为急起高热寒战，精神萎靡、烦躁不安，全身皮肤黏膜瘀点瘀斑迅速融合成大片，DIC及循环衰竭等。脑膜刺激征大多缺如，脑脊液大多澄清，细胞数正常或轻度增高。

（2）脑膜脑炎型：除高热、皮肤黏膜瘀点瘀斑外，主要表现为头痛、呕吐、意识障碍加深，迅速进入昏迷状态，反复惊厥，锥体束征阳性等脑实质严重损害、脑水肿、脑疝表现，可因呼吸衰竭而死亡。

（3）混合型：兼有上述两型的临床表现。病情极严重，病死率高。

【辅助检查】

1. 血常规 白细胞总数及中性粒细胞明显增高，并发DIC者血小板减少。

2. 脑脊液检查 外观浑浊，白细胞数明显升高，蛋白含量增高，糖和氯化物明显减低。

3. 皮肤瘀点处或脑脊液离心后涂片，血或脑脊液培养可检出脑膜炎奈瑟菌。

【诊断】

有流行病学史；临床及脑脊液检查符合化脓性脑膜炎表现，伴皮肤黏膜瘀点瘀斑或虽无化脑表现，但在出现感染中毒性休克的同时伴有迅速增多的皮肤黏膜大片瘀斑者诊断为临床诊断病例。

在临床诊断病例基础上，病原学检查阳性诊断确诊病例。

【防治原则】

及早诊断、严密观察是本病治疗基础。普通型患者病原治疗是关键。通常选用杀菌剂并易透过血脑屏障的药物。首选大剂量青霉素。

暴发型患者休克型的治疗包括病原治疗、短期应用肾上腺皮质激素、抗休克；抗DIC和保护重要脏器功能等。脑膜脑炎型的治疗包括病原治疗、短期应用肾上腺皮质激素、减轻脑水肿及防止脑疝、防治呼吸衰竭等综合措施。

预防采用早发现病人、早隔离治疗病人、切断传播途径、对易感人群注射脑膜炎球菌荚膜多糖疫苗和密切接触者药物预防等综合措施。

二、猩红热

猩红热（scarlet fever）是由A组β型溶血性链球菌引起的急性呼吸道传染病。临床特点为发热、咽峡炎、全身弥漫性鲜红色皮疹,疹退后脱屑;少数患者恢复期可出现变态反应引起的风湿热、急性肾小球肾炎、关节炎及心肌炎等并发症。该病多在冬春季节流行。传染源为病人和带菌者,经空气飞沫传播。人群普遍易感,儿童、老年人及免疫功能低下者多见。

【临床表现】

潜伏期平均为 2~5 天。本病临床可分:普通型、轻型、重型及外科型等类型。

普通型表现为发热、咽峡炎、全身皮疹和疹后脱屑。皮疹一般出现在发病后 12~24 小时。典型皮疹是在全身弥漫性充血潮红,散布着针头大小、密集而均匀、与毛囊一致隆起突出的"鸡皮疹"。患者可出现"口周苍白圈"、帕氏线(pastia)、草莓舌及杨梅舌。皮疹出现后 48 小时内达高峰,依发疹先后顺序消退,常有糠屑样脱皮。少数病后出现变态反应性心、肾、关节并发症。

【辅助检查】

白细胞总数及中性粒细胞增高,合并肾脏变态反应并发症时,尿蛋白增加并出现红、白细胞和管型。咽拭子或其他病灶分泌物培养可有 β 型溶血性链球菌生长。

【诊断】

病前 1 周有与猩红热、咽峡炎或皮肤化脓感染的患者密切接触史;骤起发热、咽峡炎,迅速出现典型的皮疹改变;血白细胞总数及中性粒细胞增高可临床诊断;临床诊断病例同时符合咽拭子或其他病灶分泌物经血清学分群,鉴定为 A 群 β 型溶血性链球菌可诊断确诊病例。

【防治原则】

患者应采用隔离休息,对症治疗及首选青霉素进行治疗。隔离病人、流行期间应避免到人群密集的公共场所,接触病人应戴口罩等为主要预防措施。

三、霍乱

霍乱(cholera)是由霍乱弧菌引起的甲类烈性肠道传染病。典型病例起病急骤;以剧烈的腹泻、呕吐、脱水及肌肉痉挛、循环衰竭伴严重电解质紊乱与酸碱失衡,甚或急性肾功能衰竭等为特征。患者和带菌者是霍乱的传染源,本病主要通过粪-口途径传播。夏秋季高发。

【临床表现】

潜伏期一般为 1~3 天。临床可分为轻、中、重三型。尚有一种罕见的暴发型霍乱,又称"干性霍乱"。典型霍乱的临床表现病程分三期:

1. **吐泻期** 以剧烈腹泻开始,无里急后重感,多不伴腹痛。典型腹泻排出白色混浊的"米泔水"样大便,偶有血便;继而出现喷射性呕吐。一般不发热。

2. **脱水期** 由于剧烈吐泻,体内大量水分和电解质丧失而出现不同程度脱水、电解质紊乱和代谢性酸中毒。重者出现循环衰竭。可有神志意识障碍、肌肉痉挛、低血钾等表现。

3. **恢复期** 腹泻停止,脱水纠正后多数症状消失,尿量增加,体力逐步恢复。

【辅助检查】

1. **血常规** 红细胞及血红蛋白增高,白细胞数,中性粒细胞数及单核细胞数增多。

2. **便常规** 可见黏液,镜检见少数白细胞。

3. **病原学检查** 直接悬滴及制动试验可作为初筛诊断;粪便培养阳性及血清学试验抗菌抗体和抗毒抗体阳性是确诊依据。

【诊断】

霍乱流行地区,在流行季节任何有腹泻和呕吐的患者,结合粪便细菌学检查进行诊断。

1. **诊断标准** 有下列情形之一者可诊断为霍乱:①腹泻,粪便培养霍乱弧菌阳性;②流行期间,在疫区内有典型的腹泻和呕吐,迅速出现严重脱水、循环衰竭和肌肉痉挛者。粪便培养虽未发现霍乱弧菌,但并无其他原因可查者;③疫源检索中发现粪便培养阳性且前5日内有腹泻症状者,可诊断为轻型霍乱。

2. **疑似诊断** 具有以下之一者可做出疑似诊断:①具有典型症状的首发病例,病原学检查尚未肯定前;②流行期间与患者有明确接触史,并发生泻吐症状而无其他原因可查者。

【防治原则】

及时发现隔离病人和疑似病人,做好疫源检索,搞好饮食饮水卫生是控制其流行的重要环节。及时合理的补液,纠正脱水及电解质紊乱是治疗本病的关键。多西环素等抗生素能缩短病程,减少腹泻次数和缩短排菌期。

四、伤寒

伤寒(typhoid fever)是由伤寒沙门菌引起的急性消化道传染病。临床特征是持续发热,表情淡漠、相对缓脉、玫瑰疹、肝脾大和白细胞减少等。肠穿孔、肠出血为严重并发症。带菌者及患者为传染源,主要经粪-口途径传播,病后可获持久免疫力。夏秋季高发,以儿童及青壮年居多。

【临床表现】

潜伏期平均7~14天。典型伤寒分为初期、极期、缓解期、恢复期四期;

1. **初期** 起病缓慢,发热为初发症状,体温呈阶梯样上升,1周左右进入极期。

2. **极期** 表现为持续稽留高热,表情淡漠等神经系统中毒症状,相对缓脉,肝脾大和消化系统症状。病程7~14天,胸、腹部出现散在、充血性、淡红色丘疹,称为玫瑰疹。

3. **缓解期** 极期1~2周后进入缓解期,病人体温开始下降,症状减轻进入缓解期,此期可出现肠穿孔及肠出血等并发症。

4. **恢复期** 病程4~5周进入恢复期,临床表现逐渐消失。

【辅助检查】

1. **血常规** 白细胞及中性粒细胞减少,嗜酸性粒细胞减少。

2. **病原学检查** 血、骨髓等培养为最常用的确诊伤寒的依据。

3. **肥达(Widal)反应** 对伤寒与副伤寒有辅助诊断价值。

【诊断】

在伤寒流行季节和地区有与病人密切接触史;持续性高热1~2周以上并出现神经系统中毒表现,相对缓脉,皮肤玫瑰疹,肝脾肿大,并有周围血象白细胞总数正常或低下,嗜酸性粒细胞减少或消失,或肥达反应:O抗体凝集效价在1:80以上,H抗体凝集效价在1:160以上可临床诊断。确诊还需血、骨髓、粪便培养分离到伤寒沙门菌或急性期和恢复期血清抗体呈4倍以上升高。

【防治原则】

治疗上采取隔离及对症。病原治疗首选第三代喹诺酮类药物,儿童及孕妇选用第三代头孢菌素。预防采用切断传播途径为主的综合预防措施,还可接种伤寒、副伤寒甲、乙三联菌苗。

五、细菌性痢疾

细菌性痢疾(bacillary dysentery)是由志贺菌属引起的急性肠道传染病。主要病理变化为直肠、乙状结肠的炎症与溃疡。传染源为急、慢性菌痢患者及无症状带菌者,主要通过粪-口途径传播。中毒型痢疾多见于儿童。夏秋季多发。

【临床表现】

潜伏期一般为 1~4 天。临床可分为急性菌痢和慢性菌痢。

1. **急性菌痢**　病程在 2 个月内。临床分为普通型、轻型和急性中毒型。

普通型主要表现为发热、腹痛、腹泻、里急后重及排黏液脓血样大便。粪便量不多,每日排便十余次至数十次不等。

急性非典型症状轻微或不典型,无里急后重。

急性中毒型 2~7 岁儿童多见。起病急骤,突然高热,数小时内出现昏迷、抽搐等。肠道症状不明显。可分为休克型、脑型和混合型。①休克型:以感染性休克为主要表现,可并发 DIC、肺水肿等多器官功能障碍而危及生命;②脑型:早期呈现脑水肿、颅内压增高、中枢性呼吸衰竭和脑疝,病死率高;③混合型:表现为以上两型同时或先后存在,病情凶险,病死率 90% 以上。

2. **慢性菌痢**　病情迁延不愈 >2 个月。分为慢性迁延型、急性发作型和慢性隐匿型。

【辅助检查】

急性期血白细胞总数及中性粒细胞增高。慢性期可有贫血。粪便外观多为黏液脓血便,镜检有大量脓细胞或白细胞及红细胞,确诊有赖于粪便培养出痢疾杆菌。

【诊断】

夏秋季节,有不洁饮食或与痢疾患者接触史;出现急性典型菌痢、急性非典型菌痢、急性中毒型菌痢的典型表现;粪便镜检见白细胞或脓细胞≥15/HPF(400 倍),可见红细胞可临床诊断。细菌培养检出痢疾杆菌即可确定诊断。

【防治原则】

急性菌痢治疗包括隔离病人,口服或静脉补液及病原治疗。

病原治疗成人首选喹诺酮类抗菌药物,儿童、哺乳期妇女及孕妇选用三代头孢菌素治疗。

中毒性菌痢治疗应在静脉应用有效抗菌药物治疗的基础上,给予控制高热与惊厥、抗感染性休克及抗 DIC、防治脑水肿与呼吸衰竭等综合措施。

慢性菌痢采用去除诱因、控制基础疾病、选用有效的抗菌药物联合治疗;出现肠道菌群失衡时,可改用微生态制剂。

预防采用切断传播途径为主的综合措施。

第四节　原虫和蠕虫病

一、疟疾

疟疾(malaria)是因疟原虫寄生人体组织而引起的寄生原虫病。寄生于人体的疟原虫有间日疟原虫、恶性疟原虫、三日疟虫及卵形疟原虫 4 种,临床上以反复发作的间歇性寒战、高热、继之出大汗后缓解为特点,恶性疟发热不规则,可引起脑型疟等凶险发作。传染源为疟疾患者及带虫者。主要通过按蚊叮咬传播、经血液、母婴也可传播。人群普遍易感,免疫力不持久。

【临床表现】

潜伏期　间日疟与卵形疟 11~25 天,恶性疟 7~22 天,三日疟 18~35 天。

1. **典型疟疾的症状**　为突发寒战、高热和大量出汗。寒战期约 15~60 分钟,之后体温上升达 40℃以上,进入发热期,伴头痛、全身酸痛、恶心等,持续 2~6 小时进入出汗期,表现为大汗淋漓,体温迅速下降,全身乏力,约 2~4 小时。全部发作过程约 6~10 小时。间隔期无任何不适。随着发作次数的增多,肝脾逐渐增大,以脾大为主,伴渐进性贫血。

2. **发作周期**　间日疟及卵形疟隔日、三日疟间隔 2 日发作一次,恶性疟发作不规则,每日均有发作。

3. **疟疾凶险发作**　多发生于流行区内来自非流行区的人群或儿童,或在感染恶性疟后未能及时治疗者。常表现为脑型疟,常在寒战发作 2~5 天出现剧烈头痛、呕吐、惊厥、谵妄、昏迷,多死于呼吸循环衰竭。

4. **并发症**　包括黑尿热、急性肾衰竭、肾病综合征。

【辅助检查】

血象白细胞计数升高,贫血、血清胆红素增高,尿中出现蛋白、红细胞、白细胞及管型。血、骨髓及脑脊液涂片可检出疟原虫。

【诊断】

主要依据有到疟疾流行区或接触疟疾病人史;具有典型的疟疾发作症状及体征;末梢血液涂片或厚涂片中找到疟原虫进行诊断。

【防治原则】

治疗以抗疟治疗为主,首选氯喹,耐氯喹者首选蒿甲醚等青蒿素制剂,并应同时应用伯氨喹防止复发。但应注意溶血。对凶险疟疾应立即静脉滴注磷酸咯萘啶、肌注蒿甲醚青蒿琥酯治疗;同时积极控制高热、昏迷及脑水肿。

灭蚊是切断疟疾传播的重要措施。非流行区居民进入流行区时,可服用乙胺嘧啶等进行预防。

二、日本血吸虫病

日本血吸虫病(schistosomiasis japonica)是日本血吸虫寄生于门静脉系统所引起的疾病,由皮肤接触含尾蚴的疫水而感染。主要病变为虫卵沉淀于肠道和肝脏等组织引起的虫卵肉芽肿。传染源为病人和牛、猪、犬、羊等保虫宿主。粪便入水、钉螺孳生和接触疫水是本病传播的三个重要环节。人群普遍易感。

【临床表现】

血吸虫病分为急性血吸虫病、慢性血吸虫病、晚期血吸虫病和异位血吸虫病四型。

1. **急性血吸虫病**　多发生于夏秋季,平均潜伏期 40 天。多为初次感染。起病急,有发热等不同程度的全身症状。常有荨麻疹、血管神经性水肿、全身淋巴结肿大,血中嗜酸粒细胞显著增多;腹部不适、腹痛、腹泻、肝大;咳嗽、气喘、血痰。病程多不超过 6 个月。

2. **慢性血吸虫病**　多见于疫区反复感染,或急性症状消退而未治疗病程经过半年以上者。可无任何症状,仅有肝大及粪便中检出虫卵。也可因血吸虫性肉芽肿肝病和结肠炎出现慢性腹泻、黏液脓血便及肝纤维化引起的脾大、肝功能减退的表现。

3. **晚期血吸虫病**　长期反复感染而未经有效抗寄生虫治疗所致。主要表现为门脉高压、脾大等肝硬化的表现。可分为巨脾型、腹水型、结肠增殖型和侏儒型。

4. **异位血吸虫病**　肺型血吸虫病多见于急性患者,主要为肺间质病变。脑型血吸虫病分急性与慢性两型,临床酷似脑膜脑炎,常与肺部病变同时出现。

【辅助检查】

白细胞总数多,嗜酸粒细胞显著增多。晚期则因脾功能亢进,白细胞与血小板减少;并有不同程度贫血。急性血吸虫病患者可出现血清中球蛋白、丙氨酸转氨酶等增高。晚期肝硬化患者人血白蛋白明显降低。粪便涂片检出虫卵和毛蚴是确诊的直接证据。直肠黏膜活组织检查是诊断方法之一。免疫学检查有助于诊断及疗效评价。

【诊断】

流行病学史:接触疫水是诊断的必要条件。临床有急性、慢性与晚期血吸虫病症状体征;实验室检查:

粪便检出虫卵或孵出毛蚴,或肠黏膜活检虫卵阳性;血清抗原或抗体阳性可做出诊断。嗜酸粒细胞、肝功能及肝脏影像检查作为辅助诊断手段。

【防治原则】

病原治疗是有效治疗方法:吡喹酮是首选药物;同时应给予患者对症及巨脾症、上消化道出血、腹水等并发症治疗。消灭钉螺是控制血吸虫病重要措施。

(李智伟)

复习思考题

1. 感染的表现形式有哪些?

2. 传染病的基本特征有哪些?

3. 病毒性肝炎有哪些临床类型和病原学分型?

4. 流行性出血热的早期诊断依据有

哪些?

5. 麻疹的临床诊断依据有哪些?

6. 流脑普通型的主要临床表现有哪些?

7. 霍乱的诊断标准是什么?

8. 疟疾的治疗药物如何选择?

参考文献

1. 李兰娟. 感染病学. 第3版. 北京:人民卫生出版社,2015.

2. 李兰娟,任红. 传染病学. 第8版. 北京:人民卫生出版社,2013.

3. 中华医学会肝病学分会,中华医学会感染病学分会:. 慢性乙型肝炎防治指南(2015年更新版).

4. 中华医学会肝病学分会,中华医学会感染病学分会:. 慢性丙型肝炎防治指南(2015年更新版).

第二十二章　神经病学

22

学习目标

掌握	神经系统疾病的表现和防治原则。
熟悉	神经系统解剖及损害后表现。
了解	神经系统常见疾病的病因。

第一节 概述

神经病学(neurology)是一门研究神经系统疾病和骨骼肌疾病的临床医学。神经系统疾病主要临床表现为运动、感觉、反射、自主神经以及高级神经活动功能障碍。神经系统疾病的诊断要求先明确病变的部位即定位诊断,再查明病变的原因即定性诊断,在做出准确的定位诊断之前,必须掌握神经解剖、神经生理及神经系统各种疾病的症状和体征。

一、神经系统疾病临床症状

神经系统疾病主要临床表现为运动、感觉、反射、自主神经以及高级神经活动功能障碍。

(一)缺失症状

指神经组织受损后正常神经功能减弱或缺失。如内囊病变导致对侧肢体的偏瘫、偏身感觉障碍和偏盲。

(二)刺激症状

指神经组织受激惹后产生过度兴奋症状。如大脑皮层运动区受刺激引起对侧肢体反复抽搐发作。

(三)释放症状

指高级神经中枢受损伤后,受其制约的低级中枢出现功能亢进。如上运动神经元损伤出现肌张力增高、腱反射亢进、病理反射阳性。

(四)休克症状

指中枢神经系统局部、严重、急性病变,引起相应支配区的神经功能短暂缺失。如急性横贯性脊髓损害病变水平以下肢体弛缓性瘫痪,即脊髓休克,休克期过后,逐渐出现神经缺损和释放症状。

二、神经系统解剖及损害后表现的定位诊断

(一)运动系统

运动系统(movement system)由下运动神经元、上运动神经元(锥体系统)、锥体外系统、小脑系统组成。

1. **下运动神经元及其损害表现特点** 下运动神经元包括脊髓前角细胞、脑神经运动核及其发出的神经轴突。下运动神经元瘫痪,亦称周围性(弛缓性)瘫痪,表现为肌张力低,腱反射减弱或消失,肌肉萎缩,无病理征。

2. **上运动神经元及其损害表现特点** 上运动神经元(锥体系统)包括额叶中央前回运动区的大锥体细胞及其轴突组成的皮质脊髓束和皮质脑干束。上运动神经元瘫痪,亦称中枢性(痉挛性)瘫痪,表现为肌张力增高、腱反射亢进、病理反射阳性,无肌肉萎缩,但病程长者可出现失用性肌肉萎缩。急性严重病变时,在早期出现神经休克症状,瘫痪表现为迟缓性,无病理征,休克期过后转为痉挛性瘫痪。

3. **锥体外系统及其损害表现特点** 狭义的锥体外系统包括纹状体、红核、黑质及丘脑底核,总称为基底节。其主要功能是调节肌张力、协调肌肉运动、维持和调整体态姿势,担负着半自动的刻板动作和反射性活动。锥体外系损害主要出现肌张力变化和不自主运动:苍白球和黑质病变多表现运动减少、肌张力增高,如帕金森病;尾状核和壳核病变多表现为运动增多和肌张力减低,如舞蹈病。

4. **小脑系统及其损害表现特点** 小脑的功能主要是维持躯体平衡、调节肌张力、协调随意运动。小脑受损后出现共济失调(ataxia)和平衡障碍。表现为站立不稳、醉汉步态、吟诗样语言、指鼻不准及跟膝胫试验不准。

表 22-1　上下运动神经元瘫痪的鉴别

	上运动神经元瘫痪	下运动神经元瘫痪
瘫痪分布	整个肢体为主(单瘫、偏瘫、截瘫)	肌群为主
肌张力	增高,痉挛性瘫痪	降低,迟缓性瘫痪
腱反射	增强	减弱或消失
病理反射	有	无
肌萎缩	无或轻度失用性萎缩	明显
肌束震颤	无	可有
肌电图	神经传导正常,无失神经电位	神经传导异常,有失神经电位

(二)感觉系统

感觉(sense)包括一般感觉(浅感觉、深感觉和复合感觉)和特殊感觉(视觉、听觉、味觉、嗅觉)。浅感觉包括痛觉、温度觉及触觉。深感觉包括运动觉、位置觉和振动觉。复合感觉包括实体觉、图形觉、两点辨别觉和定位觉等。感觉传导通路损害临床表现如下:

1. **单一周围神经损害**　出现该神经干支配区内各种感觉减退或消失。

2. **末梢性感觉障碍**　表现为四肢末端对称性感觉障碍,呈手套、袜套样分布,远端重于近端。见于多发性周围神经病。

3. **后根型感觉障碍**　感觉障碍的范围与神经根的分布一致,常伴有剧烈疼痛,在咳嗽或腹部用力时加重,如腰椎间盘突出。

4. **脊髓型感觉障碍**　横贯性脊髓损害出现病变水平以下所有的感觉(痛、温、触、深)缺失或减弱,伴有锥体束征和大小便功能障碍;脊髓后索损害,出现损害平面以下深感觉障碍、感觉性共济失调;脊髓侧索损害,表现病变对侧损害平面以下痛温觉缺失,而触觉和深感觉存在;脊髓半切综合征(Brown-Sequard 综合征),表现为病变侧损伤平面以下深感觉障碍和上运动神经元瘫痪,对侧损伤平面以下痛温觉缺失。见于髓外占位性病变等。脊髓前联合损害,受损部位呈双侧对称性节段性感觉分离,表现为痛、温觉缺失而触觉存在;后角损害出现病变侧痛温觉障碍,触觉和深感觉存在;马尾圆锥病变出现肛门周围及会阴部感觉缺失。

5. **脑干型感觉障碍**　延髓外侧和脑桥下部一侧病变,出现同侧面部及对侧半身感觉障碍,即交叉性感觉障碍。

6. **丘脑型感觉障碍**　丘脑损害出现病变对侧偏身(包括面部)感觉减退或缺失,深感觉和触觉障碍重于痛温觉,远端重于近端,并常伴病变对侧肢体的自发痛。

7. **内囊型感觉障碍**　表现为病变对侧偏身(包括面部)感觉减退或缺失,常常伴有偏瘫和偏盲。

8. **皮质型感觉障碍**　顶叶皮质损害出现病变对侧精细感觉减退,痛温觉障碍轻。

(三)反射

反射是最基本的神经活动,是机体对刺激的非自主反应。

1. **生理反射**　是正常人应具有的反射,包括深反射和浅反射。

(1)深反射:是刺激肌腱、骨膜的本体感受器所引起的肌肉收缩,即腱反射,包括肱二头肌腱反射、肱三头肌腱反射、桡骨膜反射、膝腱反射、跟腱反射等。

(2)浅反射:是刺激皮肤、黏膜引起的肌肉快速收缩反应,包括腹壁反射、提睾反射、肛门反射、跖反射等。

2. **病理反射**　是锥体束损害的一种表现。新生儿由于锥体束发育不全,可出现病理反射。表现为跗趾背屈,其余四趾扇形展开。病理反射等位征有:Babinski 征、Chaddock 征、Oppenheim 征、Gordon 征等。

三、神经系统体格检查

神经系统体格检查包括一般精神智能检查、脑神经、运动、感觉、反射、小脑功能、脑膜刺激征和自主神经功能检查。脑膜刺激征包括颈抵抗、Kernig 征和 Brudzinski 征。

第二节　周围神经疾病

一、三叉神经痛

三叉神经分布区反复发作的短暂剧痛称三叉神经痛（trigeminal neuralgia）。原发性三叉神经痛病因不明。

【临床表现】

1. 40 岁后起病，女性多见。

2. 三叉神经分布区内突然发生的短暂剧痛，每次持续数秒至 1 分钟，可反复发作，疼痛间期如常人。

3. 查体无阳性发现。

【辅助检查】

原发性三叉神经痛的辅助检查多无异常。

【诊断】

根据典型临床表现，查体无阳性体征即可诊断原发性三叉神经痛。所有患者均应做血糖检测，排除糖尿病性神经病。

【防治原则】

1. **药物治疗**　是基本治疗，首选药物卡马西平，还可选用苯妥英钠、加巴喷丁、普瑞巴林，以上药物可单独使用或与其他药物联合使用。辅以 B 族维生素。

2. **神经阻滞疗法**　适用于药物治疗无效或有明显副作用者。

3. **半月神经节射频热凝治疗**　适用于长期药物治疗无效或无法耐受者。

4. **手术治疗**

二、面神经麻痹

面神经麻痹又称 Bell 麻痹（Bellpalsy），是茎乳孔内面神经非特异性炎症所致的周围性面神经麻痹，可能与病毒感染或感染后变态反应有关。

【临床表现】

1. **症状**　急性起病，病前 1~2 天多有病变侧耳后、耳内痛。病变侧口角歪斜、流涎，症状在 48 小时内达高峰。

2. **体征**　病侧额纹消失、眼裂扩大、鼻唇沟变浅、口角下垂，示齿时口角偏向健侧。令患者闭目，见瘫痪侧眼球转向上方，露出白色巩膜，称 Bell 现象。如病侧外耳道、鼓膜出现疱疹，称亨特综合征（Hunt syndrome）。

【辅助检查】

神经传导速度测定有助于判断面神经损害严重程度及面神经功能恢复情况。

【诊断】

根据起病形式、典型的周围性面瘫诊断不难。

【防治原则】

1. 药物治疗　早期短时间内应用糖皮质激素；有带状疱疹者加用阿昔洛韦；B 族维生素。

2. 理疗、按摩、针灸治疗。

本病预后良好，大约 80% 患者在病后 1~2 月内恢复。

三、坐骨神经痛

坐骨神经痛（sciatica）是坐骨神经通路上，即腰部、臀部、大腿后、小腿后外侧和足外侧缘疼痛症状群。原发性坐骨神经痛少见，可能与身体其他部位感染或受风寒有关。继发性坐骨神经痛分根性和干性坐骨神经痛，根性坐骨神经痛常见病因是腰椎间盘突出。

【临床表现】

本病多见于青壮年，单侧多见。

1. 根性坐骨神经痛　多为急性起病，典型的疼痛是自腰部向一侧臀部、大腿后侧、小腿后外侧和足外侧缘放射，呈烧灼样或刀割样疼痛，咳嗽、喷嚏、排便时加重。直腿抬高试验（Lasegue 征）阳性，颈胸试验阳性。

2. 干性坐骨神经痛　亚急性或慢性起病，少数急性起病。疼痛位于坐骨神经通路，查体在坐骨神经通路有压痛点（腰椎旁点、臀点、腘点、腓肠肌点、踝点），小腿外侧和足背侧缘感觉减退，踝反射减退或消失。

【辅助检查】

1. 腰骶平片　可发现腰椎骨折、脱位、结核、骨质破坏等变化。

2. CT 或 MRI　可显示椎间盘变性、膨出或突出情况。

【诊断】

根据特殊的疼痛部位和疼痛性质可诊断。

【防治原则】

1. 一般治疗　坐骨神经炎和腰椎间盘突出者急性期卧硬板床。

2. 病因治疗

3. 局部理疗

4. 对症治疗　疼痛严重可口服止痛剂，加用维生素 B_1、甲钴胺。

5. 手术治疗　药物治疗无效、病因明确的继发性坐骨神经痛可考虑手术治疗。

四、急性炎症性脱髓鞘性多发性神经病

急性炎症性脱髓鞘性多发性神经病（acute inflammatory demyelinating polyneuropathy，AIDP），又称吉兰 - 巴雷综合征（Guillain-Barrèsyndrome，GBS）。本病是一种自身免疫性疾病，主要损害多数神经根、周围神经，也常累及脑神经。病理改变是周围神经组织中小血管周围淋巴细胞与巨噬细胞浸润，神经纤维节段性脱髓鞘，严重病例可出现轴突变性。其临床亚型还包括：急性运动轴索性神经病、急性运动感觉轴索性神经病、急性泛自主神经病和急性感觉神经病等。

【临床表现】

1. 任何年龄均可发病，男女发病率相似。

2. 症状　多数患者病前 1~3 周有感染史，以后出现对称性四肢远端弛缓性无力，可迅速向近端发展，

累及脑神经,严重病例累及呼吸肌导致呼吸麻痹,病情多在 3~15 天达到高峰。感觉障碍较轻,表现为肢体远端感觉异常。罕见括约肌功能障碍。

3. 体征 腱反射减弱或消失,病理反射阴性。

【辅助检查】

1. 脑脊液 多数患者在发病后 2 周出现脑脊液蛋白增高,细胞数正常,称蛋白细胞分离现象。

2. 神经电生理检查 发病早期 F 波或 H 反射延迟或消失。神经传导速度减慢,动作电位波幅正常或下降。

【诊断】

诊断要点:病前有前驱感染史,出现四肢对称性弛缓性瘫痪和脑神经损害,脑脊液蛋白细胞分离现象,神经传导速度减慢。

【防治原则】

1. 血浆置换或静脉注射人免疫球蛋白首选。

2. 药物治疗 包括 B 族维生素和辅酶 Q10。激素的应用有争议。

3. 康复治疗 早期进行肢体功能康复锻炼。

五、慢性炎症性脱髓鞘性多发性神经病

慢性炎症性脱髓鞘性多发性神经病(chronic inflammatory demyelinating polyneuropathy,CIDP)是一种慢性进展的肢体远端无力,属自身免疫性疾病。

【临床表现】

1. 症状 任何年龄均可发病,中年男性多见。慢性起病,表现为进行性四肢无力,不累及延髓肌和呼吸肌。症状至少持续 2 个月。

2. 体征 四肢肌力减退,伴或不伴肌肉萎缩,肌张力降低,腱反射消失,四肢末梢型感觉减退。

【辅助检查】

1. 脑脊液 蛋白增高,细胞数正常。

2. 电生理检查 运动神经传导速度减慢,F 波潜伏期延长。

3. 神经活检 神经纤维节段性髓鞘脱失,伴轴索变性。

【诊断】

根据典型的临床表现、脑脊液蛋白细胞分离和神经电生理改变可诊断。

【防治原则】

主要是免疫治疗,包括激素治疗、血浆置换、静脉注射人免疫球蛋白治疗。

第三节 脊髓疾病

一、急性脊髓炎

急性脊髓炎(acute myelitis)是指各种感染后变态反应引起的急性横贯性脊髓炎性病变。病因未明。

【临床表现】

1. 症状 青壮年多见,急性起病,病前有感染史或疫苗接种史。受凉、劳累、外伤可诱发。急性出现双下肢无力、麻木、病变节段束带感、背痛、尿潴留等,病情在 2~3 天内达高峰。早期常有脊髓休克,表现为双

下肢或四肢弛缓性瘫痪,休克期可持续 2~4 周。随着病情好转,肌张力和腱反射逐渐恢复,小便障碍由潴留变为失禁。

2. **体征**　急性期损害平面以下肢体瘫痪,各种感觉减退或消失。恢复期肌张力增高,腱反射活跃,病理征阳性。

【辅助检查】

1. **血常规**　急性期周围血白细胞计数正常或轻度升高。

2. **脑脊液**　压力一般正常;白细胞数正常或轻度升高,淋巴细胞为主;蛋白正常或轻度增高,糖和氯化物正常。

3. **影像学**　MRI 可见急性期病变节段脊髓增粗、T2 高信号。

【诊断】

根据临床表现,结合脑脊液和 MRI 阳性结果可诊断。

【防治原则】

1. **药物治疗**　急性期给予甲基泼尼松龙冲击治疗和(或)大剂量免疫球蛋白治疗,加用 B 族维生素、血管扩张药和神经保护剂等。

2. **康复治疗**　早期被动活动肢体、按摩、针灸,瘫痪肢体保持功能位。恢复期主动活动肢体,防治肢体挛缩。

3. **护理**　定时翻身拍背,防治坠积性肺炎、褥疮和泌尿系感染。

部分患者预后较差,遗留后遗症或死于并发症。

二、脊髓亚急性联合变性

脊髓亚急性联合变性(subacute combined degeneration of spinal cord, SCD)是由于维生素 B_{12} 缺乏导致脊髓后索、侧索及周围神经变性。

【临床表现】

1. **症状**　隐袭起病,缓慢进展。多数患者先出现双足无力、踩棉花感,走路不稳。

2. **体征**　双下肢深感觉障碍,肌张力高,腱反射亢进,病理征阳性。

【辅助检查】

1. **血常规**　显示巨幼红细胞贫血。

2. **血清维生素 B_{12}** 水平降低,注射维生素 B_{12}1mg/d,10 天后网织红细胞计数增高。

【诊断】

缓慢起病,出现脊髓后索、侧索及周围神经损害症状可考虑本病,血清维生素 B_{12} 含量降低及巨幼红细胞性贫血可确定诊断。

【防治原则】

补充维生素:及早大量维生素 B_{12} 治疗是关键,否则会造成不可逆的神经损害。同时应用维生素 B_1,有恶性贫血者需补充叶酸、铁剂等。

第四节　脑血管病

脑血管病(cerebrovascular disease)是常见病、多发病,致残率、致死率高。临床分为缺血性和出血性脑血管病。脑血管病的危险因素包括:①不可干预的危险因素:年龄、性别、种族、遗传等;②可干预的危险因素:

高血压、糖尿病、高脂血症、心脏病、短暂脑缺血发作、高同型半胱氨酸血症、吸烟、酗酒、肥胖、颈动脉狭窄、抗凝治疗、口服避孕药等。

一、短暂脑缺血发作

短暂脑缺血发作(transient ischemic attack, TIA)是指脑或视网膜一过性供血障碍,导致相应供血区局灶神经功能缺损或视网膜功能障碍,症状在 24 小时内完全恢复,可反复发作,不遗留神经功能缺损的症状和体征。2011 年中国专家共识对 TIA 最新定义:脑或视网膜局灶性缺血所致的、未伴有急性梗死的短暂性神经功能障碍。不再强调发作持续时间,而着重无结构影像学改变。TIA 病因有大动脉粥样硬化、小动脉病、心源性栓塞、血管炎等。

【临床表现】

中老年多见,多有脑血管病危险因素。突然出现偏瘫、失语等神经系统定位体征,症状持续数分钟,多数不超过 1 小时,不遗留任何后遗症状,可反复发作。

【辅助检查】

1. **影像学** 头部 CT、MRI 检查无与临床相关的责任病灶。血管超声(TCD、颈动脉、椎动脉超声)、MRA、CTA、DSA 检查对了解血管病变,寻求 TIA 病因有帮助。

2. **血生化** 常规进行血糖、血脂、同型半胱氨酸等检查,多数患者有血糖升高、血脂异常或高同型半胱氨酸血症。

3. **心脏检查** 对 TIA 患者常规进行心电图、超声心动检查,筛查患者有无心律失常、心室壁活动异常以及附壁血栓存在与否。

【诊断】

中老年,突然出现神经系统局灶症状,症状持续数分钟,能完全恢复,可反复发作,MRI 弥散加权成像(DWI)无缺血表现可诊断。

【防治原则】

TIA 属于神经科急症,一旦诊断及早干预,防止发展为脑卒中。

1. **抗栓治疗** 给予阿司匹林、氯吡格雷等抗血小板治疗,伴发心房纤颤、高凝状态或静脉系统血栓形成者加用抗凝治疗。对阿司匹林或氯吡格雷抵抗患者可应用西洛他唑。

2. **他汀治疗** 他汀类药物具有抗炎、抗动脉粥样硬化作用。

3. **危险因素治疗** 积极控制高血压、糖尿病、高血脂、心脏病,控制体重,戒烟限酒,建立健康生活方式。

4. **中医中药。**

5. **手术和介入治疗** 对有或无症状,单侧重度颈动脉狭窄 >70%,或经药物治疗无效者可考虑行颈动脉内膜切除术和(或)动脉血管支架成形术。

TIA 患者预后与病因有关,未经治疗的 TIA 患者大约 1/3 发展成脑梗死,1/3 可反复发作,1/3 自行缓解。

二、脑梗死

脑梗死(cerebralinfarction)是指各种原因引起的脑部供血障碍,导致脑组织发生缺血、缺氧坏死的不可逆损害。按卒中病因和发病机制分为(TOAST病因分型)大动脉粥样硬化型、心源脑栓塞型、小动脉闭塞型、其他明确原因型和不明原因型。

（一）动脉粥样硬化型脑梗死

动脉粥样硬化型脑梗死（athero thrombotic cerebral infarction）是脑梗死中最常见的类型。发病机制：①动脉粥样硬化造成血管管腔狭窄、闭塞，当各种原因（如血压降低、血容量减少或应激等）使狭窄的血管远端灌注压下降，可致分水岭梗死；②动脉粥样硬化斑块脱落，血管内微栓子随血流进入皮层血管造成栓塞。

急性脑梗死病灶分为中心坏死区和周围缺血半暗带，这两个区域是一个动态变化的病理生理过程。缺血半暗带内的脑组织损伤是可逆性的，一般缺血后 3~4 小时内恢复再灌注，脑功能可恢复正常，是治疗的最佳时机。

【临床表现】

1. 中老年多见。

2. 病前有脑血管病危险因素，如高血压、糖尿病、冠心病及高脂血症等。

3. 急性起病，出现神经系统局灶症状和体征，如言语不清、失语、偏瘫、偏身感觉障碍、头晕呕吐、饮水呛咳等，症状持续。

【辅助检查】

1. **血液** 血常规、血糖、血脂、肝肾功能、同型半胱氨酸等。

2. **影像学** 头 CT24 小时内多无改变，24 小时后梗死区出现低密度改变。MRI 发病后数小时梗死区出现低 T1 高 T2 信号。MRI 功能成像，如 DWI 可发现梗死后数分钟的病灶。

3. **脑血管检查** TCD 检查评估颅内外血管狭窄、闭塞及栓子脱落；MRA、CTA、DSA 可显示脑内大动脉的狭窄、闭塞。

【诊断】

中老年患者，有脑血管病危险因素，急性出现局灶性神经功能缺损，梗死范围与某一动脉的供应区域一致，影像学检查有阳性发现即可诊断。

【防治原则】

1. **急性期治疗**

（1）一般处理 调控血压、血糖，防止误吸，注意水电解质平衡。

（2）溶栓治疗 超早期（4.5 小时内）有溶栓适应证患者应进行溶栓治疗。

（3）抗血小板治疗 发病早期，无溶栓适应证患者即给予抗血小板治疗。

（4）他汀及神经保护治疗。

2. **恢复期治疗** 病情稳定后应尽早进行肢体、语言、认知功能等训练，积极干预脑血管病危险因素，抗血小板、他汀治疗，防止卒中复发。

3. **对症治疗** 颅内压高者降颅压治疗；吞咽困难者可置胃管，防治吸入性肺炎；注意电解质平衡，严重患者防治消化道出血。

（二）脑栓塞

脑栓塞（cerebral embolism）是指血液中各种栓子随血流进入脑动脉而阻塞血管，引起该动脉供血区脑组织缺血坏死，出现局灶神经功能缺损。心源性脑栓塞最常见。

【临床表现】

1. 任何年龄均可发病。

2. 骤然起病，症状在数秒钟或数分钟内达到高峰。急性期可有癫痫发作，临床症状取决于栓塞的血管位置。大约 30% 患者有梗死后出血。

3. 患者有原发病表现，如房颤等。

【辅助检查】

1. **影像学** 脑 CT、MRI 显示病灶部位、大小。大面积梗死是脑栓塞的特点。

2. 心脏检查 常规检查心电图、超声心动,了解患者有无心房纤颤;反复多次心电图检查有助于发现短阵心房纤颤。

【诊断】

有原发病史(心房纤颤、风心病等),急性出现偏瘫、失语等局灶性神经功能缺损,影像学有阳性发现可诊断。

【防治原则】

治疗与动脉粥样硬化性脑梗死相同。当发生出血性脑梗死后,停用抗凝、抗血小板药物。治疗原发病预防脑栓塞很重要。

三、脑出血

脑出血(intracerebral hemorrhage,ICH)是指原发性非外伤性脑实质出血。最常见的病因高血压合并细、小动脉硬化,其他病因有脑动静脉畸形、动脉瘤、脑淀粉样血管病、血液病等。最常见的出血部位是基底节区。

【临床表现】

1. 中老年患者,多数在活动中或情绪激动时突然起病。

2. 多有高血压病史。

3. 头痛、呕吐、肢体瘫痪,甚至意识障碍或癫痫发作。病情的严重程度与出血部位和出血量有关。

(1) 典型的内囊出血:双眼凝视病灶侧、病灶对侧肢体偏瘫、偏身感觉障碍、偏盲,优势半球受累可出现失语。

(2) 脑叶出血:表现为头痛、癫痫发作及所累及脑叶的局灶体征。

(3) 脑干出血:多为桥脑出血,表现为突然头痛、呕吐、眩晕、复视、交叉性瘫痪或四肢瘫。出血量较大时患者很快进入昏迷,针尖样瞳孔、四肢瘫痪、去大脑强直、应激性溃疡、中枢性高热,多在 2~3 天内死亡。

(4) 小脑出血:表现为突然头晕、头后部痛、呕吐、共济失调等,严重者脑疝形成而死亡。

(5) 脑室出血:头痛、呕吐、脑膜刺激征,轻者与蛛网膜下腔出血鉴别,重者昏迷死亡。

【辅助检查】

头颅 CT 是确诊脑出血的首选检查。在脑出血急性期头颅 CT 就可显示出血部位、大小以及对周围组织压迫情况。CT 表现为高密度影。

【诊断】

中老年患者,有高血压病史;突然头痛、恶心、呕吐,伴有偏瘫、失语等神经系统局灶体征可考虑本病,头颅 CT 可确诊。

【防治原则】

脱水降颅压、减轻脑水肿;调整血压,防治再出血;减轻血肿造成的继发性损害;促进神经功能恢复;防止并发症。除了内科保守治疗外,目前已广泛开展颅内血肿抽吸术,对于较大血肿、占位效应明显者可行颅内血肿清除术。

四、蛛网膜下腔出血

蛛网膜下腔出血(subarachnoid hemorrhage,SAH)是脑底部或脑表面血管破裂,血液流入蛛网膜下腔引起的,称原发性蛛网膜下腔出血。而脑实质出血或脑室出血流入蛛网膜下腔者称继发性蛛网膜下腔出血。

原发性蛛网膜下腔出血最常见病因是颅内动脉瘤。

【临床表现】

1. 任何年龄均可发病。

2. 突然剧烈头痛、呕吐,脑膜刺激征阳性。老年患者症状可不典型。

3. 常见诱发因素　情绪激动、剧烈运动。

4. 主要并发症　再出血、脑血管痉挛和脑积水。个别患者癫痫发作。

【辅助检查】

1. **头颅CT**　是诊断 SAH 首选方法。CT 表现为基底池、外侧裂、脑室系统高密度影。

2. **脑脊液**　对可疑 SAH 而 CT 阴性者,腰穿发现均匀一致血性 CSF 可诊断。

3. **脑血管造影术**　寻找出血动脉,发现动脉瘤。

【诊断】

根据突发剧烈头痛、呕吐,脑膜刺激征阳性及头颅 CT 阳性发现可诊断。还应进一步做脑血管造影,寻求发病原因。

【防治原则】

脱水降颅压、调控血压防止再出血、防治脑血管痉挛和脑积水。积极寻找出血动脉,行脑血管造影术,如发现颅内动脉瘤或血管畸形等,可进一步介入(动脉瘤栓塞术)或开颅治疗。

第五节　中枢神经系统感染

中枢神经系统感染性疾病是常见病、多发病,是由于病毒、细菌、真菌、寄生虫等病原体感染中枢神经系统的实质、被膜及血管,引起脑膜或脑脊髓膜炎、脑炎、脊髓炎或脑脊髓炎、脑膜脑炎。

一、单纯疱疹病毒性脑炎

单纯疱疹病毒性脑炎(herpes simplexvirus encephalitis,HSE)是由单纯疱疹病毒感染引起,主要侵犯颞叶、额叶和边缘叶脑组织。该病是最常见的病毒性脑炎。预后不良,死亡率高,存活患者可留有精神智力障碍。

【临床表现】

1. 急性起病,1/4 患者有口周疱疹。

2. 病前有上呼吸道感染,头痛、发热。

3. 出现精神症状,如幻觉、妄想等,严重者昏迷。多数患者有癫痫发作,甚至癫痫持续状态。颅内压增高形成脑疝危及生命。

【辅助检查】

1. **脑电图**　早期出现脑电图异常。

2. **脑脊液**　压力正常或轻中度增高,脑脊液检查正常或白细胞轻度增高,以淋巴细胞为主,蛋白质轻度增高,糖和氯化物正常。

3. **影像学**　脑 CT 和 MRI 见颞叶、额叶异常改变,病灶边界不清,部分有占位效应。

4. **病原学检查**　PCR 或抗体检测阳性有助于诊断。

【诊断】

根据典型临床表现及辅助检查诊断不难。

【防治原则】

1. **抗病毒治疗**　首选阿昔洛韦,次选喷昔洛韦或伐昔洛韦。

2. **肾上腺皮质激素**　早期大剂量冲击治疗。

3. **对症支持治疗。**

二、化脓性脑膜炎

化脓性脑膜炎(purulent meningitis)是一种极为严重的颅内感染,多有颅外感染的证据或脑外伤病史。

【临床表现】

1. 急性起病,发热、寒战。

2. 急性出现头痛、呕吐高颅压症状,意识障碍,严重者有痫性发作。

3. 查体颈抵抗、克氏征、布氏征阳性。

【辅助检查】

1. **血常规**　白细胞总数增高,中性粒细胞增高明显。

2. **脑脊液**　压力增高;外观浑浊;白细胞数增高(1000~10 000)×10^6/L。以中性粒细胞为主;蛋白增高;糖含量下降明显;氯化物降低。

【诊断】

根据急性起病,高热、头痛、呕吐、意识障碍、抽搐,脑膜刺激征,脑脊液白细胞增高考虑本病。

【防治原则】

有效的抗菌治疗是关键,急性期可应用激素,脱水降颅压,对症支持治疗。

三、结核性脑膜炎

结核性脑膜炎(tuberculous meningitis,TBM)是由结核杆菌引起的脑膜非化脓性炎症。

【临床表现】

1. 急性或亚急性起病,出现低热、乏力、盗汗、食欲缺乏。

2. 头痛、呕吐,脑膜刺激征阳性。

3. 严重者出现脑神经损害,还可出现偏瘫,精神症状、抽搐等。

【辅助检查】

1. **脑脊液**　压力常增高,细胞数(50~500)×10^6/L,淋巴细胞为主。糖和氯化物降低,蛋白增高。

2. **PCR**　脑脊液结核杆菌 PCR 检查有助于诊断。

【诊断】

1. 有结核接触史。

2. 出现上述临床症状,脑脊液白细胞轻度升高,蛋白升高,糖和氯化物降低,可考虑本病。

3. 脑脊液培养或抗酸染色发现结核菌可确诊。

【防治原则】

1. **抗结核治疗**　治疗原则是早期、联合、足量、足疗程、顿服。

2. **肾上腺糖皮质激素**　对于重症患者可短期应用激素治疗。

3. **对症支持治疗。**

第六节　多发性硬化

多发性硬化(multiple sclerosis,MS)是一种以中枢神经系统白质炎性脱髓鞘为主要病理特点的自身免疫病。病程缓解复发,病变常累及脑室周围白质、视神经、脊髓、脑干和小脑。目前发病机制不明。

【临床表现】

1. 青壮年起病多见,10 岁以下和 50 岁以上发病者少见。

2. 亚急性起病多见。

3. 病变部位多发。可出现肌肉无力、感觉异常、眼球运动障碍、共济失调,个别出现精神症状。体征多于症状。

4. 病程缓解复发。

【辅助检查】

1. **脑脊液**　细胞数正常或轻度增高,鞘内 IgG 合成指数增高;寡克隆区带阳性有助于诊断。

2. **电生理检查**　视觉诱发电位、脑干听觉诱发电位及体感诱发电位潜伏期延长有助于多发硬化的早期诊断。

3. **影像学**　MRI 优于 CT,见脑室周围、胼胝体、脑干、小脑异常信号。

【诊断】

神经系统病变部位多发,病程缓解复发,排除其他疾病,可考虑本病。

【防治原则】

急性期首选皮质类固醇,对激素治疗无效者可选用免疫球蛋白或血浆置换治疗;缓解期可选用干扰素、免疫抑制剂等减少复发次数;晚期对症支持治疗。

第七节　运动障碍及神经系统变性疾病

一、帕金森病

运动障碍性疾病(movement disorders)根据临床特点分为肌张力增高 - 运动减少和肌张力降低 - 运动增多两大类。前者代表疾病为帕金森病。

帕金森病(parkinson disease,PD)是一种以黑质多巴胺能神经元变性缺失、路易小体形成为病理特征的运动障碍性疾病。病因和发病机制复杂,可能与老化、环境因素、遗传因素有关。

【临床表现】

1. 老年人,隐匿起病,缓慢进展。

2. **运动症状**　静止性震颤、肌强直、运动迟缓、姿势步态异常。

3. **非运动症状**　嗅觉减退、头晕、出汗异常、便秘、睡眠障碍、抑郁焦虑情绪等。

【辅助检查】

1. 血常规、脑脊液常规生化正常。

2. **影像学检查**　CT、MRI 无特征性改变。功能显像检查 PET 或 SPECT 可显示脑内多巴胺转运体功能显著降低,多巴胺递质合成减少。

【诊断】

中老年缓慢起病,出现运动迟缓,静止性震颤、肌强直或姿势平衡障碍,左旋多巴治疗有效,可临床诊断帕金森病。

【防治原则】

1. **药物治疗**　帕金森病的治疗包括运动症状和非运动症状的治疗,常用药物有抗胆碱药、金刚烷胺、多巴胺制剂、多巴胺受体激动剂、单胺氧化酶-B抑制剂等。但任何药物治疗不能阻止病情进展。

2. **手术治疗**　药物治疗无效者可采用脑深部电刺激(DBS)、细胞移植、基因治疗。

3. **康复治疗**　对于改善PD患者的症状有一定作用。本病生存期5~20年。

二、痴呆

痴呆(dementia)是大脑发育成熟后,在成年期由于各种疾病因素造成脑损害,导致认知功能缺陷或衰退的临床综合征。痴呆按病因分型包括:变性痴呆、血管性痴呆、炎症性痴呆、感染性痴呆、肿瘤及其他原因引起的痴呆。本节主要讲述阿尔茨海默病(Alzheimer disease,AD)。

阿尔茨海默病(Alzheimer disease,AD)是老年期最常见的痴呆类型,以进行性认知功能障碍和行为异常为特征的中枢神经系统退行性病变。脑组织病理特征:神经炎性斑块、神经原纤维缠结、神经元缺失和胶质增生。病因不明,一般认为与遗传和环境因素有关。

【临床表现】

1. 隐匿起病,进行性加重。

2. 出现持续进行性的记忆障碍,早期近事遗忘和性格改变最常见。随后理解、判断、计算等智能活动全面下降,导致不能工作或操持家务,生活不能自理,口齿不清、语言混乱。

3. 病程一般为5~10年,发展为严重痴呆,直至终日卧床不起,最后常因褥疮、骨折、肺炎等并发症或重要脏器功能衰竭而死亡。

【辅助检查】

1. **影像学检查**　CT、MRI显示脑萎缩、脑室扩大,双侧颞叶、海马萎缩具有诊断价值。

2. **神经心理学检测**　常用量表有简易精神状态量表(MMSE)、长谷川痴呆量表(HDS)等。

3. **脑电图**　早期α节律丧失及电位降低,常见弥漫性慢波。

【诊断】

依据隐袭起病,进行性智能减退、记忆障碍、认知障碍与精神症状,神经系统查体无阳性体征,典型影像学改变可诊断。确诊依靠脑组织活检发现特征性病理改变。

【防治原则】

目前无特殊治疗方法,主要是对症支持治疗。常用抗痴呆药物有胆碱酯酶抑制剂(盐酸多奈哌齐、毒扁豆碱、艾斯能、石杉碱甲)、NMDA受体拮抗剂(美金刚)以及钙拮抗剂(尼莫地平)、脑细胞代谢药物(吡拉西坦、奥拉西坦)、抗氧化剂(维生素E)等。对症治疗包括抗精神病药、抗抑郁焦虑药等。AD患者多死于肺部感染、褥疮、深静脉血栓等并发症。

第八节　癫痫

癫痫(epilepsy)是一组由不同病因引起的脑部神经元高度同步化异常放电,临床以发作性、短暂性、反复性、刻板性中枢神经功能失常为特征。每次发作称为痫性发作。按病因分症状性癫痫和特发性癫痫。

【临床表现】

1. **全面发作**　发作初期就有意识障碍,脑电图提示发作起源于双侧脑部。

(1)全身强直阵挛发作:以意识丧失和全身抽搐为特征。症状持续5~15分钟,醒后感觉头痛、全身酸、嗜睡、意识模糊等。对发作无记忆。

(2) 失神发作:典型的失神发作是突发突止的意识丧失,停止原来的活动、发呆、呼之不应,症状持续数秒钟,发作后立即清醒,能够继续原活动。每天发作数十次或更多。对发作无记忆。

2. **部分发作** 脑电图提示神经元局部放电从局部扩展到双侧脑部,发作初期多无意识障碍。分为单纯部分发作、复杂部分发作和部分发作继发全面发作。

(1) 单纯部分发作:发作时意识存在,根据症状不同分为运动性发作、感觉性发作、自主神经发作和精神运动性发作。

(2) 复杂部分发作:依据临床表现分为 4 种类型:①自动症(automatism),患者意识范围缩窄,出现,如咂嘴、吞咽、自言自语、摸索、脱衣等没有目的的异常行为;②仅有意识障碍型;③先有单纯部分性发作,继之出现意识障碍型;④先有单纯部分发作,后出现自动症型。

(3) 部分发作继发全身性发作:患者出现上述部分发作症状,随后出现意识丧失全身发作。

如果癫痫部分发作或全身发作在短时间内频繁发生,全身发作在两次发作之间意识不清,全身或部分发作持续 30 分钟以上称为癫痫持续状态。

【辅助检查】

1. **脑电图** 典型表现是棘波、尖波、棘慢复合波。失神发作典型脑电图表现为 3Hz 棘慢复合波。局灶性痫样放电提示部分发作。脑电图阳性率 52%。

2. **影像学** 对于任何癫痫发作患者均应进行头 CT、MRI 检查,寻找病因。

3. **血生化** 了解患者颅外脏器功能情况,除外肝性脑病、肺性脑病、尿毒症、内分泌疾病等引起的痫性发作。

【诊断】

癫痫的诊断主要依靠病史和临床表现,对患者出现反复发作性、短暂性、刻板性神经功能异常,考虑癫痫。

【防治原则】

包括病因治疗、药物治疗和手术治疗。药物治疗原则是:

1. 对于首次发作或半年以上发作一次者,不建议应用抗癫痫药物。对于半年内发作 2 次以上患者,应抗痫治疗。

2. 对于癫痫发作不能明确分类患者,建议应用广谱抗癫痫药物,如丙戊酸钠、托吡酯、左乙拉西坦、拉莫三嗪等。

3. 抗癫痫药物应从小剂量开始,逐渐加量,如果治疗无效可换用另一种药物,换药期间应有 5~7 天的过渡期。单药治疗失败后可联合用药。

4. 全面发作者在症状完全控制后 4~5 年可考虑停药,失神发作症状控制半年后可考虑停药。停药应缓慢,大约 1~1.5 年完全停药。

单次癫痫发作多不需处理。癫痫持续状态属神经科急症,应迅速控制发作,保持呼吸道通畅、吸氧、进行生命体征监测。经过正规治疗 80% 患者可以缓解。

第九节 偏头痛

偏头痛(migraine)属于原发性头痛,患病率 7.7%~18.7%,病因不明。可能与遗传、饮食、内分泌、精神因素等有关。

【临床表现】

青春期起病，女性多见。50% 患者有家族史。

1. **典型的偏头痛** 有视觉先兆，多为闪光、暗点或黑蒙，持续 10~30 分钟，之后出现头痛，多为一侧或两侧额部或颞部搏动性疼痛，伴有恶心、呕吐、畏光、畏声，症状持续数小时或 1~2 天。可每周或每月发作一次，发作间期正常。

2. **无先兆偏头痛** 最常见，缺乏视觉先兆，临床表现同典型偏头痛。

3. **眼肌麻痹型偏头痛** 少见，特点是在每次头痛发作后出现眼肌麻痹，症状持续数天或数周恢复。

4. **偏瘫型偏头痛** 少见，特点是在头痛发作后出现头痛对侧肢体瘫痪，此时瘫痪对侧脑电图异常。

5. **基底动脉型偏头痛** 罕见，表现为枕部疼痛和后循环缺血表现。

【辅助检查】

脑电图及影像学检查多无异常。

【诊断】

长期反复发作性头痛，每次头痛性质相似，伴有恶心呕吐等自主神经症状，发作间期如常人，有家族史，神经系统检查正常可诊断。

【防治原则】

1. 偏头痛患者应避免进食奶酪、巧克力、饮酒、精神刺激及睡眠不足等。

2. 对于严重偏头痛发作间期可预防应用 5-HT 受体拮抗剂、β 受体阻滞剂、钙通道阻滞剂等。发作期轻中度疼痛者可选用非甾体类抗炎药物，头痛严重者可选用曲坦类药物。对伴有情绪障碍患者加用 5-HT 再摄取抑制剂。

第十节　神经 - 肌肉接头和肌肉疾病

一、重症肌无力

重症肌无力（myasthenia gravis，MG）是一种神经肌肉接头传递障碍的获得性自身免疫性疾病。本病与胸腺关系密切。

【临床表现】

1. 任何年龄均可发病。

2. 出现骨骼肌的异常易疲劳现象，晨轻暮重，劳累后加重。可累及眼肌、面部肌肉、舌咽部肌肉，四肢肌肉，严重者出现呼吸肌无力。

重症肌无力三种危象：肌无力危象、胆碱能危象、反拗危象。

【辅助检查】

1. **新斯的明试验** 肌肉注射硫酸新斯的明 1.5mg，10~20 分钟症状明显减轻为阳性。

2. **神经肌肉电生理** 低频重复电刺激（2~5Hz）动作电位波幅减低 10%~15% 以上有利于确诊。

3. AchR 抗体滴度测定有助于诊断。

4. 胸腺 CT、MRI，了解胸腺增生、肿瘤等。

【诊断】

出现骨骼肌的异常易疲劳可考虑本病；新斯的明试验阳性，重复电刺激波幅递减可确诊。

【防治原则】

1. 急性期重症患者可首选静脉注射免疫球蛋白、血浆置换、激素冲击及胆碱酯酶抑制剂等药物治疗。

2. 对于有胸腺肿瘤患者可行肿瘤切除术。

3. 危象的处理,一旦发生呼吸肌麻痹,立即气管插管或切开,呼吸机辅助呼吸。对于肌无力危象应加大新斯的明用量;胆碱能危象和反拗危象暂停抗胆碱酯酶药物,给予对症支持治疗。

二、周期性瘫痪

周期性瘫痪(periodic paralysis)是反复发作的骨骼肌弛缓性瘫痪为特征的一种离子通道病。我国以低钾性周期性瘫痪多见,又称低钾型周期性瘫痪(hypokalemic periodic paralysis),有常染色体显性遗传现象,也可散发。发病机制不清。

【临床表现】

1. 青壮年男性多见。

2. 常见诱因　饱餐、疲劳、寒冷、酗酒等。

3. 多在清晨起床时发现肌肉无力,下肢重于上肢,近端重于远端。多不出现延髓性麻痹。严重患者出现呼吸肌麻痹,危及生命。肌无力症状可反复发作,发作频率不等。

4. 查体肌张力低、腱反射减弱或消失。

【辅助检查】

1. 血清钾　发作期低于 3.5mmol/L,间歇期正常。

2. 心电图　发作期心电图出现 u 波。

3. 肌电图　运动电位时限短、波幅低。膜静息电位低于正常。

【诊断】

典型的临床表现、低血钾和心电图改变,补钾后临床症状迅速好转可确诊。有家族史者支持诊断。需与继发性低血钾引起的肌肉无力鉴别,如原发性醛固酮增多症、肾小管酸中毒等。

【防治原则】

1. 避免饱餐、高碳水化合物饮食,避免寒冷等诱因。

2. 发作期补钾治疗,对于发作频繁患者发作间期也可补钾。

三、进行性肌营养不良症

进行性肌营养不良症(progressive muscular dystrophy,PMD)是一组遗传性肌肉变性疾病。各种类型的基因位置、突变类型和遗传方式不同。目前无有效治疗办法。

【临床表现】

1. 隐袭起病,缓慢进展。

2. 出现对称性肌肉无力和萎缩,无感觉障碍。

3. 遗传方式常染色体显性、隐性和 X 连锁隐性遗传。

【辅助检查】

1. 血清酶学检测　肌酸激酶、乳酸脱氢酶、肌酸激酶同工酶显著增高。

2. 肌电图　肌源性损害,神经传导速度正常。

3. 肌肉病理　肌纤维坏死、再生和间质脂肪和结缔组织增生。

4. 基因检测。

【诊断】

根据临床表现、遗传方式、起病年龄、家族史及辅助检查可诊断。

【防治原则】

目前无有效的治疗方法，只能对症支持治疗。主要预防措施是检出携带者和产前诊断。

（王惠娟）

复习思考题

1. 三叉神经痛的特点是什么？治疗药物有哪些？

2. 周围性面瘫的表现有哪些？

3. 吉兰巴雷综合征诊断要点有哪些？与慢性炎性脱髓鞘性周围神经病治疗有什么差异？

4. 急性脊髓炎临床表现是什么？

5. 脑血管病常见危险因素有哪些？

6. 脑出血治疗原则是什么？

7. 蛛网膜下腔出血主要并发症有哪些？

8. 单纯疱疹病毒性脑炎临床表现及常用抗病毒药物是什么？

9. 结核性脑膜炎脑脊液特点是什么？治疗原则？

10. 多发性硬化临床特点是什么？

11. 癫痫持续状态定义及处理原则是什么？

12. 帕金森病的主要临床表现是什么？

13. Alzheimer 病的病理特征及临床表现有哪些？

14. 重症肌无力临床表现、危象种类及处理原则是什么？

15. 周期性瘫痪常见病因、临床表现是什么？

参考文献

1. 吴江．神经病学．北京：人民卫生出版社，2016.

2. 匡培根．神经系统疾病药物治疗学．

北京：人民卫生出版社，2002.

3. 郭玉璞．神经病学-临床神经病理学．北京：人民军医出版社，2008.

第二十三章　精神病学

23

学习目标	
掌握	精神病学中常见精神障碍的主要临床特征和诊断。
熟悉	精神病学中常见精神障碍的主要临床症状的发生和发展的原因。
了解	精神障碍的诊治原则和治疗方法。

第一节　概述

一、精神疾病的发病情况

随着社会经济的飞速发展,人们感到的压力越来越大。另外,医学科学的进步,人类健康水平显著改善,人口平均预期寿命逐年提高,导致疾病谱发生了明显的变化,已从"传染病时代""躯体疾病时代"转变为"精神疾病时代";精神障碍已成为 21 世纪影响人类健康的最主要疾病之一。

二、精神障碍的特点与疾病发生的病因

众所周知引发精神障碍的原因可能是基因与环境相互作用的结果,单个的因素可能只是增加精神障碍的患病风险性。生物、心理、社会等因素相互作用的现代医学模式要求我们在考虑精神障碍的病因时要全面分析这些因素,并且以此为基础建立治疗的方案。

与精神障碍有关的生物学因素大致可以分为遗传、感染、躯体疾病、创伤、营养不良、毒物等类。家系研究的结果表明精神分裂症、情感障碍、儿童孤独症、神经性厌食症、儿童多动症、焦虑症、阿尔茨海默病(Alzheimer)等,都具有明显的家族聚集性。目前绝大多数的精神障碍都不能用单基因遗传来解释,而是多个基因相互作用,使患病风险性增加,加上环境因素的作用,从而导致了疾病的发生。

儿童期创伤、应激性生活事件、情绪状态、人格特征、性别、父母的养育方式、社会阶层、社会经济状况、种族、文化宗教背景、人际关系等均构成精神障碍的心理、社会因素。这些心理、社会因素在精神疾病的发病与转归过程中起着重要作用。

三、精神疾病的诊断分类

当前,对世界精神病学影响最大且为许多国家所采用的分类系统有世界卫生组织《国际疾病》第十版(ICD-10)第五章和美国精神病学会的《精神障碍诊断和统计手册》第五版(DSM-5)。中国的精神疾病诊断与分类标准(CCMD-3),基本上是按照国际疾病分类(ICD-10)的方法,将精神疾病分为 10 大类:①器质性精神障碍(包括躯体疾病所致精神障碍);②精神活性物质或非成瘾物质所致精神障碍;③精神分裂症和其他精神性障碍;④心境障碍(情感性精神障碍);⑤癔症、应激相关障碍、神经症;⑥心理因素相关生理障碍;⑦人格障碍、习惯与冲动控制障碍、性心理障碍;⑧精神发育迟滞与童年和少年期心理发育障碍;⑨童年和少年期的多动障碍、品行障碍、情绪障碍;⑩其他精神障碍和心理卫生情况。

四、精神疾病的症状

学习正确辨认精神障碍的症状是做好精神障碍防治工作的第一步。每一种精神症状均具有以下特点:①症状的内容与周围客观环境不相符合;②精神症状的出现不受患者意识的控制;③症状会给患者带来不同程度的社会功能损害,并持续一段时间,这也是鉴别精神状况正常与不正常的关键。

(一) 感知觉及其障碍

感知觉障碍主要包括感觉障碍、知觉障碍和感知综合障碍。

1. **感觉障碍**　感觉是指人脑对客观事物的个别属性的反映(如形状、颜色、重量、气味)。感觉障碍包括如下形式:

(1) 感觉过敏:对外界一般强度刺激的感受性增加。如对一般生活中的声音、光线刺激感到刺耳、刺眼,

对普通的气味感到特别刺鼻难闻等。这类症状多见于焦虑症的患者。

(2) 感觉减退:对外界一般强度刺激的感受性减低。如患者对强烈的疼痛或者难以忍受的气味仅有轻微感受,甚至对外界的刺激不产生任何感觉。多见于器质性精神障碍、抑郁状态、木僵状态等情况。

(3) 内感性不适:身体内部产生各种不舒适的或难以忍受的异样感觉(挤压、虫爬样等),患者对此种感觉难以用言语准确描述。如不明部位的内脏牵拉、挤压、撕扯、游走感,患者往往伴有焦虑情绪。多见于精神分裂症、抑郁状态、器质性精神障碍、躯体形式障碍等。

2. 知觉障碍　知觉是指当前直接作用于感觉器官的客观事物整体属性在人脑中的反映。知觉障碍在精神科临床上很常见,是大多数精神障碍的主要症状,对精神障碍的诊断与鉴别诊断、治疗与护理决策、监护病情具有重要的意义。常见的知觉障碍有错觉、幻觉、感知综合障碍等。

(1) 错觉:对客观事物歪曲的知觉,即把实际存在的事物歪曲为与实际完全不相符的事物。如杯弓蛇影、草木皆兵等就是错觉的生动表现。正常人在过度疲劳或情绪紧张状态下也可发生错觉。常见于器质性精神障碍、焦虑症等。

(2) 幻觉:没有相应的客观刺激作用于人的感觉器官而出现的类似知觉。按涉及的感觉器官不同分为幻听、幻视、幻嗅、幻味、幻触、内脏性幻觉等。

幻听:是临床上最为常见的幻觉,有时患者可能清楚地辨别发声者的人数、性别、是否熟识及声音方位等。如为直接对患者进行评价的称为评论性幻听,命令患者做某些事情的声音称为命令性幻听,这些言语性的幻听常见于精神分裂症。患者可与此虚幻的声音对话,并伴有相应的表情,也常由此引发患者对幻听进行解释而继发病态的观念,甚至妄想。

幻视:幻视也较常见,多在意识清晰度下降的情况下出现,如谵妄状态。可伴有相应的恐惧、焦虑等情绪及相应的行为表现。多见于器质性精神障碍,精神分裂症也不罕见。

幻嗅:患者有现实中并不存在的事物所产生难闻气味的感受,如感受到腐烂食品、尸体、粪便或化学药品的气味,多与其他幻觉结合,易继发产生病态观念甚至妄想。如患者坚信气味是坏人故意施放,从而产生或加强了被害观念。多见于颞叶损害,如颞叶外伤、颞叶癫痫所致的精神障碍,也常见于精神分裂症。

幻味:患者感受到食物中有某种特殊味道,因而拒食,常与其他幻觉、妄想同时出现。多见于精神分裂症。

幻触:多见于可卡因中毒所引起的周身麻木感、刀刺感、触电感、虫爬感等,常与被害妄想一起存在。也较多见于精神分裂症、器质性精神障碍、躯体形式障碍等。

内脏性幻觉:与内感性不适相对,患者能清楚地描述到自己某一器官或躯体内部结构存在扭转、穿孔、断裂感受,常与疑病妄想、虚无妄想结合在一起。多见于精神分裂症、抑郁症等。

3. 感知综合障碍　感知综合障碍指对客观事物的本质属性或整体能正确认识,但是对该事物的个别属性发生错误感知。如患者能正确地认识到事物的存在,但是对事物的大小、形状、颜色、距离、空间位置等个别属性或某些部分产生了错误的感知。多见于精神分裂症、癫痫所致精神障碍、抑郁症等。

(二) 思维障碍

思维是人脑对客观事物间接概括的反映,是人类特有认识活动的最高形式。思维障碍主要包括思维联想障碍、思维逻辑障碍和思维内容障碍。

1. 联想障碍

(1) 思维速度和量的异常

思维奔逸:是指联想的速度加快,患者对此体验是"脑子就像抹了油的机器,转得太快了",并可出现随境转移、音联、意联及心境高涨、意志活动过多等现象。常见于躁狂发作。

思维迟缓:与思维奔逸相对,是指联想的速度减慢,患者体验到的是"脑子就像没抹油的机器,转不过来了",并可出现言语动作反应迟缓、心境低落等现象。多见于抑郁发作。

思维贫乏：不同于思维迟缓，思维贫乏指的是联想数量减少，概念与词汇贫乏，患者常表现出对提问回答"没有"、"嗯"等简短词语，有的患者会有"脑子里空空的"的感受。多见于精神分裂症。

(2) 联想连贯性异常

思维松弛：患者意识清晰，但思维内容散漫、缺乏主题，对问题的叙述不够中肯，也不切题，联想内容之间缺乏一定的逻辑关系，对其言语的主题及用意也不易理解，使人感到交谈困难。多见于精神分裂症。

思维破裂：患者在意识清晰的情况下，概念之间联想断裂，缺乏内在意义上的连贯与逻辑，单独语句在结构与文法上正确，但语句之间缺乏内在意义上的联系，使人无法理解用意。多见于精神分裂症。

思维不连贯：在意识障碍的背景上出现破裂性思维的表现，但是言语上更为杂乱，语句片断，毫无主题。多见于感染中毒等躯体疾病所致精神障碍或器质性精神障碍。

(3) 联想途径异常

病理性赘述：是指思维过程中抓不住主要问题，不厌其烦地做不必要的累赘细节描述。其特点是患者不按医生要求作简要的概括性回答，固执地按照自己的思维过程赘述下去，给人一种谈话内容"啰嗦""无主题""东扯西拉"的印象。与思维破裂不同的是患者最终还是会回到主题。最多见于癫痫所致精神障碍。

思维中断(思维阻滞)：思维过程突然停顿，感到脑子一片空白，表现为说话突然停顿，片刻又重复说话。多见于精神分裂症。

2. 思维逻辑障碍

(1) 病理性象征性思维：概念转换，将一个简单的具体概念与抽象概念混淆，不经患者的解释，别人无法理解。如某个患者走路一定要走左边，代表自己是"左派"。常见于精神分裂症。

(2) 语词新作：患者自创符号、图形、文字、语言来表达一种离奇的概念，常表现出概念的融合、浓缩，无关概念的拼凑。如"][" 代表离婚。多见于精神分裂症。

(3) 逻辑倒错：违反思维同一律，推理缺乏逻辑性，既无前提也无根据，或因果倒置，推理离奇古怪，不可理解。

3. 思维内容障碍 妄想是病理性的歪曲信念，其特征为：①信念歪曲，妄想无关于事实存在与否，而在于信念偏离常理或专业知识的程度；②坚信不疑，妄想不接受事实与理性纠正；③内容为个人所独有，与文化或亚文化群体某些共同的信念不同，如迷信观念。

妄想按发生的背景可分为原发性与继发性；按结构可分为系统性妄想与非系统性妄想；按妄想的内容分类，一般分为夸大妄想、罪恶妄想、被害妄想等。

(1) 关系妄想：将与其无关的事物坚信为与其有关，如认为大街上的人在自己背后指桑骂槐、话里藏针等。

(2) 被害妄想：患者认为自己受到了迫害、诽谤、造谣中伤、放毒等，达到坚信不疑的程度。某患者乘车途中，突感车上有几个人神色不对，认为是在跟踪自己，故马上换车回家，告诉家人说有人成立了一个组织对自己进行迫害，还派了便衣公安人员在监视自己，于是紧闭门窗，手握棍棒不让人进房，也不吃不喝家里的饭菜，害怕饭菜下毒。多见于精神分裂症。

(3) 影响妄想：坚信自己的心理活动与行为受到外界某种特殊东西或仪器的干扰与控制，患者有明显的不自主感、被迫感。多见于精神分裂症。

(4) 被洞悉感：患者坚信其内心所想的事，未经语言文字表达就被别人以某种方式知道了，如坚信有人在他身上安装了特殊的发射装置，自己头脑中想的事周围人都知道。多见于精神分裂症。

(5) 释义妄想：指对外界发生的事物赋予特殊的意义，并坚信不疑。在事物的印象与病人理解的意义之间毫无联系，病人做解释后他人也不能理解，从而与象征性思维不同。如天上乌云滚滚，说预示着股市会暴跌；桃花盛开，说明他今年鸿运高照，会发大财。多见于精神分裂症。

(6) 夸大妄想：患者坚信自己具有明显超过实际的能力。如其发生于情绪高涨的背景下，可能伴有思维奔逸、意志活动增多等表现,妄想内容并不荒谬离奇,多见于躁狂发作,也可见于轻躁狂发作;如其内容荒谬离奇,常人难于理解,多见于精神分裂症。

(三) 注意障碍

注意是个体心理活动过程中的精神活动对一定对象的集中性与指向性。分为被动注意和主动注意。主动注意又称随意注意,为既定目标的注意,与个人的思想、情感、兴趣和既往体验有关;被动注意也称作不随意注意,它是由外界刺激被动引起的注意,没有自觉的目标,不需任何努力就能实现。通常所谓注意是指主动注意而言。常见的有注意减退、随境转移、注意增强等。

(四) 记忆障碍

记忆是在感知觉和思维基础上建立起来的精神活动,为既往事物或经验的重现。包括识记、保持、再认或回忆三个基本过程。临床上常见的记忆障碍形式如下:

1. **记忆增强** 病态的记忆增强,对病前不能够且不重要的事都能回忆起来。主要见于躁狂发作、轻躁狂或偏执性精神障碍患者。

2. **记忆减退** 是指记忆的基本过程普遍减退,轻者表现为回忆的减弱,如记不住刚见过面的人,严重时远期记忆力也减退,可见于痴呆;轻微的记忆减退也可见于正常老年人。

3. **遗忘** 指部分或全部地不能回忆以往的经验,即主要指回忆过程障碍。按其程度可分为完全性遗忘与部分性遗忘;按其与伤害性事件发生的顺序可分为顺行性遗忘与逆行性遗忘。

4. **错构** 是记忆的错误,对过去曾经历过的事件,在发生的地点、情节、特别是在时间上出现错误回忆,并坚信不疑。多见于老年性痴呆和酒精中毒性精神障碍。

5. **虚构** 是指由于遗忘,患者以想象的、未曾亲身经历过的事件来填补自身经历的记忆缺损。多见于各种原因引起的痴呆。

(五) 智能障碍

智能是指利用既往获得的知识、经验来解决新问题、形成新概念的能力,包括观察力、记忆力、注意力、思维能力、想象能力等。智能障碍可分为精神发育迟滞及痴呆两大类型。

1. **精神发育迟滞** 是指个体生长发育成熟以前(18 岁以前),大脑的发育不良或受阻,智能发育停留在一定的阶段。随着年龄增长其智能明显低于正常的同龄人智力水平;由于智力发育受阻,往往还伴有社会功能障碍。

2. **痴呆** 是指个体由于器质性病变,患者虽没有意识障碍,但后天获得的智能、记忆和人格全面受损的一种综合征。临床主要表现为创造性思维受损,抽象、理解、判断推理能力下降,记忆力、计算力下降,后天获得的知识丧失,工作和学习能力下降或丧失,甚至生活不能自理,并伴有其他精神症状,如情感淡漠、行为幼稚及本能意向亢进等。可见于阿尔茨海默病和麻痹性痴呆等。

假性痴呆:临床上可见在强烈的精神创伤后可产生一种类似于痴呆的表现,而大脑组织结构无任何器质性损害,称之为假性痴呆。通常预后较好。常见于心因性精神障碍。

(六) 定向力障碍

定向力指个体对时间、地点、人物以及自身状态的认识能力。前者称为对周围环境的定向力,后者称为自我定向力。多见于躯体疾病所致的精神障碍及脑器质性精神病伴有意识障碍时。

(七) 意识障碍

意识是指患者对周围环境及自身的认识和反应能力。常表现为:感知觉清晰度降低、迟钝、感觉阈值升高;注意难以集中,记忆减退,出现遗忘或部分性遗忘;思维变得迟钝、不连贯,理解困难,判断能力降低;情感反应迟钝、茫然;动作行为迟钝,缺乏目的性和指向性;出现定向障碍,对时间、地点、人物定向不能辨别。临床上意识障碍可表现为意识清晰度的降低,意识范围缩小及意识内容的变化。

（八）自知力障碍

自知力又称领悟力或内省力，是指患者对自己精神疾病认识和判断能力。包括三方面：对疾病的认识，即承认有病；对症状的认识，即对病变的行为表现以及各种不正常体验能正确分辨和描述，认识到它们是疾病的表现；对治疗的认识，即存在治疗依从性，有主动接受治疗的愿望或者服从治疗。自知力是临床上进行诊断、鉴别诊断、预测疗效、判断预后的一个必不可少的重要指标。

第二节　颅内感染所致精神障碍

虽然颅内感染的病人大多就诊于神经内科，精神科医师仍会遇到这类问题。颅内感染可分别位于蛛网膜下腔、脑实质或局限于脑或脑膜并形成包围区域，但实际上损害很少呈局限性而不互相影响。其中以病毒性脑炎在精神科较为常见。

【临床表现】

1. 以单纯疱疹病毒性脑炎最为常见，一般发病无季节性与区域性，故常为散发性病毒性脑炎。

2. 精神症状可以是首发症状，也可是主要临床表现。精神运动性抑制症状较多见，表现为言语减少或缄默不语、情感淡漠、迟钝、呆板甚至不饮不食呈木僵状态。也可表现为精神运动性兴奋等。

3. 癫痫发作相当常见，以全身性发作最多，有的以癫痫持续状态为首发表现。

【辅助检查】

实验室检查可见血清白细胞总数增高、脑脊液检查压力增高，白细胞和（或）蛋白质轻度增高，糖、氯化物正常。血和脑脊液 IgG 可增高，脑电图检查大多呈弥漫性改变或在弥漫性改变的基础上出现局灶性改变，且随临床症状好转而恢复正常，对诊断本病有重要价值。

【诊断】

本病的诊断主要依据是病史、实验室检查、脑电图检查以及神经系统和精神状况检查结果。

【防治原则】

抗病毒治疗如阿昔洛韦能有效降低脑炎患者(如单纯疱疹病毒性脑炎)的死亡率，但必须在患病初期使用。另外，积极的对症治疗合并激素治疗和支持疗法十分重要。如果有精神病性症状，或者冲动兴奋行为，可以考虑临时对症用一些抗精神病药物。

第三节　精神分裂症

精神分裂症(schizophrenia)是一种病因未明的严重精神障碍，具有思维、情感、行为等多方面的异常，以精神活动和环境不协调为主要特征。通常意识清晰，智能尚好，大部分病人可出现认知功能损害。多缓慢起病起病于青壮年，病程慢性迁延，不少患者出现社交退缩以及有衰退的可能，但部分病人可保持痊愈或基本痊愈状态。精神分裂症可见于各种社会文化和各个社会阶层中。患病率在 1% 左右。

【临床表现】

1. **感知觉障碍**　精神分裂症最突出的感知觉障碍是幻觉。精神分裂症的幻听内容多半是争论性、评论性、命令性的。其他类型幻觉，如幻视、幻味虽然少见，但也可在精神分裂症患者身上见到。

2. **思维及思维联想障碍**

(1) 妄想：妄想往往很荒谬、离奇。最多见的妄想是被害妄想与关系妄想。

(2) 思维联想障碍：患者在交谈时经常游移于主题之外，尤其是在回答医生的问题时，句句说不到点子上,但句句似乎又都沾点儿边,令听者抓不住要点(思维散漫)。病情严重者言语支离破碎,根本无法交谈。

(3) 思维贫乏:根据患者言语的量和言语内容加以判断。语量贫乏,缺乏主动言语,在回答问题时异常简短,多为"是""否"。同时患者在每次应答问题时总要延迟很长时间。

3. **情感障碍** 主要表现为情感迟钝或平淡。

4. **意志与行为障碍**

(1) 意志减退:患者在坚持工作、完成学业、料理家务方面有很大困难,往往对自己的前途毫不关心、没有任何打算,或者虽有计划,却从不施行。

(2) 紧张综合征:包括紧张性木僵和紧张性兴奋两种状态,两者可交替出现,是精神分裂症紧张型的典型表现。

【诊断】

精神分裂症的诊断主要依据制定的诊断标准,包括典型症状、症状持续时间、社会功能损害和排除标准。在出现典型的精神分裂症状前,患者常常有前驱期症状,包括失眠、紧张性疼痛、敏感、孤僻、回避社交、胆怯、情绪不好、执拗、难于接近、对抗性增强、与亲人好友关系冷淡疏远等,有些出现不可理解的行为特点和生活习惯的改变。

【防治原则】

1. **药物治疗** 精神分裂症药物治疗应系统而规范,强调早期、足量、足疗程。一旦明确诊断应及早开始用药。药物应达到治疗剂量,一般急性期治疗应维持 2~6 个月。治疗应从低剂量开始,逐渐加量,高剂量时密切注意不良反应,一般情况下不能突然停药。

维持治疗对于减少复发或再住院具有肯定的作用。第一次发作维持治疗 1~2 年,第二次或多次复发者维持治疗时间应更长一些,甚至是终身服药。对于经典抗精神病药物,急性期治疗 3~6 个月后可逐渐减量。维持治疗的剂量应个体化,一般为急性治疗期剂量的 1/2~2/3。不管是急性期还是维持治疗,原则上单一用药,作用机制相似的药物原则上不宜合用。

2. **心理治疗** 心理治疗是精神分裂症治疗的重要部分。心理治疗不但可以改善病人的精神症状、提高自知力、减轻精神症状导致的社会功能损害、增强治疗的依从性,也可改善家庭成员间的关系,促进患者与社会的接触,达到回归社会的治疗目标。

3. **社会康复** 消除患者的精神症状是非常重要的,但是如果不能够消除某些精神症状,也希望能够尽可能的恢复患者的社会功能。对临床痊愈的病人,应当鼓励其参加社会活动和从事力所能及的工作。

第四节　心境障碍

心境障碍(mood disorder)是以显著而持久的情感或心境改变为主要特征的常见精神障碍。临床上主要表现为情感高涨或低落,伴有相应的认知和行为改变,可有精神病性症状,如幻觉、妄想。大多数病人有反复发作的倾向,部分可有残留症状或转为慢性。

【临床表现】

1. **躁狂发作** 躁狂发作的典型临床症状是情感高涨、思维奔逸和活动增多。患者主观体验特别愉快,可出现夸大妄想。思维奔逸的表现为联想过程明显加快,自觉思维非常敏捷,思维内容丰富多变。活动增多的表现为精力旺盛,兴趣范围广,动作快速敏捷,整天忙忙碌碌。

2. **抑郁发作** 抑郁发作临床上是以情感低落、思维迟缓、意志活动减退和躯体症状为主。主要表现为显著而持久的情感低落,抑郁悲观。凡事缺乏兴趣,悲观绝望。部分患者可伴有焦虑、激越症状。约 15% 的抑郁症患者最终死于自杀。

【诊断】

心境障碍的诊断主要应根据病史、临床症状、病程及体格检查,依照诊断标准进行诊断。诊断时要有密切的临床观察,把握疾病横断面的主要症状及纵向病程的特点。此外,要记住符合症状和严重程度标准至少2周。

1. 临床诊断特征

(1) 躁狂症和抑郁症分别是以显著而持久的心境高涨或低落为主要表现。

(2) 可伴有躯体不适症状。躁狂发作时常伴有食欲增加、性欲亢进、睡眠需要减少;抑郁发作时,躯体症状更为多见,若出现早醒、食欲缺乏、体重下降、性欲减退及抑郁心境表现为昼重夜轻的节律改变,有助于诊断。

2. 病程特点　大多都具有发作性病程,而在发作间歇期精神状态可恢复病前水平。既往有类似的发作,或病程中出现躁狂与抑郁的交替发作,对诊断均有帮助。

3. 家族中特别是一级亲属有较高的同类疾病的阳性家族史,躯体和神经系统检查以及实验室检查一般无阳性发现。

【防治原则】

1. **躁狂发作的治疗**

(1) 药物治疗:①锂盐:碳酸锂可用于躁狂的急性发作、缓解期的维持治疗。②抗惊厥药:主要有卡马西平和丙戊酸盐,广泛用于治疗躁狂发作、双相心境障碍维持治疗。③抗精神病药:氯氮平、奥氮平、喹硫平、利培酮等能有效地控制躁狂发作。

(2) 电抽搐治疗:电抽搐治疗对急性重症躁狂发作或对锂盐治疗无效的患者有一定的治疗效果。

2. **抑郁发作的治疗**

(1) 药物治疗

三环类抗抑郁药:丙咪嗪、氯米帕明、阿米替林及多塞平是临床上常用的三环类抗抑郁药。

选择性5-HT再摄取抑制剂:目前已在临床应用的有氟西汀、帕罗西汀、舍曲林、氟伏沙明、西酞普兰。

选择性5-HT、去甲肾上腺素再摄取回收抑制剂:目前临床上常用的药物有文拉法星、度洛西汀。

(2) 电抽搐治疗:有严重消极自杀企图的患者及使用抗抑郁药治疗无效的抑郁症患者可采用电抽搐治疗。

(3) 心理治疗

第五节　神经症

神经症(neurosis)是一组精神障碍的总称。其共同特征是起病常有明显的心理社会因素;病前多有一定的人格基础;精神症状主要表现为脑功能失调症状、情绪症状、强迫症状、疑病症状、分离或转换症状、多种躯体不适感等;以上这些临床症状没有发现相应的脑器质性病变;患者无精神病性症状,对疾病有相当的自知力,疾病痛苦感明显,有求治要求;社会功能相对完好,行为一般保持在社会规范允许的范围之内;病程大多慢性迁延。

【临床表现】

1. **精神易兴奋**　主要表现为三个特点:第一,在日常生活中,事无巨细均可使患者浮想联翩或回忆增多,尤其多发生在睡眠的入睡阶段。第二,不随意注意增强。患者极易被周围细微的变化所吸引,以致注意力很难随意集中。第三,患者感受阈值降低,表现为别人轻言细语在他听来嘈杂难耐,对身体内部信息的感觉阈值下降则表现为躯体不适感觉增加。

2. 精神易疲劳　精神易疲劳主要表现为精力下降,工作稍久就觉得疲惫不堪,严重者一动脑筋就感到疲劳,注意力很难集中且不能持久,故思考问题十分困难,效率低下。

3. 焦虑　焦虑是指在缺乏充足的客观原因时,患者产生紧张、不安或恐惧的内心体验并表现相应的自主神经功能失调。

4. 易激惹　易激惹是一类负性情绪,它不仅仅指易发怒,还包括易伤感、易烦恼、易委屈、易愤慨等。

5. 抑郁　抑郁是一种不愉快的情绪体验,可以表现为从轻度的缺少愉快感到严重的绝望自杀,核心症状是丧失感、自我否认、自我攻击和伤害。

6. 强迫症状　强迫症状是指一种观念、冲动或行为反复出现,自知不必要,但欲罢不能,为此十分痛苦。

7. 疑病症状　疑病症状是指对自身的健康状况或身体的某些功能过分关注,以致怀疑患了某种躯体疾病或精神疾病,而与实际健康状况并不相符。

8. 睡眠障碍　睡眠障碍在神经症患者中极为普遍,其中失眠是睡眠障碍中最常见的形式。

【诊断】

神经症的诊断标准如下:

1. 症状标准　至少有下列临床症状的 1 项:①恐惧;②强迫症状;③惊恐发作;④焦虑;⑤躯体形式症状;⑥躯体化症状;⑦疑病症状;⑧神经衰弱症状。

2. 严重标准　社会功能受损或有无法摆脱的精神痛苦,促使其主动求医。

3. 病程标准　符合症状标准的时间,因神经症的亚型不同而不同。

4. 排除标准　排除器质性精神障碍、精神活性物质与非成瘾物质所致精神障碍、各种精神病性障碍如精神分裂症与偏执性精神障碍、心境障碍等。

【防治原则】

神经症的治疗主要包括药物治疗与心理治疗的联合应用。一般来说,药物治疗对于控制神经症的症状是有效的,但神经症的发生因为主要与心理社会应激因素、个性特征有密切关系。因此成功的心理治疗可能更重要。

第六节　儿童青少年期精神障碍

一、精神发育迟滞

精神发育迟滞(mental retardation)是一组由生物、心理和社会因素所致的广泛性发育障碍,临床特征为智力发育低下和社会适应困难。可同时伴有其他精神障碍或躯体疾病。起病于大脑发育成熟(18 岁)以前。

【临床表现】

主要表现为不同程度的智力低下和社会适应能力不良。WHO 根据智商(intelligence quotient,IQ)将精神发育迟滞分为以下四个等级。

1. 轻度　智商在 50~69。在发育早期即观察到患者较正常儿童发育延迟,特别是语言发育迟缓,词汇不丰富,理解分析能力差,抽象思维不发达。

2. 中度　智商在 35~49。自幼智力和运动发育都明显比正常儿童迟缓,语言发育差,表现为发音含糊不清,能掌握日常生活用语,但词汇贫乏以致不能完整表达意思。

3. 重度　智商在 20~34。出生后即发现明显发育落后,年长后能学会简单语句,但不能进行有效语言交流。

4. **极重度** 智商在 20 以下。完全没有语言能力,对危险不会躲避,不认识亲人及周围环境,以原始性情绪如哭闹、尖叫表示需求。

【诊断】

需要全面采集病史、精神检查和躯体检查,其中详细的生长发育史特别重要,据此可对儿童生长发育情况做出全面的临床评估。同时,根据年龄和智力损害的程度,选择适用于患者的标准化发育量表或智力测验以辅助诊断。国内常用韦氏智力量表评估儿童智商。近年来将社会适应能力也作为诊断方法之一,CCMD-3 建议使用儿童社会适应行为评定量表。

若儿童 18 岁以前出现智力低下和社会适应困难,智力测验结果智商低于 70,则可诊断精神发育迟滞,再根据智商确定精神发育迟滞的严重程度。智商在 70~90 者列为正常与异常之间的边缘状态。

【防治原则】

精神发育迟滞一旦发生难以逆转,因此重在预防。监测遗传性疾病、做好围产期保健、避免围产期并发症、防止和尽早治疗中枢神经系统疾病是预防的重要措施。一些发达国家依据专门的法律对所有新生儿实施几种遗传代谢疾病的血液生化筛查,为早期预防和治疗提供了条件。治疗原则是以教育训练为主,药物治疗为辅。

二、儿童孤独症

儿童孤独症(childhood autism)是广泛性发育障碍的一种亚型,以男性多见,起病于婴幼儿期,主要表现为不同程度的言语发育障碍、人际交往障碍、兴趣狭窄和行为方式刻板。约有 3/4 的患者伴有明显的精神发育迟滞,部分患儿在一般性智力落后的背景下某方面具有较好的能力。

【临床表现】

1. **语言障碍** 患者语言发育明显落后于同龄儿童。患者很少、甚至完全不会使用语言进行正常的人际交流。

2. **社会交往障碍** 患者不能与他人建立正常的人际关系。

3. **兴趣范围狭窄和刻板的行为模式** 患者对于正常儿童所热衷的活动、游戏、玩具都不感兴趣,而喜欢玩一些非玩具性的物品,患者可有重复刻板动作。

4. 患者中智商低于 50 者约占一半,并且具有特征性智力损害模式,即智力的各方面发展不平衡,操作性智商较言语性智商高,运用机械记忆和空间视觉能力来完成的题目所得成绩较好,而依靠把握意义的能力来完成的题目所得成绩相对较差。根据智能发育水平,将孤独症分为智力水平正常或接近正常的高智能型和伴有明显智能损害的低智能型。

5. 患者可有恐惧、紧张情绪,甚至惊恐发作。多数合并注意缺陷和多动。约 20% 患者有抽动症状。

【诊断】

通过采集全面详细的生长发育史、病史和精神检查,若发现患者在 3 岁以前逐渐出现言语发育与社会交往障碍、兴趣范围狭窄和刻板重复的行为方式等典型临床表现,排除儿童精神分裂症、精神发育迟滞、Heller 综合征和 Rett 综合征等其他广泛性发育障碍,可做出儿童孤独症的诊断。

【防治原则】

1. **教育和训练** 是最主要的治疗方法。目标是促进患者语言发育,提高社会交往能力,掌握基本生活技能和学习技能。

2. **心理治疗** 较多采用行为治疗。主要目的是强化已经形成的良好行为,对干扰接受教育训练、影响社会交往和危害自身的异常行为。认知疗法适用于智力损害不重的患者。家庭治疗可以使患者的父母了解患者存在的问题,与治疗人员相互支持和协作,全力参与治疗。

第七节　精神药物概述

用于精神障碍治疗的精神药物,传统上按临床作用特点分为:①抗精神病药物;②抗抑郁药物;③心境稳定剂;④抗焦虑药物。

一、抗精神病药物

(一) 作用机制

目前认为,抗精神病药物主要通过阻断脑内多巴胺和 5- 羟色胺受体而具有抗精神病作用,同时还对脑内多种受体具有阻断作用而产生种种副作用。新型的非典型抗精神病药以 $5-HT_2/D_2$ 受体的阻断作用为标志,一部分药物为多受体阻断作用如氯氮平、奥氮平、喹硫平,而利培酮受体阻断作用相对主要集中在多巴胺受体。

(二) 临床应用

抗精神病药物的治疗作用可以归于三个方面:①抗精神病作用,即抗幻觉、妄想作用;②非特异性镇静作用;③预防疾病复发作用。

(三) 适应证与禁忌证

抗精神病药物主要用于治疗精神分裂症和预防精神分裂症的复发、控制躁狂发作,还可以用于其他具有精神病性症状的功能性或器质性精神障碍。

严重的心血管疾病、肝脏疾病、肾脏疾病以及有严重的全身感染时禁用,甲状腺功能减退和肾上腺皮质功能减退、重症肌无力、闭角型青光眼、既往同种药物过敏史者也禁用。白细胞过低、老年人、孕妇和哺乳期妇女等应慎用。

(四) 不良反应和处理

鉴于抗精神病药物具有许多药理作用,所以副作用较多,特异质反应也常见。处理和预防药物的不良反应与治疗原发病同等重要。

传统抗精神病药物治疗最常见的神经系统副作用主要包括 4 种锥体外系反应表现:急性肌张力障碍、静坐不能、类帕金森症、迟发性运动障碍(tardive dyskinesia,TD)。

二、抗抑郁药物

目前将抗抑郁药物分为四类:①三环类抗抑郁药;②单胺氧化酶抑制剂;③选择性 5- 羟色胺再摄取抑制剂;④其他递质机制的抗抑郁药。

(一) 三环类抗抑郁药

适用于治疗各类以抑郁症状为主的精神障碍,还可以用于治疗焦虑症、惊恐发作和恐惧症。氯米帕明则常用于治疗强迫症。严重心肝肾疾患、粒细胞减少、闭角性青光眼、前列腺肥大、妊娠头 3 个月禁用。

三环抗抑郁药的大多数副作用较轻,但有时也足以影响治疗。发生的频度及严重程度与剂量和血药浓度呈正相关,同时与躯体状况亦有关。抗胆碱能副作用是三环类抑郁药治疗中最常见的副作用。

(二) 选择性 5- 羟色胺再回收摄取抑制剂

选择性 5- 羟色胺再摄取抑制剂(SSRIs)目前已用于临床的 SSRIs 有氟西汀、帕罗西汀、舍曲林、氟伏沙明和艾丝西酞普兰。这类药物的适应证包括抑郁症、强迫症、惊恐症和贪食症,但不同的 SSRIs 对不同靶症状的剂量、起效时间、耐受性和疗效约有不同。

（三）选择性 5- 羟色胺和去甲肾上腺素再回收摄取抑制剂

选择性 5- 羟色胺和去甲肾上腺素再回收摄取抑制剂目前常用于临床的有文拉法星和度洛西汀。

三、心境稳定剂

心境稳定剂是治疗躁狂以及预防躁狂或抑郁发作的药物。主要包括锂盐（碳酸锂）和某些抗癫痫药如卡马西平、丙戊酸盐等。

（一）碳酸锂

碳酸锂是锂盐的一种口服制剂，为最常用的抗躁狂药物。

1. 适应证和禁忌证　碳酸锂的主要适应证是躁狂症，它是目前治疗躁狂症的首选药物，对躁狂症和双相障碍的躁狂或抑郁发作还有预防作用。

急慢性肾炎、肾功能不全、严重心血管疾病、重症肌无力、妊娠头 3 月以及缺钠或低盐饮食患者禁用。帕金森病、糖尿病、甲状腺功能低下、神经性皮炎（牛皮癣）、老年性白内障患者慎用。

2. 副作用　锂在肾脏与钠竞争重吸收，缺钠或肾脏疾病易导致体内锂的蓄积中毒。副作用与血锂浓度相关。一般发生在服药后 1~2 周，有的出现较晚。常饮淡盐水可以减少副作用。

（二）具有心境稳定作用的抗癫痫药物

有数种抗癫痫药物可以作为心境稳定剂。常用的是卡马西平和丙戊酸盐。

卡马西平对治疗急性躁狂和预防躁狂发作均有效，尤其对锂盐治疗无效的、不能耐受锂盐副作用的以及快速循环发作的躁狂患者，效果较好。卡马西平与锂盐合并应用预防双相患者复发，其疗效较锂盐与抗精神病药物合用要好。青光眼、前列腺肥大、糖尿病、酒精依赖者慎用，白细胞减少、血小板减少、肝功能异常者以及孕妇禁用。卡马西平具有抗胆碱能作用，治疗期间可出现视物模糊、口干、便秘等副作用。偶可引起白细胞和血小板减少及肝损害。应监测血象的改变。

丙戊酸盐对躁狂症的疗效与锂盐相当，对混合型躁狂、快速循环型情感障碍以及锂盐治疗无效者可能疗效更好。肝脏和胰腺疾病者慎用，孕妇禁用。常见副作用为胃肠刺激症状以及镇静、共济失调、震颤等。转氨酶升高较多见，极少数病人出现罕见的中毒性肝炎和胰腺炎，造血系统不良反应少见。

四、抗焦虑药物

抗焦虑药物的应用范围广泛，种类较多，具有中枢或外周神经系统抑制作用的药物都可纳入此类。目前临床上应用最广的属部分抗抑郁药物和苯二氮䓬类，其他有 5-HT$_{1A}$ 受体部分激动剂丁螺环酮和坦度螺酮。

（一）苯二氮䓬类

苯二氮䓬类既是抗焦虑药也是镇静催眠药，用于治疗各型神经症、各种失眠以及各种躯体疾病伴随出现的焦虑、紧张、失眠、自主神经系统紊乱等症状，也可用于各类伴有焦虑、紧张、恐惧、失眠的精神病以及激越性抑郁、轻性抑郁的辅助治疗。还可用于癫痫治疗和酒精急性戒断的替代治疗。老年、儿童、分娩前及分娩中则慎用。苯二氮䓬类的副作用较少，一般能很好地耐受，偶有严重并发症。常见的副作用为过度镇静、记忆力受损、运动协调性较低等。长期使用可产生依赖性，因此，一般临床应用中避免长期使用，连续应用最好不要超过一个月。

（二）丁螺环酮和坦度螺酮

丁螺环酮和坦度螺酮是非苯二氮䓬类抗焦虑药物，主要适用于各种神经症所导致的焦虑状态及躯体疾病伴发的焦虑状态，还可用于抑郁症治疗。起效比一般苯二氮䓬类要慢，与其他镇静药物、酒精无相互作用。副作用较小,孕妇、儿童及有严重心、肝、肾功能障碍者应慎用。不良反应有如口干、头痛、头晕、失眠、肠胃功能紊乱等。

(刘哲宁)

复习思考题

1. 试列举几种最常见的重性精神障碍,并描述其主要临床特征和治疗方案。

2. 精神分裂症的主要临床症状分为哪几类?识别精神分裂症最重要的临床特征是什么?

3. 简述如何鉴别精神分裂症与双相障碍。

4. 简述儿童孤独症的临床特征。

参考文献

1. 杨甫德,刘哲宁. 社区精神病学. 第2版. 北京:人民卫生出版社,2017.

2. 沈渔邨. 精神病学. 第5版. 北京:人民卫生出版社,2010.

第二十四章　急诊医学

24

第一节 概述

急诊医学(emergency medicine)是医学领域中一门独立的综合性临床二级学科,它的发展状况,往往标志着一个国家、一个地区的急救医疗技术水平。急救医疗服务体系(emergency medical service system,EMSS),即院前急救体系、院内急诊体系、重症监护治疗体系和各专科的"生命绿色通道"所组成的一体化急救网络。它的建立在保障人民健康、及时有效抢救急危重患者、降低病死和病残方面起到了重要的作用。

自 1986 年中华医学会急诊医学学会(Chinese Association of Emergency Medicine,CAEM)正式成立以来,急诊医学在医疗、教学和科研工作广泛全面地开展起来,学术氛围活跃,一代又一代急诊医学学术带头人队伍不断扩大。迄今,中华医学会急诊医学分会已组建设置了复苏学、灾难医学、继续教育、ICU 质控、急诊医学研究等多个学组。发展壮大了急诊医学各个方面的力量。主要研究急诊患者的诊断和治疗问题,包括院前急救、医院急诊、预后监护、突发公共卫生事件应急处理。其服务体系是急诊急救患者,包括内、外、妇、儿、神经、皮肤、眼、鼻咽喉等各专科的急症患者、生命体征不稳定患者和危重病患者。危重病患者的救治场所主要是危重症监护病房(intensive care unit,ICU)。

急救通讯是院前急救的重要因素。1980 年开始,我国开始启用"120"全国统一急救电话号码。目前全国宇航定位系统在国内城市间相继建立,为陆地、海上、空中救援提供了高精度的位置和时间信息。1998 年在全国城市建立了应急联动中心(city emergency response center,CERC),将 120 急救、122 交通事故、119 火警、110 报警求助等社会公开电话,纳入了统一的指挥调度系统,使应急联合行动达到了统一指挥、统一部署、统一行动,大大地提高了急救应急能力。目前我国急救运输工具以救护车为主。近年我国多地又先后建立了"方舱"医院,以期达到应急突发重大医疗事件的有效救治。

第二节 心肺脑复苏

心肺脑复苏(cardiopulmonary cerebral resuscitation,CPCR)是指针对由心脏、呼吸骤停所致有效循环丧失、有效呼吸丧失和意识丧失所采取的旨在恢复生命活动的一系列及时、规范、有效急救措施的总称。心脏和呼吸骤停的常见疾病有冠心病、心肌炎、心肌病、先天性心脏病、心瓣膜病、急性心力衰竭、危险性心律失常、大动脉夹层破裂、呼吸衰竭、肺动脉栓塞、严重酸中毒和电解质紊乱、各种休克、严重的过敏和中毒、严重的颅脑创伤、多发伤、电击伤、溺水等。

【临床表现】

1. 患者可有胸闷、胸痛、呼吸困难、心悸、头晕、极度疲乏、心律失常等。

2. 发生心脏骤停时,患者突然意识不清(可伴抽搐),摸不到大动脉搏动;听不到患者心音;无呼吸活动,或出现叹气样呼吸、下颌式呼吸;口鼻处无气体呼出;面色苍白或发绀;在手术过程中,创面血色变紫、渗血或出血停止。

【辅助检查】

心脏骤停时心电图的表现形式:①心室纤颤(VF):最为常见,其波幅 <0.5mV 为细颤,波幅 >0.5mV 时粗颤;②无脉电活动节律(PEA):心电图出现缓慢的宽大畸形的 QRS 波群,显示心肌尚有电活动,但无有效地机械性收缩,摸不到脉搏,测不出血压;③心脏停顿(cardiacar rest):心电图呈一直线,此时心脏毫无动作,处于静止状态。

血气分析出现严重的低氧血症;严重的酸碱失衡;严重的离子紊乱。

【诊断】

心脏骤停临床诊断主要依据是患者突然意识不清和大动脉搏动(颈动脉或股动脉)消失。

呼吸骤停的表现指呼吸系统有效通气、换气功能完全丧失。病人出现胸廓呼吸活动消失；口鼻处感觉无气体呼出或面色苍白、发绀或出现叹气样呼吸、下颌式呼吸（临终呼吸状态）。

心脏骤停时异常的心电图表现（心电活动完全停止：心电图呈一条直线；心室颤动；低幅度的心室复合波：无有效射血能力）。

【防治原则】

及时正确的急救可能使患者复苏或延长生命。早期识别心脏骤停并启动急救系统、尽早进行心肺复苏并着重胸外按压、快速除颤、有效的高级生命支持和综合的心脏骤停后治疗构成复苏急救的生存链。

1. **心肺复苏**（cardiopulmonary resuscitation，CPR）

（1）识别心脏和呼吸骤停：触诊颈动脉搏动判断有无搏动。于喉结旁两横指处以食指、中指按压，触摸颈动脉搏动。切忌双侧同时按压。检查时间不超过10秒。同时检查患者的反应性和呼吸状态，呼救以启动应急反应系统。如颈动脉无搏动，立刻开始胸外按压。

（2）胸外按压：患者平卧位，以两乳头连线的中点作为按压点，术者左手掌根置于此处，右手掌置于左手掌背部，两手手指交叉或平行，两臂伸直，以髋关节为轴垂直下压，按压幅度5~6cm，按压速率为每分钟100~120次，保证每次按压后胸廓充分回弹并尽可能减少按压的中断。多人施救时每2分钟轮换按压者1次，交换间隔时间少于5秒。

胸外按压有效的主要指标有：①按压时能扪及大动脉搏动（收缩压>60mmHg）；②患者面色、口唇、指甲及皮肤等色泽再度转红；③扩大的瞳孔再度缩小；④出现自主呼吸；⑤神志逐渐恢复，可有眼球活动，睫毛反射与对光反射出现，甚至手脚抽动，肌张力增加，挣扎表现；⑥呼吸末二氧化碳分压（$PETCO_2$）>10mmHg。

（3）开放气道：常用仰头举颏法，方法为术者一手置于前额使头部后仰，另一手的食指和中指置于下颌骨的下颚处，抬起下颚。怀疑颈椎损伤的患者应采用托颌法。方法为术者双手紧抓患者两侧下颌角托起前移，托颌而不仰头。

（4）人工呼吸：患者开放气道后，可采取口对口、口对鼻或者气囊-活瓣-面罩装置进行人工呼吸。每次吹气时间应该超过1秒，吹气量500~600ml能够保证产生可被观察到的胸廓起伏即可，应避免过多过深的通气。胸外按压与人工通气之比为30：2。保证血氧饱和度（$SpO_2 \geq 94\%$）。当$SpO_2 < 94\%$，需要建立高级气道（气管内插管、喉罩、喉导管、食管-气管联合插管）。建立高级气道的患者在持续胸外按压的同时，每分钟人工通气8~10次。气管内插管是建立人工气道的一种常用方法，一般将导管固定在导管末端距门齿22cm处，气囊充气10ml左右以封闭气道。

（5）除颤：电击除颤是最有效的复苏手段之一，除颤的要求是在有心电监护下，发现心室纤颤，应立即给予非同步电击除颤1次，继以CPR。不主张连续电击除颤，而不顾CPR；在无心电监护下，没有发现心室纤颤，或不能确定发生心室纤颤，则不要盲目给予电击除颤而应立即CPR。对于心室颤动和无脉性快速性室性心动过速（VT）患者首选非同步单次电击除颤，将一个电极板放置于胸骨右侧锁骨下方，另一个电极板放在左胸下侧壁的乳头外下方。单向波除颤能量选择360J，双向波选择200J。除颤后立即先进行5轮（约2分钟）CPR，然后检查脉搏。目击的心脏骤停，应尽快进行除颤；非目击的心脏骤停，先进行5轮CPR，然后除颤。

电除颤相关的操作流程：发现VF/VT→CPR（同时充电）→除颤→CPR×5（5轮）→检查心律、脉搏；第二次除颤+CPR后仍VF/VT，给予肾上腺素；CPR×5→查心律→仍VF/VT；第三次除颤+CPR后仍VF/VT，考虑给予抗心律失常药（胺碘酮）。电除颤关键点是任何两种操作间，均穿插CPR。

（6）复苏药物：常用的药物包括肾上腺素、多巴胺和胺碘酮等。给药途径有静脉给药、气管内给药、心内注射、骨内给药。

①肾上腺素：适应于任何类型的心搏骤停患者的复苏。用法：每3~5分钟使用肾上腺素静脉（1mg）或

气管内给药(2~2.5mg)。

②胺碘酮:用在除颤、CPR 和血管加压药无反应的 VF 或无脉 VT 者。起始剂量 300mg 静脉推注,接续 150mg 静脉推注或滴注。

③利多卡因:用于因室颤/无脉性室速导致心脏骤停,恢复自主循环后的患者。100mg 静脉注射。

④硫酸镁:只用于尖端扭转型室速。1~2g,加入 5% 葡萄糖溶液 10ml,静脉推注。

⑤多巴胺:复苏过程中对血压过低(收缩压 <90mmHg)者使用,以(5~10)μg/(kg·min)静脉滴注。

⑥去甲肾上腺素:用于严重低血压(收缩压 <70mmHg)者使用,以(0.1~0.5)μg/(kg·min)静脉滴注。

⑦腺苷:用于有脉搏规律心动过速(未分化的、规则的、单型性、宽 QRS 波群心动过速)。建议使用腺苷 6mg 静脉注射,如果无效可以给予第二次 12mg 静脉注射。(注意:腺苷不得用于非规则宽 QRS 波群心动过速,因为它会导致心律变成室颤)。

2. 脑复苏(cerebral resuscitation)是心肺复苏最后成功的关键

(1) 亚低温:早期重点头部低温,其关键时刻是脑缺血缺氧最初 10 分钟内。降温一般至 32~36℃,并维持 12~24 小时。药物降温和物理降温同时进行。药物降温使用异丙嗪、地西泮、硫喷妥钠等药物消除寒战反应。物理降温采用体外降温技术(降温毯、冰袋等)和体内降温技术(4℃生理盐水、血管内降温导管等)。注意亚低温不适用于低血压患者或有意识患者。

(2) 脱水:通常选用 20% 甘露醇(1~2)g/kg、25% 山梨醇(1~2)g/kg 或 30% 尿素(0.5~1)g/kg,快速静脉滴注(2~4)次/d。联合使用呋塞米(首次 20~40mg,必要时增加至 100~200mg 静脉注射)、25% 白蛋白 20~40ml 静滴)或地塞米松 5~10mg,每 6~12 小时静注。在脱水治疗时,应注意防止过度脱水,以免造成血容量不足。

(3) 皮质激素的应用:其应用原则是速用速停。大脑缺血缺氧 30~60 分钟内应用或一边心肺复苏一边给药。地塞米松(1~3)mg/kg,分次静脉点滴;或用甲基泼尼松龙 40mg/次,静脉注射。

(4) 巴比妥类药物:临床多选用超短效巴比妥类如硫喷妥钠(3mg/kg),随后视病情以常规剂量(2mg/kg)维持;在有效循环恢复后,对严重呼吸功能不全,支气管哮喘和颅脑损伤呼吸中枢抑制病例应禁用。

(5) 钙通道阻滞剂:用于脑复苏的钙拮抗剂有硝苯地平、尼莫地平、异搏定等。

(6) 防治抽搐:通过应用冬眠药物控制缺氧性脑损害引起的四肢抽搐以及降温过程的寒战反应。可选用双氢麦角碱 0.6mg、异丙嗪 50mg 稀释于 5% 葡萄糖 100ml 内静脉滴注;可应用地西泮 10mg 静脉注射。

(7) 高压氧治疗:有条件者应早期应用。

3. 综合的心脏骤停后治疗目标

(1) 恢复自主循环后优化心肺功能和重要器官灌注。

(2) 转移或运输到拥有综合心脏骤停后治疗系统的合适医院或重症监护病房。

(3) 识别并治疗急性冠状动脉综合征(ACS)和其他可逆病因。

(4) 控制体温以促进神经功能恢复。

(5) 预测、治疗和防止多器官功能障碍,避免过度通气和氧过多。

4. 脑死亡的判断

(1) 自主呼吸迟不恢复。

(2) 瞳孔散大、无反射。

(3) 在足量补充血容量及其他支持循环措施后,仍不能停滴升压药,甚至加量方能勉强维持血压。

(4) 全身肌肉软瘫无抽搐。

(5) 未经物理降温而体温自行下降至 35℃以下。

(6) 脑电图呈平线(有条件情况下采用)。

第三节　创伤

创伤(trauma)是指各种物理、化学和生物等致伤因素作用于机体,造成组织结构完整性损害或功能障碍。创伤所造成的死亡率均排在疾病死亡的第4、5位。多发伤指在同一(单一)致伤因素作用下,同时或相继造成机体多部位或多脏器损伤,其中至少有一处损伤较严重,而危及生命。多处伤指同一解剖部位或同一器官的多处损伤。复合伤指两种以上致伤因素同时或相继作用于机体所造成的损伤。联合伤指在同一(单一)致伤因素所引起的两个相邻部位的连续性损伤。

挤压伤指机体肌肉丰富的部位,如四肢、臀部、躯干,受到重物长时间(>1小时)压迫后造成的损伤。挤压综合征指挤压伤所导致的高钾血症与肌红蛋白尿为特征的急性肾衰竭。

【临床表现】

1. **局部表现**　包括疼痛,疼痛部位多为受伤部位,一般2~3天后缓解,持续或加重提示并发感染存在;由皮下血管出血造成的皮下瘀斑;局部出血和炎症渗出导致创伤局部肿胀;开放性创伤可见皮肤裂伤、局部出血,组织坏死甚至可见到器官脱出体外;由创伤本身、炎症和疼痛所致的功能障碍等。

2. **全身表现**　包括体温升高,一般在38℃左右,伤后3天渐趋正常,称为吸收热。体温过高或3天后仍持续不下,应考虑中枢性高热或存在感染。还可出现脉搏、血压和呼吸的变化,创伤性、失血性休克,感染,其他严重并发症如急性呼吸窘迫综合征(ARDS)、急性肾衰竭(ARF)、应激性溃疡(SU),甚至多器官功能障碍综合征(MODS)和多器官功能衰竭(MOF)等。

【辅助检查】

1. 血常规和血型、凝血象、血气分析、生化检查。

2. 选择性进行超声、X线摄片、CT、MRI、数字减影血管造影(DSA)、正电子放射性核素扫描(PET)。

3. 必要时进行内窥镜检查、穿刺术和导管术取标本化验等。

【诊断】

创伤的诊断必须快速、简捷和准确,包括:

1. **病史采集**　详细了解患者的致伤过程,如受伤时间、地点、部位;伴随的症状,如昏迷、呕吐、出血(部位、数量)等;作用力方式和大小;受伤前的身体状态和相关的疾病等。

2. **体格检查**　首先对患者的生命体征进行评估,特别是对休克、大出血、昏迷等危及生命的患者先行抢救,病情平稳后再进行辅助检查。检查瞳孔的大小、对称性和反射。任何从鼻和耳部的流出物都要仔细检查。

【防治原则】

创伤的急救处理分为院前急救、院内急救和专科急救。特别是对批量伤员进行迅速的检伤分类,即濒死伤员和遇难者(给予黑色标记)、危重病伤员(给予红色标记)、重伤员(给予黄色标记)、轻伤员(给予绿色标记)。早期发现创伤性休克及其严重并发症,如低体温(<35℃)、凝血功能障碍、代谢性酸中毒(pH<7.25)三联征。

1. **挽救伤员生命为首位**　快速建立畅通呼吸道、维持有效循环、止血、抗休克、适时手术。按照抢救-诊断-治疗或抢救与伤情评估同时进行。颈椎损伤、呼吸功能减弱、心血管功能不全和严重外出血者紧急处理。包括保持呼吸道通畅,颅脑外伤昏迷患者及时清除口腔血块、呕吐物、痰及分泌物,即刻行气管内插管,迅速清洗上呼吸道后行呼吸机辅助通气。

2. **器官脏器损伤的处理**

(1) 头部创伤经常是多系统创伤的一部分。需要按照头部创伤损伤的相关要求处理。特别是必须控制颅内压、纠正低血容量和低氧血症等。

(2) 颌面外伤、颈椎外伤及喉部外伤:应尽早作环甲膜切开或气管切开术。固定颈部、体位和局部制动可选用绷带、夹板、石膏和支架。

(3) 胸腔、腹腔、脊髓损伤、四肢血管损伤、严重烧伤和面部软组织损伤优先处理。

①胸廓创伤可引起胸壁、肺、气管、大支气管、食管、胸导管、心脏、膈肌、纵隔血管、脊柱和脊髓等严重损害。

②腹部创伤可发生广泛的损伤、涉及多个器官,如胸腔的贯通伤可伤及腹腔脏器。伤情变化快、临床表现复杂和危及生命情况,对其应做及时、快速处理。

③发生筋膜室综合征要及早处理。该病通常在损伤后 6~8 小时发生。当伤员肢体明显肿胀、张力增高或局部出现瘀斑、水泡,肌红蛋白持续增加和筋膜间区压力 >40mmHg 时,应及时做筋膜切开术,缓解筋膜压力,中断病理恶性循环、改善局部血液循环,防止肌肉神经进一步坏死。同时抗休克、碱化尿液、利尿、抗感染,出现急性肾衰则应按急性肾衰处理。

(4) 低位泌尿生殖道损伤、神经和肌腱损伤,骨折、脱位和软组织损伤较后处理。

(5) 开放性创伤、污染较重和组织破坏较重伤员必须注射破伤风抗毒血清,并及时选用有效地抗生素。

3. 创伤严重性评分 见表 24-1、表 24-2、表 24-3。

表 24-1 CRAMS 评分

项目	临床表现	分数
C	毛细血管充盈,收缩压 >100mmHg	2
	毛细血管充盈延迟,收缩压 85~100mmHg	1
	毛细血管充盈消失,收缩压 <85mmHg	0
R	正常	2
	异常(呼吸快,浅表,>35/ 分)	1
	停止	0
A	无肌紧张	2
	肌紧张	1
	连枷胸,肌紧张或贯通伤	0
M	正常,活动自如	2
	疼痛	1
	无反应或活动异常	0
S	语言正常	2
	幻觉	1
	语言不完整	0

注:C= 循环,R= 呼吸,A= 胸腹,M= 运动,S= 语言
总分 =C+R+A+M+S(9~10 为轻伤,7~8 为重伤,6 分为极重度伤)

表 24-2 颅脑损伤昏迷评分(Glasgow 昏迷量表)

睁眼	语言	运动	计分
	自主运动		6
	回答切题	对疼痛有目的运动	5
自动睁眼	回答不切题	疼痛刺激肢体回缩	4
遵嘱睁眼	说出单字	疼痛刺激全身屈曲	3
疼痛睁眼	只能发音	疼痛刺激全身过伸	2
不能睁眼	不能发音	疼痛刺激无反应	1

注:正常人为 15 分,<8 分为昏迷,<3 分为深昏迷

表 24-3　损伤严重度评分（injuryseverityscale, ISS）

部位	症状	AIS 得分
体表	小裂伤挫伤,擦伤;撕脱伤(<10% 体表面积);Ⅰ 或小面积Ⅱ,Ⅲ度烧伤	1 轻度
	广泛挫伤擦伤;大裂伤;<19% 体表面积撕脱伤;10%~20%Ⅱ,Ⅲ度烧伤	2 中度
	广泛挫伤擦伤;两处以上肢体大裂伤或超过 7.5cm 的撕裂伤;20%~30%Ⅱ,Ⅲ烧伤或撕脱伤	3 重度 a
	严重裂伤,伴有出血的危险;30%~50%Ⅱ,Ⅲ度烧伤或撕脱伤	4 重度 b
	>50% 面积的Ⅱ,Ⅲ度烧伤或撕脱伤	5 重度 c
头颈	头痛,头晕,无意识丧失;有挥鞭伤主述但无体征或 X 线异常	1 轻度
	昏迷 <15 分钟;伤后无记忆丧失;面骨骨折无移位;单纯颅骨骨折;颈椎轻度骨折	2 中度
	昏迷 <1 小时,无严重神经系统体征;伤后记忆丧失 <3h,颅骨凹陷性骨折,颈椎骨折但无神经损伤	3 重度 a
	昏迷 1~6 小时,有神经系统体征;伤后记忆丧失 3~12 小时;颅骨开放性骨折	4 重度 b
	昏迷 >24 小时,颅内出血 >100ml;颅内压升高;颈 4 以下损伤,四肢截瘫;主要呼吸道阻塞	5 重度 c
面部	眼角膜擦挫伤;眼玻璃体视网膜出血;牙折断或脱位;鼻骨或下颌骨骨折	1 轻度
	无移动的面骨骨折或开放性鼻骨骨折;面部变形的裂伤;眼裂伤;视网膜剥离	2 中度
	失去一眼或视神经撕脱伤;有移位的面骨骨折或涉及副鼻窦和眼眶的骨折	3 重度
胸部	单根肋骨骨折;胸壁挫伤	1 轻度
	单纯 2~3 根肋骨骨折或胸骨骨折;胸壁重度挫伤;无血气胸或呼吸困难;胸骨轻度压缩骨折	2 中度
	4 根以下多发肋骨骨折;血胸或和气胸;膈肌破裂;肺挫伤,无呼吸困难;胸骨骨折无神经损伤	3 重度 a
	开放性创伤;连枷胸;纵隔气肿;心肌挫伤,心包损伤,无循环障碍;血胸 >1000ml;胸椎骨折截瘫	4 重度 b
	胸外伤伴重度呼吸困难(气管损伤);主动脉破裂;张力性气胸;心肌挫伤,伴循环障碍	5 重度 c
腹部	肌肉痛,擦伤挫伤,腰扭伤	1 轻度
	腹壁重度挫伤;腹腔内脏器挫伤,无穿孔;腰椎压缩骨折	2 中度
	腹腔脏器挫伤;腹膜后脏器损伤,伴出血;腰椎骨折,不伴神经损伤	3 重度 a
	腹腔脏器小裂伤,包括脾肾破裂胰尾损伤,膀胱破裂;外生殖器损伤;腰椎骨折合并截瘫	4 重度 b
	腹腔脏器破裂;血管损伤;撕脱或严重破裂伤,如肝胆胰脾,空腔脏器损伤	5 重度 c
四肢和骨盆	轻度扭伤和指趾骨折或脱位	1 轻度
	指(趾)开放骨折;无移位长骨或骨盆骨折;肩肘关节脱位,肌腱肌肉裂伤	2 中度
	长骨移位骨折,或多发手足骨折;开放骨折;骨盆粉碎骨折;关节脱位;四肢主要神经血管损伤或血栓形成	3 重度 a
	多发长骨闭合性骨折;创伤性肢体离断	4 重度 b
	多发性开放性四肢骨折,严重软组织损伤	5 重度 c

注:简明损伤评分(abbreviated injury scale, AIS)
ISS 值为选取三个最严重损伤部位最高 AIS 值的平方和(即每区域只取一个最高值,共计不超过 3 个区域)。ISS 值≥16 定义为严重多发伤。

4. 急诊手术指证　如出现下列情况时要考虑行急诊手术:

(1) 颅脑外伤出现一侧或双侧瞳孔散人,呼吸出现鼾音者。

(2) 多发伤抢救中突然心搏骤停,胸外按压无效,需要开胸挤压者。

(3) 急性心脏外伤、心包填塞。

(4) 应立即行开腹术的情况,包括:胸、腹腔内脏损伤大出血,经抢救血压不升或升后复降者;或当腹腔外伤后腹膜血肿进行性扩大、腹膜刺激征明显、腹壁明显破损、膀胱或膈肌破裂、肠管突出腹外、腹膜被刺破、损伤范围不清楚或不表浅、胸片显示游离气体。不要在 X 线等检查上浪费时间。

(5) 骨盆骨折伴有多发伤,不能搬动,重度休克,需紧急手术止血者。

5. 手术顺序　主要是根据伤情来定,威胁生命的严重伤,如开放性胸部损伤、大出血、颈部伤、阻塞呼吸道的颌面部伤等状况,应在积极抢救休克的同时紧急手术;不至于立即威胁生命的多发伤,如颅脑外伤,休克不明显的闭合性胸、腹部伤,四肢开放伤等,可在抢救休克的同时进行必要的检查和术前准备,待休克缓解后处理;而一般性外伤则可有计划地进行治疗。

6. 术后处理 严重伤员应及时进入 ICU 进一步治疗,生理指标监测,维护脏器功能,防止感染,纠正水、电解质和酸碱失衡,加强营养支持,预防常见并发症,如 ARDS、MODS。

第四节　急性中毒

中毒(poisoning)通常是指较小剂量毒物在一定条件下,通过不同途径进入机体,与靶部位的细胞发生生物化学或生物物理学变化,引起机体功能性或器质性改变,产生暂时或永久性损害甚至危及生命。急性中毒指一次性接触较大量的毒物并很快作用人体,在 24 小时内发生的全身毒性反应,其发病急骤,病情严重。若接触毒物后一天以上,二个月以内出现毒性反应,则称为亚急性中毒。一般说来毒物致人体的毒效应与其剂量有关。但某些毒物可在一些组织中含量很高,对该组织不呈现明显毒性作用,而成为"储存库",虽在急性期减轻了靶器官的损害,当在某些情况下大量释入血循环,可再次造成中毒。

按毒物来源分为生物性毒物和化学性毒物;按用途分类为工业性毒物、农业性毒物、药用性毒物及日常生活用化学品等;按毒物作用性质分为刺激性、腐蚀性、窒息性、麻醉性、溶血性、致敏性等毒物;按作用人体靶器官分为神经毒性、心脏毒性、肺毒性、肾毒性、血液毒性、生殖毒性及免疫毒性;按毒物物理状态分为固态、液态、气态、蒸汽、烟雾等。按接触方式分为职业性中毒(在生产环境或劳动过程中,接触毒物致中毒)和生活性中毒(在日常生活中用药过量、意外接触毒物或自杀等情况下引起中毒)。

【临床表现】

由于毒物种类和接触剂量的不同,中毒的表现不一。轻型中毒可以没有表现,严重的中毒可以发生发绀、昏迷、惊厥、呼吸困难、休克、肝肾功能衰竭等。

1. 皮肤黏膜 ①皮肤及口腔黏膜灼伤(强酸、强碱、甲醛、苯酚、来苏儿);②发绀(麻醉药、有机溶剂、刺激气体导致肺水肿;亚硝酸盐、苯胺、硝基苯导致高铁血红蛋白);③黄疸(四氯化碳、毒蕈、鱼胆中毒导致肝损害)。

2. 眼部 ①瞳孔扩大(阿托品、莨菪碱类、曼陀罗、麻黄碱等);②瞳孔缩小(有机磷类或氨基甲酸酯类杀虫药、巴比妥类、哌嗪,吗啡中毒瞳孔如针尖样大小);③视神经炎(甲醇)。

3. 神经系统 ①昏迷(麻醉药、催眠药、安定、有机溶剂中毒;窒息性毒物中毒,农药);②谵妄(阿托品、乙醇和抗组胺药);③肌纤维颤动(有机磷和氨基甲酸酯杀虫药);④惊厥(窒息性毒物,拟除虫菊酯类、异烟肼);⑤瘫痪(蛇毒);⑥精神失常(乙醇、阿托品、抗组胺药、一氧化碳、有机溶剂等)。

4. 呼吸系统 ①呼吸频率(呼吸加快如水杨酸类、甲醇、刺激性气体导致脑水肿;呼吸减慢如催眠药、吗啡、中毒性脑水肿、呼吸麻痹);②呼吸气味(有机溶剂发生酒味;氰化物发生苦杏仁味;有机磷、黄磷发生蒜味);③肺水肿(有机磷、百草枯、刺激性气体、安妥、磷化锌)。

5. 循环系统

(1) 心律失常:①洋地黄、蟾蜍等引起迷走神经兴奋;②拟肾上腺素药、三环类抗抑郁药引起交感神经兴奋。

(2) 心脏骤停:①毒物直接作用于心肌(洋地黄、奎尼丁、氨茶碱、锑剂、砷、磷化氢、依米丁);②缺氧(窒息性毒物、刺激性气体引起肺水肿);③低钾血症(可溶性钡盐、排钾利尿剂等);

(3) 休克:①剧烈吐泻(三氧化二砷);②严重的化学灼伤(强酸碱);③毒物抑制血管舒缩中枢(巴比妥类等);④心肌损害(依米丁、砷等);⑤血管扩张药(钙拮抗药、亚硝酸盐等)。

6. 泌尿系统 急性肾衰竭,少尿或无尿。①肾小管中毒(升汞、头孢菌素类、氨基糖苷类、毒蕈、生鱼胆);②肾缺血(汞、四氯化碳、抗生素、动植物);③肾小管堵塞(磺胺结晶、砷化氢)。

7. 血液系统 ①溶血性贫血(砷化氢、苯胺、硝基苯);②白细胞减少和再生障碍性贫血(氯霉素、抗肿瘤等苯中毒及放射病);③出血(血小板量或质的异常:阿司匹林、氯霉素、抗肿瘤药等);④血液凝固障碍(肝素、香豆素类、敌鼠、蛇毒等)。

8. 发热 抗胆碱能等、二硝基酚等。

【辅助检查】

1. 毒物或其代谢产物的测定 对患者的血、尿、便、呕吐物、洗出的胃液、血液净化液等进行毒物品种(定性)及吸收的剂量(定量)检测。如血中检出甲醇的代谢物甲酸或甲醛则提示甲醇中毒。尿中检出硝基酚提示对硫磷和甲基对硫磷中毒。

2. 毒物的毒效应的特异性改变 ①血胆碱酯酶活性测定,正常人血胆碱酯酶活力值为 100%,<70% 为异常;②碳氧血红蛋白(COHb)含量 >10% 为异常,≥20% 则会引起中毒。有呼吸心跳者离开中毒现场 8 小时以上时,COHb 多属正常;若心搏停止者,心腔血检测 COHb 含量对急性 CO 中毒死亡有诊断价值;③高铁血红蛋白(MetHb)含量 >2% 视为异常,>15% 为中毒浓度;④红细胞中出现赫恩滋小体提示苯胺、硝基苯、溴化合物中毒;⑤尿液出现卟啉,提示锌中毒。

3. 检测的毒物浓度、毒效应物的含量 如现场空气中一氧化碳(CO)的浓度,疑似急性 CO 中毒患者血液碳氧血红蛋白(COHb)含量;如有机磷农药中毒者血胆碱酯酶活力高低等。

【诊断】

寻找中毒的诊断线索:急性中毒尽管临床表现十分复杂,但是一般都遵循靶器官受损与毒物剂量 - 效应的规律,可抓住某些临床症候群特点

1. 反复耐心询问病史、找出中毒的蛛丝马迹,警惕隐瞒或歪曲病史。

(1) 了解中毒背景。

(2) 发病现场情况:患者剩余的饮料、呕吐物、排泄物、使用过的器具、身边的遗书。

(3) 患者同餐人、同居室人,身边人有无类似发病者。

(4) 尽力明确接触毒物的种类、剂量、途径。

2. 全面体检 毒物不同则患者病症有不同,而同一种病症可能为不同的中毒所导致,故需要综合判定。一些中毒综合征见表 24-4。

表 24-4 某些毒物中毒综合征

综合征	意识	呼吸	瞳孔	其他	毒物
胆碱能	昏迷	加快或减慢	缩小	肌颤、大小便失禁、流涎、心跳过缓、发热潮红	有机磷杀虫剂:氨基甲酸酯类
抗胆碱能	激动	加快	扩大	皮肤和黏膜干燥、尿潴留	阿托品曼陀罗
阿片类	昏迷	减慢	缩小	体温降低、低血压	阿片类
三环抗抑郁药	昏迷、兴奋	减慢	扩大	心律不齐、惊厥、低血压、QT 间期延长、心传导障碍	三环抗抑郁药
镇静安眠药	昏迷	减慢	缩小	低体温、反射迟钝、低血压	镇静剂:巴比妥类
拟交感药	激动	加快	扩大	抽搐、心动过速、高血压	可卡因、咖啡因、茶碱
高铁血红蛋白血症	模糊	加快	正常	皮肤、黏膜明显发绀,呈蓝褐色,类似巧克力色	亚硝酸盐、苯胺、硝基苯类、磺胺、氨酸盐
心动徐缓综合征	清楚	减慢	正常	心率缓慢、心律失常、惊厥、低血压	β 受体阻滞剂、钙阻滞剂、洋地黄类

3. 中毒需要的鉴别诊断

(1) 出血性或缺血性脑血管疾病昏迷。

(2) 糖尿病酮症酸中毒或高渗性、低血糖昏迷。

(3) 肝性脑病昏迷。

(4) 脑炎和脑膜炎。

(5) 肺性脑病。

【防治原则】

急性中毒发病急骤,变化迅速。患者应立即脱离中毒现场;患者垂危、心搏呼吸停止时,要立即进行抢救心肺复苏;在保证呼吸循环功能的基础上,实施中毒解救,采取院前或现场急救、清除未吸收的毒物、促进排出已吸收入血的毒物、尽早使用特效解毒剂、对症和支持治疗。

1. **尽快脱离中毒环境** 注意适当保温、安静。

2. **清除呼吸道阻塞物** 解开衣扣,必要时给以吸氧、吸痰或用简易呼吸器。

3. **尽量清除毒物** 有毒物污染换去衣服、立即用微温的清水或肥皂水清洗患者皮肤、头发和黏膜10分钟;眼内溅入毒液时,用微温的清水或2%碳酸氢钠或生理盐水冲洗10分钟。禁用过热或冷水清洗皮肤。口服中毒者可采用催吐、洗胃、导泻、灌肠的治疗措施。催吐适用于神志清醒且能配合的中毒患者,只要在胃内尚有毒物存留,尤其对口服固体毒物或胃内有食物时催吐效果较好。常在洗胃之前实施,特别是现场急救、转运途中不具备洗胃条件时施行,可起到减少吸收、迅速清除毒物的作用。禁用于昏迷、抽搐、惊厥未控制者;误服强酸、强碱及其他腐蚀性毒物中毒者、食道及胃受腐蚀,否则催吐可能导致穿孔;患者有肺水肿、严重心血管疾病、主动脉瘤、食管静脉曲张、溃疡病出血、催吐可能加重病情或发生意外;鸦片、吗啡中毒、休克及中枢神经系统抑制者禁用阿扑吗啡;汽油、煤油、柴油中毒一般不主张催吐;孕妇慎用。在服毒6小时内,如无禁忌证者均应洗胃,洗胃液见表24-5。以下情况即使超过6小时仍应考虑洗胃,毒物量大;胃排空慢或存在肠肝循环者如有机磷中毒;毒物颗粒小,易嵌入黏膜皱襞内如砷中毒;酚类或有肠衣的药

表24-5 洗胃液的配制与应用及注意点

洗胃液配制	毒物种类	注意要点
清水或生理盐水	砷、硝酸银、溴化物及不明原因的中毒	对硫磷(1605)等硫代类有机磷中毒禁用此液洗胃
1:5000 高锰酸钾	催眠药、镇静药、阿片类、烟碱、生物碱	敌百虫中毒及强酸(硫酸、硝酸、盐酸、石炭酸)中毒禁用此液洗胃
2% 碳酸氢钠	氰化物、砷化物、无机磷、士的宁	
	有机磷农药、氨基甲酸酯类、拟除虫菊酯类、	
	苯、香蕉水、铊、汞、硫、铬、硫酸亚铁、磷	
0.3%H_2O_2	阿片类、士的宁、氰化物、高锰酸钾	
1%~3% 鞣酸	吗啡类、辛可芬、洋地黄、阿托品、颠茄、莨菪、草酸、乌头、藜芦、发芽马铃薯、毒蕈	
0.3% 氧化镁	阿司匹林、草酸	
5% 硫酸钠	氯化钡、碳酸钡	
5%~10% 硫代硫酸钠	氯化物、丙烯腈、碘、铊、汞、铬、砷	
石灰水上清液	氟化物(氟化钠、氟硅酸钠、氟乙酰胺)	
10% 活性炭悬浮液	河豚、生物碱	口服液体石蜡后再用清水洗胃
鸡蛋清	腐蚀性毒物、硫酸铜、铬酸盐	
液体石蜡口服	硫磺	
10% 面糊	碘、碘化物	

片;服毒后进食大量牛乳或蛋清以延缓毒物吸收。洗胃后使用活性炭 50~100g 灌入。不易吸收的毒物在中毒 48 小时内均可使用硫酸钠 30~50g 导泻。催吐、洗胃、导泻效果不佳的患者均可灌肠。以上清除毒物的措施要注意禁忌证。

4. 尽早使用特效解毒剂 对常见毒物中毒又有特效解毒剂应及时使用,常用特效解毒剂见表 24-6。少见的毒物中毒时,可电话联系当地中毒控制与咨询中心能快速得到急救方法的必要信息。

表 24-6 常用特效解毒剂

特效解毒剂	适应证
氯解磷定、碘解磷定	有机磷化合物中毒
阿托品、盐酸戊乙奎醚、东莨菪碱	有机磷化合物中毒
亚甲蓝(美蓝)	亚硝酸钠、苯胺等中毒
维生素 K_1、凝血酶原复合物	抗凝血类杀鼠剂中毒
氟马西尼	苯二氮䓬类药物中毒
亚硝酸钠、亚硝酸异戊酯	氰化物中毒
硫代硫酸钠	氰化物中毒
维生素 B_6	肼类(含异烟肼)中毒
乙醇	甲醇中毒
毒扁豆碱、催醒宁	莨菪类药物中毒
乙酰半胱氨酸(痰易净)	对乙酰氨基酚(扑热息痛)中毒
乙酰胺(解氟灵)	有机氟农药中毒
纳洛酮、纳美芬、纳曲酮	阿片类麻醉性镇痛剂中毒
碳酸氢钠	三环类抗抑郁药
氧、高压氧	一氧化碳中毒
特异性地高辛抗体片段	地高辛类药物中毒
各种抗毒血清	肉毒、蛇毒、蜘蛛毒等中毒
二巯丁二钠、二巯丙磺钠	砷、汞、锑中毒
依地酸钙钠、喷替酸钙钠	铅、铜、镉、钴等中毒
普鲁士蓝(亚铁氰化铁)	铊中毒
去铁胺	急性铁剂过量中毒

5. 急性中毒的血液净化疗法 是近年来发展很快且临床证明行之有效的方法。急性中毒常用的血液净化疗法有人工透析疗法(包括血液透析、腹膜透析)、血液灌流疗法、血浆置换疗法、换血疗法和量子血液疗法等。

透析疗法主要适用于可透析的物质中毒;血液灌流疗法主要适用于亲脂性、低极性或化学中性可吸附的物质中毒;血浆置换疗法适用于与血浆蛋白结合率高的物质中毒;换血疗法适用于血液浓度高的物质中毒达到致死量且不适合或无条件作上述治疗者;高压氧治疗适用于 CO 中毒、氰化物中毒。

第五节 危重症监护

危重症医学(critical care medicine)是现代医学的重要组成部分,是医疗服务体系的重要一环,是医学发展进步的重要标志。危重症监护目的是估计各器官功能的状况,判断病情变化,早期发现危及生命的征象,防止各器官功能进一步损伤及并发症。危重症监护依托于医院的重症监护病房(ICU)。ICU 的优点是集中优秀医护人员和先进仪器设备,运用现代医疗和护理技术,对集中的危重患者生理功能进行连续性的细致监测,具有高质量医疗护理水平的治疗,提高危重患者抢救成功率,降低死亡率或伤残率的专门单位或管理单元。ICU 的规模应根据医院的规模和收治危重患者实际情况而定,一般 ICU 的床位数占医院总床位数的 1%~2%。

一、ICU 分类

ICU 根据收治患者专业范围不同可分为专科 ICU、综合 ICU 和部分综合 ICU 三种类型。

(一) 专科 ICU

是指某一专科范围内建立的重症监护病房,专门收治某一专科范围内危重患者。如冠心病监护病房(CCU)、呼吸监护病房(RCU)、新生儿监护病房(NCU)、心胸外科监护病房(TCU)、神经科重症监护病房(NICU)、烧伤重症监护病房(BICU)等,均属于专科 ICU。专科 ICU 由专科医生负责管理。其特点是医生对本专科范围内疾病治疗有较高水平,但对专科以外情况如气管插管、气管切开、呼吸机治疗、血液净化等的处理能力相对不足,常需要其他专科医师协助处理。

(二) 综合 ICU

是在专科 ICU 基础上发展起来的一种跨学科面向全院的监护病房,其任务是收治多学科危重患者,监护和支持各脏器功能为其主要工作内容。综合 ICU 应该是由医院直接领导的独立科室,从事危重病医学专业的医师管理,包括患者的转入与转出决定,全面监测患者制订治疗与实施方案,以及与各专科医师的联络和协调等。其优势是克服了专科分割的缺陷,体现了医疗的整体观念,有利于提高危重患者抢救成功率。但综合 ICU 医师对各专科专业性强的问题的处理能力有限,因此,原发病诊治必须与专科医师密切联系和配合。

(三) 部分综合 ICU

是指多个邻近专科联合建立的 ICU,如外科 ICU,主要收治外科各专科术后的 ICU 患者,这些患者除了专科的特点外,还具有外科手术后的共性。部分综合性 ICU 可由危重病专业医师或专科医师负责管理。

二、ICU 人员与仪器配备

(一) 人员配备

ICU 医护人员要求有较高的业务素质,较强的责任感和无私的奉献精神,并且具有强健的体魄,能适应紧张的工作。综合性 ICU 医护人员应固定,医师的数量根据工作量而定,一般医师与床位比例为 1:0.5~1。其中设主任 1 名,全面负责医疗、教学、科研及行政管理工作,每天查房两次,决定治疗方案,主持病例讨论和教学查房,指导对危重患者治疗。主治医师 2 名,负责日常医疗管理工作,并与护士长共同负责日常管理工作。住院医师若干名,实行 24 小时值班负责收治患者,进行基本监测和常规治疗。ICU 护士总人数与床位之比 3:1,其中设护士长 1~2 名,负责护理和培训工作,并参与行政管理。另外还应配备一定数量的工程技术人员和护理人员及勤杂工人。

(二) 仪器配备

1. **心血管系统监测治疗设备** 心电监测仪、有创或无创血压监测仪、心输出量测定仪、除颤器、起搏器、肺动脉漂浮导管、血流动力学监测设备、主动脉内气囊反搏机、输液泵等。

2. **呼吸系统监测治疗设备** 氧饱和度监测仪、血气分析仪、肺功能测定仪、呼吸末二氧化碳分压($PETCO_2$)测定仪、人工气道用品、喉镜、简易呼吸器、多功能呼吸机、雾化器、纤维气管镜等。

3. **肾功能监测治疗设备** 肾功能监测仪、电解质监测仪、尿比重仪、腹膜透析用具、血液透析机、床边血滤机等。

4. **神经系统监测治疗设备** 颅内压监测仪、脑电图仪、诱发电位测定仪、经多普勒仪、降温毯、冰帽等。

5. **其他** 床边 x 线摄片机、床边 B 超仪。4~8 个床位应配备 2 个以上中心吸引、氧气及压缩空气供应插口;配备 4~8 个不同型号的电源插座配备床头照明装置、输液泵、电子灭菌装置、传呼装置。每个床位占地面积不少于 15m²,以便抢救。ICU 中心位置必须设一个中心监护台,病房位于中心监护台周围或对面,以便对患者的观察和抢救。

三、监测的分级

(一) 一级监测
适用于重要器官功能衰竭,随时有生命危险者。

监测要求:

1. 持续监测 BP、ECG、SpO_2。

2. 每小时观察记录意识、瞳孔大小和对光反射。每小时记录出入量,每 8 小时总结一次。

3. 持续监测血流动力学,每 4 小时测量血流动力学各指标,计算氧供(DO_2)和氧耗(VO_2)。

4. 每 4~6 小时检测血气分析、血电解质、血糖、各项呼吸监测指标。

5. 每 12 小时检测 Hb、红细胞压积、血小板、血乳酸、血渗透压。

6. 每 24~48 小时检测肾功能、ECG、胸片。

(二) 二级监测
适用于两个以上重要器官功能不全,生命体征相对稳定者。

监测要求:

1. 持续监测 BP、ECG、SpO_2。

2. 每 4 小时记录出入量,每 12 小时总结一次。

3. 持续监测血流动力学,每 6 小时测量血流动力学各指标,计算氧供和氧耗。

4. 每 12 小时检测血气分析、血电解质、血糖、各项呼吸监测指标。

5. 每 24 小时检测 Hb、红细胞压积、血小板、血乳酸、渗透压。

6. 每 72 小时检测肾功能、ECG、胸片。

(三) 三级监测
适用于单个重要器官功能不全,生命体征稳定者。

监测要求:

1. 持续监测 BP、ECG、SpO_2。

2. 每 6 小时检测中心静脉压(CVP)。

3. 每 12 小时记录出入量。

4. 每 24 小时检测血气分析、血电解质、血糖。

5. 每 3~5 天检测肾功能、ECG、胸片。

四、严重程度评价 - 危重症评分

(一) 多器官功能障碍综合征(MODS)的严重程度
常采用 Marshall 标准进行评价。见表 24-7。MODS 分数与病死率呈显著正相关。0 分,则器官功能多正常,

ICU 内患者死亡率 <5%;若大于或等于 3 分,则该器官发生明显的功能障碍,ICU 内患者死亡率达 50% 以上。通过每天做 MODS 评分,可对 MODS 的严重程度及动态变化进行客观评估,有助于定量、动态评价 MODS 病理生理过程,了解病情发展,指导 MODS 的预后判断。

表 24-7　MODS 评分(Marshall 标准)

器官或系统	分值				
	1	2	3	4	5
肺(PaO_2/FiO_2)	>300	226~300	151~225	76~150	≤75
肾(Cr,μmol/L)	≤/100	101~200	201~350	351~500	>500
肝(TIL,μmol/L)	≤20	21~60	61~120	121~240	>240
心脏(PAR=Hr×CVP/MAP)	≤10	10.1~15	15.1~20	20.1~30	>30
血液(PLT,×10^9/L)	>120	81~120	51~80	21~50	≤20
脑(GCS 评分)	15	13~14	10~12	7~9	≤6

注:PO_2(动脉血氧分压),FiO_2(吸氧浓度),Cr(血肌酐),TIL(血清总胆红素),Hr(心率),CVP(中心静脉压),MAP(平均动脉血压),PLT(血小板数量),GCS 评分(Glasgow 评分)

0 分代表脏器功能基本正常,ICU 病死率 <15%;4 分代表显著脏器功能失常,ICU 病死率 >50%。分数越高,器官功能失常越明显,病死率越高

(二)感染导致 MODS 可采用全身性感染相关性器官功能衰竭评分(sepsis-related organ failure assessment,SOFA)

对于感染性疾病患者病情动态变化监测更具特异性。见表 24-8。

表 24-8　连续器官衰竭评分(SOFA)

参数	分值			
	1	2	3	4
PO_2/FiO_2(mmHg)	<400	<300	<200	<100
PLT(10^9/L)	<150	<100	<50	<20
TIL(μmol/L)	20~32	33~101	102~204	>204
MPA	<70mmHg	多巴胺≤5 或任何剂量多巴酚丁胺	多巴胺 >5 或肾上腺素≤0.1 或肾上腺素≤0.1	多巴胺 >15 或肾上腺素 >0.1 或去甲肾上腺素 >0.1
GCS 评分	13~14	10~12	6~9	<6
Cr(μmol/L)或尿量(ml/d)	110~170	171~299	300~440 或尿量 <500	>440 或尿量 <200

注:PO_2/FiO_2(氧合指数),PLT(血小板数量)

(三)急性呼吸窘迫综合征(ARDS)—肺损伤评分(lung injury score,LIS)

各项得分相加之和除以项目数即为肺损伤评分结果。见表 24-9。0 分为无肺损伤;0.1~2.5 分为轻度至中度肺损伤;>2.5 分为重度肺损伤。

(四)肺炎(CURB65)评分

1. 意识障碍(对人、地点、时间的定向力障碍)。

2. 氮质血症(尿素氮≥7mmol/l)。

3. 呼吸频率(≥30 次 / 分)。

4. 低血压(收缩压 <90mmHg,舒张压 <60mmHg)。

表 24-9　LIS 评分标准

参数	分值				
	1	2	3	4	5
PaO_2/FiO_2	>300	226~300	151~225	76~150	≤75
胸片肺泡浸润象限个数	0	1	2	3	4
PEEP 值（cmH_2O）	≤5	6~8	9~11	12~14	≥15
呼吸系统顺应性（ml/cmH_2O）	≥80	60~79	40~59	20~39	≤19
呼吸系统顺应性（ml/cmH_2O）	≥80	60~79	40~59	20~39	≤19

注:PEEP(呼吸末正压值)

5. 年龄（≥65 岁）。

判断标准:其中每一项达到标准得 1 分。累计加分 0~1 分患者可以在门诊治疗,2 分以上的患者需要住院治疗,3 分以上的患者需要在 ICU 治疗。

（五）改良的早期预警评分（modified early warning score,MEWS）

表 24-10　改良的早期预警评分（MEWS）

参数	分值						
	3	2	1	0	1	2	3
AVPU 评分	–	–	–	清醒	对声音有反应	对疼痛有反应	无反应
R（次 / 分）	–	<9	–	9~14	15~20	21~29	≥30
HR（次 / 分）	–	<40	41~50	51~100	101~111	112~129	≥130
SBP（mmHg）	<70	71~80	81~100	101~199	–	≥200	–
T（℃）	–	<35	–	35.0~38.4	–	>38.4	–

注:AVPU(A-alert,V-reaction to voice,P-reaction to pain,U-unresponsive)

MEWS 用于患者危重程度的评判。MEWS 评分 5 分是鉴别患者严重程度的最佳临界点。<5 分,患者不需要住院治疗;≥5 分,病情严重,潜在危险增加;>9 分,死亡危险明显增加,需要住 ICU

（吴　伟）

复习思考题

1. 阐述心肺复苏术。

2. 胸外按压有效的主要指标是什么?

3. 对多发伤和复合伤按照"CRASH-PLAN"顺序检查的内容是什么?

4. 创伤急诊手术指证有哪些?

5. 急性中毒的救治原则是什么?

6. 常见中毒特效解毒药有哪些?

7. 如何对危重症患者进行分级监测?

参考文献

1. 沈洪,刘中民 . 急诊与灾难医学 . 北京:人民卫生出版社,第 2 版,2016.

2. 李春盛 . 急诊医学 . 北京:高等教学

出版社,2015.

3. 葛均波,许永健 . 内科学 . 北京:人民卫生出版社,第 8 版,2016.

第二十五章　保健医学

25

25章

学习目标	
掌握	保健医学的目的、服务对象和服务内容。
熟悉	环境、饮食、心理、行为在保健医学中的作用。
了解	如何预防环境中危险因素、营养问题、不良生活行为方式和不良心理状况所引起的疾病。

第一节 概述

21世纪医学科学飞速发展,现代医学已经从以疾病为中心发展到以健康为中心;从以治病为目的发展到以保护和促进健康为目的;从以病人为服务对象发展到以人群为服务对象;从被动接受治疗发展到主动提高自我保健意识。保健医学是研究人群的健康、疾病与自然环境和社会环境之间的关系,并探讨其发病的规律,运用预防医学、环境医学、社会医学、行为医学等措施,以达到预防和控制疾病,保护和促进健康的一门学科。保健医学是现代医学的重要组成部分,与其他学科相互渗透、相互促进,共同维护人类健康,推动着医学科学的发展。

保健医学已逐步发展成为当今世界卫生工作的主流,它迫使许多发达国家和包括我国在内的一些发展中国家的卫生工作重点正在发生深刻的战略转移。医院的医生走进社区,走进家庭,由过去的单纯诊疗服务扩大到医疗技术与自然、社会环境、人际关系密切结合服务,真正实现了由单纯生物医学模式向生物—心理—社会医学模式的转变。

第二节 环境与保健

人类生活在自然环境中,为了自身的生存和发展的需要,不断且能动地改造着周围环境。在改造环境的过程中,自然环境和创造出来的人工环境又作用于人类本身,影响着人体的生理功能和病理变化。新鲜的空气,充沛的阳光,洁净而充足的水源,良好的植被,以及幽静秀丽的景观等,是人类适宜的生活环境。相反,大气污染、水源污染以及不良的地理条件则造成人群中某些疾病的患病率和死亡率升高。

人类赖以生存的环境中,存在着各种各样的危险因素,通过大气、水、土壤等各种环境介质影响着人类的健康。人类孜孜不倦地研究各种危险因素与自身疾病之间的关联,为预防环境有害物质对健康造成危害而努力。

大气中的有害物质按来源可以分为两大类:一类是天然来源,如火山爆发、森林火灾、植物花粉、真菌孢子和某些植物分泌的挥发性物质等;一类是人为来源,人们在生活和职业活动中产生的污染。这些有害物质作用于人体,产生严重危害,导致了疾病甚至死亡。

一、常见的地方病

(一) 地方性甲状腺肿

地方性甲状腺肿(endemic goiter)是由于一个地区存在特定的环境致甲状腺肿因素,使得生活在这一地区的人群中有一定比例的人发生了甲状腺肿。一定比例是指当地学龄儿童甲状腺肿大率超过5%。一般来说低于5%属于散发性甲状腺肿,大多由非缺碘因素造成。

世界公认的地方性甲状腺肿主要病因是缺碘,该病多见于远离沿海及高海拔的山区,流行地区的土壤、水和食物中含碘量极少,地方性甲状腺肿与缺碘有密切关系。发病率高低与含碘量成反比,而采用碘盐可预防地方性甲状腺肿。但缺碘不是唯一的原因,研究发现,水中含钙、氟、镁过多也可致甲状腺肿;此外,在自然界含碘丰富的地区也有地方性甲状腺肿流行,主要是因为摄入碘过多,从而阻碍了甲状腺内碘的有机化过程,抑制 T_4 的合成,促使 TSH 分泌增加而产生甲状腺肿,称为高碘性地方性甲状腺肿。

对于缺碘地区的居民来讲,要世世代代永远食用碘盐,一旦停用,地方性甲状腺肿仍会复发。一般来说,弥漫性甲状腺肿经持续补碘6~12个月后,甲状腺即可回缩至正常,少数需数年时间,但结节一般不会因补碘而消失。

常采用下列方法预防:①碘化食盐,食盐中加入碘化钠或碘化钾;②碘化饮水,饮水中加入碘化钾;③碘油注射适用于发病率低,无须普遍加碘的地区;④多吃含碘丰富的食物,如海带、紫菜、海藻、海鱼虾等。

(二) 地方性氟中毒

地方性氟中毒(endemic fluorosis)是由于一定地区的环境中氟元素过多,而致生活在该环境中的居民经饮水、食物和空气等途径长期摄入过量氟所引起的,以氟骨症和氟斑牙为主要特征的一种慢性全身性疾病,又称为地方性氟病。

长期摄入过量氟是发生该病的主要原因,人体摄入总氟量每天超过 4mg 时即可引起慢性氟中毒。我国北方病区主要为饮水所致,西南病区为燃煤污染。该病好发年龄为青壮年,女性常高于男性,患病率随年龄的增长而升高。妊娠和哺乳妇女更易发病,且病情较重。营养不良,特别是蛋白质、钙、维生素缺乏时,机体对氟的敏感性增高。

地方性氟中毒症状一旦形成,永不消失,因此采取有效的预防措施尤为重要。对于饮水型地方性氟中毒地区,预防的有效途径是改换低氟水源:打低氟深水井、引江、河、湖泊、泉等低氟地面水、蓄积天然降水或贮存冰块、饮水除氟。对于燃煤污染型地方性氟中毒地区,中毒原因是当地居民长期使用"无排烟道"的土炉或土灶,燃烧含氟量较高的石煤(如取暖、做饭或烘烤粮食、蔬菜等),导致室内空气受到严重的氟污染,使人体摄入过量氟。所以改炉改灶,安装排烟管道,改善室内空气质量是预防的关键。

(三) 地方性砷中毒

地方性砷中毒(endemic arseniasis)是由于长期通过饮用水、室内煤烟、食物等环境介质中摄入过量的砷而引起的一种生物地球化学性疾病。临床上以末梢神经炎、皮肤色素异常、掌跖部位皮肤角化、肢端缺血坏疽、皮肤癌变为主要表现,是一种伴有多系统、多脏器受损的慢性全身性疾病。在流行特征上分为:饮水型砷中毒和燃煤型砷中毒。对于地方性砷中毒没有根治的办法,预防是唯一的途径。该病致病原因主要有打深井取水或敞罩燃烧高砷煤,因此开凿清洁水井和安装带烟囱的煤炉成为主要防治手段。

二、生活环境所产生的有害物质

(一) 生活炉灶和烹调油烟

我国绝大多数家庭的生活炉灶使用煤和管道煤气、液化石油气等,其燃烧产物除含二氧化碳、一氧化碳、氮氧化物、二氧化硫外,还可能含有多环芳烃,对人体健康造成很大的威胁。中国云南省宣威县的一些地区不吸烟女性有全世界最高的肺癌发病率,是中国其他地区的 20 倍。该地区的女性长期使用敞开的燃煤炉燃烧烟煤为家庭取暖和做饭,这些炉子并不把烟排往室外,造成许多家庭室内空气苯并(a)芘化学致癌物浓度最高达 626μg/m³,超过我国建议大气卫生标准值约 6000 倍,且已发现室内空气中苯并(a)芘浓度与居民肺癌死亡率呈明显的剂量-反应关系。另外,还有些地区家庭直接在室内敞开燃烧含氟量很高的劣质煤,造成室内空气氟污染。除燃料燃烧产物外,烹调油烟也是室内空气污染的重要来源之一。大量研究表明,烹调油烟冷凝物具有致突变性,并成为肺癌的危险因素。安装烟囱,提高燃煤的质量,加强室内通风是防止室内空气污染的关键。

(二) 建筑材料及装饰材料

建筑材料是指建筑物的基础材料和承重材料,如地基、地面、墙壁、天花板等所用的砖瓦、水泥材料,装饰材料主要是指用于建筑材料表面起保护、美化作用的材料,如涂料、地板砖等。建筑材料中释放的氡是室内的主要污染物之一。氡是自然界唯一的天然放射性稀有气体,无色无味。氡对人类的健康危害主要表现为确定性效应和随机效应:①确定性效应表现为在高浓度氡的暴露下,机体出现血细胞的变化。氡对人体脂肪有很高的亲和力,特别是氡与神经系统结合后,危害更大。②随机效应主要表现为肿瘤的发生。由于氡是放射性气体,当人们吸入体内后,氡衰变产生的 α 粒子可对呼吸系统造成辐射损伤,诱发肺癌。

研究表明,氡是引起肺癌的第二大因素,仅次于吸烟。装饰材料中的挥发性有机化合物,甲醛、苯、甲苯等也是重要的室内空气污染物,不仅影响人类生育能力,同时和肿瘤的发生密切相关。降低室内空气污染的有效办法是:尽量按照国家标准选用低放射性的建筑和装饰材料,请有关部门对居住工作场所进行检测,做好室内通风换气。

(三) 室内生物性污染

室内如果密闭通风不良,温度和湿度较为稳定时,很容易滋生真菌、尘螨等生物性变态反应原。在人员拥挤的情况下,如果空气中有流感病毒、SARS 病毒、结核杆菌等病原微生物存在,使易感人群发生感染,危害到健康乃至生命。存在于冷却塔、加湿器水槽、输水管道中的军团菌威胁着人类的健康,该菌可通过淋浴喷头等喷射途径传播,人一旦吸入后严重时可患军团菌病,暴发流行多见于医院、旅馆、建筑工地等公共场所。定时开窗通风,保持室内空气新鲜,是防止室内生物性污染的有效措施。

三、职业环境所产生的有害物质

(一) 物理因素

职业环境中的不良物理因素,如异常气象条件(高温、高湿、低温、高气压、低气压),噪声,振动,非电离辐射(可见光、紫外线、红外线、射频辐射、激光等),电离辐射(X 射线、γ 射线等)可对人体的健康造成危害。健康损害包括:低温所致的冻伤、噪声所致的听力下降、辐射线以及其他有害的物理因素所引起的职业性白内障等。

(二) 化学因素

职业环境中的废气、废水、废渣等均可对人体造成健康危害。以粉尘、烟尘、雾、蒸汽或气体的形态散布于车间空气中的有害物质,主要经呼吸道和皮肤进入人体内。其危害程度与有害物质的挥发性、溶解性和固态物的颗粒大小等有关。健康损害包括:在职业活动中长期吸入生产性粉尘所致的尘肺病、有机溶剂所致的职业性皮炎等。从车间排出的废水、废气、废渣中的有害物质虽不直接使工人患上职业病,但危及周围居民的生活环境,对其健康产生恶劣影响,典型的有发生于 1953 年日本的"水俣病",系甲基汞污染水体导致的周边居民有机汞中毒;工业废气污染所致的光化学烟雾,导致了红眼病、慢性呼吸道疾病恶化、儿童肺功能异常等。

(三) 生物因素

职业环境中存在的致病微生物或寄生虫,如炭疽杆菌、真菌孢子。健康危害包括:生物病原体对医疗卫生人员的职业性传染,森林脑炎病毒对我国北方林业工人、筑路工人、牧民的危害等。

对于预防职业有害物质危害健康的主要措施是做好三级预防工作:环境监测,识别环境中潜在的职业危害因素及接触量和接触的机会,并向职工公布,为改进生产环境提供依据;生物监测,定期、系统和连续地检测人体生物材料中毒物和代谢产物含量或由其所致的生物易感或效应水平,并与参考值进行比较,以评价人体接触毒物的程度及潜在的健康影响;培训与健康教育职业卫生和劳动保护相关的业务和管理人员,旨在让直接参与生产者懂得职业有害因素的致病环节和防护知识,遵守生产规章制度,做好防护工作(如接种疫苗,穿戴防护眼镜、防护面罩和防护服等),实行自我保护,对企业的管理者实行群众和法制监督。监护在特定生产环境中的劳动者的健康状况,早发现,早诊断,早治疗。

第三节　饮食保健

饮食是人类赖以生存、生长、健康长寿的物质基础,饮食与人类的健康密切相关,饮食既能给健康带来神益,也能危害甚至摧毁健康。所以,饮食保健旨在运用饮食与健康相互作用的规律及机制提出预防疾病、维护健康的措施。营养学(nutrition science)与食品卫生学(food hygiene)是与饮食保健密切联系的两门学科。营养学和食品卫生学虽然同样研究食物与健康的关系,区别在于前者是研究食物中有益于健康的因素,后者是研究食物中危害健康的因素。

一、食物的营养价值及合理营养

食品的种类繁多,按其来源和性质可分为三大类:①动物性食品:如动物肉类、动物脏腑、奶产品、蛋类、水产品;②植物性食品:如五谷、薯类、蔬菜、水果和坚果;③各类食物的制品:指以动物性和植物性天然食物为原料,通过加工制作的食品,如糖果、食物油、酒和糕点等。

营养素(nutrient)是指食物中含有的可给人体提供能量、机体构成成分、组织修复和维持生理调节功能的化学成分。人体需要的营养素包括蛋白质、脂肪、碳水化合物、无机盐、维生素和水。

食品的营养价值(nutrition value)是指某种食品所含营养素和能量能满足人体营养需要的程度。食品营养价值的高低,取决于食品中营养素的种类是否齐全、数量的多少、相互比例是否适宜以及是否容易被人体消化吸收和利用。

合理营养(balanced nutrition)是指通过合理的膳食和科学的烹调加工,向机体提供足够的能量和各种营养素,并保持各营养素之间的平衡,以满足人体的正常生理需要、维持人体健康的营养。

不同的食品因所含营养素的种类和数量不同,其营养价值也不尽相同。谷粮类主要供给碳水化合物和能量,蔬菜水果能提供丰富的维生素、矿物质及膳食纤维,但其蛋白质、脂肪含量均较少。目前,任何一种天然食物都不能够完全满足人体的全部营养需要。因此,人们应该根据不同食品的营养价值特点,合理地选择食用多种食品,以保证营养平衡,满足人体的营养需要。

二、常见营养失衡所致的疾病及其预防

严重威胁人类健康的疾病大多与营养不合理有关,营养与疾病的关系越来越受到广泛的关注。营养摄入不足、过多或不合理均会导致疾病的发生,我国营养缺乏的疾病依然存在,但是20世纪90年代末以来,营养过剩所致的疾病的发病率呈上升趋势,严重影响了我国居民的健康。

(一)心血管疾病

我国心血管疾病发病率逐年上升,病因复杂,但是饮食因素占有重要地位。大量的流行病学研究表明,饱和脂肪酸的摄入量与动脉粥样硬化呈正相关。合理膳食是防治心血管疾病的有效途径。心血管疾病的营养防治原则:控制总能量摄入,保持理想体重;限制脂肪和胆固醇摄入;提高植物性蛋白的摄入,少吃甜食;保证充足的膳食纤维摄入;供给充足的维生素和钙、镁、钾等无机盐;饮食清淡,少盐和少饮酒;适当多吃保护性食品:富含植物化学物质的洋葱、香菇具有促进心血管健康的作用。

(二)代谢性疾病

糖尿病是由多种病因引起的以慢性高血糖为特征的代谢性紊乱疾病。能量过剩引起的肥胖是糖尿病的主要诱因之一。糖尿病的营养防治原则:在日常膳食中应避免高碳水化合物、高脂等不合理膳食结构,保证摄入足够的膳食纤维,在膳食营养素平衡的基础上,控制能量的摄入量,避免能量过剩导致的肥胖,尤其是小儿肥胖。糖尿病患者较易发生维生素缺乏,并发神经系统疾病,补充 B 族维生素可改善患者的神经系统并发症;血镁低的糖尿病患者容易并发视网膜病变,锌与胰岛素分泌和活动有关,糖尿病患者可在保证无机盐基本供给量的基础上适当增加镁、锌等元素的供给。但是应限制钠盐摄入,以防止和减轻高血压、高血脂以及动脉硬化和肾功能不全等并发症。糖尿病患者应至少一日三餐,定时、定量,在总能量范围内,

适当增加餐次可有利于改善糖耐量和预防低血糖的发生。

三、食品卫生与食物中毒

食品本身一般不含有害物质或含量极少,但在种植、养殖、生产、加工、运输、烹饪等环节中,许多有害因素都可能使食品受到不同程度的污染。食品的污染有三类:一是生物性污染,包括细菌、病毒、寄生虫、昆虫等的污染;二是化学性污染,如酒中有害的醇类、醛类等;三是物理性污染,如食物中混入的杂物及放射性物质污染。

食物中毒是指摄入了含有生物性、化学性有害物质的食品或把有毒物质当作食品摄入后所出现的非传染性急性、亚急性疾病。预防食物中毒的方法是,低温贮存食物,食用前对食物彻底加热,改变不良贮藏食物的方法和生食的习惯。

第四节 行为保健

在影响人类健康和寿命的因素中,行为因素所占比重最高。随着人们对疾病认识的深入,行为与健康的关系日益清晰。在医学领域应用行为科学的方法和成就,探索行为和健康关系的规律,指导制定有效、可行的干预措施,以达到预防控制疾病、促进康复和维护健康的目的。

一、健康相关行为

健康相关行为(health-related behavior)是指个体或团体的与健康或疾病相关联的行为。按照行为对行为者自身和他人健康状况的影响,健康相关行为可分为促进健康的行为和危害健康的行为。

(一)促进健康的行为

促进健康的行为(health-promoted behavior)指个体或者团体的客观上有利于自身或他人健康的行为,具有有利性、规律性、和谐性、一致性、适宜性的特点。

促进健康的行为可分为五大类:

1. **日常健康行为** 指日常生活中有益于健康的基本行为,如合理营养、充足的睡眠、适量运动。

2. **避开环境危害行为** 指避免暴露于自然环境和社会环境中有害健康的危险因素,如离开污染的环境、不接触疫水、积极调整适应各种紧张生活事件等。

3. **戒除不良嗜好** 指戒烟、戒酒、戒除药物滥用等。

4. **预警行为** 指对可能发生危害健康事件的预防性行为,并在事故后正确处置的行为,如驾车使用安全带,火灾、溺水、车祸等的预防以及意外事故发生后的自救和他救行为。

5. **合理利用卫生服务** 指有效、合理地利用现有卫生保健服务,以实现三级预防,维护自身健康的行为,包括定期体检、预防接种、患病后及时就诊、遵从医嘱、积极配合医疗护理、积极康复等。

(二)危害健康的行为

危害健康的行为(health-risky behavior)指不利于自身和他人健康的行为,具有危害性、明显性、稳定性、习得性(危害健康的行为都是个体在后天的生活中学会的,又称"自我制造的危险因素")的特点。

危害健康的行为可分为四大类:

1. **不良生活方式** 日常生活和职业活动中的行为习惯及其特征称为生活方式。不良生活方式是指个体习以为常、危害健康的行为习惯,如吸烟、酗酒、暴饮暴食、嗜好高钠高脂的食物、缺乏体育锻炼。不良生活方式与心脑血管疾病、肥胖、早衰密切相关。

2. 致病性行为模式　导致特异性疾病发生的行为模式,典型的有 A 型行为模式和 C 型行为模式。

A 型行为模式(type A behavior pattern, TABP)与冠心病的发生密切相关,又称为"冠心病易发性行为"。其行为表现为具有时间紧迫感,不耐烦,爱好竞争,对人怀有潜在的敌意和戒心。有国外研究显示 A 型行为者的冠心病发病率、复发率和病死率均比非 A 型行为者高出 2 倍。

C 型行为模式(type C behavior pattern, TCBP)与肿瘤的发生密切相关,医学专家以英文 Cancer(癌)的第一个字母 C 为这种行为模式命名,又称为"肿瘤易发性行为"。其行为表现为好忍气吞声、压抑情绪、表面上处处依顺、谦和善忍、回避矛盾、强压怒火、爱生闷气。C 型行为者宫颈癌、胃癌、食管癌、结肠癌和恶性黑色素瘤的发生率比非 C 型行为者高 3 倍左右。

3. 不良疾病行为　指个体感知到自身患病到疾病康复过程中发生的不利于健康的行为,如瞒病、恐病、讳疾忌医、不遵从医嘱、自暴自弃等。

4. 违规行为　指违反道德规范、法律法规并危害健康的行为,如药物滥用、性乱。违规行为给实施行为者和社会的健康带来了严重危害。

(三) 团体健康行为

是指以社会团体为行为主体的健康相关行为,如政府制定各种可能影响人群健康和环境的政策、企业对"三废"的处理、群众团体所开展的文体活动等。

二、健康相关行为改变的理论及干预原则

改善健康相关行为需要正确的理论指导,适用的相关理论有助于确定健康促进活动最佳的目标、制定有效的干预策略和措施、设计效果评价方案等。目前国内外健康促进实践中常用的健康相关行为理论可分为五类:

1. 综合性理论或模式　健康相关行为的生态模式(ecological models of health behavior)。

2. 应用于个体水平的理论或"模式"　知信行模式、健康信念模式、阶段变化模式、理性行为理论和计划行为理论。

3. 应用于人际水平的理论　社会认知理论。

4. 应用于社区和群体水平的理论　创新扩散理论。

5. 应用于健康教育工作过程的理论　格林模式。

在个人水平上的知信行模式是指使个人知道了解引起疾病的行为和生活方式,通过思考,加强了保护自己和他人健康的责任感,形成信念,在信念的支配下,培养形成促进健康的行为或戒除危害健康的行为。例如,一个人在知信行模式的指导下,认识到了吸烟的危害性,为保护自己和家人的健康,树立了戒烟的决心,促使自己戒除吸烟的行为。

在人群中开展改善健康相关行为的干预活动建议遵循以下基本原则:明确目标;开展以社区为基础的、在健康促进思想指导下的健康教育;调查研究是成功行为干预的基础;实事求是地确定工作策略;创造性地设计工作措施和方法;有效地督导和评价。

第五节　心理保健

1992 年维多利亚宣言提出健康的四大基石:合理膳食、适量运动、戒烟限酒、心理平衡。医学模式的改变发现心理健康与身体健康相互影响、密切相关,心理方面的不良习惯是疾病的诱发因素已得到医学界的

普遍公认。

　　然而,由于人具有自然人和社会人的双重属性,在生活经历中,难免受到社会因素的影响和干扰,如政治经济的变化、战争的威胁、教育、居住环境的变迁以及人际关系的冲突,孤独、紧张、恐惧、悲伤、失落、忧患等心理情绪由此产生。这些健康的不利因素被人们在心理上难以承受和化解时,必然会在不同程度上危害到人们的身心健康。学习和了解心理知识,认识不同年龄阶段有不同的心理特点,掌握心理健康的基本标准,能正确地评估和检查自己的心理状况,做出适当心理调整,预防心理疾病的发生。树立正确的人生观,培养完整和健康的人格,有助于人们健康快乐的生活。

一、心理健康的内涵

(一)心理健康的概念

　　心理健康是指心理上的健康状态,当人处于这种状态时,不仅自我感觉良好,而且与社会契合、和谐,即整个心理活动和心理特征相对稳定、相对协调、充分发展,与客观环境统一和适应。

　　国外学者们对心理健康的标准做了大量表述,英格里士认为:"心理健康是指一种持续的心理状况,当事者在那种情况下能够具有良好的适应力,具有生命的活力,而且能充分发挥其身心的潜能,这就是一种积极的良好心理状态,不仅仅是免于心理疾病而已。"麦灵格尔认为:"心理健康是指人们对于环境及相互间具有最高效率及快乐的适应情况。不仅是要有效率,也不仅是要能有满足感,或是能愉快地接受生活的规范,而是需要三者兼具。心理健康的人应能保持平静的情绪、敏锐的智能、适应社会环境的行为和愉快的气质。"

(二)心理健康的基本标准

　　目前,国内学者一般认为心理健康的基本标准包括以下七个方面:

　　1. **具有正常智力**　智力正常是人正常生活最基本的心理条件,是心理健康的首要标准。因为智力是人们观察力、注意力、想象力、思维力和实践活动能力等的综合。

　　2. **成为情绪控制的主人**　善于协调与控制情绪,情绪安定,积极向上,没有不必要的紧张感和不安感。

　　3. **具有和谐的人际关系**　个体的心理健康状况主要是在与他人的交往中表现出来的。和谐的人际关系是心理健康不可少的条件,又是获得心理健康的重要途径。其表现在:乐于与人交往,既有稳定而广泛的人际关系,又有知己的朋友;在交往中保持独立而完整的人格,有自知之明,不卑不亢;能客观评价别人,取人之长补己之短,宽以待人,友好相处,助人为乐;交往中积极态度多于消极态度。

　　4. **良好地适应和改造现实环境**　经常不能有效处理与周围现实环境的关系,是导致心理障碍乃至心理疾病的重要原因。对现实环境的能动适应和改造,是指有积极的处事态度,与社会广泛接触,对社会现状有较清晰正确的认识,其心理行为能适应社会文化的进步趋势,勇于改造现实环境,从而达到自我实现与社会奉献的协调统一。

　　5. **具有坚强的意志品质**　意志是人意识能动性的集中体现,是个性重要的精神支柱。健康的意志品质应具有:目的明确合理,自觉性高;善于分析情况,意志果断;意志坚韧,有毅力,心理承受能力强;自制力好,既有实现目标的坚定性,又有能克制干扰目标实现的情绪和行动,不放纵任性。

　　6. **具有完整与健康的人格**　人的心理健康在很大程度上是人格的健康。一个人没有心理疾病,还不能说他有健康的人格。人格是个人比较稳定的心理特征的总和。心理健康最终目标是使人保持人格的完整性,培养健康人格。

　　7. **生理发育阶段符合年龄特征**　心理健康者应具有与同年龄多数人相符合的心理行为特征。一个人心理行为经常严重偏离自己的年龄特征,一般都是心理不健康的表现。

二、心理障碍的内涵

(一) 心理障碍的概念

心理障碍(psychological disorder),指一个人由于生理、心理或社会原因而导致的各种异常,在临床上,常采用"心理病理学"的概念,将范围广泛的心理异常或行为异常统称为"心理障碍",或称为异常行为。心理障碍是指心理与行为表现偏离正常的情况。

(二) 心理障碍的主要表现

1. **一般适应不良反应及行为和人格偏离** 包括在日常生活中普遍遇到的心理矛盾与冲突、情绪困扰、心理失衡等引起心理痛苦和干扰的问题和状态。青少年的问题行为,如怪异行为、敌视权威、吸毒、酗酒、药物依赖、重度吸烟、施虐、违法行为等。还包括轻度人格偏离,即行为者并无智力及精神失常症状而发生的行为异常和人格偏离、人格障碍或病态人格,包括有:反社会人格、偏执型人格、强迫型人格、表演型人格等类型以及性心理障碍,常见的有恋物癖、异装癖、露阴癖等。

2. **特殊意识状态**

(1) 催眠或梦境状态下暂时的反常心理变化。催眠或梦境状态结束后,这种异常的心理状态可自行消除,恢复常态。

(2) 社会交往剥夺和感觉剥夺状态。如注意力涣散、记忆力减退、意志力和自控力受到严重削弱、思维混乱、情绪不稳定、有焦虑或抑郁体验等。

(3) 教徒的人化状态。如气功及练功者的"走火入魔"状态。

(4) 某些药物如致幻剂等作用下所产生的心理行为的异常表现。

3. **神经症** 包括神经衰弱、癔症、强迫性神经症、焦虑性神经症、抑郁性神经症和心因性反应症等。

4. **精神疾病** 它是严重的心理障碍,此类疾病中心理活动功能及机体功能的适应功能都严重受损,出现幻想、妄想、思维混乱、行为怪异、情感意识失常等现象,并丧失正常的言语功能和理智的行为反应,不能正常参与社会活动,有明显的人格改变。他们对自己的处境完全丧失自知能力,不能主动求治,表现为精神分裂症或躁狂抑郁症。

5. **心身障碍或心理生理障碍** 大量研究表明人类的许多疾病与心理因素密切相关,如生活节奏快、社会竞争性强、冲动持久,均会造成自身应激能力减弱,导致心脏及脑血管疾病,使中枢及自主神经功能紊乱或失调,机体免疫功能低下等。在心理因素作用下引起躯体疾病或功能障碍,从而发生躯体和心理行为的异常。此类心身疾病有消化性溃疡病、原发性高血压、冠心病、十二指肠溃疡、支气管哮喘、甲亢、肌肉紧张性头痛、肥胖症、心因性发热、肿瘤等。

6. **大脑或躯体疾病所表现的心理行为异常**

(1) 精神发育迟滞或大脑发育不全而形成的心理缺陷或智能低下。

(2) 大脑器质性病变时出现的异常,因脑外伤、母亲孕期时感染病毒、中毒或代谢障碍、脑部病变等因素引起的心理异常。

(3) 躯体的残疾、缺陷、受损伤时所造成的心理异常。

三、促进心理健康的措施和方法

(一) 促进心理健康的措施

1. **生理学措施** 生理学措施是指从受孕期到老年期各年龄阶段人体脑神经系统的保护,制定各种预防损伤的保健服务,并纠正父母不良行为对胎儿的影响。如实施计划生育优生政策,防止和减少遗传性、先天性疾病;加强妇女保健和围产期保健,防止婴幼儿脑损伤和脑缺氧;定期健康检查,消除不良影响,促进生长发育,防止智力障碍发生等。

2. 心理学措施 根据人生各个发展阶段的心理需要,给予相应的心理健康指导,学会心理调适与平衡,使情绪困扰减低到最小限度。提高对人生转折期的适应能力,培养对挫折的承受能力,树立正确的人生价值观,使生活本身具有积极意义和崇高目的,有益于社会、他人和自身的心理健康发展。

3. 社会学措施 社会对于个人和家庭而言,远比生理和心理难以控制,因为社会的因素受社会制度和社会组织制约。社会学措施主要包括减少可能引起人格偏差和心理疾病的所有社会压力,以及提供给每一个公民健全生活环境的措施,如足够的娱乐设施、住宅的改造、烟酒及药物毒品的控制、性病的防治等。

(二)开展心理健康教育的方法

1. 思想性 把心理健康教育与人生观教育结合起来,教育人们在学会心理防御机制的同时,应有宏观的理想和目的。

2. 科学性 开展心理健康教育应具有知识性、科学性,这样才具有说服力,使受教育者信服采纳。

3. 实践性 心理健康教育在于调整和改变人的行动,强调自觉,关键要使人们把知识和技术转化为自己的行动。

4. 针对性 对于大众的教育应立足于普及,要有针对性,通俗易懂,切实可行。

5. 多样性 运用多种教育手段,采取多种教育途径开展心理健康教育。心理健康教育需要全社会各个部门的配合和广大群众的积极参与。

(王　鹏)

复习思考题

1. 简述保健医学的服务对象、服务内容和目标。

2. 由于居住的自然环境引起的地方病,如地方性甲状腺肿、地方性氟中毒、地方性砷中毒,有效的预防保健手段是什么?

3. 简述室内环境污染的主要来源,及其与健康的关系,如何减少室内污染,保护健康。

4. 职业环境中包含的健康危险因素有哪些,试举1至2种与该健康危险因素相关的职业病。

5. 慢性传染性疾病大多与营养不合理有关,心血管疾病的营养防治原则是什么?

6. 什么是健康相关行为? 请简述其内容。

7. 请简述促进心理健康的主要措施和如何开展心理健康教育。

参考文献

1. 杨克敌. 环境卫生学. 北京:人民卫生出版社,2017. 8.

2. 傅华. 预防医学. 北京:人民卫生出版社,2013. 3.

3. 孙长颢. 营养与食品卫生学. 北京:人民卫生出版社,2017. 8.

4. 邬堂春. 职业卫生与职业医学. 北京:人民卫生出版社,2017. 8.

第二十六章　儿科学

26

学习目标	
掌握	儿科常见疾病的概念、主要临床表现和防治原则。
熟悉	儿科常见疾病的辅助检查方法和诊断思路。
了解	儿科的特点、常见疾病的病因及治疗方法。

第一节 概述

儿科学（pediatrics）是一门研究从胎儿至青少年时期生长发育、疾病防治与促进身心健康的医学科学。

一、儿科学的特点

儿科学是不同于成人医学的一门学科，主要表现在两个方面：一是保健诊疗对象处于不断发育成长的阶段，个体差异大，而且年龄造成的差异也很明显；二是儿童机体免疫功能发育尚不完善，预防医学在儿科学中占有更加重要地位，要处处从保健预防出发。因此，在学习儿科学时绝不可将小儿视为成人的缩影。

（一）个体差异、性别差异和年龄差异较大

无论是对健康状态的评价，还是对疾病的临床诊断都不宜用单一标准衡量。

（二）对疾病造成损伤的恢复能力较强

在生长发育过程中，一些比较严重的损伤有可能自然改善或完全修复。

（三）自身防护能力较弱

易受各种不良因素影响导致疾病发生和性格行为的偏离，而且一旦造成损伤，往往影响一生，因此应该特别注重预防保健工作。

（四）疾病会向成人期延续

儿童时期的许多慢性躯体疾病和性格行为会延续到成年期，成为相应疾病的起源。

二、小儿的年龄分期

根据小儿的体格、生理、心理等特点，一般将小儿年龄分为七期。由于小儿生长发育为一连续渐进的动态过程，各期之间既有区别，又有联系，不能截然分开。了解各年龄期的特点，有利于掌握保健和医疗工作的重点。

（一）胎儿期

从受精卵形成到胎儿娩出，共40周。胎儿的周龄即为胎龄。母亲妊娠期间如受外界不利因素影响（如感染、药物等），可能影响胎儿的正常生长发育。因此需做好婚前、孕前体检，定期监测胎儿生长发育。

（二）新生儿期

自胎儿娩出脐带结扎时至生后28天，此期包含在婴儿期中。新生儿期不仅发病率高，死亡率也高，约占婴儿死亡率的1/3~1/2，尤以新生儿早期为高。

（三）婴儿期

自出生到1周岁之前，其中包括新生儿期。此期为小儿生长发育最迅速的时期，对营养的需求量较高，但其消化功能尚不完善，易发生消化和营养紊乱。来自母体的免疫抗体逐渐消失，而自身免疫系统尚未完全成熟，对疾病的抵抗力较低，易患传染病和感染性疾病。

（四）幼儿期

自满1周岁至满3周岁之前。体格生长速度较前减慢，而智能发育加速。此期小儿缺乏对危险事物的识别能力和自身保护能力，要注意预防发生意外伤害和中毒。

（五）学龄前期

自3周岁至6~7岁入小学前。此时期体格发育进一步减慢，但智能发育增快、理解力逐渐加强，好奇、好模仿，可用语言表达自己的思维和感情。此时期小儿可塑性很强，应重视思想品德教育。

(六) 学龄期

自入小学(6~7岁)至青春期前。此期儿童的体格生长速度相对缓慢,除生殖系统外,各系统器官外形均已接近成人。

(七) 青春期

青春期年龄范围一般从10~20岁,女孩的青春期开始年龄和结束年龄都比男孩早2年左右。此期儿童的体格生长发育再次加速,出现第二次高峰,同时生殖系统的发育也加速并渐趋成熟。

三、小儿生长发育规律

人的生长发育是指从受精卵到成人的成熟过程。生长是指随儿童年龄的增加,各器官、系统以及身体形态和大小的变化,生长是发育的物质基础;发育是指细胞、组织、器官功能上的分化与成熟,包括情感 - 心理的发育成熟过程。生长和发育是紧密相关的复杂过程。

(一) 连续性和阶段性

儿童的生长发育在不断进行,是一连续的过程,而在各年龄阶段,生长发育的速度却是不同的。例如,体重和身高(长)在出生后第一年增长很快,是第一个生长高峰,第二年以后生长速度逐渐减慢;至青春期生长速度又加快,成为第二个生长高峰,整个儿童期的体重、身高曲线呈"双峰"形。

(二) 不平衡性

各器官、系统发育有先有后、快慢不一,顺序遵循一定规律,以适应环境的变化。神经系统在生后2年内发育较快,淋巴系统在儿童期生长迅速,于青春期前达到高峰,以后逐渐降至成人水平;生殖系统发育较晚;其他系统如心、肝、肾和肌肉的增长与体格生长平行。这种各系统发育速度的不平衡与其在不同年龄的生理功能有关。

(三) 一般规律

生长发育遵循由上至下、由近至远、由粗至细、由简单至复杂及由低级至高级的规律。如先抬头、后抬胸,再会坐、立、行(从上到下);从臂到手,从腿到脚的活动(近到远);从全掌抓握到手指拾取(从粗到细);先画直线后画圈、图形(简单到复杂);先会看、听、感觉事物,认识事物,发展到有记忆、思维、分析、判断(低级到高级)。

(四) 个体差异性

遗传和环境的影响,造成个体的生长发育状况存在差异。因此,儿童的生长发育水平有一定的范围,所谓的"正常值"不是绝对的,必须考虑个体的不同影响因素,才能较正确的判断。

四、影响小儿生长发育的因素

(一) 遗传因素

父母的遗传因素决定儿童生长发育的"轨迹"、特征和潜力。例如,种族和家族的遗传信息影响儿童的肤色、面型特征、身材高矮、性成熟的时间,以及对疾病的易感性;而遗传性代谢缺陷病和染色体畸变更严重地影响儿童的生长发育;男女性别也影响生长发育,各有其规律与特点。

(二) 环境因素

广义上讲,环境因素包括生物和生活两种。生物环境因素主要涉及营养、疾病和孕母情况。营养不足导致低体重,甚至营养不良;营养过剩则容易引起肥胖;急性感染常引起体重减轻;神经系统疾病和先天性疾病往往导致生长发育迟缓;孕母在妊娠早期病毒感染,易导致胎儿畸形。生活环境因素包括居住环境、生活习惯、护理保健、家庭教育、体育锻炼等,良好的生活环境是促进儿童生长发育达到最佳状态的重要因素。

第二节　新生儿疾病

一、新生儿窒息

新生儿窒息（asphyxia of newborn）是指婴儿出生后1分钟内无自主呼吸或未能建立规律呼吸而导致低氧血症和酸中毒，是引起新生儿死亡和儿童伤残的重要原因之一。窒息的本质是缺氧，凡是影响胎盘或肺气体交换的因素均可引起窒息。主要病因有：孕妇疾病、胎盘异常、脐带异常、胎儿异常和分娩异常等。

【临床表现】

1. 胎儿宫内窘迫　早期有胎动增加，胎心率≥160次/分；晚期则胎动减少，甚至消失，胎心率<100次/分；羊水胎粪污染。

2. 新生儿窒息

（1）Apgar评分：内容包括皮肤颜色、心率、对刺激的反应、肌张力和呼吸五项指标；每项0~2分，总共10分。分别于生后1分钟和5分钟进行。1分钟Apgar评分8~10分为正常，4~7分为轻度窒息，0~3分为重度窒息。5分钟Apgar评分除反映窒息严重程度外，还可反映窒息复苏的效果及帮助判断预后。

（2）多器官受损表现：重度窒息可引起多器官损害：①中枢神经系统：缺氧缺血性脑病和颅内出血；②呼吸系统：羊水或胎粪吸入综合征、肺出血以及急性肺损伤或急性呼吸窘迫综合征等；③心血管系统：持续性肺动脉高压、缺氧缺血性心肌损害等；④泌尿系统：肾功能不全、肾衰竭及肾静脉血栓形成等；⑤代谢方面：低血糖或高血糖、低血钙及低钠血症等；⑥消化系统：应激性溃疡、坏死性小肠结肠炎及黄疸加重或时间延长等；⑦血液系统：血小板减少及功能异常，严重时发生DIC。

【辅助检查】

对宫内缺氧胎儿，在胎头露出宫口时取头皮血行血气分析，以评估宫内缺氧程度；新生儿窒息应检测动脉血气、血糖、电解质、血尿素氮和肌酐等生化指标。

【诊断】

主要根据Apgar评分进行临床诊断和分度。在诊断时应注意Apgar评分敏感性很高，而特异性较低。很多因素可影响Apgar评分，因此建议以5分钟Apgar0~3分作为诊断标准更为可靠。

【防治原则】

生后应立即进行复苏及评估，现采用国际公认的ABCDE复苏方案。A清理呼吸道；B建立呼吸；C维持正常循环；D药物治疗；E评估和环境（保温）。呼吸、心率和皮肤颜色是窒息复苏评估的三大指标，并遵循：评估→决定→操作→再评估→再决定→再操作，如此循环往复，直到完成复苏。窒息持续时间对婴儿预后起关键的作用。

二、新生儿黄疸

新生儿黄疸（neonatal jaundice）是因胆红素在体内积聚引起的皮肤或其他器官黄染。若新生儿血中胆红素超过5~7mg/dl，即可出现肉眼可见的黄疸。未结合胆红素增高是新生儿黄疸最常见的表现形式，重者可引起胆红素脑病（核黄疸），造成神经系统的永久性损害，甚至死亡。新生儿胆红素代谢具有胆红素生成过多、血浆白蛋白联结胆红素的能力差、肝细胞处理胆红素能力差及肠肝循环增加等特点，是新生儿易患高胆红素血症的重要因素。

【临床表现】

1. **生理性黄疸** 由于新生儿胆红素代谢特点,约60%的足月儿和80%的早产儿出现生理性黄疸。生理性黄疸是排除性诊断,其特点为:①一般情况良好;②足月儿生后2~3天出现黄疸,4~5天达高峰,5~7天消退,但最迟不超过2周;早产儿黄疸多于生后3~5天出现,5~7天达高峰,7~9天消退,最长可延迟到3~4周;③每日血清胆红素升高<85μmol/L(5mg/dl);④血清总胆红素尚未达到相应日龄及相应危险因素下的光疗干预标准。

2. **病理性黄疸** 临床特点:①生后24小时内出现黄疸;②血清总胆红素已经达到相应日龄及相应危险因素下的光疗干预标准,或每日上升>85μmol/L(5mg/dl);③黄疸持续时间:足月儿>2周,早产儿>4周;④黄疸退而复现;⑤血清结合胆红素>34μmol/L(2mg/dl)。若具备上述任何一项者均可诊断为病理性黄疸。

【辅助检查】

1. **血清胆红素检测** 血清胆红素增高是黄疸的最大特点,且每日血清胆红素升高>85μmol/L;未结合胆红素和结合胆红素检测有助于分析病理性黄疸的病因类型。

2. **针对病因的检查** 疑似溶血性黄疸可进行母子血型、血常规、改良直接抗人球蛋白试验等检查,疑似感染可进行相关病原学检查,疑似先天性甲状腺功能低下者可进行T_3、T_4、TSH等检查。

【诊断】

新生儿黄疸的诊断要点是根据患儿一般状态,黄疸出现时间、持续时间、消退时间、血清胆红素水平等来区分生理性和病理性黄疸。同时要根据病史、临床表现、辅助检查等积极查找病因。

【防治原则】

1. 积极进行产前诊断,并给予妥善的产前治疗。

2. 积极查找病因,治疗原发病。

3. 光疗是降低血清未结合胆红素简单而有效的方法。

4. 药物治疗包括供给白蛋白、纠正代谢性酸中毒、肝酶诱导剂及静脉用免疫球蛋白等。

5. 保守治疗无效者也可采用换血疗法,但应严格掌握指征。

6. 同时应注意防止低血糖、低体温,纠正缺氧、贫血、水肿和心力衰竭等。

第三节 营养性维生素 D 缺乏性佝偻病

营养性维生素D缺乏性佝偻病(rickets of vitamin D deficiency)是由于儿童体内维生素D不足使钙磷代谢异常和骨化障碍,产生的一种以骨骼病变为特征的全身慢性营养性疾病。婴幼儿,特别是小婴儿是高危人群。因我国北方冬季较长,日照短,佝偻病患病率高于南方。

营养性维生素D缺乏性佝偻病的病因包括:①围生期维生素D不足;②日照不足;③生长速度快,需要增加;④食物中补充维生素D不足;⑤疾病影响;⑥药物影响,如抗惊厥药物、糖皮质激素等。

【临床表现】

1. **初期(早期)** 多见6个月以内,特别是3个月以内小婴儿。多为神经兴奋性增高的表现,如易激惹、烦闹、睡眠不安、夜间啼哭、汗多刺激头皮而摇头擦枕,出现枕秃。上述非特异性症状,仅作为临床早期诊断的参考依据。

此期常无骨骼病变,骨骼X线可正常,或钙化带稍模糊;血清25-(OH)-D_3下降,PTH升高,血钙正常或稍低,血磷降低,碱性磷酸酶正常或稍高。

2. **活动期(激期)** 早期维生素D缺乏的婴儿未经治疗,继续加重,出现PTH功能亢进和钙、磷代谢失常的典型骨骼改变。6月龄以内婴儿以颅骨改变为主,前囟边较软,颅骨薄,可有压乒乓球样的感觉。至

7~8 个月时,可出现"方盒样"头型,肋骨的佝偻病串珠、手镯、足镯等,同时患儿常有前囟闭合延迟和乳牙萌出延迟。1 岁左右的小儿可见到"鸡胸样"畸形,严重者胸廓下缘形成赫氏沟。小儿开始站立与行走后双下肢负重,可形成严重膝内翻("O"形)或膝外翻("X"形),有时有"K"形样下肢畸形。

此期血生化除血清钙稍低外,其余指标改变更加显著。X 线显示长骨钙化带消失,干骺端呈毛刷样、杯口状改变;骨骺软骨盘增宽(>2mm);骨质稀疏,骨皮质变薄;可有骨干弯曲畸形或青枝骨折,骨折可无临床症状。

3. 恢复期　以上任何期经治疗或日光照射后,临床症状和体征逐渐减轻或消失。血钙、磷逐渐恢复正常,碱性磷酸酶约需 1~2 月降至正常水平。治疗 2~3 周后骨骼 X 线改变有所改善,逐渐恢复正常。

4. 后遗症期　多见于 3 岁以后的儿童。因婴幼儿期严重佝偻病,残留不同程度的骨骼畸形。无任何临床症状,血生化正常,X 线检查骨骼干骺端病变消失。

【诊断】

根据维生素 D 摄入不足或日光照射缺乏病史,佝偻病的临床症状和体征,结合血生化及骨骼 X 线检查可做出诊断。25-(OH)-D_3 早期即可明显降低,当 <8ng/ml 时可诊断本病,是最为可靠的指标。

【防治原则】

1. 治疗　目的在于控制活动期,防止骨骼畸形。治疗的原则应以口服维生素 D 为主,一般剂量为每日 50μg~100μg(2000IU~4000IU),1 月后改预防量 400IU/ 日。当重症佝偻病有并发症或无法口服者可大剂量肌肉注射维生素 D20 万 ~30 万 IU 一次,3 个月后改预防量。维生素 D 治疗期间应同时补充钙剂。对已有严重骨骼畸形的后遗症期患儿应加强体育锻炼,可采用主动或被动运动方法矫正。

2. 预防　早产儿、低出生体重儿、双胎儿生后 1 周开始补充维生素 D800IU/ 日,3 个月后改预防量;足月儿生后 2 周开始补充维生素 D400IU/ 日;均补充至 2 岁。夏季阳光充足,可在上午和傍晚户外活动,暂停或减量服用维生素 D。

第四节　呼吸系统疾病

一、支气管肺炎

肺炎(pneumonia)是指不同病原体或其他因素等所致的肺部炎症。临床上以发热、咳嗽、气促、呼吸困难和肺部固定湿啰音为共同表现。肺炎为小儿时期的常见病和多发病,是我国小儿死亡的首位原因,故加强对本病的防治十分重要。

肺炎在病理上可分为大叶性肺炎、支气管肺炎、间质性肺炎、毛细支气管炎等,其中支气管肺炎是小儿时期最常见的肺炎。支气管肺炎(bronchopneumonia)是累及支气管壁和肺泡的炎症。

肺炎的致病菌最常为细菌和病毒,也可由病毒、细菌"混合感染"。近年来肺炎支原体、衣原体感染有增加趋势。

【临床表现】

1. 症状　起病多数较急,病前常有上呼吸道感染症状。发热、咳嗽、呼吸困难是本病的主要临床表现。反应差、口吐沫是新生儿及小婴儿肺炎时的早期表现。同时患儿有精神不振、烦躁不安、食欲缺乏,轻度腹泻或呕吐等全身症状。不同病原菌引起的肺炎症状各有其特点。

2. 体征　呼吸增快,轻者可出现鼻翼扇动,重者出现点头样呼吸和三凹征;呼吸困难严重者可出现口周和指(趾)端发绀。肺部体征:早期可有呼吸音粗糙,以后可闻及较固定的中、细湿啰音,于深吸气末更为明显;肺部叩诊多正常,病灶融合时呈浊音。

3. 重症肺炎的表现　由于严重的缺氧及毒血症,除呼吸系统表现更明显外,可发生循环、神经和消化等系统功能障碍。

4. 并发症　早期合理治疗者并发症少见。延误诊断或病原体致病力强者可引起并发症,如脓胸、脓气胸、肺大疱、肺不张等。

【辅助检查】

1. 血常规及 CRP　细菌性肺炎外周血白细胞升高,以中性粒细胞为主,并有核左移现象,胞质可有中毒颗粒;CRP 增高。病毒性肺炎的外周血白细胞计数及 CRP 大多正常。肺炎支原体感染时外周血白细胞正常或轻度增高;CRP 正常或轻度增高。

2. 病原学检查　血细菌培养分离可明确病原菌,血清特异性 IgM 抗体检测可明确病毒或支原体等病原;近年来也可应用 PCR 技术进行病原微生物的核酸检测。

3. 血气分析　是判断缺氧程度、有无呼吸衰竭及电解质和酸碱失衡的可靠依据。

4. 影像学检查　肺炎的病因及严重程度不同,其影像学表现亦有所不同。

【诊断】

发热、咳嗽、咳痰、气促或呼吸困难是小儿支气管肺炎的四大主要症状;肺部听诊闻及吸气末、相对固定的中细湿啰音是典型的体征;X 线检查是确诊及病理分型的关键;病原体鉴定是感染性肺炎的确切证据。此外,还要注意是否有并发症。

【防治原则】

采用综合治疗,原则为保持气道通畅、纠正缺氧和二氧化碳潴留、积极控制感染、加强支持疗法、及时对症治疗、防止和治疗并发症。

明确为细菌感染或病毒感染继发细菌感染者应使用抗生素。目前尚无理想抗病毒药物。

二、支气管哮喘

支气管哮喘(bronchial asthma)简称哮喘,是一种以慢性气道炎症和气道高反应性为特征的异质性疾病,以反复发作的喘息、咳嗽、气促、胸闷为主要临床表现,常在夜间和(或)凌晨发作或加剧。呼吸道症状的具体表现形式和严重程度具有随时间而变化的特点,并常伴有可变的呼气气流受限。

【临床表现】

1. 症状　刺激性咳嗽、呼气性呼吸困难、喉部闻及"哐哐"的喘鸣声是其典型临床表现。上述症状可在诱发因素的刺激下突然出现;也可在去除诱因后自发性缓解。"突发突止"是本病重要特征。

2. 体征　轻度哮喘发作时呼吸困难多不明显,安静时肺内哮鸣音可消失,但在活动后双肺可闻及呼气相的哮鸣音,呼气相延长。严重哮喘发作时可出现明显的呼吸困难、窘迫性咳嗽、三凹征、发绀、烦躁不安、恐惧、嗜睡或昏迷,双肺叩诊呈过清音,肺肝界下移,听诊双肺闻及散在或弥漫性以呼气相为主的哮鸣音,呼气相延长。需要强调的是哮鸣音的强弱,并非与哮喘病情严重程度一致,因为在严重哮喘时,由于气道阻塞明显,此时哮鸣音反而可减弱或消失。

3. 不典型哮喘　即咳嗽变异型哮喘,主要症状是持续咳嗽(>4 周),常在夜间和(或)清晨发作,在诱发因素的刺激后加重,以干咳为主,不伴有喘息;无感染征象,或经较长时间抗生素治疗无效。

【辅助检查】

目前临床上可用于 5 岁以上患儿的辅助检查有肺功能、过敏原测试、气道激发试验、呼出气一氧化氮检测、支气管诱导痰液检测等,对哮喘的诊断有一定的参考价值。但 5 岁以下患儿除过敏原测试外,其他操作困难,主要靠临床诊断。X 线检查对除外引起咳、喘的其他肺部疾病有一定帮助。

【诊断】

1. 反复发作喘息、咳嗽、气促、胸闷,多与接触变应原、冷空气、物理、化学性刺激、呼吸道感染、运动以及过度通气(如大笑和哭闹)等有关,常在夜间和(或)清晨发作或加剧。

2. 发作时在双肺可闻及散在或弥漫性,以呼气相为主的哮鸣音,呼气相延长。

3. 上述症状和体征经抗哮喘治疗有效或自行缓解。

4. 除外其他疾病所引起的喘息、咳嗽、气促和胸闷。

5. 临床表现不典型者(如无明显喘息或哮鸣音),应至少具备以下 1 项:①证实存在可逆性气流受限:支气管舒张试验阳性、抗哮喘治疗有效;②支气管激发试验阳性;③最大呼气峰流量(PEF)日间变异率(连续监测 2 周)≥13%。

符合第 1~4 条或第 4、5 条者,可以诊断为哮喘。

【防治原则】

1. 哮喘控制治疗应越早越好。要坚持长期、持续、规范、个体化治疗原则。

2. 发作期予以快速缓解症状的抗炎及支气管扩张药物;缓解期给予长期控制炎症、降低气道高反应的糖皮质激素吸入治疗。吸入治疗是目前最安全有效的方法,吸入药物的减量或停药,需要在专科医生的指导下进行。

3. 避免诱发因素、定期随诊,总疗程在 2 年左右,部分患儿需要更长时间的糖皮质激素吸入治疗,直至哮喘完全控制。

三、小儿原发型肺结核

原发型肺结核(primary pulmonary tuberculosis)是原发性结核病中最常见者,为结核分枝杆菌初次侵入肺部后发生的原发感染,是小儿肺结核的主要类型。原发型肺结核包括原发综合征和支气管淋巴结结核。前者由肺原发病灶、局部淋巴结病变和两者相连的淋巴管炎组成;后者以胸腔内肿大淋巴结为主,肺部原发病灶或因其范围较小,或因原发病灶已经吸收,X 线片无法查出,故在临床上诊断为支气管淋巴结结核。此两者并为一型,即原发型肺结核。

【临床表现】

1. 症状

(1) 轻者可无症状,一般起病缓慢,年长儿可有低热、食欲缺乏、疲乏、盗汗等结核中毒症状。部分患儿可有干咳和轻度呼吸困难等症状。婴幼儿及重症患儿可急性起病,高热,但一般情况尚好,与发热不相称,持续 2~3 周后转为低热,并伴结核中毒症状。

(2) 部分高度过敏状态小儿可出现眼疱疹性结膜炎,皮肤结节性红斑和(或)多发性一过性关节炎。

(3) 当胸内淋巴结高度肿大时,可产生一系列压迫症状:压迫气管分叉处可出现类似百日咳样痉挛性咳嗽;压迫支气管使其部分阻塞时可引起喘鸣;压迫喉返神经可致声嘶;压迫静脉可致胸部一侧或双侧静脉怒张。

2. 体征　周围淋巴结轻至中度肿大。肺部体征可不明显,与肺内病变不一致。如原发病灶较大,叩诊呈浊音,听诊呼吸音减低或有少许干湿啰音。婴儿可伴肝脏肿大。

【辅助检查】

1. 结核菌素试验　小儿受结核感染 4~8 周后,做结核菌素试验即呈阳性反应。硬结平均直径不足 5mm 为阴性,5~9mm 为阳性(+);10~19mm 为中度阳性(++),≥20mm 为强阳性(+++),局部除硬结外,还有水疱、破溃、淋巴管炎及双圈反应等为极强阳性反应(++++)。

2. 结核分枝杆菌检查　通过涂片、培养或分子生物学检测,从痰、胃液、浆膜腔液中找到结核分枝杆菌是确诊肺结核最特异的方法。

3. **结核抗体检查** 血清中的特异性抗体具有辅助诊断价值。

4. **血沉** 多增快,反映结核病的活动性。

5. **影像学检查** X线检查典型的哑铃状双极影已少见,而以支气管淋巴结结核常见,CT扫描可显示纵隔和肺门淋巴结肿大,对疑诊肺结核而胸片正常病例,有助于诊断。

6. **纤维支气管镜检查** 有助于支气管内膜结核及支气管淋巴结结核的诊断。

【诊断】

早期诊断很重要,依据上述病史、临床表现、结核菌素试验、实验室检查及肺部影像学综合分析,可做出原发型肺结核诊断。

【防治原则】

1. **一般治疗** 注意营养,选用富含蛋白质和维生素的食物,增强抵抗力。有明显结核中毒症状及高度虚弱者应卧床休息。一般原发型结核病可在门诊治疗。

2. **抗结核药物治疗** 抗结核药物治疗是为了杀灭病灶中的结核菌和防止血行播散。同时遵循早期、适量、联合、规律、全程、分段治疗的原则。采用直接督导下短程化疗(DOTS)。强化治疗阶段宜用3~4种杀菌药,异烟肼、利福平、乙胺丁醇或链霉素治疗2~3个月后,以异烟肼、利福平巩固维持治疗4~6个月,总疗程6~9个月。

第五节　小儿腹泻病

小儿腹泻病是一组由多病原、多因素引起的以大便次数增多和大便性状改变为特点的消化道综合征,是我国婴幼儿最常见的疾病之一。6个月~2岁婴幼儿发病率高,1岁以内约占半数,是造成小儿营养不良、生长发育障碍的主要原因之一。

婴幼儿时期,消化系统发育尚未成熟、生长发育快、机体防御功能差、肠道菌群失调及人工喂养等因素使其易患腹泻病。病毒、细菌等感染是腹泻病的重要病因,同时饮食因素、过敏性因素以及气候因素亦可导致腹泻病的发生。

【临床表现】

不同病因引起的腹泻常各具临床特点和不同临床过程。连续病程在2周以内的腹泻为急性腹泻,2周~2个月为迁延性腹泻,2个月以上为慢性腹泻。

1. **急性腹泻**

(1) 轻型:常由饮食因素及肠道外感染引起。以胃肠道症状为主,食欲缺乏,偶有溢乳或呕吐,大便次数增多,但每次大便量不多,稀薄或带水,呈黄色或黄绿色,有酸味,常见白色或黄白色奶瓣和泡沫。无脱水及全身中毒症状,多在数日内痊愈。

(2) 重型:多由肠道内感染引起。常急性起病,也可由轻型转变而来,除有较重的胃肠道症状外,还有较明显的脱水、电解质紊乱和全身感染中毒症状。水、电解质及酸碱平衡紊乱主要有代谢性酸中毒、低钾血症、低钙血症和低镁血症等。

2. **迁延性和慢性腹泻** 病因复杂,以急性腹泻未彻底治疗或治疗不当、迁延不愈最为常见。人工喂养、营养不良婴幼儿患病率高。

【辅助检查】

便常规中有无白细胞及红细胞对病因分析及鉴别诊断很重要;病原学检测能够直接反映出病原体;血气分析有助于判断酸碱失衡情况,对病情严重程度判定及治疗有指导意义;血清电解质检测可判断失水的性质及程度,亦可反映电解质紊乱情况;食物过敏原检测有助于过敏性腹泻的诊断和治疗;必要时可行小肠黏膜活检、消化道造影或 CT 检查,以综合判断腹泻的病因。

【诊断】

根据发病季节、病史(包括喂养史和流行病学资料)、临床表现和大便性状可以做出临床诊断。必须判定有无脱水(程度和性质)、电解质紊乱和酸碱失衡。

【防治原则】

治疗原则为:调整饮食,预防和纠正脱水,合理用药,加强护理,预防并发症。不同时期的腹泻病治疗重点各有侧重,急性腹泻多注意维持水、电解质平衡及抗感染;迁延及慢性腹泻则应注意肠道菌群失调问题及饮食疗法。

1. 急性腹泻的治疗

(1) 饮食疗法:应强调继续饮食,满足生理需要。病毒性肠炎多有继发性双糖酶缺乏,可暂停乳类喂养,或改为去乳糖配方奶粉喂养。

(2) 纠正水、电解质紊乱及酸碱失衡:①口服补液:口服补液盐(ORS)可用于预防脱水及纠正轻、中度脱水。②静脉补液:适用于中度以上脱水,吐泻严重或腹胀的患儿。输用溶液的成分、量和滴注持续时间必须根据不同的脱水程度和性质决定,同时要注意个体化,结合年龄、营养状况、自身调节功能而灵活掌握。

(3) 药物治疗:包括控制感染、肠道微生态疗法、肠黏膜保护剂及补锌治疗,同时应避免用止泻剂。

2. 迁延性和慢性腹泻治疗　必须采取综合治疗措施。积极寻找引起病程迁延的原因,针对病因进行治疗,切忌滥用抗生素,避免顽固的肠道菌群失调。

3. 预防

(1) 合理喂养,提倡母乳喂养,及时添加辅食。

(2) 培养儿童良好的卫生习惯。

(3) 感染性腹泻易引起流行,应积极治疗患者,做好消毒隔离工作。

(4) 避免长期滥用广谱抗生素,避免肠道菌群失调引起腹泻。

(5) 接种轮状病毒疫苗预防轮状病毒肠炎,但持久性尚待研究。

第六节　小儿肾病综合征

肾病综合征(nephrotic syndrome,NS)是一组由多种原因引起的肾小球基底膜对血浆蛋白通透性增加、大量蛋白质从尿中丢失,并引起一系列病理生理改变的临床综合征。常表现以下四大特点:①大量蛋白尿;②低白蛋白血症;③高脂血症;④明显水肿。以上第①、②两项为必备条件。

肾病综合征按病因可分为原发性、继发性和先天性三种类型,其中原发性约占儿童时期 NS 总数的90%。原发性肾脏损害使肾小球通透性增加导致蛋白尿,而低蛋白血症、水肿和高胆固醇血症是继发的病理生理改变。原发性肾病综合征主要病理改变在肾小球,可见于各种病理类型,最主要的病理变化是微小病变型。

【临床表现】

可见于各年龄组,以 3~5 岁儿童高发。以水肿为突出表现,开始见于眼睑,以后逐渐遍及全身,水肿呈凹陷性;可有尿量减少,尿多泡沫。长期蛋白尿患儿,可能出现蛋白质营养不良。肾炎性肾病患儿可出现血尿、高血压等表现。一般起病隐匿,常无明显诱因。大约 30% 有病毒感染或细菌感染发病史。部分病例晚期可有肾小管功能障碍,出现低血磷性佝偻病、肾性糖尿、氨基酸尿和酸中毒等。

原发性肾病综合征容易并发感染、电解质紊乱、低血容量、血栓形成、急性肾衰竭及肾小管功能障碍等。

【辅助检查】

1. 尿液分析 尿常规检查中尿蛋白定性(+++)以上,可有短暂镜下血尿,肾炎型肾病时血尿可持续存在;24 小时尿蛋白定量检查 >50mg/(kg·d)。

2. 血浆蛋白、胆固醇和肾功能测定 血浆白蛋白低于 25g/L 为 NS 的低白蛋白血症;α_2、β 球蛋白浓度增高;胆固醇 >5.7mmol/L 和甘油三酯升高;BUN、Cr 在肾炎性肾病综合征可升高。

3. 高凝状态和血栓形成的检查 多数患儿存在不同程度的高凝状态,血小板增多,血浆纤维蛋白原增加,尿纤维蛋白裂解产物增高。

4. 经皮肾穿刺组织病理学检查 大多数 NS 患儿不需要进行诊断性肾活检。但对糖皮质激素治疗耐药、频繁复发者或考虑肾炎性肾病慢性肾小球肾炎者,有重要价值。

5. 其他 血清补体测定、系统性疾病的血清学检查可用于 NS 的病因分析。

【诊断】

儿童诊断标准:①大量蛋白尿:1 周内 3 次尿蛋白定性 +++~++++,或随机或晨尿尿蛋白 / 肌酐(mg/mg)≥2.0;24 小时尿蛋白定量≥50mg/kg;②低蛋白血症:血浆白蛋白低于 25g/L;③高脂血症:血浆总胆固醇高于 5.7mmol/L;④不同程度的水肿。以上四项中以①和②为必要条件。

1. 依临床表现分为两型 单纯型肾病和肾炎型肾病。凡具有以下四项之一或多项者属于肾炎型肾病:①2 周内分别 3 次以上离心尿检查 RBC≥10 个 /HPF,并证实为肾小球源性血尿者;②反复或持续高血压,学龄儿童≥130/90mmHg,学龄前儿童≥120/80mmHg,并除外糖皮质激素等原因所致;③肾功能不全,并排除由于血容量不足等所致;④持续低补体血症。

2. 按糖皮质激素反应分为 ①激素敏感型 NS:以泼尼松足量治疗≤4 周尿蛋白转阴者;②激素耐药型 NS:以泼尼松足量治疗 >4 周尿蛋白仍阳性者;③激素依赖型 NS:对激素敏感,但连续两次减量或停药 2 周内复发者。

有条件的医疗单位应开展肾活体组织检查以确定病理诊断。

【防治原则】

1. 一般治疗 水肿显著或并发感染的患儿,应卧床休息。显著水肿和严重高血压时应短期限制水钠摄入,适当给予利尿剂;尿蛋白明显者,以高生物价的动物蛋白为宜。预防感染是防止复发和加重的关键。

2. 糖皮质激素 初治病例确诊后即开始足量泼尼松治疗,目前临床上多选用中、长期疗法。对复发病例可在诱导缓解后延长疗程,亦可适当更换糖皮质激素制剂。

3. 免疫抑制剂 对频繁复发、糖皮质激素依赖、耐药或出现严重副作用者,可在小剂量糖皮质激素隔日使用的同时选用环磷酰胺或其他免疫抑制剂。

4. 其他药物 根据病情需要使用抗凝及纤溶药物、免疫调节剂、血管紧张素转换酶抑制剂及中医药治疗等。

第七节 小儿贫血

贫血(anemia)是指外周血中单位体积内的红细胞数、血红蛋白量或红细胞压积低于正常。婴儿和儿童的红细胞数和血红蛋白量随年龄不同而有差异,按年龄组贫血标准如下:血红蛋白在新生儿期 <145g/L,1~4 月时 <90g/L,4~6 个月时 <100g/L,6 个月至 6 岁 <110g/L,6 岁以上 <120g/L。

【贫血分类】

1. **贫血程度分类** 根据外周血血红蛋白含量或红细胞数可分为四度,见(表26-1)。

表26-1 小儿贫血分度(血红蛋白量,g/L)

	轻度	中度	重度	极重度
小儿	正常下限~90	90~60	60~30	<30
新生儿	144~120	120~90	90~60	<60

2. **病因分类** 根据造成贫血的原因将其分为红细胞或血红蛋白生成不足、溶血性和失血性三类。

3. **形态分类** 根据红细胞平均容积(MCV)、红细胞平均血红蛋白(MCH)和红细胞平均血红蛋白浓度(MCHC)的结果而将贫血分为大细胞性、正细胞性、单纯小细胞性和小细胞低色素性贫血。

【临床表现】

贫血的临床表现与其病因、程度轻重、发生急慢等因素有关。就贫血的本身症状而言,主要是由缺氧引起的一系列临床表现。

1. **一般表现** 皮肤、黏膜苍白为突出表现。此外,病程较长的患儿还常有易疲倦、毛发干枯、营养低下、体格发育迟缓等症状。

2. **造血器官反应** 贫血时,骨髓不能进一步代偿而出现骨髓外造血,导致肝、脾和淋巴结肿大,外周血中可出现有核红细胞、幼稚粒细胞。

3. **各系统症状**

(1) 循环和呼吸系统:贫血时可出现呼吸加速、心率加快、脉搏加强、动脉压增高,有时可见毛细血管搏动。重度贫血失代偿时,则出现心脏扩大,甚至发生充血性心力衰竭。

(2) 消化系统:胃肠蠕动及消化酶分泌功能均受影响,出现食欲缺乏、恶心、腹胀或便秘等。

(3) 神经系统:常表现精神不振,注意力不集中,情绪易激动等。年长儿可有头痛、昏眩、眼前有黑点或耳鸣等。

【辅助检查】

1. **外周血象检查** 外周血象是一项简单而又重要的检查方法。根据红细胞和血红蛋白量可判断有无贫血及其程度,并可根据形态分类协助病因分析。网织红细胞计数可反映骨髓造红细胞的功能。

2. **骨髓象检查** 骨髓检查可直接了解骨髓造血功能,对某些贫血的诊断具有决定性意义。

3. **其他血液检查** 如血红蛋白分析、红细胞脆性试验、红细胞酶活性测定、抗人球蛋白试验、铁代谢检查等,亦有助于贫血的病因诊断及鉴别诊断。

【诊断】

贫血是综合征,首先要根据临床表现、体格检查及实验室检查判断有无贫血,然后根据血红蛋白及红细胞下降程度判断贫血程度,最后明确其贫血的性质及原因,才能进行合理和有效的治疗。因此,详细询问病史、全面的体格检查和必要的实验室检查是做出贫血病因诊断的重要依据。

【防治原则】

1. **去除病因** 积极寻找并去除病因是治疗贫血的关键,有些贫血在病因去除后,可很快治愈。

2. **一般治疗** 加强护理,改善营养,预防感染。

3. **药物治疗** 根据病因针对性用药,如铁剂治疗缺铁性贫血,维生素 B_{12} 和叶酸治疗巨幼红细胞性贫血,肾上腺皮质激素治疗自身免疫性溶血性贫血等。

4. **输红细胞** 是治疗重症贫血的重要方法,尤其是伴有心功能不全时,输红细胞是抢救措施。一般选用浓缩红细胞,速度不宜过快。

5. **造血干细胞移植** 这是目前根治严重遗传性溶血性贫血和再生障碍性贫血的有效方法。

6. **并发症治疗** 婴幼儿贫血易合并急、慢性感染，营养不良，消化功能紊乱等，应予积极治疗。

第八节　小儿内分泌系统疾病

一、生长激素缺乏症

小儿身高低于同种族、同年龄、同性别正常健康儿童平均身高的 2 个标准差（-2SD）以上，或者低于正常儿童生长曲线第 3 百分位，称为矮小症，其中部分患儿是因垂体前叶分泌生长激素（growth hormone，GH）不足所致，称为生长激素缺乏症（growth hormone deficiency，GHD），又称垂体性侏儒。本病根据病因可分为原发性、继发性和暂时性。

【临床表现】

患儿出生时身长和体重均正常，出生后生长速率减慢，2~3 岁生长明显落后，身高低于同年龄、同性别正常健康儿童生长曲线第 3 百分位数以下，生长速率小于 5cm 每年。患儿智能发育正常，面容幼稚，脸圆胖，肢体匀称。牙齿萌出延迟，骨龄落后于实际年龄 2 岁以上，但与其身高年龄相仿。如伴有相关激素缺乏时，可出现相应的症状。继发性生长激素缺乏症可发生于任何年龄，并伴有原发疾病的相应症状。

【辅助检查】

1. **GH 激发试验** 生长激素缺乏症的诊断依靠 GH 激发试验。GH 峰值 <5μg/L，为 GH 完全缺乏；GH 峰值 5~10μg/L，为 GH 部分缺乏。此外，若需区别病变部位是在下丘脑还是在垂体，须进行 GHRH 刺激试验。

2. **胰岛素样生长因子（IGF-1）和 IGFBP-3 的测定** 可作为 5 岁到青春发育期前儿童生长激素缺乏症筛查检测，但该指标有一定的局限性。

3. **影像学检查** 摄左腕部 X 线正位片，6 个月以下摄膝关节正位片评定骨龄。CT 或 MRI 检查有助于了解下丘脑 - 垂体有无器质性病变，尤其对检测肿瘤有重要意义。

4. **其他** 选择性测定 TSH、T$_4$ 或 TRH 刺激试验、GnRH 刺激试验以判断有无甲状腺激素、性激素缺乏；染色体检查可排除常见的染色体疾病如 Turner 综合征等。

【诊断】

诊断依据：①匀称性身材矮小，身高处于同年龄、同性别正常儿童生长曲线第 3 百分位数以下者；②生长缓慢，生长速率 <5cm/ 年；③骨龄落后于实际年龄 2 岁以上；④两种药物激发试验结果均示 GH 峰值均低于 10μg/L；⑤智能正常；⑥排除其他影响生长的疾病。

【防治原则】

加强运动、合理营养和充足睡眠，同时可采用以下特异性治疗。生长激素替代疗法是治疗本病最有效的方法。开始治疗时年龄越小，效果越好。基因重组人生长激素替代治疗已被广泛应用，目前大都采用每日 0.1U/kg，治疗应持续至骨骺闭合为止。

二、先天性甲状腺功能减低症

先天性甲状腺功能减低症（congenital hypothyroidism）简称先天性甲低，是由于甲状腺激素产生不足或其受体缺陷所致的先天性疾病。根据病变部位可分为原发性和继发性。前者是甲状腺本身的疾病所致，特点为血促甲状腺激素（TSH）升高和游离甲状腺激素（FT$_4$）降低，甲状腺先天性发育异常是最常见病因。后者病变部位在下丘脑和垂体,又称中枢性甲低,特点为 FT_4 降低,TSH 正常或者下降,较为少见。

【临床表现】

1. **新生儿期** 多数出生时无特异性临床症状或症状轻微,但仔细询问病史及体格检查常可发现可疑线索,例如母亲怀孕时常感到胎动少、过期产、巨大儿,生后可出现黄疸较重或者黄疸消退延迟、嗜睡、少哭、哭声低下、纳呆、吸吮力差、皮肤花纹、面部臃肿、前后囟较大、便秘、腹胀、脐疝、心率缓慢、心音低钝等。以上症状和体征均无特异性,极易误诊为其他疾病。

2. **婴幼儿和儿童期** 多数患儿常在出生半年后出现典型症状。临床主要表现为智力落后及体格发育落后。患儿常有严重的身材矮小,可有特殊面容(眼距宽、塌鼻梁、唇厚舌大、面色苍黄)、皮肤粗糙、黏液性水肿、反应迟钝、脐疝、腹胀、便秘以及心功能及消化功能低下、贫血等表现。

【辅助检查】

1. **新生儿筛查** 出生后 2~3 天的新生儿干血滴纸片检测 TSH 浓度作为初筛,结果大于 15~20mU/L 时,再检测血清 T_4、TSH 以确诊。

2. **血清 T_4、T_3、TSH 测定** T_4 降低、TSH 明显升高即可确诊。血清 T_3 浓度可降低或正常。

3. **TRH 刺激试验** 若血清 T_4、TSH 均低,应进一步做 TRH 刺激试验。若未出现高峰,应考虑垂体病变;若 TSH 峰值甚高或出现时间延长,则提示下丘脑病变。

4. **骨龄测定** X 线检查骨龄常明显落后于实际年龄。

5. **甲状腺放射性核素显像** 可判断甲状腺发育情况及甲状腺的大小、形状和位置。

【诊断】

诊断要点:①本病在生命早期表现不明显,特别是新生儿期,故开展新生儿甲低筛查很重要;②智力低下、生长发育迟缓、生理功能低下;③骨龄落后和出牙延迟;④凡可疑患儿应检测甲状腺激素,TSH 明显升高、T_4 减低可确诊。根据典型的临床症状和甲状腺功能测定,诊断并不困难。甲状腺放射性核素显像、超声波检查也有助于诊断。

【防治原则】

本病应早期确诊,尽早治疗,以减小对脑发育的损害。一旦诊断确立,应终身服用甲状腺制剂,不能中断。在治疗过程中应注意随访,及时调整剂量,并注意监测智能和体格发育情况。

(尚云晓)

复习思考题

1. 简述营养性维生素 D 缺乏性佝偻病的主要临床表现及防治。
2. 简述新生儿窒息复苏采用的 ABCDE 方案内容。
3. 简述新生儿病理性黄疸的特点。
4. 简述新生儿生理性黄疸的特点。
5. 简述支气管肺炎的临床表现及治疗原则。
6. 简述儿童哮喘的诊断标准。
7. 简述肾病综合征的诊断标准。
8. 简述小儿贫血的分类。
9. 简述先天性甲状腺功能减低症的诊断要点。

参考文献

1. 薛新东 . 儿科学 . 上海:上海科学技术出版社,2011.
2. 申昆玲 . 儿科学 . 北京:北京大学医学出版社,2009.
3. 桂永浩,薛辛东 . 儿科学 . 北京:人民卫生出版社,2015.
4. 江载芳,申昆玲,沈颖 . 诸福棠实用儿科学 . 第 8 版 . 北京:人民卫生出版社,2015.
5. 尚云晓,冯雍 . 2014 版全球哮喘防治创议(GINA)解读——与儿童哮喘相关内容 . 中国实用儿科杂志,2014,29(9):669-672.
6. 中华医学会儿科学分会呼吸学组 . 儿童支气管哮喘诊断与防治指南(2016 年版) . 中华儿科杂志,2016,54(3):167-181.
7. 中华医学会儿科学分会内分泌遗传代谢学组 . 先天性甲状腺功能减低症诊疗共识 . 中华儿科杂志,2011,49(6):421-424.

第四篇

临床疾病学概要（下）

第二十七章　外科学总论

27

学习目标	
掌握	感染、水电酸碱平衡紊乱和休克的防治原则。
熟悉	围手术期处理。
了解	输血和营养支持的适应症。

第一节　围手术期处理

围手术期(perioperative period)的概念:从确定手术治疗时起,至与这次手术有关的治疗结束为止的一段时间。是以手术为中心,包括手术前中后三个阶段,目的是把三个阶段贯穿起来作为一个整体,使病人能获得最佳手术治疗效果。

一、手术前准备

外科手术可分为三种:急症手术、限期手术和择期手术。对手术的耐受力可归纳为两类:①耐受力良好:指外科疾病对全身的影响较小,或有一定影响,但易纠正;病人的全身情况较好,重要器官无器质性病变,或其功能处于代偿状态。②耐受力不良:指外科疾病已经对全身造成明显影响;病人的全身情况欠佳,或重要器官有器质性病变,功能濒于或已有失代偿的表现。

(一)一般准备
1. **术前谈话及签字。**
2. **适应手术后变化的锻炼**　如术前教会正确咳嗽和咳痰方法等。
3. **输血和补液**　术前纠正水、电解质及酸碱平衡失调。
4. **预防感染**　污染手术如需要预防性应用抗生素。
5. **营养支持**　热量、蛋白质和维生素补充。
6. **胃肠道准备**　成人从术前 12 小时开始禁食,术前 2 小时开始禁止饮水。必要时胃肠减压。胃肠道手术者,术前 1~2 日开始进流质饮食。结直肠手术酌情需灌肠。
7. **其他**　如心理准备等。

(二)特殊准备
1. **营养不良**　血浆清蛋白 30~35g/L,补充富含蛋白质饮食;低于 30g/L,输入血浆、人体白蛋白短时间内纠正低蛋白血症。
2. **脑血管病**　有脑卒中者择期手术推迟 2~6 周。
3. **心血管病**　有急性心肌梗死或严重心率失常或心力衰竭的患者不适宜做大手术。
4. **高血压病**　血压过高者,术前应选用合适的降血压药物,使血压平衡在一定水平。
5. **呼吸功能障碍**　呼吸功能不全的主要表现是轻微活动后就出现呼吸困难,术前应作血气分析和肺功能检查。
6. **肾疾病**　对于轻、中度肾功能损害病人,经过适当的内科疗法处理,都能较好地耐受手术;重度损害者,需要在 24 小时内有效的透析疗法处理后,才能实施手术。
7. **糖尿病**　糖尿病人血糖以控制在 5.6~11.2mmol/L 较为适宜,尿糖 +~++。
8. **下肢深静脉血栓形成的预防及凝血功能检测。**

二、手术后处理

(一)常规处理
监测生命体征、镇痛、预防静脉血栓等。

(二)体位
全身麻醉而尚未清醒的病人,应平卧,头转向一侧;蛛网膜下腔麻醉病人,亦应平卧或头低卧位 12 小时。施行颅脑手术后,可取 15°~30° 头高脚低斜坡卧位,施行颈、胸手术后,多采用高半坐位卧式。腹部手术后,多取低半坐卧式或斜坡卧位。脊柱或臀部手术后,可采用俯卧或仰卧位。

(三) 活动

早期床上活动,争取在短期内起床活动。施行过若干有特殊固定、制动要求的手术病人,则不宜早期活动。

(四) 饮食

1. **非腹部手术** 蛛网膜下腔麻醉和硬脊膜外腔麻醉者,术后 3~6 小时进食。全身麻醉者,待麻醉清醒后进食。

2. **腹部手术** 尤其是胃肠道手术后,一般需禁食 24~48 小时,待肠道蠕动恢复,肛门排气后,可以开始进少量流质饮食。

(五) 缝线拆除

1. **拆线时间** 头、面、颈部 4~5 日拆线,下腹部、会阴部 6~7 日,胸部、上腹部、背部、臀部 7~9 日,四肢 10~12 日,减张缝线 14 日拆线。

2. **切口分类** 手术切口分为三类:①清洁切口(Ⅰ类切口)指无菌切口;②可能污染切口(Ⅱ类切口)指手术时可能带有污染的切口;③污染切口(Ⅲ类切口)指邻近感染区或组织直接暴露于感染物的切口。

3. **切口愈合分级** 切口的愈合分为三级:①甲级愈合,指愈合优良;②乙级愈合,指愈合处有炎症反应,但未化脓;③丙级愈合,指切口化脓,需要作切开引流等处理。

第二节 水、电解质和酸碱代谢紊乱

手术、创伤及许多外科疾病均可能导致体内水、电解质和酸碱代谢紊乱,处理这些问题成为外科病人治疗中一个重要的内容。

一、水和钠的代谢紊乱

(一) 等渗性缺水(isosmotic dehydration)

又称急性缺水或混合性缺水。这种缺水在外科病人中最易发生。此时水和钠成比例地丧失,因此血清钠仍在正常范围,细胞外液的渗透压也可保持正常。常见病因有:①消化液的急性丧失;②体液丧失在感染区或软组织内等。

【临床表现】

病人有恶心、厌食、乏力、少尿等症状,但不口渴。若在短期内体液丧失量达到体重的 5%,即丧失细胞外液的 25%,病人则会出现脉搏细速、血压不稳定等血容量不足的症状。当体液继续丧失达体重的 6%~7% 时,则有更严重的休克表现。

【辅助检查】

实验室检查:红细胞计数、血红蛋白量和血细胞比容增高,表示血液浓缩;血清钠和血浆渗透压在正常范围。

【诊断】

根据典型的病史和临床表现,结合实验室检查有血液浓缩即可做出诊断。

【防治原则】

1. 原发病的治疗十分重要,若能消除病因,则缺水将很容易纠正。

2. 可静脉滴注平衡盐溶液或等渗盐水,使血容量得到尽快补充。

(二) 低渗性缺水(hypoisotonic dehydration)

又称慢性缺水或继发性缺水。此时水和钠同时缺失,但失钠多于缺水,故血清钠低于正常范围,细胞外液呈低渗状态。主要病因有:①胃肠道消化液持续性丢失;②大创面的慢性渗液;③应用排钠利尿剂;④等渗性缺水治疗时补充水分过多。

【临床表现】

低渗性缺水的临床表现随缺钠程度而不同,一般均无口渴感。根据缺钠程度,低渗性缺水可分为三度:轻度缺钠者血钠浓度在 135mmol/L 以下,病人感疲乏、头晕、手足麻木;中度缺钠者血钠浓度在 130mmol/L 以下,病人除有上述症状外,尚有恶心、呕吐、脉搏细速,血压不稳定或下降,脉压变小等;重度缺钠者血钠浓度在 120mmol/L 以下,病人神志不清,肌痉挛性抽痛,甚至昏迷,常发生休克。

【辅助检查】

实验室检查:红细胞计数、血红蛋白量和血细胞比容及血尿素氮值增高,表示血液浓缩;血清钠和血浆渗透压降低。

【诊断】

根据典型的病史和临床表现,结合实验室检查有血钠降低即可做出诊断。

【防治原则】

1. 应积极处理致病原因。

2. 应静脉输注含盐溶液或高渗盐水,以纠正细胞外液的低渗状态和补充血容量。

(三) 高渗性缺水(hyperosmotic dehydration)

又称原发性缺水。虽有水和钠的同时丢失,但因缺水更多,故血清钠高于正常范围,细胞外液的渗透压升高。病因:①摄入水分不够;②水分丧失过多等。

【临床表现】

可将高渗性缺水分为三度:轻度缺水者除口渴外,无其他症状,缺水量为体重的 2%~4%。中度缺水者有极度口渴。有乏力、尿少和尿比重增高,缺水量为体重的 4%~6%。重度缺水者除上述症状外,出现躁狂、幻觉甚至昏迷,缺水量超过体重的 6%。

【辅助检查】

实验室检查:红细胞计数、血红蛋白量和血细胞比容增高,表示血液浓缩;血清钠和血浆渗透压升高。

【诊断】

根据典型的病史和临床表现,结合实验室检查有血钠升高即可做出诊断。

【防治原则】

1. 消除病因。

2. 补充水分同时防止低钠血症。

(四) 水中毒(water intoxication)

又称稀释性低血钠。水中毒较少发生,是指机体的摄入水总量超过了排出水量,以致水分在体内储留,引起血浆渗透压下降和循环血量增多。病因有:①各种原因所致的抗利尿激素分泌过多;②肾功能不全,排尿能力下降;③机体摄入水分过多或接受过多的静脉输液。

【临床表现】

急性水中毒的发病急骤。水过多所致的脑细胞肿胀可造成颅内压增高,引起一系列神经、精神症状,如头痛、嗜睡、躁动等,甚至昏迷。慢性水中毒的症状往往被原发疾病的症状所掩盖。

【辅助检查】

实验室检查:红细胞计数、血红蛋白量和血细胞比容降低,表示血液稀释;血清钠和血浆渗透压降低。

【诊断】

根据典型的病史和临床表现,结合实验室检查有血液稀释,血钠降低即可做出诊断。

【防治原则】

1. 立即停止水分摄入。

2. 程度较轻者,在机体排出多余的水分后即可解除。

3. 程度严重者,除禁水外,还需用利尿剂以促进水分的排出。

二、体内钾的异常

(一)低钾血症(hypokalemia)

血钾浓度低于 3.5mmol/L 表示有低钾血症。常见原因有:①长期进食不足;②应用利尿剂;③呕吐、持续胃肠减压、肠瘘等消化液丢失。

【临床表现】

最早的临床表现是肌无力,以后肌无力可延及躯干和呼吸肌。心脏受累主要表现为传导阻滞和节律异常。

【辅助检查】

1. **实验室检查** 血钾增高。

2. **心电图** 可早期 T 波降低或倒置,随后出现 ST 段降低。

【诊断】

根据典型的病史和临床表现,结合实验室检查有血钾降低,心电图改变可做出诊断。

【防治原则】

1. 补钾。

2. 病因治疗。

(二)高钾血症(hyperkalemia)

血钾浓度超过 5.5mmol/L,即为高钾血症。常见的原因为:①进入体内(或血液内)的钾量太多;②肾排钾功能减退;③细胞内钾的移出等。

【临床表现】

高钾血症的临床表现无特异性。可有神志模糊、感觉异常和肢体软弱无力等。最危险的是高血钾可致心搏骤停。

【辅助检查】

1. **实验室检查** 血钾降低。

2. **心电图** T 波高而尖,P 波波幅下降,随后出现 QRS 增宽。

【诊断】

根据典型的病史和临床表现,结合实验室检查有血钾增高,心电图改变即可做出诊断。

【防治原则】

1. 高钾血症有导致病人心搏骤停的危险,因此一经诊断,应予积极治疗。

2. 应立即停用一切含钾的药物或溶液。

3. 促进钾盐排泄、向细胞内转移。

三、酸碱失衡

（一）代谢性酸中毒（metabolic acidosis）

临床最常见的酸碱失调是代谢性酸中毒。由于酸性物质的积聚或产生过多，或 HCO_3^- 丢失过多，即可引起代谢性酸中毒。主要病因：①碱性物质丢失过多；②酸性物质过多；③肾功能不全等。

【临床表现】

1. 轻度代谢性酸中毒可无明显症状。

2. 重症病人可有疲乏、眩晕、嗜睡，可有感觉迟钝或烦躁。最明显表现为呼吸深快，呼吸肌收缩明显。呼出气体带有酮味。病人面颊潮红，心率加快，血压常偏低。可出现腱反射减弱或消失、神志不清或昏迷。

【辅助检查】

实验室检查：血气分析 pH 和 HCO_3^- 降低。

【诊断】

根据病史和临床表现，结合实验室检查即可做出诊断。

【防治原则】

1. 病因治疗为首位。

2. 补充液体，较轻的代谢性酸中毒常可自行纠正。

3. 较重者使用碱性溶液纠正。

（二）代谢性碱中毒（metabolic alkalosis）

体内 H^+ 丢失或 HCO_3^- 增多可引起代谢性碱中毒。主要病因：①胃液丧失过多；②碱性物质摄入过多；③缺钾；④利尿剂的作用。

【临床表现】

根据病史可做出初步诊断。一般无明显症状，有时可有呼吸变浅变慢，或精神、神经方面的异常，如嗜睡、精神错乱等。可以有低钾血症和缺水的临床表现。

【辅助检查】

实验室检查：血气分析 pH 和 HCO_3^- 升高。

【诊断】

根据病史和临床表现，结合实验室检查即可做出诊断。

【防治原则】

1. 积极治疗原发疾病。

2. 输注等渗盐水或葡萄糖盐水，既恢复了细胞外液量，又补充 Cl^-。

3. 严重碱中毒时，可应用稀释的盐酸溶液。

（三）呼吸性酸中毒（respiratory acidosis）

呼吸性酸中毒是指肺泡通气及换气功能减弱，不能充分排出体内生成的 CO_2，以致血液二氧化碳分压（$PaCO_2$）增高，引起高碳酸血症。常见原因有：全身麻醉过深、镇静剂过量、中枢神经系统损伤、气胸、急性肺水肿和呼吸机使用不当等。

【临床表现】

病人可有胸闷、呼吸困难、躁动不安等。机体对呼吸性酸中毒的代偿能力较差，而且常合并存在缺氧，对机体的危害性极大甚至危及生命。

【辅助检查】

实验室检查：血气分析 pH 降低，$PaCO_2$ 升高。

【诊断】

根据病史和临床表现,结合实验室检查即可做出诊断。

【防治原则】

1. 病因治疗。

2. 积极改善病人的通气功能。

(四)呼吸性碱中毒(respiratory alkalosis)

呼吸性碱中毒是由于肺泡通气过度,体内生成的 CO_2 排出过多,以致血 $PaCO_2$ 降低,最终引起低碳酸血症,血 pH 上升。

【临床表现】

呼吸深快,胸闷,严重者出现昏厥,意识障碍。可有手足面部麻木,肌肉震颤,四肢抽搐。

【辅助检查】

实验室检查:血气分析 pH 增高,$PaCO_2$ 下降。

【诊断】

结合病史和临床表现,结合实验室检查可做出诊断。

【防治原则】

1. 积极治疗原发病。

2. 对症治疗。

第三节　外科休克

一、概述

休克(shock)是机体有效循环血容量减少、组织灌注不足,细胞代谢紊乱和功能受损的病理过程,它是一个由多种病因引起的综合征。按病因可将休克分为低血容量性、感染性、心源性、神经性和过敏性休克五类。不论何种原因引起的严重程度不等的休克,有其共同的病理生理改变,即组织灌注量不足以适应细胞代谢要求。休克的最终结果取决于低灌注的程度和持续时间、受累的器官数目,以及先前存在的器官功能障碍。

(一)休克导致各脏器功能损伤

1. **肺**　休克缺氧使肺毛细血管内皮细胞和肺泡上皮受损,表面活性物质减少。复苏过程中,肺微循环栓塞。从而导致部分肺泡塌陷、不张、水肿,部分肺血管关闭或灌流不足,引起肺分流和无效通气增加。

2. **肾**　由于有效循环血容量减少,肾脏灌注减少、肾小球滤过率明显下降而发生少尿。当平均血压小于 50mmHg 时,肾脏滤过功能停止,发生无尿。休克时,肾内血液重新分布,皮质区的肾小管缺血坏死,发生急性肾衰竭。

3. **脑**　休克初期,外周低压,脑血管因身体其他部位血管收缩血流重新分布而被动受益。但全身血压下降时,脑灌注也难以靠此机制维持,导致脑缺氧。缺氧、CO_2 潴留和酸中毒引起脑细胞肿胀、血管通透性增加,导致脑水肿和颅内压增高。

4. **心**　休克时心率增加,舒张期缩短、压力下降,冠脉灌注减少,由此导致心肌损害。当心肌微循环内血栓形成时,则引起心肌局灶性坏死。心肌是易遭受缺血再灌注损伤的器官之一。此外,由于心肌对电解质的变化敏感,从而由休克导致的电解质异常亦影响心肌的收缩功能。

5. **胃肠道**　发生低血压和低灌注时,为保证重要脏器的灌注,首先牺牲内脏、皮肤等部位的灌注。肠黏膜极易产生自由基损伤,导致胃肠道黏膜糜烂、溃疡、出血、坏死和细菌、毒素移位。

6. 肝　休克引起肝缺血、缺氧性损伤,破坏肝脏的正常合成、代谢功能。来自肠道的有害物质刺激肝Kupffer 细胞,引起炎症介质释放。肝小叶中央出血、肝细胞坏死,从而 ALT、血氨升高。受损肝的解毒和代谢能力下降,引起内毒素血症,加重已有的代谢紊乱和酸中毒。

(二)休克分期和临床表现

按照休克的发病过程,可分为休克代偿期和休克抑制期,或称休克早期和休克期。

1. 休克代偿期(compensatory stage of shock)　表现为:精神紧张、兴奋或烦躁不安、皮肤苍白、四肢厥冷、心率加快、脉压减小、呼吸加快、尿量减少。

2. 休克抑制期(inhibitory stage of shock)　表现为:神情淡漠、反应迟钝,甚至意识障碍、口唇肢端发绀、脉细速、血压进行性下降。严重时全身皮肤黏膜明显发绀,脉搏摸不清,血压测不出,尿少甚至无尿。进入DIC 时表现为皮肤、黏膜出现瘀斑或消化道出血。

二、低血容量性休克

(一)失血性休克(hemorrhagic shock)

主要发生在创伤引起的大血管损伤时。通常在迅速失血超过全身血量的 20% 时,即出现休克。严重的体液丢失时,可造成大量的细胞外液和血浆的丢失,导致有效血容量减少引起休克。

【临床表现】

可出现精神状态改变、皮肤湿冷、尿量 <0.5ml/(kg·h),心率 >100 次 / 分,收缩压 <90mmHg 或较基础血压下降大于 40mmHg,脉压减少(<20mmHg)。

【辅助检查】

实验室检查:红细胞计数及比容降低。

【诊断】

根据病史和临床表现不难做出诊断。

【防治原则】

1. 补充血容量。

2. 纠正酸中毒。

3. 积极处理原发病、制止出血。

4. 避免病情激进引起器官损害。

(二)创伤性休克

创伤性休克(traumatic shock)由严重的外伤造成大血管破裂、复杂性骨折、挤压伤或大型手术等引发。在血液或血浆丧失的同时,损伤处伴有炎性肿胀和体液渗出,同时受损组织产生的组胺、蛋白酶等血管活性物质引起微血管的扩张和通透性增高,致有效循环血容量进一步降低。创伤本身可刺激神经系统,影响心血管功能。有的创伤则可直接影响心肺功能,直接诱发血压下降。

【临床表现】

原发创伤表现加之出现休克表现,心率增快、脉压减小、少尿或无尿、血压下降等。

【辅助检查】

实验室检查:血常规、血生化检查等。

【诊断】

根据受伤病史和临床表现即可做出诊断。

【防治原则】

1. 补充血容量,应准确估算丢失量以充分补充容量。

2. 需要适当给予镇痛镇静剂。

3. 妥善固定或制动受伤部位,对危及生命的创伤须做必要的紧急处理。

4. 手术和较复杂的其他处理,应在血压稳定后进行。

(三)感染性休克

感染性休克(septic shock)是外科较多见和治疗较为困难的一类休克。由致病微生物引起,在感染性休克中,起作用的主要是内毒素而非细菌本身。

【临床表现】

在感染性休克的患者中,可能未见明显的感染病灶,但表现有全身炎症反应综合征(SIRS):①体温 >38℃或 <36℃;②心率 >90 次 / 分;③呼吸急促 >20 次 / 分或过度通气,$PaCO_2$<32.3mmHg;④白细胞计数 >12×10^9/L 或 <4×10^9/L。

感染性休克的血流动力学有高动力型和低动力型两种(见表 27-1)。

表 27-1 两型感染性休克临床特点

临床表现	冷休克(低动力型)	暖休克(高动力型)
神志	躁动、冷漠或嗜睡	清醒
皮肤色泽	苍白、发绀或花斑样发绀	淡红或潮红
皮肤温度	湿冷或冷汗	比较温暖、干燥
毛细血管充盈时间	延长	1~2 秒
脉搏	细速	慢、搏动清楚
脉压(mmHg)	<30	>30
尿量(每小时)	<25ml	>30ml

【辅助检查】

实验室检查:血常规、血生化、细菌培养等。

【诊断】

根据原发病史和临床表现不难做出诊断。

【防治原则】

1. 强调病因治疗,在休克未纠正之前,应着重治疗休克,同时治疗感染。

2. 休克纠正后,着重治疗感染。

第四节 输血

输血为一替代性治疗,可以补充血容量、改善循环、增加携氧能力、提高血浆蛋白,增进凝血功能。

一、输血的适应证和输血技术

(一)输血的适应证

1. 急性失血　失血 <10%(500ml)可自体代偿,10%~20%(500~800ml)可根据症状的严重度和血红蛋白及

HCT 的变化选择方案。<30% 以下不输全血,>30% 可输全血与 CRBC 各半。>50% 输大量库血要注意白蛋白、血小板及凝血因子的补给。

2. 贫血或低蛋白血症 慢性失血、红细胞破坏及白蛋白合成不足。术前输 CRBC、补充血浆或白蛋白可纠正贫血及低蛋白血症。

3. 重症感染 适用于全身严重感染。可输浓缩粒细胞。

4. 凝血异常 根据凝血异常的原因补充相关的血液成分。

(二) 输血技术

1. 途径 一般周围静脉输血。大量出血可中心静脉置管或静脉切开输血。

2. 输注速度 成人 5~10ml/min,老年或心功能差 1ml/min。

3. 注意事项 输血前核对病人及供血者姓名、血型及交叉配血单。检查血袋是否渗漏、血液有无异常,保存时间,预热。不应加入任何药物。输血时严密观察病人。输血袋应保留 2 小时,以备化验检查。

二、输血的并发症及其防治

(一) 发热反应(pyrogenetic reaction)

常见原因:①免疫反应:体内有白细胞或血小板抗体;②致热原(蛋白质、死菌或细菌的代谢产物)污染;③细菌污染和溶血。

【临床表现】

输血后 15~20 分钟开始出现发热等。

【辅助检查】

实验室检查:复查血型、交叉配血,剩余血做细菌涂片检查。

【诊断】

根据临床表现可做出诊断,需排除其他严重输血反应。

【防治原则】

1. 症状轻者减慢输血速度。

2. 严重者停止输血及对症处理。

3. 预防 严格消毒,控制致热原;多次输血或经产妇输注不含白细胞及血小板的血(洗涤红细胞)。

(二) 过敏反应(anaphylaxis)

常见原因:过敏病人对血中蛋白类过敏或供血者血中某种抗体,此反应抗体为 IgE;病人因多次输血浆,体内产生抗免疫球蛋白抗体,以抗 IgA 抗体为主。

【临床表现】

多发生输血后数分钟。皮肤局部性或全身性瘙痒或荨麻疹。严重为咳嗽、喘鸣、呼吸困难及腹痛、腹泻甚至过敏性休克。

【辅助检查】

实验室检查:复查血型、交叉配血,剩余血做细菌涂片检查。

【诊断】

根据临床表现可做出诊断,需排除其他严重输血反应。

【防治原则】

1. 仅有局限性瘙痒或荨麻疹时,可继续输血,给予抗组胺药物。

2. 严重者停止输血,皮下注射肾上腺素和(或)静脉给糖皮质激素,必要时气管插管或切开。

3. 预防 有过敏史,输血前给抗过敏药物及糖皮质激素;对 IgA 低下或有抗 IgA 抗体者输不含 IgA 抗体的血液、血浆血液制品。

（三）溶血反应（hemolytic reaction）

是严重的并发症。原因为误输了不合的 ABO 血型、A 亚型、Rh 及其他血型;其他原因还有:输入有缺陷的红细胞后非免疫性溶血,自身免疫性贫血受血者的血液中自身抗体引起输入的异体红细胞破坏溶血等。

【临床表现】

症状为沿输血静脉的红肿及寒战高热,呼吸困难、头痛、心率加快,以致血压下降,休克。后出现血、蛋白尿和溶血性黄疸。少尿、无尿及急性肾功能衰竭。

【辅助检查】

实验室检查:复查血型、交叉配血是否血型不合,离心静脉血后观察血浆色泽,如粉红色为溶血。

【诊断】

根据临床表现和实验室检查可做出诊断。

【防治原则】

1. 立即停止输血,核对血液。

2. 抗休克;保护肾功能,必要时透析。

3. 血浆交换治疗。

4. 预防　加强输血配血核对工作。

（四）细菌污染反应（bacterial contamination）

是严重的输血并发症,原因为采血和贮存环节被细菌污染。

【临床表现】

轻的仅有发热,严重可出现感染性休克。

【辅助检查】

实验室检查:剩余血做细菌涂片检查及细菌培养。

【诊断】

根据临床表现和实验室检查可做出诊断。

【防治原则】

1. 立即中止输血。

2. 抗感染及抗休克治疗。

3. 预防　严格无菌制度,血液保存期内及输血前按规定检查。

（五）循环超负荷

常见于心功能低下、老年、幼儿及低蛋白血症。表现为急性心衰及肺水肿。

治疗:立即中止输血,吸氧,使用强心剂、利尿剂。

预防:心功能不全要控制输血速度及输血量。严重贫血者输浓缩红细胞为宜。

（六）输血相关的急性肺损伤

供血者血浆中有白细胞凝集素或 HLA 特异性抗体所致。输血后 1~6 小时内发生,表现为急性呼吸困难,严重的双肺水肿及低氧血症伴有发热。治疗:气管插管、输氧及机械通气。

（七）输血相关性移植物抗宿主病

有免疫活性的淋巴细胞输入有严重免疫缺陷受血者体内后,输入的淋巴细胞增殖并对受血者组织起反应。表现为发热、皮疹、肝炎、腹泻、骨髓抑制和感染。无有效的治疗方法。骨髓移植、加强化疗或放疗的病人要输入经 γ 射线辐照除去免疫活性淋巴细胞的血液成分。

（八）疾病传播

包括 EB 病毒、巨细胞病毒、肝炎病毒、HIV 和人类 T 细胞白血病病毒。布氏杆菌、梅毒及疟疾等。预防:

①严格输血适应证;②严格献血员体检;③血制品生产中采用有效的手段灭活病毒;④自体输血。

(九) 免疫抑制

输血可使受血者的非特异性免疫功能下降及抗原特异性免疫抑制。免疫抑制与输血的量和成分有一定的关系。

(十) 大量输血的影响

24小时用库存血置换病人全部血液或数小时内输入4000ml可以导致:①低体温;②碱中毒;③暂时性低血钙;④高血钾及凝血异常。需进行相应处理。

三、自体输血

自体输血(autotransfusion)是收集病人自身血液后在需要时进行回输。其优点:可节约库存血,减少输血反应和疾病传播,且不需检测血型及交叉配合。自体输血包括回收式自体输血、预存式自体输血和稀释式自输血。

第五节　外科感染

外科感染是在外科过程中发生或需要外科治疗的感染。按部位可分为全身感染和局部感染。按病菌可分为非特异性和特异性感染。按病程可分为急性、亚急性和慢性感染。

一、局部组织的化脓性感染

病菌经皮肤黏膜的创口侵入机体组织或淋巴流,在局部繁殖、释放各种酶与毒素,通过细胞因子等介质引起的局部组织的充血、水肿、坏死、液化等病理过程。常见致病菌有金黄色葡萄球菌、溶血性链球菌等,特异性感染由特定的细菌引起。

【临床表现】

感染常表现为感染部位的红、肿、热、痛。严重的还可导致功能障碍和发热等全身中毒表现。特异性感染有其特征性的临床表现,例如:"苦笑""角弓反张"、气性坏疽的捻发音等。

【辅助检查】

实验室检查:血常规中白细胞计数和分类的变化对感染有提示意义。细菌学检查有助于明确诊断。

【诊断】

通过感染部位的症状,体征一般不难做出诊断。

【防治原则】

1. 早期可通过理疗、局部外用药物改善循环促进炎症消退。

2. 如已形成脓肿则需切开、清创、引流。

3. 全身中毒表现重时需应用有效的抗菌药物。

二、全身性外科感染

全身性外科感染常因致病菌数量多、毒力强、机体免疫力低下造成机体组织损害严重,脏器功能障碍,严重的可造成感染性休克和多器官功能障碍综合征(MODS)。

【临床表现】

1. 原发感染病灶的表现,并出现高热、寒战、头痛等全身中毒反应。

2. 还可出现黄疸、无尿等器官功能障碍表现。

3. 严重者出现感染性休克表现。

【辅助检查】

1. **实验室检查** 白细胞计数、中性粒细胞比例的变化和肝、肾等脏器功能检查均有助诊断。

2. **影像学检查** 常能明确原发病灶位置。

【诊断】

通过病史、体格检查和辅助检查常能做出诊断。

【防治原则】

1. 原发感染灶治疗,如腹膜炎的腹腔冲洗和引流。

2. 根据细菌培养和药敏结果选择有效抗生素。

3. 营养支持,维持水、电解质和酸碱平衡。

三、外科抗菌药物的使用

使用抗生素要严格掌握适应证。针对外科感染,抗生素的使用不能取代外科处理,不能忽视无菌操作。不是所有外科感染都需要用抗生素。手术是否预防使用抗生素应根据手术类别和污染情况而定。病原微生物的检测和药物敏感试验是选择抗菌药物的根据。在检测结果未明确时经验用药有时也有必要。对于多重感染和严重感染可以联合用药。

第六节 外科营养

机体的正常代谢及良好的营养状态,是维护生命活动的重要保证。任何代谢紊乱或营养不良,都可影响组织、器官功能,进一步恶化可使器官功能衰竭。

一、人体的基本营养代谢

(一) 蛋白质及氨基酸代谢

从临床营养角度,必需氨基酸与非必需氨基酸同样重要。正常机体的蛋白质(氨基酸)需要量为 $0.8\sim1.0g/(kg\cdot d)$,相当于氮量 $0.15g/(kg\cdot d)$。应激、创伤时蛋白质需要量则增加,可达 $1.2\sim1.5g/(kg\cdot d)$[约为氮 $0.2\sim0.25g/(kg\cdot d)$]。

(二) 能量储备及需要

正常机体每天所需热量为 1800~2000kcal。机体的热量来源① 15% 来自氨基酸;② 85% 来自碳水化合物及脂肪。在营养支持时,所供氨基酸作为蛋白质合成原料,非蛋白质热量(kcal)与氮量(g)之比为 100~150∶1。

(三) 营养状态的评定

1. **人体测量** 体重、体重指数、三头肌皮皱厚度和上臂周径测定。

2. **蛋白测定** 包括人血白蛋白、转铁蛋白及前白蛋白浓度测定。

3. **氮平衡试验**。

二、肠内营养

胃肠道功能正常或存在部分功能者,营养支持时应首选肠内营养(enteral nutritional,EN)。

(一) 肠内营养制剂

EN 制剂的成分均很完整均衡,包括碳水化合物、蛋白质、脂肪或其分解产物、电解质、维生素和微量元素等。分类为:

1. 以整蛋白为主的制剂　适用于胃肠道功能正常者。

2. 以蛋白水解产物(或氨基酸)为主的制剂　适用于胃肠道消化、吸收功能不良者。

(二) 肠内营养适应证

1. 胃肠功能正常,但营养物质摄入不足或不能摄入者。

2. 胃肠道功能轻度不良者。

3. 胃肠功能基本正常但伴其他脏器功能不良者。

(三) 肠内营养的实施

EN 的实施基本上均需经导管输入。最常用的是鼻胃管。营养液的输入应缓慢、匀速,常需用输液泵控制输注速度。

(四) 常见并发症

1. 误吸。

2. 腹胀、腹泻。

三、肠外营养

凡不能或不宜经口摄食超过 5~7 天的病人,都是应用肠外营养(parenteral nutrition,PN)的指征。

(一) 肠外营养制剂

1. 碳水化合物　机体所有器官、组织都能利用葡萄糖,具有节省蛋白质的作用。但不单一使用。

2. 脂肪乳剂　是 PN 的另一种重要能源。以大豆油或红花油为原料,磷脂为乳化剂。

3. 复方氨基酸溶液　其配方符合人体合成代谢的需要,是肠外营养的唯一氮源。

4. 电解质　需补充钾、钠、氯、钙、镁及磷。

5. 维生素　有水溶性及脂溶性两种,均为复方制剂。

6. 微量元素　含锌、铜、锰、铁、铬、碘等微量元素。

7. 全营养混合液　从生理角度,将各种营养素在体外先混合在 3L 塑料袋内(称全营养混合液),再输入的方法最为合理。

(二) 肠外营养的输入途径

经周围静脉输注适宜于用量小、PN 支持不超过 2 周者。需长期 PN 支持者,以经中心静脉导管输入为宜。

(三) 肠外营养的并发症

1. 技术性并发症　包括中心静脉穿刺致气胸、血管损伤,神经或胸导管损伤等。空气栓塞是最严重的并发症。

2. 代谢性并发症　①低钾血症及低磷血症;②微量元素缺乏;③必需脂肪酸缺乏;④低血糖及高血糖;⑤肝功能损害;⑥胆汁淤积及胆结石形成;⑦肠屏障功能减退。

3. 感染性并发症　主要是导管性脓毒败血症。

（张文斌）

复习思考题

1. 围手术期的基本内容有哪些？

2. 水、电解质和酸碱平衡失调的防治原则有哪些？

3. 试述输血反应及防治原则。

4. 简述外科感染的主要临床表现。

5. 试比较肠内营养和肠外营养的各自特点。

参考文献

陈孝平,汪建平.外科学.第8版.北京：　人民卫生出版社,2014.

第二十八章　普通外科学

28

第一节 颈部疾病

一、结节性甲状腺肿

结节性甲状腺肿（nodulargoiter）是甲状腺结节中最常见的一种良性病变,甲状腺原料(碘)缺乏和碘富余均可导致其发病,有一定的流行区域,表现为不均质增生结节,一般多发,也可以单发。后期可发生囊性变,并在局部形成纤维化、钙化等。

【临床表现】

1. 初期弥漫性肿大。

2. 后期形成结节,可伴发囊性变。若并发囊内出血,可在短期内迅速增大。较大的单纯性甲状腺肿可压迫邻近器官而产生相应症状。

3. 腺体表面较光滑,质软。结节性甲状腺肿,可继发甲状腺功能亢进,也可发生恶变。

【辅助检查】

1. 甲状腺功能　了解腺体的功能状态。

2. 超声检查　是检查腺体结构状态最常用的方法。

3. 必要时行甲状腺 ECT、CT 排除胸骨后甲状腺肿及甲状腺癌。

4. 喉镜检查　了解声带情况。

【诊断】

根据临床表现和辅助检查可初步诊断,最终需病理证实。

【防治原则】

1. 调整碘摄入量,WHO 推荐的成年人每日碘摄入量为 150μg。

2. 结节性甲状腺肿有压迫症状常需手术治疗。

二、甲状腺腺瘤

甲状腺腺瘤（thyroid adenoma）是起源于甲状腺滤泡细胞的甲状腺良性肿瘤。临床病理上分为滤泡状和乳头状腺瘤和混合型三种,前者最常见。根据甲状腺有无分泌功能又分为功能性甲状腺腺瘤和无功能性甲状腺腺瘤,后者较常见。通常与结甲流行区无关。癌变率为 10%~20%。

【临床表现】

甲状腺腺瘤可见于任何年龄,以 30~40 岁的妇女好发,男：女约为 1：2.5。常单发、边界清楚,有完整的包膜。无痛、可随吞咽移动。瘤内出血,可致突然增大,但出血吸收后又会缩小。

【辅助检查】

1. 甲状腺功能　了解腺瘤的功能状态。

2. 彩色多普勒超声检查　常表现为甲状腺孤立结节,有包膜;高频彩超可显示肿瘤是实质还是囊性;可以检查出肿瘤内是否有钙化灶,尤其是沙粒样钙化。要特别重视钙化灶周围有无血流,血流丰富时要高度怀疑甲状腺癌的可能。

3. 细针穿刺细胞学检查　可以明确甲状腺结节的性质,诊断符合率在 80% 以上。

【诊断】

根据病史和临床表现、颈前可触及随吞咽上下移动的圆形肿块、彩色多普勒超声检查、细针穿刺细胞学检查,可以做出较为明确的诊断。

【防治原则】

甲状腺单发结节的腺瘤约 10% 发生恶变;约 20% 的腺瘤有甲亢症状,故应早期手术切除。

三、甲状腺癌

甲状腺癌(thyroid cancer)是近 20 年发病率增长最快的实体恶性肿瘤之一,已占女性恶性肿瘤第 5 位,约占全身恶性肿瘤的 1%。绝大部分的甲状腺癌起源于滤泡上皮细胞。高分化型甲状腺癌包括甲状腺乳头状癌和甲状腺滤泡状癌,低分化型甲状腺癌如髓样癌和未分化型甲状腺癌。

【临床表现】

1. 逐渐增大的或快速增大的无痛性肿块　可出现不同程度的声音嘶哑、发音困难、吞咽困难和呼吸困难。

2. 肿块多质硬,边界或可清楚。如果癌肿局限在甲状腺体内,则可随吞咽上下活动。若已侵犯气管或邻近组织,则较为固定。

3. 淋巴结肿大　如有淋巴结可以发现颈部淋巴结肿大,单个或多个,亦可融合成团;有些病例首先发现颈部淋巴结肿大,而甲状腺触摸不到肿块,成为隐匿性甲状腺癌。

【辅助检查】

1. 彩色多普勒超声检查　对分化型甲状腺癌的诊断非常有用。多数为实性肿块,内多出现微小钙化或沙砾样钙化。甲状腺包膜不完整或无包膜,可呈蟹足样改变。

2. 细针穿刺检查　但可造成癌细胞针道转移。

3. CT 及 MRI 检查　可了解术区侵犯情况。

4. 喉镜　可了解喉返神经是否受侵犯。

5. X 线检查　可以观察甲状腺肿瘤对器官的压迫情况,了解器官是否移位,检查气管壁是否有软化。

6. 放射性核素检查　可以了解甲状腺肿块是冷结节还是热结节。

【诊断】

根据临床表现和特征性辅助检查可初步诊断,最后需病理证实。

【防治原则】

甲状腺癌需要通过手术、内分泌、放射性核素。放疗、化疗及生物治疗等序贯程序来进行综合治疗,其中手术占有主导地位,是治疗甲状腺癌的首选方法。

四、颈部淋巴结结核

颈部淋巴结结核(tuberculosis of cervical lymph nodes)由结核杆菌感染引起。结核杆菌大多经扁桃体、龋齿侵入,少数继发于肺或支气管的结核病变。

【临床表现】

1. 全身表现　可有低热、盗汗、食欲缺乏、消瘦等症状。

2. 局部表现　一般位于单侧或双侧胸锁乳突肌的前、后缘有多个大小不等的肿大淋巴结。与周围组织互相粘连,融合成团。晚期形成寒性脓肿,破溃后形成经久不愈的窦道或慢性溃疡。

【辅助检查】

1. 胸部 X 线或 CT 扫描,明确有无肺损害。

2. 间接喉镜及后鼻镜检查有时可发现肺结核、喉结核及鼻咽结核等。

3. 结核菌素、PPD 试验、血沉检查有助于诊断。

【诊断】

根据结核接触史及局部体征,特别是已形成寒性脓肿,或已溃破形成经久不愈的窦道或溃疡时,多可做出明确诊断。诊断困难时,可穿刺或切除一个或数个淋巴结做病理检查。

【防治原则】

1. 全身抗结核治疗。

2. 较大的并能推动的淋巴结,可手术切除。

3. 有寒性脓肿或溃疡、窦道者可抽尽脓液、腔内注入抗结核药物;可能时也可手术切除。

第二节　乳房疾病

一、急性乳腺炎

急性乳腺炎(acute mastitis)是乳腺的急性化脓性感染,是乳腺管内和周围结缔组织炎症,多发生于产后哺乳期 3~6 周的妇女,尤其是初产妇更为多见,多由金葡球菌或链球菌沿淋巴管入侵所致。

【临床表现】

1. 早期乳房肿胀,局部硬结,进而红、肿、热、痛。

2. 形成脓肿则有波动感,可自行破溃。

3. 出现全身反应如高热、寒战、脉搏加快、患侧淋巴结肿大等,感染严重者可并发败血症。

【辅助检查】

1. **血常规**　血象增高。

2. **乳腺超声**　可探及脓肿形成。

3. **针刺**　可抽得脓液。

【诊断】

根据病史、临床表现和辅助检查不难诊断。

【防治原则】

1. **非手术治疗**　消除感染、排空乳汁等。

2. **手术治疗**　脓肿形成给予切开引流排出脓液。

3. **预防**　防止乳汁淤积,保持乳头清洁、防治破损和预防细菌感染。

二、乳腺纤维腺瘤

乳腺纤维腺瘤(mammary fibroadenoma)是乳腺疾病中最常见的良性肿瘤,可发生于青春期后的任何年龄,多在 15~30 岁之间;与雌激素刺激有关,单侧或双侧均可发生。雌激素在本病的发生中起刺激作用,所以纤维腺瘤发生于卵巢功能期,绝经后纤维腺瘤可退化。

【临床表现】

1. 乳房肿块　肿块多为患者无意间摸到或体检检查出来,一般无痛,亦不随月经周期而发生变化。

2. 肿块多发生在乳腺外上象限,多为单发,亦可同时或相继在一侧或双侧乳房出现多个肿块,呈圆形或椭圆形,表面光滑,边界清楚,可推动,与皮肤和深部组织不粘连。腋窝淋巴结不肿大。

3. 还有一类以快速生长,在短时间内达到较大体积为临床特征的纤维腺瘤,成为巨纤维腺瘤。其在临床、病理、治疗及预后各方面与普通纤维腺瘤区别不大。

【辅助检查】

1. 乳腺 B 超检查　肿块边缘清楚而光滑,肿块显示均匀。

2. 乳腺钼靶、乳腺 MRI。

3. 病理活检　纤维腺瘤外有包膜,质坚硬,切面呈灰白色,有光亮,肉眼可见许多排列不整齐的裂隙。

【诊断】

根据病史和临床表现可做出诊断。

【防治原则】

手术治疗是治疗纤维腺瘤唯一有效的方法。

三、乳腺增生病

乳腺增生(hyperplasia of mammary glands)即小叶增生,临床上乳腺囊性腺病、慢性乳腺病、慢性囊性乳腺炎、乳腺结构不良症、乳腺囊性增生病等都属于乳腺增生症,是乳腺常见的良性病变,小部分乳腺增生长期迁延不愈,会发生乳腺良性肿瘤或发生恶性病变。

【临床表现】

1. **乳房胀痛**　常见为单侧或双侧乳房胀痛或触痛。病程为数个月至数年不等,大多数患者具有周期性疼痛的特点,月经前期发生或加重,月经后减轻或消失。

2. **乳房肿块**　常为多发性,单侧或双侧性,以外上象限多见;且大小、质地亦常随月经呈周期性变化,月经前期肿块增大,质地较硬,月经后肿块缩小,质韧而不硬。

3. **月经失调**　本病患者可兼见月经周期不规律,量少或色淡,可伴痛经。

4. **情志改变**　患者常感情志不畅或心烦易怒,每次生气、精神紧张或劳累后加重。

【辅助检查】

1. **B 超检查**　能够发现乳腺内的微小病灶,尤其对囊性和实性肿瘤的鉴别,是其他影像学检查难以取代的。

2. **乳腺 X 线检查**　乳腺 X 线检查是发现早期癌和微小癌的重要手段,可与乳腺癌鉴别。

【诊断】

根据病史与体检,诊断一般不难。重要的是乳腺癌与本病有同时存在的可能。孤立、质硬的增生结节临床上很难与乳腺癌相鉴别。乳腺癌也可表现为局部或弥漫性的腺体厚韧,常误诊为增生。不能除外恶变性可能者应考虑超声检查。35 岁以上女性应进行 X 线钼靶射片和针吸细胞学检查,必要时进行手术活检确诊。

【防治原则】

1. **保守治疗**　中药或中成药调理,包括疏肝理气、活血化瘀及调理卵巢功能。

2. **手术治疗**　对局部病灶有恶变可能者,应予切除并给予快速冰冻病。

3. **预防**　解除各种不良的心理刺激;定期检查乳腺。

四、乳腺癌

乳腺癌(breast cancer)是女性常见的恶性肿瘤之一,是危害女性健康的重要疾病,可排在女性恶性肿瘤发病率的第一位。在我国大城市的统计资料显示乳腺癌发病率呈逐年上升趋势。乳腺癌的早期诊断是提高治愈率的关键之一。

【临床表现】

1. 早期表现是患侧乳腺出现无痛,单发的小肿块,少数可有两个或更多病灶,甚至可同时出现在双侧。

2. 肿块质硬,表面不光滑,与周围组织分界不清楚,不易推动。

3. 皮肤呈橘皮样改变,乳头及乳晕凹陷,酒窝症,肿块长大,可出现皮肤溃疡、出血等。癌细胞大量进入皮下淋巴结网并迅速扩散时,皮肤可呈暗红色,类似于急性乳腺炎。约50%病例乳腺癌发生于外上象限。

4. 乳腺癌发展至晚期,肿瘤向深面可侵犯胸筋膜深层,胸大小肌及胸壁组织,与其形成不同程度的粘连和固定。严重者可融合成"铠甲胸"。

5. 炎性乳癌和乳头湿疹样乳腺癌。

【辅助检查】

1. **肿瘤标记物** CA125、CA199等升高。

2. **乳腺超声** 乳腺癌的声像图特征为肿块形态多为不规则,边界不整,呈伪足样或锯齿壮,无包膜回声。

3. **乳腺钼靶和乳腺MRI** 乳腺癌的表现为密度增高的肿块影,边界不规则,呈毛刺状。有时可有微小钙化。

4. **病理** 穿刺细胞学、活检、乳头溢液涂片、快速冰冻。

【诊断】

根据病史、临床表现和辅助检查可做出诊断,需要病理证实。

详细询问病史及体格检查后,结核必要的辅助检查,大多数乳腺肿块可以确诊。少数乳腺癌的钼靶X线上课无明显异常征象,应结合超声检查或CT、MRI检查,确诊需要病理学资料。

【防治原则】

综合治疗:①手术治疗,是目前最有效的首选治疗方法;②放射治疗;③化学药物治疗;④内分泌治疗;⑤分子靶向治疗;⑥生物治疗。

第三节 腹外疝

疝(hernia)是体内某个器官或组织离开其正常解剖部位,通过先天或后天形成的薄弱点、缺损或孔隙进入另一部位。疝最常发生于腹部,腹部疝又以腹外疝最多见。腹外疝是腹腔内的器官或组织连同腹膜壁层,经腹壁薄弱点或孔隙,向休表突出所形成。腹外疝由疝囊、疝内容物和疝外被盖组成。腹外疝的病因包括两方面因素,一为腹壁强度降低:①某些组织穿过腹壁的部位,如精索或子宫圆韧带穿过腹股沟管、股动静脉穿过股管、脐血管穿过脐环等处;②腹白线因发育不全也可成为腹壁的薄弱点;③手术切口愈合不良;老年、肥胖所致肌萎缩。另一个因素为腹内压力增高:慢性咳嗽、慢性便秘、排尿困难、腹水、婴儿经常啼哭等。腹外疝通常以疝囊颈(疝门)所在的部位命名,如腹股沟疝、脐疝、白线疝、切口疝等。

一、腹股沟疝

腹股沟区是前外下壁一个三角区域,其下界为腹股沟韧带,内界为腹直肌外缘,上界为髂前上棘至腹直肌外侧缘的一条水平线。腹股沟疝就是指发生在这个区域的腹外疝。腹股沟疝分为腹股沟斜疝(indirect inguinal hernia)和腹股沟直疝(direct inguinal hernia)两种,二者的鉴别见表28-1。

表 28-1 腹股沟斜疝和直疝的区别点

	斜疝	直疝
发病年龄	多见于儿童及青壮年	多见于老年
突出途径	经腹股沟管突出,可进阴囊	由直疝三角突出,不进阴囊
疝块外形	椭圆或梨形,上部呈蒂柄状	半球形,基底较宽
回纳疝块后压住内环	疝块不再突出	疝块仍可突出
疝囊颈与腹壁下动脉的关系	疝囊颈在腹壁下动脉外侧	疝囊颈在腹壁下动脉内侧
嵌顿机会	较多	极少

【临床表现】

重要的临床表现是腹股沟区有一突出的肿块。有的患者开始时肿块较小,仅仅通过深环进入腹股沟管,疝环处仅有轻度坠胀感,此时诊断较为困难;一旦肿块明显,并穿过浅环甚至进入阴囊,诊断就较容易。

1. 易复性疝　腹内压力增高时突出,腹内压力减低时消失。

2. 难复性疝　其主要特点是疝块不能完全回纳。

3. 嵌顿疝　临床上表现为疝块突然增大,并伴有明显疼痛。平卧或用手推不能使肿块回纳。病人的症状逐步加重,如不及时处理,可发展成绞窄疝。

4. 绞窄疝　临床症状多较严重,但在肠袢坏死穿孔时,疼痛可暂时有所缓解。因此疼痛减轻而肿块仍在时,不可认为是病情好转。严重者可发生脓毒症。

【辅助检查】

B超:对于判断疝内容物是否肠管等有一定帮助。

【诊断】

根据病史和临床表现可做出诊断。

【防治原则】

1. 非手术治疗　医用疝带阻止疝块突出。对于一岁以下的婴幼儿可暂不手术。

2. 传统疝修补术　疝囊高位结扎、加强或修补腹股沟管管壁。

3. 无张力疝修补术　使用合成补片,修复缺损和腹壁薄弱区。

4. 经腹腔镜疝修补术。

二、股疝

股疝(femoral hernia)是指疝囊通过股环、经股管向卵圆窝突出的疝。约占腹外疝的 5%,股疝多见于中年以上的经产妇女,右侧较多见。

【临床表现】

疝块通常不大,呈半球形,位于腹股沟韧带下方卵圆窝处。股疝如发生嵌顿,除引起局部明显疼痛外,常伴有急性机械性肠梗阻。

【辅助检查】

B超检查:可帮助鉴别肿块性质,如与淋巴结肿大相鉴别等。

【诊断】

股疝的诊断主要依据临床表现。

【防治原则】

手术治疗常用的手术是 McVay 法:有两种手术径路:腹股沟上切口和腹股沟疝沟下切口。在精索后方把腹内斜肌下缘和联合肌腱缝至耻骨梳韧带上。

第四节　腹部损伤

腹部损伤(abdominal trauma)可以由机械性、化学性和放射性等因素引起。某些表现轻微的损伤,也可能有腹内脏器损伤,因此,对腹部闭合性损伤,必须密切观察,反复检查,妥善处理,以免延误诊断和治疗。腹部损伤可分为开放性损伤和闭合性损伤两大类。开放伤又可分为穿透伤和非穿透伤两类。闭合性损伤系可分为腹壁损伤和腹腔内脏器损伤两类。

腹部损伤的关键问题在于判断有无内脏损伤。

【临床表现】

1. **单纯腹壁损伤**　症状较轻,腹壁压痛、皮下瘀斑。它们的程度和范围并不随时间的推移而加重或扩大。

2. **实质性脏器损伤**　如肝、脾、系膜、大血管、胰腺等。主要表现为内出血症状。随着出血量的增加,脉搏又逐渐加快,变弱,血压也随之下降,最后出现休克。胃肠道破裂对脉搏,血压的影响与损伤部位有关。胃、十二指肠破裂,腹膜受化学性胃肠液的强烈刺激,早期出现脉率加快,血压下降等休克表现。

3. **空腔脏器损伤**　如肠、胃、胆囊、膀胱等。主要表现为腹膜炎症状,引起反射性恶心,呕吐。

4. **空腔、实质脏器复合损伤**　兼有失血和腹膜炎表现。

【辅助检查】

怀疑有内脏损伤者,不宜做搬动检查,以免引起或加重休克,延误抢救。

1. **诊断性腹腔穿刺和灌洗**　对诊断腹腔内脏有无损伤和哪一类脏器的损伤有很大帮助。

2. **B 超检查**　B 超具有经济方便、可在床边检查、可重复进行动态观察、无创无痛、以及诊断准确率高等优点,因此其在腹部损伤的诊断中倍受重视,应用越来越广泛。

3. **X 线检查**　腹部创伤的伤员如条件允许均应行胸腹部的 X 线平片摄影。腹部平片可观察到膈下积气,这对于腹内脏器损伤的诊断有一定帮助。

4. **CT 检查**　CT 对软组织和实质性器官的分辨力较高。CT 能清晰地显示肝、脾、肾的包膜是否完整、大小及形态结构是否正常,对实质性脏器损伤的诊断帮助较大。更重要的是,对于胰腺损伤及腹膜后间隙,CT 优于 B 超检查。

5. **实验室检查**　如血、尿常规,生化、淀粉酶等检查。

【诊断】

详细了解受伤史,全面而重点体检和必要的辅助检查是诊断的关键。发现下列情况之一者应考虑腹内脏器损伤:①早期出现休克,尤其是出血性休克;②有持续甚至进行性腹部剧痛伴恶心、呕吐;③有明显腹膜刺激征;④有气腹;⑤腹部出现移动性浊音;⑥有便血,呕血,尿血者;⑦直肠指检指套染血。

【防治原则】

1. 应全面权衡轻重缓急,首先处理对生命威胁最大的损伤。

2. 穿透性开放损伤和闭合性腹内脏器损伤多需手术治疗。

3. 手术探查有序,先处理实质性脏器损伤,后处理空腔脏器损伤。

第五节　急性化脓性腹膜炎

急性化脓性腹膜炎(acute sappurative peritonitis)是由于细菌感染、化学或物理损伤等因素引起的腹膜化脓性炎症反应。临床上起病急,发展快,多需手术治疗才能挽救患者的生命。可分为原发性腹膜炎和继发性腹膜炎,前者细菌经血行、泌尿道、女性生殖道等途径播散至腹膜腔引起的腹膜炎,其病原菌以溶血性链球菌、肺炎双球菌为主;后者继发于腹腔其他疾病,其临床过程和表现与原发病紧密相关,病原菌以大肠杆菌为主,多是混合性感染。

【临床表现】

1. **腹痛**　是最主要的症状。疼痛的程度与病因、炎症的轻重、年龄、身体素质等有关。一般为持续性剧痛,腹压增加及变换体位时疼痛加剧。继发性腹膜炎疼痛多源自原发病灶,后波及全腹。

2. 可有恶心、呕吐等胃早期常见症状。

3. **体温、脉搏**　可出现高热,脉搏加快。随病情发展,可出现呼吸急促、血压下降、神志不清等感染中毒及休克症状。

4. **腹部体征**　腹式呼吸消失;腹部压痛、反跳痛、肌紧张,以原发病灶部位较显著。

5. **感染中毒症状**　直肠指检:直肠前窝饱满及有触痛,表示盆腔已有感染或已形成盆腔脓肿。

【辅助检查】

1. **实验室检查**　血常规:白细胞、中性粒细胞比例增高或有中毒颗粒。

2. **影像学检查**　X线:腹部立位平片显示小肠胀气、多个小液气平,消化道穿孔时出现膈下游离气体。

3. **B超或CT**　显示腹腔内不等量液体或局限性积液。对腹腔内实质性脏器病变的诊断价值较大。

4. **腹腔穿刺或灌洗**　根据穿刺液的性质有助于诊断。

【诊断】

根据病史、结合典型的体征、白细胞计数、腹部X线检查、B超检查和CT检查等,腹膜炎诊断并不困难。进一步明确病因是急性腹膜炎诊断中的重要环节,与治疗抉择有密切联系。

【防治原则】

1. **静脉补液**　纠正水电酸碱平衡失调,防治休克,同时注意营养支持。

2. **合理使用抗生素**　立即选用针对性强的二联以上抗生素。待取得细菌培养药敏试验结果后,调整抗生素。

3. **手术治疗**　非手术治疗6~8小时无效或疗效不明显;腹腔内炎症重,尤其有休克表现者;腹膜炎病因不明且无局限化趋势者需手术治疗。手术治疗的主要目的是治疗原发病、清除腹腔内脓液及腹腔引流。

第六节　胃十二指肠疾病

一、胃十二指肠溃疡的外科治疗

胃十二指肠局限性圆形或椭圆形的全层黏膜缺损,称为胃十二指肠溃疡。

随着强效制酸药物的问世及抗幽门螺杆菌药物的合理应用,内科治疗胃十二指肠溃疡(gastroduodenal ulcers)的效果不断提高、需要外科治疗的病人逐渐减少。但是,胃十二指肠溃疡病人大出血、穿孔、瘢痕性幽门梗阻以及癌变等并发症和内科治疗停药后复发率较高,依然常需外科治疗。

（一）胃溃疡（gastric ulcer）的外科治疗

【临床表现】

1. 发病年龄多在 50 岁左右，5% 可发生癌变。

2. 上腹部疼痛，节律性。胃溃疡多在进食后半小时到 1 小时出现疼痛，持续 1~2 小时后逐渐缓解，到下一次就餐后节律再现。

【辅助检查】

1. X 线钡餐　可见胃壁嵌影。

2. 胃镜检查　可取活检与胃癌鉴别。

3. 胃液分析。

4. 粪便隐血试验　溃疡活动期，粪便隐血试验阳性。

【诊断】

根据病史、临床表现及辅助检查往往可以确定诊断。

【防治原则】

1. 手术适应证　①经过 3 个月以上内科系统治疗无效或愈合后短期内复发者；②X 线钡餐和胃镜为较大溃疡（直径 >2.5cm）或高位溃疡、复合溃疡。③并发急性穿孔、大出血、瘢痕性幽门梗阻或穿透性溃疡。④不能排除或已证实癌变者。

2. 手术方式　胃大部切除术（毕Ⅰ式）为首选。

（二）十二指肠溃疡（duodenal ulcer）的外科治疗

【临床表现】

1. 发病年龄多在 20~40 岁中青年男性。

2. 节律性、季节性的上腹部疼痛，一般餐后 3~4 小时疼痛发作，或呈饥饿痛、夜间痛，进食或服用碱性、制酸药物可缓解。长期反复发作，多在秋末春初。

【辅助检查】

X 线钡餐和胃镜检查。

【诊断】

根据病史、临床表现及辅助检查可以确定诊断。

【防治原则】

1. 外科治疗适应　①发生严重并发症：大出血、急性穿孔和瘢痕性幽门梗阻；②内科治疗无效或某些特殊类型溃疡（慢性穿透性溃疡、球后溃疡、复合溃疡，胃泌素瘤等）。

2. 手术方式　高选择性迷走神经切断术或胃大部切除术（毕Ⅱ式）。

（三）胃十二指肠溃疡大出血

是指有大量呕血、黑便、有休克前期或休克以及血红蛋白明显下降临床表现的病人，是上消化道大出血常见原因之一。

【临床表现】

1. 呕血和黑便　多数有黑便而无呕血，便血前后乏力、心慌、甚至晕厥。

2. 面色苍白、四肢湿冷、脉细速、血压下降（失血性休克）。

3. 可有腹胀，肠鸣音亢进。

【辅助检查】

1. 纤维内镜。

2. 动脉造影检查。

【诊断】

依据既往溃疡病史,呕血、黑便临床表现,纤维胃镜和必要时动脉造影检查可诊断。胃十二指肠溃疡大出血的临床表现取决于出血量和出血速度。主要症状为呕血和黑便。

【防治原则】

1. **原则** 止血、补充血容量防治休克和防止复发。

2. **手术指证** ①出血迅猛,情况危急,出血后不久既发生休克者;② 6~8 小时内输血 600~900ml,生命体征未见好转或一度好转后又迅速恶化;③内科治疗期间发生的大出血。

3. **手术方式** ①包括溃疡在内的胃大部切除术;②溃疡底部贯穿缝扎再旷置的胃大部切除术;③溃疡底部贯穿缝扎并迷走神经切断术;④单纯溃疡底部贯穿缝扎(用于重症难以耐受大手术者)。

(四)胃十二指肠溃疡急性穿孔

溃疡病灶穿透胃或十二指肠壁全层,胃十二指肠内容物流入腹腔,导致化学性腹膜炎,后演变为化脓性腹膜炎。

【临床表现】

1. 骤发剧烈腹痛,刀割样、持续性,始于右上腹部或中上腹,很快波及全腹。翻身、咳嗽时腹痛加剧。

2. 常伴恶心、呕吐。

3. 全腹压痛、反跳痛,腹肌紧张呈"板状腹",肝浊音界缩小或消失,肠鸣音减弱或消失,移动性浊音可阳性。

4. 晚期可有呼吸脉搏加快、脓毒血症、感染中毒性休克。

【辅助检查】

1. **X 线检查** 立位或坐位膈下有游离气体。

2. **实验室检查** 白细胞、中性粒细胞百分比增高。

3. **腹腔穿刺** 可抽出胃肠内容物。

【诊断】

依据既往溃疡病史、临床表现和 X 线检查可做出诊断。

【防治原则】

1. **非手术治疗** 禁食、胃肠减压、维持水电解质和酸碱平衡、抑酸剂,密切观察,必要时中转手术。

2. **手术治疗** 穿孔修补术或胃大部切除术。

(五)胃十二指肠溃疡瘢痕性幽门梗阻

【临床表现】

1. **上腹胀** 进食和傍晚加重。

2. **恶心呕吐** 呕吐量大,呕吐物可含隔餐或隔日餐(宿食),不含胆汁。呕吐后自感胃部饱胀改善。

3. **上腹隆起**,可见胃型或胃蠕动波,可闻振水音。

4. 可有脱水、电解质紊乱、代谢性碱中毒。

【辅助检查】

1. **实验室检查** 低血红蛋白,低蛋白血症,低钾、低氯性碱中毒。

2. **X 线钡餐检查** 表现为胃排空障碍及胃扩张。

3. **胃镜检查** 可明确梗阻部位和病因。

【诊断】

依据既往溃疡病史,临床表现和 X 线及胃镜检查可诊断,需与胃癌相鉴别。

【防治原则】

1. **一般治疗** 胃肠减压,纠正水电介质和酸碱平衡紊乱,肠外营养。

2. 手术治疗 胃十二指肠溃疡瘢痕性幽门梗阻是手术的绝对适应证。手术的目的是解除梗阻,消除病因,提高患者的营养状况。术式多为胃大部切除术(毕Ⅱ式)。

二、胃癌

胃癌(gastric carcinoma)是我国最常见的恶性肿瘤之一。我国恶性肿瘤死亡统计报告中,胃癌居第一位和第二位。胃癌的发病率年龄以 40~60 岁之间为最多见,男性多于女性,男女之比约为 2∶1。胃癌多发生在胃窦部,特别是沿为小弯侧。

【临床表现】

1. 早期病人多无症状,后出现上腹部不适、隐痛、嗳气、食欲缺乏、轻度贫血等消化性溃疡病或慢性胃炎的非特异性症状。

2. 晚期病人胃窦癌可发生幽门梗阻、贲门癌,出现进食哽噎,癌肿溃破发生上消化道出血、穿孔,出现消瘦、贫血、恶病质等。

【辅助检查】

1. X 线钡餐检查。

2. **胃镜** 可取活检。

3. **CT 检查** 可检查原发灶、周围淋巴结转移情况和肝肺转移情况。

4. **内镜超声** 是一种新的技术。

【诊断】

有关的病史,相应的体征,需行纤维胃镜检查及病理活检确诊。

【防治原则】

1. 应依据临床病理分期及病人全身情况制订治疗方案。

2. 外科治疗是目前最有效的治疗方法。

3. 化学药物治疗有口服化疗、静脉化疗等。

4. 放射治疗。

5. 免疫治疗。

6. 内镜治疗。

7. 胃癌单克隆抗体。

8. 中药治疗"扶正"和"驱邪"。

第七节　肠梗阻

肠内容物不能正常运行、顺利通过肠道,导致肠管本身损害和全身生理功能紊乱称为肠梗阻(intestinal obstruction)。肠梗阻有多种分类方法,按肠梗阻发生的基本原因可以分为三类:①机械性肠梗阻;②动力性肠梗阻,又分为麻痹性肠梗阻和痉挛性肠梗阻两类;③血运性肠梗阻。其他按肠壁有无血运障碍,分为单纯性和绞窄性两类;按梗阻的部位分为高位(如空肠上段)和低位(如回肠末段和结肠)两种;根据梗阻的程度,又可分为完全性和不完全性肠梗阻;按发展过程的快慢还可分为急性和慢性肠梗阻。倘若一段肠襻两端完全阻塞,如肠扭转,则称闭襻性肠梗阻(closed loop intestinal obstruction),容易发生肠壁血运障碍。结肠肿瘤引起肠梗阻,由于其近端存在回盲瓣,也易致闭襻性肠梗阻。

【临床表现】

1. 肠梗阻表现是腹痛、呕吐、腹胀及停止肛门排气排便。

2. 机械性肠梗阻常可见肠型和蠕动波,肠鸣音亢进,可闻及"气过水声"或金属音。

3. 麻痹性肠梗阻则腹胀均匀,肠鸣音减弱或消失。

4. 绞窄性肠梗阻病人,可表现明显缺水征或休克征象,可有固定压痛和腹膜刺激征,移动性浊音可呈阳性,可有不对称腹胀等。

【辅助检查】

1. **实验室检查** 血红蛋白值及血细胞比容可因缺水、血液浓缩而升高。尿比重也增高。白细胞计数和中性粒细胞明显增加,多见于绞窄性肠梗阻。查血气分析和血清 Na^+、K^+、Cl^-、尿素氮、肌酐的变化,可了解酸碱失衡、电解质紊乱和肾功能的状况。

2. **X 线检查** 立位或侧卧位透视或拍片,可见多数液平面及气胀肠袢。由于肠梗阻的部位不同,X 线表现也各有其特点。

【诊断】

根据病史和临床表现一般可做出诊断。X 线检查帮助较大。

【防治原则】

1. **肠梗阻的治疗原则** 矫正因肠梗阻所引起的全身生理紊乱和解除梗阻。

2. **基础疗法** 即不论采用非手术或手术治疗,均需应用的基本处理,包括:胃肠减压、纠正水电紊乱和酸碱失衡以及防治感染和中毒。

3. **手术治疗** 手术大体可归纳为下述四种:①解决引起梗阻的原因,如粘连松解术、肠复位术等;②肠切除肠吻合术,对于绞窄性肠梗阻,应争取在肠坏死以前解除梗阻,恢复肠管血液循环;③肠短路手术;④肠造口术。

第八节 阑尾疾病

阑尾(appendix)位于右髂窝部,体表投影约在脐与右髂前上棘连线中外 1/3 交界处,称为麦氏点(Mc Burney point)。

一、急性阑尾炎

急性阑尾炎(acute appendicitis)是外科常见病,是最多见的急腹症。根据急性阑尾炎的临床过程和病理解剖学变化,可分为四种病理类型。急性单纯性阑尾炎;急性化脓性阑尾炎;坏疽性及穿孔性阑尾炎;以及阑尾周围脓肿。

【临床表现】

1. **腹痛** 典型的腹痛发作始于上腹,逐渐移向脐部,数小时后转移并局限在右下腹。

2. **胃肠道症状** 发病早期可能有恶心、呕吐,但一般程度较轻。

3. **全身症状** 出现中毒症状,心率增快,发热,达 38℃左右。

4. **右下腹压痛** 压痛点通常位于麦氏点,可随阑尾位置的变异而改变,但压痛点始终在一个固定的位置上,并有反跳痛,腹肌紧张,肠鸣音减弱或消失等。

5. **其他体征** 结肠充气试验,腰大肌试验,闭孔内肌试验等。

【辅助检查】

1. **实验室检查** 白细胞计数和中性粒细胞比例常增高。

2. **B 超检查** 有时可发现肿大的阑尾或脓肿。

3. **影像学检查** 腹部平片可见盲肠扩张和气液平面;CT 扫描可获得与 B 超相似的效果,尤其有助于阑尾周围脓肿的诊断。

【诊断】

根据病史、体征和辅助检查不难做出诊断,需要与以下疾病鉴别:

1. 胃十二指肠溃疡穿孔。

2. 右侧输尿管结石。

3. 妇产科疾病 异位妊娠破裂、卵巢滤泡或黄体囊肿破裂、急性输卵管炎和急性盆腔炎和卵巢囊肿蒂等疾病。

4. 急性肠系膜淋巴结炎。

5. 其他 急性胃肠炎、回盲部肿瘤、Crohn 病、美克耳(Meckel)憩室炎或穿孔、小儿肠套叠等。

【防治原则】

1. **手术治疗** 绝大多数急性阑尾炎一旦确诊,应早期施行阑尾切除术。

2. **阑尾切除术后并发症** ①出血;②切口感染;③粘连性肠梗阻;④阑尾残株炎;⑤粪瘘。

二、慢性阑尾炎

大多数慢性阑尾炎(chronic appendicitis)由急性阑尾炎转变而来,少数也可开始即呈慢性过程。

【临床表现】

1. 既往常有急性阑尾炎发作病史,也可能症状不重亦不典型。

2. 经常有右下腹疼痛,有的病人仅有隐痛或不适,剧烈活动或饮食不节可诱发急性发作。有的病人有反复急性发作的病史。

3. 阑尾部位的局限性压痛,这种压痛经常存在,位置也较固定。

【辅助检查】

X 线钡剂灌肠透视检查:阑尾部位压痛,阑尾不充盈或充盈不全,阑尾腔不规则,72 小时后透视复查阑尾腔内仍有钡剂残留,即可诊断慢性阑尾炎。

【诊断】

根据病史和临床表现,结合 X 线检查可做出诊断。

【防治原则】

诊断明确后需手术切除阑尾,并行病理检查证实诊断。

第九节　重症急性胰腺炎

重症急性胰腺炎(severe acute pancreatitis, SAP)是胰腺因胰蛋白酶的自身消化作用而引起的疾病。胰腺除有水肿、充血外,还有出血、坏死。因此对部分急性胰腺炎的治疗至今仍是一个难题。

【临床表现】

1. **腹痛** 主要和首发症状,中上腹部钝痛,呈持续性,阵发性加剧,并可向左腰背部呈带状放射。

2. **腹胀** 伴随腹痛出现,多较严重。

3. 恶心呕吐　呕吐后腹痛并不减轻,出现麻痹性肠梗阻。

4. 发热

5. 水电解质及酸碱平衡紊乱　脱水,代谢性酸中毒,血钾、镁、钙降低。

6. 可出现低血压或休克、急性呼衰或急性呼吸窘迫综合征、急性肾衰、心衰与心律失常、应激性溃疡及胰性脑病等。

7. 胰外脏器损害

【辅助检查】

1. 血常规　多有白细胞增多及中性粒细胞核左移。

2. 淀粉酶　血清淀粉酶一般升高,重症者也可正常或低于正常。

3. C反应蛋白(CRP)在胰腺坏死时CRP明显升高。

4. 生化检查　血糖升高,血清AST、LDH可增加。低钙血症(<2mmol/L),低血钙程度与临床严重程度相平行,若血钙低于1.5mmol/L提示预后不良。

5. 腹部平片　可用来排除其他急腹症,如内脏穿孔等,还可发现肠麻痹或麻痹性肠梗阻征。"结肠切割征"和"哨兵袢"为胰腺炎的间接指征。

6. 腹部B超　急性胰腺炎B超发现胰腺肿大,胰内及胰周围回声异常;也可了解胆囊和胆道情况;后期对假性囊肿和脓肿有诊断意义。

7. CT　根据胰腺组织的影像改变进行分级,对急性胰腺炎的诊断和鉴别诊断、评估其严重程度,尤其是对鉴别轻症和重症胰腺炎具有重要价值。

【诊断】

具备急性胰腺炎的临床表现和生化改变,且具下列之一者,可考虑诊断重症急性胰腺炎:胰腺坏死,胰腺脓肿,器官衰竭,休克等。

【防治原则】

1. 非手术治疗　包括抗休克、纠正水电酸碱平衡紊乱、营养支持、预防感染。同时防治心衰、肾衰、消化道出血等并发症。使用抑制胰酶分泌药物。

2. 手术治疗　胰腺和胰周坏死合并感染宜行手术治疗,手术目的为清除坏死组织和有效的引流,结合术后胰周和腹膜后双套管持续冲洗引流,尽量去除腹膜后坏死组织和渗出物。

(张文斌)

复习思考题

1. 结节性甲状腺肿的临床表现。

2. 腹股沟斜疝和直疝的鉴别。

3. 急性化脓性腹膜炎的临床表现。

4. 试述胃十二指肠穿孔的诊断。

5. 如何鉴别单纯性还是绞窄性肠梗阻?

6. 试述急性阑尾炎的诊断及治疗。

7. 试述急性重症胰腺炎临床表现。

参考文献

陈孝平,汪建平.外科学.第8版.北京:　人民卫生出版社,2014.

第二十九章　肝胆外科学

29

学习目标	
掌握	肝胆系统常见疾病的诊断和手术指征。
熟悉	肝胆系统常见疾病的主要临床表现和防治原则。
了解	常见肝胆疾病的病因及并发症。

第一节　肝囊肿

肝囊肿（cyst of liver）是肝脏常见的良性疾病，可伴多囊肾。先天性肝囊肿囊壁由上皮细胞组成，囊液多呈无色、透明，如与胆管相通则有可能囊液为胆汁。

【临床表现】

1. 多在健康体检时发现，女性多于男性，常为多发。

2. 上腹胀痛，腹部可打到肿大肝脏或有弹性的肿块。

3. 合并感染则有发热、疼痛等炎症表现。

【辅助检查】

超声、CT及磁共振（MRI）显示典型液性占位，壁薄。CT增强无填充。肝功能化验多正常。

【诊断】

B超、CT、MRI检查可明确诊断，需鉴别肝包虫囊肿、肝脓肿。

【防治原则】

1. 囊肿≤5cm、无明显症状及肝功能受损者可不予治疗。

2. 如巨大有压迫症状或囊肿伴继发感染者，或已影响肝功能，则可在B超引导下穿刺引流或开腹、腹腔镜手术。

3. 通常采取部分囊壁切除术，或称"开窗术"。

第二节　肝棘球蚴病

肝棘球蚴病又称肝包虫病（liver hydatidosis），多见于我国西北、西南牧区。细粒棘球绦虫最主要的终宿主为犬，中间宿主多为羊、牛，人等。人误食被细粒棘球绦虫卵污染的食物后，六钩蚴穿过肠黏膜进入门静脉并寄生在肝脏，六钩蚴在体内经3周便可发育为棘球蚴（包虫囊）。包虫囊肿在肝内多为单发性，以肝右叶最多见。

【临床表现】

1. 患者以20~40岁为多，病程呈渐进性发展，随着囊肿增大可于偶然中发现上腹包块，多数包虫囊发展慢甚至终身无症状，或自行死亡钙化。病人常因皮肤瘙痒、荨麻疹、呼吸困难、呕吐、上腹不适、饱胀、隐痛而就诊。

2. 肝囊肿可使膈肌上抬而影响呼吸，可压迫胆道及门静脉，引起阻塞性黄疸及腹水。

3. 少数巨大囊肿病人可有贫血、消瘦乃至恶病质；可触及边缘整齐，界限清楚，有弹性，表面光滑，随呼吸上下活动的腹部半球形包块。

【辅助检查】

B超、CT及MRI示液性占位，可有分隔，有的有"头节"的影像。X线下可见肝顶部囊肿使横膈升高，动度受限，肝影增大或有弧形囊壁钙化影。

【诊断】

病人感腹胀，可触及肿大的肝脏或表面光滑的囊性肿块，结合牧区生活史及超声、CT、MRI的表现则可诊断。凡疑为肝包虫病者不宜作穿刺诊断及治疗，以免囊液外溢导致过敏或原头蚴进入腹腔形成继发性包虫病。

【防治原则】

1. 手术是主要治疗手段，手术原则是清除内囊，防止囊液外溢，消灭外囊残腔，预防感染。

2. 在畜牧区广泛开展包虫病预防知识宣传,注意个人卫生,防止犬粪便污染草场、饲料、水源,预防畜群染病,加强宰杀管理,病死的畜尸应深埋或焚毁。

第三节　肝脓肿

肝脓肿(liver abscess)常见有细菌性和阿米巴性肝脓肿。以发热、肝区疼痛和肝脏肿大为共有的主要临床表现。但其病因、病程和临床诊治各有特点。

一、细菌性肝脓肿

细菌性肝脓肿常为多发性,右肝多于左肝,全身各部位化脓性感染均有可能继发细菌性肝脓肿,常见致病菌为大肠埃希菌、链球菌和葡萄球菌等,以混合感染为主。细菌沿胆道上行蔓延到肝较为常见,称胆源性肝脓肿,手术应同时处理胆道系统的病灶。化脓性阑尾炎可经门静脉而感染肝脏。

【临床表现】

1. 常先有胆道炎症、化脓性阑尾炎等,继而寒战高热,常为弛张热,并伴乏力、食欲缺乏、恶心、呕吐,肝区持续性钝痛向右肩背放射。

2. 肝脓肿可破入邻近腔隙导致胸腔或肺部感染、膈下脓肿、盆腔脓肿等;可有重病容,可出现黄疸和腹水。

3. 肝大并有压痛或叩痛,脓肿部位皮肤可有凹陷性水肿,甚或局部隆起。

【辅助检查】

1. **实验室检查**　白细胞计数及中性粒细胞增多,可有贫血。肝功能可不同程度受损。

2. X线胸部透视可见膈肌升高,运动受限;肝影增大或局限性隆起;可伴有反应性胸膜腔积液。

3. B超及CT可协助对肝脓肿的诊断、定位和鉴别。

【诊断】

有化脓性感染者,突然出现明显寒战高热,肝大,肝区疼痛伴叩痛,白细胞增高,超声示边界不清的液性占位等则可诊断。超声引导下经皮肝穿刺获得脓液则确诊。需要与阿米巴性肝脓肿、肝内胆管结石合并感染及肝癌鉴别。

【防治原则】

1. 除重视全身性支持和原发感染灶的治疗外,针对大肠埃希菌、链球菌与葡萄球菌足量选用广谱抗菌药物,根据细菌培养结果后加以调整。

2. 对小而多发的脓肿宜药物治疗,较大的可在超声指引下反复穿刺抽脓,脓腔内注入抗菌药物,或经皮穿刺置管引流。

3. 对全身感染症状重,较大的单个脓肿,或药物治疗未能控制其迅速发展者,应施行切开引流;慢性局限性厚壁脓肿,也可行肝叶或部分肝切除术。脓肿已破入胸腔者,应同时引流胸腔;胆道感染引起者,应同时引流胆道。

二、阿米巴性肝脓肿

阿米巴性肝脓肿(amebic liver abscess)常继发于阿米巴痢疾后,近年由于有效的药物与必要时超声引导下抽脓,病情已不难控制。

【临床表现】

起病较缓慢,曾有痢疾或腹泻史,有不规则发热、盗汗、肝大和肝区疼痛。

【辅助检查】

大便找到阿米巴滋养体,超声显示肝内有边界不清晰的液性占位,肝右叶多发。白细胞计数可增加,但血液细菌培养阴性。

【诊断】

病史、大便检查及穿刺抽得典型的巧克力样脓液,脓液镜检有时可找到阿米巴滋养体。需与肝囊肿及肝包虫囊肿鉴别。

【防治原则】

1. 以抗阿米巴药物及支持治疗为主,首选甲硝唑,氯喹、依米丁亦有较好疗效,但毒性较大。抗阿米巴药物治疗也可作为诊断性治疗措施。合并细菌感染者可选相应抗菌药物。

2. 药物治疗效果不好或脓腔较大时需在超声定位下穿刺抽脓,必要时反复穿刺抽脓,并注入抗菌药物以防继发性感染,通常每周 2~3 次。穿刺前 3~5 天先行抗阿米巴及支持治疗。

3. 脓腔太大或合并细菌感染,而穿刺不能有效控制者,亦可闭式引流;慢性厚壁脓肿可行肝部分切除。

第四节 肝肿瘤

肝肿瘤(tumor of liver)常为恶性,其中常见的是肝癌,肝癌又分原发性和继发性两种。

一、原发性肝癌

原发性肝癌(primary liver cancer)为我国常见恶性肿瘤之一,发病率有逐年上升趋势,与我国大量的乙肝病毒携带者有密切相关性。本病可发生于任何年龄,以 40~50 岁为多,男性多于女性。病毒性肝炎、肝硬化、黄曲霉素、寄生虫感染及其他化学致癌物质如亚硝胺等多种因素与之有关。原发性肝癌从病理组织可分为肝细胞型、胆管细胞型和混合型三种,其中绝大多数为肝细胞型。从形态上分为巨块型、结节型和弥漫型,以结节型多见。肝癌最早在肝内自身转移;肝外血行转移以肺转移多见,也可通过淋巴、直接蔓延和腹腔种植转移。

【临床表现】

起病隐匿,早期缺乏典型症状,临床上多有肝硬化病史,普查发现的病例可无任何症状和体征。一旦出现肝区疼痛、肝脏肿大、消瘦乏力、食欲缺乏等,则病情发展很快,进而出现黄疸、腹水及恶病质等表现。出现症状如不治疗,常于半年内死亡。

1. 肝区疼痛最为常见,多为持续性钝痛或胀痛,最终疼痛加剧而难以忍受;突然发生的剧烈腹痛和腹膜刺激征应考虑肝包膜下癌结节破裂出血。

2. 肝脏呈进行性肿大,质坚硬,表面凹凸不平,有大小不等的结节,常有压痛;癌肿位于肝的膈面,则膈肌局限性抬高,肩背部可有放射痛。

3. 进行性消瘦、乏力、食欲缺乏、腹胀、腹泻、营养不良,多有持续性低热;后期出现贫血、黄疸、脾大、腹水、恶病质等。

4. 并发症有肝癌结节破裂出血、上消化道出血、肝昏迷、继发感染等。

【辅助检查】

1. 甲胎蛋白(AFP) 是诊断肝细胞癌特异性高的方法之一。动态观察 AFP,可在症状出现前 8 个月或更早发现肝癌。在排除活动性肝病、生殖腺胚胎瘤和妊娠情况下,放免法 AFP 定量 >400μg/L 持续存在,应考虑原发性肝癌。胆管细胞癌或已坏死液化者均可呈阴性。建议 AFP 作为中年人常规体检项目,对 HBsAg 阳性者更有重要意义。

2. B 超　对 2cm 以上的肝癌定位诊断很有价值,诊断符合率可达 90%。

3. CT　可检出直径约 1.0cm 的早期癌灶,诊断符合率达 90% 以上。应用增强扫描有助于与血管瘤鉴别。

4. 磁共振(MRI)　诊断价值与 CT 相似,但与血管瘤的鉴别优于 CT。

5. 选择性腹腔动脉及超选择性肝动脉造影是有创检查,在上述检查不能诊断而又高度怀疑小肝癌时可选用,1~2cm 的富血管性癌结节阳性率可达 90%。

6. 在超声引导下用细针穿刺取组织病检,有确诊意义。

7. 铁蛋白、血清碱性磷酸酶、γ-谷氨酰转肽酶显著升高对肝癌诊断有一定价值。

【诊断】

中年以上,不明原因的肝区隐痛不适、乏力、消瘦及食欲缺乏,特别是有肝病史者应进行 AFP 的动态观察,再结合 B 超、CT 等检查可早期诊断。

B 超、CT 及 AFP 检查对继发性肝癌、肝脓肿、肝血管瘤等有鉴别意义。

【防治原则】

早发现、早诊断及早治疗是提高疗效的关键;AFP 普查为三早创造了有利条件,早期施行手术切除是最有效的治疗方法,小肝癌手术切除后 5 年生存率可达 75%。肝癌治疗原则是以手术为主的个体化综合治疗。

1. 根据情况选择不同手术方式①肝部分切除术;②肝动脉结扎;③肝移植术。

2. 介入性治疗可使肿瘤缩小,部分病人可获得二期手术切除的机会。

3. 肝癌的放疗效果不满意,目前螺旋断层治疗设备(TOMOTHERAPY)、射频消融(RFA)在临床应用,为手术切除困难的肝癌患者提供了新的治疗手段。

4. 其他治疗方法如免疫治疗、生物治疗等,可增强细胞的免疫活性。靶向治疗在临床应用已取得进展。中医药治疗是以扶正滋阴为主,可调动机体免疫功能,减轻化疗及放疗的毒副反应。

5. 认真抓好肿瘤的三级防治措施,即减少致癌因素,降低发病率;早诊早治,减少死亡率;坚持康复治疗及定期复查,提高生存质量。努力做好粮食保管,防霉去毒,保护水源,防止污染,积极防治肝炎、血吸虫及肝硬化等是肝癌的主要预防措施。

二、继发性肝癌

继发性肝癌(secondary liver cancer)以来自消化道肿瘤为主,其次为泌尿系、女性生殖系、头颈部、乳腺等。随着大肠癌、肺癌等发病率的上升,其发病率亦有增多趋势。

继发性肝癌多在原发癌术后因出现肝转移症状而发现;少数则以肝转移癌为首发症状。以下几点对肝实质性占位而疑似继发性肝癌的诊断有帮助:①常有原发癌史,无肝炎、肝硬化或 HBV 感染史;② AFP<20μg/ml,而 CEA 可升高;③常为大小相仿及多发的占位。

继发性肝癌治疗在切除原发癌灶的基础上视病人情况选择相应的个性化综合治疗。继发病灶可切除、冷冻、射频消融、激光气化、肝动脉结扎、栓塞治疗等。有黄疸、腹水者通常放弃手术,可考虑化疗,药物可根据原发癌类型进行选择,对来自大肠癌的肝转移,化疗以 5-Fu 及其衍生物为首选。

三、肝良性肿瘤

(一)肝海绵状血管瘤

肝海绵状血管瘤(cavernous hemangioma of liver)是一种较常见的肝良性肿瘤,病程较长,以 30~60 岁多见。

【临床表现】

1. 小的血管瘤多无明显症状,较大的可有肝大、腹胀、腹痛、贫血等。

2. 少数病人可自发性破裂或创伤性破裂,引起腹腔内大出血,甚至死亡。

【辅助检查】

AFP阴性,肝功能多正常;超声显像≤3cm者常呈高回声光团,边界清晰。CT增强常示渐变性填充影像。

【防治原则】

原则:①小而不能完全排除肝癌者,可定期超声复查;② 5cm 以下而无症状者观察或射频消融(RFA)治疗;③ 5~10cm 无症状而切除不困难者可手术;④超过 5cm 而有症状者可选择肝部分切除或肝血管瘤捆扎术、肝动脉结扎术、栓塞术等。

(二) 肝腺瘤

临床少见,以中年女性为主,与口服避孕药有关系。多为单个圆球形,与周围肝组织界线明显。化验常无肝炎或肝硬化证据,AFP 通常阴性。超声显像、CT、MRI 等所见很难与原发性肝癌鉴别,故主张手术切除,预后好。

第五节 肝内外胆管结石病

胆石症是胆囊、胆管和肝内胆管结石(hepatolithiasis)的总称,是胆道系统最常见的疾病,女性较男性多 2~3 倍。胆囊内多为胆固醇结石,胆管内多为胆色素钙结石。结石存在可以引起胆囊炎、胆管炎,感染与结石互为因果关系。

一、结石成因与分类

(一) 结石成因

胆汁潴留、代谢异常、胆道感染及胆道狭窄是形成胆石的主要因素。肥胖、妊娠、感染、过多进高胆固醇食物等因素可促使胆汁中胆固醇浓度的增加,或胆盐成分的减少而造成胆固醇呈过饱和并结晶析出。而胆管内胆红素钙结石则与胆道感染有关,大肠埃希菌产生的 β- 葡萄糖醛酸酶使结合胆红素分解出非结合性胆红素,并与钙离子结合形成胆红素钙结石。

(二) 结石分类

胆结石最主要的成分有胆固醇、胆色素和钙等,可分为三类。结石含钙多则 X 线平片上可显影。

1. **胆固醇结石** 多呈圆形或椭圆形,淡灰黄色,质硬,切面有放射状结晶条纹,胆囊结石多见。

2. **胆色素结石** 常为多发性,其核心常为寄生虫卵、细菌和脱落的上皮细胞。肝内胆管或胆总管内多呈棕黄色或棕黑色,质松软,大小不一的块状或泥沙样结石。

3. **混合结石** 约占胆石症的 1/3,胆囊内多见,常为多发性,切面为多层同心圆状结构。

二、胆囊结石

胆囊结石(cholecystolithiasis)形成后,可刺激胆囊黏膜,引起慢性炎症,还可导致胆囊癌的发生。结石嵌顿在胆囊颈、管部可继发急性炎症。

【临床表现】

症状取决于结石大小、部位及有无阻塞和炎症等,约有 20%~40% 无症状。

1. 较大的胆囊结石可引起上腹饱闷不适,嗳气、厌油腻食物等消化不良症状;较小的结石多于进餐油腻食物后或夜间平卧后结石阻塞胆囊管、排入胆总管而引起急性胆绞痛、胆管炎,患者辗转不安,恶心、呕吐,如伴感染则可发热。

2. 结石亦可长期梗阻胆囊管而不发生感染,可触及无明显压痛的肿大胆囊,即胆囊积水,有感染则为胆囊积脓。

【辅助检查】

B超显示胆囊肿大,有强光团伴声影;口服胆囊造影可示胆囊内结石影。

【诊断】

根据上腹饱闷不适,厌食油腻食物等消化不良症状,结合B超检查,诊断胆囊结石正确率可达96%。

【防治原则】

1. 发生胆绞痛时,可用654-2、阿托品、硫酸镁等解痉对症处理。

2. 腹腔镜胆囊切除术(laparoscopic cholecystectomy,LC) 是手术治疗的首选,必要时行开腹手术。

3. 由于有存在继发性胆管结石的可能,要注意胆总管探查指征:①胆总管内扪及结石;②手术前有胆管炎和黄疸表现;③术中胆管造影显示有胆管结石;④胆管壁炎症增厚、管腔直径超过1cm。对曾有黄疸、慢性胰腺炎病史者,胆囊管粗而胆囊内为小结石,术中应注意扫查胆总管及胰腺,必要时胆总管切开探查。

4. 为避免胆囊颈管结石嵌顿或继发胆总管结石,胆囊内结石不建议溶石及排石治疗。胆囊结石病人应少吃肥肉、蛋黄、鱼卵、蟹黄、脑、肝、肾等食物。

三、胆管结石

原发性胆管结石是指原发于胆管系统内的以胆色素为主的结石。继发性胆管结石是指胆囊结石通过扩大的胆囊管进入胆总管而形成的结石。根据结石部位又可分为肝外和肝内胆管结石,肝外胆管结石多在胆总管下段,肝内胆管结石以左肝外叶和右肝后叶多见。

(一)肝外胆管结石

梗阻和感染可造成肝细胞损害,最后可形成胆汁性肝硬化。结石造成的胆管梗阻一般是不完全性、间断性的,但壶腹部的结石比较容易造成胆管完全性梗阻,可继发胆源性胰腺炎。

【临床表现】

主要取决于结石造成的梗阻程度、有无继发感染。

1. 黄疸是少数胆总管结石病人唯一的表现,常有尿色变深,粪色变浅,皮肤瘙痒等。

2. 结石阻塞胆总管并继发感染时导致急性梗阻性化脓性胆管炎,出现右上腹疼痛、寒战高热、黄疸,称夏科(Charcot)三联征。

【辅助检查】

B超或静脉胆道造影能显示胆管内结石影和扩张的胆管。应用CT、MRCP、ERCP、PTC等检查及血象、肝功检验有利于诊断与鉴别诊断。

【诊断】

上腹胀痛,感染时可有典型的Charcot三联征,结合B超、CT、MRCP、ERCP等检查多可诊断。有黄疸的病人必须与肿瘤及肝炎作鉴别。胰头癌或壶腹癌阻塞胆管时,黄疸呈进行性加深,常触及肿大无压痛的胆囊,有恶病质。肝炎的黄疸,不伴有腹部绞痛,肝功能常有明显异常,B超显示胆囊和胆管无扩张现象。

【防治原则】

1. 主要是采用开腹或腹腔镜下胆总管切开探查、取石并T管引流术。术后T管引流两周待黄疸基本消退,感染控制,术后一月经T管造影确定胆管内无残余结石和胆管畅通时,即可拔除T管。

2. 对于单发且胆管扩张的胆总管结石病人,可先行经内镜下十二指肠乳头切开取石术(EST)后再行LC术切除病变胆囊。

3. 术后发生残余结石或结石复发而又不能用非手术疗法取出时,再次作胆管切开取石手术并加作胆肠吻合术。

(二)肝内胆管结石

大多数是原发于左右肝管汇合部以上的结石,以胆色素钙结石为主。国内发病率高于国外,多数合并有肝外胆管结石。发病与蛔虫所致胆道感染、低蛋白、低脂肪饮食有关。

【临床表现】

1. 单纯肝内胆管结石常表现为反复发作的不规则性寒热、肝区隐痛不适、转氨酶不规则升高,间歇期可无症状,或仅表现为右上腹、胸背部闷胀不适。周期性的间歇发作是其特征,少有黄疸出现。

2. 急性期可有 Charcot 三联征,多数可能是合并肝外胆管结石造成,可扪及肝脏不对称性肿大和压痛,肝区叩痛。

【辅助检查】

B 超检查虽不如 PTC 或 ERCP 确诊率高,但其简便、无创,常作首选诊断方法,CT 的诊断正确率并不高于 B 超,而 MRI 有一定优势。PTC 能显示肝内胆管结石的分布情况,了解有无肝内胆管狭窄、阻塞或局限性扩张。

【诊断】

右上腹周期性的间歇发作的胀痛,肝脏不对称性肿大和压痛,肝区叩痛,结合影像检查。术中胆管造影、胆道镜检查可证实诊断。

【防治原则】

1. 以手术为主　①尽量取尽结石和解除胆管狭窄;②在矫正胆管狭窄和解除梗阻的基础上做胆肠内引流术;③病变局限于肝段或肝叶则可行规则性肝切除术。

2. 肝内胆管结石的手术治疗很难彻底,故手术后需要长期服用利胆药物,对保证胆汁引流的通畅,促使残余结石的排出和减少结石的复发有一定作用。

3. 定期驱虫,防治胆道感染有利于预防结石形成。

第六节　胆道感染

胆道感染按部位分为胆囊炎和胆管炎。感染、结石均可致胆道狭窄及不畅,胆汁淤积易诱发感染和结石形成,感染与结石互为因果关系。

一、急性胆囊炎

急性胆囊炎(acutecholecystitis)多因结石阻塞胆囊管,造成胆汁滞留于胆囊,继发大肠埃希菌等感染而引起急性炎症。仅在胆囊黏膜层产生炎症、充血和水肿,称为急性单纯性胆囊炎。炎症波及胆囊全层,胆囊内充满脓液,黏膜溃疡,浆膜面有脓性纤维素性渗出则称为急性化脓性胆囊炎。胆囊张力高引起胆囊壁血运障碍,即为急性坏疽性胆囊炎。老年人、高脂血症者可因胆囊血管发生急性栓塞而引起急性坏疽性胆囊炎。

【临床表现】

1. 突发右上腹阵发性绞痛,向右肩背部放射,常伴恶心呕吐。体温 38~39℃,无寒战。右上腹绞痛时可诱发心绞痛,心电图有相应改变,即"胆心综合征"。

2. 右上腹有压痛和肌紧张,墨菲征(Murphy)阳性,可触及肿大、触痛的胆囊。当炎症波及肝内胆管,肝区叩痛,少数病人可有轻度黄疸。如发展为胆囊坏疽、穿孔,并导致胆汁性腹膜炎时,全身感染症状严重,腹膜炎体征加重。

【辅助检查】

B 超显示胆囊肿大,胆囊壁增厚而毛糙,多数病人能显示结石影。白细胞计数明显增高。

【诊断】

依靠临床表现和 B 超检查及血象多可诊断。注意与溃疡穿孔、急性胰腺炎、高位阑尾炎等鉴别。

【防治原则】

1. 非结石性胆囊炎、不能耐受急诊手术者可先禁食、解痉镇痛、联合应用广谱抗生素、维护内环境平衡等非手术治疗,明确诊断后争取在发病 72 小时内手术。

2. 老年人的胆囊炎易发生坏疽和穿孔,但老年人对手术耐受性差,故老年人的急性胆囊炎应首先考虑保守治疗,监测重要脏器功能,保守治疗无效可在 B 超引导下行胆囊穿刺置管术(PTGD)控制感染后再择期行胆囊切除术。

3. 对非手术治疗有效的病人可在 6 周后再行择期胆囊切除术。对较重的急性化脓性、坏疽性胆囊炎,胆囊穿孔病人,应在作好术前准备后急诊手术治疗。

4. 一般情况较差,不能耐受胆囊切除者,可在局麻下行胆囊造口术,待病情稳定后 3 个月再行胆囊切除。对并发急性胆管炎者,须同时作胆总管切开探查和 T 管引流。

二、慢性胆囊炎

慢性胆囊炎(chronic cholecystitis)90% 以上有胆囊结石存在,常是急性胆囊炎反复发作的结果;部分无典型的急性发作史。长期慢性炎症,使胆囊萎缩、功能丧失或充满结石,并与周围组织粘连。当胆囊颈管为结石或炎性梗阻,胆囊胀大称胆囊积水,并发感染则为胆囊积脓。

【临床表现】

1. 常见于肥胖及多次妊娠的中年女性,有"3F"综合征(Female,Fifty,Fat),多有反复发作的绞痛史。

2. 高脂餐后可有上腹饱胀或隐痛、暖气和厌油等消化不良症状。可因引流不畅、抵抗力下降等而急性发作,少有寒战或黄疸。较大结石可长期无症状。

【辅助检查】

B 超胆囊缩小、壁厚毛糙,或胆囊积水、积脓。口服胆囊造影淡薄或不显影,或仅有胆囊轻度收缩,功能减退。

【诊断】

结石或非结石性慢性胆囊炎的诊断基本与胆囊结石相同。有人也把胆囊胆固醇沉着症和胆囊腺肌增生症包括在非结石性胆囊炎范围内。

【防治原则】

1. 结石性或非结石性慢性胆囊炎反复发作者,以胆囊切除术为主。

2. 慢性萎缩性胆囊炎有恶变可能,应定期复查,择期手术。

3. 非萎缩性胆囊炎,有条件的可首选腹腔镜胆囊切除术(LC)。

4. 对于无症状的胆囊结石病人,应充分评估病人的一般情况后择期行胆囊切除术。

三、急性梗阻性化脓性胆管炎

急性梗阻性化脓性胆管炎（acute obstructive suppurative cholangitis，AOSC）是外科急腹症中死亡率较高的疾病。胆总管末端结石嵌塞是造成胆管急性梗阻最常见的原因，胆道蛔虫症和胆管狭窄等病变亦可引起。急性梗阻使胆汁淤滞并感染，胆管内压力迅速升高，梗阻近端胆管扩张，脓性胆汁经肝窦进入血循环，造成脓毒症（sepsis）或菌血症（bacteremia）。致病菌主要是经十二指肠乳头逆行进入胆道的大肠埃希菌、克雷白菌、粪链球菌和厌氧菌。

【临床表现】

1. 突发性右上腹疼痛、寒战高热、黄疸即 Charcot 三联征。继而出现低血压和意识障碍，又称瑞罗茨（Reynolds）五联征。

2. 腹痛最先出现，呈持续性疼痛阵发性加重，常伴恶心、呕吐，随后寒战、高热；黄疸常继腹痛 12~24 小时后出现。近半数病人可在短时间内出现严重的感染中毒性休克、神志淡漠乃至昏迷，继而多器官功能衰竭。体温可持续在 39℃ 以上，脉搏可达 120 次／分。

3. 上腹或右上腹部压痛、肌紧张、Murphy 征阳性，部分病人可触及肿大的胆囊和肝脏。

【辅助检查】

白细胞计数可 >20×10^9/L，粪色浅或呈陶土色，尿胆红素阳性，血清总胆红素和直接胆红素及碱性磷酸酶升高，肝功能损害。胆汁及血细菌培养可阳性。B 超、CT、MRI 等检查有结石影像及梗阻上段肝内外胆管扩展，肝脏可肿大，可形成肝内多发性小脓肿。

【诊断】

出现 Charcot 三联征或 Reynolds 五联征及相应体征，结合血象、B 超、CT 等检查可诊断。必要时可通过 PTC 或 ERCP 等检查来协助诊断与鉴别。由于肠内气体干扰，有时胆总管下端结石难以显示，B 超检查阴性也不能排除结石存在的可能。

【防治原则】

解除梗阻，引流胆道，胆管减压是关键。如血压及生命体征不稳定，需立即采取抗休克、抗感染等措施，同时积极准备手术。以胆总管切开减压、引流，抢救生命为急救原则。

1. 胃肠减压，解痉镇痛，消炎利胆，大剂量广谱抗生素的联合应用及抗休克、全身支持治疗和胃肠减压等，有 75% 的病人病情可控制。

2. 手术治疗 12~24 小时后如病情无明显改善，应急诊胆总管切开减压，并在梗阻的近侧置 T 管引流。随着内镜外科的发展，经内镜胆管引流术或 Oddi 括约肌切开术等也逐渐应用于急性化脓性胆管炎的治疗。

3. 对于有消化道蛔虫症的患者，定期驱虫可预防急性胆管炎的发作。对胆囊、胆道结石的患者，不建议行排石治疗，以免引起急性胆管炎、急性胰腺炎。

第七节　胆道蛔虫病

肠道蛔虫钻入胆道即引起胆道蛔虫病，以儿童、青年多见。蛔虫成虫寄生于小肠，有喜碱厌酸、钻孔习性。高热、腹泻、饥饿、驱虫不当等均可激惹虫体异常活动，上窜钻入胆道。进入胆道的蛔虫大多数死在胆道内，其尸体碎片、虫卵将成为结石的核心。

【临床表现】

1. 突发性剑突下钻顶样剧烈绞痛，面色苍白、大汗淋漓、辗转不安、弯腰捧腹、呻吟不止。腹部绞痛时可向右肩背部放射,可有寒战高热,少有黄疸,常伴有恶心呕吐,吐出物中可含胆汁或黄染蛔虫。腹痛多为阵发性发作,间歇期如常。

2. 腹软或仅上腹深压痛,无腹肌紧张。可有血便,呕吐咖啡样物或呕血等。

3. 蛔虫钻进胆道可导致胆管炎、肝脓肿、急性胰腺炎、胆道出血等。

【辅助检查】

B超可见胆道内蛔虫声像,MRCP可见胆管内有条状充盈缺损影。白细胞及中性正常或轻度升高,嗜酸性粒细胞增高。呕吐物、胆汁或粪便等可查见蛔虫卵。血及尿淀粉酶可增高。

【诊断】

上腹阵发性绞痛而体检仅有轻压痛,无肌紧张。即症状重,体征轻,症状与体征不相符的特点,结合有驱虫史及辅助检查均可诊断。经纤维十二指肠镜逆行胆道造影或取虫是直接的诊断及治疗方法。

【防治原则】

1. 绝大多数的胆道蛔虫症可通过非手术疗法得到治愈。①解痉镇痛,注射阿托品或654-2等,必要时加哌替啶止痛;②利胆驱虫,常用33%硫酸镁口服或乌梅丸(汤)及左旋咪唑等肠道驱虫剂,酸性物也有驱虫安蛔作用;③用抗生素防治胆道感染;④通过ERCP作胆道造影,了解有无胆管内遗留蛔虫或结石等,同时取虫取石。

2. 少数伴有胆道出血、梗阻、感染等并发症,保守治疗不能控制者需切开胆总管取虫和T形管引流术。

3. 注意饮食卫生,定期驱虫是根本的预防方法。

第八节　胆道肿瘤

一、胆囊良性肿瘤

胆囊良性肿瘤分为真性及假性肿瘤两大类。来自上皮细胞的真性肿瘤中以胆囊腺瘤最常见,约占28%,恶变率约1.5%,多数有蒂,肉眼观察呈平滑的圆形或绒毛状(乳头状腺瘤)。广基、瘤体超过0.5cm的胆囊腺瘤被认为是癌前病变。少见的有血管瘤、脂肪瘤、平滑肌瘤等。在假性肿瘤中有炎性息肉、胆固醇性息肉或腺肌性增生等。没有病理确诊以前,向胆囊腔内突出、隆起的病变可统称为胆囊息肉样病变(polypoid lesions of gall bladder)。

【临床表现】

多无症状,部分伴有胆囊结石,可有慢性胆囊炎症状。常于胆囊手术发现。

【辅助检查】

B超可发现胆囊壁有回声中等、位置固定的圆形或椭圆形或乳头状突起。

【诊断】

常通过B超体检发现,息肉位于胆囊颈管常有右上腹隐痛不适,部分有慢性胆囊炎症状。

【防治原则】

无症状、无结石者可半年定期复查。如直径超过1cm;年龄超过50岁;单发、广基息肉,视为有恶变可能,以胆囊切除术为主。术中术后要病理检查,明确诊断及术式。

二、胆囊癌

胆囊癌(carcinoma of gall bladder)少见,多发生在胆囊底部,预后较差,中位生存期为3个月。女性多见,长期患胆囊结石、慢性胆囊炎者,50 岁以上胆囊癌发生率可达 5%。其中腺癌占 82%,未分化癌占 7%,鳞癌占 3%,混合癌占 1%。胆囊癌可直接浸润周围脏器,早期即可发生转移,大多为淋巴和肝内转移,亦可经胆管转移及腹腔内种植。

【临床表现】

1. 胆囊癌病人临床上缺乏特异性表现。大多数病人均伴有胆囊结石,故表现为右上腹隐痛不适、消化不良、嗳气等,与结石性胆囊炎相似。

2. 后期可出现右上腹持续性钝痛、包块和黄疸、贫血、体重减轻等恶病质。当胆囊管阻塞或癌肿转移至肝脏或邻近器官时,可在上腹部扪及坚硬肿块。

【辅助检查】

B 超为首选检查,显示胆囊壁有弥漫性不规则低回声增厚区,胆囊内有实质光团,但无声影。CT 检查发现胆囊内有软组织肿块阴影,胆囊壁可有钙化,"瓷样胆囊" 癌变率高。

【诊断】

结合病史选择 B 超、CT、MRI 可诊断。经 B 超引导下细针穿刺可协助诊断。胆囊癌在术前确诊者极少,多数在手术时或切除的胆囊标本做病理检查时发现。

【防治原则】

1. 以根治手术切除为主,但切除率低,预后差。

2. 胆囊癌导致的阻塞性黄疸,为减轻痛苦,提高生存质量,手术应考虑作胆肠内引流术,也可行内镜下金属支架植入术。

3. 胆囊癌术后 5 年生存率很低,近 80% 的病人死于 1 年之内。有报道原位胆囊癌作胆囊切除术后 5 年生存率可达 40%。故对有症状的胆结石患者,特别是中年以上女性,结石超过 3cm,伴慢性萎缩性胆囊炎者,以及广基息肉,息肉超过 1cm 者,应及早作胆囊切除术,以防癌变。

4. 胆囊癌对放疗、化疗效果不好,可结合免疫疗法用于术后的辅助治疗。

三、胆管癌

胆管癌(carcinoma of bileduct)一般发生在肝外胆管,左右肝管分叉部最多见。长期慢性炎症、结石及囊性扩张、慢性溃疡性结肠炎、中华支睾吸虫感染等可能与癌发生有关,胆管结石 5%~10% 发生胆管癌。依据形态可分为弥漫型、乳头状及结节状。95% 为腺癌,少数为鳞癌、腺鳞癌或类癌等。大多生长缓慢,可累及整个肝外胆管,但较少发生远处转移。

【临床表现】

1. 胆管癌的发病率较胆囊癌低,多见于 50~70 岁,以男性为主。

2. 进行性加深的黄疸,伴皮肤瘙痒,黄疸可有波动,但不会消退。约有半数病人有食欲缺乏和体重减轻。也可出现急性胆管炎的表现。

3. 胆囊肿大与否因癌肿部位而异。肝脏常有肿大,质地较坚,压痛不明显。

【辅助检查】

B 超和 PTC 检查可在术前协助诊断。在发现肝外梗阻而又不是结石时,应进行 PTC 检查,其对胆管癌的确诊率可达 90% 以上。如 PTC 造影失败也可经内窥镜逆行胆胰管造影术,确定癌肿的位置。MRI、CT 也可帮助判断癌肿部位、范围及是否已侵犯肝实质。有梗阻性黄疸的肝功表现,血胆红素和碱性磷酸酶值增高。

【诊断】

B 超为首选,结合进行性加深的黄疸、食欲缺乏、体重减轻等表现可诊断。PTC、MRI、CT 有助于定位诊断及术式的选择。由于胆总管下端癌或壶腹癌的临床表现和治疗方法基本上与胰头癌相同,常列为壶腹周围癌。

【防治原则】

1. 胆管癌生长缓慢和隐蔽,常有血管侵犯故手术切除率不足 20%。上 1/3 胆管癌最多见,切除后需作两侧肝内胆管与空肠吻合。中 1/3 段胆管癌切除后作胆管空肠吻合。下 1/3 段的胆管癌则可作胰十二指肠切除术。

2. 胆管癌不能切除者则可在经皮肝穿刺胆道引流术(PTCD)或内镜下置管引流,解除黄疸,必要时行金属支架植入术,可减轻病人的症状,改善肝功能,并为后续放疗和化疗创造一定的条件,提高病人的生存质量。

3. 胆管癌的预后较差,胆道系统的炎症、结石等诱因应高度重视,加强落实肿瘤的三级防治措施。

第九节　胆道疾病常见并发症

胆石症、胆道感染和胆道蛔虫病等,如诊治不及时,病情加剧,可发生各种严重并发症。

一、胆囊和胆道穿孔

胆囊和胆管发生梗阻性化脓性炎症后,其内压升高,胆囊动脉血栓形成,并黏膜缺血、溃疡形成,最终可导致穿孔。穿孔部位多见于胆囊底部或胆囊颈管部。虽较少见,但病情严重,不少病人是在手术时才确诊,死亡率约 20%。表现为急性弥漫性胆汁性腹膜炎,也可被大网膜及周围脏器包裹,形成胆囊周围脓肿,成为局限性腹膜炎,此时手术困难,只能行胆囊造瘘术。正确及时处理胆道疾病是预防穿孔的关键,一旦穿孔发生,须紧急手术,切除胆囊或修补胆管,并置 T 管减压,同时行腹腔引流术。

二、胆道出血

多因胆管炎引起多发性肝脓肿,并直接破溃入门静脉或肝动脉分支所致,常反复出血,并呈周期性发作。表现为右上腹及剑突下剧痛,伴畏寒、高热和黄疸。出血量大可呕血或柏油样便,并导致失血性休克。右上腹有压痛,可触及肿大的胆囊。治疗时先采用非手术疗法控制出血,防治休克,控制感染。反复大量出血、严重胆道感染,经非手术治疗又无好转时应根据病情采用介入栓塞、胆总管引流、胆囊切除、肝动脉结扎或病变肝叶切除术等。

三、胆管炎性狭窄

由于胆管急性炎症反复发作,最终导致胆管炎性狭窄,常见于左右肝管开口处和肝总管,亦见于胆总管下端。炎性狭窄常呈环状,可多处发生。狭窄近端的胆管堆积胆色素结石,所属肝叶萎缩。临床表现与肝内胆管结石相似,后期会发生胆汁性肝硬化和门静脉高压症。治疗以手术解除狭窄梗阻,清除狭窄上段胆管内结石为主,通畅的胆管内引流是手术成功的保证。

(罗志勇)

复习思考题

1. 原发性肝癌早期临床表现及检查的选择。

2. 胆道结石与胆道感染的关系及临床表现。

3. 急性、慢性胆囊炎诊断要点及其防治措施。

4. 急性梗阻性化脓性胆管炎的诊断要点及抢救原则。

5. 细菌性与阿米巴性肝脓肿的诊断与治疗有哪项不同?

6. 胆道蛔虫病的临床特点。

参考文献

1. 陈孝平,汪建平. 外科学. 第8版. 北京:人民卫生出版社,2013.

2. 高居忠. 外科学. 北京:高等教育出版社,2004.

第三十章 结直肠及肛周疾病

30

学习目标	
掌握	结直肠及肛管常见疾病的主要症状和体征。
熟悉	结直肠及肛管常见疾病的主要诊断方法。
了解	结直肠及肛管常见疾病的外科治疗方式。

第一节　乙状结肠扭转

乙状结肠扭转(sigmoid volvulus)是结肠扭转最常见形式,以老年人更多见,乙状结肠在腹腔内相对游离、活动度大,系膜较长但附着处短窄,近侧和远侧肠管接近,且常积存粪便,盆腔炎症、粘连造成系膜扭曲是容易出现扭转的原因。扭转在180°以上时即可发生肠腔梗阻,至360°因系膜血管受压而发生绞窄。

【临床表现】

以腹痛和进行性腹胀为主,可分为亚急性型(80%)和急性暴发型(20%)。

1. 临床上以亚急性型常见,多见于老年人,伴有慢性便秘史。发病缓慢,有不规则腹痛发作史,排气排便后症状消失或缓解。

2. 急性暴发型多见于年轻人,起病急,腹痛严重,病情发展迅速,出现典型结肠梗阻表现。疾病进一步进展则出现全腹弥漫性疼痛,甚至休克,提示可能因肠系膜扭转出现肠坏死或因闭襻肠管压力过高出现肠破裂。

3. 查体腹部明显膨胀,腹胀为不对称性,有时在左下腹可触及压痛肿块,听诊有高调肠鸣音或气过水声。出现腹膜刺激征时,全腹均有压痛及反跳痛、腹肌紧张,肠鸣音消失。

【辅助检查】

腹部X线检查和结肠镜检查是诊断乙状结肠扭转的重要辅助手段。

1. 立位腹平片可见腹部偏左明显充气的巨大孤立肠襻自盆腔达中上腹部,形成所谓"弯曲管"征。

2. 水溶性造影剂灌肠造影时造影剂在直肠乙状结肠交界处受阻,尖端呈锥形或喙突状,灌肠容量明显下降。

【诊断】

结合病史、查体和辅助检查,诊断乙状结肠扭转并不困难,但对于不典型的乙状结肠扭转需与其他引起低位肠梗阻的疾病相鉴别,出现腹膜炎时也需与常见急腹症鉴别,必要时需急诊开腹探查。

【防治原则】

在治疗上应按肠梗阻治疗原则对乙状结肠扭转进行一般处理,包括禁食、胃肠减压、补液、维持水电和酸碱平衡等,针对病因的治疗可分为非手术治疗和手术治疗两种。

1. **非手术治疗**　可使用温盐水低压灌肠、乙状结肠镜引导下插管或结肠镜等方法进行扭转复位。

2. **手术治疗**　手术治疗的适应证包括:①乙状结肠扭转合并有腹膜炎、肠坏死、肠破裂或休克者,肠腔内出现血性肠内容物;②非手术治疗无效等;③乙状结肠冗长、反复多次发生乙状结肠扭转是择期手术的适应证。手术方法有扭转复位术和乙状结肠切除术,肠管广泛坏死、中毒症状较重者应以抢救生命为原则选择施行远端结肠关闭、近端结肠造瘘的Hartmann手术。

第二节　溃疡性结肠炎的外科治疗

溃疡性结肠炎(ulcerative colitis, UC)简称溃结,病因尚未完全阐明,是侵及结直肠黏膜和黏膜下层的慢性非特异性炎性疾病,通常与克罗恩病统称为炎症性肠病(inflammatory bowel disease, IBD),近20年来,在我国的发病率呈上升趋势。

【临床表现】

1. 溃结多于中青年起病,病变可发生在结、直肠任何部位,一般始自直肠和左半结肠,向结肠近端乃至全结肠蔓延,以连续方式逐渐进展。近年来,50~60岁人群的初发病例有增多趋势。

2. 随着病情进展,部分患者会出现炎性息肉、肠壁僵硬缩短、结肠袋消失、肠腔狭窄,少数病人甚至发生癌变。

3. 临床上以血性腹泻为最常见的早期症状,多为脓血便,刺激直肠的病人可能出现里急后重。腹痛大多轻到中度,严重者可出现痉挛性疼痛,甚至并发中毒性巨结肠扩张和肠穿孔。

4. 除腹部表现外,溃结患者可合并关节炎等肠外表现。

【辅助检查】

1. 钡剂灌肠检查是诊断溃结的重要方法,但急性期一般不宜做钡剂检查,轻度溃疡性结肠炎可为阴性,典型表现包括结肠袋消失或变浅,结肠缩短僵直,出现充盈缺损,假息肉形成,甚至肠腔变窄。

2. 结肠镜通过直视下观察结肠的肉眼变化,通过病理活检了解组织学改变。

【诊断】

溃结临床表现比较典型,内窥镜检查和组织活检有确诊价值,获取病变组织进行病理学检查以确诊。

【防治原则】

溃结病变主要局限于结直肠,因此切除整个靶器官该病可完全治愈。

1. 外科手术的适应证包括溃结导致的严重出血、穿孔、中毒性巨结肠等各种并发症,糖皮质激素依赖、抵抗或内科治疗效果不稳定的顽固性溃结,难于控制症状的爆发性溃结,出现难以忍受的肠外症状,以及溃结癌变等。

2. 自 1978 年首次报道结直肠切除、回肠贮袋 - 肛管吻合术(IPAA 手术)以来,已成为国际公认的溃结外科治疗的标准术式。

第三节 结直肠息肉和憩室

一、结直肠息肉

结直肠息肉(colorectal polyps)是指来源于结直肠黏膜上皮的在大肠任何突出于肠腔内的隆起性病变,表现为肠黏膜局限性隆起。结直肠腔内腺瘤性息肉也可以称之为结直肠腺瘤,包括管状腺瘤、绒毛状腺瘤和管状绒毛状腺瘤三种病理类型,是公认的结直肠癌的癌前病变。

【临床表现】

结、直肠息肉一般没有明确的临床症状,部分患者可能出现下消化道显性或隐性出血,甚至出现贫血症状。

【诊断】

较大的息肉可通过钡灌肠检查发现,结肠镜检查是发现结直肠息肉的有效方法。

【防治原则】

1. 发现腺瘤性息肉进行切除可明显减少结直肠癌的发生。

2. 对于较小息肉在进行活检时即可一并切除,直径人丁 2cm 的非新生物性息肉可采用内镜下分块切除。

3. 直径大于 2cm 腺瘤性息肉应积极手术切除,对术后病理检查证实腺瘤已出现癌变且浸润至黏膜下层者应按结直肠癌治疗原则处理。

二、结直肠息肉病

结直肠息肉病(colorectal polyposis)与结直肠息肉的区别主要在息肉的数目上,一般而言无法计数的结直肠息肉称为结直肠息肉病,临床上常用100枚以上息肉作为判断标准。结直肠息肉病多与遗传因素有关,呈现明确的家族性。

(一)家族性腺瘤性息肉病

家族性腺瘤性息肉病(familiar adenomatous polyposis,FAP)是最常见的结直肠息肉病,是一种常染色体显性遗传性疾病。常在青春期或青年期发病,好发年龄为20~40岁。

【临床表现】

1. 大多数患者无症状,常见症状为腹泻,也可有腹痛、便血、贫血、体重减轻和肠梗阻。

2. 该病还可具有一些固定的肠外表现而组成不同的综合征,如Gardner综合征等。

【诊断】

通过钡灌肠检查、结肠镜检查,以及CT虚拟肠镜可对FAP进行诊断,有肠外表现的FAP还可通过累及的不同器官、组织特定表现进行诊断。

【防治原则】

家族性腺瘤性息肉病如不手术切除,最终会发生癌变,密切观察随访病人十分重要,对明确诊断该病者应在青春期后实施手术切除全部结直肠。

(二)黑斑息肉病

黑斑息肉病(Peutz-Jeghers' syndrome,PJS)是一种少见的家族遗传性疾病,遗传方式为单基因常染色体显性遗传,息肉的病理学特点为胃肠道错构瘤性息肉。

【临床表现】

1. PJS临床特点为分布于唇、齿龈、颊黏膜、四肢等皮肤黏膜色素斑和胃肠道多发性错构瘤性息肉,约30%病人累及结直肠。

2. 绝大部分患者没有明确的消化道症状,因皮肤黏膜色素斑而发现此病,少数病人因消化道出血、梗阻而就医。目前认为该息肉也有一定的癌变可能。

【诊断】

出现典型皮肤黏膜色素斑的患者应考虑有PJS的可能,由于PJS为全胃肠道多发性息肉,所以在诊断时应进行全消化道造影,进行结肠镜、胃十二指肠镜和小肠镜检查,以明确息肉的分布情况,并进行组织病理学活检。

【防治原则】

因为息肉散在分布于全消化道,很难全部切除,所以外科治疗仅限于处理并发症,如出现肠套叠、消化道出血或因为巨大息肉引起的肠梗阻。

三、结肠憩室病

结肠憩室是结肠壁向外突出所形成囊袋状结构,其大小各异,从几毫米至几厘米不等,最常见于乙状结肠。结肠存在憩室的这种状态称为憩室病(diverticulosis),有不足1/4的患者发生憩室并发症而需治疗。

【临床表现】

1. 大多数患者虽有憩室但无症状,无须处理,结肠憩室的临床症状大多来自憩室的并发症。

2. 急性憩室炎是结肠憩室最常见并发症,其发生机制、进展过程和临床表现与急性阑尾炎十分相像,但左半结肠憩室炎的腹痛部位多在麦氏点对称位置。因憩室壁较薄,急性憩室炎容易出现憩室穿孔、出现脓肿或瘘管形成等进一步并发症。

3. 憩室出血是结肠憩室病另一并发症,占下消化道出血的30%~50%,虽然右侧结肠憩室较少见,但大部分出血见于右半结肠。

【辅助检查】

结肠憩室多在钡灌肠等影像学检查或结肠镜检查时发现,CT扫描可以帮助确认憩室。急性炎症期不应进行结肠镜检查,以防出现医源性穿孔。

【诊断】

1. 无症状结肠憩室多在辅助检查中无意发现,急性憩室炎一般在具有明确临床表现时才能诊断。

2. 无论是憩室急性出血还是慢性出血,结肠镜多很难明确憩室出血诊断,选择性造影可以有助于憩室大出血的确诊。

【防治原则】

1. 急性憩室炎多采用非手术治疗,手术治疗的适应证是憩室穿孔引起腹膜炎、形成不断增大的脓肿、并发大量便血或经非手术治疗效果不理想且不能排除肿瘤可能。

2. 急性大出血可使用肠系膜血管选择性造影进行检查的同时实施介入治疗,诊断明确者可进行手术切除,但对多发性憩室出血要慎重选择手术治疗。

第四节　结直肠癌

结直肠癌(colorectal carcinoma)是起源于大肠黏膜上皮的最常见胃肠道恶性肿瘤之一,又称为大肠癌(cancer of large intestine),其发病率在我国位于恶性肿瘤的第4位,男性死亡率位于第5位,女性为第4位。近年来,随着人们生活水平的提高和饮食结构的改变,结肠癌发病率呈上升较快。

早期结直肠癌的癌细胞限于结直肠黏膜下层,将黏膜层内有浸润的早期病变亦称之为"高级别上皮内瘤变",进展期结直肠癌包括隆起型、溃疡型和浸润型,腺癌为结直肠癌主要组织学类型。直接浸润、淋巴转移、血行转移和种植播散等是结直肠癌扩散与转移主要方式。1932年Dukes首先对结直肠癌提出分期,基本分期标准沿用至今。2010年UICC第7版TNM分期,将分期更为细化,可以对评估肿瘤的预后提供帮助。

【临床表现】

早期结直肠癌可明显症状,或表现为无明确特点的腹部不适,病情发展到一定程度才出现症状,根据肿瘤所在不同部位具有不同临床表现。

1. **结肠癌**　进展期结肠癌经常出现腹痛,大多为隐痛,腹部可出现肿块。根据肿瘤不同部位,右半结肠癌更为突出的临床表现为缺铁性贫血和持续性大便潜血阳性,左半结肠癌则出现便血或黏液血便,很多左半结肠癌患者因为肠梗阻就诊。

2. **直肠癌**　主要表现为排便习惯和大便性状改变。前者包括便频、肛门下坠、里急后重和排便不尽等肛门刺激症状,后者表现为便血、甚至脓血便,大便周径变细或出现压迹。另外,晚期患者亦可出现肛门疼痛、肠梗阻或出现膀胱刺激症状、直肠阴道瘘等。在我国患低位直肠癌的比例较高,进行肛门指检指肛检查可以很容易发现肿瘤。

【辅助检查】

为明确结直肠癌诊断必须借助辅助检查手段,多种辅助检查目的是对结直肠癌进行定性、定位和定期诊断。

1. **实验室检查**

(1) 血常规可有助于了解患者有无贫血,尿常规可观察有无血尿并结合泌尿系影像学检查了解肿瘤是否侵犯泌尿系统,大便常规在检查应当注意有无红细胞、脓细胞和确定粪便隐血试验是否阳性。

(2) 结直肠癌患者可出现血清肿瘤标志物癌胚抗原(carcino embryonic antigen,CEA)升高。

2. 内镜及超声检查

(1) 对疑似结直肠癌患者均应推荐进行结肠镜检查,不仅能够直接发现肿物,而且可以获取活体组织标本进行病理学检查。

(2) 腹部超声检查和直肠超声内镜检查在诊断是否存在肝转移和腹水、直肠原发肿瘤浸润深度方面中也具有重要价值。

3. 影像学检查

(1) 结肠钡剂灌肠检查,特别是气钡双重造影检查是诊断结直肠癌的经典方法。

(2) CT 检查可明确病变位置、范围和远处转移的部位,MRI 检查可帮助进行直肠癌术前分期,进一步评价结直肠癌肝转移病灶的和腹膜以及肝被膜下病灶。

(3) PET 不推荐常规使用,但对于常规检查无法明确的转移复发病灶可作为有效的辅助检查。

【诊断】

1. 结直肠癌筛查是发现早期病变的有效手段,提高对该病认识是早期发现的重要条件。

2. 根据病史、临床体检和辅助检查诊断结直肠癌并不困难,但有时术前也难以获得肯定的病理诊断,要求临床医生要进行综合判断。

【防治原则】

随着科学技术的进步和医学水平的提高,结直肠癌已进入综合治疗的时代,但外科手术治疗仍然占有核心地位,根治性手术切除、延长患者生存时间始终是结直肠癌治疗的目标。

1. 原发肿瘤没有侵及黏膜下层时,内镜下黏膜切除、黏膜下剥离或经肛门内镜显微手术等内窥镜治疗已成为早期结直肠癌外科治疗的重要方法。

2. 可以根治性切除的结直肠癌,要根据规范的手术治疗原则进行手术,按照全结肠 / 直肠系膜切除范围和 D3 淋巴结清扫规范,切除足够肠管,清扫区域淋巴结,整块切除肿瘤组织。

3. 结肠癌根治性手术依肿瘤所在不同位置实施不同术式,包括右半结肠、左半结肠、乙状结肠切除术等。

4. 可切除性直肠癌应根据原发肿瘤的所在部位选择不同的术式,直肠癌根治性术式包括:中高位直肠癌应进行经腹直肠癌前切除术(Dixon 手术),低位直肠癌实施腹会阴联合直肠癌切除术(Miles 手术),对一般条件较差者可行 Hartmann 手术。

5. 近年来,随着腹腔镜技术的提高,上述手术均可在腹腔镜或腹腔镜辅助下完成。另外,原发病灶可根治性切除患者出现同时或异时性肝转移、肺转移也可以一期或二期完成根治性切除。

6. 目前,化疗和放疗已不单单应用在术后辅助治疗和晚期患者的挽救治疗,对于局部晚期的结直肠癌,特别是直肠癌,进行术前新辅助放、化疗可以显著提高根治性切除率和保肛率。结直肠癌患者应用靶向治疗也已得到大量循证医学证据的支持。

第五节　常见肛周良性疾病

一、痔

痔(hemorrhoid)是由于肛垫的病理性肥大和移位下垂,是最常见的肛门良性疾病,随着年龄的增长发病率逐渐提高。肛垫位于直肠肛门交界的齿状线近端的环状海绵样组织带,是人体肛门固有的精细调节装置。根据出现的部位,痔可以分为内痔、外痔和混合痔。

【临床表现】

1. 临床上以内痔更为多见,早期表现为便后带血、便纸可见鲜血。

2. 随着内痔进展,痔团可在排便时脱出肛门外,嵌顿、血栓等情况下会产生疼痛。血栓性外痔会表现为剧烈疼痛,混合痔逐步发展会形成环状痔,各种痔引发肛门关闭不良会造成肛门部瘙痒。

【诊断】

肛门视诊和肛门镜检查可以明确诊断。

【防治原则】

1. 在治疗上应遵循"不要见痔就治"的原则,无症状的内痔应增加膳食纤维,改变排便习惯,无须特殊治疗。

2. 利用各种物理效应的治疗可对轻度症状者有效,坐浴是最为常用的方法,注射疗法对中度出血性内痔效果较好,胶圈套扎疗法适用于内痔治疗。

3. 外科手术治疗包括各种痔切除术、环状切除术,目前应用较多是吻合器痔上黏膜环切术(procedure for prolapse and hemorrhoids, PPH),该术式有效地保存肛垫组织,保护了对肛门的微调功能。

二、肛裂

肛裂(anal fissure)指齿状线以下肛管皮肤层裂伤后的缺血性小溃疡,方向与肛管纵轴平行,常见于肛管后正中部位,根据病程可分为急性肛裂和慢性肛裂。

【临床表现】

1. 肛裂具有典型的临床表现,疼痛、便秘和出血。

2. 肛裂疼痛有明确的周期性,排便时烧灼样或刀割样疼痛,便后数分钟间歇缓解期,随后出现括约肌挛缩痛,持续较长时间,直至括约肌疲劳、松弛后疼痛缓解,再次大便又出现疼痛。常因惧怕疼痛不敢排便,造成便秘,便后可有少量出血,如此形成恶性循环。

3. 慢性肛裂临床检查常可看到肛管内括约肌,肛裂裂口上端形成肥大的肛乳头,称为"前哨痔"的下端袋状皮垂突向肛门外,肛裂、肥大乳头和前哨痔组成肛裂"三联征"。

【诊断】

诊断肛裂并不困难,局部检查发现肛裂"三联征"即可确诊,但检查时应尽量减少患者痛苦。

【防治原则】

1. 急性肛裂和症状较轻的慢性肛裂可通过非手术方法治愈,温水坐浴,外用药物治疗,口服缓泻剂以利排便,多吃蔬菜水果纠正便秘多是常用且有效的方法。

2. 对于经久不愈的肛裂可采用肛裂切除术、肛管内括约肌切断术治疗。

三、直肠肛管周围脓肿

直肠肛管周围脓肿(perianorectal abscess)是指因直肠肛管周围软组织和其周围间隙的急性化脓性感染,发展成为脓肿,脓肿在穿破皮肤或切开引流后形成肛瘘。根据脓肿位置和肛提肌的关系可分为两部分,肛提肌下部脓肿包括称为肛旁脓肿的肛门周围皮下脓肿和坐骨肛管窝脓肿,肛提肌上部脓肿包含骨盆直肠窝脓肿、直肠后间隙脓肿、高位肌间脓肿、括约肌间脓肿和黏膜下脓肿。

【临床表现】

1. 直肠肛管周围脓肿患者在急性炎症期即表现为发热、乏力、头痛和白细胞升高等感染的全身表现,同时肛门周围间隙和坐骨肛管间隙感染表现为红、肿、热、痛等局部炎症表现。

2. 肛门周围脓肿表现为局部持续性跳痛,排便加重,脓肿表浅全身症状不明显。

3. 坐骨肛管窝脓肿体积较大,症状较重,局部呈持续性胀痛,甚至出现排尿困难和里急后重症,直肠指检可扪及柔软有波动、有压痛的肿块,穿刺可抽出脓液。

4. 骨盆直肠窝脓肿位置较深,全身症状明显而局部症状轻,有持续高热。其他如直肠后窝脓肿、直肠黏膜下脓肿等,由于位置较深,局部症状也不明显。

【诊断】

1. 肛门周围间隙和坐骨肛管间隙脓肿根据局部表现、直肠指诊检查多可明确诊断。

2. 骨盆直肠窝脓肿、直肠后窝脓肿和直肠黏膜下脓肿诊断比较困难,有时需要 CT 或 MRI 检查才能发现脓肿。

【防治原则】

1. 直肠肛管周围感染早期可采用非手术治疗,包括应用抗菌药物、热水坐浴、局部理疗和口服缓泻剂等。

2. 脓肿一旦确诊,多需手术切开引流,术中应消灭脓腔间隔,保证引流通畅,有些脓肿也可经直肠切开进行引流。

四、肛瘘

肛瘘(anal fistula)是指各种原因在肛管或直肠与肛门周围皮肤形成的异常管道,由内口、瘘管、外口三部分组成的肉芽肿性管道,内口位于齿状线附近,外口位于肛周皮肤上。大部分肛瘘由直肠肛管周围脓肿自行破溃或切开引流后形成,肛瘘瘘管行走在内外括约肌附近,外口皮肤生长较快,外口假性愈合,再次形成脓肿,引起反复发作。

【临床表现】

1. 肛瘘临床表现以肛周皮肤外口流脓为特点,高位肛瘘由于不受肛门括约肌的控制可以出现瘘口排气和排出粪便样物。

2. 肛瘘可分为括约肌间型、经括约肌型、括约肌上型和括约肌外型。

3. 由于肛门皮肤不断为分泌物刺激,感觉潮湿瘙痒,甚至出现肛门湿疹。

【诊断】

依靠病史和肛周查体,对肛瘘做出初步诊断并不困难,但肛瘘内口是原发病灶部位,探清瘘管走形和内口位置是治愈肛瘘的基础。

【防治原则】

1. 肛瘘一旦形成很难自愈,必须手术治疗。

2. 急性炎症期应使用抗菌药物、局部理疗和热水坐浴等方法。

3. 将瘘管切开,形成敞开创面,促使愈合是手术治疗的基本要求,手术方式包括挂线疗法、肛瘘切开术和肛瘘切除术等。

(刘 彤)

1. 乙状结肠扭转的治疗方法包括哪几种?

2. 什么叫IPAA?

3. 结肠息肉的常见病理类型包括哪几种?

4. 结肠憩室的主要并发症包括什么?

5. 右半结肠癌和左半结肠癌有什么区别?

6. 直肠癌的临床表现是什么?

7. 什么是肛裂三联症?

8. 什么叫PPH?

参考文献

1. 周总光,赵玉沛.外科学.北京:高等教育出版社,2009年.

2. 赵玉沛,陈孝平.外科学.第3版.北京:人民卫生出版社,2015年.

3. Schwartz's principles of surgery (9th Ed).

4. ACS Surgery:Principles and Practice(2012).

5. 结直肠癌诊疗规范(2010年版).

6. 中华医学会消化病学分会炎症性肠病协作组.对我国炎症性肠病诊断治疗规范的共识意见.中华消化杂志,2007,27(8):545-550.

第三十一章　血管外科学

31

学习目标	
掌握	血管外科常见疾病的主要症状和防治原则。
熟悉	血管外科常见疾病的主要体征和诊断。
了解	血管外科疾病的病因及辅助检查。

第一节 周围血管损伤

周围血管损伤（peripheral vascular trauma）是刀、子弹等锐性损伤致血管开放性损伤；由挤压、冲击等钝性损伤致血管内膜挫伤、血管痉挛，多为闭合性损伤。

【临床表现】

1. 症状 主要表现为创伤部位出血、疼痛等。

2. 体征 创伤部位搏动性肿块、肢体肿胀，远端动脉搏动消失或减弱等。

【辅助检查】

常用的辅助检查有彩色多普勒超声、CT血管造影（CTA）、磁共振血管造影（MRA）或者数字减影血管造影（DSA）等。

【诊断】

依据损伤部位出血及相关组织器官缺血等临床表现，彩色多普勒超声、血管造影等检查有助于明确诊断。

【防治原则】

1. 急救止血 根据条件，就地抢救。可用指压法暂时性控制动脉出血；用纱布填塞后加压包扎；用止血带控制肢体远端出血；裸露的血管出血可钳夹止血。

2. 手术治疗 先彻底清创，受损血管壁应切除，如有血栓应取净。对于重要的主干血管应尽量修补或重建，非主干血管若修复困难可结扎。

3. 介入治疗 对于主干动脉非断裂性损伤，损伤处无污染者，可应用覆膜支架植入腔内隔绝术修复破损的血管壁。非主干血管损伤，可在介入下用栓塞法控制止血。

第二节 动脉阻塞性疾病

动脉阻塞性疾病是动脉狭窄或闭塞导致其供应的肢体或脏器缺血，可由动脉栓塞、动脉粥样硬化、动脉痉挛等因素造成。临床治疗目标是开通阻塞的动脉，恢复供血。

一、动脉栓塞

动脉栓塞（arterial embolism）是指动脉腔被进入血管内的栓子堵塞，造成血流阻塞，引起急性缺血的临床表现。栓子主要来源有：心源性、血管源性及医源性。栓子可随血流冲入脑部、内脏和肢体动脉，一般停留在动脉分叉处。

【临床表现】

本病起病急骤，进展快。临床表现以"5P"为特征：疼痛（pain），无脉（pulselessness），苍白（pallor），感觉异常（paresthesia）和麻痹（paralysis）。

【辅助检查】

彩色多普勒超声为常规的急诊检查项目，以明确缺血原因及栓塞部位。如果条件允许还可以行CTA、MRA或DSA检查。心电图、心脏彩色多普勒超声检查可协助对病因的了解。

【诊断】

凡骤然发生肢体缺血性剧痛，具有心血管疾病者，如果有典型的"5P"征者即应考虑急性动脉栓塞。

【防治原则】

1. **非手术治疗** 纤溶、抗凝及扩血管药物的应用,纤溶药物可经外周静脉或栓塞动脉近端穿刺注射以及经动脉内导管给药,抗凝治疗以防止继发血栓蔓延。治疗期间应严密观察病人的凝血功能。

2. **手术治疗** 只要病人全身情况允许,肢体没有坏疽,应及早行手术取栓,可选择 Fogarty 球囊导管取栓或切开动脉直接取栓。

3. **截肢术** 已发生肢体坏疽者,并且坏疽分界线明确,须施行截肢术。

4. **预防** 重视心血管疾患的处理,对房颤等心脏疾病进行积极的治疗。

二、下肢动脉硬化性闭塞症

下肢动脉硬化性闭塞症(peripheral arterial occlusive disease)是粥样硬化斑块导致动脉管腔狭窄甚至闭塞所引起的下肢缺血性疾病。发病年龄多在 45 岁以上,男性多见,大、中动脉最易受累。高脂血症、高血压、吸烟、糖尿病、肥胖等是致病的高危因素。

【临床表现】

1. **早期** 主要表现为间歇性跛行的症状。

2. **后期** 表现为患肢皮温明显降低,皮肤苍白或发绀,出现静息痛,肢体远端缺血性溃疡或坏疽。

【辅助检查】

超声多普勒听诊器行踝/肱指数(ABI)的检测,正常值 0.9~1.3,ABI<0.9 提示动脉缺血,ABI<0.4 时提示严重缺血。

彩色多普勒超声检查显示管壁厚度、狭窄程度及测定流速等。

MRA、CTA、DSA 可显示动脉狭窄或阻塞的部位和程度。

【诊断】

根据发病年龄、病史、体检和影像学检查,可以诊断该病。

【防治原则】

1. **非手术治疗** 主要目的是降低血脂,改善高凝状态,扩张血管与促进侧支循环。方法:控制体重、禁烟、适量运动。常用的抗血小板聚集及扩张血管药物有阿司匹林、双嘧达莫、西洛他唑、前列腺素 E_1 等。

2. **手术治疗** 包括:①经皮腔内血管成形术(percutaneous transluminal angioplasty, PTA):经皮穿刺导入球囊导管至动脉狭窄部位,以适当压力使球囊膨胀,扩大动脉管腔,必要时行支架植入术。②内膜剥脱术:通过剥除增厚的内膜、粥样斑块及继发血栓,主要适用于动脉短段闭塞病变。③动脉旁路术:用自体静脉或人工血管,在闭塞处近、远端之间作搭桥转流,重建下肢血供。

3. **创面处理** 组织坏死界限明确者,须施行截肢(趾)术。

三、血栓闭塞性脉管炎

血栓闭塞性脉管炎(thrombo angitis obliterans, TAO)是一种主要累及四肢中、小动静脉的慢性炎症性闭塞性疾病,也称 Buerger 病。此病好发于男性青壮年。一般认为与吸烟、遗传、寒冷刺激、免疫状态紊乱等因素有关。病变呈节段性全层动脉壁炎症和血栓形成、管腔闭塞。

【临床表现】

该病起病隐匿,进展缓慢,常出现周期性发作,在发病前或发病过程中可出现复发性游走性浅静脉炎,临床上不同时期的主要表现有:

1. **早期** 表现为患肢怕冷等症状,色泽苍白、足背动脉或胫后动脉搏动减弱等体征。

2. 中期 随着疾病发展逐渐会出现间歇性跛行、患肢麻木等症状,皮温降低明显、足背动脉或胫后动脉搏动消失等体征。

3. 后期 缺血症状加重相继出现静息痛,常以夜间为甚,病人彻夜抚足难眠;病情继续发展可出现肢体坏疽。

【辅助检查】

彩色多普勒超声、MRA、CTA 或 DSA 等检查有助于进一步确诊并明确闭塞的部位、范围、程度以及侧支循环建立情况。

【诊断】

诊断要点是:①绝大多数患者为青壮年男性,且常有吸烟史;②患者有缺血性表现;③患肢足背动脉、胫后动脉搏动减弱或消失;④一般无高血压、高血脂等疾病,无合并其他部位动脉硬化表现;⑤常合并有游走性浅静脉炎病史。

【防治原则】

1. 非手术治疗 注意保暖,防止受寒,局部避免热敷。药物应用可分为①血管扩张药物,常用有前列腺素 E_1、妥拉唑啉等;②改善循环的药物,如西洛他唑、丹参等;③抑制血小板凝集:常用阿司匹林肠溶片、潘生丁;④高压氧治疗:可增加肢体氧供,缓解症状及促进溃疡愈合。

2. 手术治疗 包括:①旁路转流术在闭塞动脉的两端行旁路转流,重建患肢血供;②腰交感神经节切除术;③动静脉转流术;④腔内血管成形术。

3. 截肢术 肢体溃疡或坏疽,需行清创或截肢。

4. 预防 戒烟、防止受冷、受潮等。

四、多发性大动脉炎

多发性大动脉炎(polyarteritis)又称 Takayasu 病、无脉症,是发生在主动脉及其主要分支的慢性、多发性、非特异性炎性病变,以致受累血管发生狭窄或闭塞。多见于年轻女性,病因尚不明确,一般认为与免疫异常、遗传及内分泌因素有关。

【临床表现】

本病早期多有低热、乏力、肌肉或关节酸痛和病变血管疼痛等。当疾病继续发展至动脉管腔狭窄或闭塞后,可出现明显的临床症状。根据发病与累及部位的不同,可分为:

1. 头臂型 病变位于无名动脉、左颈总动脉和左锁骨下动脉的起始部,致脑部和上肢缺血,症状可表现为一过性黑矇、头昏、视物模糊、耳鸣,甚至偏瘫、偏盲、昏迷等,患肢麻木、无力、发凉等。体征为颈动脉搏动减弱或消失,患肢血压明显降低或无法测到、无脉等。

2. 胸、腹主动脉型 病变累及降主动脉和(或)腹主动脉。表现为上半身高血压及下肢缺血的症状,如头痛、头昏、心悸,下肢麻木、发凉等。体征为足背动脉搏动减弱或消失等,严重者可出现心脏肥大。

3. 混合型 病变累及部位广泛,高血压明显和病变动脉缺血的相应体征。

4. 肺动脉型 部分病人可同时累及单侧或双侧肺动脉,严重者活动后气促、阵发性干咳及咯血。

【辅助检查】

活动期查红细胞沉降率(ESR)、C 反应蛋白,可见升高;彩色多普勒超声、MRA、CTA 和 DSA 等检查有助于进一步确诊并明确狭窄或者闭塞的部位、程度等。

【诊断】

根据临床表现和体征,对临床怀疑该病者行相应的影像学检查,多可确诊。

【防治原则】

1. **非手术治疗**　活动期采用非手术治疗。病情轻者用药物治疗,具体有:①皮质激素类药物及免疫抑制剂,可控制炎症、改善症状;②抗血小板药物,如阿司匹林等;③血管扩张剂,如妥拉唑啉等。

2. **手术治疗**　包括:①血管旁路转流术:根据动脉闭塞部位的不同有各种相应术式,如锁骨下动脉—颈动脉旁路术治疗颈总动脉或锁骨下动脉起始部闭塞者(头臂干型),降主 - 腹主动脉旁路术治疗症状明显的胸腹主动脉型患者;②血管腔内成形术:主要适用于短段的动脉狭窄。

3. **预防**　有吸烟史的年轻女性严格戒烟可有助于减少多发性大动脉炎的发生。

第三节　动脉扩张性疾病

动脉扩张性疾病是由某些因素导致的动脉局段性管壁薄弱膨胀,主要包括动脉瘤和夹层。这类疾病的主要危害是随时可能发生破裂导致大出血,临床可通过人工血管置换或腔内治疗修复薄弱的动脉,预防破裂。

一、动脉瘤

动脉瘤(aneurysm)是由于动脉壁病变或损伤,形成局限性的膨出,可以发生在动脉系统的任何部位。动脉瘤最主要的危害是破裂后容易导致致命大出血。动脉瘤可分为真性动脉瘤和假性动脉瘤。真性动脉瘤的瘤壁由动脉内膜、中膜和外膜构成;假性动脉瘤的瘤壁由纤维组织构成。动脉瘤的病因复杂,青年人多因损伤、感染及动脉炎性疾病等因素致病,而老年人的病因多由于动脉粥样硬化。

【临床表现】

搏动性肿物为动脉瘤的最典型表现,肿物有跳动感且与心脏搏动一致,压迫近端动脉可使肿物缩小,与瘤体相关的临床表现有:

1. **症状**　瘤体体积大或者位于特殊部位可压迫周围神经和静脉以及邻近器官引起相关症状,例如颈动脉瘤或主动脉弓动脉瘤可压迫喉返神经引起声音嘶哑。

2. **体征**　瘤体内的附壁血栓或斑块脱落可导致远端栓塞而出现急性缺血的体征;在压力作用下不断扩张、增大,最终可突然破裂,血压突然下降等。

【辅助检查】

主要的影像学检查有彩色多普勒超声、MRA、CTA、DSA等。

【诊断】

腹主动脉瘤和部位表浅的周围动脉瘤通过详细体格检查结合伴随症状可做出临床诊断。但当动脉瘤腔内血栓闭塞时或者周围组织炎症水肿明显时,搏动可不明显,结合上述的影像学检查,可以明确诊断。

【防治原则】

1. **传统手术**　行动脉瘤切除加自体静脉或人工血管置换术。对侧支循环丰富的周围动脉瘤也可行结扎术。

2. **腔内治疗**　动脉瘤可应用覆膜支架行腔内修复术,支架植入后可使动脉瘤免于破裂。另外对于部分动脉瘤也可应用栓塞术,栓塞材料一般为弹簧圈。腔内手术创伤小,操作简便。

3. **预防**　积极控制血脂、血压及血糖有助于减少因动脉硬化所致的动脉瘤发生。

二、主动脉夹层

主动脉夹层（aortic dissection）是各种原因引起的主动脉壁分离。典型的主动脉夹层表现为主动脉内层破裂，血液通过主动脉内膜破口进入主动脉壁之间，从而形成真假两腔。由于主动脉夹层范围广泛，破坏性极大、病情发展迅速。因此，主动脉夹层被称为主动脉灾难性疾病。

【临床表现】

1. **症状**　起病时常有剧烈的胸背部疼痛，疼痛部位根据破口的位置有所不同。也有无明显疼痛的夹层。夹层累及分支血管，因此可造成分支血管的供血障碍。影响冠状动脉可引起心肌缺血；影响主动脉弓上分支可导致脑缺血或上肢缺血；影响肠系膜上动脉可导致肠缺血等。

2. **体征**　患者多伴血压骤升，收缩压可 >200mmHg。假腔内高压造成主动脉壁持续扩张易导致主动脉破裂。夹层逆行撕裂延展至心包腔引起心包填塞，可致猝死。

【辅助检查】

1. CTA 或 MRA 可基本确诊并明确破口位置、夹层解剖形态，为治疗方案的制定提供可靠依据。

2. 由于该病与急性心梗的表现相似，因此心电图、超声心动图的检查及心梗血清学指标的检测有重要意义。

【诊断】

主动脉夹层的诊断关键在于对突发胸背部撕裂样剧痛的病人临床医生能考虑到该病的可能，结合上述必要的辅助检查，可以明确诊断。

【防治原则】

1. **内科治疗**　控制血压是主动脉夹层的首要治疗措施。血压控制应保持收缩压在 100~120mmHg。β受体阻滞剂可降低左心室射血力量，如单独使用不能有效控制高血压，可联合应用其他降压药物。另外镇痛以及镇静治疗也相当重要。

2. **手术治疗**　传统手术方法是切除病变动脉而行人工血管置换，但手术的创伤极大，死亡率较高。随着腔内技术的提高，目前主动脉腔内修复术越来越多地应用于主动脉夹层的治疗，原理是用覆膜支架将破口封闭。其手术创伤小，简单安全，但对于破口位于升主动脉或主动脉弓的病腔内修复术的远期效果尚不明确。

3. **预防**　积极治疗高血压及保持良好的心情有助于减少主动脉夹层发生。

第四节　下肢深静脉血栓形成

深静脉血栓形成（deep venous thrombosis，DVT）是指在深静脉血管腔内血液凝结，导致静脉阻塞、回流障碍，从而引起疼痛、肿胀等一系列临床表现的一种疾病。血液淤滞、血液高凝状态和血管内膜损伤是深静脉血栓形成的三大因素。全身各系统的静脉均可发病，以下肢深静脉血栓形成最为常见。

【临床表现】

1. **症状**　主要表现为肢体疼痛。

2. **体征**　主要为肢体肿胀、皮肤温度升高。

【辅助检查】

1. **彩色超声多普勒检查**　彩超是最常用的检查，无创、经济，可以反复进行，可以评估治疗效果。彩超可提示静脉腔内异常强回声、静脉不能压缩以及无血流等血栓形成征象。

2. **CT、MR 血管成像**　有助于发现髂静脉等盆腔部位的静脉血栓,并可了解静脉外周的情况。

3. **下肢静脉顺行造影**　是诊断静脉血栓的直接依据,但因其是有创性检查,而且可能造成血栓脱落,故不作为常规检查。

【诊断】

依据病因、临床表现以及静脉彩超结果诊断不困难。

【防治原则】

1. **一般治疗**　卧床休息,防止血栓脱落并发肺动脉栓塞;抬高患肢,促使静脉回流。

2. **非手术治疗**　主要有:①抗凝治疗目的是预防血栓继续形成。常用药物有普通肝素静脉注射或低分子肝素皮下注射;稳定后可改口服华法林,需要监测凝血功能的变化。②溶栓治疗目的是溶解血栓,使阻塞的静脉再通。48 小时内溶栓效果较好,但急性期内均可选择溶栓。常用的药物有尿激酶、链激酶。③祛聚治疗目的是扩充血容量,降低血液粘稠度,可作为辅助治疗。常用药物有右旋糖酐、双嘧达莫等。

3. **手术治疗**　用 Fogarty 导管取栓,但术后复发率高,需要加强抗凝治疗。也可选择经导管直接溶栓术,使溶栓药物与血栓充分接触,使溶栓效果更好。对于已有肺动脉栓塞的病人或置管操作可能造成血栓脱落的病人,可考虑放置下腔静脉滤器。

4. **预防**　对于存在大手术、长时间卧床、血液高凝等高危因素的病人,可给予抗凝、祛聚等药物预防,多做肢体的主动或被动运动,给予压力泵等理疗,能有效预防下肢深静脉血栓形成。

第五节　下肢慢性静脉功能不全

下肢慢性静脉功能不全(chronic venous insufficiency,CVI)是一组由静脉逆流引起的病征,包括原发性下肢静脉曲张和原发性下肢深静脉瓣膜功能不全。

一、原发性下肢静脉曲张

原发性下肢静脉曲张(primary lower extremity varicose veins)指病变范围仅在下肢浅静脉,因其瓣膜功能不全、静脉壁薄弱,影响血液回流,引起浅静脉伸长、迂曲、扩张。

【临床表现】

1. **症状**　主要表现为患肢沉重、乏力感。

2. **体征**　以大隐静脉曲张多见,可出现踝部肿胀,皮肤色素沉着、湿疹、皮下脂质硬化以及溃疡等。

【辅助检查】

静脉彩超可提示浅静脉瓣膜关闭不全以及血流反流,同时可了解深静脉情况,有助于决定治疗方案。

【诊断】

诊断主要依靠浅静脉迂曲等临床表现,大、小隐静脉瓣膜功能试验及静脉彩超提示瓣膜功能不全,而且需要排除深静脉瓣膜功能不全、下肢深静脉血栓形成后综合征、动静脉瘘等继发性浅静脉曲张。

【防治原则】

1. **非手术治疗**　适当休息、抬高患肢、穿医用压力袜等。

2. **手术治疗**　大隐或小隐静脉高位结扎加主干和曲张静脉剥脱术是常用的传统手术方式。近年来,各大医院开展激光治疗、射频治疗、刨吸及注射硬化剂治疗等微创治疗方法。

3. **预防**　避免长期站立有助于减少下肢静脉曲张的发生。

二、原发性下肢深静脉瓣膜功能不全

原发性下肢深静脉瓣膜功能不全(primary lower extremity deep vein valve insufficiency)是指由原发性深静脉瓣膜关闭不全,引起血液倒流,从而导致浅静脉曲张、下肢肿胀、色素沉着等一系列临床表现的疾病。

【临床表现】

根据临床表现的不同程度可分为:

1. **轻度** 表现为下肢沉重、肿胀感等症状,踝部轻度浮肿、浅静脉曲张等体征。

2. **中度** 下肢沉重感明显,踝部中度浮肿,浅静脉曲张,轻度皮肤色素沉着等。

3. **重度** 浅静脉曲张及下肢沉重感进一步加重,浮肿累及小腿,广泛色素沉着、湿疹及溃疡形成。

【辅助检查】

下肢静脉顺行造影、静脉彩超等检查可观察瓣膜关闭活动及逆向血流情况,有助于病情分级。

【诊断】

诊断主要依靠临床表现,下肢静脉顺行造影及静脉彩超检查可进一步明确。

【防治原则】

1. **非手术治疗** 主要是穿医用压力袜,注意休息等。

2. **手术治疗** 临床症状严重者,应考虑行深静脉瓣膜重建术。主要包括:股浅静脉腔内瓣膜成形术、股浅静脉腔外瓣膜成形术、股静脉壁环形缩窄术、带瓣膜静脉段移植术、半腱肌-股二头肌袢腘静脉瓣膜替代术等。

第六节 淋巴水肿

淋巴水肿(lymph edema)是由于淋巴循环障碍及组织间液持续积聚引起,以下肢最常见。淋巴水肿一般按病因可分成原发性淋巴水肿及继发性淋巴水肿,目前临床较常见的是继发性淋巴水肿,丝虫病、结核病、手术、放疗、肿瘤浸润均可使正常的淋巴结或淋巴管损伤,导致组织间液积聚引起水肿。

【临床表现】

1. **症状** 主要表现为患肢肿胀及沉重感。

2. **体征** ①水肿自肢体远端向近端扩展的无痛性浮肿;②皮肤改变初时色泽微红,日益增厚,呈苔藓样或橘皮样变,后期表现为"象皮腿";③皮肤溃疡轻微皮肤损伤后出现难以愈合的溃疡。

【辅助检查】

实验室检查可排除造成肢体水肿的其他因素如,血浆蛋白、白蛋白、肾功能等。淋巴管造影以及淋巴闪烁造影能分别提供淋巴管的解剖学信息和功能信息。

【诊断】

根据病史及体检一般可做出临床诊断。

【防治原则】

继发性淋巴水肿可通过预防措施降低其发生率,加强丝虫病防治,预防和及时治疗肢体蜂窝组织炎或淋巴管炎。治疗可分为非手术治疗和手术治疗。

1. **非手术治疗** 包括:①抬高患肢,穿着压力袜,避免长时间站立;②利用套筒式或叠瓦式气体加压装置,自水肿肢体远端向近端加压,促进回流;③手法按摩;④烘绑压迫疗法。

2. **手术治疗** 手术方式包括切除纤维化皮下组织的植皮术、淋巴管旁路术、淋巴管静脉吻合术、淋

巴结 - 静脉吻合术、带蒂组织移植术等。手术治疗的效果目前难称满意,一般在保守治疗效果极差才采取手术。

3. 预防 积极防治丝虫病、结核病等疾病,外科手术时尽量避免损伤正常的淋巴管等有助于减少淋巴水肿的发生。

（李建文）

复习思考题

1. 下肢动脉栓塞的栓子主要来源于哪里?有何典型症状?

2. 血栓闭塞性脉管炎的好发人群。主要的防治原则。

3. 动脉硬化闭塞症和血栓闭塞性脉管炎的鉴别要点。

4. 深静脉血栓形成发生的三个要素。

5. 原发性下肢深静脉瓣膜功能不全的临床表现如何?

6. 下肢淋巴水肿临床特征性改变是什么?

参考文献

1. 吴在德,吴肇汉 . 外科学 . 第 8 版 . 北京:人民卫生出版社,2013.

2. 吴孟超,吴在德 . 黄家驷外科学 . 第 7 版 . 北京:人民卫生出版社,2008.

3. 陈孝平 . 外科学 . 北京:人民卫生出版社,2009.

4. 朱明德 . 临床医学概论 . 北京:人民卫生出版社,2009.

第三十二章　泌尿、男性生殖系统外科学

32

学习目标	
掌握	尿路上皮癌、肾结核的诊断方法。
熟悉	双侧上尿路结石、肾损伤的治疗原则。
了解	尿路梗阻性疾病的临床表现。

第一节 肾上腺疾病

肾上腺由外面的皮质和中央的髓质构成,皮质由外向内根据细胞组成不同,形成球状带、束状带和网状带三层结构,对应分泌三种不同的激素,即盐皮质激素(醛固酮)、糖皮质激素(皮质醇)和性激素。髓质则分泌儿茶酚胺类物质。肾上腺增生或肿瘤性病变因其起源于不同的组织结构,过度分泌不同的激素,就会导致不同的临床症候群。

一、皮质醇增多症

皮质醇增多症(hypercortisolism)又称库欣综合征,由于肾上腺皮质增生或肿瘤分泌过量的皮质醇,造成蛋白质、脂肪、糖等代谢异常,表现出一系列相关临床症状。

【临床表现】

1. **症状** 可有抑郁、肥胖、糖尿病、高血压或女性月经不规律等不典型症状。

2. **体征** 常有典型的向心性肥胖、满月脸、水牛背、皮肤紫纹、体重增加,皮肤可见痤疮和多毛。

【辅助检查】

1. **实验室检查** 常用的有:① 24 小时尿游离皮质醇测定;②地塞米松抑制试验;③血清皮质醇检测;④血浆促肾上腺皮质激素(adrenocorticotropic hormone,ACTH)浓度测定。

2. **影像学检查** 超声、CT、MRI 检查可以显示肾上腺病变。

【诊断】

根据临床表现、内分泌实验室检查和影像学检查可以明确诊断。

【防治原则】

1. 切除肿瘤。

2. 如肾上腺皮质增生,需注意垂体有无病变。

二、原发性醛固酮增多症

原发性醛固酮增多症是指由于肾上腺皮质分泌过多的醛固酮,从而引起高血压和低血钾等临床表现。常见病因为醛固酮瘤(aldosteronoma)或肾上腺皮质增生(特发性醛固酮增多症)。

【临床表现】

1. **高血压** 以舒张压升高为主。

2. 多饮、烦渴、尿多,以夜尿多为主。

3. 肌无力,甚至周期性瘫痪,首先累及四肢,重者发生软瘫,并影响呼吸和吞咽。

4. **体征** 病人常无明显特异性体征。

【辅助检查】

1. **实验室检查**

(1) 血 24 小时立卧位醛固酮。

(2) 肾素。

(3) 血清钾。

2. **影像学检查**

(1) 超声仅作为临床常规筛查。

(2) 高分辨 CT 及 MRI 可显示直径大于 0.5cm 的腺瘤。

【诊断】

对临床上有高血压低血钾的患者,结合影像学检查,一般可以确诊。

【防治原则】

腹腔镜手术或开放手术摘除单侧肾上腺瘤或增生的肾上腺。

三、嗜铬细胞瘤

肾上腺髓质嗜铬细胞可以分泌去甲肾上腺素和肾上腺素等儿茶酚胺类物质。嗜铬细胞发生肿瘤时,瘤体内储有大量的肾上腺素和去甲肾上腺素。在某些情况下,瘤体释放出相当量的儿茶酚胺,病人会突发血压升高、心律失常等,称之为儿茶酚胺症(catecholamine syndrome),严重者甚至发生脑出血,危及生命。

【临床表现】

多见于青壮年,主要症状为高血压及代谢改变。

1. **高血压** 表现为阵发性高血压、持续性高血压或持续性高血压阵发性发作。

2. **代谢紊乱** 可出现高血糖、糖尿和糖耐量异常、血中游离脂肪酸和胆固醇浓度增高等。

3. **体征** 阵发性高血压发作时病人可有面色苍白或潮红。

【辅助检查】

1. **实验室检查**

(1) 血液化验儿茶酚胺。

(2) 尿液化验尿香草扁桃酸。

2. **影像学检查**

(1) 增强 CT:提示肿瘤有明显的强化效应。

(2) MRI:T2 加权相也可以看到肿瘤呈显著的高信号影像。

【诊断】

凡有典型的高血压发作症状,应疑有嗜铬细胞瘤的存在,通过影像学和化验检测来定位定性诊断。

【防治原则】

嗜铬细胞瘤宜行手术切除。

第二节　泌尿、男性生殖系统肿瘤

一、肾肿瘤

成人常见的肾脏恶性肿瘤为肾癌,也称肾细胞癌,起源于肾小管上皮细胞。儿童的肾脏肿瘤多为肾胚胎瘤,亦称肾母细胞瘤,或 Wilms 瘤。这里主要介绍肾细胞癌。

【临床表现】

1. 无痛性全程肉眼血尿常是病人常见症状。

2. 转移病灶的症状,如肺转移可出现咳嗽、咯血,骨骼转移可出现病理性骨折等。

3. 部分病人可出现高血压、消瘦、贫血、低热等肿瘤的肾外表现。

4. **体征** 较大的肿瘤可在肋缘下触及,双手合诊时,肾脏肿块触诊更为清晰。

【辅助检查】

1. **超声检查** 常作为体检筛查手段,能准确分辨囊性病变和实性占位性病变。

2. **CT 扫描** CT 扫描能正确分辨病变性质是囊性还是实性,能反映出周围的解剖关系,增强扫描可以了解双肾功能情况。

3. **静脉肾盂造影** 通过排泄性尿路造影,能看到肾癌引起的肾盂肾盏受压表现,能了解肾脏功能情况。

4. **核磁共振** 应用核磁共振进行肾癌临床分期正确率能达到 90%。

5. **肾动脉造影** 肾动脉造影已经很少应用,极特殊情况下,可以用于肾肿瘤与其他病变的鉴别,或者术前的动脉栓塞。

【诊断】

肾癌典型的临床表现是血尿、包块和腰痛,结合影像学检查,可以明确诊断。

【防治原则】

1. **手术治疗** 根治性肾切除术是肾癌最主要的治疗方法。对已有远处转移者,可酌情切除原发肾癌。

2. **免疫治疗** 卡介苗、转移因子、免疫 RNA、干扰素、白介素等对预防复发或缓解病情发展有一定用处。

3. 晚期无法切除的肿瘤或手术后残留转移性病灶者可以应用靶向治疗。

二、尿路上皮癌

尿路上皮癌是指肾盂、输尿管和膀胱黏膜上皮发生的恶性肿瘤。最常见的病理类型是移行上皮细胞癌,此外还有鳞状上皮细胞癌、腺上皮细胞癌等,较少见。

【临床表现】

1. 早期最重要的症状为全程无痛性肉眼血尿,多数为间歇性。

2. 部分肾盂、输尿管癌病人可有腰部不适及胀痛。

3. 晚期病人可出现贫血及恶病质。

4. **体征** 早期病人无阳性体征,晚期病人可出现肾区包块,肾区叩痛,输尿管走行区压痛,膀胱区压痛等。

【辅助检查】

1. **影像学检查**

(1) 超声、CT 可见肾盂、输尿管、膀胱内的实质占位性病变,可有血流显示增强效应。同时注意观察有无周围浸润及淋巴结转移。

(2) 静脉尿路造影或逆行尿路造影可见相应尿路腔内有不规则充盈缺损。

2. **膀胱镜检查**

(1) 上尿路肿瘤:血尿发作时膀胱镜检查可见患侧输尿管口喷血,可同时行逆行尿路造影检查。

(2) 膀胱癌:在膀胱镜检查时可以直观查视肿瘤大小、数目及生长范围,亦可同时取组织做病理学检查。

3. **尿液检查** 尿液细胞学检查可见肿瘤细胞,但阳性率较低。

【诊断】

根据临床表现和影像学检查,可以初步做出诊断。

【防治原则】

1. **肾盂、输尿管癌** 仍以手术为主,切除患侧肾及其所属输尿管,以及输尿管开口旁的部分膀胱壁。

2. **膀胱癌** 手术治疗有经尿道的肿瘤电切术或激光切除术、膀胱部分切除术及膀胱根治性切除术(需尿流重新改道或新膀胱重建)。术后需进行膀胱灌注化疗以预防膀胱内复发。

三、前列腺癌

前列腺癌是欧美国家男性发病率最高的恶性肿瘤之一,死亡率仅次于肺癌。在我们国家其发病率也有增加趋势,发病年龄多在 50~70 岁。

【临床表现】

1. **症状** 早期病人多无特殊症状,可因体检发现。部分病人可以有下尿路梗阻症状,如排尿困难等。晚期有骨转移者可出现脊柱压缩性骨折。肺转移者可出现咳嗽、咯血等症状。

2. **体征** 肛门直肠指诊可触及前列腺结节。

【辅助检查】

1. **血液化验** 血清前列腺特异性抗原(PSA)水平增高,对于前列腺癌筛查有重要意义。

2. **前列腺穿刺活检** 对可疑病例在超声引导下进行前列腺组织活检是确诊前列腺癌的依据。

3. **磁共振检查** 可以提示前列腺占位的性质,并有助于临床分期。

【诊断】

根据血清 PSA 水平、直肠指诊以及穿刺组织病理学检查可以诊断。

【防治原则】

1. 对于适合病例可行根治性前列腺癌切除术。

2. 对于预期寿命较短或不适合手术的病人可行等待观察、内分泌治疗、放疗或化疗。

四、睾丸肿瘤

睾丸肿瘤比较少见,约占全身肿瘤的 1%~2%,发病年龄多在 20~40 岁,隐睾患者睾丸肿瘤发生率较正常人群高 20~40 倍。

【临床表现】

1. **症状** 病人出现阴囊胀坠不适或发现睾丸肿大硬实而就诊。

2. **体征** 触诊时睾丸肿大,表面光滑,质硬而沉重。

【辅助检查】

1. **超声、CT** 对睾丸肿瘤的诊断有重要意义。

2. **X 线检查** 可了解有无胸部及骨骼转移。

3. **血液化验** 可发现一些肿瘤标志物水平的增高,如 AFP、CEA、β-l_1CG 等。

【诊断】

发现睾丸肿大或影像学提示睾丸肿物,可以做出诊断,血清标志物有一定的定性价值。

【防治原则】

1. 睾丸肿瘤治疗以手术切除为主。

2. 精原细胞瘤对放疗敏感,手术高位切除病变睾丸后,可行预防性放射治疗或化疗。

3. 睾丸非精原细胞肿瘤,手术切除病变睾丸后,须行腹膜后淋巴结清扫术。术后酌情施行化疗。

第三节　泌尿系统结石

一、肾结石

肾结石的形成可以认为是一种人体的异常矿化过程,病因可涉及遗传、代谢、感染、环境、饮食、解剖、药物等多个方面。

【临床表现】

1. 常见患侧腰痛、血尿,偶可排出结石,少数患者可无症状。

2. 合并感染时有发热、尿频、尿急、尿混浊。

3. 双侧肾结石严重梗阻可致尿少、虚弱、贫血及尿毒症症状。

4. 体征　查体可有肾区叩痛,输尿管走行区压痛等。

【辅助检查】

1. 影像学检查

(1) 超声:结石的超声特征是高回声区伴声影,了解肾积水的程度及肾皮质的厚度等。

(2) X 线平片:显示结石致密影,但不能显示透 X 线的尿酸结石。

(3) 静脉尿路造影(IVU):可查出结石,了解肾积水及肾功能情况。

(4) CT:能分辨出 0.5mm 的微小结石,能显示任何成分的结石。

2. 实验室检查

(1) 尿常规:常见红细胞和白细胞。

(2) 内分泌异常或代谢紊乱:检查血清钙、磷,碱性磷酸酶,尿酸,24 小时尿钙、磷等。

(3) 肾功能:水电解质和酸碱平衡测定。

【诊断】

根据临床表现和影像学检查可以做出诊断。

【防治原则】

1. **排石疗法**　用于直径 <0.5cm 的肾结石,采用多饮水、中草药、利尿剂、解痉剂、体位引流,促进结石排出。

2. **体外冲击波碎石(ESWL)**　一般用于尿路没有解剖学异常且 <2.0cm 的结石。

3. **经皮肾镜取石(PCNL)**　适用于 >2.0cm 的肾结石、铸形肾结石、肾盏内多发性结石、憩室内结石、手术或 ESWL 后残留结石、肾盂输尿管连接部(PUJ)梗阻合并结石。

4. **输尿管软镜碎石取石术**　适用于结石负荷量较少病人。

5. **后腹腔镜肾盂切开取石**　适用于简单的肾外型肾盂结石。

6. 开放手术

(1) 肾盂切开取石术、肾实质切开取石术:适用于 ESWL 或腔内治疗失败,解剖畸形需同时实施成形手术或因解剖关系不宜做 ESWL 或腔内操作。

(2) 肾切除术:适用于肾功能严重损害的肾结石,合并难治感染,而对侧肾功能良好者。

二、输尿管结石

输尿管结石多源于肾结石,占输尿管结石 90% 以上。原发性输尿管结石少见,常与输尿管本身存在病变有关,如憩室、狭窄、新生物、囊肿、异位输尿管等。

【临床表现】

1. 阵发性肾绞痛,疼痛可向大腿内侧、会阴部(睾丸或阴唇)放射。疼痛发作时可伴有恶心、呕吐、腹胀、大汗。

2. 镜下血尿多见,绞痛发作剧烈时,可出现肉眼血尿。

3. 尿路梗阻后常诱发尿路急性或慢性感染。

4. 尿路梗阻伴肾功能障碍的病人,可出现恶心、呕吐、食欲差、周身乏力等。

5. 体征　部分患侧会有肾区叩击痛或输尿管走行区压痛。

【辅助检查】

1. **超声**　可显示强光团伴声影,还可判断肾积水。

2. **CT**　建议作为常规检查,可以明确结石部位、大小、梗阻程度等。

3. **KUB 和 IVU**　可了解结石大小及部位,了解有无肾积水和肾脏功能情况。

4. **膀胱镜和逆行造影**　当 KUB 和 IVU 尚不能明确诊断时,可行逆行造影检查,除明确输尿管结石诊断外,有时也可了解输尿管病变的情况。

【诊断】

根据临床表现和影像学检查,可以做出诊断。

【防治原则】

1. **观察疗法**　大多数直径 <0.5cm 的输尿管结石常能自行排出,需配合多饮水,多活动。

2. **ESWL**　一般适用于结石直径 >0.5cm,合并轻至中度肾输尿管积水者,可行原位 ESWL,或经膀胱镜用输尿管导管将结石推回肾盂内做 ESWL。

3. **经尿道输尿管镜碎石取石术**　输尿管中、下段结石效果较好。

4. **开放性手术治疗**　目前很少应用,仅在不适合做微创腔镜治疗,或没条件做时可以考虑。

5. **其他腔镜技术**　部分输尿管上段结石可以联合使用输尿管镜和肾镜技术(PCNL)治疗,腹腔镜技术也可作为输尿管结石治疗的可选方法。

第四节　泌尿、生殖系统损伤

一、肾脏损伤

肾脏损伤可分为开放伤和闭合伤两大类。开放伤常为锐器刺戳伤及枪弹伤,后者战时多见。闭合伤最常见于高处坠落、交通事故及运动伤。肾脏损伤常合并其他脏器损伤,应注意合并伤的诊治。肾损伤按严重程度可分为挫伤、挫裂伤、全层裂伤和肾蒂损伤。

【临床表现】

1. **疼痛**　受伤侧腰部疼痛,局限于脊肋角,持续性,活动或咳嗽时加重。肾周血肿和尿外渗可导致较广泛的腹痛。

2. **血尿**　短暂轻微的肉眼血尿,或仅有镜下血尿。也可出现大量血尿。

3. **休克**　中重度损伤时,可出现休克症状。早期由于损伤剧烈疼痛可致原发性休克,随后可由于大量出血所致低血容量性休克。

4. **发热**　血肿、尿外渗易继发感染,甚至发生肾周脓肿或化脓性腹膜炎,引起发热等全身中毒症状。

5. **体征**　可有患部叩痛,损伤严重时血液和外渗尿液积存于肾周围,可形成肿块,有明显触痛。外伤侧常有皮下瘀斑或擦伤。

【辅助检查】

1. **尿液检查** 可发现肉眼血尿或镜下血尿。对于排尿困难或昏迷伤员,应留置导尿管,记录每小时尿量可对休克状况和肾功能状况的判断提供帮助。

2. **血常规检查** 动态观察血红蛋白和红细胞压积,可判断肾脏出血程度和变化过程,对指导治疗有重要价值。

3. **超声** 为影像检查的首选方法。观察肾脏被膜的完整性、肾周血肿或尿外渗、肾盂内血块等,可初步判断肾脏的伤情。

4. **CT 或 MRI** 可清楚观察到不同程度的肾脏裂伤、肾被膜下和肾周血肿、肾盂内积血、肾脏集合系统黏膜是否完整等。增强 CT 扫描可判断伤肾和健肾的功能状况,造影剂有无外渗,对肾血管有无损伤也可初步提示。

【诊断】

根据外伤病史和部位,结合影像学检查结果,可以做出诊断。同时应注意其他脏器损伤的情况。

【防治原则】

1. 对于初步判断为肾挫伤或轻度肾裂伤的病人可以观察治疗:①绝对卧床休息 2~4 周,3 个月内不参加重体力劳动和激烈运动,以防肾脏裂口再次破裂继发性出血;②应用抗生素预防感染、营养支持、止痛、镇静及输血。观察期间若血压仍难以稳定,说明有持续性活动性出血,常是急症手术的指征。

2. 手术治疗

(1) 肾裂伤修补术:肾裂伤较局限,伤口整齐,伤后时间不长,开放伤无明显污染,整个肾脏血液循环良好者适用于本术式。

(2) 肾动脉栓塞术:适用于肾裂伤迟发性大出血已难以手术处理者。

(3) 肾部分切除术:肾脏上极或下极碎裂伤无法修补可行肾部分切除术。

(4) 肾切除术:肾脏严重碎裂伤,尤其是贯通火器伤、大出血无法控制危及生命者,严重肾蒂伤如破裂、血栓形成,肾脏热缺血时间过长,功能无法恢复或血管无法重建者,在确定对侧肾功能正常的情况下,可行肾切除术。

二、输尿管损伤

医源性手术损伤是最常见的原因,可致输尿管穿孔、破裂、断裂,甚至一段撕脱。少数见于外伤性损伤和放射性损伤。

【临床表现】

1. **血尿** 常见于器械损伤。

2. **尿外渗** 可发生于损伤时或数日后,尿液由输尿管损伤处渗入后腹膜间隙,引起腰痛、腹痛、腹胀。

3. **尿瘘** 尿液与腹壁创口或与阴道、肠道创口相通,形成尿瘘,经久不愈。

4. **梗阻症状** 输尿管被结扎、缝扎后可引起完全性梗阻,因肾盂压力增高,可有患侧腰部胀痛、腰肌紧张、发热等。

5. **体征** 可触及包块、触痛,肾区叩痛等。

【辅助检查】

1. **IVU、增强 CT** 提示肾脏不显影或显影迟缓,梗阻以上肾和输尿管扩张积水。如有尿外渗或尿瘘可见造影剂外溢,可借以明确损伤部位和性质。

2. **膀胱镜检查** 伤侧输尿管口不见排尿,输尿管导管不能通过或穿插至输尿管管腔外。如双侧输尿管损伤,膀胱内无尿。

3. **放射性核素检查** 病侧肾脏呈梗阻型肾图。

【诊断】

有手术或器械操作的相关病史,结合影像学检查可以初步诊断。

【防治原则】

1. **非手术治疗** 输尿管器械性损伤,仅伤及黏膜或小的穿孔,可置入双 J 形导管引流,多可自行愈合。

2. **手术治疗** 如输尿管修补术、输尿管端对端吻合术等。

三、膀胱损伤

在泌尿系损伤中,膀胱损伤发生率较低,可由骨盆骨折,或在膀胱过度充盈状态下受外力撞击引起。膀胱损伤破裂分腹膜内型和腹膜外型。

【临床表现】

1. **排尿障碍** 伤后患者有明显尿意而不能自行排尿,或仅排出少量血性尿液,这是膀胱破裂的典型表现。

2. **疼痛与腹膜刺激征** 腹膜内型患者出现自下腹逐步蔓延至全腹的剧痛及明显的腹胀;腹膜外型患者多伴有骨盆骨折,表现为下腹及耻骨后区剧烈疼痛。

3. **休克** 损伤和出血引起,尤其是合并其他脏器损伤时,约有 60% 患者有休克症状出现。

4. **感染** 外渗的血、尿液继发感染,则可有发热等全身中毒症状。

5. **体征** 腹膜内型患者有明显的腹胀、腹肌紧张、全腹压痛、反跳痛及肠麻痹征,外渗尿量多时尚可出现移动性浊音;腹膜外型患者多伴有骨盆骨折,直肠指检有明显组织浸润及触痛。

【辅助检查】

1. **导尿试验及膀胱注水试验** 如不能导出尿液或仅导出血性尿液,则膀胱破裂的可能性很大。此时可注入生理盐水 300ml,停留 5 分钟,如抽出量与注入量相等,说明膀胱无破裂,如不相等,则说明膀胱有破裂。

2. **腹腔穿刺** 对伤后有腹水征的患者采取腹腔穿刺抽液,并可与肝、脾等实质脏器破裂而致之内出血相鉴别。

3. **膀胱造影** 是诊断膀胱破裂最可靠的方法,并可根据造影剂外渗部位判定膀胱破裂类型。

【诊断】

有外伤病史,结合临床和辅助检查可以做出诊断。

【防治原则】

1. **抗休克治疗** 应用抗生素预防感染,纠正代谢紊乱,输血输液,严密观察病情变化。

2. **保守治疗** 膀胱腹膜外型破裂,如破裂孔较小,且尿外渗不严重,可留置导尿管观察,如无病情进展加重,两周以上可拔出尿管。

3. **手术治疗** 较大的腹膜外型破裂、尿外渗严重或腹膜内型破裂,一旦确诊即应及时给予手术治疗,进行膀胱修补术。

四、尿道损伤

尿道损伤是泌尿系统常见的损伤,多发生于青壮年,未及时处理或处理不当,可发生严重并发症或后遗症。前尿道损伤主要由会阴部骑跨伤引起,后尿道损伤多由骨盆骨折所致。

【临床表现】

1. **尿道出血**　最常见的症状。前尿道损伤有鲜血自尿道口滴出或溢出;后尿道损伤可于排尿后或排尿时有鲜血滴出。

2. **疼痛**　局部常有疼痛及压痛,有排尿痛并向阴茎头及会阴部放射。

3. **排尿困难及尿潴留**　损伤严重者伤后即不能排尿。伤后时间较长,耻骨上区可触到膨胀的膀胱。

4. **血肿及淤斑**　骑跨伤局部皮下可见到淤斑及血肿,并可沿至会阴部,使阴囊、会阴部皮肤肿胀,色呈青紫。

5. **尿外渗**　前尿道破裂时,尿外渗在阴茎、阴囊、会阴及下腹壁;后尿道破裂时,尿外渗常在膀胱外腹膜后间隙,可沿后腹膜向上扩散。

6. **休克**　骨盆骨折所致后尿道损伤,一般较严重,常因合并大出血而引起失血性休克。

7. **体征**　轻度损伤者无明显阳性体征;重度损伤者根据损伤部位及程度不同,可出现皮肤瘀斑、血肿及尿外渗;直肠指诊前列腺向上移位,有浮动感;指套染有血迹或有血性尿液流出时,说明直肠亦有损伤,或膀胱、尿道直肠间有贯通伤。

【辅助检查】

1. **诊断性导尿**　导尿可以检查尿道是否连续、完整。一旦插入导尿管,应留置导尿 1 周以引流尿液并支撑尿道。如一次插入困难,不应反复试插。

2. **X 线检查**　疑有骨盆骨折时,应行骨盆正侧位片检查;尿道造影,以确定尿道损伤程度。

【诊断】

尿道损伤的诊断应注意解决以下问题:确定尿道损伤部位;估计尿道损伤程度;有无其他脏器合并伤。依据受伤史,典型症状和体征,以及尿道造影可以做出诊断。

【防治原则】

1. **全身治疗**　防治休克;防治感染;预防损伤后并发症。

2. **局部治疗**　局部治疗原则包括:恢复尿道的连续性;引流膀胱尿液;彻底引流尿外渗。手术可行尿道修补术、尿道会师术、尿道拖入术、尿道吻合术等。可根据病情选择一期或二期手术。

第五节　泌尿系统梗阻

一、肾积水

尿液由肾排出受阻,肾盂内压力增高,造成肾盂扩张和肾实质压迫性萎缩,称为肾积水。造成肾积水的原发病很多,如结石、肿瘤、解剖学异常、外压性因素、炎性狭窄、手术并发症等。

【临床表现】

1. 原发病的症状　如结石有疼痛,肿瘤有血尿,尿道狭窄有排尿困难等。

2. 患侧腰部胀痛,为持续性钝痛或坠胀不适。

3. 并发感染时有畏寒、发热、脓尿。

4. 双侧梗阻出现慢性肾功能不全,尿毒症。

5. 血尿、少尿或无尿　若是肾积水的病情不能得到及时的控制,患者还会有血尿出现。若双侧肾脏、孤立肾或仅一侧有功能的肾脏出现积水,同时伴肾功严重受损害的患者,则出现少尿或无尿。

6. **高血压** 肾积水患者病情达到一定程度时,很容易诱发高血压症状。

7. **破裂** 突发性腰腹疼痛,有广泛性明显压痛伴肌肉紧张。

8. **体征** 较大肾积水可触及肿块、腹块,可有肾区叩痛。

【辅助检查】

1. **超声检查** 对确定有无肾积水最为简便,应作为首选的检查方法。

2. **X 线检查** 了解尿路有无阳性结石。

3. **静脉尿路造影** 了解肾盂、肾盏、膀胱形态和分肾功能情况。

4. **逆行肾盂造影** 可在静脉尿路造影效果不好时实施,但由于属有创检查,近年已逐渐被 MRI 水成像所替代。

5. **CT 扫描** 能够了解肾积水程度及大致梗阻病因。

6. **肾功能检查** 血尿素氮、肌酐测定及放射性核素肾扫描和肾图。

【诊断】

肾积水诊断时,首先应明确肾积水的存在,而后查明肾积水的原因、病变部位、梗阻程度、有无感染以及肾功能损害情况。

【防治原则】

1. **病因治疗** 肾积水的基本治疗目的是去除病因,尽量保留患肾。

2. **肾造瘘术** 若肾积水合并感染,肾功能损害较严重,病因暂时不能处理,应在梗阻以上部位进行引流。

3. **肾切除术** 肾积水严重,剩余的肾实质过少,或伴有严重感染肾积脓在确保健侧肾功能正常的情况下,可切除病肾。

二、良性前列腺增生症

良性前列腺增生症为老年男性常见疾病。

【临床表现】

1. 尿频是前列腺增生最常见的早期症状,夜间更为明显。

2. 排尿困难是前列腺增生最重要的症状,病情发展缓慢。

3. 合并感染或结石时,可出现明显尿频、尿急、尿痛症状,可伴有不同程度的无痛性肉眼血尿。

4. 梗阻引起严重肾积水、肾功能损害时,可出现慢性肾功能不全,如食欲缺乏、恶心、呕吐、贫血、乏力等症状。还可引起腹股沟疝、内痔与脱肛等。

5. **体征** 直肠指诊可触及前列腺,前列腺增生时一般体积增大,表面光滑、质韧、有弹性,中间沟变浅或消失,指检结束时应注意肛门括约肌张力是否正常。有尿潴留时膀胱区充盈。

【辅助检查】

1. **超声** 直接测定前列腺的大小,内部结构、突入膀胱的程度,经直肠超声扫描更为精确。超声检查还可测定膀胱残余尿量。

2. **尿流动力学检查** 测定排尿时膀胱内压的改变,可以了解有无排尿梗阻以及梗阻的程度。

3. **其他化验检查** 尿常规检查以明确是否存在感染等,血前列腺特异性抗原(PSA)以排除前列腺癌。血肌酐、尿素氮等明确肾功能情况等。

【诊断】

50 岁以上的中老年男性,若反复或持续出现尿频、夜尿次数 1 次以上,排尿起始迟缓、尿线无力、尿线间断及滴沥等症状一个月以上,甚至呈进行性加重者当首先考虑前列腺增生症,通过上述辅助检查进行确诊。

【防治原则】

1. **观察等待** 良性前列腺增生病人若长期症状较轻,不影响生活与睡眠,一般无须治疗,可观察等待。但需密切随访,如症状加重,应选择其他方法治疗。

2. **药物治疗** 包括 α 受体阻滞剂、5α- 还原酶抑制剂、植物提取物等。

3. **手术治疗** 如经尿道前列腺切除术、经尿道激光前列腺汽化切除术、耻骨上前列腺切除术等。

第六节 泌尿、男性生殖系统感染

一、泌尿系统结核

泌尿系统结核是全身结核病的一部分,多数继发于肺结核,少数继发于肠结核或骨关节结核。可累及肾、输尿管、膀胱、尿道、前列腺、精囊、睾丸、输精管、输卵管等部位,其中肾结核最为常见。

【临床表现】

泌尿、男生殖系统结核常无特异性症状,因而导致诊断困难。随着病情的发展,可出现下列典型的临床症状。

1. 尿频、尿急、尿痛是肾结核的典型症状之一。

2. 脓尿是肾结核的常见症状。部分病人可有血尿,常为终末血尿。

3. **腰痛和肿块** 血块或坏死物质堵塞输尿管,结核病变累及肾包膜、肾周或继发感染,合并对侧肾积水时可出现腰痛。

4. **全身症状** 肾结核患者的全身症状不明显。晚期肾结核或合并其他器官活动结核时,可以有低热、盗汗、消瘦、贫血、食欲缺乏等典型的结核中毒症状。

5. **体征** 少数患者可触及肿大的肾。附睾结核可触及不规则硬块。输精管结核病变时,变得粗硬并且呈"串珠"样改变。

【辅助检查】

1. **结核菌素实验** PPD 试验阳性支持结核病的诊断,PPD 试验阴性不能完全排除泌尿系男性生殖系统结核。

2. 尿常规和尿沉渣涂片、尿结核菌培养、尿结核 DNA 检测、免疫学及其他分子生物学检测。

3. **静脉尿路造影** 是诊断泌尿系结核的最重要检查。病灶呈空洞样或虫蚀样改变,部分病灶有钙化。

4. **CT** 病变后期,其诊断价值高于 IVU,可见肾实质破坏、空洞及钙化等。

5. **膀胱镜** 若能见到浅黄色的粟粒样结核结节有助于诊断。

【诊断】

对怀疑为泌尿系结核疾病者,具有以下条件之一者,肾结核可以确诊。

1. 尿中培养出结核杆菌。

2. 影像学检查肾脏呈现典型的空洞样破坏或虫蚀样改变。

3. 膀胱镜检查发现典型的粟粒样结节病灶。

【防治原则】

肾结核是全身结核的一部分,治疗时应注意全身治疗,包括营养、休息、环境、避免劳累等。临床肾结核是进行性破坏性病变,不经过治疗不能治愈。

1. **药物治疗** 是泌尿、男生殖系统结核的基本治疗手段。原则：早期、规律、全程、适量、联合用药。手术前必须应用抗结核药物，一般用药 2~4 周，手术后继续用抗结核药物短程化疗。常用的抗结核药物：链霉素、异烟肼、对氨基水杨酸、利福平、乙胺丁醇、卡那霉素、吡嗪酰胺等。

2. **手术治疗** 药物治疗不能控制时需手术治疗。手术包括全肾切除、部分肾切除、肾病灶清除等几种方式，需视病变的范围、破坏程度和药物治疗的效应而选定。

3. **并发症处理**

(1) 膀胱挛缩的处理：诊断明确的膀胱挛缩，容量在 50ml 以下，而不能应用保守治疗使膀胱容量扩大，则应考虑扩大膀胱的手术治疗。

(2) 对侧肾盂积水的处理：输尿管口扩张、切开术、输尿管下端狭窄部扩张或肾造口手术。

二、慢性前列腺炎

前列腺炎是成年男性的常见病，可分为急性和慢性两大类，急性前列腺炎是指前列腺非特异性细菌感染所致的急性炎症，慢性前列腺炎包括慢性细菌性前列腺炎和非细菌性前列腺炎两部分。这里主要介绍慢性前列腺炎。

【临床表现】

1. 主要表现为骨盆区域疼痛，可见于会阴、阴茎、肛周部、尿道、耻骨部或腰骶部等部位。

2. 尿急、尿频、尿痛和夜尿增多等。

3. 可伴有性功能障碍、焦虑、抑郁、失眠、记忆力下降等。

【辅助检查】

1. **实验室检查**

(1) 前列腺按摩液(EPS)常规检查：白细胞 >10 个 /HP，卵磷脂小体数量减少，有诊断意义。

(2) 尿常规检查：是诊断前列腺炎的辅助方法。

(3) 细菌学检查：慢性前列腺炎推荐"两杯法"或"四杯法"病原体定位试验。

(4) 其他病原体检查：包括沙眼衣原体和支原体检查。

2. **影像学检查**

(1) 超声：可发现前列腺回声不均，前列腺结石或钙化，前列腺周围静脉丛扩张等，但目前仍然缺乏 B 超诊断前列腺炎的特异性表现。

(2) 尿动力学：为可选择性检查，用以了解患者排尿状况，有助于前列腺炎与排尿障碍相关疾病进行鉴别。

【诊断】

根据病史及化验检查可以进行明确诊断。

【防治原则】

慢性前列腺炎的治疗目标主要是缓解疼痛、改善排尿症状和提高生活质量，疗效评价应以症状改善为主。

1. **一般治疗** 健康教育、心理和行为辅导有积极作用。患者应戒酒，忌辛辣刺激食物；避免憋尿、久坐，注意保暖，加强体育锻炼。

2. **药物治疗** 最常用的药物是抗生素、α- 受体阻滞剂、植物制剂和非甾体抗炎镇痛药。

3. **其他治疗** 前列腺按摩、生物反馈治疗、热疗等。

第七节　男科学

一、男性勃起功能障碍

男性的性功能是一个十分复杂的生理过程,由一系列条件反射和非条件反射活动所组成。包括性兴奋、阴茎勃起、性交、射精和性欲高潮等几个方面,某一环节异常,均可以影响正常性功能活动,称为男性性功能障碍。

勃起功能障碍(erectile dysfunction,ED)指阴茎不能勃起或勃起不坚,不能进行正常性交。ED 按照病因可分为心理性 ED 和器质性 ED。

【临床表现】

病人主诉阴茎不能勃起或勃起不坚不能完成性交。

【辅助检查】

1. **实验室检查**　需进行血、尿常规、血糖、血脂、肝功能、性激素水平等。

2. **其他特殊检查**　夜间勃起试验、阴茎海绵体血管活性药物试验、阴茎肱动脉血压指数、动脉造影、海绵体彩超检查、海绵体造影检查、球海绵体肌反射等。

【诊断】

根据病人主诉症状,结合体检、实验室检查及特殊辅助检查,多可以诊断。但需要明确病因,注意心理性 ED 和器质性 ED 的鉴别。

【防治原则】

1. ED 的理想治疗原则是安全、有效、简便及经济。针对病人的具体病因,予以相应的治疗。同时强调夫妻双方共同接受治疗。

2. 心理性 ED 患者应根据病人情况予以心理治疗、物理治疗、辅助药物治疗、中医中药治疗等。

3. 器质性 ED 患者则需要根据病人的具体原因,除了性心理治疗、物理治疗及中医中药等治疗外,还应该进行内分泌治疗,血管外科手术、假体植入术等病因治疗。

4. 选择性磷酸二酯酶抑制剂是目前比较简便易行口服药物,治疗效果较理想,常用药物有万艾可、艾力达等。

二、不育症

生育的基本条件是具有正常的性功能和拥有能与卵子结合的正常精子。因此,无论是性器官解剖或生理缺陷,还是下丘脑 - 垂体 - 性腺轴调节障碍,都可以导致不育。

【诊断及检查】

1. 通过详细的询问病史,部分病例可明确诊断。对大部分病例,病史可提供进一步检查的线索。

2. 病史询问主要包括以下内容:性生活史,有无性功能障碍,婚姻史,是否近亲婚配,有无家族性遗传性疾病,非原配夫妻还要询问以往生育史等。了解有无影响生育的全身性及泌尿生殖系统疾病。

3. 配合体格检查、生殖器官检查及精液检查。

【防治原则】

1. 夫妇双方共同参与诊断与治疗。

2. **预防**　预防性传播疾病;睾丸下降不全者,应在幼儿期做出相应处理;安全的环境、避免睾丸接触有害因子及化学物品;对于应用有损睾丸功能的治疗者,包括某些药物如肿瘤化疗等,在用药前将病人的精液贮存于人类精子库。

3. 人类辅助生殖技术 不通过性交而采用医疗手段使不孕不育夫妇受孕的方法,如体外受精胚胎移植技术、卵泡浆内精子注射、丈夫精液人工授精等。

（刘屹立）

复习思考题

1. 肾癌的临床表现有哪些?

2. 尿路上皮癌的检查方法有哪些?

3. 肾结石、输尿管结石的治疗方法有哪些?

4. 肾外伤的保守治疗方法有哪些?

5. 肾结核的诊断方法有哪些?

6. 什么叫 ED?

参考文献

1. 郭应禄,周利群.主译.坎贝尔-沃尔什泌尿外科学.第9版.北京:北京大学医学出版社,2009.

2. 吴阶平.吴阶平泌尿外科学.山东:山东科学技术出版社,2013.

33

骨科学（orthopedics）是临床医学中外科学领域的重要分支，专门研究骨骼肌肉系统的解剖、生理与病理，并运用物理方法、药物及手术保持这一系统的正常形态与功能，以及治疗这一系统的伤病。随着时代和社会的变更，骨科伤病谱有了明显的变化。随着骨科疾病种类的增多和科学技术的日趋成熟，如今的骨科，早已不是仅仅处理骨外伤的单一科室了，而是集脊柱外科、关节外科、创伤骨科、手外科、足踝外科、运动医学、骨病、小儿骨科等为一体的大型综合性学科。同时，许多全身性疾病会造成骨骼系统的破坏，而不少骨科疾病也会有全身表现。因此，作为一名临床医师，掌握骨科常见疾病的诊断和处理原则、熟悉骨科疾病基本理论知识、了解骨科疾病的预防和治疗，具有非常重要的意义。

第一节　四肢骨折与关节损伤

一、锁骨骨折

锁骨骨折（fracture of clavicle）好发于青少年，多为间接暴力引起。骨折多发生在锁骨中份。因重力和肌肉牵拉作用，骨折远端一般向下向前移位，近端向上向后移位。

【临床表现】

1. 骨折后出现肿胀、瘀斑。

2. 查体发现骨折点压痛，有骨摩擦感。还需检查患侧上肢血运和神经功能是否完好。

【诊断】

根据典型的症状、体征，结合 X 片即可做出诊断。

【防治原则】

1. 儿童青枝骨折和无位移骨折不需手术治疗。有位移的中断骨折，采用手法复位，横行 8 字绷带固定。术后严密观察双侧上肢血运和神经功能。

2. 切开内固定指征为：病人不能忍受 8 字绷带痛苦；复位后移位；合并神经血管损伤；开放性骨折；陈旧骨折不愈合；锁骨外端骨折，合并喙锁韧带断裂。

二、肩关节脱位

肩关节运动需盂肱关节、肩锁关节、胸锁关节及肩胸关节共同参与完成，但以盂肱关节的活动最为重要。习惯上将盂肱关节脱位称为肩关节脱位（dislocation of shoulder joint）。上肢外展外旋跌倒，暴力经肱骨传到肩关节，使肱骨头突破关节囊而发生脱位。根据肱骨头脱位方向可分为前、后、上及下脱位，以前脱位最常见。

【临床表现】

1. 肩部疼痛、肿胀，活动障碍。

2. 查体可见方肩畸形，肩胛盂空虚，上肢弹性固定。Dugas 征阳性。

【诊断】

根据外伤史、典型的症状、体征，结合 X 片即可做出诊断。

【防治原则】

1. 无论脱位类型，均应首先采用手法复位和外固定治疗，再用三角巾悬吊 3 周。

2. 若陈旧性肩关节脱位影响上肢功能，则需要手术治疗。

三、肱骨外科颈骨折

肱骨外科颈骨折（fracture of surgical neck of humerus）通常分为：无移位骨折、外展型骨折、内收型骨折和粉碎性骨折。

【临床表现】

无位移骨折常有肩部疼痛、肿胀、瘀斑，肩关节活动障碍。粉碎型骨折的症状常较重。

【诊断】

根据外伤史、症状、体征，结合 X 片即可做出诊断。

【防治原则】

1. 无位移骨折行三角巾悬吊 3~4 周即可行功能锻炼。外展型和内收型骨折是以手法复位、外固定治疗为主。复位后通过超肩小夹板或者 U 形石膏固定。

2. 对于粉碎型骨折的治疗，如若患者年纪过大且全身状况差，可用三角巾悬吊任其自然愈合。其他情况需手术治疗。

四、肱骨干骨折

肱骨干骨折（fracture of the shaft of the humerus）可由直接或间接暴力引起。摔倒时力上传，可导致肱骨中、下 1/3 骨折。

【临床表现】

1. 上臂肿胀、疼痛，活动障碍。

2. 假关节和骨摩擦感。

3. 若合并神经动脉损伤，则有相应临床表现。

【诊断】

根据症状、体征，结合 X 片即可做出诊断。

【防治原则】

1. 大多数肱骨干横行或短斜形骨折可采用非手术治疗方法。

2. 手术指征　反复手法复位失败，骨折端对位对线不良；骨折有分离移位，有软组织嵌插；合并神经血管损伤；陈旧性骨折不愈合；畸形愈合；同一肢体多发性骨折。

五、肱骨髁上骨折

肱骨髁上骨折（supracondylar fracture of humerus）根据暴力方向和骨折端移位情况，一般分为伸直型和屈曲型骨折两种。

【临床表现】

1. 疼痛、肿胀，活动障碍。

2. 有骨摩擦感或假关节，肘后三角关系正常。注意检查前臂动脉和神经功能是否受损。

【诊断】

根据症状、典型体征，结合 X 片即可做出诊断。

【防治原则】

1. 受伤时间短，局部肿胀轻，没有血运障碍者，可行手法复位和外固定。

2. 手术指征　手法复位失败;污染不重的开放性骨折;有血管和神经损伤。

六、肘关节脱位

肘关节脱位(dislocation of the elbow joint)常因为关节处于半伸位跌倒时暴力上传所致。

【临床表现】

1. 局部疼痛、肿胀和功能受限。

2. 查体可见畸形,肘后突,前臂短缩,肘后三角相互关系改变,鹰嘴突高出内外髁,肘前皮下可触及肱骨下端;弹性固定,肘处于半屈近于伸直位,屈伸活动有阻力;关节窝空虚,肘后侧可触及鹰嘴的半月切迹。

【诊断】

根据典型的体征,结合 X 片即可做出诊断。

【防治原则】

以手法复位为主。肘后关系正常后行外固定,三角巾悬吊 2~3 周开始康复锻炼。

七、前臂双骨折

尺、桡骨干骨折(fracture of the radius and ulna)可由直接暴力和间接暴力引起。间接暴力多由手掌撑地、暴力上导所致。若前臂同时发生扭转,则可导致不同平面的螺旋形或斜行骨折,尺骨上 1/3 骨干骨折合并桡骨头脱位,称为孟氏骨折(monteggia fracture)。桡骨干下 1/3 骨折合并尺骨小头脱位,称盖氏骨折(Geiger fracture)。

【临床表现】

1. 前臂疼痛、肿胀和功能障碍。

2. 可有骨摩擦音和假关节活动。

【诊断】

根据外伤史、典型的症状、体征,结合 X 片即可做出诊断。

【防治原则】

1. 先应行手法复位。

2. 切开内固定指征　手法复位失败;受伤时间短、伤口污染不重的开放性骨折;合并神经、血管或肌腱的损伤;同侧肢体多发性损伤;陈旧骨折畸形愈合。

八、桡骨下端骨折

桡骨下端骨折(fracture of the distal radius)多为间接暴力引起。跌倒时手部着地,暴力向上传导,发生在桡骨下端骨折。根据受伤机制,可分为伸直型骨折、屈曲型骨折和关节面骨折伴腕关节脱位。

【临床表现】

1. **伸直型骨折**　可出现典型畸形姿势,即侧面看呈"银叉"畸形,正面看呈"枪刺刀"畸形,称为 Colles 骨折。

2. **屈曲型骨折**　表现为腕部下垂,与伸直型骨折移位方向相反,称为 Smith 骨折。可有骨摩擦感。

【诊断】

根据典型的症状、体征,结合 X 片即可做出诊断。

【防治原则】

1. 以手法复位外固定治疗为主。

2. 切开复位内固定指征　①严重粉碎骨折移位明显,桡骨下端关节面破坏;②手法复位失败,或外固定不能维持复位。

九、髋关节脱位

髋关节脱位(dislocation of the hip joint)按股骨头脱位后的方向可分为前、后和中心脱位,以后脱位最为常见,其发生时患者多处于屈膝及髋关节屈曲内收,当膝部受到暴力时,股骨头即从髋关节囊的后下部脱出。

【临床表现】

1. 髋部疼痛,髋关节不能自主活动。

2. 髋关节后脱位使患肢短缩,髋关节呈屈曲、内收、内旋畸形。髋关节前脱位时患肢外展、外旋和屈曲畸形。髋关节中心脱位时后腹膜间隙出血较多,甚至危及生命,大腿上端外侧方往往有大血肿。

【诊断】

根据典型的症状、体征,结合 X 片、CT 等可做出诊断。

【防治原则】

1. 各种类型脱位合并失血性休克或者胸腹脏器联合伤的,必须及时处理。

2. 单纯的髋关节脱位不伴有骨折的,可以行 Allis 法手法复位并施加外固定。

3. 对于有骨折的髋关节脱位,主张早期切开复位内固定。

4. 对于髋臼损伤严重的患者,术后往往会发生创伤性骨关节炎,必要时可施行关节融合术或全髋置换术。

十、股骨颈骨折

股骨颈骨折(fracture of the femoral head)多发生在中老年人,与骨质疏松导致的骨质量下降有关。按骨折线部位分为:①股骨头下骨折;②经股骨颈骨折;③股骨颈基底骨折。按 X 线表现分:①内收骨折,Pauwell交角大于 50° 时;②外展骨折,Pauwell 交角小于 30° 时。

【临床表现】

1. 髋部疼痛,下肢活动受限,不能站立行走。

2. 查体可发现患者外旋畸形,一般在 45°~60° 之间。若外旋达到 90°,应考虑转子间骨折的可能。伤后较少出现髋部肿胀及瘀斑。

【诊断】

根据外伤史、典型的症状、体征,结合 X 片即可做出诊断。

【防治原则】

1. 无明显位移的骨折,外展型或嵌入型等稳定型骨折,全身情况差,或合并有严重的心、肺、肾、肝等功能障碍不能耐受手术者,选择非手术治疗。

2. 手术指征　内收型骨折和有移位的骨折,难以手法复位;65 岁以上老年人股骨头下型骨折;青少年的股骨颈骨折应尽量达到解剖复位;陈旧性骨折不愈合或者畸形愈合,股骨头坏死,或合并髋关节骨关节炎。

十一、股骨转子间骨折

转子间骨折（intertrochanteric fracture）与股骨颈骨折相似，好发于中老年骨质疏松者居多。转子间骨折多为间接暴力所致。

【临床表现】

1. 疼痛、肿胀，下肢活动障碍。

2. 查体发现转子间压痛，下肢外旋短缩畸形。

【诊断】

根据症状、体征，结合 X 片即可做出诊断。

【防治原则】

股骨转子间骨折老年病人往往因长期卧床引发致命并发症，死亡可达 20%。手术内固定有利于病人早期活动和负重，可减少死亡率和髋内翻畸形发生率。

十二、股骨干骨折

直接暴力容易导致骨干横形或粉碎性骨折，同时有广泛软组织损伤。股骨干骨折（fracture of the shaft of femur）可分为上 1/3，中 1/3 和下 1/3 骨折。

【临床表现】

1. 下肢疼痛、肿胀，活动受限。

2. 下 1/3 段骨折，由于远折端向后移位，有可能损伤腘动脉、腘静脉和胫神经、腓总神经，出现相应表现。

【诊断】

根据症状、体征，结合 X 片即可做出诊断。

【防治原则】

1. 对于稳定的股骨干骨折，软组织条件差者，可采用非手术治疗。

2. 手术指征 ①非手术治疗失败者；②同一肢体多发骨折者；③合并神经血管损伤者；④老年人骨折，不宜长期卧床者；⑤陈旧性骨折畸形愈合或不愈合者；⑥无污染或污染较轻的开放性骨折。

十三、膝关节韧带损伤

各种直接暴力和间接暴力，均可使膝关节各条韧带发生损伤，韧带损伤分为扭伤（部分纤维断裂），部分韧带断裂，完全断裂和联合性损伤。前交叉韧带合并内侧副韧带与内侧半月板损伤，称为"三联伤"，以青年男性、运动员最为常见。

【临床表现】

1. 受伤时可听见韧带断裂的响声，很快便因为剧痛而不能继续活动。

2. 出现肿胀、压痛、积液、肌肉痉挛，患者不敢活动膝关节，处于强迫体位。体检时侧方应力试验、抽屉试验、轴移试验可呈不同程度阳性。

【诊断】

根据外伤史、典型的症状、体征，结合 MRI 可做出诊断。

韧带断裂需早期缝合治疗,有条件的单位可行关节镜下早期修复。

十四、胫腓骨干骨折

由于胫腓骨表浅,又是负重主要骨骼,易遭受直接暴力损伤;从高处坠落,双脚着地,也可导致胫腓骨干骨折(fracture of the tibia and fibula)。

【临床表现】

对于开放性骨折,要注意有无血管神经损伤。对肿胀严重的患者应防范骨筋膜室综合征的发生。

【诊断】

根据外伤史、典型的症状、体征,结合 X 片即可做出诊断。

【防治原则】

1. 无位移的胫腓骨骨干骨折采用石膏固定。

2. 手术治疗适用于不稳定骨折或多段骨折以及污染不重并且受伤时间较短的开放性骨折。

第二节　脊柱及骨盆骨折

一、脊柱骨折

脊柱骨折(fractures of the spine)是最常见于年轻人的严重损伤,约占全身骨折的 5%~6%,其中胸腰段骨折最多见。脊柱骨折可以并发脊髓或马尾神经损伤,特别是颈椎骨折脱位合并脊髓损伤可高达 70%,严重致残甚至丧失生命。

【临床表现】

1. 损伤部位疼痛。

2. 合并有脊髓或马尾神经损伤,可产生损伤平面以下感觉和运动功能障碍。

3. 部分病人还可能伴有颅脑外伤表现。

【诊断】

明确的外伤史。结合临床表现和影像学检查可确诊。

【防治原则】

1. 采用担架、木板或硬板运送,先使患者双下肢伸直,木板置于伤员一侧,三人将伤员轴向翻滚至木板,此过程要特别注意不要加重损伤。

2. 对于稳定型骨折可行卧床休息为主的非手术治疗,对于某些类型的骨折也可采用 Halo 背心或支具治疗。

3. 对于不稳定型脊柱骨折或椎管内明显占位伴有神经损伤的通常需要手术治疗。

二、骨盆骨折

骨盆骨折(fractures of the pelvis)约占全身骨折的 3%。多由高能量损伤所致,常可危及生命。

【临床表现】

1. 局部压痛。

2. 骨盆分离与挤压试验阳性，会阴部瘀斑是耻骨骨折和坐骨骨折的特有体征。

3. 骨盆骨折常合并腹膜后血肿、腹腔脏器损伤、膀胱和尿道损伤、直肠损伤及神经损伤，可出现相应的症状和体征。

【诊断】

外伤史，结合临床表现和影像学检查可确诊。

【防治原则】

1. 不影响骨盆环稳定的骨折多数可以采取非手术治疗。

2. 严重的骨盆骨折则以手术治疗为主。

第三节　脊髓损伤

脊髓损伤（spinal cord injury）是脊柱骨折脱位的严重并发症，由于椎体的移位或碎骨片突出于椎管内，使脊髓或马尾神经产生不同程度的损伤。我国脊髓损伤所致截瘫的发病率为(6.7~23)/百万，胸腰段损伤使下肢的感觉与运动产生障碍，称为截瘫；颈段脊髓损伤后，双上肢也有神经功能障碍，称为四肢瘫痪。脊髓损伤多为脊髓受压，挫伤，较少为脊髓横贯性完全断裂。

【临床表现】

1. **颈髓损伤**　上颈髓（C_4 以上）病人出现四肢瘫，呼吸肌可出现瘫痪，危及生命。下颈髓损伤可出现自肩部以下的四肢瘫，胸式呼吸受损，腹式呼吸减弱，大小便失禁。

2. **胸髓损伤**　损伤平面以下感觉、运动和大小便功能受损。浅反射不能引出，下肢肌张力增高，跟膝腱反射亢进，病理反射阳性。

3. **脊髓圆锥损伤**　会阴部皮肤鞍状感觉缺失，括约肌功能障碍致大小便不能控制和性功能障碍，双下肢感觉及运动功能正常。

4. **马尾损伤**　损伤平面以下弛缓性瘫痪，有感觉功能障碍及括约肌功能丧失，肌张力降低，腱反射消失，病理征不能引出。

【诊断】

通过神经系统查体定位受损节段，同时鉴别完全性与不完全性脊髓损伤，可根据国际 Frankel 分级和美国脊髓损伤（ASIA）分级判定脊髓损伤的严重程度。X 线、CT 和 MRI 可以辅助确定脊柱骨折和脊髓损伤的部位及严重程度。

【防治原则】

1. **药物治疗**　伤后 6 小时内是关键时期，24 小时内为急性期，抓紧尽早治疗。大剂量甲强龙在损伤后 8 小时内应用。单唾液酸四己糖神经节苷脂钠在伤后 72 小时内应用。纳洛酮、神经生长因子、促甲状腺激素释放激素、雌激素等药物尚待临床广泛应用证实。

2. **高压氧治疗**　于伤后数小时内进行，以达到增加脊髓血氧饱和度，改善脊髓缺氧的目的。

3. **手术治疗**　目的是保护残余存活的脊髓组织，减少或防治继发性损伤，尽可能促进脊髓功能的恢复。手术原则为：脊柱骨折的复位，解除脊髓压迫，重建脊柱的稳定。

4. **并发症的防治和康复治疗**　脊髓损伤后病人的主要并发症为呼吸道感染、褥疮和泌尿系统感染。这些是脊髓损伤病人死亡的主要原因。加强体能锻炼，尽早使截瘫病人用拐、支架或轮椅下地活动，减少并发症的发生，恢复肢体的重要功能。

第四节　颈肩痛和腰腿痛

一、腰腿痛

腰腿痛为骨科常见病,一个人一生中罹患此病的概率高达 60%~80%。

【临床表现】

1. **腰痛**　往往是患者的首发症状,发生率约 90%。表现为下腰部钝痛、胀痛等,可伴臀部疼痛。

2. **坐骨神经痛**　大部分下位椎间盘突出的患者可伴有坐骨神经痛。表现为下腰向臀部、大腿后方、小腿外侧直至足部的放射痛。

3. **马尾受压**　部分患者出现鞍区感觉障碍,大小便失禁的马尾受压症状。

4. **下肢感觉及运动障碍**　当患者神经受压严重时,可出现患侧下肢的感觉及运动障碍,表现为麻木、无力等。

5. **间歇性跛行**　为椎管狭窄症的主要表现。患者行走一段距离后,出现双侧或一侧下肢的无力及感觉异常,停下休息一段时间后,症状消失,可继续行走。

【辅助检查】

1. **X 线平片**　不同体位的 X 线平片(正侧位、动力位等)可发现腰椎滑脱等腰骶椎结构异常及椎间隙变窄等退行性变。

2. **CT 和 MRI**　CT 可显示各种骨性结构如椎管形态、黄韧带增厚情况。MRI 对软组织的显示更加清楚,有助于了解神经受压情况。

3. **神经电生理检查**　肌电图、诱发电位等神经电生理检查对确定神经损害的程度及范围有着重要的意义。

【诊断】

根据患者的典型的症状及体征,结合病史即可初步做出诊断。影像学及神经电生理检查可帮助明确腰腿痛的病因。

【防治原则】

1. **对症治疗**　使用非甾体类抗炎药(NSAIDs)及肌松药可以有效缓解疼痛及帮助功能恢复。

2. **康复锻炼**　适当的康复锻炼不但可以减轻疼痛、促进患者功能恢复还可以防止腰腿痛的慢性化。

二、颈肩痛

是由各种原因引起的主要以颈肩部疼痛为主要表现的症候群。其中以颈椎病较为常见,因此本节主要以颈椎病为例介绍颈肩痛。

【临床表现】

1. **神经根型颈椎病**　该型患者往往表现为肩颈痛伴上肢放射痛。放射痛的位置由患者受压神经根决定。同时可出现局部皮肤感觉障碍及运动障碍。

2. **脊髓型颈椎病**　患者往往以四肢无力、持物不稳、行走障碍为首发症状,患者特征性主诉为踩棉花感及胸部束带感。

3. **交感神经型颈椎病**　本型的发病机制目前尚不清楚。主要临床表现分交感神经兴奋症状以及交感神经抑制症状。

4. **椎动脉型颈椎病**　患者以眩晕为主要症状,眩晕为旋转性或摇晃性,头部活动可诱发或加重。此外患者还可有头痛、视觉障碍、猝倒以及不同程度的运动及感觉障碍。

【辅助检查】

颈肩痛患者的辅助检查也主要包括 X 线平片、CT、MRI，对于椎动脉型颈椎病必要时还需进行椎动脉造影。

【诊断】

根据症状、体征及 X 片、MRI 等可以诊断。

【防治原则】

1. **保守治疗**　对于症状较轻的患者可采用保守治疗，包括枕颌带牵引、佩戴颈托、推拿按摩及其他理疗。另外使用消炎止痛药、肌松药等对症治疗，也可缓解患者症状。

2. **手术治疗**　对于诊断明确且长期保守治疗无效的颈椎病患者可采用手术治疗。

第五节　骨与关节的化脓性感染

一、急性血源性骨髓炎

急性血源性骨髓炎（acute hematogenous osteomyelitis）是致病菌血源性播散所致，原发灶一般位于皮肤、黏膜处。溶血性金黄色葡萄球菌为最常见致病菌。多发于 12 岁以下儿童长骨干骺端。

【临床表现】

1. 起病急骤，早期患区剧痛，常伴寒战、高热。严重者出现感染性休克。

2. 患肢半屈，皮温升高，压痛，肿胀不明显。当骨膜下脓肿形成，肿胀明显，压痛更甚。

【辅助检查】

1. 白细胞计数明显增高，中性粒细胞占 90% 以上。

2. 高热期抽血培养往往有阳性发现。

3. 局部分层穿刺对早期诊断有重要价值。

4. X 线早期可发现骨膜反应，后逐渐出现虫蛀样骨破坏。

5. CT 可早期发现骨膜下脓肿。

6. MRI、核素骨显像有早期诊断价值。

【诊断】

根据好发年龄、部位、症状、体征加上血液学、病原学及典型影像学表现，诊断不难。

【防治原则】

1. **全身支持治疗**　降温、补液，纠正贫血、酸中毒。

2. **局部制动**　患肢制动，减轻疼痛，防止关节挛缩和病理性骨折。

3. **抗生素治疗**　早期、足量、联合抗生素治疗。

4. **手术治疗**　抗生素不能控制者应予钻孔或开窗，灌洗引流。

二、慢性血源性骨髓炎

慢性血源性骨髓炎（chronic hematogenous osteomyelitis）多由急性骨髓炎迁延而来。以死骨、生理无效腔、包壳、瘢痕化、窦道流脓为特征。

【临床表现】

1. 急性发作表现为疼痛

2. 查体可见局部红、肿、热、压痛,窦道流脓,可排出死骨,反复发作。后期患肢增粗变形,皮肤色素沉着,周围肌肉挛缩,邻近关节畸形。

【辅助检查】

X 线见骨增粗、变形,骨膜下骨硬化;可见密度增高的死骨,周围无效腔。CT 可显示小的死骨。

【诊断】

根据急性骨髓炎病史和临床表现配合 X 线检查,诊断不难,特别是经窦道排出死骨,更易确诊。

【防治原则】

1. **治疗以手术为主**　手术指征:有死骨形成;有无效腔及窦道流脓。手术原则:清除死骨、炎性肉芽组织,消灭无效腔,切除窦道。伤口争取一期闭合,灌洗引流。此外,术后需行抗感染治疗。

2. **手术禁忌证**　急性发作;大块死骨形成但包壳未充分形成。

三、化脓性关节炎

化脓性关节炎(suppurative arthritis)好发于儿童髋、膝关节。最常见致病菌为金黄色葡萄球菌。可为血源性感染、直接蔓延、开放性关节损伤感染、医源性感染。

【临床表现】

1. 起病急骤,有高热、寒战、全身中毒症状严重。

2. 查体关节疼痛、肿胀、局部皮温升高。

【辅助检查】

1. 血白细胞升高,中性粒细胞比例增高,核左移。

2. 寒战时抽血常可培养出病原菌。

3. 关节液镜检可见多量脓细胞,培养可发现病原菌。

4. X 线早期可见关节周围软组织肿胀,关节间隙增宽。一段时间后关节间隙变窄;软骨下骨破坏,增生、硬化。后期关节挛缩畸形甚至强直。

5. MRI 和核素骨扫描有助早期诊断。

【诊断】

根据发病年龄和典型症状、体征和影像学资料,诊断不难。关节液镜检、培养价值高。

【防治原则】

1. 早期、足量、足疗程、全身性联合应用抗生素。

2. 早期关节内彻底清创,大量冲洗,首选关节镜下进行。

3. 关节制动,定期被动全范围活动防粘连。

4. 后期如关节强直于非功能位或有陈旧性病理性脱位,须行矫形手术。

第六节　骨与关节结核

骨与关节结核(bone and joint tuberculosis)是一种结核杆菌经血液侵入骨骼与关节所致的慢性感染性疾病,常继发于肺结核或消化系统结核,多见于儿童和青少年。病变多为单发,好发部位为脊柱和髋、膝关节等活动较多、负重较大的部位。

【临床表现】

1. 起病缓慢,出现午后低热、盗汗、乏力、消瘦等全身症状。病变部位常有疼痛,活动后加剧,随着病变发展疼痛逐渐加重,患儿常有"夜啼"。后期患者可出现跛行,脊髓压迫可导致截瘫等症状。

2. 查体可见病变关节早期肿胀、压痛,肿胀部位无红、热等急性炎症表现,故又称之为"冷脓肿"。晚期可出现关节僵硬、脱位、下肢不等长、驼背畸形等体征。

【辅助检查】

1. **实验室检查** 血常规可见轻、中度贫血,白细胞多正常,合并其他细菌感染可升高。红细胞沉降率明显增快。结核菌素试验可为阳性。病灶部位脓液结核杆菌培养或组织学检查可作为确诊依据。

2. **影像学检查** ①X线片早期可表现为关节间隙增宽,之后可出现骨质疏松、关节间隙变窄、骨质破坏,出现病灶周围软组织影;②CT可清晰显示病灶部位,判断有无死骨及冷脓肿形成;③MRI有助于早期诊断,并观察有无脊髓受压及关节内软组织改变。

3. **关节镜检查** 关节镜下可见滑膜异常增厚,包裹交叉韧带,关节软骨变薄、脱落等。关节镜下的组织活检有利于确诊,同时可进行全关节腔清理治疗。

【诊断】

多为儿童、青少年及抵抗力较低人群,既往多有结核病史,结合症状、体征及辅助检查结果,多可诊断。病灶部位结核杆菌培养阳性为确诊依据。

【防治原则】

1. **全身治疗** 卧床休息,注意补充营养,合并其他细菌感染可给予抗生素治疗。坚持早期、规律、全程、适量、联合的抗结核药物治疗原则。主张选择三种一线药物小剂量长期联合应用,疗程多长于12个月。

2. **局部治疗** 保证病变部位休息,减轻疼痛。一般小关节结核固定1个月,大关节结核需固定3个月,固定制动期间每周至少确保关节全范围活动3次。局部注射药量小、局部浓度高、全身反应小,适用于单纯性滑膜结核。常用药物为异烟肼。

3. **手术治疗** 通过手术清除病灶坏死组织、改善病灶血运、防止全关节结核及继发感染、矫正畸形等。主要包括切开排脓、关节镜或开放病灶清除术、关节融合术、截骨术和关节成形术等。

第七节 非化脓性关节炎

一、骨性关节炎

骨性关节炎(osteoarthritis,OA)以关节软骨变性、破坏及骨质增生为特征。多在中年后发病,女性多于男性。

【临床表现】

1. 关节疼痛,逐渐加重,双侧交替发作,活动后加剧,可出现关节晨僵、摩擦感和交锁。

2. 查体关节可有轻度肿胀,活动受限。严重者关节畸形。

【辅助检查】

X线发现关节间隙不同程度变窄,软骨下骨硬化、囊性变,边缘骨赘形成。晚期关节间隙消失,骨端变形,关节畸形。

【诊断】

根据年龄、症状、体征和X线表现容易诊断。

【防治原则】

1. **一般治疗** 减轻体重,减少上下楼梯和剧烈运动。

2. **药物治疗** 非甾体抗炎药可缓解疼痛。可服用保护软骨的药物。关节腔注射透明质酸钠,可起润滑作用。关节腔注射糖皮质激素短期可缓解症状,但长期应用对软骨有损害。

3. **手术治疗**　保守治疗无效的早期患者可行关节镜下关节腔清理术。对继发于内外翻畸形的年轻患者可行截骨矫形术。对终末期患者可行人工关节置换术。

4. **干细胞和组织工程学治疗**　目前已有学者应用间充质干细胞分化为软骨细胞移植修复破损的关节软骨;也有应用组织工程体外构建三维软骨后再行移植的研究,已取得部分成功。

二、强直性脊柱炎

强直性脊柱炎(ankylosing spondylitis,AS)为累及结缔组织的血清阴性脊柱关节病。好发于青壮年男性,有遗传倾向。

【临床表现】

1. 早期骶髂关节及下腰部疼痛,可有夜间痛、晨僵。向上发展,可有胸背部及颈部疼痛。

2. 查体早期骶髂关节深压痛。晚期可有驼背畸形,若髋关节受累则呈摇摆步态。

【辅助检查】

1. **实验室检查**　红细胞沉降率加快,贫血。类风湿因子阳性率低。HLA-B27阳性率达88%以上。

2. **X线检查**　骶髂关节面模糊,间隙逐渐变窄直至融合。脊柱小关节出现类似变化,各韧带骨化强直,晚期呈"竹节样"。髋关节受累则后期出现强直。

【诊断】

根据性别、年龄、症状、体征和实验室检查、放射学表现,不难诊断。

【防治原则】

1. **药物治疗**　早期予非甾体抗炎药物缓解疼痛。生物制剂可抑制炎症发展,短期效果显著。

2. **防止畸形**　功能锻炼,防止驼背。

3. **手术治疗**　严重驼背影响生活者,可行脊柱截骨矫形术。髋关节强直者行全髋关节置换术。

第八节　运动系统畸形

运动系统畸形是骨科常见病,多发病,根据病因大致分为神经源性(脊髓灰质炎后遗症及脑或脊髓疾病)、非神经源性(先天畸形,姿态畸形)及创伤性畸形(关节四肢脊柱外伤后遗畸形)。

一、先天性肌斜颈

先天性肌斜颈(congenital muscular torticollis)是由于一侧胸锁乳突肌纤维性挛缩,导致颈部和头面部向患侧偏斜畸形。原因尚不明确。

【临床表现】

患者一侧胸锁乳突肌纤维性挛缩变短,呈条索状,头面部偏斜。

【诊断】

根据临床表现即可明确诊断。

【防治原则】

早发现,早治疗,效果显著。可采用理疗、局部按摩、手法牵拉和手术矫正等方法。

二、发育性髋关节脱位

发育性髋关节脱位(developmental dysplasia of the hip,DDH),主要是发育缺陷导致髋关节失稳,直至发展为关节脱位。可分为站立前期和脱位期。

【临床表现】

1. 新生儿和婴儿临床症状常不明显,患儿一般开始行走的时间较正常儿晚,逐渐出现跛行。站立时骨盆前倾,臀部后耸,行走呈鸭行步态。

2. 查体可见两侧大腿内侧皮肤皱褶不对称,会阴部增宽,牵拉患侧下肢时有弹响声或弹响感。

【诊断】

据临床表现和体格检查,结合 X 线检查即可诊断。

【防治原则】

1. 本病的预后关键在于早期诊断和早期治疗。

2. 治疗方法与诊断时年龄和脱位程度有关。1 岁以内,使用带蹬吊带法。1~3 岁幼儿可采用手法整复,石膏固定。3 岁以上儿童:手法整复难以成功,应采用手术治疗。

三、先天性马蹄内翻足

先天性马蹄内翻足(congenital talipes equinovarus),是一种常见的先天畸形,出生后即发现单侧或双侧足部形态异常,呈现内收、内翻、马蹄畸形。男性多见,病因不明。

【临床表现】

出生后出现一侧或双侧足程度不等的内翻下垂畸形。小儿学走路后,步态不稳,跛行,用足外缘着地,畸形逐渐加重。

【诊断】

畸形明显,诊断不难。必要时可辅助 X 线检查。

【防治原则】

矫正畸形,保持足部柔韧性和肌力。

四、脊柱侧凸

脊柱侧凸(scoliosis)是指脊柱某一段在冠状面上持久地偏离身体中线,向侧方凸出致使脊柱呈弧形或"S"形。可分为非结构性脊柱侧凸和结构性脊柱侧凸。

【临床表现】

1. 本病以女性为多,在青春期前身体增长慢,畸形加重并不明显。

2. 青春期椎体第二骨骺发育加快,侧凸畸形的发展加速,1~2 年内出现较明显的外观畸形。多数侧凸发生在胸椎上部,凸向右侧;其次好发于胸腰段。脊柱侧凸可造成继发性胸廓畸形,引起一系列相关症状。

【诊断】

根据临床表现,结合 X 线检查结果,诊断并不困难,应注意鉴别诊断其他脊柱疾病。

【防治原则】

目的包括:①矫正畸形;②获得稳定;③维持平衡。对于不同类型的脊柱侧凸,其治疗原则与方法也不尽相同。

第九节　骨肿瘤

发生于骨内或起源于骨各种组织成分的肿瘤称为骨肿瘤(bone tumor)。骨肿瘤依据其肿瘤组织的形态结构,结合其生长特征可分为良性肿瘤和恶性肿瘤两大类。根据其组织发生学则可分为原发性和转移性肿瘤。

骨肿瘤总体发病率男性高于女性。原发性骨肿瘤在临床上并不常见,且其中良性比恶性多见。原发性恶性骨肿瘤中,骨肉瘤最为常见,之后依次为软骨肉瘤、尤文肉瘤、恶性组织细胞瘤、脊索瘤,好发部位为长骨干骺端。原发性良性骨肿瘤中,发病率由高到低依次为骨软骨瘤、软骨瘤、骨瘤、骨化性纤维瘤等等。

转移性骨肿瘤发病率远远高于原发性骨肿瘤,据统计骨转移瘤是骨原发恶性肿瘤的35~40倍。成年人以乳腺、前列腺、肺、甲状腺及肾癌的骨转移最多见;儿童则以神经母细胞瘤的骨转移为多。转移性骨肿瘤好发于中老年人,40~60岁最为多见。好发部位是躯干骨和肢带骨,首先是脊椎,特别是胸椎和腰椎,其次是骨盆、股骨和肱骨近端。

【临床表现】

1. 骨肿瘤局部症状主要包括疼痛、肿胀、压迫症状、功能障碍,全身症状可见消瘦、食欲下降、低热等。

2. 查体可在患处扪及肿块、如发生病理性骨折则有相应临床表现。

【诊断】

骨肿瘤需结合临床、X线检查和病理检查进行综合分析,才能做出正确诊断,三个方面缺一不可。

1. 影像学检查　①X线检查对骨肿瘤诊断有重要价值,能反映骨与软组织基本病变,应当指出的是,若松骨质中骨破坏小于2~3cm,X线片上可能无阳性发现;②CT能确定肿瘤的部位、范围、形态及结构;③MRI能清晰显示病灶侵犯软组织的范围和髓腔内的蔓延范围。

2. 病理检查　可鉴定骨肿瘤的性质,对治疗方案的制定具有重要的指导意义。

3. 如原发恶性肿瘤已明确诊断,转移瘤的诊断即无困难。但在为数不少的病例中,骨转移瘤可能为仅有或首先发现的临床表现,然后经详细彻底检查才能发现原发肿瘤。也有原发肿瘤始终不能发现者。此时,应根据病历、年龄、性别、临床表现、肿瘤发生部位和其广泛性、化验检查结果(如凝溶蛋白试验、血清球蛋白定量试验、血清磷酸酶定量试验、尿常规检查等)和X线征象等,与原发性骨肿瘤相鉴别。必要时应做活组织检查。

【防治原则】

1. 良性及恶性骨肿瘤的治疗　良性骨肿瘤多数无症状可以不用采取任何治疗措施,部分有症状者以手术治疗为主要方法。恶性骨肿瘤采取以手术为主,包括放化疗、生物治疗等的综合治疗方法。

2. 转移性骨肿瘤的治疗　近几年来,转移性骨肿瘤的外科治疗有较大发展。目前,转移性骨肿瘤外科治疗的原则是:脊柱转移性肿瘤,应解除神经根和脊髓的受压、恢复脊柱的稳定性,可采用脊柱内固定和椎体置换治疗;四肢转移性骨肿瘤,如发生病理骨折,可行人工假体置换及手术复位、骨水泥填充固定等。

(王　鹏)

复习思考题

1. 简述四肢骨折时手术指征的一般规律。

2. 发育性髋关节脱位患者都有哪些临床表现？如何治疗？

3. 简述脊髓圆锥部损伤的临床特点。

4. 如何鉴别腰椎间盘突出症与腰椎管狭窄症？

5. 简述化脓性关节炎的处理原则。

6. 试述骨与关节结核发病率升高的原因。

7. 强直性脊柱炎有何特征性临床表现？

8. 举例说明骨肿瘤的诊断过程需要临床、影像和病理三结合。

9. 简述转子间骨折的外科治疗原则。

参考文献

1. 吴孟超,吴在德. 黄家驷外科学. 北京:人民卫生出版社,2008.

2. 陈孝平、汪建平. 外科学. 北京:人民卫生出版社,2013.

3. 陈孝平. 外科学. 北京:人民卫生出版社,2010.

4. 吴启秋,林羽. 骨与关节结核. 北京:人民卫生出版社,2006.

5. Wedge JH,Kelley SP. Strategies to improve outcomes from operative childhood management of DDH. Orthop Clin North Am. 2012 Jul;43 (3):291-299.

6. Frederick Azar,S. Terry Canale, James Beaty. Campbell's Operative Orthopaedics,Elsevier,2016.

7. Patrick N,Emanski E,Knaub MA. Acute and Chronic Low Back Pain. Med Clin North Am. 2016 Jan;100 (1):169-181.

34

学习目标	
掌握	胸心外科常见疾病的诊断和防治原则。
熟悉	胸心外科常见疾病的主要症状和体征。
了解	胸心外科常见疾病的特点和病因。

胸心外科学(thoracic cardiac surgery)是近代外科学领域中的一门尖端学科,包括普通胸部外科学和心血管外科学。我国胸外科的发展起步较晚,但发展迅速。尤其是近20年来,随着胸部疾病诊疗技术和方法的不断提高以及现代高科技成果的广泛应用,目前我国的肺外科、食管外科和胸部微创外科技术等已经达到国际领先水平。在心血管外科领域方面,自20世纪70年代起,我国婴幼儿心血管疾病外科、心脏瓣膜外科、冠心外科、大血管外科治疗得到突飞猛进的发展,心脏外科手术安全性不断提高。近年来体外循环下心脏不停跳心内直视手术、微创心脏外科、心脏移植及心肺移植的开展,把心血管外科推向了前所未有的高峰。

第一节 胸部创伤

胸部创伤(trauma of the chest)不论平时还是战时均有其重要性。胸部所占体积较大且肺和心脏及大血管为胸腔内最主要的脏器,创伤后易发生呼吸及循环功能障碍。

当今社会创伤的特点是易出现多发伤,严重时往往导致危急状态,其中胸部创伤占有特殊的重要地位,发生率仅次于四肢创伤和颅脑创伤,位居第三,并且在创伤致死原因中居第一位。伴随着创伤外科学及急救医学的发展,尤其是各种诊疗技术的提高和各种支持疗法的广泛开展,胸部创伤病人的存活率不断提高。

一、肋骨骨折

肋骨骨折(fracture of the rib)是最常见的胸部外伤。肋骨骨折在胸部创伤中约占40%~60%,其中第4~7肋骨由于其解剖特点长而且薄,最容易骨折。多根多处肋骨骨折可形成浮动胸壁,即连枷胸,出现反常呼吸运动(吸气时软化区胸壁内陷,呼气时外突)。

【临床表现】

疼痛为最显著症状,可有局部疼痛、压痛,产生血胸、气胸,皮下气肿或咯血。连枷胸可导致体内缺氧和二氧化碳滞留,严重时发生呼吸、循环衰竭。

【辅助检查】

1. 胸部X线片可见肋骨骨皮质中断和肋骨断端移位。肋骨骨折无明显移位时X线片不易看出骨折线,在伤后3~6周复查X线片,可见骨折端骨痂形成阴影,协助后期诊断。

2. 肋骨三维CT成像检查可明确诊断肋骨骨折。

【诊断】

根据外伤史、临床表现及相关的辅助检查可明确诊断。

【防治原则】

1. 镇痛、清理呼吸道分泌物,固定胸廓及防治并发症。

2. 闭合性单处肋骨骨折可采用多头胸带或弹性胸带固定胸廓;闭合性多根多处肋骨骨折应固定连枷胸,消除胸壁反常呼吸运动。

3. 开放性肋骨骨折则需对伤口彻底清创。

二、气胸

胸膜腔内积气称为气胸(pneumothorax),多因肺组织、支气管、气管、食管破裂所致。枪弹或者锐器等穿破胸膜也可引起气胸,且多为血气胸。医源性损伤例如针灸、肺部穿刺活检、锁骨下静脉穿刺等可引起气胸。气胸分为闭合性、开放性、张力性三种类型。

【临床表现】

1. 闭合性气胸 胸膜腔和外界不通或空气经胸壁小创口进入后随即创口闭合。小量气胸肺萎陷在 30% 以下，病人可无明显呼吸与循环功能紊乱；中等量气胸肺萎陷在 30%~50%；大量气胸肺萎陷在 50% 以上，均可出现胸闷、气急等低氧血症的表现。

2. 开放性气胸 胸膜腔与外界大气直接相通，空气可随呼吸自由进出胸膜腔，伤侧胸腔压力等于大气压，肺受压萎陷，纵隔向健侧移位，健侧肺亦有一定程度的萎陷。病人常在伤后出现纵隔扑动，临床表现为严重呼吸困难、惶恐不安、脉搏细弱、发绀甚至休克。

3. 张力性气胸 肺表面创口呈单向活瓣作用，吸气时创口开放，空气进入胸膜腔，而呼气时创口关闭，空气不能从胸膜腔排出，随着呼吸作用使伤侧胸膜腔内压力不断增高，超过大气压，从而形成张力性气胸。张力性气胸使伤侧肺组织严重受压，纵隔移向健侧，患者常表现为极度呼吸困难、发绀，伤侧胸部叩诊为鼓音，听诊呼吸音消失。

【辅助检查】

胸部 X 线检查是诊断气胸的重要手段。胸腔穿刺有助于诊断。张力性气胸由于患者病情极重，切勿行过多体检及 X 线检查延误治疗，应立即排气减压。

【诊断】

根据临床表现及 X 线检查可做出诊断。胸腔穿刺可协助诊断，同时也是治疗手段。

【防治原则】

1. 肺压缩量小于 30% 者先行观察，患者注意休息，多于 1~2 周内自行吸收。大于 30% 者行胸腔穿刺抽气。

2. 对于症状重者行胸腔闭式引流。开放性气胸须立即将开放性变为闭合性，必要时行开胸探查手术。

三、血胸

胸膜腔内积血称之为血胸(hemothorax)。如果血胸和气胸同时存在称为血气胸(hemopneumothorax)。胸膜腔积血多来源于胸壁、肺组织、膈肌、心脏及胸内大血管出血。

【临床表现】

临床表现可由于出血量和速度，以及伴发损伤的严重程度不同而有所不同。

1. **少量血胸**(积血量未达到 500ml) 患者常无明显临床表现。

2. **中等量血胸**(积血量 500~1000ml) 患侧呼吸动度减弱，坐位时下胸部叩诊呈浊音。

3. **大量血胸**(积血量 1000ml 以上) 呼吸动度减弱明显，听诊呼吸音明显减弱甚至消失，严重者可休克。

【辅助检查】

少量血胸 X 线检查可见肋膈角变钝，中等量血胸 X 线检查可见积血上缘达肺门，大量血胸 X 线检查可见积血超过肺门平面。B 超检查可发现胸腔内积液并协助穿刺定位。胸腔穿刺有助于确定诊断。

【诊断】

根据患者外伤史、胸部 X 线检查、B 超检查以及胸腔穿刺可做出诊断。

【防治原则】

主要是防治休克的发生。大多数情况下经保守治疗(输血、输液、应用止血药物、穿刺抽出积血、胸腔闭式引流)出血可停止，少量血胸患者临床表现较轻，无须特殊处理，严重且伴有持续出血者，应剖胸探查止血。

四、肺挫伤

肺挫伤(contusion of the lungs)为常见的肺实质损伤,受损肺组织出血水肿、肺泡破裂但没有肺组织撕裂,常由于迅猛钝性伤导致,例如车祸导致的撞击、挤压和高处坠落等。在胸部钝性伤中占 30%~75%。

【临床表现】

1. 轻者仅有胸痛、胸闷、气促、咳嗽和血痰等,听诊可闻及散在啰音。

2. 严重者出现呼吸困难、咯血性泡沫痰、查体可出现发绀、心动过速、血压下降等。听诊可闻及广泛啰音、呼吸音减弱甚至消失。

【辅助检查】

胸部 X 线检查可见斑片状阴影(检查报告常为创伤性湿肺),重者行动脉血气分析检查有低氧血症,此变化在胸片尚未能显示之前便具有参考价值。胸部 CT 检查大大提高了对肺挫伤的诊断水平。

【诊断】

根据患者外伤史、临床表现及辅助检查可做出诊断。

【防治原则】

绝大多数患者采取保守治疗,对于严重的单叶肺挫伤经保守治疗无效者,可行肺叶切除术。

五、心脏损伤

心脏损伤(cardiac injury)可由胸部钝性伤和穿透伤所致,其中大部分患者在送往医院途中死亡,随着当今社会急救水平和交通条件的发展,可以送达医院的患者比例有所增加。在心脏等容收缩期遭受钝性损伤时后果最严重。钝性损伤可由车祸冲击、高处坠落等引起,穿透伤则主要由于锐利器具造成。

【临床表现】

1. 钝性伤轻者症状不明显,较重者可出现胸痛、胸闷,甚至出现类似于"心绞痛"等临床症状。

2. 心脏穿透性损伤根据心脏受伤程度不同可出现心脏压塞、失血性休克等不同的临床表现。

【辅助检查】

1. **心电图** 表现为 ST 段抬高,T 波改变。

2. **超声心动图** 能够显示出心脏结构及功能变化。

3. **实验室检查** 包括磷酸肌酸酶及其同工酶测定。

【诊断】

根据患者外伤病史、临床表现及辅助检查可做出诊断。

【防治原则】

1. 钝性心脏损伤主要采取保守治疗。一般治疗如休息、镇痛、吸氧等,特殊治疗主要针对并发症,如心律失常、心力衰竭。

2. 心脏穿透性损伤已经出现心脏压塞、失血性休克的患者,立即行开胸手术。

第二节 胸壁疾病

一、非特异性肋软骨炎

非特异性肋软骨炎(nonspecific costochondritis,即 Tietze's disease)是一种非化脓性肋软骨肿大,青年女性常见,多位于 2~4 肋软骨,病理检查肋软骨无异常改变。

【临床表现】

局部肋软骨轻度肿大隆起,表面光滑,皮肤正常,局部有压痛,咳嗽、上肢活动或者转身时疼痛加剧。病程长短不一,数月至数年不等,预后良好。

【辅助检查】

X 线主要用于排除胸内病变和胸壁其他病变等。

【诊断】

根据患者病史及临床表现诊断并不困难,胸部 X 线检查排除其他病变。

【防治原则】

多为对症治疗,如休息、止痛、理疗等;症状较重时可局部应用利多卡因加氢化可的松封闭或于肋软骨肿大处骨膜刺孔减压,必要时可行肋软骨切除术。

二、胸壁结核

胸壁结核(tuberculosis of chest wall)是指胸骨、肋骨和胸壁软组织的结核病变,形成寒性脓肿或慢性胸壁窦道。多继发于肺或胸膜结核。

【临床表现】

1. 多数病人表现为无红、热、痛的胸壁包块(寒性脓肿),按压时有波动感,穿刺可抽出乳白色脓液或少量干酪样物质。

2. 如继发化脓性感染可出现局部红热、压痛等急性炎症症状。脓肿穿破皮肤后,排出浑浊脓液,伴干酪样物质,形成溃疡或窦道,经久不愈。

【辅助检查】

X 线检查有助于诊断,可显示肺或胸膜的结核病变、肋骨或胸骨的破坏,胸壁软组织阴影,但 X 线阴性结果不能排除该诊断。

【诊断】

根据病史、临床表现及辅助检查多可确诊,有时从穿刺脓液中可找到结核杆菌;对有溃疡或慢性瘘管者,可做病理活检。

【防治原则】

应用抗结核药物治疗后再采取手术治疗,彻底清除病灶,术后继续应用抗结核药物三个月以上。合并有活动性肺结核或其他部位结核者,不应采取手术治疗。

三、胸壁肿瘤

胸壁肿瘤(tumor of chest wall)一般指胸壁深部软组织和骨骼(肋骨、胸骨)的肿瘤。分为原发性、继发性两种,其中原发性肿瘤又分为良性和恶性两种。胸壁肿瘤一半以上为继发性肿瘤。

【临床表现】

早期多无症状,主要表现为局部疼痛,故早期不易发现,胸壁恶性肿瘤进行到晚期可发生远处转移而引起相应症状。

【辅助检查】

X 线检查可用于诊断及鉴别诊断,必要时活检可明确诊断。

【诊断】

根据病史、临床表现和辅助检查可做出诊断。活检可以明确诊断。

【防治原则】

1. 原发性胸壁肿瘤，无论良性恶性，应积极手术治疗。

2. 转移性胸壁肿瘤一般不首先考虑手术治疗。对于不能手术的患者可行放疗、化疗。

第三节　肺部疾病

一、肺大疱

肺大疱（pulmonary bulla）是指肺内异常增大的气腔，主要是由于肺泡内压力升高、肺泡高度膨胀、肺泡壁破裂并相互融合，形成巨大的囊泡状改变。

【临床表现】

1. 较小的肺大疱无临床症状。只是在胸部 X 线检查或者胸部手术时被发现。

2. 体积较大的肺大疱或多发肺大疱可有胸闷、气短等症状。肺大疱突然破裂时可产生自发性气胸，表现为咳嗽、胸痛、呼吸困难。体格检查有气管向患侧移位，患侧胸部叩诊鼓音，听诊呼吸音减弱或消失。

【辅助检查】

胸部 X 线平片及 CT 检查是诊断肺大疱的主要方法。其影像学特点为肺内或肺表面有大小不等、数目不一的薄壁空腔，腔内无肺纹理，周围肺组织因受压而致密，CT 还有助于与气胸的鉴别诊断。

【诊断】

根据病史、临床表现和辅助检查可做出明确诊断。巨大肺大疱有时需要与气胸相鉴别。

【防治原则】

1. 体积小无症状的肺大疱无须特殊处置，可定期观察。

2. 体积较大的肺大疱，特别是反复发生自发性气胸或继发感染的采取手术治疗。主要的手术方式有肺大疱切除术和肺叶切除术。近年来电视胸腔镜下肺大疱手术已在临床广泛开展。

二、支气管扩张

支气管扩张（bronchiectasis）是由于支气管壁及其周围肺组织的慢性炎症和阻塞、损坏管壁，导致不可逆性变形所致。多见于儿童和青壮年。病理形态上分为柱状扩张、囊状扩张和混合型扩张三种。

【临床表现】

1. 主要以咳嗽、咳痰、咯血、反复发作的肺部感染为主要症状。一般病程较长。咳嗽、咳痰晨间较重，痰呈黄色脓性，有腥臭味。少数患者可发生人量咯血。

2. 局部存在粗湿罗音，位置局限固定，偶可闻及哮鸣音。

【辅助检查】

高分辨 CT 薄层扫描对支气管扩张诊断的敏感性与特异性均很高，三维重建图像可以精确显示病变范围与程度，是目前支气管扩张最重要的检查手段。

【诊断】

根据病史、临床表现及辅助检查可以明确诊断。

【防治原则】

1. 以内科及接入治疗为主,包括应用抗生素、止血药物、雾化吸入、体位排痰、营养支持等。

2. 规范内科治疗 6 个月以上症状无减轻,病变相对局限,症状明显的病例可以考虑外科手术治疗。

三、肺癌

肺癌(lung cancer)多起源于各级支气管黏膜上皮和肺泡上皮,目前其发病率和死亡率居男性肿瘤的首位。肺癌的病因一般认为与吸烟、大气污染、长期接触致癌物质以及人体内在的遗传因素、免疫状态、代谢活动等有关。肺癌可分为小细胞肺癌和非小细胞肺癌,后者又分为鳞癌、腺癌和大细胞癌等。在临床上将起源于主支气管、肺叶支气管,位置靠近肺门的肺癌称为中心型肺癌;起源于肺段支气管以下,位置在肺周边的肺癌称为周围型肺癌。

【临床表现】

1. 早期周围型肺癌往往无症状,多在胸部 X 线检查时发现。

2. 中晚期癌肿长大后可出现刺激性咳嗽、咯痰带血、胸闷、胸痛、气短等症状。继发肺部感染时,痰量增多,咳脓性痰液,伴发热。少数肺癌患者,临床上可出现多发性神经肌肉痛、男性乳腺增大、骨关节病综合征、Cushing 综合征等非转移性肺外表现。

3. 晚期肺癌可出现声音嘶哑、吞咽困难、剧烈胸痛、消瘦、贫血、上腔静脉阻塞综合征和 Horner 综合征等。

【辅助检查】

胸部 X 线检查是肺癌病人筛查和临床诊断的一个重要手段,包括胸部 X 线平片、CT、增强 CT 等。其他辅助检查包括纤维支气管镜检查、痰细胞学检查、胸水检查、经胸壁穿刺活组织检查、转移病灶活组织检查、纵膈镜检查等。

【诊断】

根据病史、临床表现及辅助检查可以明确诊断。

【防治原则】

提倡不吸烟和戒烟、远离有害烟尘和气体,定期做身体检查。非小细胞肺癌未发现远处转移,患者一般情况较好的采取以手术为主的综合治疗,小细胞肺癌以化疗和放疗为主。其他治疗方法还包括免疫治疗、生物治疗、中医中药治疗等。

第四节　食管疾病

食管是下咽和胃之间的消化管,在临床上分为颈段和胸上、中、下段;颈段食管上接下咽下至胸骨切迹水平的胸廓入口;胸上段食管上自胸廓入口下至奇静脉弓下缘水平(气管分叉水平);胸下段食管起至下肺静脉水平向下终于胃;上下段之间为胸中段食管。食管壁由黏膜层、黏膜下层、肌层和外膜组成。生理上食管有三处狭窄,第一处狭窄位于食管的起始处,第二处狭窄位于食管与左主支气管交点处,第三处狭窄位于食管穿过膈的食管裂孔处,食管狭窄处是食管异物容易滞留和病变多发部位。

一、食管癌

食管癌(esophageal carcinoma)是常见的人体恶性肿瘤之一。我国是食管癌高发地区,死亡率居各部位肿瘤的第四位,男性发病率高于女性。目前认为,引起食管癌的相关危险因素主要有:进食含亚硝胺类物质较多的食品或霉变食品、某些微量元素和维生素的缺乏、不良的饮食和生活习惯、遗传易感性等。食管癌在临床上分为四型:髓质型、蕈伞型、溃疡型、缩窄型。病理学上我国食管癌绝大多数为鳞状细胞癌,贲门癌则以腺癌居多。

【临床表现】

1. 早期临床症状不显著。部分患者有食管内异物感,也可表现为吞咽时胸骨后烧灼、针刺样或牵拉样痛。

2. 中晚期食管癌典型的表现为进行性吞咽困难。患者开始先是进干食哽噎,直至发展为完全不能进食。病变晚期因长期摄食不足可伴有明显的营养不良、消瘦、贫血、恶病质。

3. 食管癌可出现转移、压迫等并发症。如癌肿压迫喉返神经引起的声音嘶哑、骨转移引起的疼痛;肝转移引起的黄疸等症状。肿瘤侵犯邻近器官并发穿孔时,还可引起纵膈脓肿、肺炎等。部分患者在上腹部偶可摸到质硬的腹部包块或触到锁骨上淋巴结肿大。

【辅助检查】

食管癌普查常采用拉网法行脱落细胞学检查,可做出早期诊断。目前临床上常采用食管钡剂造影和纤维胃镜检查。可行胃镜下取活组织病理检查明确诊断。近年来,随着 CT 技术的日益发展成熟,胸部 CT 也成为了食管癌的一个重要辅助诊断的检查。

【诊断】

根据病史、临床表现及辅助检查可明确诊断。

【防治原则】

1. 采取以手术为主的综合治疗。手术前后根据患者的具体病情辅助应用化疗和(或)放疗,这样既可以增加手术切除率,也能提高远期生存率。近年来胸腔镜下食管癌切除术得以开展。

2. 晚期食管癌或身体状况不能耐受手术者采用姑息治疗,对食管狭窄严重或伴有食管气管瘘的患者,可采用食管内支架植入术,以缓解进食困难,预防肺内继发感染,提高生活质量。

二、贲门失弛缓症

贲门失弛缓症(megalo-esophagus)是一种病因不明的贲门括约肌松弛不良,食管缺乏蠕动,食管排空受阻的食管动力学功能障碍性疾病。多见于青壮年,女性多于男性。

【临床表现】

多数病程较长,主要表现为间歇性吞咽困难。症状时轻时重,并与精神因素、进食过快及饮食的冷热等有关,伴胸骨后疼痛、呕吐。常导致体重下降、贫血。

【辅助检查】

食管钡餐 X 线造影显示食管下端狭窄,上方食管明显扩张,食管黏膜光滑,呈鸟嘴样改变。胃镜检查可排除食管的器质性改变或肿瘤。

【诊断】

根据病史、临床表现及辅助检查可做出诊断。

【防治原则】

近年来,内镜下或腔镜下贲门肌层切开治疗贲门失迟缓症已在临床得到广泛应用。部分轻症早期病人可先行食管扩张术。

三、食管憩室

食管憩室（diverticula of the esophagus）是指食管壁局限性外突，形成与食管腔相通的有完整上皮覆盖的囊袋。按发病机制分为膨出型憩室和牵引型憩室。按发生部位分为咽食管憩室、食管中段憩室和膈上憩室。

【临床表现】

1. 与憩室的部位、大小、是否存留食物及有无并发症等有关。大多数症状轻微且不典型。部分患者有胸骨后不适、疼痛、口臭、恶心、吞咽困难等症状。

2. 因向上反流可以发生误吸出现呼吸道症状。出血、穿孔等并发症较少见。

【辅助检查】

食管钡餐 X 线造影可显示憩室的部位、大小、颈口等情况。食管镜检查可排除恶变和其他病变。

【诊断】

根据病史、临床表现及辅助检查可明确诊断。

【防治原则】

任何部位的食管憩室，有明显临床症状的，或憩室内有食物淤积的，或并发出血、穿孔的均应采取手术治疗。

四、食管瘢痕性狭窄

食管瘢痕性狭窄（cicatricial stenosis of the esophagus）可由吞服化学性腐蚀剂导致食管化学性灼伤、食管术后、食管炎症和溃疡、食管异物、食管创伤以及胸部放疗等原因引起，其中前二者临床上较为常见。

【临床表现】

1. 主要症状为吞咽困难，可伴有呕吐、胸痛及误吸产生的呼吸道症状等。食管化学灼烧的轻重与吞入腐蚀剂的种类、剂量、浓度等有关。食管术后瘢痕狭窄通常在术后数周内出现，哽噎程度轻重不一。

2. 长期严重进食困难可导致营养不良、消瘦、脱水、贫血。

【辅助检查】

食管 X 线检查可显示食管狭窄部位、程度和范围。食管镜检查可了解食管狭窄上方情况和排除恶性变。

【诊断】

根据病史、临床表现和辅助检查可明确诊断。

【防治原则】

严格化学腐蚀剂管理，防止误服。食管术后早期应进流食减少对食管创口的刺激。治疗方法包括对症保守治疗、食管扩张疗法、食管腔内置支架支撑方法及手术治疗。

第五节　纵隔肿瘤

纵隔是胸腔中部的一个间隙，其前界为胸骨，后界为脊柱胸段，两侧是纵隔胸膜，向上达胸廓上口，向下抵膈，包括有心脏及出入心脏的大血管、食管、气管、胸腺、神经及淋巴组织等。临床上通常将纵隔划分为若干区，以胸骨角和第 4 胸椎下缘连一虚线，将纵隔分为上纵隔和下纵隔。下纵隔又以心包为界，分为前纵隔、中纵隔、后纵隔 3 部分。纵隔肿瘤中常见的有胸腺瘤、畸胎瘤、胸骨后甲状腺肿、纵隔囊肿、神经源性肿瘤以及淋巴瘤等。

【临床表现】

纵隔肿瘤的患者大约有三分之一无症状,是因其他疾病或健康体检行 X 线检查时发现。其症状和体征与肿瘤的大小、部位、是否合并感染、良性或恶性等因素有关。临床上常见的表现有:

1. **呼吸系统症状**　胸闷、胸痛、咳嗽、气促等。肿瘤合并感染时可出现发热、咯痰,咯血较少见。畸胎瘤破入肺内可咯出毛发或皮脂样物。

2. **神经系统症状**　多由于肿瘤压迫或侵犯神经而产生,如喉返神经受累引起声音嘶哑;侵及膈神经引起呃逆及膈肌麻痹;侵犯臂丛神经引起上肢麻木和疼痛;交感神经受累可产生霍纳氏综合征;压迫脊髓引起截瘫。部分胸腺瘤患者可产生重症肌无力症状,如眼睑下垂、咀嚼和吞咽困难、四肢无力甚至呼吸机麻痹。

3. **压迫症状**　压迫食管产生吞咽困难、压迫气管产生呼吸困难甚至发绀、压迫上腔静脉可出现上腔静脉综合征。心包积液患者可产生心包填塞症状。

【辅助检查】

1. **X 线检查**　是临床上诊断纵隔肿瘤的主要方法,包括 X 线透视、胸部平片、CT 等。

2. **核共振检查**　鉴别肿瘤与大血管疾病以及肿瘤与大血管之间的关系。

3. **超声检查**　可区别纵隔内肿物为囊性或实性。

4. **活体组织检查**　行肿瘤或淋巴结穿刺活检,也可采用纵隔镜检查及活检明确病理诊断。

5. **其他**　包括食管镜、纤维支气管镜检查、同位素扫描、诊断性放疗等。

【诊断】

根据临床表现及辅助检查可做出诊断。

【防治原则】

1. 原发性纵隔肿瘤无论有无临床症状,在无手术禁忌证的情况下,绝大多数应采取手术治疗。

2. 恶性淋巴瘤适用放射治疗。恶性纵隔肿瘤已侵犯了周围重要器官无法切除或有远处转移,根据病情选择放疗和(或)化疗。

第六节　先天性心脏病

先天性心脏病(congenital heart disease)是胎儿时期心脏大血管发育异常所致的心血管畸形,是小儿最常见的先天畸形。

一、房间隔缺损

房间隔缺损(atrial septal defect,ASD)是心房间隔先天发育不良所致的左右心房间异常通道。分为原发孔型和继发孔型缺损两类。ASD 是左向右分流型的心脏病,异常通道致右心前负荷增大、肺动脉高压,最终导致右心衰竭。

【临床表现】

儿童时无症状,青年期后逐渐出现活动后心悸、气短、乏力、呼吸道反复感染。体检:胸骨左缘第二、三肋间可闻及 Ⅱ~Ⅲ 级吹风样收缩期杂音,肺动脉听诊区闻及第二音亢进、分裂。

【辅助检查】

1. **心电图检查**　原发孔型房间隔缺损心电轴左偏,继发孔型缺损心电轴右偏,右心室肥大。

2. **超声心动图检查** 显示 ASD 病变部位和大小,房间隔水平分流信号,以及缺损与上腔静脉,下腔静脉及二尖瓣,三尖瓣的位置关系等。

3. **X 线检查** 显示肺纹理增多,右心房、右心室扩大,主动脉弓缩小,肺动脉段突出,呈梨形心。

【诊断】

根据病史、临床表现及辅助检查可明确诊断。

【防治原则】

现多采取介入下行房间隔缺损封堵或采取常规开胸手术。

二、室间隔缺损

室间隔缺损(ventricular septal defect,VSD)是胚胎期原始室间隔发育不全所致的心室间异常孔隙,构成左右心室间交通,导致血流动力学异常。VSD 可分为膜部缺损、漏斗部缺损和肌部缺损,其中膜部缺损最常见。

【临床表现】

1. 缺损较小的一般无临床症状。缺损大者可有活动后心悸、气急,反复出现呼吸道感染、充血型心力衰竭,在婴幼儿还表现为发育不全。

2. 体检胸骨左缘 3~4 肋间可闻及全收缩期杂音,伴有震颤,胸骨左缘第二肋间肺动脉瓣听诊区闻及第二心音亢进。

【辅助检查】

1. **心电图检查** 显示电轴左偏,左室高电压,左室肥厚、肺动脉压高者表现为双心室肥大,晚期严重肺高压时表现为右心室肥厚及劳损。

2. **超声心动图检查** 显示室间隔缺损部位、大小,各心腔大小,血液分流量和方向及肺动脉压力。

3. **X 线检查** 显示肺纹理增多,心影增大,肺动脉段突出。

【诊断】

根据病史、临床表现及辅助检查可明确诊断。

【防治原则】

VSD 缺损小者 3 岁以前可自然闭合,心内直视手术仍然是治疗室间隔缺损的主要方法。介入封堵是治疗室间隔缺损的新方法,具有创伤小,恢复快等优点。

三、动脉导管未闭

动脉导管未闭(patent ductus arteriosus,PDA)是婴儿出生后连接降主动脉峡部与左肺动脉根部之间的动脉导管逾期不闭合。临床常见的有三类:管型、漏斗型和窗型。

【临床表现】

1. 分流量小者可无症状,分流量大的患者劳累后心悸、气促,易乏力,发育不良,反复肺部感染。

2. 体格检查在胸骨左缘第 2 肋间闻及粗糙的连续性机器样杂音,收缩期响亮,伴有震颤。脉压增大,有周围血管征象。

【辅助检查】

1. **心电图检查** 正常或不同程度的左、右室肥大。

2. **超声心动图检查** 显示未闭的动脉导管。

3. **X 线检查** 心室增大,主动脉结增大呈漏斗状,双侧肺纹理增多。

4. **右心导管检查和逆行主动脉造影检查** 诊断不明确或介入封堵治疗时应用。

【诊断】

根据病史、临床表现和辅助检查可以明确诊断。

【防治原则】

近年来介入下动脉导管封堵治疗越来越广泛地应用于临床，外科经胸封堵也逐渐被接受，避免了 X 线辐射，若封堵失败，外科补救措施更加及时有效。

四、法洛四联症

法洛四联症（tetralogy of Fallot，F4）是最常见的发绀型先天性心脏病。包括四种解剖畸形：肺动脉狭窄、室间隔缺损、主动脉骑跨和右心室肥厚。

【临床表现】

1. 大多数患者体力和活动耐力较同龄人差，喜蹲踞，缺氧发作时有呼吸困难甚至晕厥。

2. 体格检查可见患者发育差，口唇、指端发绀，杵状指，胸骨左缘 2~4 肋间闻及收缩期杂音，肺动脉听诊区第二心音减弱或消失。

【辅助检查】

1. **心电图检查**　电轴右偏，右室肥大。

2. **超声心动图**　显示室间隔缺损的类型，主动脉骑跨和肺动脉狭窄的程度等。

3. **X 线检查**　肺血管纹理纤细，肺动脉段凹陷，心脏呈"木靴型"。

4. **实验室检查**　显示红细胞增多、血红蛋白、红细胞压积明显升高。

【诊断】

根据病史、临床表现和辅助检查可以明确诊断。

【防治原则】

加强孕期的检查和护理，提倡优生。对诊断明确，无手术禁忌证的患者均应采取手术治疗。手术分为姑息手术和矫治手术。

第七节　心脏瓣膜疾病

心脏瓣膜疾病（heart valve disease）是由于风湿热、先天性异常、老年性退行性病变等原因引起的心脏瓣膜解剖结构和功能上的异常，造成单个或多个瓣膜急性或慢性狭窄和（或）关闭不全，导致心脏血流动力学显著变化，并出现一系列临床症候群。

一、二尖瓣狭窄

二尖瓣狭窄（mitral stenosis，MS）主要是瓣叶联合处粘着融合，瓣膜增厚、钙化导致瓣口狭窄，左心房排血受阻，肺淤血，右心负荷增大，导致右心衰竭。绝大多数由风湿热所致。

【临床表现】

1. 活动后心悸、气短、胸闷、乏力、咳嗽、咯血。严重时可出现急性肺水肿。

2. 体格检查呈二尖瓣面容，听诊心尖区可闻及舒张中晚期隆隆样杂音，呈递增型，伴有震颤。肺动脉瓣区第二音亢进。

【辅助检查】

1. **心电图检查** P波增宽且呈双峰,右心室肥大。晚期常合并心房颤动。

2. **超声心动图检查** 确定瓣口面积和跨瓣压力阶差,瓣膜病变情况,判断病情程度。

3. **X线检查** 肺纹理增粗,肺动脉段突出,右心房增大,呈"梨形心"。

【诊断】

根据病史、临床表现和辅助检查可明确诊断。

【防治原则】

预防和有效控制风湿热。对无症状、心功能Ⅰ级、瓣膜轻度狭窄者行内科保守治疗。对症状明显、心功能Ⅱ级以上、瓣膜中度以上狭窄者应手术治疗。

二、二尖瓣关闭不全

二尖瓣关闭不全(mitral insufficiency,MI)是由于风湿或退行性病变等原因引起的二尖瓣瓣叶、瓣环、腱索和乳头肌发生结构改变和功能失调而导致二尖瓣关闭不全。风湿病引起的二尖瓣关闭不全常伴有二尖瓣狭窄。

【临床表现】

1. 活动后心悸、气短、胸痛、乏力。

2. 体格检查示心尖搏动呈抬举性并向左下移位,听诊在心尖区闻及全收缩期杂音,肺动脉瓣区第二音亢进。

【辅助检查】

1. **心电图检查** 左心室肥大和劳损,二尖瓣型P波。

2. **超声心动图检查** 明确二尖瓣反流轻重程度,了解左心室、左心房大小,评价病情。

3. **X线检查** 肺纹理增粗,左心房和左心室增大,增大的左心房可推移和压迫食管。

【诊断】

根据病史、临床表现和辅助检查可明确诊断。

【防治原则】

轻度二尖瓣关闭不全,临床上无症状,心功能属于Ⅰ级者采用内科保守治疗。中重度二尖瓣关闭不全,心功能在Ⅱ级以上者应采取手术治疗。手术方式有瓣膜成形术、人工瓣膜置换术等。

三、主动脉瓣狭窄

主动脉瓣狭窄(aortic stenosis,AS)是由于风湿性病变侵害、先天性异常和老年性主动脉瓣钙化等所造成的主动脉瓣口狭窄。

【临床表现】

1. 典型的临床表现是心绞痛、晕厥和左心衰,可有乏力、劳累后气促。部分患者可能发生猝死。

2. 体格检查在胸骨右缘第2肋间可闻及粗糙、响亮的喷射性收缩期杂音,伴有震颤。脉搏细弱,脉压小。

【辅助检查】

1. **心电图检查** 左心室肥厚,ST段压低,T波倒置,部分病例可呈现左束支传导阻滞。

2. **超声心动图检查** 提示瓣口面积,左心室肥厚程度,左心排除量等,判断病情程度。

3. **X线检查** 左心室增大。常见主动脉狭窄后扩张和主动脉钙化。

【诊断】

根据病史、临床表现和辅助检查可明确诊断。

【防治原则】

1. 临床症状不明显,轻度主动脉瓣狭窄者可行内科保守治疗。应避免过度劳累、预防感染性心内膜炎,定期复查。

2. 有典型临床表现,瓣膜中度以上狭窄者手术治疗,高龄周身状态差不能耐受常规开胸手术,可行介入治疗。

四、主动脉瓣关闭不全

主动脉瓣关闭不全(aortic insufficiency, AI)多因主动脉瓣、瓣环、升主动脉病变造成,病理变化为炎症和纤维化等使瓣叶穿孔、变硬,缩短,瓣环扩大导致主动脉瓣关闭不全。

【临床表现】

1. 劳累后心悸、心前区不适、气促。病程后期或急性发病时可出现晕厥、心绞痛、急性左心室衰竭等症状。

2. 体格检查心界向左下扩大,主动脉瓣区可闻及叹息样舒张期杂音,向心尖部传导。脉压增大,有周围血管征象。

【辅助检查】

1. **心电图检查** 显示左心室肥厚,ST 段异常。

2. **超声心动图检查** 显示主动脉瓣病变情况,左心室腔及其流出道大小,估测反流程度。

3. **X 线检查** 显示左心室增大,升主动脉扩张。

【诊断】

根据病史、临床表现和辅助检查可明确诊断。

【防治原则】

急性主动脉瓣关闭不全应尽早采取手术治疗。出现心绞痛、左心室衰竭等明显临床症状者亦应采取手术治疗。经心尖或经皮支架瓣膜植入术在近年得到应用,但仅在不适合手术的病人才考虑选用。

第八节 冠心病

冠心病(coronary athero sclerotic heart disease),全称冠状动脉粥样硬化性心脏病,是指冠状动脉粥样硬化导致心肌缺血、缺氧而引起的心脏病。

【临床表现】

胸骨后压榨感,闷胀感持续 3~5 分钟,常发散到左侧臂部肩部,也可放射到右肩。

【辅助检查】

1. **心电图检查** ST 段改变 T 波异常。

2. **超声心动图检查** 病变严重者可表现为心肌节段性运动异常。

3. **冠状动脉造影** 诊断冠心病的金标准。

【诊断】

根据病史、临床表现和辅助检查可明确诊断。

【防治原则】

对主干冠状动脉病变、所有三支冠状动脉病变不适合通过介入治疗的弥漫性病变以及合并糖尿病的患者,冠状动脉搭桥是首选。

(刘志良)

复习思考题

1. 肋骨骨折最常见部位有哪些?

2. 气胸的来源和分类及防治原则有哪些?

3. 肺癌的病理及解剖分类、辅助检查有哪些?

4. 食管癌的分段、分型及临床表现有哪些?

5. 贲门失迟缓症的典型影像学表现有哪些?

6. 纵隔肿瘤如何分区以及常见的纵隔肿瘤有哪些?

7. 常见的先心病及心瓣膜病有哪些? 其临床表现及辅助检查的表现有哪些?

参考文献

1. 吴孟超,吴在德. 黄家驷外科学. 第7版. 北京:人民卫生出版社,2008.

2. 吴在德,吴肇汉. 外科学. 第8版. 北京:人民卫生出版社,2013.

3. 于峰,临床医学概论. 第2版. 北京:人民卫生出版社,2016.

4. 刘美明,现代胸心外科学. 北京:世界图书出版公司,2012.

5. 陈金宝,临床人体解剖图谱(胸心外科分册). 上海:上海科学技术出版社,2017.

6. 胡胜涛,外科学胸心外科分册. 北京:人民卫生出版社,2015.

7. 张力健,胸外科诊疗技术精要. 北京:北京科学技术出版社,2016.

第三十五章　神经外科学

35

学习目标	
掌握	颅脑损伤的分类、临床特点、诊断、处理原则。
熟悉	常见脑肿瘤的病理学特点、诊断要点、治疗原则及研究方向。
了解	蛛网膜下腔出血、颅内动脉瘤、血管畸形的诊断和治疗原则。

第一节 颅内压增高和脑疝

一、颅内压增高

颅内压增高(increased intracranial pressure)是神经系统常见的临床病理综合征,是颅脑损伤、脑肿瘤、脑出血、脑积水和颅内炎症等共有的征象,有上述疾病时颅腔内容物体积增加,从而引起的相应的综合征,称为颅内压增高。

(一)引起颅内压增高的原因

引起颅内压增高的原因可分为三大类:

1. **颅腔内容物的体积增大** 如脑组织体积增大(脑水肿)、脑脊液增多(脑积水)、颅内静脉回流受阻或过度灌注。

2. **颅内占位性病变使颅内空间相对变小** 如颅内血肿、脑肿瘤、脑脓肿等。

3. **先天性畸形使颅腔的容积变小** 如狭颅症、颅底凹陷症等。

(二)颅内压增高的类型

1. 根据病因的不同,颅内压增高可分为两类:弥漫性颅内压增高、局灶性颅内压增高。

2. 根据病变发展的快慢不同,颅内压增高可分为急性、亚急性和慢性三类。

【临床表现】

颅内压增高的主要症状和体征如下:

1. **头痛** 头痛是颅内压增高最常见的症状之一。

2. **呕吐** 当头痛剧烈时,可伴有恶心和呕吐。

3. **眼底视盘水肿** 这是颅内压增高的重要客观体征之一。以上三者是颅内压增高的典型表现,称之为颅内压增高"三主征"。

4. **意识障碍及生命体征变化** 疾病初期可出现嗜睡,反应迟钝。严重病例可出现昏睡、昏迷,伴有瞳孔散大、对光反应消失,发生脑疝和去脑强直。

【辅助检查】

1. **颅脑 CT** 可见脑沟、基底池(鞍上池)、环池、四叠体池变形或消失。

2. **眼底检查** 表现为视盘充血,边缘模糊不清,中央凹陷消失,视盘隆起,静脉怒张。

【诊断】

根据病人的主要症状和体征,结合影像学等检查,可做出诊断。

【防治原则】

1. **病因治疗** 颅内占位性病变,首先应考虑做病变切除术。

2. **降低颅内压治疗** 适用于颅内压增高但暂时尚未查明原因或虽已查明原因,但仍需要非手术治疗的病例。

3. **激素应用** 可减轻脑水肿,有助于缓解颅内压增高。

4. **冬眠低温疗法或亚低温疗法** 有利于降低脑的新陈代谢,减少脑组织的氧耗量,防止脑水肿发生与发展。

5. **巴比妥治疗** 大剂量异戊巴比妥钠可降低脑的代谢、减少氧耗及增加脑对缺氧的耐受力。

二、脑疝

当颅内某分腔有占位性病变时,该分腔的压力大于邻近分腔的压力,脑组织从高压力区向低压力区移位,导致脑组织、血管及脑神经等重要结构受压和移位,从而出现一系列严重临床症状和体征,称为脑疝。

1. 常见病因 ①外伤所致各种颅内血肿;②颅内脓肿;③颅内肿瘤;④先天性因素如小脑扁桃体下疝畸形;⑤医源性因素。

2. 脑疝分类 可分为三类:①小脑幕切迹疝;②枕骨大孔疝又称小脑扁桃体疝;③大脑镰下疝又称扣带回疝。

3. 脑疝的发展 分三期:①脑疝前驱期:指脑疝形成前的阶段,为颅内压增高促使脑缺氧加重;②脑疝代偿期:脑疝已经形成,脑干受压迫,但机体尚能通过一系列的调节代偿作用,勉强维持生命的阶段;③脑疝衰竭期:脑干持续受压,代偿功能耗尽,出现功能衰竭。

【临床表现】

1. 颅内压增高的症状 表现为剧烈头痛、与进食无关的频繁喷射性呕吐。头痛程度进行性加重伴烦躁不安。

2. 瞳孔改变 脑疝初期患侧动眼神经受刺激导致患侧瞳孔变小,对光反射迟钝,随病情进展患侧动眼神经麻痹,患侧瞳孔逐渐散大,直接和间接对光反射均消失。

3. 运动障碍 表现为病变对侧肢体的肌力减弱或麻痹,病理征阳性。脑疝进展可致双侧肢体自主活动消失,严重时可出现去大脑强直发作,这是脑干严重受损的信号。

4. 意识改变 由于脑干内网状上行激动系统受累,患者随脑疝进展可出现嗜睡、浅昏迷至深昏迷。

【辅助检查】

1. 腰椎穿刺 脑疝患者一般应禁止腰椎穿刺。

2. X线检查 颅骨平片(正侧位)检查时注意观察松果体钙化斑有无侧移位、压低或抬高征象。

3. CT 小脑幕切迹疝时可见基底池(鞍上池)、环池、四叠体池变形或消失。下疝时可见中线明显不对称和移位。

4. MRI 可观察脑疝时脑池变形、消失情况,直接观察到脑内结构如钩回、海马旁回、间脑、脑干及小脑扁桃体。

【诊断】

1. 注意询问是否有颅压增高的病史或由慢性脑疝转为急性脑疝的诱因。

2. 颅内压增高征患者神志突然昏迷或出现瞳孔不等大,应考虑为脑疝。颅内压增高病人呼吸突然停止或腰椎穿刺后出现危象,应考虑可能为枕骨大孔疝。

【防治原则】

1. 急救措施 脑疝发生后患者病情突然恶化,首先应用脱水降颅压疗法,降低颅内压力。

2. 祛除病因的治疗 对已经形成脑疝的病例,及时清除原发病灶是最根本的治疗方法。①小脑幕切迹疝:切开小脑幕游离缘,使幕孔扩大,以解除"绞窄";②枕骨大孔疝:清除原发病灶外,还应将枕骨大孔后缘,第一颈椎后弓椎板切除,以充分减压;③减压手术:原发病灶无法清除,则常常需要进行减压手术;④侧脑室体外引流术:在引起脑疝危象时,可以迅速行快速细孔钻颅,穿刺脑室放液以达到减压抢救目的。

第二节　中枢神经系统损伤

中枢神经系统损伤(central system injury)包括颅脑损伤和脊髓损伤,是一种常见的外伤。由于伤及中枢神经系统,其死亡率和致残率均较高。

一、头皮损伤与颅骨骨折

头皮损伤(scalp injuries)是颅脑损伤中最常见的一种,可分为单纯头皮损伤和伴有脑伤的头皮损伤。包括擦伤、挫伤、血肿、裂伤和撕脱伤。

【临床表现】

1. **头皮擦伤** 创面不规则,有不同程度的表皮脱落,伴少量出血或血清渗出挫伤,除擦伤外,还可见深层组织肿胀、淤血、压痛等。

2. **头皮血肿** 有皮下、帽状腱膜下和骨膜下三种。

3. **裂伤** 多为不规则的头皮裂开;撕脱伤,大片头皮自帽状腱膜下撕脱。

4. **颅底骨折** 根据前、中、后部位不同,表现各有特点。前颅底骨折具有"熊猫眼"(眶周和球结膜淤血),伴有脑脊液漏和嗅、视神经损伤,中颅底骨折可出现耳道出血、脑脊液耳漏、面瘫、听力下降。后颅底骨折少见,可出现乳突及枕后皮下淤血,声音嘶哑,吞咽困难。

5. **凹陷性骨折** 面积大的可在头皮表面触及凹陷,骨折片压迫脑组织可出现局灶症状、癫痫、刺破静脉窦可出血致脑压升高,头颅 CT 可明确发现骨折。

【辅助检查】

颅骨 X 线平片可见陷入骨折片的边缘呈环形、锥形或放射形的内陷;CT 扫描可了解骨折情况和有无合并脑损伤。

【诊断】

根据病人的主要症状和体征,结合影像学等手段,不难做出诊断。

【防治原则】

1. **头皮擦伤** 挫伤予以消毒、包扎即可。

2. **裂伤和撕脱伤** 需清创后缝合,同时抗感染治疗。

3. **颅底骨折** 主要针对并发的神经损伤,脑脊液漏和颅内感染等对症处理。须绝对卧床,不能抬高头部,慎做腰椎穿刺术。

4. **凹陷性骨折** 如有癫痫或凹陷深度超过 1cm 或引起颅内压增高,神经系统功能受损等,则需手术治疗。

二、原发性脑损伤

原发性脑损伤(primary cerebral injury)是指脑组织在外力直接作用下引起的一系列病理生理变化造成的损伤,包括局限性和弥漫性脑损伤。局限性脑损伤包括脑挫裂伤、颅内血肿和脑干损伤。弥漫性脑损伤包括脑震荡和弥漫性轴突伤。

原发性脑损伤主要有以下几种常见疾病,临床表现各有其特点。

(一)脑震荡

脑震荡(brain concussion)是指头部受力后在临床上观察到有短暂性脑功能障碍。脑的大体标本上无肉眼可见到的神经病理改变。

【临床表现】

1. **意识改变** 受伤当时立即出现短暂的意识障碍,可为神志不清或完全昏迷,常为数秒或数分钟,大部分不超过半个小时。

2. **逆行性遗忘** 病人清醒后多不能回忆受伤当时乃至伤前一段时间内的情况。

3. **短暂性脑干症状**　伤情较重者在意识改变期间可有面色苍白、出汗、四肢肌张力降低、血压下降、心动徐缓、呼吸浅慢和各种生理反射消失。

【辅助检查】

1. **腰椎穿刺**　颅内压正常;脑脊液无色透明,不含血,白细胞正常。

2. **头颅 CT 检查**　颅脑内无异常。

【诊断】

根据患者的主要症状和体征,结合影像学等手段,不难做出诊断。

【防治原则】

1. **观察病情变化**　伤后短时间内可在急诊科观察,密切注意意识、瞳孔、肢体运动和生命体征的变化。

2. **卧床休息**　急性期头痛、头晕较重时,嘱其卧床休息。

3. **对症治疗**　头痛时可给予颅痛定等镇痛剂。

(二) **弥漫性轴索损伤**

弥漫性轴索损伤(diffuse axonal injuries)属于加速或减速的惯性力所致的弥漫性脑损伤。由于脑的扭曲变形,脑内产生剪力或牵拉作用,造成脑白质广泛性轴索损伤。损伤可位于大脑半球、胼胝体、小脑或脑干。

【临床表现】

1. **昏迷**　受伤当时立即出现昏迷,且昏迷时间较长。

2. **瞳孔变化**　如累及脑干,可有一侧或双侧瞳孔散大,对光反射消失,或同向性凝视。

【辅助检查】

1. **头颅 CT 扫描**　可见大脑皮质与髓质交界处、胼胝体、脑干、内囊区或第三脑室周围有多个点或片状出血灶。

2. **头颅 MRI 扫描**　可精确反映出早期改变。

【诊断】

根据病人的主要症状和体征,结合影像学等手段,可做出诊断。

【防治原则】

1. 轻者同脑震荡,重者同脑挫裂伤。

2. 脱水治疗。

3. 昏迷期间加强护理,防止继发感染。

(三) **脑挫裂伤**

脑挫裂伤(contusions and lacerations)是暴力作用于头部时,着力点处颅骨变形或发生骨折,以及脑在颅腔内大块运动,造成脑的着力或冲击点伤。

【临床表现】

1. **意识障碍**　受伤当时立即出现。一般意识障碍时间均较长。

2. **局灶症状**　受伤当时立即出现与伤灶相应的神经功能障碍或体征,如运动区损伤的锥体束征、肢体抽搐或瘫痪,语言中枢损伤后的失语以及昏迷患者脑干反射消失等。

3. **颅压增高**　为继发脑水肿或颅内血肿所致。

4. **头痛呕吐**　患者清醒后有头痛、头晕、恶心、呕吐、记忆力减退和定向力障碍。

【辅助检查】

1. **脑脊液检查**　脑脊液中有红细胞或血性脑脊液。

2. **头颅 X 线平片**　多数患者可发现有颅骨骨折。

3. **头颅 CT**　了解有无骨折、有无蛛网膜下腔出血、有无中线移位及除外颅内血肿。

4. **头颅 MRI**　不仅可以了解具体脑损伤部位、范围及其周围水肿情况,而且尚可推测预后。

【诊断】

根据患者的主要症状和体征,结合影像学等手段,不难做出诊断。

【防治原则】

1. 轻型脑挫裂伤患者,通过急性期观察后,治疗与弥漫性轴索损伤相同。

2. 如合并有休克的病人应首先寻找原因,积极抗休克之治疗。

3. 重型脑挫裂伤病人,应送重症监护病房。

4. 对昏迷病人,应注意维持呼吸道通畅。

(四)脑干损伤

脑干损伤(brain stem injuries)是在头、颈部受到暴力后立即出现,多不伴有颅内压增高表现。其致残率和死亡率均较高。

【临床表现】

1. **昏迷** 受伤当时立即出现,且昏迷程度较深,持续时间较长。

2. **瞳孔和眼球运动变化** 双侧瞳孔不等大、极度缩小或大小多变。对光反射消失。

3. **去大脑强直。**

4. **病理反射阳性** 肌张力增高,交叉性瘫痪或四肢瘫。

5. **生命体征变化**

(1) 呼吸功能紊乱:常出现呼吸节律紊乱,表现为陈 - 施呼吸、抽泣样呼吸或呼吸停止。

(2) 心血管功能紊乱:心跳及血压改变多出现在呼吸功能紊乱之后。

(3) 体温变化:多数出现高热。

【辅助检查】

1. **腰椎穿刺** 脑脊液多呈血性,压力多为正常或轻度升高。

2. **头颅 X 线平片** 多伴有颅骨骨折。

3. **头颅 CT 扫描** 在伤后数小时内检查,可显示脑干有点片状高密度区,脑干肿大,脚间池、桥池、四叠体池及第四脑室受压或闭塞。

4. **头颅及上颈段 MRI 扫描** 有助于明确诊断,了解伤灶明确部位和范围。

【诊断】

根据患者的主要症状和体征,结合影像学等手段,不难做出诊断。

【防治原则】

1. 一般治疗措施同脑挫裂伤。

2. 对一部分合并有颅内血肿者,应及时诊断和手术。

3. 伤后 1 周,病情较为稳定时,为保持病人营养,应由胃管进食。

4. 对昏迷时间较长的病人应加强护理,防治各种并发症。

(五)外伤性颅内血肿

外伤性颅内血肿(traumatic intracranial hematomas)形成后,随血肿体积不断增大,使临床症状进行性加重而引起颅内压增高,导致脑疝形成,危及生命。

血肿的分类临床上根据血肿的来源与部位,将血肿分为:硬脑膜外血肿、硬脑膜下血肿、脑内血肿、多发性血肿。

根据血肿症状出现的时间分为:急性血肿:伤后 72 小时以内出现症状者;亚急性血肿:伤后 3 日 ~3 周内出现症状者;慢性血肿:伤后 3 周以上出现症状者。

【临床表现】

1. **头部外伤史** 由于硬膜外血肿出血来源的特点,一般病史在伤后数小时至 1~2 天。

2. **意识障碍**　根据原发性脑损伤轻、重程度,表现为有一过性意识障碍或无中间清醒期,仅表现为意识障碍进行性加重。

3. **头皮血肿或挫伤**　往往在血肿形成部位有受力点所造成的头皮损伤。

4. **瞳孔变化**　在血肿形成早期,患侧瞳孔一过性缩小,继之扩大,对光反射迟钝或消失;同侧眼睑下垂。晚期对侧瞳孔亦散大。

5. **锥体束征**　早期血肿对侧肢体力弱,逐渐进行性加重。晚期出现双侧肢体的去大脑强直。

【辅助检查】

1. 颅脑 CT 可见高密度影。

2. 硬膜下血肿可见新月形高密度影。

3. 双侧慢性硬膜下血肿可见等密度或低密度影。

【诊断】

根据患者的主要症状和体征,结合影像学等手段,不难做出诊断。

【防治原则】

1. 卧床休息,观察生命体征。

2. 轻度颅高压,神志清楚者需脱水、止血,如有皮肤损伤需抗感染。

3. 临床表现轻,病情无进行性加重者保守治疗。

4. 病情重,出现意识障碍或局部功能丧失者应立即手术治疗。

第三节　中枢神经系统肿瘤

中枢神经系统肿瘤(central nervous system tumors)包括起源于颅内和椎管内各组织的原发性肿瘤,以及由身体他处转移到神经系统的继发性肿瘤。

一、颅内神经上皮组织来源肿瘤

神经上皮组织来源肿瘤(neuroepithelial tumor)主要指神经胶质细胞和神经元细胞在不同分化期中所发生的肿瘤,包括胶质瘤和神经节细胞肿瘤,前者的发病率是后者的 100 倍。

(一)星形细胞肿瘤

星形细胞肿瘤(astrocytic tumor)为浸润性生长肿瘤,多数术后要复发。星形细胞肿瘤占脑肿瘤的 10%~15%,主要位于大脑半球。

【临床表现】

1. 生长缓慢,多数呈进行性发展,平均病程 1.5~3.5 年。

2. 50% 的患者以癫痫为首发症状。

3. 按发生部位不同可出现不同的神经系统体征,如肢体无力、言语困难、感觉障碍、视野缺失等。

4. 颅高压表现　头痛、呕吐、视盘水肿。

【辅助检查】

1. **头颅 X 线平片**　可表现为颅内生理钙化移位,局限性骨质改变,肿瘤钙化;鞍区或内听道骨质改变等。

2. **头颅 CT 和 MRI**　根据肿瘤组织形成的异常密度和信号区,以及肿瘤对脑室和脑池系统的压迫移位来判断。

【诊断】

根据头颅 CT 和 MRI 检查的特征表现,可做出初步诊断。

【防治原则】

1. 手术切除肿瘤。

2. 放射治疗　主要有 X 射线和伽马刀。

3. 化疗　目前以替莫唑胺为主。

4. 放射治疗和化疗联合使用。

(二) 室管膜细胞肿瘤

室管膜细胞肿瘤(ependymal cell tumor)是来源于脑室和脊髓中央管的管壁细胞或脑内白质室管膜细胞巢的肿瘤。

【临床表现】

根据肿瘤发生的部位不同而有较大差异。

1. **颅内压增高**　多源于肿瘤继发的梗阻性脑积水,表现为头痛、恶心、呕吐、视盘水肿等。

2. **强迫头位**。

3. **脑干功能障碍**　多因肿瘤侵犯第四脑室底部,造成脑桥和延髓神经核和传导束功能障碍,如复视、面瘫、共济功能障碍等。

4. **小脑功能障碍**　表现为走路不稳、眼球震颤、共济失调和肌张力下降等。

5. **癫痫**　多见于大脑半球靠近运动区的脑内室管膜瘤。脑室内室管膜瘤少见。

【辅助检查】

1. 头颅 X 线平片　多数表现为颅内压增高征象,如指压迹增多等。

2. 头颅 CT 和 MRI　通常表现为第四脑室或侧脑室肿瘤,密度不均,常伴梗阻性脑积水。肿瘤可有囊变和钙化,使肿瘤表现为混杂信号;注射增强剂后显示不均一强化。室管膜下巨细胞型星形细胞瘤。

【诊断】

根据头颅 CT 和 MRI 检查的特征表现,可做出初步诊断。

【防治原则】

1. **手术切除**　尽量争取全切。

2. **术后放射治疗**　如果不存在脊髓种植,对于低级别室管膜瘤,术后局部和全脑放射治疗就足够了。

二、脑膜瘤

颅内脑膜瘤(meningioma)起源于蛛网膜细胞。在颅内肿瘤中,脑膜瘤的发生率仅次于胶质瘤,为颅内良性肿瘤之首。好发部位依次是大脑凸面、矢状窦旁、大脑镰旁和颅底。

【临床表现】

1. 颅内占位病变的共同表现　头痛、呕吐、视盘水肿等颅高压症状。

2. 脑膜瘤具有以下特点　多数生长缓慢,病程较长,少数可发生囊变、坏死致症状急剧加重。

3. 多先有刺激症状(如癫痫),而后有麻痹症状(如瘫痪)。

4. 不同部位脑膜瘤的不同表现　①大脑凸面、矢状窦旁和大脑镰旁脑膜瘤:前 1/3 者可有精神症状,癫痫等;中 1/3 者可有肢体感觉异常,Jackson 癫痫,肌力下降等;后 1/3 者可有幻视,视野缺损;②蝶骨嵴脑膜瘤:可有突眼、颞骨隆起、精神症状、失语(主侧)、钩回发作、同侧视力下降等;③嗅沟和前颅底脑膜瘤:可有额叶精神症状、失嗅、Foster-Kenney 综合征。

【辅助检查】

1. **脑电图** 脑电图检查一般无明显慢波。

2. **头颅 X 线平片** 由于脑膜瘤与颅骨关系紧密，以及共同的供血途径容易引起颅骨改变。

3. **头颅 CT** 可见病变密度均匀，增强后强化明显，基底宽附着于硬脑膜上。

4. **头颅 MRI** 一般表现为等或稍长 T1、T2 信号，肿瘤边界清楚，圆形或类圆形，多数边缘有一条低信号带，呈弧形或环形，为残存蛛网膜下腔。肿瘤基底硬脑膜强化可形成特征性的"脑膜尾征"，对于脑膜瘤有特征性意义。

【诊断】

临床症状；头颅 CT 和 MRI 是本病诊断的主要依据；CT 多有颅骨缺损或增厚；MRI 上尚可有脑膜尾征。

【防治原则】

1. **手术治疗** 手术切除脑膜瘤是最有效的治疗手段。

2. **非手术治疗** 对于不能全切的脑膜瘤和恶性脑膜瘤，手术后需放射治疗。

三、颅神经肿瘤

来源于神经鞘膜细胞(雪旺细胞)，病理上分为神经鞘瘤(neurilemoma)、神经纤维瘤(neurofibroma)，占颅内肿瘤的 8%~12%。临床常见有听神经和三叉神经鞘瘤，均为神经鞘瘤。

听神经鞘瘤(acoustic neurilemoma)起源于前庭神经鞘膜，为良性肿瘤。

【临床表现】

耳鸣或发作性眩晕。同侧角膜反射减退或消失。小脑症状：眼震、共济失调。同侧面瘫、吞咽困难、声音嘶哑。

【辅助检查】

1. 耳蜗前庭功能检测。

2. **头颅 X 线平片** 可拍摄侧位片、汤氏位片或司氏位片。

3. **头颅 CT 扫描** 岩骨的骨窗像有助于了解内听道口及岩骨的破坏情况。

4. **头颅 MRI 扫描**内听道中央圆或卵圆形强化肿瘤。

【诊断】

临床表现；听力试验，神经性耳聋。头颅 CT 可见内听道扩大，MRI 可靠性几乎达 100%。

【防治原则】

1. 手术治疗，全切除后可获根治。

2. 立体定向放射治疗(实质性肿瘤直径小于 3cm 或术后残余肿瘤)。

四、鞍区肿瘤

鞍区肿瘤有多种，以垂体瘤和颅咽管瘤多见。

（一）垂体瘤

垂体瘤是一种良性的颅内内分泌肿瘤，来源于垂体前叶，其发生率约 10%，仅次于胶质瘤和脑膜瘤。病理上分为：有分泌功能腺瘤、无分泌功能腺瘤。

【临床表现】

1. 多见于成人，女性多于男性。

2. 大多以内分泌障碍起病，女性表现为月经紊乱、闭经、不孕不育；男性表现为性欲减退、皮肤细腻、毛发脱落。

3. 头痛、视力减退、双颞侧偏盲。

4. 溢乳（泌乳素腺瘤），肢端肥大（生长激素腺瘤），Cushing 综合征（促肾上腺皮质激素腺瘤）。

【辅助检查】

1. **内分泌学检查**　所有垂体腺瘤患者均应行内分泌检查,可提示肿瘤类型、需补充哪种激素、作为治疗前后对比的基础值。

2. **视力、视野检查**　双颞侧偏盲,当垂体瘤压迫视交叉时,典型的视野改变为双颞侧偏盲。

3. **影像学检查**　①头颅 X 线平片检查,要求有正侧位,了解蝶鞍大小及鞍背、鞍底等骨质破坏的情况;② CT 检查,应行轴位及冠位检查,薄层扫描更有意义。脑 CT 可了解额窦及蝶窦发育形态、蝶窦纵隔的位置及蝶窦区骨质破坏的情况、肿瘤与蝶窦的关系等;③ MRI 检查,是垂体瘤影像学首选的检查方法。

【诊断】

垂体腺瘤的诊断主要依据不同类型腺瘤的临床表现、视功能障碍及其他脑神经和脑损害,以及内分泌检查和放射学检查,典型的病例不难做出垂体腺瘤的分类诊断。

【防治原则】

1. 手术治疗。

2. 立体定向放射治疗（实质性肿瘤直径小于 2cm 或术后残余肿瘤）。

3. 药物治疗,溴隐亭治疗泌乳素腺瘤。

（二）**颅咽管瘤**（craniopharyngioma）

起源于垂体胚胎发育过程中残存的鳞状上皮细胞,是儿童最常见的颅内先天性肿瘤。

【临床表现】

1. **下丘脑症状**　表现为尿崩、贪食、肥胖、性功能障碍及发育不良。

2. **垂体功能障碍**　女性表现为月经紊乱、闭经、不孕不育;男性表现为性欲减退、皮肤细腻、毛发脱落。

3. **视交叉受压**　视力减退、双颞侧偏盲。

4. **颅高压症状**　头痛、呕吐、视盘水肿。

5. **其他症状**　肿瘤侵犯相邻部位可引起相应症状。

【辅助检查】

1. **内分泌学检查**　血 GH、T_3、T_4、LH、FSH、ACTH、PRL 等检测值常低下。

2. **影像学检查**　①头颅 X 线平片:鞍上有钙化斑;②头颅 CT:鞍上占位病变,可为囊性或为实性;③头颅 MRI:鞍上占位病变。肿瘤影像清晰,实体肿瘤表现为长 T_1 和长 T_2。囊性表现取决于囊内成分。

【诊断】

1. 儿童患者出现内分泌失调、视力视野改变、伴或不伴颅内压增高,应高度怀疑颅咽管瘤。

2. 内分泌检查　各项内分泌指标高于正常。

3. 头颅 CT 可见鞍底骨质吸收、破坏,肿瘤边缘有蛋壳样钙化,结合 MRI 可明确诊断。

【防治原则】

1. **手术治疗**　到目前为止仍是神经外科医生面临的难题。

2. **放射治疗**　主要在姑息性手术后联合辅助放射治疗。

第四节　脑血管病

脑血管病（brain vessel disease）是血管源性脑部病损的总称。各种脑部病损主要是动脉系统的破裂或闭塞,导致脑出血、蛛网膜下腔出血或脑梗死,造成急骤发展的脑局部血液循环和功能障碍,即脑卒中,神经外科脑血管病有动脉瘤、动静脉畸形、海绵状血管瘤、动静脉瘘、烟雾病、大脑大静脉瘤以及各种原因引起的蛛网膜下腔出血、脑出血、脑梗死。

一、蛛网膜下腔出血

蛛网膜下腔出血(subarachnoid hemorrhage,SAH),颅内血管破裂,血液流入蛛网膜下腔,称为蛛网膜下腔出血。蛛网膜下腔出血有自发性和创伤性之分,自发性蛛网膜下腔出血常见原因有动脉瘤、动静脉畸形、高血压脑出血、血液病、脑瘤或颅内感染等,年发病率为 10.5/10 万。

【临床表现】

1. 剧烈头痛,恶心呕吐,面色苍白,出冷汗。

2. 意识障碍可为短暂性甚至模糊甚至昏迷,少数患者有畏光、怕声、淡漠等。

3. 精神症状有谵妄、木僵、痴呆等。

4. 脑膜刺激征常在发病数小时至 6 天内出现,多有克氏征阳性。

【辅助检查】

1. **头颅 CT** 主要用于 SAH 的诊断,为首选检查,也可对脑动脉瘤的某些方面做初步评估。

2. **腰椎穿刺** 是 SAH 最敏感的检查方法,但目前已不常用。

3. **数字减影脑血管造影(DSA)** 是诊断颅内动脉瘤的"金标准",大部分患者可显示出动脉瘤的部位、大小、形态、有无多发动脉瘤,仅有少数患者归于"不明原因 SAH"。

【诊断】

1. 起病急骤、突然。

2. 多有诱发因素,激动、用力、咳嗽、排便等。

3. 临床表现。

4. 腰穿脑脊液血性,红细胞增多,蛋白含量升高。

5. 头颅 CT 为本病诊断首选方法,CT 证实蛛网膜下腔出血者,可不必行腰穿。

6. 脑血管造影,宜在出血后 3 天内或 3 周后进行。

7. 头颅 CT 动脉造影,为有创检查,在无条件脑血管造影时进行。

【防治原则】

1. 病因治疗,如夹闭动脉瘤。

2. 一般治疗,包括卧床休息,保证呼吸道通畅,对症处理、控制血压。

3. 止血。

4. 控制颅内压如脱水。

5. 脑血管痉挛的治疗,如扩容,使用血管扩张药物。

二、颅内动脉瘤

颅内动脉瘤(aneurysm)发生率为 1%,可发生于任何年龄,以 40~60 岁多见。80% 的动脉瘤发生于颅底动脉环前半部,约有 1/5 动脉瘤为多发。

【临床表现】

1. **出血症状** 见蛛网膜下腔出血。

2. **非出血症状** 包括眼睑下垂,一侧瞳孔扩大,视力视野障碍等。由动脉瘤本身对邻近神经、血管影响所致,与动脉瘤部位、体积有关。

3. **颅高压症状** 头痛、呕吐、视盘水肿。

【辅助检查】

1. **头颅 CT** 可以确定 SAH、血肿部位大小、脑积水和脑梗死,多发动脉瘤中的破裂出血的颅内动脉瘤。CTA 可从不同角度了解动脉瘤与载瘤动脉,尤其是与相邻骨性结构的关系。

2. **头颅 MRI** 颅内动脉瘤多位于颅底 Willis 环,动脉瘤内可见流空影。

3. **数字减影血管造影(DSA)** 是确诊颅内动脉瘤必需的金标准,对判明动脉瘤的位置、数目、形态、内径、瘤蒂宽窄等十分重要。

【诊断】

1. 临床表现。

2. 脑血管造影 可明确诊断。

3. 头颅 CT 动脉造影和 MRI 动脉造影为有创检查,在无条件脑血管造影时进行。

【防治原则】

1. 非手术治疗 主要目的在于防止再出血和控制血管痉挛。

2. 开颅夹闭动脉瘤蒂仍是首选经济有效的治疗方法,目的是阻断动脉瘤的血液供应,保持载瘤动脉及供血动脉畅通。

3. 血管内介入治疗(瘤内放置支架,弹簧)。

三、脑动静脉畸形

脑动静脉畸形(arteriovenous malformation,AVM)是胚胎发育异常引起脑动脉与静脉直接沟通或毛细血管结构缺如所致。好发于大脑,偶见于小脑和脑干。

【临床表现】

1. **一般症状** 头痛、恶心、呕吐等。

2. **出血** 常为首发症状,表现为脑内血肿或蛛网膜下腔出血。

3. **癫痫**。

4. **局灶症状** 根据部位不同而不同。

5. **颅高压症状** 头痛、呕吐、视盘水肿。

【辅助检查】

1. **脑血管造影** 是诊断本病的主要手段。

2. **头颅 CT、3D-CTA、MR 及 MRA** 对了解有无出血、病变定位及病变与周围脑组织的关系有很大帮助。

【诊断】

临床表现、脑血管造影,可明确诊断。头颅 CT 动脉造影和 MRI 动脉造影,为有创检查,在无条件脑血管造影时进行。

【防治原则】

1. 内科治疗,见蛛网膜下腔出血。

2. 手术治疗。

3. 血管内介入治疗(血管内栓塞)。

4. 立体定向放射治疗(伽马刀)。

5. 多种方法联合治疗,见于巨大型脑动静脉畸形。

第五节　神经系统先天性疾病

神经系统先天性疾病包括脑积水、颅和椎管闭合不全、颅颈交界畸形和小脑扁桃体下疝及脊髓空洞症等。其中以脑积水、小脑扁桃体下疝伴脊髓空洞症较为常见。

一、脑积水

脑积水(hydrocephalus),由各种原因引起的脑脊液分泌过多、吸收障碍或循环通路阻塞而导致脑脊液在脑室系统和(或)蛛网膜下腔积聚过多,使脑室扩大,称为脑积水。

按病因分为:

1. **梗阻性脑积水**　脑脊液循环通路上的某一处发生狭窄或阻塞,使得梗阻以上脑室系统扩大。

2. **交通性脑积水**　其特点是脑室普遍扩大,且与蛛网膜下腔交通。

【临床表现】

1. 头痛、呕吐、视盘水肿最为多见,其他可有癫痫、复视、共济失调。

2. 婴幼儿头颅进行性异常增大,颅缝裂开,头部叩诊破罐音,双眼下视,头皮静脉怒张。

【辅助检查】

1. **头颅 CT 检查**　可直接显示各脑室扩大程度和皮质厚度,判断梗阻部位;若为中脑导水管狭窄引起者,仅有侧脑室和第三脑室扩大,而第四脑室正常。

2. **MRI 检查**　除能显示脑积水外,还能准确显示各脑室和蛛网膜下腔各部位的形态、大小和存在的狭窄,显示有无先天畸形或肿瘤的存在。

【诊断】

临床表现;头颅 CT 和 MRI 示脑室系统扩大,周边有渗出。

【防治原则】

1. 病因治疗(如肿瘤切除)。

2. 脑脊液分流术(如脑室腹腔分流术)。

二、小脑扁桃体下疝伴脊髓空洞症

小脑扁桃体下疝(cerebellar tonsil hernia)是指部分小脑、第四脑室和脑干向下移位,经枕大孔疝入椎管的一组先天性畸形。脊髓空洞症(syringomyelia)表现为脊髓中央管扩大、形成单　或多个腔,最常见原因为小脑扁桃体下疝。

【临床表现】

成年期发病,常有颅颈畸形存在;节段性分布的分离性感觉障碍;下运动神经元障碍,主要表现为手和上肢肌肉的萎缩;相应阶段自主神经和营养障碍。

【辅助检查】

MRI 能显示颅颈交界处伴随的软组织畸形,如后脑脑疝及一个留存的菱形顶盖。

【诊断】

临床症状;MRI 是目前诊断该病最有价值的手段。

【防治原则】

1. 脊髓空洞的处理是减压及恢复脑脊液无阻碍地通过蛛网膜下腔。

2. 手术治疗方法集中于三个方面:脊髓空洞蛛网膜下腔引流、脊髓空洞腹腔引流及脊髓空洞胸腔引流。

(杨廷舰)

复习思考题

1. 脑疝的分型、发病机制及处理原则有哪些?

2. 外伤性脑出血的分期及影像学特点有哪些?

3. 脑膜瘤的好发部位,病理分型有哪些?

4. 颅内动脉瘤的临床表现及治疗原则有哪些?

5. 垂体腺瘤与颅咽管瘤的鉴别诊断有哪些?

参考文献

1. 陈孝平,汪建平. 外科学. 第8版. 北京:人民卫生出版社,2013.

2. 赵继宗. 神经外科学. 第2版. 北京:人民卫生出版社,2012.

3. 赵继宗. 临床诊疗指南 神经外科学分册. 第2版. 北京:人民卫生出版社,2013.

4. 孙宝利. 临床常见病诊疗. 吉林:吉林科学技术出版社,1997.

5. 陈安民. 神经外科疾病诊疗指南. 第3版. 北京:科学出版社,2013.

第三十六章　眼科学

36

眼科学是研究视觉器官(眼球、视路、眼的附属器以及眼的相关血管神经)疾病的发生、发展、转归、诊断、治疗及预防的医学科学。世界卫生组织(WHO)资料提出,眼病已成为继肿瘤、心血管疾病之后的第三位危害和影响人们生存质量的疾病。21世纪是信息的时代,人类90%的信息都是通过眼来获取的。眼部结构精细,即是轻微损伤都可能引起结构改变,导致视功能减退,甚至失明,给个人、家庭和社会造成负担。视觉器官与全身其他系统关系密切、相互影响。许多全身疾病伴有眼部的表现如高血压、糖尿病、甲亢、血液病等,根据眼部的特征,有助于对系统性疾病的早期诊断和治疗以及对其预后的评估;一些眼病也会有全身表现,如原发性闭角型青光眼急性发作时,常伴剧烈头痛、恶心、呕吐等症状,易误诊为神经系统或消化系统疾病,从而延误治疗,甚至使患者丧失视力。因此,作为临床各科医师来说,学习基础的眼科学知识有非常重要的意义。学习眼科学的基本要求是:了解眼科学的基本理论知识和基本技能,掌握一些常见眼病的预防、诊断和治疗方法,掌握对急、重症眼病和眼外伤的初步处理。

第一节 眼睑及泪器疾病

眼睑的各种腺体多开口于睑缘和睫毛毛囊根部,易受到细菌的感染。眼睑的炎症、功能与位置异常、肿瘤等疾病因治疗不当,常会影响到邻近组织的功能。泪器病的主要症状是流眼泪,包括泪溢和流泪。泪溢因泪道阻塞或狭窄引起,流泪因各种刺激泪液分泌过多所致。

一、睑腺炎

睑腺炎(hordeolum)是眼睑腺体的急性化脓性炎症。多有金黄色葡萄球菌感染所致。发生在睫毛毛囊或其附属的皮脂腺或汗腺的感染称外睑腺炎,又称麦粒肿;发生在睑板腺的感染称内睑腺炎。

【临床表现】

1. **外睑腺炎** 局部红、肿、热、痛,睫毛根部睑缘处可触及压痛明显的硬结,感染邻近外眦部,眼睑肿胀较重,可引起反应性球结膜水肿。

2. **内睑腺炎** 局限在睑板内,眼睑红肿较轻,可触及压痛明显的硬结,相应睑结膜面充血、肿胀。

睑腺炎2~3天后,局部形成黄色脓点,破溃后炎症局限,1~2天消退。年老体弱或抵抗力差者炎症可扩散至整个眼睑形成蜂窝织炎,若不及时处理,可引起败血症或海绵窦血栓形成,危及生命。

【诊断】

根据患者症状和眼睑的改变,即可诊断。

【防治原则】

1. **药物及手术治疗** 早期热敷、抗生素眼液滴眼;伴有全身症状者,全身应用抗生素控制感染。脓肿形成后手术切开排脓,脓肿较大者,应放置引流条,忌挤压排脓,以免引起感染扩散。外睑腺炎在皮肤面作沿睑缘平行切口,内睑腺炎在睑结膜面作与睑缘垂直切口。

2. **预防** 注意用眼卫生,减少视疲劳及增强抵抗力来防止睑腺炎的发生。

二、病毒性睑皮炎

主要分两种类型:

1. **单纯疱疹病毒睑皮炎**(herpes simplex palpebral dermatitis) 由单纯疱疹病毒Ⅰ型感染引起的急性眼周皮肤疾病,常见于感冒、高热、身体免疫力降低时。

2. 带状疱疹病毒性睑皮炎（herpes zoster palpebral dermatitis） 由水痘 - 带状疱疹病毒感染三叉神经半月节或三叉神经第一支所致。

【临床表现】

1. 单纯疱疹病毒睑皮炎 下睑多见，局部刺痛、烧灼感，皮肤出现成簇的丘疹；继而形成水泡，渗出黄色黏稠液体，水泡脱痂后可有轻度色素沉着，可复发。如发生在睑缘处、唇部和鼻前庭部，可蔓延至角膜。

2. 带状疱疹病毒性睑皮炎 发病前常有全身畏寒、发热等前驱症状。局部出现剧烈神经痛，数日后出现成簇的透明小疱。疱疹分布不越过前额和鼻的中线。继发感染形成深溃疡，结痂脱落后，遗留永久性瘢痕。可发生角膜炎或虹膜炎。皮肤感觉数月后才能恢复。

【诊断】

根据病史和典型的眼睑改变即可诊断。

【防治原则】

1. 药物治疗 患处涂敷 3% 阿昔洛韦眼膏，结膜囊内滴用 0.1% 阿昔洛韦眼液，防止角膜受累。若继发感染，可加用抗生素滴眼液湿敷。重症者全身应用阿昔洛韦、广谱抗生素及糖皮质激素。适当休息，必要时应用镇静剂和镇痛剂。

2. 预防 增强体质，规律生活，避免过度劳累和避免受凉是预防的关键。

三、睑内翻

睑内翻（entropion）是指睑缘向眼球方向内卷的位置异常。常伴有倒睫，导致睫毛向后生长触及眼球引起症状。最常见的类型有先天性睑内翻，因眼轮匝肌过度发育或睑板发育不全所致；痉挛性睑内翻多见老年人，因下睑缩肌无力及皮肤松弛所致；瘢痕性睑内翻由睑结膜及睑板瘢痕收缩所致。

【临床表现】

常有异物感、眼痛、畏光、流泪等症状。眼睑位置内卷及睫毛触及眼球，角膜上皮常有脱落，若继发感染导致角膜溃疡，引起视力下降。

【诊断】

根据患者年龄、症状和体征即可诊断。

【防治原则】

1. 先天性睑内翻随年龄增长，鼻梁发育后可自愈；若≥5 岁时，仍有倒睫，严重刺激角膜，可考虑手术矫正。

2. 痉挛性睑内翻及瘢痕性睑内翻常需手术治疗。仅有 1~2 根倒睫，可行电解睫毛。角膜上皮粗糙、缺损者，抗生素眼液点眼。

四、上睑下垂

上睑下垂（ptosis）指提上睑肌或 Muller 平滑肌功能不全或丧失，导致向前方注视时，上睑缘遮盖上部角膜超过 2mm。临床上分先天性和后天性两种。后天性又分神经麻痹性、肌源性、机械性。

【临床表现】

仰头视物，耸眉，睑裂缩小，额纹过早出现。先天性者睑缘遮盖部分或全部瞳孔，影响视功能；后天性者多有原发病的症状，如：动眼神经麻痹常合并其他眼外肌麻痹；机械性上睑下垂常合并重症沙眼或眼睑肿瘤等。

【诊断】

根据病史和临床表现即可做出诊断。

【防治原则】

1. **后天性** 应先进行病因治疗，系统治疗半年以上无效再考虑手术治疗。

2. **先天性** 以手术治疗为主，如果遮盖瞳孔，为避免弱视应尽早手术。

五、眼睑肿瘤

最常见的眼睑肿瘤有三种：

1. **基底细胞瘤**（basal cell carcinoma） 居眼睑恶性肿瘤首位，多见于中老年人。光化学损伤是最主要的致病因素。

2. **鳞状上皮癌**（squamous cell carcinoma） 是来源于眼睑表皮鳞状上皮的一种恶性肿瘤，多见于中老年人。

3. **皮脂腺癌**（sebaceous gland carcinoma） 多见于中老年妇女，恶性程度高。

【临床表现】

1. **基底细胞瘤** 好发于下睑内眦部。因富含色素，可被误诊色素痣或黑色素瘤。无痛且生长缓慢，病程稍久肿瘤中央部出现火山口样溃疡，并逐渐向周围组织侵蚀，罕有转移。

2. **鳞状上皮癌** 好发于睑缘皮肤黏膜移行处。生长缓慢，无痛。起初像乳头状瘤，逐渐形成溃疡，可发生坏死和继发感染。病变可向周围和深部组织侵犯，亦可经淋巴结远处转移。

3. **皮脂腺癌** 好发于上睑。初起时与睑板腺囊肿相似，后肿块逐渐增大，形成溃疡，向眶内扩散，经淋巴管发生全身转移。

【诊断】

病理检查最后确诊。

【防治原则】

应早期切除，术后联合放疗。手术切除范围应足够大，最好应用冰冻切片检查切除标本的边缘。

六、慢性泪囊炎

慢性泪囊炎（chronic dacryocystitis）是因鼻泪道阻塞或狭窄，泪液滞留于泪囊合并细菌感染所致，少数可能与沙眼、外伤、下鼻甲肥大、鼻炎及鼻中隔偏曲有关，是泪囊疾病的最常见的类型。

【临床表现】

1. 主要症状有泪溢、分泌物增多。

2. 内眦部球结膜充血，压迫泪囊区，可见黏液或脓液由泪小点流出。若分泌物大量积存，可形成泪囊黏液囊肿。如果机体抵抗力下降，可能导致急性泪囊炎的发作。

3. 婴儿泪溢，常因鼻泪管下端发育不全，若继发感染，形成新生儿泪囊炎。

【诊断】

根据压迫泪囊区或泪道冲洗可见脓液反流即可以做出诊断。

【防治原则】

1. **药物及手术治疗** 抗生素眼液点眼并冲洗泪道。对先天性 Hasner 瓣未开放的婴儿型泪囊炎应滴抗生素眼药水并按摩泪囊区，6 个月无效者可行泪道探通术。经内眦皮肤行泪囊鼻腔吻合术或鼻内镜下鼻腔泪囊造孔术使泪液流入中鼻道可明显改善症状。高龄或体质较差者可采用泪囊摘除术，但终身会遗留泪溢。

2. **预防**　治疗沙眼等结膜炎症、预防鼻部疾患有一定预防作用。

第二节　结膜及眼表疾病

结膜最常见的疾病为结膜炎。最常见的致病微生物有细菌、病毒或衣原体。物理、化学刺激或损伤、免疫性病变(过敏)、全身疾病也可引起。眼表(ocular surface)是指上下睑缘之间的全部黏膜上皮(角膜上皮和结膜上皮)及泪膜。干眼症(dry eye syndrome)是眼表疾病最常见的症状。

一、急性结膜炎

急性结膜炎(acute conjunctivitis)俗称"红眼病",多见于春秋季节,有很强的传染性。

【临床表现】

自觉烧热感、刺痛、异物感伴眼部分泌物等。检查发现眼睑水肿,结膜充血、水肿及结膜囊分泌物。不同的病原菌引起的结膜炎各有特点(见表 36-1)。

表 36-1　常见急性结膜炎鉴别表

类型	常见病原菌	潜伏期	畏光、流泪	分泌物性质	结膜下出血	角膜上皮损害	耳前淋巴肿大
急性卡他性结膜炎	肺炎球菌	1~3 天	-	脓性	偶有点状	-	-
急性淋菌性结膜炎	淋病双球菌	2~3 天	-	大量脓性	-	-	+
流行性出血性结膜炎	70 型肠道病毒	1 天	+	水样	+++	+	+
流行性角结膜炎	腺病毒	5~7 天	+	浆液性	+	++	+

【诊断】

根据临床表现、分泌物的特点可以诊断。可行分泌物培养进行药敏试验。

【防治原则】

1. **药物治疗**　局部选用敏感的抗生素或抗病毒眼液。并发角膜炎时,按角膜炎处理。婴儿淋病双球菌感染者,全身应用抗生素并要求家长进行性病治疗。禁止热敷和遮盖。

2. **预防**　提倡勤洗手。一旦发现本病患者,应隔离,避免传染,防止流行。

二、沙眼

沙眼(trachoma)是由沙眼衣原体感染所致的一种慢性传染性结膜角膜炎症。是我国主要致盲的疾病之一。由 A、B、C 或 Ba 抗原型沙眼衣原体感染所致。

【临床表现】

多发于儿童及青少年时期。双眼发病,潜伏期 5~12 天,大多为慢性发病。

1. **症状**　眼痒、分泌物、异物感等。

2. **体征**　结膜充血,乳头滤泡增生,垂帘状角膜血管翳,晚期出现睑结膜瘢痕,病变以上穹窿及睑板上缘结膜明显为特征。根据病程我国 1979 年对沙眼进行分期:Ⅰ期(进行活动期):上睑结膜乳头与滤泡并存,上穹窿结膜模糊,有角膜血管翳。Ⅱ期(退行期):上睑结膜自瘢痕开始出现至大部分变为瘢痕。仅留少许活动性病变。Ⅲ期(完全结瘢期)上睑结膜活动病变完全消失,代之以瘢痕,无传染性。

3. **常见的后遗症和并发症** 睑内翻和倒睫、睑球黏连、慢性泪囊炎、倒睫、实质性角结膜干燥症、上睑下垂。

【诊断】

典型的沙眼根据症状和体征较易做出诊断,但早期诊断常较困难。高度怀疑者,可以诊断为沙眼可疑。荧光抗体染色法或酶联免疫测定法有助于沙眼的诊断。

【防治原则】

1. **药物治疗** 常用 0.1% 利福平、0.1% 酞丁胺或 0.3% 氧氟沙星等滴眼液,四环素和磺胺等眼膏涂眼,疗程至少 10~12 周。严重沙眼,全身使用抗生素,一般疗程为 3~4 周。

2. **并发症治疗** 根据不同的并发症选用相应的手术,如睑内翻矫正术、角膜移植术等。

3. **预防** 培养良好的卫生习惯,勤洗手,避免接触传染。

三、干眼

干眼(dry eye)是指各种原因引起的泪液质、量或动力学异常,导致泪膜稳定性下降和眼表损伤,并伴有眼部不适和(或)眼表组织病变的多种疾病的总称。病因繁多,发病机制不明。泪腺、角膜、结膜、睑板和眼睑,以及支配的运动和感觉神经中任何部位发生改变均可引起干眼。目前泪液渗透压升高在引起干眼的机制中起重要作用。临床将干眼分为"泪液生成不足型"及"蒸发过强型(如:睑板腺功能障碍)"。

【临床表现】

1. **症状** 眼干涩、异物感、烧灼感、痒、畏光、眼红、视力疲劳、视蒙等。

2. **体征** 睑缘充血,结膜血管扩张,角膜上皮损害及原发疾病改变。

【诊断】

以下试验常用于筛查和诊断干眼。①病史;②泪河高度≤0.35mm(正常值 0.5~1.0mm);③泪膜破裂时间<10 秒为异常;④无表面麻醉的 Schirmer 试验 <10mm/5min 为低分泌,<5mm/5min 为干眼;⑤角膜荧光素染色阳性;⑥泪液分泌试验 <10mm/5min 为异常;⑦泪液渗透压升高。

【防治原则】

1. **病因治疗是关键** ①泪液不足型者,补充人工泪液(不含防腐剂),局部使用糖皮质激素眼液抗炎和免疫抑制剂治疗;佩戴硅胶眼罩及湿房镜,泪小点栓子应用。重症者适合颌下腺移植。②蒸发过强型者,清洁睑缘,热敷、睑板腺按摩,局部应用抗生素和皮质类固醇激素眼液,补充人工泪液。严重者可口服四环素或多西环素。

2. **预防** 避免长时间使用电脑等视频终端、避免应用多种眼液,减少对眼表的毒性。

第三节 角膜疾病

角膜(cornea)具有丰富的三叉神经末梢,任何小的损害,立即引起疼痛、流泪等保护性反应。角膜病是我国主要的致盲性眼病之一,其中以感染性角膜炎症最为常见。

一、细菌性角膜炎

细菌性角膜炎(bacterial keratitis)是因外伤或不当的佩戴角膜接触镜导致感染的化脓性角膜炎。我国绿脓杆菌所致的角膜溃疡占首位。

【临床表现】

1. 起病急骤，表现为眼痛、畏光、流泪、视力下降和眼睑痉挛。

2. 睫状充血，角膜有黄白色致密的浸润灶，边界模糊。

3. 铜绿假单胞杆菌角膜感染多表现为快速发展的角膜液化性坏死。若感染未控制，可导致角膜穿孔、眼内容脱出或全眼球炎。

【诊断】

根据病史和临床表现、角膜病灶取材涂片染色或细菌培养可做出临床诊断。

【防治原则】

1. **药物治疗**　①广谱抗生素频繁滴眼，然后根据细菌培养和药敏试验的结果调整使用敏感抗生素；头孢菌素对病原体未明的 G$^+$ 菌为首选，G$^-$ 菌角膜炎首选氨基糖甙类；②局部散瞳；③严重的病例，可考虑球结膜下注射抗生素，联合全身使用头孢菌素和氟喹诺酮是治疗的合理选择，补充维生素作为支持疗法；④病情不能控制可能发生角膜穿孔者，可行结膜瓣掩盖术、治疗性角膜移植术。

2. **预防**　避免点用污染的眼液；注意角膜接触镜佩戴的规范性、安全性。

二、单纯疱疹性角膜炎

单纯疱疹性角膜炎（herpes simplex keratitis，HSK）是由单纯疱疹病毒 HSK-Ⅰ型感染引起的角膜炎。原发性感染多见于幼儿，临床见到的多为复发性患者。其发病率和致盲率占角膜病首位。感冒或疲劳病史常为诱因，反复发作为其特点。

【临床表现】

1. 眼部红痛、畏光、流泪、视力下降。

2. 睫状充血、角膜上皮出现典型的树枝状溃疡，继续发展形成地图状。还会表现为角膜中央基质灰白色水肿的盘状角膜基质炎和角膜内皮炎。少数未经控制的病例，导致角膜实质层坏死、混浊。

【诊断】

根据病史及角膜损害特征临床表现进行诊断。

【防治原则】

1. **药物治疗**　全身及局部抗病毒药物应用。①树枝状、地图状角膜溃疡禁用糖皮质激素。②角膜基质炎、内皮炎联合应用糖皮质激素眼液，病情顽固者可加用免疫调节剂：干扰素等。③已穿孔病例可行治疗性穿透性角膜移植术。

2. **预防**　口服阿昔洛韦，持续 1 年，控制诱发因素可降低复发率。

三、真菌性角膜炎

真菌性角膜炎（fungal keratitis）是由致病真菌引起的感染性角膜病变。常见于植物性眼外伤后。长期滥用广谱抗生素、激素、免疫力低下者等发病率增高。

【临床表现】

1. 起病缓慢，角膜刺激症状轻，伴视力下降，病程长。

2. 角膜病灶呈灰白色，表面微隆起。溃疡周围有"伪足"或"卫星灶"。角膜后可有菌斑伴有内皮水肿。前房积脓多见。如果病情不能及时控制，可以导致真菌性眼内炎。

【诊断】

根据植物外伤史及典型的角膜病变特征可以做出初步诊断。角膜病灶刮片及真菌培养结果阳性可以确诊。角膜共焦显微镜检查,直接发现真菌菌丝。

【防治原则】

1. **药物治疗** 联合两种以上对真菌敏感的眼液,5% 那他霉素眼液和 0.15% 二性霉素 B 眼液为一线药物;散瞳;禁用糖皮质激素。病情较重者,全身应用抗真菌药物。近年环孢霉素 A 和 FK506 可抑制真菌的生长。痊愈后巩固点眼 2 周。

2. **手术** 对于药物治疗无效者,可以进行结膜瓣掩盖术或穿透性角膜移植术。

3. **预防** 适当体育锻炼,增强体质;注意劳动保护,避免植物性外伤。

第四节　葡萄膜疾病

葡萄膜血管丰富且富含色素相关抗原,附近的视网膜和晶状体也含有多种致葡萄膜炎活性抗原,所以葡萄膜极易受到自身免疫、感染、代谢、肿瘤等因素的影响。葡萄膜炎病因和类型复杂,应重视与全身病变的关系。前葡萄膜炎是最常见的葡萄膜疾病,其次为肿瘤,还有先天异常。

一、前葡萄膜炎

前葡萄膜炎(anterior uveitis)包括虹膜炎、虹膜睫状体炎和前部睫状体炎 3 种类型。它是葡萄膜炎中最常见的类型。病因分为感染和非感染因素。

【临床表现】

1. **症状** 眼痛、畏光、流泪伴视力下降。

2. 睫状充血或混合充血,房水闪辉阳性。角膜后出现沉着物(karatic precptates,KP),虹膜改变(虹膜后粘连、虹膜膨隆和虹膜前粘连)、瞳孔缩小、晶状体前表面遗留色素、前玻璃体内可以出现炎症细胞,偶尔出现反应性黄斑水肿或视盘水肿。

3. 严重情况下因发生瞳孔闭锁、瞳孔膜闭导致并发白内障、继发性青光眼、低眼压和眼球萎缩并发症。

【诊断】

根据临床表现即可做出诊断。

【防治原则】

1. **病因及抗感染治疗** 查找病因并治疗,抗生素、糖皮质激素眼液应用,严重病例可给予结膜下注射或全身应用激素;非甾体消炎药物应用;散瞳是关键措施。

2. **并发症治疗** 继发青光眼者,给予降眼压治疗。并发性白内障者,应在控制炎症情况下行手术。

3. **预防** 适当体育锻炼,避免过度劳累和受凉是预防复发的关键。

二、脉络膜恶性黑色素瘤

脉络膜恶性黑色素瘤(malignant melanoma of the choroid)是成年人最常见的眼内恶性肿瘤,多见于 50~70 岁老年人,易向眼球外蔓延或经血流转移全身。

【临床表现】

视力减退、视物变形。眼底可见隆起的暗褐色斑块,伴有渗出性视网膜脱离,玻璃体积血。会引起继发性青光眼。肿瘤易发生眼外或全身转移。

【诊断】

详细的病史、眼部检查,排除全身转移癌灶、眼底血管造影显示病灶的双循环、眼部 B 超、CT 及 MRI 显示占位性病变即可诊断。最终靠病理检查确诊。

【防治原则】

眼球摘除术仍是主要的治疗选择。肿瘤直径小于 10mm 并有良好视力时,可试行 ^{60}Co 放射治疗、激光光凝等。对肿瘤已向眼外蔓延者,应行眶内容物剜除术。

第五节 青光眼

青光眼(glaucoma)是目前全球占第二位致盲眼病,是一组以视神经萎缩和视野缺损为共同特征的疾病,病理性眼压增高是其主要危险因素。正常眼压 10~21mmHg,24 小时眼压差 ≤8mmHg,双眼眼压差 ≤5mmHg。另外,种族、年龄、近视眼、高血压、糖尿病、视神经供血不足也是青光眼的危险因素。

根据房角形态、病因机制和年龄三个主要因素将青光眼分三类:原发性、继发性和先天性。原发性青光眼是青光眼的主要类型,目前病因机制不明,临床上分为闭角型和开角型。我国以闭角型居多,而欧美则以开角型多见。继发性青光眼是指有明确的病因(全身因素或眼病)而导致的眼压升高、视功能障碍的一类青光眼。先天性青光眼为先天房角发育异常所致房水引流障碍导致。

一、原发性青光眼

原发闭角型青光眼(primary angle-closure glaucoma,PACG)是由于周边虹膜阻塞小梁网或与小梁网产生永久性粘连,房水外流受阻,眼压升高的一类青光眼。房角关闭机制可分为瞳孔阻滞型、非瞳孔阻滞型和多种机制共存型。根据病程特点又有急性和慢性之分。患眼具有窄房角,浅前房的解剖特征。

原发开角型青光眼(primary angle-open glaucoma,PAOG)病因不明,与遗传有关。其特点是眼压升高,房角开放,房水受阻于小梁网 -schlemm 管系统。

【临床表现】

1. **急性闭角型青光眼** 临床过程分临床前期、先兆期、急性发作期、间歇期、慢性期和绝对期。

急性发作期为眼科急症,表现为突发眼痛伴同侧剧烈头痛、畏光、视力急剧下降,常伴恶心、呕吐;眼睑水肿、混合充血,角膜雾状浑浊,前房浅,瞳孔椭圆形散大,对光反射消失,虹膜节段状萎缩及局部后粘连,晶状体前囊出现青光眼斑。眼压明显升高,房角关闭。病情发展导致光感丧失。

2. **慢性闭角型青光眼** 患者主观症状不明显。起病缓慢,逐渐出现眼胀痛、雾视及虹视,眼压逐渐升高,视野逐渐出现改变,视盘萎缩及凹陷逐渐加重。房角检查可以见到周边粘连,眼压高时房角关闭。

3. **原发性开角型青光眼** 早期患者无主观症状,眼部检查也无明显异常,前房深浅正常,但眼压却不稳定。随着病情发展眼压持续升高,房角开放。视野早期改变为旁中心暗点(视野 10º~20º 处),然后出现弓形暗点,鼻侧阶梯,环形暗点,最后发展到管状视野并残存颞侧视岛。视盘杯盘比(C/D)逐渐增大,盘沿变窄,视神经纤维缺损,视盘可有少量出血。

【诊断】

1. **急性闭角型青光眼** 大发作期依靠典型的症状和眼部体征诊断多无困难。

2. **慢性闭角型青光眼** 根据起病缓慢、房角由点到面逐渐关闭,眼压中等升高,典型的青光眼视神经萎缩,视野缺损即可诊断。可疑患者可利用暗俯试验、房角检查进行早期诊断。

3. **慢性开角型青光眼** 根据病史及眼压升高、视盘损害和视野缺损三大指标,其中两项为阳性,房角开放,诊断即可成立。对可疑患者可利用饮水试验、房角检查进行早期诊断。

【防治原则】

原发性青光眼的治疗目的是保存视功能。闭角型青光眼降低眼压后立即手术治疗,开角型青光眼首先用药物降压,药物无效时考虑手术治疗。原发性急性闭角型青光眼发病急骤,应紧急处理。

1. **降低眼压** 眼压是相对容易控制的危险因素,目前治疗主要通过药物或手术,将眼压控制在视神经损害不再发展的水平,即目标眼压。常用药物有:缩瞳剂、β-肾上腺素受体阻滞剂、肾上腺能受体激动剂、前列腺素衍生物、碳酸酐酶抑制剂和高渗剂。由于滤过性手术后滤过道的瘢痕化仍是一个有待解决的问题,应定期随访眼压、眼底和视野,必要情况下继续应用降眼压药物。

2. **保护视神经** 改善视神经血液供应和控制节细胞凋亡来保护视神经。如:谷氨酸阻滞剂、NO 合成酶抑制剂、钙通道拮抗剂、神经生长因子,抗氧化剂和活血化瘀药物等。

二、先天性青光眼

先天性青光眼(congenital glaucoma)又称发育性青光眼。是由于胚胎发育期前房角组织发育异常导致房水排泄受阻眼压升高的一类青光眼。分为:婴幼儿型青光眼、青少年型青光眼及伴有其他先天异常的青光眼,属多基因遗传眼病。

【临床表现】

1. **婴幼儿型青光眼** 常表现大角膜、畏光、流泪、眼睑痉挛、角膜雾样水肿、后弹力层破裂及眼压升高。

2. **青少年型青光眼** 常无自觉症状,临床表现同慢性开角型青光眼。

3. **伴有其他先天异常的青光眼** 包括:无虹膜性青光眼、颜面、脉络膜血管瘤的 Sturge-Weber 综合征,伴有房角及虹膜异常的 Axenfeld-Rieger 综合征。

【诊断】

根据临床表现可以诊断。

【防治原则】

1. **手术治疗** 是主要措施。但由于儿童具有活跃的创伤愈合反应,滤过性手术后仍要定期随访眼压、眼底和视野,必要情况下继续应用降眼压药物。

2. **预防** 优生优育有助于减少先天性青光眼的发生。

三、继发性青光眼

1. **虹膜睫状体炎继发青光眼** 虹膜睫状体炎可引起瞳孔环状后粘连导致瞳孔膜闭或瞳孔闭锁,后房压力增高推挤虹膜膨隆使房角关闭导致继发性青光眼。

防治原则:在治疗原发病基础上选用房水生成抑制剂降低眼压,若药物治疗不能控制眼压,在炎症控制后行手术治疗。

2. **白内障继发青光眼** 白内障的病程中晶状体膨胀或白内障过熟均可引起眼压升高导致继发性青光眼。

防治原则:药物控制眼压后行白内障摘除术。若房角已有广泛粘连,则行青光眼白内障联合术。

3. **眼外伤所致的继发青光眼** 外伤所致大量前房积血或小梁网损伤,使房水排出受阻引起眼压升高;玻璃体积血可发生溶血性青光眼或血影细胞性青光眼。眼球钝挫伤还可引起房角后退性青光眼。

防治原则:首选药物降低眼压,对不能控制者考虑手术治疗。

4. **新生血管性青光眼** 是一种继发于缺血缺氧性视网膜病变,如糖尿病视网膜病变、视网膜静脉阻塞等之后的难治性青光眼。表现在虹膜表面出现新生血管,纤维血管膜收缩使房角关闭导致眼压升高。

【防治原则】

早期全视网膜光凝,此外玻璃体腔内注射抗 VEGF 药物单独或联合手术治疗控制眼压。晚期病例需行睫状体冷冻或睫状体激光,严重者行眼球摘除手术。

第六节　晶状体疾病

晶状体的主要病变是晶状体透明度降低或颜色改变所导致的光学质量下降称为白内障(cataract)。另一种是晶状体位置发生变化,如脱位或半脱位。目前白内障是全球性的主要致盲眼病。许多因素引起晶状体囊膜损伤、渗透性增加和丧失屏障作用,或因晶状体代谢紊乱,使晶状体混浊。根据病因,白内障可分为年龄相关性(老年性)、先天性、并发性、外伤性、代谢性等类型。

一、年龄相关性白内障

年龄相关性白内障(age-related cataract)多发生于 50 岁以上者,随着年龄增加而发病率增加。根据混浊开始的部位分为皮质性、核性和后囊膜下性。营养代谢改变、紫外线、饮酒、吸烟、糖尿病及高血压等均可能与其发生有关,自由基的过氧化损伤可能是其发生的主要机制,多为双眼发病。

【临床表现】

主要症状为眼前阴影、多视、渐进性无痛性视力减退。皮质性白内障最为常见,临床过程分为 4 期。

1. **初发期**　畏光、复视、视力轻度下降,混浊出现于晶状体周边皮质内。
2. **膨胀期**　视力明显下降,晶状体混浊加重,前房变浅,可诱发急性闭角型青光眼发作,眼底难以看清。
3. **成熟期**　视力降至手动或光感,晶状体混浊,虹膜投影阴性。
4. **过熟期**　前房加深,囊膜皱缩,皮质液化,核下沉,虹膜震颤。可引起晶状体溶解性青光眼等并发症。

【诊断】

散大瞳孔用检眼镜或裂隙灯检查晶状体混浊的程度和视力情况可以诊断。

【防治原则】

1. **药物治疗**　尚无肯定的疗效。
2. **手术治疗**　是主要治疗手段。当白内障发展影响到工作和日常生活时,考虑手术治疗。目前最常用的手术方法是白内障超声乳化吸除术或(白内障囊外摘除术)联合人工晶状体植入术。
3. 防止紫外线过度照射,预防高脂血症等全身疾病可延缓白内障的发展。

二、先天性白内障

先天性白内障(congenital cataract)为出生时或出生后第一年发生的晶状体混浊,与遗传、母亲怀孕头 3个月风疹等病毒感染、用药不当、暴露 X 线和母亲怀孕期患有营养不良、代谢性疾病(如:糖尿病、甲状腺功能不足)等因素可能有关。先天性白内障是造成儿童失明和弱视的重要原因,是儿童白瞳症最常见的一种。常按混浊部位分为前极性、后极性、绕核性、核性、冠状、膜性和全白内障等类型。

【临床表现】

晶状体混浊多为双眼发病,为静止性。少数出生后继续发展。还易合并其他眼病或异常。如:斜视、先天性小眼球、永存玻璃体增生症等。

【诊断】

根据病史、晶状体混浊形态和部位可以诊断。怀疑全身病者应进行实验室检查。

【防治原则】

1. **对症治疗**　视力良好者可定期观察。影响视力明显者应尽早手术,以防弱视的发生。2 岁后施行人工晶状体植入手术,术后行弱视治疗。

2. **预防**　孕期加强营养,预防病毒感染;优生优育预防发生。

第七节　玻璃体疾病

玻璃体(vitreous body)是透明的凝胶体。正常情况下随着年龄的改变,玻璃体发生组织学变化如液化、浓缩和玻璃体后脱离(posterior vitreous detachment,PVD)。发生 PVD 时,可使视网膜血管破裂导致玻璃体积血、视网膜裂孔形成,甚至视网膜脱离,还可引起黄斑前膜。

玻璃体积血

玻璃体积血(vitreous hemorrhage)多因眼内血管性疾患和外伤引起。常见于:①视网膜裂孔和视网膜脱离;②视网膜血管性疾病伴缺血性改变,如增殖性糖尿病视网膜病变、视网膜静脉阻塞、视网膜静脉周围炎、视网膜血管畸形等;③眼球外伤或手术,如眼球钝挫伤、眼球穿通伤、内眼手术等;④其他眼底病,如老年性黄斑变性合并脉络膜新生血管膜、眼底肿瘤等。

【临床表现】

少量出血时,眼前有黑影飘动,视力下降,玻璃体内可见混浊漂浮物;大量出血时,视力急剧减退或仅有光感,眼底不能窥见,若反复出血可引起增殖性病变,造成牵引性视网膜脱离。

【诊断】

依据症状、眼底检查、裂隙灯检查玻璃体内大量鲜红色血块,B 超检查可见玻璃体混浊进行确诊。排除视网膜脱离和眼内肿瘤。

【防治原则】

1. **保守治疗**　嘱患者头高半卧位,出血量少时等待其自行吸收,同时治疗原发疾病。

2. **手术治疗**　出血量多吸收困难,未合并视网膜脱离可观察 3 个月,若仍不能吸收,应进行玻璃体切割术。对合并视网膜脱离者,应尽早手术。

3. **预防**　视网膜血管疾病合并缺血改变者尽早行激光治疗是关键。

第八节　视网膜与视神经疾病

视网膜结构精细而复杂,视神经的鞘膜与颅内三层脑膜相延续。全身其他组织的疾病常常影响视网膜的血管。因此根据视网膜和视神经病变情况也会为一些全身疾病的诊断和预后评估提供指导。

一、视网膜中央动脉阻塞

视网膜动脉阻塞(central retinal artery occlusion,CRAO)是严重损害视力的急性发作眼病。动脉粥样硬化、血管痉挛、凝血病、动脉周围炎和栓子栓塞等疾病是常见的原因。

【临床表现】

1. 患眼突发无痛性视力骤降,甚至无光感。发病前可有阵发性黑矇史。

2. 患眼瞳孔中度散大,直接对光反射迟钝甚至消失。眼底检查:视网膜水肿呈灰白色,黄斑呈现"樱桃红"。动脉变细,可见血液呈节段性流动。晚期视盘苍白,视神经萎缩。

【诊断】

依据病史和眼底检查、眼底荧光血管造影(fundus fluorescence angiography FFA)检查可见动脉充盈时间明显延长,灌注不良即可确诊。

【防治原则】

1. **降低眼压** 眼球按摩、前房穿刺、口服乙酰唑胺等,使栓子向末支移动.

2. **局部或全身应用扩张血管剂** 间断吸入混合氧气;球后注射妥拉唑林;全身应用血管扩张剂,如舌下含化硝酸甘油片;抗凝剂应用。

3. **病因及对症治疗** 如疑为巨细胞动脉炎,应用皮质类固醇、B族维生素、胞磷胆碱等。

4. **预防** 严格控制血糖、血压,多吃膳食纤维食物有助于预防本病发生。

二、视网膜中央静脉阻塞

视网膜中央静脉阻塞(central retinal vein occlusion,CRVO)是第2位的最常见的视网膜血管病变。常见病因有:①血管壁的改变:高血压和视网膜动脉硬化造成对CRV的压迫是最常见的危险因素,其次为CRV炎症;②血液流变学的改变,如糖尿病;③血流动力学的异常,如心功能不全等是常见的病因。

【临床表现】

1. 多为单眼,视力突然下降。

2. 眼底表现视盘边缘不清,视网膜静脉迂曲扩张,沿视网膜静脉有大片火焰状出血,视网膜水肿可波及黄斑,引起黄斑囊样水肿(cystoid macular edema,CME)。根据临床表现和预后可分为非缺血性和缺血性,缺血性的CRVO多伴有CME,视力下降严重,易发展为新生血管性青光眼、玻璃体积血、增殖性视网膜脱离等,预后不良。

【诊断】

依据病史和眼底表现临床即可做出诊断;FFA可见静脉充盈迟缓,黄斑可有囊样水肿,无灌注及新生血管形成可以确诊且可区分缺血型;OCT可显示黄斑水肿及视网膜厚度的定量检测。

【预防原则】

1. **病因治疗** 针对全身疾病治疗,如降低血糖、血管炎时口服糖皮质激素。

2. **溶栓治疗** 如尿激酶、蝮蛇抗酸酶等药物应用。

3. **激光治疗预防和治疗并发症** 视网膜光凝术对治疗黄斑囊样水肿、预防新生血管性青光眼、增殖性视网膜脱离等有一定的效果。近年玻璃体腔内注射曲安奈德、VEGF抗体使黄斑水肿的研究取得明显疗效。

三、原发性孔源性视网膜脱离

视网膜脱离(retinal detachment,RD)为视网膜色素上皮层与神经上皮层之间的分离。原发性视网膜脱离以孔源性视网膜脱离(rhegmatogenous retinal detachment)最常见,多见于高度近视眼、老年人或有外伤史者。

【临床表现】

1. 视力骤减,视物变形,眼前有黑幕遮盖。

2. 眼底检查可见脱离的视网膜呈灰白色波浪起伏,并有皱褶。脱离面积可限于一侧,也可波及全视网膜,呈漏斗状。视网膜裂孔,多位于颞上和颞下。

【诊断】

根据临床表现可以诊断。

【防治原则】

1. **手术** 手术封闭裂孔是使视网膜复位的关键。常用巩膜外垫压术,伴有增殖性玻璃体视网膜病变者需行玻璃体切割术、注入硅油或惰性气体使视网膜复位。

2. **预防** 避免眼外伤等有助于减少视网膜脱离的发生。

四、年龄相关性黄斑变性

年龄相关性黄斑变性(age-related macular degeneration,ARMD)指双眼先后或同时发病,中心视力进行性下降。该病是 60 岁以上老年人视力不可逆损害的主要原因。发病率随着年龄的增加而增高。目前发病机制不详,可能与遗传、黄斑长期慢性光损伤、代谢及营养障碍有关。

【临床表现】

1. 患者双眼视力慢性进行性下降。

2. 干性 ARMD 眼底黄斑区可见黄白色、大小不一的玻璃膜疣(drusen)、色素紊乱和色素上皮萎缩等改变。

3. 湿性 ARMD,视力突然下降、视物变形或暗点。眼底黄斑区可见暗红色深层出血和鲜红色浅层出血,易被误诊为脉络膜黑色素瘤。后期,中心视力极差,局部瘢痕化,其周围可以发生新生血管等病变使病灶扩大。

【诊断】

根据年龄、病史及眼底表现可以诊断;FFA 检查显示脉络膜新生血管有较大的诊断价值。OCT 可显示脉络膜新生血管的位置、形态及相关改变。

【防治原则】

目前尚无特殊疗法。干性者主要用抗氧化剂,可行低视力矫治。激光封闭软性玻璃膜疣。湿性者激光治疗新生血管膜,对位于黄斑中心凹下的新生血管膜经瞳孔温热疗法及光动力学治疗取得了一定的疗效,近来抗新生血管药物疗法(如 Ranibizumab、康柏西普注射剂)展现了良好的前景,但仍未解决复发问题。

五、高血压性视网膜病变

高血压性视网膜病变(hypertensive retinopathy)是高血压病的眼部并发症。高血压病患者的眼底改变可以反映其脑、肾等重要脏器的病变严重程度。按高血压病程的缓急,分为慢性和急性高血压视网膜病变。临床上以慢性者较为典型。

【临床表现】

临床上采用 Keith-Wagener 分类法,将慢性高血压性视网膜病变分四级:Ⅰ级:动脉血管收缩、变窄;Ⅱ级:动脉硬化,呈铜丝状动脉或银丝状动脉外观,动、静脉交叉压迫现象;Ⅲ级:视网膜病变可有出血、水肿、少量微血管瘤、硬性渗出、软性渗出;Ⅳ级:在Ⅲ级改变的基础上合并视盘水肿等。急性高血压视网膜病变多见于 40 岁以下青年,在短期内发生急剧的血压升高,主要改变为视盘水肿和视网膜病变。

【诊断】

依据高血压病史及典型的眼底改变即可诊断。

【防治原则】

控制血压、全是应用改善微循环药物,定期眼底检查随访是关键。

六、糖尿病性视网膜病变

糖尿病性视网膜病变(diabetic retinopathy,DR)是最常见的视网膜血管病,是糖尿病眼部最重要的并发症。视网膜微血管病变是 DR 的基本病理过程。

临床上分单纯性或非增生性(nonproliferative diabetic retinopathy,NPDR)和增生性(proliferative diabetic retinopathy,PDR)。

【临床表现】

1. 早期无症状,病情发展到黄斑受累后出现不同程度视力下降。

2. 我国 1984 年制定了糖尿病性视网膜病变的分期标准(见表 36-2),2002 年国际眼科学会制定了 DR 新的临床分期标准,分为无明显视网膜病变、轻度、中度、重度 NPDR 和 PDR 共 5 期,同时将黄斑水肿分为无明显、轻度、中度和重度 4 级。

表 36-2　糖尿病性视网膜病变临床分期

分型	分期	视网膜病变
单纯性(非增生性)	I	以后极部为中心,出现微动脉瘤或并有小出血点
	II	出现硬性渗出或并有出血斑
	III	出现软性渗出或并有出血斑
增生性	IV	眼底有新生血管并有玻璃体积血
	V	眼底有新生血管和纤维增生
	VI	眼底新生血管和纤维增生,伴有牵引性视网膜脱离

【诊断】

根据糖尿病史及临床表现可以诊断。

【防治原则】

1. 严格控制血糖,定期眼底检查有助于防止眼底病变的发展。

2. 对于重度 NPDR 和 PDR 或国内临床分期增生性病变采取全视网膜光凝术,防止或抑制新生血管形成;黄斑水肿者,可行黄斑格栅样光凝,玻璃体腔内注射抗新生血管因子抗体联合激光治疗有助于减少复发。对伴有严重玻璃体积血或视网膜脱离者应手术治疗。

七、视网膜母细胞瘤

视网膜母细胞瘤(retino blastoma,Rb)是婴幼儿最常见的眼内恶性肿瘤,30% 双眼发病。90% 患儿 3 岁以前发病。40% 属常染色体遗传,60% 为非遗传性,为视网膜母细胞突变所致。

【临床表现】

1. **早期**　无症状,多因白瞳症或因斜视或视力障碍而就诊。

2. **临床分 4 期**　①眼内期:瘤体在视网膜上和玻璃体内生长种植,伴视网膜脱离;②青光眼期:瘤体增大继发青光眼;③眼外蔓延期肿瘤突破眼球壁向球结膜和眼眶深部发展;④转移期:经视神经或淋巴管、血管向颅内及全身转移,导致死亡。

【辅助检查】

眼部 CT 检查显示眼内或眶内实质性病变,钙化斑。

【诊断】

根据典型的临床表现及眼部影像资料可确诊。

【防治原则】

1. **保留眼球治疗**　控制肿瘤生长及转移以挽救患儿生命是原则。①较小的肿瘤可用激光或冷冻疗法治疗;②巩膜表面放疗适合于肿瘤直径较大或分散,不适合光凝和冷凝治疗且无广泛玻璃体种植的肿瘤;③化学疗法用于冷冻治疗后巩固疗效。

2. **摘除眼球**　巨大肿瘤或放疗失败者需行眼球摘除术,视神经应切除不少于 10mm。瘤体已穿破眼球者需行眶内容剜除术。术后联合放射治疗。预后差。

八、早产儿视网膜病变

早产儿视网膜病变(retinopathy of prematurity, ROP)是在孕 34 周以下、体重小于 1500g、长时间吸入高浓度氧气早产儿因未成熟视网膜组织血管增生、收缩,引起牵拉性视网膜脱离而失明。

【临床表现】

根据病程的发展临床分 3 个区 5 期。1 区指以视盘为中心,视盘至黄斑中心凹距离的 2 倍为半径画圆;2 区以视盘为中心,视盘中心到鼻侧锯齿缘为半径画圆;2 区以外剩余的部位为 3 区。Ⅰ 期:周边视网膜见扁平血管化与非血管化分界线;Ⅱ 期:分界线抬高、加宽形成嵴;Ⅲ 期:嵴状分界线伴有纤维血管增生;Ⅳ 期:不完全视网膜脱离;Ⅴ 期:全视网膜脱离。

【诊断】

根据病史及眼底检查、眼部 B 超即可诊断。

【防治原则】

Ⅲ 期者行视网膜缺血区光凝术,Ⅳ~Ⅴ 期行玻璃体 - 视网膜手术并光凝术。对早产儿避免高浓度长时间吸氧;有危险因素者生后 4~6 周行全面眼底筛查。

九、视神经炎

视神经炎(optic neuritis)泛指视神经的炎症、退行性病变及脱髓鞘等疾病。依据病变累及部位不同分为视乳头炎和球后视神经炎。局部及全身感染性疾病、脱髓鞘疾病以及自身免疫性疾病均是其常见病因。视乳头炎多见于儿童,双眼多见;球后视神经炎见于青壮年。

【临床表现】

1. 视力突然进行性减退,伴眼球转动痛。

2. 瞳孔直接光反应迟钝或消失,间接反应存在。视乳头炎者视乳头充血、水肿,边界模糊,其周围可有小的出血点,视网膜静脉扩张。球后视神经炎患者眼底检查正常。两者晚期均出现不同程度视神经萎缩。

【辅助检查】

视野检查可发现中心暗点或哑铃型暗点。PVEP 检查显示 P100 波潜伏期延长,振幅降低。应作血液检查、脑脊液、头颅 CT 或 MRI 查找病因。

【诊断】

依据典型的临床特征和辅助检查结果多可确诊。

【防治原则】

1. **药物治疗**　针对全身病因治疗。病因不明者给以抗生素、糖皮质激素应用。请神经内科会诊。改善微循环、营养神经药物应用。

2. **预防**　增强体质,适当体育锻炼,避免感冒和劳累可预防本病发生。

十、急性前部缺血性视神经病变

急性前部缺血性视神经病变(anterior ischemic optic neuropathy,AION)为供应视盘筛板前区及筛板区的睫状后血管的小分支发生缺血导致的视神经损害。糖尿病、高血压、高脂血症、栓子栓塞、血液黏度增加、低血压、青光眼常为非动脉炎性的病因。50 岁以上年龄多见。动脉炎性者常因颞动脉炎或巨细胞动脉炎所致,较少见。

【临床表现】

1. 突然无痛性视力减退伴部分视野缺损。

2. 瞳孔不同程度散大,直接对光反应迟钝,间接反应存在。眼底可见视盘水肿、边界模糊,其旁可见小片状出血,水肿消退后遗留视神经萎缩。

【诊断】

依据病史特点、眼底检查、视野检查可发现与生理盲点相连的扇形或象限型视野缺损。FFA 显示视盘局限性充盈迟缓,晚期出现强荧光渗漏。

【防治原则】

1. 改善微循环应用溶栓、血管扩张药物降低眼压;全身应用糖皮质激素减轻水肿,尤其动脉炎者;应用神经营养剂。

2. 预防　严格控制血糖、血压,多吃膳食纤维食物有助于预防本病发生。

第九节　眼外伤

眼外伤(ocular trauma)是单眼失明的主要原因,男性及青少年多见。根据致伤原因可以分为机械性和非机械两类。前者包括钝挫伤、穿通伤和异物伤;后者主要指化学伤、热烧伤和辐射性伤。几乎所有的眼外伤都是可以预防的,加强劳动保护及道德素质教育有助于减少眼外伤的发生。

一、眼的钝挫伤

眼的钝挫伤(ocular blunt trauma)是由钝性机械力量打击引起。如:砖石、拳头、球类、车祸以及爆炸的冲击波等。占眼外伤的 1/3 左右。

【临床表现】

因致伤物大小、打击部位不同,临床表现多样,外伤后视力下降是共同的主诉。

1. **眼附属器挫伤**　眼睑肿胀、出血或撕裂。球结膜下出血或撕裂;睑缘离断,常伴泪小管断裂。

2. **角膜挫伤及角巩膜破裂伤**　可以出现角膜上皮擦伤。鼻侧角巩膜缘、直肌下方均是易发生破裂的部位,常伴有大量球结膜下出血、眼压降低等特征。

3. **虹膜睫状体挫伤**　可出现虹膜睫状体炎的表现;虹膜根部断离可以引起复视。常伴前房积血,晚期发生房角后退可能导致继发性青光眼。

4. **晶状体损伤**　外伤性白内障或晶状体脱位。

5. **脉络膜破裂伤**　可为单处或多处,常被出血所掩盖,伴有玻璃体积血,出血吸收后,表现为凹面向视盘的黄白色月牙状,晚期可产生脉络膜新生血管。

6. **视网膜震荡或挫伤**　后极部视网膜出现水肿或出血,视力下降。晚期有色素沉着或瘢痕增殖。

7. **视神经挫伤**　视力急骤下降,甚至无光感,瞳孔直接光反应消失,晚期视神经萎缩。

8. **眼眶骨折**　可单独发生,若合并眼外肌的嵌顿,可出现复视,眼外肌运动受限、眼球后退,称为爆裂性眼眶骨折。

【诊断】

根据临床表现可以诊断。必要时行眼 CT 检查排除眼球壁破裂。

【防治原则】

1. **对症处理**　①卧床休息,出血者早期用冷敷、止血剂。尤其前房积血伤后 2~5 天易再次出血,经保守治疗无效可能发生角膜血染、继发青光眼,应行前房穿刺冲洗;②眼球壁的损伤一般用糖皮质激素及散瞳剂;③视神经挫伤需降低眶内压,应用大量皮质类固醇、营养神经药物;④单独眶壁骨折不需处理,合并眼外肌嵌顿保守治疗无效、眼球后退 >3mm,2 周内行手术治疗。

2. **手术治疗**　眼球破裂、虹膜根部断离过大引起复视、外伤性白内障、晶状体脱位继发性青光眼、大量玻璃体积血多需手术治疗。术后需进行抗感染治疗。

二、眼球穿通伤并异物伤

眼球穿通伤(ocular penetrating trauma)由锐器刺入、切割造成眼球壁的全层裂开造成,伴或不伴有眼内损伤或组织脱出。眼异物包括眼球外异物及眼内异物(intraocular foreign body)。异物可以分为金属异物及非金属异物,金属异物又分为磁性异物及非磁性异物。异物的损伤因素包括机械性破坏、化学和毒性反应、继发感染等。任何开放性眼部或眶部外伤,都应怀疑并排除异物。

【临床表现】

1. 眼疼痛及视力锐减。

2. 穿通伤口可以在角膜、巩膜或角巩膜缘。伤口或附近可有眼内容物嵌顿或脱出,严重者可以伴有玻璃体积血、视网膜脱离、眼内炎及眼内异物。磁性异物在眼内可以引起铁锈症(siderosis)和铜绿症(chalcosis),两者都可导致视功能严重受损。植物性异物常可引起严重的眼内炎。

【辅助检查】

眼部 X 线、B 超、CT 排除眼内异物。

【诊断】

根据病史、临床表现结合辅助检查进行诊断,但要注意巩膜小伤口被结膜出血掩盖及有无后巩膜穿通伤;辅助检查还要注意有无眼内异物。

【防治原则】

1. **封闭伤口、抗感染**　小于 2~3mm 的伤口,对和好、无组织嵌顿时,可以不缝合。脱出的虹膜在 24 小时内,无明显污染,可以用抗生素溶液冲洗后送回前房。注射 TAT 及广谱抗生素预防感染。

2. **异物取出**　异物为铁、铜、植物性异物时必须手术取出。惰性异物无并发症时,可观察。

3. **并发症处理**　外伤性感染性眼内炎、外伤性增生性玻璃体视网膜病变均需行玻璃体切割手术,交感性眼炎按葡萄膜炎治疗。

三、眼的化学伤

常为酸、碱类化学物品引起眼的损伤,损伤程度与预后与致伤物的性质、浓度和接触时间有关。碱比酸烧伤要严重得多。

【临床表现】

1. 畏光、流泪、睁眼困难为主要症状。依据病情分轻、中、重度伤。

2. 轻者局部充血水肿;中度者眼睑皮肤糜烂、结膜小片状缺血坏死,角膜混浊、水肿,愈后遗留瘢痕;重度者结膜及角膜呈瓷白色坏死,严重者角膜可以穿孔,眼内反应重,伴有葡萄膜炎。愈后形成角膜白斑、继发性青光眼、眼球粘连、假性胬肉、睑闭不合、泪溢等并发症。

【诊断】

根据病史及临床表现诊断,测定结膜囊 pH 值判断酸碱性。

【防治原则】

1. **急救** 现场急救最重要,争分抢秒就地取材,用水进行彻底冲洗。

2. **后继治疗** ①局部和全身抗生素、激素抗感染治疗;②散瞳、点降眼压药物应用;③一周后停用激素,使用胶原酶抑制剂;④严重者应该及时清创,并行结膜或角膜移植加羊膜移植手术;⑤对晚期并发症应该根据不同情况进行手术治疗。

第十节 屈光不正与斜视、弱视

一、屈光不正

在无调节状态下,平行光线经过眼的屈光系统后,不能成像在视网膜上,称为屈光不正(ametropia)。成像在视网膜之前者称为近视(myopia);在视网膜之后者称为远视(hyperopia);不同子午线所形成的焦点位置不同时称为散光(astigmatism)。双眼屈光度数不等者称为屈光参差(anisometropia)。屈光不正包括:近视、远视、散光。近视按病因分为:轴性近视和屈光性近视。按近视程度分为:轻度近视:<-3.00D;中度近视 -3.00~6.00D;高度近视:>-6.00D。中、低度近视受环境因素的影响;高度近视为常染色体隐性遗传。远视按程度分低度远视:轻度远视 <+3.00D;中度远视 +3.00~+5.00D;高度远视:>+5.00D。散光分为规则散光和不规则散光。

【临床表现】

1. 近视者远视力差而近视力正常。由于看近时少用调节,易引起外斜视。随着近视度数的进展视网膜可出现病理变化,如:脉络膜萎缩、视网膜变性、后巩膜葡萄肿、黄斑出血及形成 Fuchs 斑,还易发生视网膜脱离、撕裂、裂孔等。

2. 低度远视视力正常;中度远视易出现视疲劳合并内斜视;高度远视可导致弱视。

3. 轻度散光可引起视力疲劳。重度散光可导致弱视。

【诊断】

排除眼部器质性病变,检查远、近视力及验光检查可以诊断。

【防治原则】

1. **屈光矫正**

(1) 近视治疗:①佩戴凹透镜,以矫正视力的最低度数为宜;②两眼相差 3.00D 以上,应配角膜接触镜;

③佩戴角膜塑形镜有助于控制近视进展;④目前开展了许多屈光性手术如:放射状角膜切开术(RK),角膜表面屈光性切削术(PRK)及激光角膜原位磨镶术(LASIK)、有晶状体人工晶状体植入术等。

(2) 远视治疗:佩戴凸透镜,以矫正视力的最高度数为宜,尤其合并内斜视者。

(3) 散光主要佩戴柱状镜。

2. 预防 注意用眼卫生、营养均衡有助于防止轻、中度近视的发生及发展。

二、共同性斜视

共同性斜视(concomitant strabismus)是指眼球运动无障碍,在向各不同方向注视或更换注视眼时,其偏斜度无变化。共同性斜视最常见是共同性内斜视和共同性外斜视。

【临床表现】

1. 共同性内斜视 以先天性内斜视及屈光性调节性内斜视多见。先天性内斜视生后6个月以内发病,斜视角度较大,假性外展受限,合并下斜肌亢进、DVD和眼球震颤。屈光调节性内斜视常在2~3岁发病,合并有中高度远视,易形成弱视。

2. 共同性外斜视 间歇性外斜视多见。间歇性外斜视随年龄增长,外斜程度日益明显。有畏光、喜闭一眼,视疲劳症状。

【诊断】

依据病史、眼球运动和临床表现即可做出诊断。

【预防原则】

治疗共同性斜视的目的是改善外观、增加双眼融合和恢复双眼单视功能。

1. 1% 阿托品散瞳验光,佩戴合适眼镜。每半年定期复查。

2. 弱视治疗,双眼视力接近正常或平衡仍残留斜视者,考虑手术。

3. 有遗传史者,2 岁可考虑到医院验光检查。术后双眼视训练,避免复发。

三、非共同性斜视

非共同性斜视(non-concomitant strabismus)是由于神经核、神经或眼外肌本身器质性病变引起的单条或多条眼外肌不同程度的麻痹所致的眼位偏斜。以麻痹性斜视为常见。分先天性和后天性。先天性麻痹性斜视指生后或生后 6 月内发现的斜视。后天性麻痹性斜视中炎症,脑血管病,肿瘤,外伤及代谢性疾病等常是发病的原因。

【临床表现】

①突然发生复视,有眩晕和恶心,步态不稳;②眼球运动向麻痹肌方向运动受限;③第二斜角大于第一斜角;④代偿头位;如将患眼遮盖,则症状消失。

【诊断】

①根据病史及临床表现可以得出诊断;②复视像或歪头试验可鉴别出哪条肌肉麻痹。

【防治原则】

1. 针对全身疾病查找原因,行头颅 CT、MRI 检查。请神经科和耳鼻喉科等相关科室会诊。

2. 可应用抗生素、糖皮质激素、神经营养等药物治疗;A 型肉毒杆菌毒素局部注射麻痹肌的拮抗肌的肌鞘内,重建与麻痹肌的平衡。

3. 经保守治疗 6~8 月,水平斜视残留 15$^\triangle$,垂直斜视 10$^\triangle$,需手术矫正斜度。

四、弱视

弱视（amblyopia）是指视觉发育期内由于异常视觉经验引起的单眼或双眼最佳矫正视力≤0.8,眼部检查无器质性病变。弱视的病因及分类:斜视性弱视、屈光参差弱视、屈光不正性弱视以及形觉剥夺性弱视。弱视程度分:轻度 0.6~0.8;中度 0.3~0.5;重度 0.2 以下。

【临床表现】

1. 视力减退　最佳矫正视力达不到相同年龄视力的底线,两眼最佳矫正视力相差≥两行。正常 3 岁为 0.5,4~5 岁为 0.6,6~7 岁为 0.7,7 岁以上为 0.8。

2. 拥挤现象　对排列成行的视标分辨力较单个视标差,对比敏感度功能降低。

3. 视觉诱发电位　P 波潜伏期延长,振幅下降。

4. 双眼单视(立体视觉)功能障碍。

【诊断】

排除其他原因引起的矫正视力不良,根据临床表现可以诊断。

【防治原则】

1. 早期治疗先天性白内障和先天性上睑下垂。矫正屈光不正,准确验光配镜。

2. 遮盖是主要和最有效的方法。在戴矫正眼镜的基础上,遮盖优势眼,配合视刺激疗法及精细家庭作业等。

3. 加强早期视力筛查,可以降低弱视的患病率和减轻弱视的程度。

(刘向玲)

复习思考题

1. 什么是睑腺炎? 常见感染的病原微生物是什么?

2. 慢性泪囊炎常见的临床特点是什么? 如何处理?

3. 简述沙眼的临床分期和晚期并发症。

4. 常见感染性角膜炎的鉴别诊断和治疗原则。

5. 急性闭角型青光眼发作期的临床表现及处理原则是什么?

6. 年龄相关性皮质性白内障的临床特点是什么? 手术适应证、手术方法有哪些?

7. 我国糖尿病视网膜病变临床分期有哪些?

8. 急性前部缺血性视神经病变的临床特点和治疗原则有哪些?

9. 患者,男,28 岁,右眼被拳头击伤视力下降 2 小时,眼部检查:右眼视力指数 / 30cm,眼压 T+2,眼睑肿胀,角膜水肿,前房积血,瞳孔对光反应迟钝,经检查未发现伤口,你认为的临床诊断是什么? 该如何处理?

10. 何为屈光不正? 近视常见的矫正方法有哪些?

参考文献

1. 闻德亮. 临床医学概要. 北京:人民卫生出版社,2013.

2. 赵堪兴,杨培增. 眼科学. 第 8 版. 北京:人民卫生出版社,2016.

3. 朱明德. 临床医学概论. 北京:人民卫生出版社,2011.

4. 葛坚. 眼科学. 第 2 版. 北京:人民卫生出版社,2010.

第三十七章　耳鼻咽喉科学

37

学习目标	
掌握	耳鼻咽喉科常见疾病的主要症状、主要体征和诊断。
熟悉	耳鼻咽喉科常见疾病的防治原则。
了解	耳鼻咽喉科常见疾病的病因特点。

耳鼻咽喉科学是研究耳、鼻、咽、喉、气管与食管诸器官以及颅底、颈部和上纵隔诸部位的解剖、生理和疾病现象的一门科学。该学科领域涉及听觉、平衡觉、嗅觉、发声与言语、呼吸和吞咽等器官以及颅底、颈部和上纵隔诸部位的解剖与发育、生理与病理，以及疾病的诊断、治疗和预防。本学科所涉及器官解剖关系较为复杂，上承颅脑，下通气管、食管，鼻之两旁毗邻眼眶，咽喉两旁还有诸多重要的神经干与大血管通过。随着科学技术的日益进步，基于解剖上与周边邻近器官以至全身诸系统的紧密联系，以往的耳鼻咽喉科学逐渐拓展范畴并形成耳鼻咽喉-头颈外科学。耳鼻咽喉科学虽是一门独立的医学分支，但它与整个机体有着广泛而紧密的联系。因此，学习和从事该专业者，必须具有整体观念，以期在对疾病的诊治和观察中，使局部与整体密切结合，使疾病得以正确诊治。

第一节　鼻科学

鼻是人体呼吸道的起始部，具有一系列基本而又复杂的重要生理功能，是人体疾病发生率最高的器官。自15世纪初，人类第一次观察到额窦的解剖结构，鼻科学（rhinology）的研究从未停止。现代社会生产生活模式的改变使得鼻部疾病的发病率不降反升，疾病谱愈拓愈宽。因此，鼻部解剖学的研究得以不断深入，鼻部生理学的高深至今吸引无数科学家的注意，鼻外科学更是得到了不断的发展与进步。尤其是20世纪70年代以来，鼻内镜技术的出现打破了传统的鼻外科手术模式，并由此诞生了鼻眼相关外科和鼻颅底相关外科，推动了鼻科学的整体发展。

一、鼻骨骨折

鼻骨突出于面部中央，易遭受外伤导致鼻骨骨折。鼻骨骨折多单独发生，亦可是颌面骨折的一部分。

【临床表现】

1. 常见症状为鼻出血和局部疼痛。

2. 外观表现为鼻梁塌陷或偏斜，触之有骨擦音及骨擦感，严重者可出现鼻中隔血肿。

【辅助检查】

1. X线　鼻骨侧位片可显示骨折线及有无移位。

2. CT　鼻骨CT可明确骨折部位及范围。

【诊断】

根据病史、外鼻畸形、鼻中隔检查、X线或CT检查可明确诊断。

【防治原则】

1. 鼻骨骨折伴明显外鼻畸形者需即刻行鼻骨骨折复位术。

2. 若鼻部肿胀明显，为不影响复位效果，可于外伤后1周肿胀消退后行复位手术，但不宜超过伤后2周。如出现鼻中隔血肿需尽早行血肿切开以防止发生软骨坏死。

二、鼻腔鼻窦炎症性疾病

（一）急性鼻炎

急性鼻炎俗称"伤风""感冒"，是由病毒感染引起的鼻黏膜急性炎症。多发于冬秋季及季节交替时。

【临床表现】

1. 早期　自觉鼻腔和鼻咽部痒、刺激感、异物感或烧灼感，鼻腔干燥，可伴结膜瘙痒，鼻塞逐渐加重，打喷嚏。随后出现疲劳、头痛、畏寒、食欲缺乏等全身症状。多在 1~2 周内,各种症状逐渐减轻消失。

2. **查体** 初期鼻黏膜充血、干燥,后肿胀,总鼻道或鼻底有水样、黏液样或黏脓性分泌物。

【辅助检查】

可行相关抽血化验检查排除其他疾病。

【诊断】

根据病史及鼻部检查可确诊,应与其他急性传染病的前驱症状相鉴别。

【防治原则】

1. 该病有自限性,主要是对症及预防并发症。多饮水,清淡饮食,注意休息。

2. 减轻头痛和发热等全身症状可用阿司匹林或清热解毒的药物。减轻鼻腔黏膜反应可局部使用糖皮质激素鼻喷剂。

(二) 慢性鼻炎

慢性鼻炎是鼻黏膜及黏膜下层的慢性炎症,病程持续三个月以上或反复发作,迁延不愈。

【临床表现】

1. **鼻塞** 早期症状较轻,可为间歇性和交替性,晚期较重,多为持续性,出现闭塞性鼻音,可伴嗅觉减退。

2. **流涕** 早期鼻分泌物为黏液性,可后流到咽喉部,出现多"痰"及咳嗽。晚期鼻分泌物可为黏液性或黏脓性。

3. **耳鸣、听力下降** 如咽鼓管被肿胀的下鼻甲压迫可出现此症状。

4. 长期张口呼吸及鼻分泌物的刺激可引起慢性咽喉炎。

5. 早期可见双侧下鼻甲肿胀,黏膜光滑、湿润,柔软富有弹性,鼻黏膜对血管收缩剂敏感,称单纯性鼻炎。长期慢性炎症可使黏膜增生,肥厚,呈暗红和淡紫红色,下鼻甲呈结节状和桑葚状,质硬,弹性减弱,对血管收缩剂反应差,称肥厚性鼻炎。

【诊断】

根据症状、鼻镜检查及鼻黏膜对血管收缩剂反应情况,诊断无困难。

【防治原则】

1. 积极治疗全身疾病;矫正鼻腔畸形;提高免疫力;避免过度疲劳。

2. 局部可用鼻喷剂、减充血剂(不宜超过 10 天)、鼻腔生理盐水冲洗。炎症明显可使用口服小剂量大环内酯类抗生素。

3. 药物及其他治疗无效并伴有明显的鼻塞,可考虑手术治疗,目的是扩大鼻腔通气面积,改善通气状况。

(三) 萎缩性鼻炎

萎缩性鼻炎是一种缓慢发生的弥漫性、进行性鼻腔萎缩性病变,以鼻腔黏膜萎缩为特点。

【临床表现】

1. **鼻及鼻咽部干燥** 鼻腔黏膜腺体萎缩,分泌减少,鼻内常有结痂。

2. **鼻塞和嗅觉减退或失嗅** 痂皮堵塞鼻腔,黏膜萎缩致神经感觉迟钝。

3. **头痛、头昏** 因鼻腔黏膜萎缩,过度通气,导致保温调湿功能减退,大量冷空气刺激所致。

4. **臭鼻症** 由于变形杆菌使鼻腔内脓性分泌物和痂皮内蛋白质分解出现恶臭。

5. 病变累及咽鼓管出现分泌性中耳炎症状;累及咽喉则出现咽干、声嘶及刺激性干咳等症状。

6. 鼻腔宽大,鼻黏膜干燥,鼻腔内有结痂,鼻甲萎缩,明显缩小,中鼻甲可出现代偿性肥大。

【诊断】

根据症状及鼻腔检查,不难做出诊断。

【防治原则】

1. 全身治疗　可使用黏液促排剂促进腺体分泌,补充维生素和微量元素改善全身状况。

2. 局部治疗　可使用生理盐水鼻腔冲洗、液状石蜡滴鼻润滑黏膜、1%~3% 链霉素液滴鼻抑制细菌生长、50% 葡萄糖滴鼻促进黏膜腺体分泌等。

3. 病变较重、保守治疗无效可考虑手术,目的是缩小鼻腔,减少水分蒸发,临床较少采用。

(四) 急性鼻 - 鼻窦炎

在上呼吸道感染的基础上伴发的鼻窦黏膜感染,多为细菌直接造成的感染性炎症,症状在 12 周以内的为急性鼻 - 鼻窦炎。

【临床表现】

1. 全身症状　烦躁不适、发热、头痛、精神不振及嗜睡等。

2. 局部症状　①鼻塞,最常见症状;②流脓涕:牙源性的多带腐臭味;③嗅觉障碍;④局部痛或头痛,窦口位置与体位引流状态相关:上颌窦炎疼痛晨起时不明显,逐渐加重,午后最明显;额窦炎晨起时明显,渐加重,中午最明显,午后减轻;筛窦炎疼痛位于内眦或鼻根,晨起明显,午后减轻;蝶窦炎疼痛定位较深,多有眼球后或枕后钝痛,晨起轻,午后重。

3. 查体　鼻甲肿胀、脓性鼻涕、局部压痛。

【辅助检查】

鼻窦 CT 可见鼻腔和鼻窦内黏膜肿胀或脓性分泌物潴留。

【诊断】

根据症状、体征和影像学检查容易诊断。

【防治原则】

1. 抗生素　全身使用抗生素,时间为 2 周左右。

2. 局部糖皮质激素　使用时间为 12 周以内。

3. 黏液促排剂　使用时间 12 周以内。

4. 其他治疗　负压置换疗法;鼻窦穿刺冲洗;鼻腔盥洗。

(五) 慢性鼻 - 鼻窦炎

鼻窦黏膜感染迁延不愈,病程超过 12 周称为慢性鼻 - 鼻窦炎。

【临床表现】

1. 症状　鼻塞、流脓涕、嗅觉减退、头面部闷胀感,持续超过 12 周。

2. 体征　中鼻道或嗅裂有脓性分泌物。

【辅助检查】

鼻窦 X 线可见窦腔内黏膜不同程度的增厚、窦腔密度增高,部分可见液平。鼻窦 CT 可以更直接和准确的反应鼻窦情况。

【诊断】

根据症状、体征和鼻窦 X 线及 CT 可以明确诊断。

【防治原则】

1. 药物治疗　首先要进行 3 个月以上的抗感染治疗,包括局部糖皮质激素、大环内酯类药物及黏液促排剂。

2. 手术治疗　药物治疗无效者手术治疗,手术可改善鼻腔鼻窦的通畅和引流,矫正明显的解剖异常。

(六) 鼻息肉

鼻息肉是鼻腔鼻窦黏膜的慢性炎症性疾病,黏膜高度水肿形成带蒂或广基的组织,多为双侧发生。

【临床表现】

1. 持续性鼻塞,严重的可有闭塞性鼻音;浆液性或黏液性分泌物,合并鼻窦炎则为脓性;多有嗅觉障碍;息肉堵塞咽鼓管咽口可有耳鸣、耳闭塞感,甚至听力下降。

2. 鼻镜检查见鼻腔内荔枝肉样肿物,半透明,表面光滑,巨大的息肉可引起鼻背增宽,形成"蛙鼻"。

【辅助检查】

电子鼻咽镜可清晰直观地显示肿物外观,鼻窦 CT 或 MR 能发现鼻腔内软组织密度影。

【诊断】

根据持续性鼻塞、嗅觉障碍等症状,查体见荔枝肉样肿物,影像学检查可明确诊断。

【防治原则】

1. 药物治疗 ①糖皮质激素:根据息肉大小可选择局部和全身使用,被称为"药物息肉切除";②大环内酯类药物:口服数周或数月能使息肉得到不同程度的减小。

2. 手术治疗 鼻内窥镜下鼻息肉摘除是目前鼻息肉的主要治疗方法。

3. 由于鼻息肉易复发,目前多采用综合治疗,术前术后糖皮质激素和手术治疗联合应用是目前较理想的方案。

(七) 变态反应性鼻炎

变态反应性鼻炎简称变应性鼻炎,是易感个体接触变应原后,主要由 IgE 介导的鼻黏膜变态反应性炎症,以鼻痒、发作性喷嚏、流涕和鼻塞为主要症状。

【临床表现】

1. 鼻痒有时伴有软腭、眼及咽部发痒。

2. 阵发性喷嚏 每天常有数次阵发性喷嚏发作,每次少则 3~5 个,多则十几个;伴有水样鼻涕。

3. 鼻塞均为双侧,但轻重程度不一。

4. 大量水样鼻涕。

5. 体征鼻黏膜水肿苍白;鼻甲肿大,鼻腔有水样或黏液样分泌物。

【辅助检查】

特异性 IgE 血清学检查,皮肤点刺试验结果常为阳性。

【诊断】

依据病史、体征和特异性检查综合诊断。病史对诊断很重要,确诊需要与特异性 IgE 检测结果相符。

【防治原则】

1. 脱离过敏原,鼻腔冲洗等支持治疗。

2. 药物治疗 ①糖皮质激素:多用鼻内局部喷剂;②抗组胺药;③白三烯受体拮抗剂;④减充血剂;⑤肥大细胞稳定剂,抗胆碱药等。

3. 特异性免疫治疗 目前安全性和标准化仍需完善。

4. 手术 可选择性行筛前神经、翼管神经切断术。

三、真菌性鼻 - 鼻窦炎

真菌性鼻 - 鼻窦炎是由真菌感染引起的鼻及鼻窦的炎性疾病。一般认为该病为条件致病,免疫力低下的人群或部位易患该病。常见的致病真菌是曲霉菌、孢子菌、念珠菌以及毛霉菌等。

【临床表现】

1. **急性侵袭性真菌性鼻 - 鼻窦炎** 此类患者免疫功能严重低下或呈不可恢复状态,暴发性真菌感染向周围结构和组织侵犯十分迅速。临床表现为剧烈头痛、发热无力、眶周及面颊部肿胀、突眼、视力减退或眶尖综合征的表现,严重者呕吐昏迷,甚至死亡。

2. 慢性侵袭性真菌性鼻 - 鼻窦炎　真菌感染多限制在一个鼻窦腔内,渐缓慢进行性向邻近的鼻窦和鼻腔及周围结构侵犯。临床表现为间歇性血涕、脓血涕,可伴有头痛、眼胀或视力下降等周围器官和组织受侵犯的表现。

3. 真菌球　真菌在鼻窦内,大体形态如干酪样、碎屑样或砂粒状,呈黄色、暗褐或灰黑色团块状。临床表现为反复发作的单侧鼻塞、流脓涕、脓血涕,可有臭味、头痛及面部不适等,如压迫骨质可出现眼球及面部突出等。

4. 变应性真菌性鼻 - 鼻窦炎　是真菌作为抗原与特应性个体的鼻窦黏膜接触后引起的变态反应性疾病。临床表现为眶侧或颌面部缓慢进展的隆起,隆起无痛、固定、质硬和呈不规则形,隆起不断增大压迫眼眶则引起眼球突出、移位,进而眼球活动受限、复视、上睑下垂等。

【辅助检查】

1. CT　可显示病变累及部位和范围,也是术前重要参考依据。

2. 组织病理　可见真菌丝,是诊断真菌性鼻窦炎的金标准。

【诊断】

依据病史、临床表现、CT 检查及组织病理学检查可明确诊断。

【防治原则】

1. 手术治疗　非侵袭性真菌性鼻 - 鼻窦炎行鼻内镜手术,彻底清除患窦内真菌球或黏蛋白和真菌碎片、不可逆的病变组织。侵袭性真菌性鼻 - 鼻窦炎则应行鼻窦清创术,手术方式可根据病变范围确定。真菌球经手术后多数可获得治愈,变应性真菌性鼻窦炎较难治疗。

2. 药物治疗　真菌球术后一般不需配合抗真菌药物治疗。变应性真菌性鼻窦炎术后应用糖皮质激素控制病情。侵袭性真菌性鼻 - 鼻窦炎必须使用抗真菌药物,首选两性霉素 B。

3. 免疫治疗　可明显降低患者对糖皮质激素的需要量,减少复发。

4. 其他治疗　纠正代谢和免疫功能异常,改善全身状况。急性侵袭性真菌性鼻 - 鼻窦炎可用高压氧疗法。

四、鼻中隔偏曲

鼻中隔偏曲(deviation of nasal septum)指鼻中隔形态上向一侧或两侧偏曲或局部突起,并引起鼻腔功能障碍者。偏曲如未影响鼻腔正常生理功能则不作诊断。

【临床表现】

1. 鼻塞　最常见的症状。多为持续性。可为单侧或双侧鼻塞。

2. 鼻出血　偏曲的突起如棘或嵴处表面的黏膜菲薄,受吸入气流刺激易发生糜烂出血。

3. 反射性头痛　偏曲部分压迫下鼻甲或中鼻甲引起,滴用减充血剂或鼻黏膜表面麻醉后头痛减轻或消失。

4. 鼻窦炎　常因偏曲的中隔压迫中鼻甲使之外移,引起中鼻道狭窄妨碍鼻窦引流所致。

5. 前鼻镜检查　偏曲类型有 "C" 形、"S" 形、嵴或棘突等。

【辅助检查】

鼻窦 CT 可评估鼻中隔偏曲的部位及手术范围。

【诊断】

检查见鼻中隔偏曲同时伴有临床症状者可诊断本病。

【防治原则】

手术是治疗鼻中隔偏曲唯一有效的方法,可采用鼻中隔成形术或鼻中隔黏膜下切除术。

五、鼻出血

鼻出血(epistaxis)在临床中非常常见,多因鼻腔、鼻窦疾病或鼻腔鼻窦临近部位病变引起,一些全身性疾病如心血管疾病、血液系统疾病等亦可导致鼻出血。

【临床表现】

1. 可间歇反复性出血,也可持续性出血。出血量多少不一,轻者涕中带血、数滴,重者可达数十毫升,甚至导致失血性休克。

2. 青少年鼻出血多发生于Little区(鼻中隔前下部的易出血)。老年人鼻出血多发生于鼻腔后部的Woodruff鼻-鼻咽静脉丛(鼻甲后端附近)及鼻中隔后部的动脉,考虑与老年人高血压及动脉粥样硬化有关。

3. 局部疾患常导致单侧出血,而全身性疾病表现为双侧交替或同时出血。

【辅助检查】

1. **全身检查** 血压、血常规、凝血功能等。

2. **局部检查** 鼻内镜探查出血部位。

3. **影像学检查** 明确外伤、肿瘤以及鼻中隔偏曲、穿孔等因素导致的鼻出血。

4. **其他** 排除炎症、营养障碍(维生素及钙缺乏)、内分泌失调及化学品药品中毒等因素导致的鼻出血。

【诊断】

结合病史及上述辅助检查明确出血原因、确定出血部位及估算出血量。

【防治原则】

1. 遵循"急治标,缓治本"的原则,积极寻找出血点,通过指压、烧灼、填塞等方法进行止血,必要时行鼻内镜下或血管结扎等方法手术止血。

2. 针对病因积极实施全身治疗。

第二节 咽喉科学

咽喉科学是涉及咽喉部器官解剖、发育、生理、病理以及相关疾病的诊断、治疗和预防的科学。咽喉部各器官间的解剖关系复杂,有各种重要的神经干、大血管在其中通过或与之毗邻,其生理功能多样,如发声、言语、呼吸、吞咽等,涉及疾病谱甚广,包括炎症、外伤、肿瘤、先天性疾病、神经功能症、全身综合性疾病的局部表现等,不仅涉及内科药物等保守治疗,还需要外科有创处理,综合性强,是耳鼻咽喉-头颈外科的重要组成。

一、咽喉炎症性疾病

(一)急性咽喉炎

急性咽喉炎为咽喉部急性炎症,多与上呼吸道其他急性炎症并发,多由病毒、细菌感染引起。

【临床表现】

1. **常见症状** 局部疼痛,可伴声音嘶哑。

2. **局部检查** 可见咽、喉部黏膜充血、肿胀。可伴有发热、头痛等全身症状。

【辅助检查】

根据局部症状、体征多可确诊,如伴发咽侧间隙感染可行颈部 CT 检查确定病变范围。

【诊断】

根据病史、局部炎症体征可明确诊断。注意排除急性传染病等其他疾病。

【防治原则】

注意休息、多饮水。尽可能少说话,避免局部刺激。如局部及全身症状较明显,可应用抗生素,联合局部激素雾化治疗,中药治疗。

(二) **慢性咽炎**

慢性咽炎为咽部慢性炎症,多由烟酒等局部因素刺激、急性炎症反复发作、过敏因素等引起,易反复,不易治愈。

【临床表现】

1. 多表现为咽部不适感、异物感,常伴有刺激性咳嗽,可伴恶心。

2. 局部检查可见咽部黏膜慢性充血,可伴有咽部淋巴滤泡增生。

【辅助检查】

一般无须特殊辅助检查。

【诊断】

根据病史、局部体征多可诊断。但应注意与其他疾病的隐匿症状相鉴别,特别是鼻、咽喉、气管、食管恶性肿瘤。

【防治】

积极去除病因,戒烟酒,注意避免局部刺激,增强体质,可给予中成药、雾化治疗减轻症状。

(三) **急性扁桃体炎**

急性扁桃体炎为腭扁桃体的急性炎症,多由细菌感染引起。

【临床表现】

1. **常见症状** 咽部疼痛。可伴有发热、全身不适、头痛等全身症状。

2. **局部检查** 可见扁桃体充血、肿胀,表面可见脓点、出血点。

【辅助检查】

根据局部症状、体征多可确诊,如伴发扁桃体周围脓肿、咽后脓肿、咽旁脓肿,可行咽部、颈部 CT 检查确定病变范围。

【诊断】

根据病史、局部体征多可诊断。注意排除急性传染病等其他疾病。

【防治原则】

注意休息、多饮水,抗生素治疗,首选青霉素类,如形成脓肿,可行脓肿切开引流。

(四) **慢性扁桃体炎**

慢性扁桃体炎多由反复急性炎症发作引起,可伴有扁桃体的增生、肥大。

【临床表现】

1. **常见症状** 反复发作咽部疼痛。

2. **局部检查** 可见腭舌弓慢性充血,扁桃体肿大,扁桃体隐窝内可见脓栓。急性发作时可伴有发热、全身不适、头痛等全身症状。

【辅助检查】

伴发扁桃体周围脓肿、咽后脓肿、咽旁脓肿可行咽部、颈部 CT 检查确定病变范围。

【诊断】

根据病史、局部体征多可诊断。注意排除急性传染病等其他疾病。

【防治原则】

急性发作期注意休息、多饮水,抗生素治疗;急性期后可行扁桃体切除术。

(五)急性会厌炎

急性会厌炎是以会厌为主的声门上区喉黏膜急性炎症。会厌舌面的软组织疏松,炎症等因素可使会厌高度充血、肿胀,阻塞上气道,为耳鼻喉科常见导致呼吸困难的疾病。

【临床表现】

1. 此病发病急,发展快,轻症时可仅有咽部不适感、咽痛或吞咽痛,随病情发展可出现吸气性呼吸困难,并有渐进性加重。

2. 如并发全身感染,可有发热、全身不适、头痛等全身症状。

【诊断】

根据病史、局部体征多可诊断。

【防治原则】

1. 保持气道通畅,予抗生素抗炎,激素冲击治疗,雾化吸入治疗,尽快消除会厌水肿。

2. 症状发展较快或有二度以上呼吸困难者,应行气管切开。

(六)小儿急性喉炎

小儿急性喉炎是小儿以声门区为主的喉黏膜的急性炎症。小儿声门裂较狭小,声带的炎症、肿胀可引起上气道狭窄,为耳鼻喉科常见导致小儿呼吸困难的疾病。

【临床表现】

1. 此病发病急,发展快,轻症时可仅有声音嘶哑,随病情发展可出现犬吠样咳,吸气性呼吸困难,并有渐进性加重。

2. 如并发全身感染,可有发热等全身症状。

【诊断】

根据病史、局部体征多可诊断。

【防治原则】

1. 保持气道通畅,予抗生素抗炎,激素冲击治疗,雾化吸入治疗,尽快消除喉水肿。

2. 如病情严重,应考虑行气管切开,鉴于小儿气管切开可能留有不良后遗症,应谨慎行此有创治疗。

(七)慢性喉炎

慢性喉炎为喉黏膜慢性炎症,多由反复炎症、烟酒等局部因素刺激、过敏因素等引起。

【临床表现】

1. 多表现为声音嘶哑、咽部不适感、异物感,可伴有干咳。

2. 局部检查可见喉部黏膜慢性充血,肥厚性喉炎者喉部黏膜,尤其是杓间区黏膜肥厚。

【诊断】

根据病史、局部体征多可诊断。

【防治原则】

1. 积极去除病因,戒烟酒,注意避免局部刺激,增强体质,可给予中成药、雾化治疗减轻症状。

2. 部分患者可行手术治疗。另外,慢性肥厚性喉炎为癌前病变,需定期观察。

(八)喉息肉

多与患者用声不当、用声过度及局部炎症因素刺激有关。

【临床表现】

1. 多表现为声音嘶哑,用声过度或进食刺激性食物时加重。体积较大者可有气道阻塞症状。

2. 查体可见表面光滑新生物,多在声带前中 1/3 交界处,多为单侧声带,亦可双侧发病,

【辅助检查】

对于间接喉镜不配合的患者可行电子喉镜检查。

【诊断】

根据病史、局部体征,电子喉镜检查多可诊断。

【防治原则】

1. 手术切除。

2. 本病有复发的可能,应嘱患者改变不良的用声习惯,避免刺激因素。

（九）声带小结

多与患者用声不当、用声过度及局部炎症因素刺激有关。

【临床表现】

1. 多表现为声音嘶哑。

2. 查体在声带前中 1/3 交界处见声带表面光滑白色小隆起,多为双侧发病。

【辅助检查】

对于间接喉镜不配合的患者可行电子喉镜检查。

【诊断】

根据病史、局部体征,电子喉镜检查多可诊断。

【防治原则】

1. 大部分患者经声音休息,避免刺激因素等保守治疗可缓解症状。

2. 对于发声要求较高者可行手术切除治疗。

二、腺样体肥大

腺样体位于鼻咽顶后壁,6~7 岁发育至最大,青春期后逐渐萎缩,成人时基本消失。腺样体因反复炎症刺激而发生病理性增生肥大,并引起相应症状者称为腺样体肥大。

【临床表现】

1. **鼻塞**　因肥大的腺样体及局部聚集的分泌物阻塞引起,可导致睡眠打鼾。

2. **耳闷、耳痛、听力下降**　腺样体肥大堵塞咽鼓管咽口,引起分泌性中耳炎。

3. **咽部不适、阵咳**　分泌物向下流可刺激呼吸道黏膜引起该症状。

4. **典型的患者可出现"腺样体面容"**　长期张口呼吸可引起面部发育异常,出现特征性面颅骨改变。

【辅助检查】

1. **电子鼻咽镜**　观察后鼻孔的阻塞程度和咽鼓管咽口的压迫情况。

2. **鼻咽侧位片及 CT**　可判断腺样体的部位及大小。

【诊断】

依据病史、查体及辅助检查可明确诊断。

【防治原则】

一经确诊,应尽早行腺样体切除术。传统手术方法有腺样体刮除术,目前全麻下鼻内镜下腺样体切除术或射频消融术已成为主要的手术方法。

三、喉梗阻

喉梗阻亦称喉阻塞,是指咽喉部或邻近组织的病变,使喉部通道(特别是声门处)发生狭窄或阻塞,引起呼吸困难者。

【临床表现】

吸气相呼吸困难,吸气相喘鸣,吸气相软组织凹陷(胸骨上窝,锁骨上、下窝,胸骨剑突下或上腹部,肋间隙的吸气性凹陷,称为四凹征),声音嘶哑,缺氧症状。

【辅助检查】

病情允许的患者可行电子喉镜检查。

【诊断】

根据病史、症状及体征,对喉梗阻的诊断并不困难。明确诊断后,首先要判断喉梗阻的程度。喉梗阻引起的吸气相呼吸困难分为四度。

一度:安静时无呼吸困难表现。活动或哭闹时,有轻度吸气相呼吸困难。

二度:安静时也有轻度吸气相呼吸困难,吸气相喉鸣和吸气相胸廓周围软组织凹陷,活动时加重,但不影响睡眠和进食,亦无烦躁不安等缺氧症状。脉搏正常。

三度:吸气相呼吸困难明显,喉鸣声甚响,胸骨上窝、锁骨上、下窝、上腹部、肋间等处软组织吸气期凹陷显著。并因缺氧而出现烦躁不安,不易入睡,不愿进食,脉搏加快等症状。

四度:呼吸极度困难。由于严重缺氧和二氧化碳蓄积增多,患者坐卧不安,手足乱动,出冷汗,面色苍白或发绀,定向力丧失,心律不齐,脉搏细弱,血压下降,大小便失禁等。如不及时抢救,可因窒息、昏迷及心力衰竭而死亡。

【防治原则】

呼吸困难的程度是选择治疗方法的主要依据。

一度:明确病因,针对病因进行积极治疗。二度:对症治疗及全身治疗的同时积极治疗病因,做好气管切开术的准备。三度:在严密观察呼吸变化的情况下,可先试用对症治疗及病因治疗,若未见好转,应及早行气管切开术。四度:立即行气管切开术。

第三节 耳科学

耳科学(otology)是耳鼻咽喉科学发展中最早形成的二级学科,可以追溯到公元前2500年。它是研究耳部及听觉与平衡系统诸器官的解剖、生理和疾病的一门科学,研究领域涉及听觉、平衡觉、面神经等器官的解剖与发育、生理与病理以及疾病的诊治和预防。耳包括外耳,中耳和内耳。由于耳与其他器官位置毗邻、功能相关,耳科学除细化分支出耳神经外科、耳显微外科等亚学科外,还与鼻科、咽喉科、神经内、外科、血管外科等专业互相渗透和促进发展。

一、外耳疾病

(一)先天性耳前瘘管

先天性耳前瘘管是一种最常见的先天性耳畸形,为胚胎时期形成耳郭的第1、2鳃弓的6个小丘样结节融合不良或第1鳃沟封闭不全所致。

【临床表现】

1. 瘘管为一狭窄盲管,出生后即可发现,单侧多发,瘘管口常位于耳轮脚前方及附近,少数开口于耳屏间切迹或耳垂,可穿过耳轮脚或耳郭软骨达到其深面。管腔内为复层鳞状上皮,常有脱落的上皮鳞屑等,有臭味。

2. 挤压时可有少量白色黏稠或者干酪样分泌物自瘘口溢出。

3. 如有继发感染,则局部发生红肿疼痛、常形成脓肿,脓肿破溃后可形成脓瘘,感染控制后局部常形成瘢痕。

【辅助检查】

可以着色法或显影剂明确病变范围及走行。

【诊断】

根据病史及发作表现诊断,需要与第一鳃裂瘘,皮肤疖肿及淋巴结炎等疾病相鉴别。

【防治原则】

1. 如无感染,通常不需处理。

2. 反复发生感染者,应行耳前瘘管切除术,但须先控制急性炎症,局部有脓肿者应先切开排脓,炎症控制后再行手术治疗。

(二) 外耳道疖

发生于外耳道的局限性化脓性炎症即称为外耳道疖。

【临床表现】

1. 患侧耳痛剧烈,进行张口或咀嚼动作时加重,可放射至同侧头部。

2. 儿童可表现为不明原因的哭闹,拒绝碰触患耳或拒绝行患侧卧位。

3. 可伴有体温升高,亦可因发现外耳道脓血性分泌物就诊。

4. 查体　外耳道软骨部局限性皮肤充血隆起,耳郭牵拉痛或耳屏前压痛明显。疖肿尖端有时可见白色脓点,或有脓血性分泌物自此流出。患侧耳周淋巴结可有肿大及压痛。

【诊断】

结合病史及查体表现可做出诊断。

【防治原则】

1. 纠正不良挖耳习惯,保持外耳道清洁。

2. 反复发作者,应查找全身病因,如糖尿病等。治疗上以抗感染治疗为主,酌情使用抗生素。未化脓者可行酚甘油外敷,亦可加行物理治疗、微波治疗。疖肿成熟未破溃者应在无菌条件下引流脓液,已化脓者可用过氧化氢清洁耳道,并保证脓液引流通畅。

(三) 外耳道炎

发生于外耳道皮肤或皮下软组织的弥漫性炎症,称为外耳道炎。

【临床表现】

1. 急性者表现为患侧耳痛,耳内灼热感,轻重程度不一,可有少量脓性分泌物流出。

2. 慢性者痒痛不适,常有耳内渗出物及皮肤脱屑。

3. 查体　急性者外耳道皮肤广泛充血,可伴有耳郭牵拉痛或耳屏前压痛。重者外耳道肿胀闭塞,伴有脓性分泌物,耳周淋巴结肿痛。慢性者外耳道皮肤增厚、脱屑,可有陈旧分泌物潴留。

【诊断】

结合病史及查体表现可做出诊断。

【防治原则】

1. 预防措施与外耳道疖类似。急性外耳道炎治疗时,可酌情口服或静点抗生素,注意保持耳道清洁,可滴入抗生素滴耳液治疗。

2. 慢性者需注意全身致病因素的排查,可应用抗生素和糖皮质激素类软膏薄层涂布,如有反复发作引起的外耳道狭窄,可待炎症控制消退后行外耳道成形术以利耵聍排出。

(四) 耳郭假性囊肿

由于长期以来对该病的认识不同,耳郭假性囊肿又被称为耳郭非化脓性软骨膜炎,耳郭软骨间积液等,目前认为是一种耳郭局部微循环障碍引起的无菌性渗出性炎症。

【临床表现】

1. 耳郭外侧面逐渐出现的局限性隆起,无痛,有弹性,可有不适感,遇刺激后可加速增大。

2. 穿刺抽吸可抽出淡黄色清亮液体,可见结晶样物。

【辅助检查】

穿刺液生化检查含丰富的蛋白质,细菌培养阴性。

【诊断】

根据临床表现可诊断。

【防治原则】

1. 早期积液甚少者,可行物理治疗促进吸收。

2. 一般可穿刺抽液,局部加压包扎,也可抽液后可注入平阳霉素、15%高渗盐水、50%葡萄糖或2%碘酊,加压包扎。

3. 上述治疗无效者,可手术治疗。

二、中耳炎症性疾病

(一) 分泌性中耳炎

分泌性中耳炎是以传导性聋及鼓室积液为主要特征的中耳非化脓性炎性疾病。冬春季多发,是儿童和成人常见的听力下降原因之一。

【临床表现】

1. **听力下降** 发病前常有感冒史,以后听力逐渐下降,伴自听增强。头位变动如前倾或偏向患侧时可暂时改善。

2. **耳痛** 急性起病时可有轻微耳痛。慢性者多在继发感染或并发上呼吸道感染时方出现耳痛。

3. **耳内闭塞感** 成人常主诉耳内闭塞感或闷胀感,按压耳屏后症状可暂时减轻。

4. **耳鸣** 部分患者表现为间歇性耳鸣,打哈欠或擤鼻时,耳内可出现气过水声。

5. **查体** 鼓膜充血,内陷,光锥缩短、变形或消失。透过鼓膜可见液平面或液中气泡。

【辅助检查】

1. **听力测试** 听力下降程度不一,一般为轻度传导性聋,声导抗 B 型曲线是分泌性中耳炎的特征性表现。

2. **颞骨 CT** 鼓室内低密度影,乳突部分或全气房积液,有些气房可见液气面。

3. **其他** 小儿需行 X 线头部侧位片了解腺样体是否肥大,成人做鼻咽检查排除鼻咽癌。

【诊断】

依据病史、临床表现,结合听力学检查及影像学检查不难确诊,必要时在无菌操作下鼓膜穿刺术可确诊。

【防治原则】

采取综合治疗措施,清除中耳积液、控制感染、改善中耳通气、引流以及病因治疗为本病的治疗原则。

（二）急性化脓性中耳炎

急性化脓性中耳炎是中耳黏膜的急性化脓性炎症。

【临床表现】

1. **全身症状**　可有畏寒、发热、食欲缺乏，小儿常伴有呕吐、腹泻等。

2. **耳部症状**　主要有耳痛、耳鸣、听力下降、耳漏等。触诊：乳突部尖及鼓窦区有轻微压痛。

3. **耳镜检查**　早期，鼓膜松弛部充血，紧张部及锤骨柄区可见放射状血管。以后，整个鼓膜弥漫性充血，标志不易辨认。如有穿孔一般位于紧张部。

【辅助检查】

听力检查为传导性聋。

【诊断】

依据病史、查体及辅助检查可明确诊断。

【防治原则】

1. **一般治疗**　尽早应用足量抗生素控制感染，鼻腔使用减充血剂滴鼻，注意休息、调节饮食、疏通大便。

2. **局部治疗**　穿孔前用 1% 酚甘油滴耳。当全身及局部症状较重，经上述治疗无好转，或鼓膜已穿孔，但引流不畅，以及可疑有并发症，但无需立即行乳突开放术者，应作鼓膜切开术。穿孔后先用 3% 过氧化氢彻底清洗外耳道脓液，然后滴入无耳毒性的抗生素滴耳剂（如 0.3% 氧氟沙星滴耳液）。

（三）慢性化脓性中耳炎

慢性化脓性中耳炎是中耳黏膜、骨膜或深达骨质的化脓性炎症。

【临床表现】

1. **耳溢液**　耳内流脓可为间断性或持续性，分泌物为黏液脓性，偶可带血。

2. **听力下降**　听力损失程度不等，可为传导性或混合性聋。

3. **耳鸣**　部分患者可出现耳鸣。

4. **耳镜检查**　鼓膜穿孔者，穿孔位于鼓膜紧张部，可分为中央性和边缘性两种。

【辅助检查】

1. **听力学检查**　纯音听阈测试示传导性或混合性听力损失。

2. **颞骨 CT**　明确病变性质及范围，有助于诊断及鉴别诊断。

【诊断】

根据病史、查体及颞骨 CT 图像可明确诊断。

【防治原则】

1. **药物治疗**　引流通畅者，以局部用药为主，炎症急性发作时，要全身应用抗生素。有条件者，可在脓液细菌培养及药敏试验的指导下用药。

2. **手术治疗**　中耳有肉芽或息肉，或耳镜下未见明显肉芽或息肉，经正规药物治疗无效，CT 示乳突、上鼓室等有病变者时应行乳突开放术 + 鼓室成形术。中耳炎症已完全吸收，遗留鼓膜紧张部中央性穿孔者，可行单纯鼓膜修补术。

三、耳聋

（一）传导性聋

由于传导通路上结构与功能的病变，使得经空气传导的声波在被内耳接收前产生衰减，由此引起的听力下降称为传导性聋。

【临床表现】

1. **常见症状** 患者自觉的单耳或双耳听力下降,或由他人发现的听觉反应异常。多发生于外耳或中耳炎症、头部外伤后,外耳道机械性阻塞后,或可由于外耳、中耳先天发育异常引起。

2. **耳镜检查** 炎症引起者,多能发现外耳道或鼓膜充血、穿孔等炎症表现;由外伤引起者,多能发现鼓膜穿孔;由耳郭、外耳道畸形或阻塞造成的,多能发现结构异常、异物、新生物、耵聍甚至由于巨大疖肿阻塞耳道造成。

【辅助检查】

1. **听功能检查** 纯音听阈测定,骨导听阈基本正常,气导听阈增高,气骨导差超过 10dB。林纳试验(Rinnetest)阴性;韦伯试验(Webertest)偏向患侧;施瓦巴赫试验(Schwabachtest)延长。

2. **影像学检查** 首选颞骨高分辨率 CT 检查。可发现外耳道软组织充填影、局部骨质中断移位、鼓室积液或听骨链中断等,偶可见较大鼓膜穿孔。

【诊断】

多有外耳或中耳疾病、外伤病史,查体发现外耳或中耳异常表现,结合听功能检查和影像学检查可明确诊断,并确定病变位置。

【防治原则】

1. 传导性聋治疗以病因治疗为主。

2. 发生外耳及中耳炎症时应及时积极抗感染治疗,避免耳部外伤及异物进入。咽鼓管功能和耳蜗功能正常者应行显微外科手术,修补或改善传导通路异常。

3. 不能接受手术或手术治疗无效者应佩戴合适的助听器改善听力。

(二) 感音神经性聋

由于螺旋器毛细胞、听神经或听觉中枢的病变,使得声音的感受与神经冲动传递出现异常或者皮层功能缺如,由此引起的听力下降称为感音神经性聋。

【临床表现】

1. 表现为患者自觉的单耳或双耳听力下降,数日内发生或逐渐出现,亦可在出生后即进行的听力检查中发现,后者多伴有其他器官系统的先天异常。

2. 查体见外耳道及鼓膜检查正常,但对于存在母亲妊娠高危因素及产程异常的儿童要注意全身各系统畸形。外伤引起者可发现颞骨周围皮肤及骨质损伤。

【辅助检查】

1. **听功能检查** 纯音听阈测定,气骨导听阈一致性增高。林纳试验(Rinnetest)阳性;韦伯试验(Webertest)偏向健侧;施瓦巴赫试验(Schwabachtest)缩短。

2. **影像学检查** 颞骨高分辨率 CT、MRI 等可发现内耳及听神经周围畸形或占位,余者多无异常表现。

3. **血液学、遗传学、免疫学、遗传学检查** 可因病因不同有各自阳性表现。

【诊断】

了解患者个人史、家族史、详细询问病史,结合查体及必要的辅助检查,可做出诊断,并可针对病因进行分类及有效治疗。

【防治原则】

防重于治。

1. 加强孕期、婚前健康教育及围产期管理,积极开展新生儿听力筛查,尽量减少耳毒性药物的使用,对可疑患者及家系进行基因筛查。

2. 早期发现,早期干预治疗,适时听觉言语训练,适当人工听觉植入。但需明确,目前尚无药物或手术能使此类患者完全恢复听力。

（三）混合性聋

声音的传导及感受同时受累引起的听力障碍称为混合性聋。

【临床表现】

常表现为患者自觉或他人发现的听力下降。同时存在声音传导和感受的异常，病因复杂。

【辅助检查】

1. **查体** 可表现为完全正常，亦可伴发外耳及鼓膜结构异常。

2. **听力检查** 纯音听阈测定：气骨导听阈均增高，但存在气骨导差。

【诊断】

结合病史及查体和听力检查表现可做出诊断。

【防治原则】

针对中耳和内耳病因分别做相应治疗。部分患者可考虑手术治疗。亦应适时选用合适的助听器改善听力。

四、眩晕症

眩晕症是一种常见的临床症状，是因机体对空间定位障碍而产生的一种运动性或者位置性错觉。

人体的平衡是由前庭系统、本体感觉系统和视觉系统之间相互作用，并与周围与中枢神经系统之间通过复杂的联系和整合而维持的。当前庭系统、平衡相关系统及中枢联系通路中的任何部分受到生理性刺激或者病理性因素影响时，在主观上即可表现为平衡障碍，客观上则为眩晕。因此，除耳鼻咽喉科外，内科、神经内外科、骨科、精神科等诸多科室疾病均可导致眩晕。

（一）梅尼埃病

梅尼埃病旧称美尼尔病，由一名法国医生于 1861 年首次报道。其临床特点是发作性眩晕、波动性听力下降、耳鸣和（或）耳胀满感，是一种以不明原因的膜迷路积水为病理特征的内耳疾病。该病在全世界范围内广泛发病，目前仍不能治愈，但约 85% 的患者可以通过改变生活习惯、药物治疗而改善症状。

【临床表现】

1. **眩晕** 多呈突发旋转性，伴有不同程度的恶心、呕吐、面色苍白、脉搏迟缓、血压下降等自主神经反射症状，但患者神志始终清醒。发作时间短暂，多数十几分钟或数小时转入缓解期，超过 24 小时者较少见。眩晕常反复发作，复发次数越多，持续时间越长、间歇越短。

2. **听力下降** 初期患者常无自觉耳聋，多次发作后逐渐明显，波动性加重。一般为单侧，发作期加重，但很少全聋。有时健患两耳能够将同一纯音听成音调与音色截然不同的两个声音，临床称之为复听。

3. **耳鸣** 大多数在眩晕发作之前出现，发作时加剧，间歇期缓解，但常不消失。多逐渐由持续性低调转为高调耳鸣。

4. **耳胀满感** 表现为患侧耳内或者头部胀满、沉重或压迫感。

5. 其他特殊的临床表现形式 Tumarkin 耳石危象、Lermoyez 发作等。

【辅助检查】

1. **耳镜检查** 声导抗正常。

2. **前庭功能检查** 发作期可记录到自发性或者位置性眼震。平衡功能检查结果异常。镫骨足板与膨胀的球囊黏连时，增减外耳道气压时诱发眩晕与眼震，称为 Hennebert 征阳性。

3. **听力学检查** 呈感音性聋，多年长期发作者可呈感音神经性聋。

4. **脱水剂试验** 常用甘油试验，该病发作期常呈阳性。

5. **颞骨 CT** 偶显示前庭导水管短而直，周围气化差。

6. 膜迷路 MRI 成像　部分患者可显示前庭导水管变直变细。

【诊断】

1. 发作性旋转性眩晕 2 次或者 2 次以上,每次持续 20 分钟至数小时。常伴自主神经功能紊乱和平衡障碍,无意识障碍。

2. 波动性听力损失,至少一次纯音测听为感音神经性听力损失,可有重振现象。

3. 伴耳鸣和(或)耳胀满感。

4. 排除其他疾病引起的眩晕。

梅尼埃病诊断必须排除相关疾病引起的眩晕,如良性阵发性位置性眩晕、迷路炎、前庭神经炎、药物中毒、突发性耳聋、椎基底动脉供血不足和颅内外伤、占位病变等。

【防治原则】

由于病因及发病机制不明,故目前多采用以调节自主神经功能、改善内耳循环、解除膜迷路积水为主的药物综合治疗或手术治疗。

1. 药物治疗

(1) 一般治疗:包括卧床休息,低盐低脂饮食等,心理治疗有一定作用。

(2) 对症药物治疗:主要包括前庭神经抑制剂、抗胆碱能药、血管扩张剂、利尿脱水剂等,发现免疫病因时可使用糖皮质激素治疗。

2. 手术治疗　眩晕发作频繁、剧烈,长期保守治疗无效,耳鸣耳聋严重者可考虑手术治疗。手术的目的是改善膜迷路循环状态,降低前庭神经功能。

(二) 前庭神经炎

前庭神经炎又称为流行性眩晕,曾称为前庭神经元炎,但病理证实该病主要表现为前庭神经病变,故应称为前庭神经炎。主要临床特征为突发性单侧前庭功能减退或丧失。可能病因为病毒感染或前庭血供障碍等。

【临床表现】

1. 突然发生的旋转性眩晕、自发性眼震及平衡障碍,伴有恶心呕吐等自主神经症状。

2. 无主观听觉障碍或中枢神经病变表现。

【辅助检查】

包括听力学检查、前庭功能检查、耳部影像学检查等。冷热试验是确定患耳的主要检查方法。

【诊断】

本病尚无特异性诊断方法,前驱性上感病史、临床表现及辅助检查相结合可做出该病的诊断。

【防治原则】

1. 支持对症治疗,主要有止吐、补液等。

2. 糖皮质激素治疗。

3. 抗病毒治疗,如阿昔洛韦等。

4. 前庭康复训练,条件允许时宜早期进行。

(三) 良性阵发性位置性眩晕

良性阵发性位置性眩晕是头部运动到某一特定位置时诱发的短暂眩晕,是一种自限性外周前庭疾病。耳石复位是治疗该病的有效方法。

【临床表现】

头位变化时突然发作的强烈旋转性眩晕,常持续在 60 秒内,伴眼震、恶心呕吐。

【辅助检查】

眼震电图及变位性眼震试验是诊断该病的重要依据,听力检查一般正常。

【诊断】

病史极为重要,间歇期可无异常发现。结合病史、变位性眼震试验及听力学检查可诊断,发作期诊断有效性较高。

【防治原则】

该病有自愈倾向,发作期可给予药物治疗。

1. 抗眩晕药。

2. 头位变位管石复位法,操作简便,效果良好,近年来颇受重视。

3. 前庭康复治疗。

4. 对上述疗法无效,且严重影响工作生活者,可考虑手术治疗。

第四节　耳鼻咽喉科肿瘤

一、良性肿瘤

(一) 鼻内翻乳头状瘤

可发生于鼻腔和鼻窦任何部位。具有局部侵蚀破坏较强,切除后易复发,易恶变等特点。

【临床表现】

1. 鼻塞　呈进行性加重,易发生于单侧。

2. 流黏脓涕时带血。

3. 偶有头痛和嗅觉异常。

4. 检查见肿瘤大小、硬度不一,外观呈息肉样或分叶状,粉红或灰红色,表面不平,触之易出血。

【辅助检查】

鼻窦 CT 或磁共振见鼻腔和(或)鼻窦软组织密度影,鼻腔外侧壁可有骨质破坏。

【诊断】

确诊需病理学检查。

【防治原则】

行根治性切除术。手术进路包括鼻内镜手术、鼻侧切开术、上唇下进路或颅鼻联合进路。应坚持术后随访,可早期发现肿瘤复发。

(二) 鼻咽纤维血管瘤

又名"男性青春期出血性鼻咽血管纤维瘤"。青年男性多发。

【临床表现】

1. 出血　反复鼻腔或口中吐血,患者常有贫血。

2. 鼻塞　肿瘤堵塞后鼻孔常有一侧或双侧鼻塞。

3. 偶有耳鸣、耳闷、听力下降　因肿瘤压迫咽鼓管。

4. 其他症状　肿瘤侵入眼眶致眼球突出,视力下降,侵入翼腭窝致面颊部隆起,侵入颅内致颅神经麻痹、头痛。

5. 前鼻镜及鼻咽镜检查　见鼻腔及鼻咽部有圆形或分叶状红色肿瘤,表面覆明显血管纹。

【辅助检查】

CT 和 MRI 可见肿瘤位置,大小,范围,骨质破坏程度和周围解剖结构之间的关系。DSA 可了解肿瘤供血血管并对其进行栓塞,以减少术中出血。

【诊断】

根据病史及检查可做出诊断。因肿瘤极易出血,术前严禁活检。

【防治原则】

主要采取手术治疗。因术中出血多,术前行血管栓塞,术中进行控制性低血压可减少出血。

二、恶性肿瘤

(一)上颌窦癌

【临床表现】

1. **早期症状**　脓血鼻涕,面颊部疼痛和麻木,单侧进行性鼻塞,磨牙疼痛和松动。

2. **晚期症状**　①面颊部隆起:因肿瘤侵犯上颌窦前壁;②眼部症状:肿瘤压迫鼻泪管出现流泪;向上压迫眶底,眼球可向上移位,眼肌麻痹,眼球运动受限,复视;③硬腭下塌、牙槽变形:因肿瘤向下发展;④顽固性神经痛和张口困难:因肿瘤侵犯翼腭窝;⑤颞部隆起和头痛:肿瘤向颅底扩展;⑥颈淋巴结转移。

【辅助检查】

1. 鼻内镜检查中鼻道有无新生物,有无血迹。

2. CT 和 MRI 可明确肿瘤大小,范围,骨质破坏程度。

【诊断】

根据临床表现和检查可初步诊断,经鼻内镜取窦内肿物活检以明确诊断。

【防治原则】

1. 采用手术为主的综合疗法,首次治疗是治疗成功的关键。

2. **放射治疗**　适用于对放射线敏感的肿瘤,放疗后 6 周进行手术切除。

3. **手术治疗**　有鼻侧切开术、上颌骨全切除术及扩大上颌骨全切除术 3 种基本术式。

4. **化疗**　用于不适宜手术或放疗的患者。

(二)鼻咽癌

我国高发恶性肿瘤之一,发病率占头颈部肿瘤首位,多为低分化鳞癌。

【临床表现】

1. **鼻部症状**　早期可出现涕中带血,瘤体增大可出现鼻塞。

2. **耳部症状**　肿瘤可压迫或阻塞咽鼓管咽口引起耳鸣,听力下降,鼓室积液。

3. **颈部淋巴结肿大**　常为首发症状。肿大淋巴结为颈深部上群淋巴结,呈进行性增大,质硬,活动差,无压痛。

4. **脑神经症状**　肿瘤经破裂孔侵入颅内,侵犯Ⅱ、Ⅲ、Ⅳ、Ⅴ、Ⅵ脑神经引起头痛,面部麻木,眼球外展受限,上睑下垂。转移淋巴结压迫可致Ⅸ、Ⅹ、Ⅺ、Ⅻ脑神经受损,引起软腭瘫痪、呛咳、声嘶、伸舌偏斜等症状。

5. **远处转移**　晚期常向肺、肝、骨等部位转移。

6. **鼻咽镜检查**　见鼻咽顶前壁及咽隐窝小结节状或肉芽肿样隆起,不光滑,易出血。

【辅助检查】

EB 病毒检测可作为辅助诊断指标。CT 和 MRI 可判断肿瘤生长情况及咽旁间隙侵犯情况,还能显示颅底骨质破坏情况。

【诊断】

根据病史和检查及鼻咽部活检可做出诊断。

【防治原则】

1. **放射治疗** 首选方案。

2. **手术治疗** 根治性放疗后 3 个月鼻咽部原发灶残留,病变局限或颈淋巴结残留或复发可采用手术治疗。

3. **化疗** 为放疗辅助手段,可防止远处转移并增强放疗敏感性。

(三) 喉癌

头颈部常见的恶性肿瘤,好发于 40~60 岁男性,其发病与过度吸烟、病毒感染、环境因素、长期接受放射线等因素相关。以鳞状上皮细胞癌占大多数。

【临床表现】

1. **声门上癌** 多原发于会厌喉面根部。早期有痒感、异物感、吞咽不适感;稍晚出现咽喉痛;之后出现声嘶、呼吸困难、咽下困难、痰中带血或咯血等症状。

2. **声门癌** 声音改变为早期症状。晚期可出现呼吸困难甚至窒息,常为声带运动受限或固定加上肿瘤组织堵塞声门所致。

3. **声门下癌** 较少见。早期症状不明显,晚期可出现刺激性咳嗽、声嘶、咯血和呼吸困难等症状。

4. **跨声门癌** 原发于喉室的癌肿,跨越两个解剖区域即声门上区和声门区,在黏膜下浸润扩展,以广泛浸润声门旁间隙为特征。可有声嘶,咽喉痛等症状。

5. 检查见喉部有菜花样、结节样或溃疡性新生物,声带活动可能受限,颈部淋巴结可能肿大。

【辅助检查】

喉部增强 CT 及 MRI 有助于了解肿瘤的浸润范围。

【诊断】

40 岁以上长期抽烟、有喉部不适、声音嘶哑者需仔细检查喉部,肿物活检可明确诊断。

【防治原则】

1. **手术治疗** 是喉癌的主要治疗手段。手术方式为喉全切除术和各种喉部分切除术,如有颈淋巴结转移,同时行颈淋巴结清扫术。

2. **放射治疗** ①单纯放疗:适用于早期声带癌、全身情况差、不宜手术者、晚期肿瘤行姑息性放疗者;②术前放疗:对病变范围广且分化程度差的肿瘤常采用手术加放疗的方式;③术后放疗:适用于原发肿瘤侵及喉外或颈部软组织、多个颈淋巴结转移或肿瘤已浸透淋巴结包膜、手术切缘十分接近瘤缘或病理证实切缘有肿瘤残留者。

3. **化学治疗** 晚期喉癌同步放化疗可提高保喉率。

4. **生物治疗** 常用于辅助治疗。

(曹志伟)

复习思考题

1. 急性鼻窦炎的临床表现。

2. 腺样体肥大临床表现。

3. 分泌性中耳炎的诊治方法。

4. 喉癌的分型。

5. 眩晕症包括的主要疾病。

参考文献

1. 闻德亮. 临床医学概要. 北京:人民卫生出版社,2013.

2. 田勇泉. 耳鼻咽喉科学. 第 8 版. 北京:人民卫生出版社,2013.

第三十八章　口腔科学

38

口腔疾病是人类的常见病、多发病，其中龋病、牙周病、错𬌗畸形和口腔癌是影响人类身体健康和生活质量的四大口腔疾病。世界卫生组织将龋病与心脑血管疾病、肿瘤一起列为世界范围内应重点防治的慢性非传染性疾病。

随着社会的进步，人们对口腔健康的需求不断增加。科学研究的发展、新材料新设备新器材的涌现，促进了口腔医学专业的丰富和细化。现代根管治疗技术使大多数患牙得以保存；种植技术给了人类第三副牙齿；颌面外科的发展使口腔颌面部的肿瘤得到根治；颜面部畸形在正畸科和正颌外科医师的配合下旧貌换新颜；口腔预防适宜技术的开展使口腔常见病的患病率不断下降。口腔卫生状况的改善将会极大地提高人们生活质量，让人们享受健康的生活。

第一节　牙体牙髓病

一、龋病

龋病（dental caries or tooth decay）是在以细菌为主的多种因素影响下，牙体硬组织发生慢性进行性破坏的一种疾病。

龋病是口腔中的常见病和多发病，病程进展缓慢，不仅能影响咀嚼，引起疼痛，甚至影响全身健康。儿童龋病还可影响牙颌系统的生长发育。此外，龋病及其并发症还可作为病灶，引起远隔脏器疾病。

龋病是一种多因素疾病，包括口腔致病菌群的作用、蔗糖等适宜的细菌底物、敏感的宿主以及在口腔滞留足够的时间，这是龋病病因的四联因素理论。

【临床表现】

根据病变深度将龋病分为浅龋、中龋和深龋。

1. **浅龋**　位于牙釉质内，根据病变的部位不同可分为窝沟龋和平滑面龋，患者一般无主观症状，遭受外界冷、热、酸、甜刺激时亦无明显反应。早期表现为龋损部位色泽变黑或白垩色斑块，用探针检查时有粗糙感或能够钩住探针尖端。

2. **中龋**　病变的前沿位于牙本质的浅层。多数情况下可以看到或探到明显的龋洞。患者对酸甜饮食敏感，过冷过热饮食也能产生酸痛感觉，冷刺激尤为显著，刺激窝洞可引起一过性敏感症状。

3. **深龋**　病变进展到牙本质深层，临床上可见很深的龋洞，常有食物嵌入洞中而产生疼痛。遇冷、热和化学刺激时，产生的疼痛更为剧烈，没有自发性疼痛。

【诊断】

根据临床症状及体检即可诊断，X线片检查有利于发现隐蔽部位的龋损。

【防治原则】

1. **对症治疗**　早期釉质龋未出现牙体组织缺损时可采用化学疗法终止病变或进行再矿化治疗，一旦出现组织缺损，即用手术的方法去除龋坏组织，选用适宜的修复材料修复缺损部分，恢复牙的形态和功能。

2. **预防**　普及口腔健康知识，树立自我保健意识，养成良好的口腔卫生习惯。对口腔内存在的危险因素，应使用氟化物或窝沟封闭等干预措施来预防龋病的发生。

二、牙髓病

牙髓病（pulpitis）是指发生于牙髓组织的疾病，是在牙髓组织受到细菌感染、创伤、温度或电流等物理、化学刺激作用下发生的一系列炎症性病变，其中细菌感染是主要因素。

【临床表现】

按其临床发病和病程经过的特点,可分为急性牙髓炎(包括慢性牙髓炎急性发作)、慢性牙髓炎、残髓炎和逆行性牙髓炎。

1. **急性牙髓炎**   发病急,疼痛剧烈。其疼痛性质具有以下特点:①自发性阵发性疼痛;②夜间痛;③温度刺激加剧疼痛;④疼痛不能自行定位。

2. **慢性牙髓炎**   一般不发生剧烈的自发性疼痛,可有阵发性隐痛或者每日出现定时钝痛。患者可诉有很长期的冷、热刺激痛史,去除刺激后疼痛持续较长时间。患牙常表现有咬合不适或轻度的叩痛,一般可定位患牙。

3. **残髓炎**   与慢性牙髓炎的疼痛特点相似,原因是根管治疗后牙髓未去净,常表现为自发性钝痛、放散性痛、温度刺激痛,咬合不适感或轻微咬合痛。患牙均有牙髓治疗的病史。

4. **逆行性牙髓炎**   表现典型的急性牙髓炎症状,也可呈现为慢性牙髓炎的表现。患牙均有长时间的牙周炎病史,可诉有口臭、牙松动、咬合无力或咬合疼痛等不适症状。

【诊断】

牙髓炎的诊断要点包括:典型的疼痛症状;探诊阳性、叩诊阴性;牙髓活力测试异常;牙髓治疗病史;长期的牙周炎病史等。可以结合 X 线片进行辅助检查。

【防治原则】

1. **根管治疗术**   彻底清理根管内炎症牙髓和坏死物质,防止发生根尖周病或促进根尖病变愈合。

2. **预防**   早期诊断早期处理,定期进行临床及 X 线辅助检查,发现早期龋并及时充填。

三、根尖周病

根尖周病(periapical periodontitis)是指发生于根尖周围组织的炎症性疾病,又称根尖周炎,多为牙髓病的继发病,主要是由根管内的感染通过根尖孔作用于根尖周组织引发的。此外,也可由牙齿的急性创伤或慢性咬合创伤以及各种机械和化学刺激引起。

【临床表现】

根据临床表现和病理过程分为急性根尖周炎和慢性根尖周炎。

1. **急性根尖周炎**   以患牙出现自发性、剧烈持续的疼痛和叩痛为主要症状。在病变早期,主要症状为咬合痛,一般无自发痛或只有轻微钝痛。当病变继续发展,患牙浮出和伸长感逐渐加重,出现自发性、持续性的钝痛。疼痛范围局限于患牙根部,患者能够指明患牙。

2. **慢性根尖周炎**   一般无明显的自觉症状,有的患牙咀嚼时有不适感,有的患牙可产生脓包或瘘道。患牙可有牙髓病史、反复肿痛史或牙髓治疗史。

【诊断】

患牙有典型的咬合痛症状;对叩诊和打诊有反应;牙髓活力测验的反应;有牙髓病史、外伤史或牙髓治疗史,并结合 X 线检查为确诊的依据。

【防治原则】

1. **对症治疗**   急性根尖周炎首先要消除急性炎症,缓解疼痛症状。急性根尖周炎必须及时开放髓腔引流。根尖脓肿须切开引流。急性症状控制后作根管治疗术。

慢性根尖周炎根据根尖周病变的范围及性质决定治疗方案。根尖周病变范围局限,通过根管治疗术保留患牙。根尖周病变范围较大,应该在根管治疗后,同时做根尖手术。

2. **预防**   对龋病和牙髓炎应进行恰当治疗,防止炎症继续发展,对不能保留的牙应及时拔除。

第二节　牙周疾病

一、慢性龈炎

慢性龈炎（chronic gingivitis）是菌斑性牙龈病中最常见的疾病，本病又称为边缘性龈炎（marginal gingivitis）或单纯性龈炎（simple gingivitis）。

牙菌斑是慢性龈炎的始动因子，其他因素如牙石、食物嵌塞、不良修复体、牙错位拥挤、口呼吸等因素均可促进菌斑的积聚，引发或加重牙龈的炎症。

【临床表现】

1. 牙龈的炎症一般局限于游离龈和龈乳头，严重时也可波及附着龈，尤其以下前牙区最为显著。

2. 慢性龈炎的患者常在刷牙或咬硬物时牙龈出血，牙龈变为鲜红或暗红色，龈缘变厚，不再紧贴牙面，龈乳头变圆钝肥大，牙龈可变得松软脆弱，缺乏弹性。

【诊断】

根据上述临床表现，龈缘附近牙面有明显的菌斑、牙石堆积以及存在其他菌斑滞留因素，即可诊断。

【防治原则】

1. **对症治疗**　通过洁治术彻底清除菌斑和牙石，纠正不良修复体等刺激因素，可用 1%~3% 过氧化氢溶液冲洗龈沟，必要时可用氯已定漱口剂含漱。

2. **预防**　建立良好的口腔卫生习惯，掌握正确的刷牙方法；定期进行口腔保健，维护口腔健康。

二、慢性牙周炎

慢性牙周炎（chronic periodontitis，CP）为最常见的一类牙周炎，可发生于任何年龄，但大多数患者为成年人。本病可累及不同数目的牙齿，进展程度可不同，病情会缓慢地加重，也可能出现短期的快速破坏。

病因主要为牙菌斑，以及牙石、食物嵌塞、不良修复体等加重菌斑滞留的因素。

【临床表现】

1. 慢性牙周炎患者牙面常有大量牙石，牙龈呈现不同程度的慢性炎症，颜色暗红或鲜红，牙龈肿胀，探诊出血甚至溢脓。

2. 主要特征是牙周袋形成、牙龈炎症、牙周附着丧失、牙槽骨吸收。晚期常可出现牙松动、移位等症状。

【诊断】

牙周袋探诊深度 >3mm，并有炎症，多有牙龈出血；邻面临床附着丧失 >1mm，X 线片显示牙槽骨有水平型或垂直型吸收；牙周炎晚期除了出现以上症状逐渐加重外，还可出现牙松动或移位、逆行性牙髓炎等症状。

【防治原则】

1. **对症治疗**　针对不同病情的患牙制定有针对性的系统治疗计划，应去除刺激因素，进行牙周基础治疗，对于严重的牙周病可考虑手术治疗，治疗结束后定期的复查和维护治疗是防止牙周病复发的关键条件。

2. **预防**　早期发现、早期诊断、早期治疗，减轻已发生的牙周病严重程度，控制发展。

三、侵袭性牙周炎

侵袭性牙周炎（aggressive periodontitis，AgP）是一组在临床表现和实验室检查均与慢性牙周炎有明显区别的牙周炎,发生于全身健康者,具有家族聚集性,疾病进展迅速。引起侵袭性牙周炎的主要因素是某些特定微生物的感染及机体防御能力的缺陷,研究表明伴放线聚集杆菌是侵袭性牙周炎的主要致病菌。侵袭性牙周炎按其患牙的分布可分为局限型和广泛型。

【临床表现】

1. **局限型侵袭性牙周炎** 一般青春期前后发病;牙周组织破坏程度与局部刺激物的量不成比例;局限于第一恒磨牙或切牙的邻面有附着丧失,至少波及两个恒牙,其中一个是第一磨牙,其他患牙不超过两个;病程进展快,早期出现牙齿松动和移位;家族聚集性。

2. **广泛型侵袭性牙周炎** 通常发生于 30 岁以下者,但也可见于年龄更大者;广泛的邻面附着丧失,累及除切牙和第一磨牙以外的恒牙至少三颗;有严重而快速的附着丧失和牙槽骨破坏。

【诊断】

根据以上临床表现,重点检查切牙及第一磨牙邻面,结合 X 线检查即可确诊。

【防治原则】

早期实施洁治、根面平整、牙周手术等局部治疗,彻底清除感染,加强定期复查和必要的后续治疗。选用针对性的抗生素,甲硝唑和阿莫西林配伍使用效果优于单一用药。

第三节 口腔黏膜常见疾病

一、复发性口腔溃疡

又称复发性阿弗他溃疡(recurrent aphthous ulcer,RAU),患病率达 10%~25%,居口腔黏膜病之首。本病具有周期性、复发性、自限性的特征,本病疼痛明显,影响患者的生活质量。目前病因及致病机制不明,诱因可能是局部创伤、精神紧张、食物、药物、激素水平改变及维生素或微量元素缺乏等。

【临床表现】

临床上一般分为轻型、重型和疱疹样溃疡。

1. **轻型溃疡** 最常见,数目不多,呈圆形或椭圆形,边界清楚。好发于唇、舌、颊、软腭等无角化或角化较差的黏膜。溃疡具有典型的"红、黄、凹、痛"等特点,大约 7~10 天愈合不留瘢痕,有自限性。

2. **重型阿弗他溃疡** 又称腺周口疮或复发性坏死性黏膜腺周围炎。溃疡大而深,形似"弹坑状"可深达黏膜下层腺体及腺周组织,直径可大于 1cm,愈后可留瘢痕或组织缺损。溃疡持续时间较长可达 1~2 个月或更长,但有自限性。

3. **疱疹样溃疡** 亦称口炎型口疮,溃疡较小,数量较多,可达十几个或是几十个散在分布似"满天星"。此型疼痛最严重,可伴有头痛、低热等全身不适。

【诊断】

主要以病史特点及临床特征为依据。

【防治原则】

由于病因不明,目前无特效方法。临床上以局部治疗和全身治疗为主。局部治疗以消炎、止痛促进局部愈合为原则。全身治疗以减少复发,促进愈合为原则。

二、口腔白斑

口腔白斑(oral leukoplakia,OLK)是指口腔黏膜上的白色斑块或斑片,不能以临床和组织病理学的方法诊断为任何疾病者。WHO 将其归入癌前病变。白斑主要来源于长期的外来刺激,主要包括吸烟、白色念珠菌感染、微量元素缺乏等。

【临床表现】

1. 口腔黏膜白斑好发于颊部、舌部以及唇、前庭沟、牙龈等。

2. 患者自觉局部粗糙,较周围黏膜硬。发生在舌部者可有味觉减退,伴有糜烂时可出现刺激痛、自发痛。发生在口角 1cm 处为唇联合区,该区白斑应提高警惕恶变。唇部白斑常位于叼烟区,下唇多于上唇。

【诊断】

根据临床表现、病理诊断,辅以脱落细胞检查及甲苯胺蓝染色做出诊断。

【防治原则】

去除刺激因素如吸烟、禁酒、少食辣及过烫食物。去除残根、残冠、不良修复体等。局部涂抹维 A 酸软膏。手术切除有结节、溃疡、增生的白斑。

三、口腔扁平苔藓

口腔扁平苔藓(oral lichen planus,OLP)是口腔黏膜病中的常见疾病。该病好发于中年人,女性多于男性。如长期糜烂者,可能会出现恶变现象,WHO 将其列入癌前病变。病因不明,主要与精神因素、内分泌因素、免疫因素、感染因素、遗传因素等有关。

【临床表现】

1. 可发生在口腔黏膜任何部位,大多左右对称。

2. 其典型的病损特征为由针头大小的小丘疹连成白色或灰白色细条纹,也可表现为白色斑块。OLP 患者遇辛辣、热、酸等食物刺激时,病损局部敏感,灼痛。患者多无自觉症状,有的患者可出现自觉黏膜粗糙、烧灼感、口干等症状。

【诊断】

根据临床表现,必要时结合组织活检确诊。

【防治原则】

注意调整全身情况,如精神状态、睡眠、月经状况、消化及大便情况等。可局部用肾上腺皮质激素。

第四节　口腔颌面部感染及神经疾病

一、下颌智齿冠周炎

下颌智齿冠周炎(pericoronitis of the wisdom tooth of the mandible)是指下颌第三磨牙萌出过程中,牙冠周围软组织发生的炎症。常见于 18~25 周岁,是口腔常见病和多发病。

【临床表现】

1. 炎症早期时,仅感磨牙后区不适,偶有轻微疼痛。炎症严重时有自发性跳痛,有时放射至耳颞区,常出现不同程度的张口受限,有时还可出现全身不适,发烧、头疼、食欲缺乏等全身症状。

2. 口腔检查见下颌第三磨牙萌出不全或阻生,牙冠周围软组织红肿、触痛。常有脓性分泌物溢出,严重者患侧下颌下淋巴结肿大、触痛。

【诊断】

根据病史、临床表现、口腔检查及 X 线片等可得出正确诊断。

【防治原则】

急性期以消炎、镇痛、建立引流即对症处理为主。全身治疗应注意休息,勤漱口,应用抗生素控制感染。局部用 3% 过氧化氢和生理盐水依次行盲袋冲洗。等急性期炎症消退后,根据下颌第三磨牙具体情况进行牙拔出术。

二、口腔颌面部间隙感染

口腔颌面部间隙感染(oral and maxillofacial space infection)也称颌周蜂窝组织炎,是颌面部和口咽区潜在间隙中化脓性炎症的总称。口腔颌面部间隙感染最常见为牙源性感染,如下颌智齿冠周炎、根尖周炎、颌骨骨髓炎等。其次是腺源性感染,外伤及血源性感染者已少见。

【临床表现】

1. 一般化脓性感染的局部表现为红、肿、热、痛和功能障碍。炎症反应严重者,全身出现发热、寒战、脱水、白细胞计数升高、食欲缺乏等中毒症状。

2. 感染发生在浅层的间隙,局部体征较明显,炎症化脓局限时可扪及波动感。发生在深层的间隙感染,局部体征多不明显,但有凹陷性水肿和压痛点。

【诊断】

根据病史、临床症状和体征,结合局部解剖知识、白细胞总数及分类等配合穿刺抽脓等方法,可以做出正确诊断。

【防治原则】

1. 全身治疗 一般支持疗法与抗生素治疗。对合并有厌氧菌感染的,如腐败坏死性蜂窝织炎,可加用甲硝唑类药物。

2. 局部治疗 在早期可用外敷药物、针灸、封闭和理疗,促使炎症消散。炎症局部形成脓肿时,应及时进行切开引流术。急性炎症消退后,应及时拔除病灶牙,避免感染复发。

三、三叉神经痛

三叉神经痛(trigeminal neuralgia)是指在三叉神经分布区域内出现阵发性点击样剧烈疼痛。疼痛可由口腔或颌面部的刺激引起,历时数秒到数分钟,间歇期无症状。发病年龄以中老年人多见,多数为单侧性。

【临床表现】

本病的主要表现是在三叉神经某分支区域内发生的点击式极为剧烈的疼痛,疼痛可以自发,或是由轻微"扳机点"所引起。特点是按照三叉神经分支区域疼痛。

1. 性质 如点击样、针刺样、刀割样或撕裂样等。

2. 发作时间 多在白天,每天发作数秒到数十秒或者短暂发作后突然停止。

3. 病程 周期性发作,病程早期发作次数较少,持续时间短,间歇期长,发作期持续数周或数月,之后暂时缓解,以后疼痛发作。

【诊断】

根据病史,三叉神经定分支检查、三叉神经功能检查、疼痛的部位、性质、发作表现等可以做出明确诊断。查找"扳机点"具有重要的意义。

【防治原则】

对原发性三叉神经痛均首先采用药物治疗,无效时再使用其他治疗方法。

第五节　口腔颌面部损伤

一、牙和牙槽骨损伤

（一）牙脱位

牙脱位（tooth dislocation）是指在较大的暴力撞击下，牙部分或完全脱离牙槽窝。

【临床表现】

牙脱位经常伴有牙周膜撕裂，部分脱位临床上表现为牙松动、倾斜、伸长和疼痛。完全性脱位，则牙脱离牙槽窝或仅有部分软组织相连，常同时伴牙龈撕裂和牙槽骨骨折。

【辅助检查】

X线可见牙根尖与牙槽窝间隙明显增宽。

【诊断】

根据临床表现和X线片做出诊断。

【防治原则】

1. 如部分脱位，则使牙恢复到正常位置，并结扎固定3周。

2. 如完全脱位时间不长，应尽快在严格消毒的条件下，将脱位的牙植入原位，并与邻牙一起结扎，固定3周左右。

（二）牙折断

牙折断（tooth fracture）多数由于外力直接撞击所致，其可分为冠折（toothcrown fracture）、根折（toothroot fracture）和冠根联合折（crown-root fracture）。

【临床表现】

1. **冠折**　轻度冠折仅表现为牙釉质缺损；中度者可见釉质和牙本质均受累，但无牙髓暴露；重度釉质牙本质均受累，同时牙髓腔暴露。

2. **根折**　按其部位可分为颈1/3、根中1/3、根尖1/3。颈1/3折断可见牙冠部分松动，伴有出血；根中1/3，根尖1/3，通常没有牙松动，症状不明显。

【辅助检查】

X线是诊断牙齿折断的重要手段。

【诊断】

通过口腔检查，以及询问病史，可以做出诊断。

【防治原则】

1. **冠折**　牙冠轻微折损而且无刺激症状者，可不做特殊处理；如牙髓有刺激症状，并影响形态及功能，应视情况做牙冠修复；如已露髓，则应行根管治疗术，再进行冠修复。

2. **根折**　如颈1/3折断，应尽快进行根管治疗后桩冠修复；根中部折断应拔出患牙；根尖1/3折断者，应做结扎固定，定期复查，若牙髓出现炎症，应及时行根管治疗术。

3. **冠根联合折**　如有条件可行根管治疗，然后进行牙齿修复，恢复牙齿功能。

二、颌骨骨折

（一）上颌骨骨折

上颌骨是面中部最大的骨骼，主要占据面中1/3，左右各一，在中线相连。上颌骨骨折（maxillary fracture）时常常影响眼、鼻、咬合与容貌，严重时可并发颅脑损伤与颅底骨折。

【临床表现】

骨折端移位和咬合错乱；眶区瘀血；颅脑损伤。

【辅助检查】

X线片，必要时拍摄CT片是诊断骨折的重要手段。

【诊断】

详细询问病史，了解受力的方向，致伤物，受伤部位及并发损伤等，通过X线的辅助检查，即可做出诊断。

【防治原则】

上颌骨骨折原则上应及早治疗，合并颅脑损伤者，则应先抢救生命。如伴软组织损伤者，应先缝合口腔侧伤口，后处理骨折片。颌骨骨折时，恢复咬合关系是治疗的主要目的，因此，应尽力保留骨折线上的牙。选取最佳复位和固定方法进行固定。

（二）下颌骨骨折

下颌骨骨折（mandibular fracture）好发于正中联合、颏孔区、下颌角、髁突颈部。

【临床表现】

1. **骨折段移位**　肌肉的牵拉是下颌骨骨折移位的主要因素。
2. **功能障碍**　如张口受限、咬合紊乱、局部出血水肿、疼痛等。
3. **骨折段活动异常**　断端两侧的骨折片动度异常。
4. **下唇麻木**　若骨折时损伤下牙槽神经，则可引起下唇麻木。

【辅助检查】

拍摄鼻颏位或头颅后位X线片，必要时拍摄CT片，以明确骨折的类型及骨折段位移情况，同时了解有无邻近骨骼损伤。

【诊断】

详细询问病史，受力的情况及方向，检查受力的部位，结合X线检查。

【防治原则】

颌骨骨折的治疗原则是尽早复位和固定，但如果合并全身疾病，如脑部损伤等，则一定要在全身情况稳定后再进行局部处理。全身应用抗生素预防感染。

第六节　颞下颌关节常见病

一、颞下颌关节紊乱病

颞下颌关节紊乱病（temporo mandibular disorders，TMD）是口腔颌面部常见疾病之一，好发于20~40岁的青壮年，女性较多见。病因不明，可能是由精神因素、社会因素、外伤、微小创伤、殆因素、免疫等多因素导致的颞下颌关节及咀嚼肌群出现功能、结构与器质性改变。

【临床表现】

咀嚼肌紊乱疾病者表现为一处或多处咀嚼肌出现局部的持续性疼痛，在耳部或耳前区出现钝痛。有扳机点疼痛，下颌运动受限，开口偏向患侧。如为结构紊乱，则可分为可复性盘前移位，不可复性盘前移位，关节半脱位。

【诊断】

大多数患者无明显的诱因，应详细询问病史，如近期生活状况，夜磨牙，口腔治疗过程中长时间大张口以及精神紧张因素等,必要时可行关节内窥镜检查。

【防治原则】

1. **可复性盘前移位** 应以保守治疗为主。𬌗垫是目前效果较好的一种治疗。不可复性盘前移位可用手法复位。保守治疗无效可行外科手术治疗,如关节切开术、关节盘复位术等。

2. **关节半脱位** 以保守治疗为主,限制大张口,保守治疗无效可进行关节内窥镜直视下注射硬化剂、关节结节切除术、关节结节增高术以及关节囊及韧带加固术等关节手术。

二、颞下颌关节脱位

颞下颌关节脱位(dislocation of the TMJ)指大张口时,髁突与关节窝、关节结节或关节盘之间完全分离,不能自行恢复到正常的位置。临床上以急性前脱位、复发性和陈旧性脱位常见。

【临床表现】

急性前脱位以单侧多见,患者不能闭口,前牙开𬌗下颌偏向健侧,后牙早接触,双侧关节脱位者,则成开口状,面下 1/3 变长,言语不清及流涎。复发性脱位症状与急性前脱位相同,复位较前者容易。

【辅助检查】

X 线可见,髁突位于关节结节的前下方,关节造影证实为关节囊扩张。

【诊断】

根据临床表现以及 X 线检查做出诊断。

【防治原则】

可行手法复位,并限制下颌的运动,用颅颌绷带固定 2~3 周。陈旧性脱位手法复位效果不佳者可考虑手术治疗。

三、颞下颌关节强直

颞下颌关节强直(ankylosis of the TMJ)指关节及关节周围组织器质性病变造成开口困难或完全不能开口者。根据病变的部位分为关节内强直、关节外强直和混合性关节强直。

【临床表现】

1. **关节内强直** 一般儿童多见。开口受限,开口先偏向患侧,可引起面部发育不对称,患侧丰满,健侧反而平坦,咬合关系错乱,关节动度消失。

2. **关节外强直** 主要由外伤和感染引起。表现为张口困难,面部畸形,牙齿咬合紊乱,但关节有一定的活动度。

【辅助检查】

关节内强直 X 线可见关节间隙模糊,正常的关节结构消失。髁突和关节窝融合成很大的致密团块,呈骨球状。关节外强直 X 线则可见关节结构清楚,无明显破坏,部分严重患者下颌升支与颧弓完全融合呈 T 形。

【诊断】

详细了解患者病史,有无外伤,感染等,根据不同的病因,发病时间,有无面部畸形以及 X 线观察,有无关节结构的破坏,可对关节强直的疾病及类型做出较明确的诊断。

【防治原则】

1. **关节内强直** 一般行手术治疗,采用髁突切除术及下颌关节成形术,术后加强开口训练。

2. **关节外强直** 一般不需要手术,混合性强直的治疗原则为关节内、外强直手术的综合应用。

第七节 唾液腺常见疾病

一、急性化脓性腮腺炎

急性化脓性腮腺炎（acute pyogenic parotitis）多发生于慢性腮腺炎基础上，偶见于全身大手术后。病原菌是葡萄球菌，主要是金黄色葡萄球菌，少数是链球菌，而肺炎双球菌、奋森螺旋体少见。

【临床表现】

1. 常为单侧腮腺受累。

2. 炎症早期症状不明显，随着病情发展可出现轻微疼痛、肿大、压痛、导管口轻度红肿、疼痛。伴随症状加重，易引起周围间隙感染，向上可通过颅底扩散到颅内，一旦发生则病情危重。

3. 如进入化脓、腺组织坏死期，疼痛明显，呈持续性跳痛，腮腺区以耳垂为中心肿胀更明显，耳垂被上抬，触痛明显，可出现轻度张口受限。

4. 腮腺导管口红肿，可有脓液自导管口溢出，甚至堵塞导管口。

5. 病人全身呈中毒症状，脉搏、呼吸加快，白细胞总数增加，中性粒细胞比例增加，核左移，可出现中毒颗粒。

【诊断】

依靠病史及临床表现诊断，但不适宜做腮腺造影。

【防治原则】

加强护理及营养，保持体液平衡，纠正机体脱水及电解质紊乱，抗感染对症治疗。化脓时可采用切开引流，避免多间隙感染发生。

二、慢性阻塞性腮腺炎

慢性阻塞性腮腺炎（chronic obstructive parotitis）又称腮腺管炎，大多由局部因素引起，由于外界刺激使导管口黏膜受损，以致导管狭窄，大多为中年人。

【临床表现】

1. 多单侧受累，腮腺反复肿胀，大多与进食有关。

2. 检查发现腮腺增大，并可扪及，中等硬度，有压痛。导管口红肿，挤压可有混浊的雪花样或黏稠的蛋清样唾液，有时可见黏液栓子。

【诊断】

诊断主要依靠临床表现及腮腺造影。腮腺造影导管部分狭窄、部分扩张，呈腊肠样改变。

【防治原则】

去除病因。可用探针逐步扩增导管，也可注入具有抑菌或抗菌作用的药物，或可自后向前按摩腮腺、咀嚼口香糖、用温热盐水漱口等保守治疗。上述治疗无效者可考虑手术治疗，行保留面神经的腮腺腺叶切除术。

三、唾液腺结石病

唾液腺结石病（sialolithiasis）是在腺体或导管内发生钙化性团块而引起的一系列病变。85% 左右发生于下颌下腺，其次是腮腺，偶然见于上唇及唇颊部的小唾液腺，舌下腺很少见。

【临床表现】

1. 以 20~40 岁的中青年为多见。

2. 进食时腺体肿大，疼痛剧烈，呈针刺样，称为"涎绞痛"。

3. 导管口黏膜红肿，挤压可见脓性分泌物。炎症扩散到临近组织间隙可引起下颌下间隙感染。

4. 导管内有涎石，双手触诊可触及硬块，有压痛。

【诊断】

根据临床表现及疼痛特点，溢脓及触诊等可诊断，确诊应做 X 线检查。

【防治原则】

下颌下腺涎石症的治疗目的是去除结石、消除阻塞因素，尽最大可能地保留下颌下腺这一功能器官。在明确诊断唾液腺结石位置后可采用钳子或取石网蓝取出结石。但当腺体功能丧失或腺体功能不可能逆转时，则应将病灶清除，摘除病变腺体。

第八节　口腔颌面部肿瘤

一、软组织囊肿

（一）皮脂腺囊肿

皮脂腺囊肿（sebaceous cyst）中医称"粉瘤"，主要因皮脂腺排泄管堵塞所致，皮脂腺囊状上皮逐渐被增多的内容物膨胀而形成的潴留性囊肿。囊内为白色凝乳状皮脂腺分泌物。好发于年轻男性。

【临床表现】

发生部位多见于皮脂腺丰富的颜面部。生长缓慢，位于真皮或皮下组织内，与表皮紧密粘连。中央可见一小色素点，为临床上与表皮样囊肿相鉴别的特征。

【诊断】

根据病史及临床表现做出诊断。

【防治原则】

在局麻下手术切除，切除时应同时切除包括与囊壁粘连的皮肤。

（二）皮样或表皮样囊肿

皮样（dermoid cyst）或表皮样囊肿（epidermoid cyst）源于胚胎发育时期遗留于组织的上皮细胞发展而形成的囊肿；后者也可由于创伤使上皮细胞植入形成。多见于儿童及青少年。

【临床表现】

皮样囊肿好发于口底及颏下区；表皮样囊肿好发于眼睑、眶外侧、耳下等部位。囊肿呈圆形，与周围组织界限清晰，无粘连，触诊时有面团样的柔韧感。

【诊断】

根据临床表现及触诊可初步诊断，穿刺及镜检有助于确诊。

【防治原则】

皮样或表皮样囊肿的主要治疗方法为手术摘除。摘除时应完整摘除囊壁，防止复发。

二、良性肿瘤

（一）牙龈瘤

牙龈瘤（epulis）为发生于牙龈组织上的一组肿瘤或类肿瘤疾病，主要来源于牙龈、牙周膜等结缔组织。大多认为是机械刺激及慢性炎症刺激所形成的反应性增生物，因无肿瘤结构，故非真性肿瘤。

【临床表现】

1. 牙龈瘤可发生于任何年龄段,多见于青年及中年人,女性比男性多见。

2. 发生部位多见于唇颊侧及牙龈乳头部。

3. 呈圆形或椭圆形,亦可呈分叶状。

4. 有蒂或无蒂,基底较宽。

5. 一般生长较慢,但在女性妊娠期可迅速增大,表面可见牙压痕,咬伤后易发溃疡和感染。

【诊断】

X线可见骨质吸收和牙周膜增宽阴影,结合临床表现可做出初步诊断。

【防治原则】

治疗原则是手术切除。牙龈瘤易复发,故切除时应包括牙槽突及受累的牙。妊娠期牙龈瘤可先观察,分娩后仍不消除可手术切除。

(二) 成釉细胞瘤

成釉细胞瘤(ameloblastoma)为颌骨中心性上皮肿瘤,是牙源性良性肿瘤中最常见的一种类型。多发生于青壮年,无明显性别差异,以下颌体及下颌角部为常见。

【临床表现】

肿瘤生长缓慢,初期无自觉症状,逐渐发展可使颌骨膨大,造成颜面部畸形和牙齿移位及脱落。如肿瘤发展迅速,还可能发生病理性骨折。压迫下牙槽神经可造成下唇麻木不适。

【诊断】

X线检查可见早期呈蜂房状,以后形成多房样囊性阴影,在囊内的牙根尖可有不规则吸收现象。

【防治原则】

采用外科手术治疗,扩大切除并预防复发。

(三) 纤维瘤

纤维瘤(fibroma)是起源于骨膜、黏膜及牙周膜的结缔组织良性肿瘤,可见于颜面部皮下、口腔黏膜及骨膜,是常见的良性肿瘤之一。

【临床表现】

1. 纤维瘤一般生长缓慢。

2. 发生在面部皮下的纤维瘤常为无痛肿块、质地较硬、大小不等、边界清楚、移动性较好。发生在口腔内的纤维瘤多较小,呈圆球形或结节状,可能有蒂或无蒂,肿瘤边界清晰,切面呈灰白色。发生于牙槽突的纤维瘤可能使牙松动移位。

【诊断】

根据患者的现病史和临床表现,结合病理学检查可做出诊断。

【防治原则】

纤维瘤主要采用手术完整切除。

三、恶性肿瘤

(一) 舌癌

舌癌(carcinoma of the tongue)是最常见的口腔癌。舌癌约 85% 发生在舌体,舌体癌中又以舌中 1/3 侧缘部分最为好发。

【临床表现】

1. 舌癌好发于男性。早期可表现为溃疡、外生与侵润 3 种类型。在一些病例中,常见溃疡和侵润同时存在,伴有自发性疼痛和程度不同的舌运动障碍。

2. 舌癌常发生早期淋巴结转移,且转移率较高。主要原因在于舌体组织具有丰富的淋巴和血液循环系统,舌体的频繁运动促使舌癌发生转移。

3. 晚期舌癌可直接超越中线或侵犯口底,造成进食、言语困难,疼痛剧烈可放射至半侧头部。

【诊断】

触诊对舌癌的诊断尤为重要,为了明确诊断应送病理活检。

【防治原则】

早期高分化的舌癌无论放疗、手术效果都很好。晚期舌癌则应采用综合治疗,根据患者的情况,选择手术加化疗,放疗加手术、化疗等多种方法。对 T1、T2 期舌癌可考虑冷冻治疗。

(二) 牙龈癌

牙龈癌(carcinoma of the gingiva)包括上牙龈和下牙龈来源的上皮源性恶性肿瘤。在口腔癌中牙龈癌仅次于舌癌位居第二位,近年来有逐渐下降的趋势,多为鳞状细胞癌。

【临床表现】

1. 多见于 40~60 岁,男性略多于女性。好发于双尖牙区及磨牙区,下颌牙龈较上颌牙龈多见。

2. 牙龈癌多源于牙间乳头及龈缘区,表现为溃疡型和外生型。早期向牙槽突骨膜及骨质侵润,可导致牙疼痛和牙松动。晚期颌骨破坏严重者可造成病理性骨折。

【诊断】

X 线检查主要为病变区溶骨性破坏,其周围可见骨密度明显增高,结合临床表现即可确诊。

【防治原则】

牙龈癌一般为高分化鳞癌,且早期侵润可侵犯骨质,故手术治疗是首选治疗方法。一旦发生转移,即应行治疗性颈淋巴清扫术。

(三) 颊黏膜癌

颊黏膜癌(carcinoma of the buccal mucosa)是口腔癌最常见的癌肿之一,致病因素主要与嗜好习惯有关,咀嚼烟叶、槟榔以及辛辣高温食物均可使患癌机率增高。患者以男性多见,但高龄女性发病有上升趋势。

【临床表现】

1. 颊黏膜癌常发生于磨牙区附近,呈溃疡型或外生型,生长较快,向深层侵润。早期病变不明显,多表现为黏膜粗糙,易被患者忽视。晚期可波及软腭和翼下颌韧带,导致张口困难。

2. 颊黏膜癌常发生颈淋巴结转移,最常转移至颌下淋巴结,其次为颈深上淋巴结,转移的部位与病灶的部位有关。

【诊断】

主要根据病史、临床表现,也可直接切取活检证实。

【防治原则】

以手术为主的综合治疗。早期表浅的颊黏膜癌可考虑单纯的放射治疗。

(四) 唇癌

唇癌(carcinoma of the lip)指发生于唇红黏膜及口角联合黏膜区域的上皮源性恶性肿瘤。

【临床表现】

1. 唇癌好发于男性,以 40 岁以上者多见。上下唇均可发生,多发生于下唇。病程较长,但生长缓慢,常表现为外突型或溃疡型。

2. 唇癌的转移较其他口腔癌少见,且转移时间晚。上唇癌的转移较下唇癌早,并且多见。

【诊断】

根据病史和临床表现可做出初步诊断,常规活组织检查可予以证实。

【防治原则】

　　早期唇癌可采用手术治疗,亦可采用放射治疗或低温治疗,均可取得良好效果;晚期唇癌应手术治疗辅以其他治疗手段。

（张　颖）

复习思考题

1. 急性牙髓炎的临床表现及特点有哪些?

2. 慢性牙周炎的治疗方法。

3. 口腔扁平苔藓的临床表现。

4. 什么是下颌智齿冠周炎?

5. 不同部位牙折的治疗方法。

6. TMD 的临床表现。

7. 急性化脓性腮腺炎的诊断方法有哪些?

8. 成釉细胞瘤的临床表现。

参考文献

1. 周大成. 中国口腔医学史考. 北京:人民卫生出版社,1991.

2. 樊明文. 牙体牙髓病学. 第 4 版. 北京:人民卫生出版社,2012.

3. 孟焕新. 牙周病学. 第 4 版. 北京:人民卫生出版社,2012.

4. 张志愿. 口腔颌面外科学. 第 7 版. 北京:人民卫生出版社,2008.

5. 张志愿. 口腔科学. 第 8 版. 北京:人民卫生出版社,2013.

6. 朱明德. 临床医学概论. 北京:人民卫生出版社,2009.

7. 周学东. 中国现代高等口腔医学教育发展史. 北京:高等教育出版社,2011.

8. 张志愿. 口腔颌面外科学. 第 7 版. 北京:人民卫生出版社,2012.

9. 张震康. 口腔颌面外科学. 第 2 版. 北京:北京大学医学出版社,2013.

10. 陈谦明. 口腔黏膜病学. 第 4 版. 北京:人民卫生出版社,2010.

11. 胡德渝. 口腔预防医学. 第 6 版. 北京:人民卫生出版社,2012.

第三十九章　整形外科学与医学美容

39

学习目标	
掌握	整形外科学及美容外科学的各类常见疾病的防治原则。
熟悉	整形外科学及美容外科学的各类常见疾病的临床表现。
了解	整形外科学及美容外科学的主要治疗范围。

第一节 先天性畸形

一、唇腭裂

唇腭裂(cleft lip and palate)是颌面部最常见的先天性畸形之一,其病因迄今为止尚未彻底明了,一般认为与营养缺乏,药物作用,情绪异常,病毒感染,遗传等诸多因素有关。

【临床表现】

1. 唇裂的国际常用分类法 ①单侧唇裂:包括单侧不完全性唇裂和单侧完全性唇裂;②双侧唇裂:包括双侧不完全性唇裂,双侧完全性唇裂和双侧混合性唇裂。

2. 唇裂的国内常用分类法 ①单侧唇裂:包括 I 度唇裂(仅限于红唇部分的裂开), II 度唇裂(上唇部分裂开,但鼻底尚完整), III 度唇裂(整个上唇至鼻底完全裂开);②双侧唇裂:按单侧分类法进行分类,如左侧 I 度右侧 II 度唇裂。除上述之外还包括隐裂,隐裂是指皮肤和黏膜无裂开,肌层不连续而表现的患唇凹陷畸形。

3. 腭裂根据裂隙的程度分类 ①软腭裂;②不完全性腭裂;③单侧完全性腭裂;④双侧完全性腭裂;⑤悬雍垂裂;⑥黏膜下裂;⑦软硬腭交界处裂孔。腭裂患者不但可明显地看到腭部解剖形态异常,同时可伴有吸吮功能障碍,腭裂语音,口鼻腔自洁环境改变,牙列错乱,听力降低,颌骨发育障碍等临床表现。

【诊断】

根据患者的临床表现,即可诊断。

【防治原则】

1. 唇腭裂的综合治疗

(1)唇腭裂的治疗应采取综合序列治疗,治疗方法以手术为主,术前需对患儿进行全面的体检。但除手术外还应辅以非手术治疗,包括心理治疗、语音训练、正畸治疗等。常需与口腔科、外科、整形科、儿科以及心理医师等进行会诊合作治疗。

(2)唇裂的手术时机:单侧唇裂一般选择患儿在 3~6 个月,体重达 6~7kg 以上。而双侧唇裂则因手术复杂,时间较长,术中出血较多,一般选择在 6~9 个月。初次术后遗留的鼻唇畸形,应选择适宜时机进行二次修复。

(3)唇裂的手术方法:分单侧唇裂整复术和双侧唇裂整复术,前者包括由 Tennison 提出的下三角瓣法,Millard 提出的旋转推进法,还有在其基础上进行改进的 Millard 法 II 式,Millard 法 III 式;后者包括保留前唇原长的手术方法如直线缝合法,叉形瓣储备法,还包括前唇加长整复术,如双侧矩形瓣术。

(4)腭裂的手术时机:目前说法不一致,依据颌骨发育及语音功能这两个关键因素,目前国内研究比较赞同 1 岁左右施行手术,此阶段手术术后患者其语音功能效果优于学龄前手术者,同时对上颌骨前后向发育影响又较小。

(5)腭裂的手术方法:包括两种:一种为封闭裂隙,恢复软腭生理功能的腭成形术;另一种是缩小咽腔,促进腭咽闭合的咽成形术。

2. 预防 妊娠期平衡营养,稳定情绪,避免感冒,戒除烟酒及远离辐射,慎用药物及定期检查等可减少本病发生。

二、并指畸形与多指畸形

并指畸形(congenital syndactyly)是指两个以上手指部分或全部组织先天性病理性相连,是仅次于多指畸形的常见手部先天性畸形。多指畸形(congenital polydactyly),又称为重复指,是指正常以外的手指、手指的指骨、单纯软组织成分或掌骨等的赘生,是临床上最常见的手部先天性畸形。

【临床表现】

1. 并指畸形

(1) 按并连组织成分分为:软组织性并指和骨性并指。前者指 X 线显示指间清楚,仅软组织相连;后者指除软组织相连外还有指骨间的骨性融合。

(2) 按并连的程度分为:完全性并指,从相邻手指的基底到指尖完全相连;不完全性并指,仅相邻手指的部分组织相连;复杂性并指,并指合并其他畸形。

先天性并指既可以是单独出现的并指畸形,也可能是其他畸形的症状之一,如 Apert 综合征、裂手畸形和短指畸形等。

2. 多指畸形   可分为桡侧多指,中央多指,尺侧多指三类,其中以尺侧多指最多见。诊断一目了然,但需注意多指畸形患者有时表现为手指扁宽,外表不见多指,常需 X 线进行诊断。

【辅助检查】

X 线可以帮助了解并指或多指的骨质畸形。

【诊断】

根据患者的临床表现及辅助检查,即可诊断。

【防治原则】

1. 并指畸形   通常需要行手术矫正。手术时机:并指手术一般以学龄前为宜,影响发育者如不等长的手指间并指,可提前于 1 岁手术。特殊类型的并指,如末节手指间骨桥并指,部分远节发育不良的交叉并指,因严重影响手指发育,最好在 1 岁以内予以分开。功能良好,对发育完全无影响的并指,不一定需要手术或待手发育成熟后手术。

2. 多指畸形   同样需行手术治疗,应及早切除,对于仅为窄蒂的肉赘状拇指桡侧或小指尺侧多指可在患儿 3~6 月龄完成。复合性多指患者手术时间可推迟。手术需行多指切除及皮肤整形并注意行关节及骨畸形的矫正。

第二节   体表肿瘤

一、黑色素细胞痣

黑色素细胞痣(melanocyticnevus),指先天或后天由黑色素细胞呈巢状排列而形成的局限性、良性的黑色素系统异常病灶。

【临床表现】

皮肤表面呈褐色、黑色或蓝色的肿物,呈扁平、突起、疣状、颗粒状或者其他形状生长,突出或不突出于皮表,其上方可有毛发,大小各异。任何区域中黑痣面积超过 $144cm^2$ 以上,或直径大于 20cm,或躯干及四肢上面积超过 $900cm^2$ 的称为巨型先天性黑色素细胞痣,与周围正常皮肤分界清晰或欠清(晕痣),通常不伴瘙痒、疼痛等特殊感觉。

【诊断】

根据患者的临床表现,即可初步诊断,病理检查是诊断的金标准。

【防治原则】

由于黑色素细胞痣的癌变率极低,影响美容时考虑手术治疗。常用的方法有手术切除、激光、化学灼烧等方法去除较小的黑痣。但是巨痣恶变率为 10%~20%,应早期防治。

二、血管瘤

血管瘤(hemangiomas),是因血管内皮细胞异常增殖或发育过程中中胚层异常分化而形成体表的常见肿瘤之一。依照现代观点,根据其形成机制及临床表现的不同可分为血管瘤及血管畸形。

【临床表现】

1. **血管瘤** 大多在出生后 1 个月左右出现,初起为较小的不高于皮肤的红斑,以快于身体生长的速度增大、变厚,形似草莓,1 岁左右逐渐静止,大部分可以自然消退。

2. **血管畸形** 大多出生时即存在,随身体生长逐渐长大,但不可消退。依照血流动力学、异常管腔和血流速度可分为:低流速(微静脉、静脉和混合畸形)与高流速(动静脉畸形)。

【辅助检查】

B 超、CT、MRI 对诊断均有帮助,尤其是血管造影,对判断病变的来源、病变与颅内、脊柱等重要组织的关系等,具有重要的作用。

【诊断】

根据患者的临床表现及辅助检查,即可诊断。

【防治原则】

1. **药物治疗** 对于婴幼儿血管瘤可口服普萘洛尔(1~8)mg/kg·d。成人血管瘤可选择瘤腔内平阳霉素注射。

2. **手术治疗** 对于面积不大,界限较清的局限性血管瘤可手术直接切除。

3. **其他方法** 对于明确存在的血管畸形可在介入技术的帮助下行血管栓塞等治疗。其余还有激光法,激素法,干扰素法等治疗方法。

三、皮肤囊肿

皮肤囊肿(skincyst),具有囊腔结构,是外有囊壁,内有液体或其他成分的常见皮肤良性肿物。由皮脂腺导管堵塞后引起的称为皮脂腺囊肿(sebaceouscyst),俗称粉瘤;因胚胎发育过程中表皮细胞异常形成皮样囊肿(dermoidcyst);由于外伤异物刺入皮肤后缓慢形成表皮样囊肿(epidermoidcyst)等,其中以皮脂腺囊肿最为多见。

【临床表现】

1. 皮肤囊肿多表现为可见缓慢增大的皮下结节,大小各异,质可硬可软,与周围组织分界清晰,无波动感。

2. 皮脂腺囊肿好发于面颈部,分布较浅,质较软,有时于表面可见脐样开口,挤压可有白色乳酪样内容物。皮样囊肿基底常与骨膜相连,不可随意推动。

【诊断】

根据患者的临床表现,即可初步诊断,病理检查是诊断的金标准。

【防治原则】

皮肤囊肿的治疗方法为手术切除,术中注意保护囊肿包膜完整摘除,若发生破溃或残留则极易复发。

四、皮肤癌症

常见的皮肤癌症有基底细胞癌(basal cell carcinoma,BCC)、鳞状细胞癌(squamous cell carcinoma,SCC)、恶性

黑色素瘤（malignant melanoma）等，其中以基底细胞癌最为多见。

【临床表现】

皮肤癌症多表现为原有病损或黑色素痣短期内病灶生长加速、范围扩大或局部隆起，形成破溃、结节或菜花样肿物，可伴疼痛或瘙痒，多为局部浸润，全身症状出现较晚，除恶性黑色素瘤外少有转移。

【诊断】

必须有病理检查才可以对此类疾病做出明确诊断。

【防治原则】

局部手术切除是首选的治疗方法。根据癌肿的性质不同，术中应在病理的辅助下确认肿物性质以决定切除范围，保证切除足够大范围的病变周围皮肤。对于有明确手术禁忌或发现明确转移灶的患者可给予适当的放、化疗，但疗效并不显著。

第三节　瘢痕

瘢痕（scar），是物理、生物、化学等各种原因引起的组织严重损伤愈合后的病理性变化，是一种血液循环不良、结构异常、神经分布错乱的纤维化性病变。各种组织受到较为严重的损伤均可能形成瘢痕，也就是说瘢痕是机体较重的组织损伤修复的必然结果，是损伤愈合的产物和象征。

【临床表现】

目前多数学者将皮肤瘢痕分为4类，即表浅性瘢痕、萎缩性瘢痕、增生性瘢痕和瘢痕疙瘩，其中增生性瘢痕和瘢痕疙瘩又称为病理性瘢痕。

1. 表浅性瘢痕　表面粗糙，有时有色素改变，局部平坦、柔软，有时与周边正常界限不清，一般无功能障碍，不需要特殊处理。

2. 萎缩性瘢痕　坚硬、平坦或略高于皮肤表面，与深部组织如肌肉、肌腱、神经等紧密粘连，具有很大的收缩性，可牵拉临近的组织、器官，造成严重的功能障碍。

3. 增生性瘢痕　明显高于周围正常皮肤，局部增厚变硬，但仅局限在最初受伤的部位生长，不会超出原来的范围，并且有自行萎缩的倾向。

4. 瘢痕疙瘩　是人类特有的一种皮肤纤维化疾病，通常继发于皮肤损伤，其生长特征类似于良性肿瘤，即呈浸润性生长，一般表现为高出周围正常皮肤的、超出原损伤部位的持续性生长的肿块，扪之较硬，弹性差，不会自行萎缩，切除后易于复发。

【诊断】

根据患者的临床表现，即可诊断。

【防治原则】

1. 手术　治疗瘢痕或瘢痕疙瘩的主要手段，常用的手术方法有瘢痕切除缝合、皮片移植、皮瓣移植、磨削术、皮肤软组织扩张术、瘢痕疙瘩核心切除术等。手术时机多选择瘢痕形成6个月后进行，可降低复发率。瘢痕常用的非手术治疗方法主要有放射疗法、激光疗法、冷冻疗法、瘢痕内药物注射疗法及中医中药治疗等。

2. 预防　包括治疗因素性瘢痕的预防和非治疗因素性瘢痕的预防。治疗性因素，也称医源性因素，主要由手术引起，术中应注意无菌原则，减少或无张力缝合，彻底清除异物，避免无效腔，选择合适手术时机。非治疗因素性瘢痕主要是指外伤、烧伤、生物和化学因子等致伤引起的瘢痕，这类损伤往往较重，且伴有不同程度的感染，重点是预防和控制感染，以适当的治疗方法促进创面早日愈合。

第四节　眼部的整形与美容

一、眼睑缺损

眼睑缺损（eyelid defect），是指眼睑的皮肤、肌肉、睑板以及睑结膜的全层缺损。轻者有眼睑缘切迹的缺损，重者可有部分眼睑或者全部眼睑的缺损。

【临床表现】

根据缺损的原因通常被分为两种类型：

1. 先天性眼睑缺损　先天性的面裂畸形一般会引起上睑或下睑缺损，单侧或双侧的缺损。

2. 后天性眼睑缺损　常由于外伤（如车祸、刀伤、撕裂伤等）、手术等损伤造成的缺损，眼球往往同时遭受损伤。两者相比，后天性缺损修复难度更大。若上睑缺损，角膜失去了眼睑的保护，容易并发角膜炎，轻则溃疡形成，重则穿孔影响视力。若下睑缺损，主要症状为溢泪，受外界环境刺激而造成分泌物增多。

【诊断】

根据患者的临床表现，即可诊断。

【防治原则】

1. 无论是哪一种原因引起的眼睑缺损，在修复眼睑缺损时必须按照正确的眼睑解剖合理地做眼睑前后两层各成分的修复与重建，在重建过程中，两层中至少有一层要有自体的血供，如果缺少血供最终会导致手术修复失败。

2. 单纯的皮肤缺损可通过皮下分离后对位缝合或行全层皮片移植术；全层眼睑皮肤缺损较小可通过直接对位缝合修复，但缺损较大则需行邻近组织瓣转移修复术。

二、重睑成形术

重睑成形术（double eyelid plasty），又称为双眼皮手术，主要是改变眼睑组织结构，对眼睑外形重新塑造，形成一上睑褶皱的手术。重睑成形术能使眼睛从视觉角度上变大，睫毛变得上翘，并可以减轻上睑的臃肿，可以使上睑显得薄而且清秀，使眼睛变得更加具有美感。

【防治原则】

目前，临床上常用的重睑术有切开法、埋线法、缝线法，以及双眼皮胶的非手术方法等。如有眼病者需要治愈后才能手术。术后眼睑会轻度水肿，术后冰敷有止血、消肿的功能。

三、眼睑松弛

眼睑松弛（blepharochalasis），正常人的上眼睑与下眼睑随着人们年龄的增长便会逐渐老化，弹性也会减弱，眼睑松弛多发于中老年人。

【临床表现】

1. 上睑皮肤松弛　轻度的上睑皮肤松弛会使眼裂变小、形态改变。较严重的眼睑松弛会因为上睑的皮肤下降得较重将外眼角遮住，最后会严重影响视力，并给人们的日常生活造成不便。

2. 下睑皮肤松弛　表现在下睑的脂肪堆积及眶下脂肪脱垂，重者在低头时会引起眼睑与眼球的分离，睑缘向内侧卷，倒睫等。

【诊断】

根据患者的临床表现，即可诊断。

【防治原则】

上眼睑松弛的修复手术主要是切除皱襞上方多余的脂肪及松弛的皮肤,以及提起失去弹力的眼睑上提肌肉。下睑松弛主要是切除多余的脂肪组织与皮肤,但术中要注意切除脂肪与皮肤的量,观察是否存在睑球脱离的症状。

第五节　鼻部的整形与美容

一、歪鼻畸形

歪鼻畸形(deviated nose),是由于先天性畸形,或后天外伤、手术、疾病所造成的鼻锥体歪斜。

【临床表现】

歪鼻畸形包括鼻锥体位置偏离中央、鼻中轴偏斜、鼻中轴 "C" 形或 "S" 形扭曲,或鼻锥体中轴两边的侧鼻体不对称。

【辅助检查】

CT 有助于明确骨质畸形。

【诊断】

根据患者的临床表现及辅助检查,即可诊断。

【防治原则】

根据治疗时机不同,歪鼻畸形的矫正分闭合复位术和手术治疗两种方式。无论是闭合复位术还是歪鼻矫正手术,术后都需要双侧鼻腔内填塞碘仿纱条,石膏或胶布外固定,以保持鼻形态,避免歪鼻复发。

1. 条件允许时,应在鼻外伤早期处理,首选闭合复位术,并可以得到良好的效果,但愈合期可能复发歪鼻。

2. 歪鼻矫正手术是使鼻通气功能及外观均得到改善,其基本原则是充分术野暴露,解除并释放引起鼻中隔偏曲的应力,完成解剖复位,确保不损伤鼻的三角架支撑结构。

二、鞍鼻畸形

鞍鼻(saddle nose),又称为塌鼻,鼻梁和鼻根部凹陷,鼻背、额部及鼻尖之间呈马鞍状,是最常见病态的鼻部畸形。

【临床表现】

1. **鞍鼻**　鼻根低于上睑缘垂线 1~5mm,鼻梁低平,鼻面角小于 25°。

2. **严重鞍鼻**　面部正侧位时,鼻根低于上睑缘垂线 5mm 以上,且鼻面角小于 20°。

【诊断】

根据患者的临床表现,即可诊断。

【防治原则】

1. 鞍鼻首选治疗为手术治疗。

2. 隆鼻移植材料首选自体组织,包括自体骨和自体软骨;近些年来,医用生物材料被广泛应用与隆鼻手术中,代表有医用硅胶和聚四氟乙烯(PTFE)。

三、驼峰鼻畸形

驼峰鼻(hump nose),又称为鹰钩鼻、鼻尖下垂,多数是由于先天鼻骨发育过度造成的,少数与外伤后鼻骨错位愈合或者后期骨痂增生有关。我国驼峰鼻畸形发生率低于白色人种。

【临床表现】

主要表现是鼻根部凹陷较深,鼻梁中部隆起较大,鼻尖较尖,鼻尖下垂超过鼻小柱,鼻尖腹部低垂,鼻唇角小于 90°。

【诊断】

根据患者的临床表现,即可诊断。

【防治原则】

1. 轻度驼峰鼻可通过充填鼻尖至驼峰前端达到视觉上的相对矫正,或通过增加驼峰部两端组织高度达到矫正效果。

2. 手术矫正原则是:矫正鼻翼软骨位置,上提鼻尖;调整或切除部分鼻翼软骨外侧脚;切除过度生长的侧壁软骨尾部和赘生的中隔软骨尾部。术后固定原则是鼻内外均匀加压。碘仿纱条填塞鼻孔,石膏或胶布加压外固定。

第六节　耳部的整形与美容

一、小耳畸形综合征

小耳畸形综合征(microtia syndrome),又称为先天性小耳畸形,与第一、二腮弓的发育异常有关,是否有遗传性目前尚无定论。其发病率与人种和地域均有关系,以右侧畸形较多。

【临床表现】

先天性小耳畸形按耳郭的发育程度分为三度:Ⅰ度:耳郭各部分尚可辨认,有小耳甲腔及耳道口,只是轮廓较小,耳道内面常为盲端;Ⅱ度:耳郭多数结构无法辨认,残耳不规则,呈花生状、舟状和腊肠状等,外耳道常闭锁;Ⅲ度:残耳仅为小的皮赘或呈小丘状,或者仅有异位的耳垂。耳郭完全没有发育,局部没有任何痕迹的称之无耳症,极为罕见。

【诊断】

根据患者的临床表现,即可诊断。

【防治原则】

1. 根据畸形程度不同,小耳畸形需行耳郭部分再造或全耳再造。

2. 手术时机主要从生理和心理两方面考虑,一般选择在 6 岁后即可考虑行手术治疗,此时耳郭大小已与成人耳廓大小十分接近。年龄则不宜超过 18 岁,避免软骨骨化变硬,不利于耳郭支架的雕刻和塑形。

3. 一般认为应在耳郭再造之后行听力重建,因为听力重建手术会破坏该处皮肤,形成瘢痕,使以后的耳郭再造变得困难。

二、招风耳

招风耳(prominent ear),又称为外耳横突畸形,根据其畸形特点又有不同命名,如耳郭横突畸形、扁平耳、煽风耳、贝壳耳等,为常见的先天性耳郭,尤其是东方人。双侧性较多见,有家族遗传倾向。发病原因:对耳轮发育不全;耳甲腔过度发育;兼具上述两个原因。

【临床表现】

招风耳的耳郭整体平面与颅侧壁间的夹角超限,可达 90°(正常为 30° 左右),耳甲与耳舟间的角度大于 90°(正常为 90°),接近 180° 时,对耳轮消失,耳郭上部失去了正常的凹凸迂回结构,呈扁平状态。

【诊断】

根据患者的临床表现,即可诊断。

【防治原则】

1. **非手术疗法**　在出生早期,可用非手术的方法将畸形完全矫正,即用胶布和夹板将耳郭重新塑性。

2. **手术治疗**　理想的耳畸形矫正时间应在学龄前。5 岁以后即可手术治疗,一是此时耳郭已有成人耳郭的 90% 左右,且耳的纤维弹性软骨的发育程度可耐受手术;二是这些畸形开始造成心理创伤。手术原则为使耳郭向颅侧壁靠拢(距离小于 2cm),重建正常形态的耳甲及对耳轮。

三、杯状耳

杯状耳(cup ear),又称为卷曲耳或垂耳,一种介于招风耳和小耳之间的先天性畸形。较为常见,多双侧发生,男女比例大致相等,有家族遗传倾向。

【临床表现】

主要表现为耳轮紧缩,耳郭软骨卷曲(主要是耳郭上半部),耳轮脚向前下移位,对耳轮及其上脚扁平甚至消失,耳舟变宽,耳轮缘弯向耳甲艇,耳郭呈杯状,严重者耳郭卷曲几乎呈管状。

【诊断】

根据患者的临床表现,即可诊断。

【防治原则】

一般在 6 岁以后即可手术,双侧可在一次手术完成。手术原则为增加耳轮和耳舟的长度,使卷曲的耳郭复位。

第七节　面部年轻化与形体塑造

一、面部除皱及轮廓整形

除皱术(rhytidoplasty),又称为面提紧术,是去除面颈部皱纹的外科技术。面部轮廓整形,指通过对面部骨骼的切除、充填、移位,来改善面部形态,使脸型和五官显得和谐、匀称。

【临床表现】

1. 老化的皮肤皱纹分为自然性皱纹、动力性皱纹、重力性皱纹、混合性皱纹。一般来说,30 岁后开始有上、下睑皮肤松弛,形成三角眼和眼袋;约 40 岁后眼睑皮肤松弛加重,鼻唇沟明显,眉间和前额出现皱纹并加重;50 岁后面颈部皮肤松弛下垂,鼻尖扁平。

2. 常见的面部轮廓缺陷有下颌角过宽、颧骨过高、下颏过小过短偏斜、面部局部凹陷、脸型不对称等。

【诊断】

根据患者的临床表现,即可诊断。

【防治原则】

1. 除皱手术的适宜年龄为 40~60 岁。手术不能阻止老化的发展,但能治疗和预防老化的征象。一般来讲,除皱术对于明显的前额皱纹、鱼尾纹及颊、颌下松垂者,效果确切可靠;对于重力性皱纹的术后效果较持久;对于动力性皱纹效果良好。

2. 常见的面部轮廓整形项目有下颌角整形、颧骨整形、下颏整形、面部充填等。下颌角整形术通过切除下颌角(俗称"腮骨")过于突出的部分,恢复正常的下颌角形态,使脸型变为美丽的椭圆形或瓜子形。

二、乳房的整形与美容

乳房的整形与美容,是通过外科手术来达到目的的,即通过外科手术方法在人体上雕塑,是一项医学塑造艺术。乳房整形都包括:乳房扩大整形、乳房缩小整形、乳房再造、乳头内陷矫正术、乳房下垂矫正术、乳晕整形术、乳头缩小术等。其中乳房扩大整形最为常见。

乳房扩大整形(augmentation mamma plasty),是通过植入乳房假体或移植自身组织使乳房体积扩大,形态丰满匀称,改善女性体型,恢复女性特有的曲线美。

【防治原则】

乳房扩大术可以通过假体丰胸、自体脂肪丰胸等完成。

三、手术减肥

目前外科手术减肥有如下 4 项具体技术:脂肪抽吸术、皮肤脂肪切除技术、腹壁成形技术、腹部皮肤脂肪切除和脂肪抽吸同时进行,亦称联合术式。根据具体患者要求采用不同的术式,大多数情况以脂肪抽吸为首选,仅对于那些有明显腹壁松弛和皮肤呈裙样改变者,采用联合术式。

第八节　微整形

微整形(cosmetic plastic surgery),又称为非手术整形,就是一种利用高科技的医疗技术,不需开刀,短时间内就能使患者变美变年轻的手术方式,从而取代许多过去的整形外科手术。

一、肉毒素

肉毒素(kreotoxin),又称为肉毒杆菌内毒素,是肉毒杆菌在繁殖过程中分泌的一种A型毒素。适应证有:

1. 治疗面部上 1/3 皱纹效果最佳,如:额纹、眉间纹、鱼尾纹、鼻背部皱纹;适应于不愿意接受手术者、对手术有顾虑者、不适合做手术者,还可配合面部除皱术后仍有细小皱纹者。

2. 眉高度不对称的调整,抚平口周纹,口角整形。

3. 瘦脸、瘦腿针对面部咬肌肥大、小腿肌肉发达者,可达到使脸庞变瘦,小腿变细的效果。

4. 治疗腋臭、汗脚症及青春痘等。

【防治原则】

一般可用生理盐水稀释至浓度为 5U/0.1ml,配制后即刻使用。每人次使用量≤100U。用 1ml 皮试针头注射器抽取适量药液,分区按设计点行皮下或表情肌内注射,注射时注意千万不可将药液直接注入血管,每点注射后可用棉签压迫 3~5 分钟,防止皮下淤斑。

二、自体脂肪移植

自体脂肪移植（autogenous fat transplantation），就是从自体某些脂肪较多的部位吸取皮下脂肪细胞，然后经过一系列处理得到复合脂肪颗粒，再选择完整的颗粒脂肪细胞通过注射的方式移植到需要填充的部位，例如额头、口唇、乳房等。

适应证有：

1. 用于填充面部皮下凹陷性缺损或畸形，如单侧或双侧颜面萎缩、面部软组织发育不良、面部手术或外伤所导致的凹陷、唇部形态单薄、鼻唇沟过深、耳垂较小等。

2. 用于先天性乳房发育不良，哺乳后乳房萎缩，双侧乳房大小不对称，乳头凹陷畸形等。

3. 用于先天性或吸脂术后凹陷的填充，如臀部、大腿、小腿弯曲等。

4. 生殖器的改形塑造，如阴茎增粗、阴道松弛、萎缩等。

【防治原则】

1. 抽取颗粒脂肪　根据需填充部位面积大小，估计需要抽取的脂肪颗粒量。

2. 纯化颗粒脂肪　将抽取脂肪颗粒注射器静置，生理盐水反复冲洗，直到只剩下鲜黄色的脂肪颗粒，滤除水分，抽取中间部分颗粒脂肪备用。

3. 移植注射颗粒脂肪　刺入皮下于远端均匀注射凹陷区域，多隧道、多层次、多点，边注射边局部按摩，避免聚集成团块。

三、透明质酸

透明质酸（hyaluronic acid），是一种由 D-N-乙酰氨基葡萄糖和 D-葡萄糖醛酸为结构单元的高分子黏多糖，商品透明质酸一般为其钠盐，即透明质酸钠（Sodium Hyaluronate，HA）。适应证有：

1. 去除皱纹　透明质酸美容可应用于皱眉纹、鱼尾纹、嘴角纹、法令纹及口周皱纹的治疗。过度凹陷的皱纹，单以肉毒素注射往往无法得到满意的效果，联合应用透明质酸注射会使效果更佳。

2. 塑形　透明质酸可应用于鼻部、唇部及颏部形态重塑，通过注射可达到隆鼻、丰唇及隆颏的效果。

3. 填充凹痕　透明质酸还可用于填充一些痤疮的坑洞、外伤、手术造成的瘢痕，以及先天缺损的不对称等。

【防治原则】

1. 患者取平卧位或半卧位，术区常规消毒。

2. 针头与皮肤呈 15° 角刺入皱纹末端，深度达皮下，边退针边均匀注入透明质酸。

3. 注射后立即按摩塑形，使透明质酸均匀分布，达到良好的填充或塑形效果。

四、激光

激光美容技术是一门新兴的高科技微整形方法，激光的选择性光热作用根本性的改变了许多疾病的治疗效果。目前激光主要的适用范围有：

1. 色素性疾病。

2. 血管性疾病。

3. 光子嫩肤。

4. 光子脱毛。

5. 射频紧肤。

6. 瘢痕。

【防治原则】

治疗前先清洁治疗部位,标记出治疗的范围,做局部浸润麻醉,接通电源预热激光器,调试合适参数后先在病变处试验 1~2 个光斑观察反应,无不良反应后,在目标部位做激光治疗。

（郭　澍）

复习思考题

1. 唇裂的国内分类法和手术时机的选择。

2. 黑色素细胞痣的组织学分型。

3. 病理性瘢痕有哪些? 临床表现有何区别?

4. 简述先天性小耳畸形按耳郭的发育程度的分类。

5. 各个年龄段皮肤老化的特点。

参考文献

1. 王炜. 整形外科学. 杭州:浙江科学技术出版社. 1999.

2. 邱蔚六. 口腔颌面外科学. 第 4 版. 北京:人民卫生出版社,2000.

3. 郭恩覃. 现代整形外科学. 北京:人民军医出版社,2000.

4. 高景恒. 美容外科学. 第 2 版. 北京:科学技术出版社,2012.

5. 邱蔚六. 口腔颌面外科学. 第 4 版. 北京:人民卫生出版社,2000.

6. 吴孟超,吴在德. 黄家驷外科学. 第 7 版. 北京:人民卫生出版社,2008.

7. 祁佐良,李青峰. 外科学整形外科学分册. 北京:人民卫生出版社,2016.

8. Nanotechnologyandregenerativetherapeuticsinplasticsurgery:Thenextfrontier. AaronTan,ReemaChawla,GNatasha,etal. [J]PlastReconstrAesthetSurg. 2016,69(1):1-13.

9. Tissue-EngineeredSolutionsinPlasticandReconstructiveSurgery:PrinciplesandPractice. SarahAl-Himdani,ZitaM,Jessop,etal. [J]FrontSurg. 2017,4:4.

第四十章　妇产科学

40

学习目标	
掌握	妇产科常见疾病的主要症状和防治原则。
熟悉	妇产科常见疾病的主要体征和诊断。
了解	女性生殖系统疾病的特点、诊治原则及常见疾病的病因。

第一节 概述

妇产科学是研究女性特有的生理和病理以及生育调控的专门学科,包括产科学、妇科学和计划生育。产科学是研究妊娠及分娩过程中母亲和胎儿以及产褥过程中母亲和新生儿生理与病理的一门学科。妇科学是研究非孕女性生殖系统生理及病理的学科。计划生育主要研究女性生育的调控。包括生育时期的选择、妊娠的预防以及非意愿妊娠的处理等。现代妇产科学的发展非常迅速,在内分泌学、肿瘤学、母胎医学等方面,取得了巨大的进步。本章我们将简要的介绍妇产科学的主要内容以及临床常见疾病。

一、妊娠

(一) 孕期监护与管理

1. 妊娠的诊断　育龄期有性生活史的健康妇女,平时月经周期规律,一旦月经过期,应考虑到妊娠。停经 10 日以上,应高度怀疑妊娠。停经是妊娠最早的症状,但不是妊娠的特有症状。约半数妇女于停经 6 周左右出现开始出现头晕、食欲缺乏、喜食酸物、厌恶油腻、恶心、呕吐,尤以晨起明显,称早孕反应(morning sickness)。多数在妊娠 12 周左右自行消失。早孕期行生殖器检查宫体增大变软,呈球形。孕妇尿液妊娠试验阳性,血液中 hCG 升高,经腹超声在妊娠第 5~6 周可以发现胎囊、胎芽。

2. 孕期监护　孕期监护包括对孕妇的定期产前检查和胎儿监护,以及胎盘和胎儿成熟度的监测。产前检查从确诊妊娠时开始,早期妊娠初诊应首先推算预产期(expected date of confinement, EDC),问清末次月经日期(last menstrual period, LMP)推算 EDC。推算方法是按 LMP 第一日算起,月份减 3 或加 9,日数加 7。根据孕周进行相应的检查。

(二) 分娩

妊娠满 28 周(196 日)及以上,胎儿及其附属物自临产开始到由母体娩出的全过程,称为分娩(delivery)。妊娠满 28 周至不满 37 足周(196~258 日)期间分娩,称为早产;妊娠满 37 周至不满 42 足周(259~293 日)期间分娩,称为足月产;妊娠满 42 周(294 日)及以上分娩,称为过期产。

1. 影响分娩的因素　包括产力、产道、胎儿和产妇的精神心理因素。若各因素均正常,并能互相适应,胎儿能顺利经阴道自然娩出,为正常分娩。

(1) 产力:将胎儿及其附属物从宫腔内逼出的力量,称为产力,包括子宫收缩力(简称宫缩)、腹壁肌及膈肌收缩力(统称腹压)和肛提肌收缩力。

(2) 产道:产道是胎儿娩出的通道,分为骨产道和软产道两部分。

(3) 胎儿:胎儿能否顺利通过产道,还取决于胎儿大小、胎位及有无造成分娩困难的胎儿畸形。

(4) 产妇的精神心理因素:产妇精神紧张可导致子宫收缩乏力、宫口扩张缓慢、胎先露部下降受阻、产程延长、孕妇体力消耗过多等。

2. 临产的诊断　临产开始的标志为规律且逐渐增强的子宫收缩,持续约 30 秒,间歇 5~6 分钟,同时伴随进行性的宫颈管消失、宫口扩张和胎先露下降。分娩全过程是从开始出现规律宫缩直到胎儿胎盘娩出的全过程,称总产程(total stage of labor)。

(三) 产褥

从胎盘娩出至产妇全身各器官除乳腺外恢复至正常未孕状态所需的一段时期,称为产褥期(puerperium),通常为 6 周。

二、辅助生殖

女性无避孕性生活至少 12 个月而未孕称为不孕症（infertility）。在男性则称为不育症。不孕症分为原发性和继发性两大类，其中从未有过妊娠史，无避孕而从未妊娠者为原发不孕；既往有过妊娠史，而后无避孕连续 12 个月未孕者称为继发不孕。

女性不孕因素包括盆腔因素及排卵障碍。盆腔因素包括：输卵管因素、宫颈与子宫因素、外阴与阴道因素等等。男性不育因素包括生精障碍与输精障碍。男女双方因素包括缺乏性生活基本知识、双方过度精神紧张等。还有一部分属于原因不明的不孕症。不孕症诊断需通过男女双方全面检查找出原因，治疗原则为针对病因治疗。

辅助生殖技术主要包括人工授精和体外受精胚胎移植。体外受精胚胎移植技术迅速发展，根据不孕症种类的治疗需要，衍生出一系列辅助生殖技术。

1. **体外受精与胚胎移植**（in vitro fertilization and embryo transfer，IVF-ET）（一代试管婴儿） 是指将不孕症患者夫妇的卵子与精子取出体外后，在体外培养系统中受精并发育成胚胎后移植入患者的宫腔内，使其种植以实现怀孕的技术。

2. **卵母细胞质单精子注射技术**（intra cytoplasmic sperm injection，ICSI）（二代试管婴儿） 是指利用显微注射系统，通过将单个精子直接注入第二次减数分裂中期的卵母细胞质内以完成受精的过程。

3. **植入前遗传学诊断**（preimplantation genetic diagnosis，PGD） 是在胚胎着床前即对胚胎进行遗传物质分析，选择没有遗传物质异常的胚胎移植的助孕技术。

4. **胞质置换（四代试管婴儿）** 是使用年轻妇女卵子的胞质来替换高龄妇女的胞质，体外受精后再植入患者的子宫内中。

三、计划生育

计划生育（family planning）是为了实现人口与经济、社会、资源、环境的协调发展而实施的生育调节。

（一）避孕

常采用药物、器具或利用生殖生理的自然规律达到避孕目的。主要避孕方法包括激素避孕、宫内节育器、工具避孕、紧急避孕、输卵管绝育术等。

（二）避孕失败的补救

人工流产是指因意外妊娠、疾病等原因而采用人工方法终止妊娠，是避孕失败的补救方法。

（1）负压吸引术：适用于 10 周以内自愿要求终止妊娠而无禁忌证或因患有某种严重疾病不宜继续妊娠者。

（2）药物流产：药物流产是指早期妊娠应用药物终止妊娠的方法，常规限于妊娠 49 日以内。

第二节　妊娠特有疾病

一、异位妊娠

受精卵在子宫体腔以外着床，称为异位妊娠（ectopic pregnancy），习称宫外孕，最常见的为输卵管妊娠，占异位妊娠 95% 左右，故本节以输卵管妊娠为例阐述。输卵管妊娠多发生在壶腹部，其次为峡部、伞部及间质部。

【临床表现】

输卵管妊娠的临床表现与受精卵的着床部位、有无流产或破裂以及出血量多少、出血速度及时间长短有关。

1. **停经** 多有 6~8 周停经史，但输卵管间质部妊娠停经时间较长。还有 20%~30% 患者无明显停经史。

2. **腹痛** 是输卵管妊娠患者的主要症状，占 95%。当发生输卵管妊娠流产或破裂时，患者常突然感到患侧下腹部撕裂样疼痛，常伴有恶心、呕吐；当血液积聚于直肠子宫陷凹处时，可出现肛门坠胀感。

3. **阴道流血** 常为短暂停经后不规则阴道流血，色暗红或深褐，量少呈点滴状。少数患者阴道流血量较多，似月经量。

4. **晕厥与休克** 由于腹腔内出血及剧烈腹痛，轻者出现晕厥，严重者出现失血性休克。出血量越多越快，症状出现越迅速越严重，但与阴道流血量不成正比。

5. **体征** ①腹腔内出血较多时，呈贫血貌。大量出血时，患者出现休克表现；②腹部检查：输卵管妊娠有内出血时，下腹患侧有明显压痛及反跳痛，肌紧张轻微；内出血较多时，叩诊有移动性浊音；③盆腔检查：阴道内常有少量血液，后穹隆饱满，宫颈举摆痛明显；子宫略增大、变软，内出血多时子宫有漂浮感；子宫后方或患侧附件扪及压痛性包块，边界多不清楚，其大小、质地、形状随病变差异而不同。

【辅助检查】

1. **超声检查** 是诊断输卵管妊娠的主要方法之一。典型声像图：宫腔内未探及妊娠囊，内膜增厚，宫旁一侧见边界不清、回声不均的混合性包块，有时宫旁包块内可见妊娠囊、胚芽及原始心管搏动。

2. **妊娠试验** 人绒毛膜促性腺激素 (human chorionic gonadotropin, hCG) 检测是早期诊断异位妊娠的重要方法。

3. **阴道后穹隆穿刺** 后穹隆穿刺抽出不凝血是一种简单可靠的诊断方法。

4. **腹腔镜检查** 腹腔镜检查是异位妊娠诊断的金标准，而且可以在确诊的同时行镜下手术治疗。

【诊断】

输卵管妊娠未发生流产或破裂时，临床症状不明显，往往需要严密观察病情变化，借助辅助检查帮助确诊，而发生流产或破裂后，多数有典型的临床表现。

【防治原则】

输卵管妊娠的治疗包括药物治疗和手术治疗。

1. **药物治疗** 常用甲氨蝶呤治疗。一般采用全身用药，亦可采用局部用药。

2. **手术治疗** 可经腹或经腹腔镜行输卵管切除或保守性输卵管手术。

3. **预防** 正确避孕，及时治疗生殖系统疾病，注意经期、产期和产褥期卫生。

二、妊娠期高血压疾病

妊娠期高血压疾病 (hypertensive disorders in pregnancy) 是妊娠与血压升高并存的一组疾病。包括妊娠期高血压 (gestational hypertension)、子痫前期、子痫、慢性高血压并发子痫前期及慢性高血压合并妊娠，其中妊娠期高血压、子痫前期、子痫是妊娠期特有疾病。

【分类与临床表现】

妊娠期高血压疾病的分类与临床表现见表 40-1。

【辅助检查】

1. **血液检查** 包括全血细胞计数、血红蛋白含量、血细胞比容、血黏度、凝血功能，根据病情轻重可多次检查。

表 40-1 妊娠期高血压疾病分类与临床表现

分类	临床表现
妊娠期高血压	妊娠期出现高血压,收缩压≥140mmHg 和(或)舒张压≥90mmHg,于产后 12 周内恢复正常;尿蛋白(-);产后方可确诊。少数患者可伴有上腹部不适或血小板减少。
子痫前期轻度	妊娠 20 周后出现收缩压≥140mmHg 和(或)舒张压≥90mmHg 伴蛋白尿≥0.3g/24h,或随机尿蛋白(+)。
重度	血压和尿蛋白持续升高,发生母体脏器功能不全或胎儿并发症。出现下述任一不良情况可诊断为重度子痫前期:①血压持续升高:收缩压≥160mmHg 和(或)舒张压≥110mmHg;②蛋白尿≥5.0g/24h,或随机尿蛋白≥(+++);③持续性头痛或视觉障碍或其他脑神经症状;④持续性上腹部疼痛,肝包膜下血肿或肝破裂症状;⑤肝脏功能异常:肝酶 ALT 或 AST 水平升高;⑥肾脏功能异常:少尿(24 小时尿量 <400ml 或每小时尿量 <17ml)或血肌酐 >106μmol/L;⑦低蛋白血症伴胸腔积液或腹腔积液;⑧血液系统异常:血小板呈持续性下降并低于 $100 \times 10^9/L$;血管内溶血、贫血、黄疸或血 LDH 升高;⑨心力衰竭、肺水肿;⑩胎儿生长受限或羊水过少;⑪早发型即妊娠 34 周以前发病。
子痫	子痫前期基础上发生不能用其他原因解释的抽搐。
慢性高血压病并发子痫前期	慢性高血压孕妇妊娠前无蛋白尿,妊娠后出现蛋白尿≥0.3g/24h;或妊娠前有蛋白尿,妊娠后蛋白尿明显增加或血压进一步升高或出现血小板减少 <100×10⁹/L。
妊娠合并慢性高血压病	妊娠 20 周前收缩压≥140mmHg 和(或)舒张压≥90mmHg(除外滋养细胞疾病),妊娠期无明显加重;或妊娠 20 周后首次诊断高血压并持续到产后 12 周以后。

2. 肝肾功能测定 肝细胞功能受损可导致谷丙转氨酶、谷草转氨酶升高,患者可出现白蛋白缺乏为主的低蛋白血症;肾功能受损时,血清肌酐、尿素氮、尿酸升高,肌酐升高与病情严重程度相平行。

3. 尿液检查 测尿比重、尿常规及尿蛋白定量检查。

4. 眼底检查 通过眼底检查可直接观察到视网膜小动脉的痉挛程度。

5. 其他 心电图、心脏彩超及心功能测定,超声等影像学检查肝、胆、胰、脾、肾等脏器,疑有脑出血可行 CT 或 MRI 检查。同时检查胎盘功能、胎儿宫内安危状态及胎儿成熟度检查。

【诊断】

1. 病史 有高危因素及上述临床表现者,应询问有无头痛、视力改变、上腹不适等。

2. 高血压 同一手臂至少 2 次测量,收缩压≥140mmHg 和(或)舒张压≥90mmHg 定义为高血压。血压较基础血压升高 30/15mmHg,但低于 140/90mmHg,不作为诊断依据,须密切观察。

3. 蛋白尿 高危孕妇每次产检均应检测尿蛋白,对可疑子痫前期孕妇应测 24 小时尿蛋白定量。

【防治原则】

妊娠期高血压疾病治疗的目的是控制病情、延长孕周、确保母儿安全。治疗基本原则是休息、镇静、解痉,有指征地降压、利尿,密切监测母胎情况,适时终止妊娠。根据疾病轻重进行个体化治疗。

1. 一般治疗 注意休息,侧卧位,饮食应包括充足的蛋白质、热量。

2. 降压治疗 降压治疗的目的:预防子痫、心脑血管意外和胎盘早剥等严重母胎并发症。

3. 硫酸镁防治子痫 最新研究表明,硫酸镁在预防早产儿脑瘫方面起主要作用。

4. 镇静药物的应用。

5. 有指征者利尿治疗。

6. 促胎肺成熟。

7. 适时终止妊娠。

8. 预防 认真做好孕期保健,加强健康教育,合理饮食,定期进行产前检查,监测血压、体重及尿常规。及时发现异常,及时治疗处理。

三、前置胎盘

正常妊娠时胎盘附着于子宫体部的前壁、后壁或者侧壁。妊娠28周后,若胎盘附着于子宫下段、下缘达到或覆盖宫颈内口,位置低于胎先露部,称为前置胎盘(placenta previa)。前置胎盘是妊娠晚期严重并发症之一,也是妊娠晚期阴道流血最常见的原因。

【临床表现】

1. 根据胎盘下缘与宫颈内口的关系,分为完全性前置胎盘或称中央性前置胎盘、部分性前置胎盘、边缘性前置胎盘。根据疾病的凶险程度,又分为凶险性和非凶险性,凶险性前置胎盘(pernicious placent aprevia)指前次有剖宫产史,此次妊娠为前置胎盘,胎盘覆盖原剖宫产切口,发生胎盘植入的危险约为50%。

2. 临床表现 为妊娠晚期或临产时,发生无诱因、无痛性反复阴道流血。孕妇可出现贫血,贫血程度与出血量及流血持续时间成正比,出现休克的孕妇,可发生胎儿窘迫,甚至死亡。

3. 腹部检查 子宫大小与停经月份相符,子宫无压痛,可有胎先露高浮、臀先露或胎头跨耻征阳性。流血多时可出现胎心异常,甚至胎心消失。

【辅助检查】

1. 超声 可清楚显示子宫壁、胎盘、胎先露部及宫颈的位置,并根据胎盘下缘与宫颈内口的关系,确定前置胎盘类型。

2. 磁共振检查 可用于确诊前置胎盘。

【诊断】

临床表现结合超声或磁共振检查可做出诊断。应注意与胎盘早剥及其他造成产前出血的疾病相鉴别。

【防治原则】

处理原则是抑制宫缩、止血、纠正贫血和预防感染。

1. 期待治疗 适用于妊娠<34周、胎儿体重<2000g、胎儿存活、阴道流血量不多、一般情况良好的孕妇。

2. 终止妊娠 孕妇反复发生多量出血甚至休克者,应考虑终止妊娠。剖宫产可在短时间内结束分娩,对母儿相对安全,是处理前置胎盘的主要手段。术前诊断凶险性前置胎盘并怀疑有胎盘植入者,根据病情可以事先给予腹主动脉放置球囊,可以大大减少术中出血量并提高保留子宫的机会。

3. 预防 采取积极有效的避孕措施,减少子宫内膜损伤和子宫内膜炎的发生;避免多产、多次刮宫或引产,降低剖宫产率,预防感染。发生妊娠期出血时,应及时就诊,及早诊断和处理。

四、胎盘早剥

妊娠20周后或分娩期,正常位置的胎盘在胎儿娩出前,部分或全部从子宫壁剥离,称胎盘早剥(placental abruption),是妊娠晚期严重的并发症之一,起病急、进展快,处理不当可威胁母儿生命。

【临床表现】

1. 症状 妊娠晚期有不同程度无规律的持续性腹痛,常不能缓解。轻者可无腹痛,或有腹部发胀感,重者可有腹部剧烈疼痛。临床表现的严重程度与阴道流血量不相符。重者可有胎动减少或消失,孕妇可出现恶心、呕吐、出汗、面色苍白、脉搏细弱、血压下降等休克征象。

2. 体征 轻者腹部查体子宫软,宫缩有间歇但子宫敏感;重者子宫硬如板状,压痛。子宫大于妊娠月份,宫底随胎盘后血肿增大而增高,子宫处于高张状态,宫缩间歇也不能放松。胎位触不清楚。常伴胎心率变化,严重时胎儿多因严重缺氧而死亡,胎心可以消失。重型患者病情凶险,可很快出现严重休克、肾功能异常及凝血功能障碍。

【辅助检查】

1. **超声检查** 显示胎盘附着部位及胎盘早剥的程度,明确胎儿大小及存活情况。

2. **实验室检查** 血常规检查了解患者贫血程度;重型胎盘早剥可能并发 DIC,应进行有关实验室检查,以利及早诊断是否并发凝血功能障碍。

【诊断】

依据病史、症状、体征,结合实验室检查结果可做出诊断。轻型患者临床表现不典型时,可结合超声检查判断。

【防治原则】

治疗原则为早期识别、积极处理休克、及时终止妊娠、控制 DIC、减少并发症。

1. **治疗** 纠正休克,了解胎儿宫内情况,及时终止妊娠。轻度胎盘早剥患者,一般情况良好,病情较轻,宫口已扩张,短时间内可结束分娩,应经阴道分娩。中度及重度胎盘早剥一经确诊,应首先抢救休克,并立即终止妊娠,挽救母亲、尽可能抢救胎儿。宫颈条件差以及出现严重出血等并发症时,无论胎儿是否存活,应及时行剖宫产终止妊娠。

2. **预防** 加强孕期管理,对妊娠期高血压疾病及慢性肾炎孕妇严密管理,并积极治疗。避免腹部外伤。在宫缩间歇期进行人工破膜。

第三节　妊娠合并症

一、心脏病

妊娠合并心脏病(Cardiovascular diseases in pregnancy)是产科的严重合并症,直接威胁母儿的健康与生命,占我国孕产妇死亡原因的第二位。目前在妊娠合并心脏病患者中,先天性心脏病占 35%~50%,其余依次为风湿性心脏病、妊娠期高血压疾病性心脏病、围产期心肌病、贫血性心脏病及心肌炎等。

【临床表现】

1. **症状** 主要表现为呼吸困难、心悸、咳嗽、咯血、端坐呼吸、胸痛、肝大、水肿等心力衰竭症状。

2. **体征** 左心衰竭时,查体可及心界扩大、心动过速,心尖部可闻及奔马律;肺水肿时可闻及水泡音及哮鸣音。右心衰竭时,检查见颈外静脉怒张,肝大、压痛,下肢甚至全身水肿,严重者有胸腹水。全心衰竭或伴肺动脉高压者有咳喘和啰音。

【辅助检查】

1. **心电图** 可提示原发性心脏病及心衰。有严重的心律失常,如房颤、房扑、I 度房室传导阻滞、ST 段及 T 波异常改变等。

2. **超声心动图** 可提示心脏结构和功能异常。可发现心腔扩大、心肌肥厚、瓣膜活动异常、心脏结构畸形等。

3. **X 线检查** 可显示心脏明显扩大,尤其个别心腔的扩大。

4. **实验室检查** 血白细胞计数增加、血沉加快、C- 反应蛋白升高、心肌酶谱升高等。

【诊断】

结合临床表现、体征及辅助检查结果就可诊断。正常孕妇妊娠晚期可能出现心悸、下肢水肿等症状应排除。

【防治原则】

1. **治疗** 凡不宜妊娠者若已妊娠,则应在妊娠 12 周前行人工流产,以防孕产期发生心力衰竭而危及母儿生命。定期产前检查,发现心衰迹象应立即住院;孕期顺利者,亦应在孕36~38周提前入院待产。预防和治疗心力衰竭。

心功能 I ~ II 级,胎儿不大,胎位正常,宫颈条件良好者,可考虑在严密监护下经阴道分娩;心功能 III ~ IV 级及有产科指征者,均应择期行剖宫产术。

2. 预防 孕前及孕期进行全面的体检,积极治疗原发心脏病。坚持孕前咨询、孕期监护,出现心衰症状及时就诊。

二、妊娠期糖尿病

妊娠合并糖尿病有两种情况,一种为原有糖尿病的基础上合并妊娠,又称糖尿病合并妊娠;另一种为妊娠前糖代谢正常,妊娠期才出现的糖尿病,称为妊娠期糖尿病(gestational diabetes mellitus, GDM)。糖尿病孕妇中 90% 以上为 GDM,糖尿病合并妊娠者不足 10%。

【临床表现】

1. 妊娠期有三多症状,即多饮、多食、多尿。

2. 外阴阴道假丝酵母菌感染反复发作。

3. 孕期体重增加过多。

4. 可发生羊水过多。

5. 胎儿发育异常巨大儿及胎儿生长受限的发生率明显增高,早产和畸形儿的发生增加。

【诊断】

1. 糖尿病合并妊娠的诊断

(1) 妊娠前已确诊为糖尿病患者。

(2) 妊娠前未进行过血糖检查但存在糖尿病高危因素者,首次产前检查时应明确是否存在妊娠前糖尿病,达到以下任何一项标准应诊断为糖尿病合并妊娠:①空腹血糖≥7.0mmol/L;②糖化血红蛋白≥6.5%;③伴有典型的高血糖或高血糖危象症状,同时任意血糖≥11.1mmol/L。

2. 妊娠期糖尿病的诊断 有条件的医疗机构,在妊娠 24~28 周及以后,应对所有尚未被诊断为糖尿病的孕妇,进行 75gOGTT。

口服葡萄糖耐量试验(OGTT)的方法:OGTT 前 1 日晚餐后禁食至少 8 小时至次日晨(最迟不超过上午9时)。检查时,5分钟内口服含75g葡萄糖的液体300ml,分别抽取服糖前、服糖后1小时、2小时的静脉血(从开始饮用葡萄糖水计算时间),测定血浆葡萄糖水平。75g OGTT 的诊断标准:空腹及服糖后 1 小时、2 小时的血糖值分别为 5.1mmol/L、10.0mmol/L、8.5mmol/L。任意一点血糖值达到或超过上述标准即诊断为 GDM。

【防治原则】

1. 治疗 治疗原则为维持血糖正常范围,减少母儿并发症,降低死亡率。通过饮食控制及应用胰岛素控制血糖。

2. 预防 高度重视孕前及孕期检查;孕期注意监测胎动,有异常及时就诊。

第四节　分娩并发症

一、子宫破裂

子宫破裂(uterine rupture)是指在妊娠晚期或分娩期中子宫体部或子宫下段发生裂开,是直接危及产妇及胎儿生命的严重并发症。子宫破裂多发生于瘢痕子宫、梗阻性难产、缩宫药物使用不当和产科手术损伤的产妇。

【临床表现】

1. 产妇自诉下腹疼痛,烦躁不安,呼吸、心率加快,子宫下段膨隆、压痛明显,形成病理缩复环,膀胱受压充血,出现排尿困难、血尿,此时称先兆子宫破裂。如不及时处理,子宫很快会在病理缩复环处及其下方发生破裂。

2. 子宫肌层部分或全层破裂,但浆膜层完整,宫腔与腹腔不相通,胎儿及其附属物仍在宫腔内,称为不完全性子宫破裂。常缺乏先兆破裂症状,仅在不全破裂处有压痛,体征也不明显。

3. 子宫肌壁全层破裂,宫腔与腹腔相通,称为完全性子宫破裂。破裂发生瞬间,产妇突然感到腹部撕裂样剧烈疼痛,子宫收缩骤然停止。腹痛稍缓解后,羊水、血液进入腹腔,又出现全腹持续性疼痛,并伴有低血容量休克的征象。查体时有全腹压痛及反跳痛,在腹壁下可清楚扪及胎体,子宫缩小位于胎儿侧方,胎心消失,阴道可有鲜血流出。

【诊断】

根据具有子宫破裂高危因素的病史,伴有下腹痛和压痛,胎儿窘迫,母体低血容量可做出诊断。超声检查可协助诊断有无破裂及其部位,以及胎儿与子宫的关系。

【防治原则】

1. **治疗** 密切观察产程,及时识别异常,发现先兆子宫破裂立即采取措施抑制子宫收缩,及时行剖宫产。子宫破裂者在输液、输血、吸氧和抢救休克同时尽快手术治疗。

2. **预防** 做好产前检查,有瘢痕子宫、产道异常等高危因素者,应提前入院待产。严密观察产程进展,尤其是瘢痕子宫妊娠患者选择 VABC(vaginal birth after cesarean section)时,要高度警惕并尽早发现先兆子宫破裂征象并及时处理。严格掌握缩宫剂的应用指征。正确掌握产科手术助产的指征及操作规范。

二、产后出血

产后出血(postpartum hemorrhage)是指胎儿娩出后 24 小时内失血量超过 500ml,剖宫产时超过 1000ml。产后出血是分娩期严重的并发症,居我国产妇死亡原因首位。造成产后出血的原因依次为子宫收缩乏力、胎盘因素、软产道裂伤及凝血功能障碍。

【临床表现】

1. **阴道流血** 不同原因的产后出血临床表现不同。胎儿娩出后立即发生阴道流血,色鲜红,应考虑软产道裂伤;胎儿娩出后数分钟出现阴道流血,色暗红,应考虑为胎盘因素;胎盘娩出后阴道流血较多,应考虑子宫收缩乏力或胎盘胎膜残留;胎儿娩出后阴道持续流血,且血液不凝,应考虑凝血功能障碍;失血表现明显,伴阴道疼痛而阴道流血不多,应考虑隐匿性软产道损伤,如阴道血肿。剖宫产时主要表现为胎儿胎盘娩出后胎盘剥离面的广泛出血,宫腔不断被血充满或切口裂伤处持续出血。

2. **休克症状** 休克症状的程度取决于出血量的多少。如果阴道流血量多或量虽少而时间长,产妇可出现头晕、面色苍白、脉搏细数、血压下降等休克征象。

【诊断】

产后出血主要根据临床表现,估计出血量,明确原因,及早处理。

【防治原则】

1. **治疗** 治疗原则为针对出血病因,迅速止血,补充血容量,纠正失血性休克;防止感染。

2. **预防** 重视产前保健,严密观察及正确处理产程,加强产后观察,发现异常及时处理。

三、羊水栓塞

羊水栓塞(amniotic fluid embolism,AFE)是指在分娩过程中羊水突然进入母体血循环引起急性肺栓塞、过敏性休克、弥漫性血管内凝血(DIC)、肾衰竭等一系列病理改变的严重分娩并发症,是孕产妇死亡的重要原因之一。

【临床表现】

多发生在分娩过程中,尤其是胎儿娩出前后的短时间内。典型羊水栓塞是以骤然的血压下降(血压与失血量不符合)、组织缺氧和消耗性凝血病为特征的急性综合征。

1. **心肺功能衰竭和休克**　在分娩过程中,尤其是刚破膜不久,产妇突感寒战、出现呛咳、气急、烦躁不安、恶心、呕吐等前驱症状,继而出现呼吸困难、发绀、抽搐、昏迷、脉搏细数、血压急剧下降、心率加快、肺底部湿啰音。

2. **出血**　患者渡过心肺功能衰竭和休克后,进入凝血功能障碍阶段,表现以子宫出血为主的全身出血倾向。如切口渗血、全身皮肤黏膜出血、针眼渗血、血尿、消化道大出血等。

3. **急性肾衰竭**　少尿(或无尿)和尿毒症表现。

【辅助检查】

羊水栓塞起病急、病程短暂、后果严重,必须边抢救、边进行必要的辅助检查,以免延误诊治时机。

1. **血涂片**　寻找羊水中的有形物质,但最终是否找到并不作为诊断羊水栓塞的必要条件。

2. **床旁胸部 X 线检查**　双肺可出现弥散性点片状浸润影,伴右心扩大。

3. **床旁心电图或心脏彩色多普勒超声检查**　提示右心房、右心室扩大,而左心室缩小,ST 段下移。

4. **凝血功能检查。**

5. **尸检**　可见肺水肿、肺泡出血;主要脏器如肺、胃、心、脑等血管及组织中或心内血液离心后镜检找到羊水有形物质。

【诊断】

羊水栓塞的诊断主要是根据诱发因素、临床症状和体征,而不取决于是否在母血中找到羊水中的有形物质。在诱发子宫收缩、宫颈扩张或分娩、剖宫产过程中或产后短时间内,出现下列不能用其他原因解释的情况:①血压骤降或心脏骤停;②急性缺氧如呼吸困难、发绀或呼吸停止;③凝血机制障碍,或无法解释的严重出血。有这些情况首先诊断为羊水栓塞,并立即按羊水栓塞抢救,同时进行辅助检查。

【防治原则】

1. **治疗**　一旦怀疑羊水栓塞,立即抢救。抗过敏、纠正呼吸循环功能衰竭和改善低氧血症、抗休克、防治 DIC 和肾衰竭发生。

2. **预防**　严格遵守临床诊疗常规,选择在宫缩的间期行人工破膜术;宫缩过强时应适当应用镇静剂;掌握缩宫素应用及剖宫产指征;对死胎、胎盘早剥等情况,应严密观察出凝血等情况。

四、胎儿窘迫

胎儿窘迫(fetal distress)指胎儿在子宫内因急性或慢性缺氧危及其健康和生命的综合症状。急性胎儿窘迫多发生在分娩期,慢性胎儿窘迫常发生在妊娠晚期,但在临产后常表现为急性胎儿窘迫。

【临床表现】

1. **急性胎儿窘迫**

(1)胎心率变化:胎心率正常范围为 110~160 次 / 分,如胎心率 >160 次 / 分或 <110 次 / 分均为胎儿窘

迫的表现。有条件者可采用胎儿电子监护仪监护,若宫缩应激试验(CST)胎心基线下降到 <110 次 / 分,伴频繁晚期减速或重度变异减速时提示胎儿缺氧严重,胎儿常结局不良,可随时胎死宫内。

(2)羊水胎粪污染:出现羊水胎粪污染时,如果胎心监护正常,不需要进行特殊处理;如果胎心监护异常,存在宫内缺氧情况,会引起胎粪吸入综合征,造成不良胎儿结局。

(3)胎动异常:缺氧初期胎动频繁,继而减少至消失。

(4)酸中毒:胎儿头皮血进行血气分析,pH 值 <7.2,PO_2<10mmHg 及 PCO_2>60mmHg 可诊断为胎儿酸中毒。

2. 慢性胎儿窘迫

(1)胎动减少或消失。

(2)产前胎儿电子监护异常。

(3)胎儿生物物理评分低下。

(4)脐动脉多普勒超声血流异常。

【诊断】

根据胎心率或胎心监护异常、胎动减少或消失的临床表现,结合胎儿血气分析等可诊断。

【防治原则】

1. 治疗　急性胎儿窘迫:积极寻找原因并采取果断措施,改善胎儿缺氧状态;慢性胎儿窘迫:应针对病因,根据孕周、胎儿成熟度及胎儿缺氧程度决定处理。

2. 预防　积极处理妊娠并发症,加强孕妇及胎儿监护。

第五节　女性生殖系统炎症

生殖系统炎症是妇女常见疾病,包括自下生殖道的外阴炎、阴道炎、宫颈炎和盆腔炎性疾病。炎症可局限于一个部位,也可同时累及几个部位。重者可引起弥漫性腹膜炎、败血症、感染性休克,甚至危及生命。

一、阴道炎症

阴道炎症是妇科最常见疾病。正常阴道内有微生物寄居形成阴道正常微生物群,阴道生态平衡一旦被打破或外源病原体侵入,即可导致炎症发生。

【临床表现】

1. 滴虫性阴道炎　是由阴道毛滴虫引起的常见阴道炎症,也是常见的性传播疾病。临床表现主要是阴道分泌物增多及外阴瘙痒。查体可见阴道壁充血,水肿及稀薄脓性,泡沫状分泌物。严重者有散在出血点,甚至宫颈有出血点,形成"草莓样"宫颈,阴道内有大量白带,呈灰黄色、黄白色稀薄液体或黄绿色脓性分泌物,常呈泡沫状。

2. 外阴阴道假丝酵母菌病　是由假丝酵母菌引起的外阴阴道炎。临床表现主要为外阴瘙痒、灼痛,性交痛及尿痛,分泌物特点为白色稠厚豆渣样白带。

3. 细菌性阴道病　为阴道正常菌群失调所致的一种混合感染,约 10%~40% 的患者无临床症状,有症状者主要表现为阴道分泌物增多,有鱼腥臭味,可伴有轻度的外阴瘙痒或烧灼感。

【诊断】

确诊依靠阴道分泌物病原学。必要时可做阴道分泌物培养(表 40-2)。

表 40-2　阴道炎症的鉴别诊断

	细菌性阴道病	外阴阴道假丝酵母菌	滴虫阴道炎
传染途径	正常菌群失调(无传染性)	主要为内源性传染(性交传染少见)	主要为性交直接传染
临床表现	阴道分泌物增多 无或轻度外阴瘙痒	重度外阴瘙痒 轻度分泌物增多	阴道分泌物增多 轻度外阴瘙痒
分泌物	均质,稀薄,白色,鱼腥臭味	凝乳状或豆腐渣样	黄绿色,稀薄,脓性,泡沫样
确诊方法	只有临床诊断:线索细胞及胺试验阳性	分泌物中找到芽生孢子或假菌丝	分泌物中找到滴虫
治疗	全身治疗:甲硝唑 局部:甲硝唑栓	全身或局部用药:咪康唑,氟康唑	全身用药:甲硝唑,替硝唑

【防治原则】

1. **治疗**

(1) 滴虫性阴道炎:应全身用药。常用甲硝唑及替硝唑。滴虫性阴道炎患者的性伴侣应同时治疗。

(2) 外阴阴道假丝酵母菌病:一般局部或全身使用抗真菌药。

(3) 细菌性阴道病:局部用药或全身用药均可,使用抗厌氧菌药物,主要有甲硝唑、替硝唑、克林霉素。性伴侣不需常规治疗。

2. **预防**　保持外阴清洁干燥,注重个人卫生,治疗期间禁止性交,注意经期卫生,合理应用广谱抗生素,避免破坏阴道内环境。遵医嘱规范治疗,避免产生耐药和病情反复。

二、宫颈炎

宫颈炎症包括宫颈阴道部及颈管黏膜炎症。临床多见的子宫颈炎是急性子宫颈管黏膜炎,若急性子宫颈炎未经及时诊治或病原体持续存在,可导致慢性子宫颈炎症。

（一）急性子宫颈炎

【临床表现】

1. 大部分患者无症状。

2. 有症状者主要表现为阴道分泌物增多,呈黏液脓性,外阴瘙痒及灼热感,经间期出血或伴泌尿系统感染等。

3. 查体可见宫颈充血、水肿、黏膜外翻,有脓性分泌物从宫颈口流出,宫颈管黏膜质脆,易出血。

【辅助检查】

1. **白细胞检测**　检测宫颈管分泌物或阴道分泌物中的白细胞。

2. **病原体检测**　应做衣原体及淋病奈瑟菌的检测,以及有无细菌性阴道病及滴虫性阴道炎。

【诊断】

出现两个具有诊断性体征:①宫颈管或棉拭子标本上,肉眼见到脓性或黏液脓性分泌物;②用棉拭子擦拭宫颈管时,易诱发宫颈管内出血。显微镜检查阴道分泌物白细胞增多,可做出宫颈炎的初步诊断。需进一步做衣原体及淋病奈瑟菌的检测。

【防治原则】

1. **治疗**　确定病原后,针对病原给予抗生素全身治疗。

2. **预防**　讲究个人卫生,避免公共场所交叉感染,提高个人抵抗疾病的能力,若患有性传播疾病,夫妇双方必须同时治疗。

（二）慢性子宫颈炎

1. 患者多无症状。

2. 有症状者主要表现为阴道分泌物增多,淡黄色或脓性,性交后出血,月经间期出血,偶有分泌物刺激引起外阴瘙痒或不适。

3. 查体可见宫颈糜烂样改变,或有黄色分泌物从宫颈口流出,也可表现为子宫颈息肉或子宫颈肥大。

根据临床表现可初步诊断慢性子宫颈炎,但应注意检查所发现的阳性体征与子宫颈的常见病理生理进行鉴别。

第六节　女性生殖器肿瘤

一、宫颈癌

宫颈癌(cervical cancer)是最常见的妇科恶性肿瘤,以鳞状细胞癌为主,高发年龄为 50~55 岁。

【临床表现】

1. **阴道流血**　早期多表现为接触性出血;后期则为不规则阴道流血。年轻患者也可表现为经期延长,经量增多;老年患者常主诉绝经后不规则阴道流血。

2. **阴道排液**　可为白色或血性,稀薄,有腥臭味。晚期可有大量淘水样或脓性恶臭白带。

3. **晚期症状**　根据癌灶累及范围,可出现不同的继发症状,如尿频尿急、便秘、下肢肿胀、疼痛、输尿管梗阻、肾积水、尿毒症等。晚期患者可有贫血、恶病质等全身症状。

4. **体征**　宫颈上皮内瘤样变、镜下早期浸润癌及早期宫颈浸润癌,局部无明显病灶,宫颈光滑或轻度糜烂。外生型可见宫颈赘生物向外生长;内生型可见宫颈肥大、质硬,颈管膨大;晚期癌组织坏死脱落形成溃疡或空洞伴恶臭。阴道壁受累可见赘生物;宫旁组织受累,三合诊可扪及宫颈旁组织增厚、结节状、质硬或形成冰冻骨盆。

【辅助检查】

1. **宫颈刮片细胞学检查**　是宫颈癌筛查的主要方法,在宫颈移行带区取材。

2. **阴道镜检查**　宫颈刮片细胞学检查巴氏Ⅲ级以上、TBS 法鳞状上皮内病变,均应在阴道镜下观察宫颈表面病变情况。

3. **宫颈和宫颈管活组织检查**　为宫颈癌确诊的依据。

【诊断】

根据病史和临床表现,应想到宫颈癌的可能,对宫颈进行活组织检查可以明确诊断。病理确诊后,应由两名有经验的妇科肿瘤医生通过全身检查和妇科检查,确定临床分期。根据患者具体情况行影像学检查评估病情。

【防治原则】

1. **治疗**　主要治疗方法为手术和放疗为主,化疗为辅的综合治疗,也可根据具体情况个体化治疗。

2. **预防**　普及防癌知识,提倡晚婚少育,开展性卫生教育;定期开展宫颈癌的普查普治;积极治疗宫颈HPV 感染及性传播疾病;及时诊断和治疗宫颈上皮内瘤变;重视高危因素及高危人群。

二、子宫肌瘤

子宫肌瘤(uterine myoma)是女性生殖器最常见的良性肿瘤,由平滑肌及结缔组织组成。常见于 30~50岁妇女,20 岁以下少见。

【临床表现】

1. **症状** 月经改变为最常见症状,可表现为周期缩短、经量增多、经期延长、不规则阴道出血等;下腹部可扪及肿块;白带增多;压迫邻近脏器可出现相应症状;部分患者可伴有不孕或流产。多数患者无症状,仅于体检时偶被发现。症状与子宫肌瘤的部位、生长速度,及有无变性关系密切,而与子宫肌瘤大小、数目关系不大。

2. **体征** 盆腔检查可见子宫增大,表面不规则单个或多个结节状突起,质硬,与肌瘤大小、位置、数目及有无变性相关。

【诊断】

根据病史、症状和体征,诊断多无困难。但对小的、症状不明显或囊性变肌瘤有时诊断困难,可借助超声检查、宫腔镜、腹腔镜等方法协助诊断。

【防治原则】

1. **治疗** 根据患者年龄、生育要求、症状,肌瘤的大小、部位、数目等情况全面考虑。

(1) 非手术治疗

观察治疗:若子宫肌瘤小且无症状,一般不需治疗,可定期随访。

药物治疗:症状轻,近绝经年龄患者或全身情况不宜手术者,可给予药物治疗。

(2) 手术治疗:子宫肌瘤引起月经量增多造成贫血;压迫膀胱或直肠出现症状;短期内子宫肌瘤增长迅速;保守治疗失败;不孕或反复流产排除其他原因者需行手术治疗。手术途径可经腹、经阴道或宫腔镜及腹腔镜手术。手术有两种术式:子宫肌瘤切除术及子宫切除术。

2. **预防** 养成良好的生活习惯,定期体检,早发现早治疗。

三、子宫内膜癌

子宫内膜癌(endometrial carcinoma)是发生于子宫内膜的一组上皮性恶性肿瘤,以来源于子宫内膜腺体的腺癌最常见。

【临床表现】

1. **阴道流血** 主要表现为绝经后阴道流血,量一般不多。未绝经者表现为月经增多、经期延长或月经紊乱。

2. **阴道排液** 多为血性液体或浆液性分泌物,合并感染为脓血性排液,恶臭。

3. **腹痛** 若有宫腔积脓可出现下腹胀痛及痉挛样疼痛。晚期患者可出现下腹及腰骶部疼痛,贫血,消瘦及恶病质等症状。

4. **体征** 早期患者妇科检查多无异常发现。晚期可有子宫明显增大,合并宫腔积脓时有明显触痛。晚期子宫固定或在宫旁触及不规则结节状物。

【辅助检查】

1. **超声** 阴式超声检查可了解子宫大小、宫腔形态、宫腔内有无赘生物、子宫内膜厚度、肌层有无浸润及深度。

2. **分段诊刮** 是最常用最有价值的诊断方法。获得子宫内膜的组织样本进行病理诊断。

3. **宫腔镜** 可直接观察宫腔及宫颈管有无病灶存在,大小及部位。

4. **其他** MRI、CT 等检查及 CA125 测定可协助判断病变范围。

【诊断】

根据阴道不规则出血结合年龄、妇科病史应高度警惕。诊断主要依靠分段诊断性刮宫及病理诊断。活体组织病理学检查是确诊的依据。

【防治原则】

1. **治疗** 主要方法为手术、放疗及药物治疗。手术治疗为首选,可与放射治疗、化疗、激素治疗联合应用。

2. **预防** 普及防癌知识,定期体检;对有高危因素患者应注意定期防癌检查;正确掌握雌激素应用的指征及方法。

四、卵巢肿瘤

卵巢肿瘤(ovarian tumor)是常见的妇科肿瘤,各年龄均可发病,卵巢肿瘤大体分为上皮性肿瘤、性索间质肿瘤、生殖细胞肿瘤、转移性肿瘤等。卵巢位于盆腔深部,早期病变不易发现,一旦出现症状疾病已多属晚期。卵巢恶性肿瘤的死亡率居妇科恶性肿瘤首位。

【临床表现】

1. **卵巢良性肿瘤** 体积较小时常无症状,常在妇科检查时发现;中等大小时,可能自行触及肿物;生长较大或有并发症时,会出现腹胀、腹痛,甚至压迫症状。双合诊和三合诊检查可在子宫一侧或双侧触及圆形或类圆形肿块,多为囊性,表面光滑,活动,与子宫无粘连。

2. **卵巢恶性肿瘤** 早期常无症状。晚期主要症状为腹胀、腹部肿块及腹水或其他消化系统症状。症状的轻重取决于肿瘤的大小、位置、侵犯邻近器官的程度;组织学类型;有无并发症。晚期表现为消瘦、严重贫血等恶病质征象。妇科查体:三合诊时在阴道后穹窿触及硬结节,肿块多为双侧,实性,表面凸凹不平,不活动,与子宫分界不清,常伴腹水。有时可在腹股沟、腋下或锁骨上触及肿大淋巴结。

【辅助检查】

1. **影像学检查** 超声可检测肿块部位、大小、形态,肿物的性状。腹部平片及 CT 检查也可用于临床肿瘤的辅助检测。

2. **肿瘤标记物** 80% 卵巢上皮癌患者 CA125 水平高于正常值;90% 以上患者 CA125 水平的高低与病情程度相一致,可用于病情监测。AFP 对于卵巢内胚窦瘤有特异性价值;hCG 对于原发性卵巢绒癌有特异性;在颗粒细胞瘤、卵泡膜细胞瘤患者中检测到较高水平的性激素。

3. **腹腔镜检查** 可直接观察肿块情况,对盆腔、腹腔及横膈部位进行观察,并在可疑部位取活检,抽取腹腔液进行细胞学检查。

4. **细胞学检查** 腹水或腹腔冲洗液、胸水细胞学检查找癌细胞。

【诊断】

根据患者年龄、病史及局部体征等特点可初步确定是否为卵巢肿瘤,并对肿瘤性质做出估计。诊断困难时可进行上述辅助检查协助诊断。

【防治原则】

1. **治疗** 卵巢肿瘤以手术治疗为主。卵巢良性肿瘤多采用腹腔镜手术;恶性肿瘤多采用剖腹手术。术后根据卵巢肿瘤的性质,组织学类型,疾病分期等因素决定是否进行辅助治疗。

2. **预防** 卵巢癌病因不明,很难做到有效预防,应重视健康教育,定期体检,做到早期诊断早期治疗。

第七节 妊娠滋养细胞疾病

妊娠滋养细胞疾病(gestational trophoblastic disease,GTD)是一组来源于胎盘滋养细胞的疾病。根据组织学分为葡萄胎、侵蚀性葡萄胎、绒毛膜癌(简称绒癌)及胎盘部位滋养细胞肿瘤。

一、葡萄胎

葡萄胎亦称水泡状胎块(hydatidiform mole),是指妊娠后胎盘绒毛滋养细胞增生、间质水肿,形成大小不一的水泡,水泡间借蒂相连成串,形如葡萄而得名。可分为完全性葡萄胎和部分性葡萄胎两类。

【临床表现】

1. 停经后阴道流血,80% 以上患者会出现阴道流血,为最常见的症状。子宫异常增大变软,有时伴卵巢黄素化囊肿。

2. 因葡萄胎迅速增大可伴有阵发性下腹痛,一般不剧烈。

3. 部分患者可出现妊娠呕吐或妊娠期高血压疾病,且出现时间早于正常妊娠者。

4. 约 7% 患者可出现轻度甲状腺功能亢进表现。

【辅助检查】

1. **超声检查** 特征性的超声图像可见增大的子宫腔内没有胎体,只有光点及小囊样无回声区,呈"落雪状图像"。

2. **人绒毛膜促性腺激素(hCG)测定** 葡萄胎时,滋养细胞高度增生,产生大量 hCG,血清中 hCG 高于相应孕周的正常值,而且在停经 8~10 周后,随着子宫增大仍持续升高。

【诊断】

停经后不规则阴道出血,子宫异常增大,子宫达到孕 4~5 个月时仍无胎动,触不到胎体,听不到胎心,应疑为葡萄胎。连续测定 hCG 并与超声检查同时进行,仔细检查阴道流血中若发现有水泡样胎块,可诊断。

【防治原则】

1. **治疗** 葡萄胎一经确诊应立即清除宫腔内容物,一般采用吸宫术。每次刮出物均需送病理检查。对有高危因素的患者,酌情给予预防性化疗。

2. **随访** 密切随访两年。葡萄胎处理后应避孕一年,首选方法为避孕套。

二、绒毛膜癌

绒毛膜癌(choriocarcinoma)是一种高度恶性的滋养细胞肿瘤。妊娠性绒癌继发于流产、足月妊娠,甚至少数异位妊娠后,继发于葡萄胎排空一年以上者为绒癌,半年至一年者,绒癌和侵蚀性葡萄胎均有可能。

【临床表现】

1. 阴道流血是最主要症状。

2. 子宫增大,子宫形状不规则,可有卵巢黄素化囊肿、假孕症状。

3. 绒癌主要通过血行播散发生远处转移,最常见为肺转移,依次为阴道、脑、肝,各转移部位症状的共同特点是局部出血。

【诊断】

在流产、分娩、异位妊娠或葡萄胎后,出现以上临床表现,并有 hCG 升高者,临床上可诊断为绒癌。超声、胸片、CT 和 MRI 等可用来诊断转移病灶。

若送检标本中见成片分化不良的细胞滋养细胞和合体滋养细胞伴出血及坏死,而无绒毛结构,即可诊断为绒癌。

【防治原则】

1. **治疗** 原则为以化疗为主、手术和放疗为辅的综合治疗。

2. **随访** 治疗结束后应密切随访。随访期间应严格避孕,一般于化疗停止 12 个月以上才可妊娠。

第八节　月经失调

一、功能失调性子宫出血

功能失调性子宫出血（dysfunctional uterine bleeding，DUB）简称功血，是指由于内因或外因的影响，下丘脑 - 垂体 - 卵巢轴功能失调引起的异常子宫出血。按发病机制分为无排卵性和排卵性功血两大类，前者多见于青春期和绝经过渡期妇女，后者多见于育龄妇女。

【临床表现】

1. **无排卵性功血**　主要表现为子宫不规则出血，月经周期紊乱，经期长短不一，经量或多或少，有时甚至会大量出血，导致贫血甚至休克。

2. **排卵性功血**　月经过多 - 月经周期规则，经期正常，但经量增多 >80ml；月经周期间出血 - 月经周期缩短，在育龄妇女常表现为不易受孕或孕早期流产。

【诊断】

1. 诊断功血之前必须首先除外生殖道或全身器质性病变。根据病史及体查结果，选择进行血常规、出凝血时间、血或尿 hCG、诊断性刮宫等。必要时检查血清性激素水平。

2. 诊断性刮宫既可尽快止血，又有诊断和治疗作用，将刮出的内膜全部送病理检查，根据结果明确诊断及给予相应治疗。对病程较长的已婚育龄妇女或围绝经期妇女应常规行诊断性刮宫。

【防治原则】

治疗原则为止血、调整月经周期、恢复健康和防止复发。有生育要求者给予指导，以增加妊娠及减少流产的机会。

二、闭经

闭经（amenorrhea）是妇科疾病中一个最常见的症状，分为生理性闭经和病理性闭经。青春期前、妊娠期、哺乳期、绝经期无月经来潮均属生理性闭经。病理性闭经分为两类：原发性闭经，指女性年满 13 岁尚无月经来潮及第二性征发育或年满 15 岁，虽有第二性征发育但无月经来潮；继发性闭经，指已经有月经来潮，但月经停止 3 个周期（按本人的月经周期长短计算）或停经时间超过 6 个月者。

【临床表现】

病理性闭经按病变部位分为五类：

1. **下生殖道异常**　包括处女膜闭锁、先天性无阴道，其特点是周期性腹痛伴阴道积血、子宫积血或腹腔积血。

2. **子宫性闭经**　由先天性子宫畸形或获得性子宫内膜破坏所致闭经。此时下丘脑 - 垂体 - 卵巢的功能正常，体内性激素有正常的周期性的变化，第二性征发育正常。

3. **卵巢性闭经**　指卵巢先天性发育不全或卵巢功能衰退或继发性病变所引起的闭经。卵巢功能异常，性激素水平低落，子宫内膜不发生周期性变化。

4. **垂体性闭经**　主要包括垂体肿瘤、垂体梗死等，垂体分泌促性腺激素下降。

5. **中枢神经 - 下丘脑性闭经**　精神紧张、体重下降、神经性厌食、过度运动、药物等引起的下丘脑分泌促性腺激素释放激素功能失调或抑制。

【诊断】

首先区分是原发性闭经或继发性闭经。详细了解月经史、生育史及家族遗传病史。注意全身情况及第二性征发育情况，妇科检查时注意外阴和下生殖道是否存在畸形，内生殖器是否存在异常。根据病情需要选择超声检查、卵巢及垂体功能检查、血激素测定、子宫内膜病理检查、诊断性刮宫或染色体检查等辅助检查。育龄期妇女首先应查尿或血 hCG 除外妊娠。

【防治原则】

针对主要病因进行特异性治疗,促进、维持第二性征发育并缓解症状,根据病人有无生育要求制订具体治疗方案。

第九节　子宫内膜异位症和子宫腺肌病

子宫内膜异位症和子宫腺肌病是妇产科常见病,二者常并存。二者虽同为内膜异位引起的疾病,但发病机制和组织发生是不同的,临床表现亦有差异,二者是两种不同的疾病。

一、子宫内膜异位症

子宫内膜组织(腺体和间质)出现在子宫体以外的部位时,称为子宫内膜异位症(endometriosis)。子宫内膜异位症为良性病变,但具有增生、浸润、转移及复发等恶性行为。

【临床表现】

1. **症状**　异位内膜可侵犯全身任何部位,但绝大多数位于盆腔脏器和壁腹膜,以卵巢和宫骶韧带最为常见,其中位于卵巢的异位内膜侵犯卵巢皮质并在其内生长、反复周期性出血,形成单个或多个囊肿型的病变,称为卵巢子宫内膜异位囊肿,因内含褐色、似巧克力样糊状陈旧血性液体,故又称卵巢巧克力囊肿。常见症状为下腹痛与痛经,不孕及性交不适。25% 的患者无任何症状。

2. **体征**　典型的盆腔内异症双合诊检查发现子宫多后倾固定,直肠子宫陷凹、子宫骶骨韧带、子宫后壁下段等部位扪及触痛性结节,单侧或两侧附件处扪到与子宫相连活动差的囊性偏实性包块,常有轻压痛。

【辅助检查】

1. **腹腔镜检查**　是确诊子宫内膜异位症的最佳方法。

2. **超声**　可帮助确定临床子宫内膜异位囊肿的位置、大小、形态及囊内容物。

3. **血清 CA125**　中重度内异症患者血清 CA125 值可能升高。

【诊断】

1. 育龄妇女有进行性痛经和不育史,妇科检查时扪及盆腔内有触痛性硬节或子宫旁有不活动的囊性包块,可初步诊断为子宫内膜异位症。

2. 超声检查可帮助确定子宫内膜异位囊肿的位置、大小和形状,部分病人可出现血清 CA125 升高。腹腔镜是诊断子宫内膜异位症的最佳方法,特别是对不明原因不育或腹痛者。

【防治原则】

1. **非手术治疗**　原则上症状轻微者采用期待疗法,轻度伴不育的患者可先行药物治疗。

2. **手术治疗**　病变较重者行保守性手术,无生育要求的重度患者可采用子宫切除术辅以药物治疗;症状和病变均严重、年龄较大、无生育要求者可行根治性手术,切除全子宫及双附件。

二、子宫腺肌病

子宫内膜腺体和间质侵入子宫肌层时,称为子宫腺肌病(adenomyosis),多发生于 30~50 岁经产妇,约

15% 同时合并子宫肌瘤。

【临床表现】

1. 主要表现为经量过多和经期延长,痛经进行性加重。

2. 盆腔检查子宫均匀增大或有局限性结节隆起,质硬,压痛,经期时压痛更加明显,活动度差。

【辅助检查】

1. 阴道超声检查诊断的阳性率及准确性较高。

2. 部分患者血 CA125 水平可明显升高。

【诊断】

根据典型的症状及体征可做出初步诊断,但确诊需依靠病理学检查。

【防治原则】

1. **药物治疗** 目前尚无根治本病的有效药物,对年轻有生育要求或近绝经期者可试用药物治疗,但停药后易复发。

2. **手术治疗** 子宫切除术适用于症状严重、年龄较大、无生育要求或药物治疗无效者。

(刘彩霞)

复习思考题

1. 试述输卵管妊娠的主要临床表现。

2. 试述妊娠期高血压疾病的定义和主要临床表现。

3. 妊娠期糖尿病的诊断依据是什么?

4. 造成产后出血的主要原因有哪些?

5. 急性宫颈炎的特征性体征是什么?

6. 子宫肌瘤有哪些临床表现?

7. 试述葡萄胎的治疗及随访原则。

8. 青春期及绝经过渡期功血的治疗原则是什么?

9. 试述子宫内膜异位症的主要临床表现。

参考文献

1. 谢幸,苟文丽. 妇产科学. 第八版. 北京:人民卫生出版社,2015.

2. F. Gary Cunningham,etc. William's Obstetrics. 24th ed. USA:Mc Graw-Hill,2014.

3. NevilleF. Hacker,etc. Hacker&Moore's Essentials of Obstetricsand Gynecology. 6th ed. USA:ELSEVIER. 2016.

4. Berek. JS. Berek &Novak's Gynecology. 15th ed. USA:Lippincott Williams & Wilkins,2011.

第四十一章　全科医学

41

学习目标	
掌握	全科医学的定义与学科特点;全科医疗服务的基本原则;全科医疗与其他专科医疗的区别与联系;全科医生的定义及其角色;规范化全科医生培养模式。
熟悉	全科医学基本理论与方法;全科医生专业素质与核心能力要求;全科医生应诊的主要任务。
了解	全科医学产生的基础;国内外全科医学发展简史;我国全科医学教育体系。

第一节　全科医学及其发展简史

全科医学(general practice)又称家庭医学(family medicine),是一门定位于基本医疗服务领域、具有自己独特的教育、科研、临床实践内容与证据基础的科学的、学术性的临床医学二级学科。该学科起源于20世纪50~60年代,1969年2月,美国家庭医疗专科委员会(American Board of Family Practice,ABFP)经美国医学专科委员会认可成为美国第20个医学专科组织,标志着全科/家庭医学作为一门独立的临床医学专业学科正式建立。20世纪80年代后期,我国内地正式引入全科医学概念。1993年11月,中华医学会全科医学分会成立,标志我国内地全科医学学科的诞生。

目前,全科医学这门学科在国际上仍有"全科医学"和"家庭医学"这两种称谓,本章统称为"全科医学"。尽管不同国家或地区关于这门学科的称谓有所不同,但在全球范围内,全科医学相关定义及其学科特征、全科医疗服务模式及其基本原则、全科医生的角色作用及其核心能力要求均具有显著的可比性。全科医学在优化医疗卫生资源配置、改善医疗卫生服务体系、提高人群健康水平、建立和谐医患关系、促进健康公平以及控制医疗费用不合理增长等方面所做出的突出贡献是相似的。因而,世界卫生组织和世界家庭医生组织联合倡议各国政府和学术界应高度重视全科医学学科发展及其在医疗卫生服务体系中所发挥的重要作用。

一、全科医学的基本概念

不同国家和地区关于全科医学定义的表述各有不同,但全球全科医学基本特征和核心要素是相似的,这些要素形成了全科医生从事全科医疗实践应遵循的基本原则。

(一)全科医学的定义

我国学者将全科医学定义为:全科医学是一个面向个人、家庭与社区,整合临床医学、预防医学、康复医学以及人文社会学科相关内容于一体的综合性临床二级专业学科,其范围涵盖了各种年龄、性别、各个器官系统以及各类健康问题/疾病。其主旨是强调以人为中心、家庭为单位、以整体健康维护与促进为方向的长期负责式照顾,并将个体与群体健康照顾有机地融为一体。全科医学是一个范围宽广的学科,但不是多个学科的简单合并,其具备独特的理论基础、服务模式和教育体系。

(二)全科医学的理论基础

全科医学以生物-心理-社会医学模式为指导,采用具有科学基础的整体性方法(holistic approach)来解释健康危险因素对个体和群体健康的影响,并从生物、心理、社会、文化等多维度提供以人为中心、连续性的全人照顾(whole-person care)。全人照顾不仅仅考虑病人所患疾病如何诊断和治疗,而且关注病人的生心理社会因素对健康的影响,从多个维度来促进整体健康、预防疾病、提供诊疗、康复和支持性照顾,并重视医患互动过程中的临床、人文和伦理方面的问题。

生物-心理-社会医学模式是以一般系统论(general systems theory)为理论基础的。系统论认为人体是一个开放的系统,具有自然属性和社会属性,存在于由自然系统和社会系统组成的生态系统之中。人体由系统、器官、组织、细胞、分子等以一定的结构层次构成,各层次系统具有不同的结构和功能,又相互关联、互为影响,体现了人的自然属性。每一个个体都是家庭和社会的成员,有特定的个人背景、家庭背景、社区、社会和文化背景,这些构成了人的社会属性。根据一般系统理论,强调系统内各元素或各成分之间生物的或物理的相互联系、相互作用与反馈,把一组有关的事件综合起来看作是表现整体水平功能和性质的系统。

全科医学秉承系统论、整体论的医学思维,将人体看作一个整体或系统,系统具有整体性,系统的整体功能大于组成系统各部分(子系统)的总和。健康问题/疾病是人生命历程的一部分,健康和疾病是相互关联的现象,并存于一个连续统一体中的动态过程。全科医学将病人的健康问题 / 疾病置于一种或多种环境背景下加以分析和处理,正是这种环境和背景导致病人、家庭、医生及医患关系方面的各种问题。也就是说,全科医学认为病人是在某种特定环境和背景下的一个特定的人,而不仅仅是疾病的载体。全科医生分析和处理病人健康问题 / 疾病的思维方式是把人看成一个整体,在个人、家庭、社区等环境和背景下,以现代医学成果来解释发生在病人身上局部和整体的变化,从生物、心理、社会、文化等多维度提供以人为中心、家庭为单位、社区为范围、预防为导向的全人照顾。综上,全科医学经过几十年的发展与完善,逐步形成了本学科独特的以人为中心、系统性、整体性的理论与方法。在该理论指导下,全科医疗服务弥补了生物医学模式指导下碎片化、专科化医疗服务的不足。

(三) 全科医学的学科特点

1. 定位于基本医疗服务领域 人们通常将医疗服务体系分为三级,即基本医疗(primary care)、二级医疗和三级医疗。基本医疗往往是由通科医生或通科型医师(generalist physician)提供,是服务对象首先接触到的、在社区获得的医疗服务。二级医疗一般由医院的专科医生提供的医疗服务,三级医疗是由医疗中心的专家提供的高级专科化照顾,重点解决疑难急重症。1996 年,美国国家科学院医学研究所对基本医疗进行了重新定义,认为基本医疗是由临床医生提供的一体化的、可及的卫生保健服务。医生在家庭和社区环境与背景下工作,负责处理绝大部分的个人健康需求,与病人建立并发展一种稳定伙伴式的医患关系。目前,基本医疗的反义词往往被认为是专科医疗。尽管基本医疗服务并不是仅仅由全科医生提供,全科医生提供的服务也不仅仅是基本医疗,但在大多数情况下,全科医疗诊所或诊室在基层,是医疗卫生服务体系的首诊场所,提供开放的、无限制的服务,不论患者性别、年龄、种族、信仰、地域、社会经济地位,或是某个器官系统,或是生物的、心理的、行为的、社会的某类健康问题,全科医疗诊所或诊室都为社区居民提供以人为中心的、连续的、综合的、协调的、可及的基本医疗卫生服务。全科医生应能应对病人的各种未经筛选的各类健康问题,在提供疾病诊疗和转诊的同时,一体化地提供促进健康、预防保健、病人康复、长期照顾与管理、舒缓医疗及临终关怀等服务,满足社区居民大多数的健康需求,并协调其他卫生专业人员,帮助病人更好地利用医疗卫生服务体系、医疗保障体系以及各种相关资源,将个体临床医疗与社区群体健康有机地整合在一起。

2. 全科医学是一门范围宽广的综合性学科 全科医学的学科范围是在一定范围内向横向发展,是一个范围宽广的学科。其他临床学科的学科范围是在一定深度上向纵深发展(图 41-1)。作为一个独立的、综合性的临床学科,其涉及临床医学、预防医学、行为医学、心理学、伦理学、管理学、哲学等多学科的知识和技能,但不是多学科的简单相加,而是根据个体或群体的健康需要和需求,将相关学科内容从整体健康的角度、沿着生命周期有机整合,并在此基础上创建了本学科独特的理论知识、临床能力、态度和价值观。

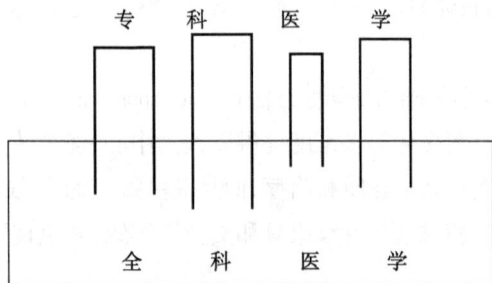

图 41-1 全科医学与其他专科医学的关系

3. 全科医学是一门注重医学艺术的人性化学科 全科医学理论指导下的全科医疗实践具有一个独特的诊疗过程。这个过程的核心是全科医生通过有效的沟通和长期的积累与服务对象建立并维护长期、信任、和谐的伙伴关系,是基于长期接触的了解,而非仅仅是就诊时的沟通。长期相互信任的医患关系是全科医生为服务对象提供纵向连续性服务的基础,使其有条件沿着人的生命周期提供负责式照顾。而且,其重要价值不仅是诊疗的基础,也是一种治疗的手段。全科医生与服务对象的第一次接触便是这种医患关系建立的开始,此后的每一次诊疗和联系都是培育和维护良好、和谐、相互信任医患关系的重要环节。这种医患关系意味着全科医生了解病人,在重视科学客观证据和诊疗技术的同时,更关注病人的患病体验(包括就诊原因、对疾病 / 健康问题的想法、担忧、恐惧、期望以及对家庭和生活的影响等),尊重病人意愿,关爱病人,对病人的痛苦或不适表达共情,提供个体化的全人的医疗服务。只有关爱没有科学是一种善意的友好,只有将科学和医学艺术有机结合才能充分体现医学的巨大潜力。同时,病人也能了解并信任全科医生,这种相互理解和信任能有效地提升病人自我保健、自我管理的能力,提高满意度和依从性。因此,全科医学是一门人性化的医学学科。

4. 全科医学的服务内容因地域和时间的不同而变化全科医疗的服务范围取决于很多因素,如疾病患病情况、居民健康需求、资源可利用程度、全科医生接受培训的内容和程度、卫生服务体系、医疗保障和筹资情况以及其他卫生专业人员的职责和作用等。因而,不同国家和地区的全科医疗服务内容因地域、民族、文化背景、社会经济发展水平、医疗保障制度等不同而不同。即使在同一个国家,全科医疗的服务内容也随着地点和时代的变化而变化。例如在城市和农村,对全科医生的能力要求是不一样的。另外,鉴于全科医生的角色和地位,随着医学技术进步和相关信息大量增加,全科医生与其他专科医生一样有责任不断通过继续教育更新知识和提高能力,以有效地解决新信息和技术带来的新问题,并在学习中发现自身的不足。因此,全科医学是一门动态发展、范围不断变化或扩大的学科,并与其他医学专科共享现代医学发展的最新研究成果。

二、全科医学的产生与发展

(一) 全科医学产生的背景和基础

1. 通科医生与通科医疗全科医学是在通科医疗实践基础上发展、进化而形成的临床专业学科。古代的医生,无论是我国的"郎中"还是西方的"医治者"都是不分科的,他们以多面手的方式,提供内科、外科、妇科、儿科等所有的医疗照顾。在中世纪的欧洲,由于受宗教神学的影响,少数经过大学教育的内科医生受到尊重,服务于贵族、富人等上层社会,而其他类型的医生如外科医生、药剂师等服务于穷人和农村地区。到了 18 世纪,大量的移民到达美洲大陆,也包括受过良好教育培训的内科医师,由于数量很少,无法满足居民的医疗需求。同时,随着社会发展,社会等级界限逐渐模糊。当时所有的开业医生均以多面手的方式提供医疗服务。因此,通科医生在美洲诞生。类似的进程也发生在英国,外科医生和药剂师等其他类型医生的地位在不断提高。19 世纪初期,英国 *Lancet* 杂志将这类具有多种能力的医生正式命名为通科医生(general practitioners)。因而,有人这样描述:通科医生诞生于 18 世纪美洲,命名于 19 世纪欧洲。伴随着通科医生的出现和认可,西方的医疗服务进入了通科医疗时代。

2. 医学的专科化在 19 世纪末、20 世纪初,医学教育的变革为临床医学的发展奠定了坚实的科学基础。例如,JohnsHopkins 大学创建了按不同专业组织教学的新型医学教育模式。1910 年,FlexnerA 发表了 Flexner 报告开启了医学专科化的进程,并在全球范围内得到了推广。随着现代科学技术的发展,医学专科化蓬勃发展,专科医生数量以惊人的速度在增加,形成了以医院为中心、以专科医生为主导、以治愈疾病为目标的专科医疗服务模式。在生物医学模式的指导下,专科医疗在第一次卫生革命中取得了骄人成绩,对人类健康做出了巨大贡献,受到广大民众的认可,并奠定了其在医学中的主流地位。同时,通科医生急剧减少,通科医疗走向衰落。

3. 全科医学的产生第二次世界大战之后,由于经济社会发展、人口老龄化和城镇化进程加剧以及人类生存环境的变化,疾病谱和死亡谱发生了变化,慢性病和退行性疾病不断增加。而现代专科医疗的高新技术并不能像应对感染性疾病和营养不良症一样治愈退行性疾病、生活方式疾病等慢性病,而且带来医疗费用的快速上涨。越来越多的老年人和慢性病患者需要在社区和(或)家庭提供医疗照顾,以医院为中心的、间断的、分科的、碎片化的专科医疗难以满足慢性病和多种疾病并存患者的需求,他们对通科医疗服务的需求日益增加。学术界随之做出了相应的反应,并审慎地思考了通科医生的能力、资格以及通科医疗的服务质量,成立了相应的学术组织、建立了专科培训制度,认可了接受过专门培训的全科医生(或称家庭医生）。这种全科医生不同于先前的通科医生,是针对服务人群的基本医疗卫生需求经过了严格的培训,具备了相应的工作能力或资格的临床医生,而通科医生通常没有专门的专科培训和资格认证。

与此同时,各国政府均面临医疗费用快速上涨和卫生资源配置不合理等问题。来自全球的研究和经验证明,重视基本医疗卫生服务的国家会以较少的医疗资源获得较高的国民健康水平,全科医生在这个过程中起到了重要的作用,而专科医生的增多和医院床位数的增加与居民死亡率降低和寿命延长没有相关性。世界卫生组织和世界家庭医生组织同时强调"任何国家的医疗卫生系统若不是以接受过良好训练的全科医生为基础,注定要付出高昂的代价"。鉴于全科医学和全科医生在医疗卫生服务体系中的重要地位和作用,许多国家政府出台了相关卫生改革政策,进一步推进了本学科的发展。可见,全科医学的建立和发展是民众健康需求的牵引、学术界的呼吁和努力以及政府政策推动的结果。

(二) 全科医学在中国大陆的发展

1. 萌芽阶段(1986年—1993年11月)20世纪80年代后期,在世界家庭医生组织(WONCA)以及多个国家和地区的帮助和支持下,我国大陆开始引进全科医学,并进行了全科医学概念的传播、全科医学教育的探索和社区全科医疗服务的试点。1986年和1988年,中华医学会派代表参加了世界家庭医生组织年会和亚太地区会议。随后,邀请了时任WONCA主席Dr.MK Rajakumar及Dr.Peter CY Lee访问北京。1989年,我国首次国际全科医学学术会议在北京召开。同年,首都医科大学成立了我国大陆首家全科医学培训中心,开始了中国特色的全科医学教育的尝试和探索。

2. 起步阶段(1993年11月—2011年7月)1993年11月,中华医学会全科医学分会正式成立,并于1994年正式成为WONCA成员。在此阶段,原上海医科大学附属中山医院和浙江大学邵逸夫医院分别于1994年和1999年设立了独立的全科医学科,开始探索综合性医院全科医学科建设。1997年1月,中共中央、国务院发布了《关于卫生改革与发展的决定》(中发〔1997〕3号),明确提出要改革城市卫生服务体系,积极发展社区卫生服务。同时,做出了"加快发展全科医学,培养全科医生"的重要决策。社区卫生服务(community health care)是在政府领导、社区参与、上级卫生机构指导下,以基层卫生机构为主体,全科医师为骨干,合理使用社区资源和适宜技术,以人的健康为中心、家庭为单位,社区为范围、需求为导向,以妇女、儿童、老年人、慢性病人、残疾人等为重点,以解决社区主要卫生问题、满足基本卫生服务需求为目标,融预防、医疗、保健、康复、健康教育、计划生育技术等为一体的,有效、经济、方便、综合、连续的基层卫生服务。我国第一家挂牌的社区卫生服务中心1999年成立于北京,即北京市丰台区方庄社区卫生服务中心。加快发展全科医学,培养全科医生是改革卫生服务体系、推进全科/家庭医生签约服务、建立分级诊疗制度的需要,有利于优先发展、保证和加强基本医疗卫生服务,维护和增进人民群众健康,体现社会公平,合理配置资源。

1999年,我国建立了全科医生任职资格和职称系列,明确全科医学主治医师、(副)主任医师的评审条件。同年12月,为加快发展全科医学教育,建设一支高素质的社区卫生服务队伍,原卫生部召开全国全科医学教育工作会议,出台了《关于发展全科医学教育的意见》(卫科教发〔2000〕34号),提出了全科医学教育的发展目标与基本原则。该文件指出"构建适合中国国情的全科医学教育体系,以毕业后教育为核心,当前要以师资培训和岗位培训为重点,积极开展继续医学教育,加快全科医学人才培养"。2000年,原卫生部成立了国家级全科医学培训中心,挂靠在首都医科大学。目前全国全科医学教育培训网络基本形成,开展了多种形式的全科医学教育培训工作,并初步建立了全科医学教育体系。2003年,中国医师协会全科医师分会成立。2006年,国务院颁布《关于发展城市社区卫生服务的指导意见》(国发〔2006〕10号)及其配套文件《关于加强城市社区卫生人才队伍建设的指导意见》(国人部发〔2006〕69号),要求加强高等医学院校的全科医学教育,积极为社区培训全科医师,鼓励高等医学院校毕业生到社区卫生服务机构服务。完善全科医师的任职资格制度,制订聘用办法,加强岗位培训,开展规范化培训等,首次在文件中提出"有条件的医学院校要成立全科医学/家庭医学系"。2009年,中共中央、国务院颁布的《关于深化医药卫生体制改革的意见》(中发〔2009〕6号)再次重申要加强全科医学教育、完善全科医师任职资格制度,并提出"尽快实现基层医疗卫生机构都有合格的全科医生"。为此,2010年国家发展和改革委员会等6部门联合印发《以全科医生为重点的基层医疗卫生队伍建设规划》(发改社会〔2010〕561号),在总结我国基层医疗卫生队伍建设和发展经验的基础上,围绕人才培养、吸引和使用三个环节,提出了近期(2010—2012年)和远期(2010—2020年)发展规划。在该文件中,首次提出了农村订单定向免费培养全科医生的项目,要求"承担全科医师规范化培训任务的医院必须设置全科医学科"。为积极鼓励和引导优秀医学人才到城乡基层服务,提出了"全科医生特设岗位项目"。2006年,在国家级继续医学教育项目中,增加了全科医学和康复医学目录。2010年底,卫生部启动了基层医疗卫生机构全科医生转岗培训工作,印发了《关于开展基层医疗卫生机构全科医生转岗培训工作的指导意见(试行)》《基层医疗卫生机构全科医生转岗培训大纲(试行)》以及《2010年中西部地区全科医生转岗培训项目管理方案》,以落实基层全科医生转岗培训任务,指导该项工作的规范化开展。为保证教育培训工作的顺利开展以及保障教育培训质量,国家相关部门出台了相关文件要求建立全科医学培训基地,并组织专家编写相关教材等。在此阶段,全科医学与社区卫生服务发展相辅相成。我国的社区卫生服务机构从无到有,以全科医生为主体的社区卫生服务队伍迅速壮大,社区卫生服务功能得到完善,服务质量得到提升。全科医学教研室及教学基地陆续建立,师资队伍进一步扩大,全科医学学科建设得到发展。

3. 全面发展阶段(2011年7月至今) 为深入贯彻深化医药卫生体制改革精神,2011年7月,国务院颁发了《关于建立全科医生制度的指导意见》(国发〔2011〕23号),这标志着我国大陆全科医生培养开始进入制度化建设阶段,全科医学学科建设也到了全面发展阶段。全科医生制度的主要内容是逐步建立统一规范的全科医生培养制度、近期多渠道培养合格的全科医生、改革全科医生执业方式、建立全科医生的激励机制和相关保障措施。建立全科医生制度有利于优化医疗卫生资源配置、形成基层医疗卫生机构与城市医院合理分工的诊疗模式,有利于为群众提供连续协调、方便、可及的基本医疗卫生服务,缓解群众"看病难、看病贵"的状况。

此后,国务院及相关部委出台了相关政策、文件等进一步推进全科医学学科发展,并通过住院医师规范化培训、助理全科医生培训、转岗培训等多种途径,加大全科医生培养力度。2011年,国务院学位委员会正式同意在临床医学专业学位类别下增设全科医学领域。2012年,卫生部发布《全科医学师资培训实施意见(试行)》(卫办科教发〔2012〕151号)。2013年,原国家卫生计生委等7部门关于《建立住院医师规范化培训制度的指导意见》(国卫科教发〔2013〕56号)中指出要"根据医疗保健工作需求,适当加大全科以及儿科、精神科等紧缺专业的招收规模"。2014年,国家卫生计生委印发《住院医师规范化培训基地认定标准(试行)》和《住院医师规范化培训内容与标准(试行)》(国卫办科教发〔2014〕48号),进一步明确了全科医师规范化培训基地要求和全科医师规范化培训的内容和要求。2016年,独立设置了全科医学继续医学教育目录。2017年7月,国务院办公厅颁布《关于深化医教协同进一步推进医学教育改革与发展的意见》(国办发〔2017〕63号),再次重申要加强面向全体医学生的全科医学教育,积极扩大全科等紧缺专业住院医师的培训规模,加强以全科医生为重点的基层医疗卫生人才培养,加快提升全科等紧缺专业的职业吸引力。作为过渡期的补充措施,我国面向经济欠发达的农村地区乡镇卫生院和村卫生室,开展了"3+2"(3年临床医学专科教育+2年助理全科医生培训)形式的助理全科医生培训。在原国家卫生计生委的直接领导下,中华医学会及其全科医学分会、中国医师协会及其全科医师分会等学术组织的积极推进下,全科医学临床培训基地和基层实践基地快速发展,部分综合医院开始建立独立的全科医学科。截至2016年底,首批遴选认定的559家全科医学住院医师规范化培训基地中,393家基地设置了全科医学专业,经培训合格的全科医生已达20.9万人。2018年1月,国务院办公厅发布《关于改革完善全科医生培养与使用激励机制的意见》(国办发〔2018〕3号),该文件提出了新的工作目标,"到2030年,适应行业特点的全科医生培养制度更加健全,使用激励机制更加完善,城乡每万名居民拥有5名合格的全科医生,全科医生队伍基本满足健康中国健康的需求"。并重点从建立健全适应行业特点的全科医生培养制度、全面提高全科医生职业吸引力、加强贫困地区全科医生队伍建设等方面提出了指导意见。

综上，尽管我国全科医学学科正式建立仅有 24 年的历史，全科医生制度建设刚刚起步，但在各级领导的高度重视下，在医学院校、医疗机构和学会(协会)等行业组织的积极参与下，在全科医学及其相关学科专家学者和从业人员的积极努力下，在社会各界、媒体和群众的广泛关注下，全科医学学科建设与全科医生培养工作已得到长足发展。目前全科医学学科地位已基本确立，全科医学在改善医疗卫生服务体系、保障人民群众健康中的重要作用已基本达成共识；全科医生制度已开始建立，基本建立了适合我国国情的全科医生教育培养体系，为保障民众健康、建设健康中国提供了一定的人才基础，在人才使用机制方面也已经做出了有益探索；随着社区卫生服务的快速发展，已经开始在全国城乡基层医疗机构推广全科医疗服务模式，部分地区积极探索了全科医生首诊和分级诊疗制度，开展了全科 / 家庭医生及其团队签约服务，服务形式和内容开始逐步得到人民群众的认可；推动全科医学持续发展的良好氛围已经形成，相关政策不断出台，高等院校、医疗机构和学术组织等积极参与，不懈努力，社会各界的关注度和认可度明显提升。

第二节　全科医疗及其基本原则

一、全科医疗的定义与特点

全科医疗，又称作家庭医疗(family practice)，是一个临床专业，是将全科医学理论应用于病人、家庭和社区健康照顾的一种基本医疗保健的医学专业服务，是基层医疗卫生服务机构中的主要医疗服务形式。

全科医疗主要由全科医生及其团队提供，在现代生物 - 心理 - 社会医学模式指导下，运用具有科学基础的系统整体论方法，为服务对象提供以人为中心的整合性健康照顾。全科医疗最大特点是强调为服务对象提供"长期负责式照顾"，具有个体化、连续性、综合性、协调性、合作性、可及性以及高成本效益的特点。在全科医疗服务过程中，建立并发展良好、和谐的医患关系是基础。因而，需要全科医生培养并发展有效的人际沟通能力，掌握必要的医患沟通技巧。同情、兴趣以及缜密是成功关心病人、营造相互信任与和谐医患关系的必要要素。病人的满意度以及依从性通常取决于以下几方面能力：①医生向病人表达的理解与同情；②表达对病人健康问题的真正兴趣；③提供一个能够解决病人问题的诊疗方案；④倡导授权给病人，激励其积极参与诊疗的能力。建立和谐关系与提高服务质量同样重要，不仅有助于改善患者健康结局，还能有效规避医疗风险，降低医疗费用。大多数的医疗纠纷是由于缺乏交流引起的。

全科医疗的临床诊断与评估通常由生物、心理、社会几个方面组成，治疗决策包括教育性、预防性和治疗性干预，如治疗性生活方式干预、药物处方、患者教育、压力管理、情绪管理、监测随访计划以及其他治疗计划等。

二、全科医疗与专科医疗的区别与联系

全科医生应对健康问题不仅包括诊断明确的疾病，还包括不能用疾病来解释的症状等健康问题，这些问题可能是尚处于早期未分化阶段的、也可能是一过性或自限性的或处于几个专科交界面上的问题。全科医疗中，多种疾病 / 健康问题并存者占有一定比例，全科医生关注多病症下病人健康问题的一体化处理，而不是每种疾病照顾的简单相加。全科医生的服务对象包括健康人、高危人群和患病人群。全科医疗是与其他专科医疗具有显著区别的不同的医疗服务模式(表 41-1)，应用于不同的医疗场所。在诊疗特定疾病 /

健康问题的临床诊疗思维上两者存在差异,这种差异很大程度上取决于这种疾病在各自医疗实践中的流行程度以及可利用的医疗资源和设备。例如,全科医生和神经外科医生在处理头痛时会采用不同的手段,全科医生在基层诊治的头痛病人中,患脑瘤的概率远低于医院神经外科门诊的头痛病人,因为神经外科的病人往往是经过筛选转诊而来的。如果全科医生对所有的头痛患者均采用和神经外科一样的检查方法,会大大增加医疗费用,还可能会导致医源性损伤的增加。

为了保障个体和群体的健康,全科医疗和高度分科化的专科医疗都是必要的,两者之间有密切的联系。全科医疗与专科医疗同属临床医疗服务,前者主要在基层由全科医生提供,后者主要在医院由其他专科医生提供,各司其职,互补互利,为患者提供"无缝式"服务。建立基层首诊和分级诊疗模式,实行全科医生签约服务,全科医生与居民建立相对稳定的契约服务关系,将医疗卫生服务责任落实到医生个人,形成基层医疗卫生机构与综合医院合理分工的诊疗模式,是许多国家的通行做法和成功经验,也是我国医疗卫生服务的发展方向。

表 41-1 全科医疗与专科医疗在具体特征上的区别

特性	全科医疗	专科医疗
服务人口	较少而稳定(1:2500 左右)	大而流动性强(1:5 万~50 万)
照顾范围	宽(生物 - 心理 - 社会适应)	窄(某器官/系统/细胞)
病患类型	常见问题	疑难急重症
技术	适宜技术,不昂贵	高新技术,昂贵
方法	综合	分科
责任	连续性,从生前到死后	间断性
服务内容	* 医疗预防保健康复管理一体化	医疗为主
态度/宗旨	以健康为中心,全面管理 以患者为中心,患者主动参与	以疾病为中心,救死扶伤 以医生为中心,患者被动服从

(摘自顾湲主编《全科医学概论》,人民卫生出版社,2001,* 部分修改)

三、全科医疗服务的基本原则

(一)以人为中心的健康照顾

以人为中心的健康照顾是全科医学最基本、最核心的原则。全科医生基于全人照顾的观点,在长期积累对服务对象了解的基础上,运用以人为中心的临床思维和方法,更好地识别服务对象的健康问题和需求,并针对这些问题和需求提供适宜的照顾。IanMc Whinney 曾这样解释:以人为中心的基本点是医生要进入病人的世界,了解人的个性,并用病人的眼光看待其病患,而传统以医生为中心的方法则是试图把病人的病患拿到医生们自己的世界中来,并以他们自己的病理学等参照框架去解释病人的病患。全科医学认为了解病人如何看待和感受自己的健康问题与诊疗疾病本身同等重要,人的行为生活方式、信念、期待、需要、担忧和恐惧均在疾病发生发展和诊疗中起到重要作用。因此,全科医生要同时关注病人和疾病,认为病人是一个需要照顾的完整的人,而不仅仅是疾病的载体,不是某种需要诊断和治疗的疾病,更不是一个需要修理的机器。全科医生以一种严谨、科学的态度提供兼有科学性和艺术性的人性化服务,从病人角度出发,尊重病人,维护病人的利益,充分考虑病人的偏好、期望和需求,与其建立并发展良好、相互信任的医患关系,共同协商做出临床决策并实施,以增进健康,治疗疾病,并承担起病人首席健康保健顾问的角色。

全科医生采用以人为中心的方法为患者提供健康照顾,在从生物医学视角探究疾病诊疗的同时,也了解病人的患病体验以及生活的背景环境,尊重病人的意愿,与病人协商共同进行临床决策(clinical decision-making),这种以人为中心的健康照顾模式(图 41-2)。因此,病人始终是全科医学这门学科关注的核心,而不仅仅是病人主诉的各种身体不适、健康问题以及各类疾病。也就是说,全科医学的关注点是患有胸痛的赵先生,而不仅仅是胸痛相关的医学知识和诊疗技能。因此,在提供治疗方案以及决策是否转诊时,全科医生同时要考虑患者的想法、担忧、恐惧和期望。

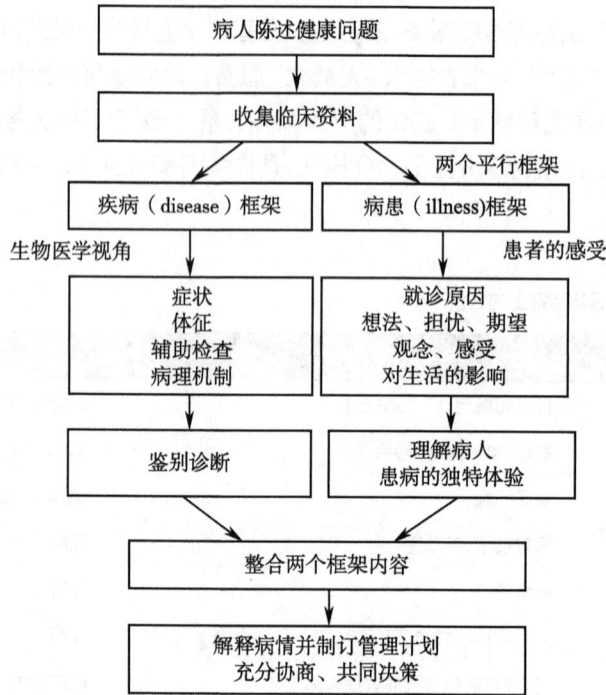

图 41-2 以人为中心的健康照顾模式

(二) 以家庭为单位的健康照顾

家庭既是全科医学的研究和服务对象,又是全科医生重要的诊疗场所和可利用资源。全科医生应学习并吸收社会学关于家庭结构、功能与家庭生活周期等理论和方法,发展以家庭为单位健康照顾的知识和技能,促进全科医学学科发展。以家庭为单位的健康照顾是全科医学独特的专业特征之一,主要涉及以下3 个方面的内容。

1. 家庭对个体健康的影响 个体健康受家庭其他成员以及家庭结构和功能影响,家庭从遗传、行为与生活方式以及心理和环境等方面影响疾病的发生发展,也影响病人的就医遵医行为等。全科医生应能基于家庭背景了解病史,分析健康问题产生的原因;应能理解家庭结构、家庭角色、家庭功能等对个体健康的影响。指导家庭成员充分利用家庭内外资源,帮助病人恢复健康,或为病人康复创造良好条件。必要时,也可以将家庭作为诊疗场所的延伸,提供家庭访视、家庭护理、家庭照顾/家庭病床等家庭医疗服务。

2. 家庭生活周期及家庭常见健康问题 家庭生活周期(family life cycle)是指家庭作为一个整体所经历的产生、发展和消亡的过程,通常包括新婚、第一个孩子出生、有学龄前儿童、有学龄儿童、有青少年、孩子离家创业、空巢期和退休 8 个阶段。不同的家庭经历不同的发展阶段,在不同的发展阶段也面临不同的健康问题。家庭是全科医生的服务对象,全科医生不仅照顾病人,也关注家庭其他成员及家庭整体健康,分析并处理病人健康对家庭的影响。全科医生以家庭生活周期为导向,可以预见家庭可能出现的与健康相关的问题,给予家庭必要的关心,提供相关的健康信息和健康咨询。必要时,全科医生也通过家庭评估等方法,了解家庭成员健康、生活事件等对家庭结构和功能的影响,提供家庭咨询,参与家庭治疗,避免家庭危机及其产生的不良影响。

3. 提供以家庭为单位照顾的方法 家庭是影响每个家庭成员健康的背景,也是一个完整的系统,家庭成员相互影响,并影响家庭作为一个整体的结构和功能。全科医生及其团队在与病人及其家庭建立良好关系的基础上,重点提供家庭咨询、家庭访视、家庭照顾/家庭病床等服务。家庭治疗主要由职业化家庭治疗师提供,全科医生可以参与以处理家庭功能障碍为目标的家庭治疗。

(三) 以社区为范围的健康照顾

全科医学定位于基本医疗卫生服务,对个体及社区群体均承担管理和解决健康问题的责任。全科医学面向个人、家庭与社区,服务于以社区为范围、相对固定的人群,因而全科医生应有能力使病人与其所在社区的卫生需求相一致,并充分利用社区有限的资源,为病人提供适宜的基本医疗卫生服务。全科医生作为桥梁,可以在社区水平上将个体的临床医疗服务与社区群体的公共卫生服务融为一体,从而使全体社区居民受益。全科医疗的服务内容和全科医生的知识能力应能适应社区的健康需求。以社区为范围的健康照顾主要涉及以下 3 个方面内容。

1. 了解社区卫生影响因素,合理利用社区资源社区是影响社区居民健康的重要背景和因素。构成社区的基本要素,如人群数量和质量、地域范围与环境、生活服务设施、文化背景、医疗卫生和管理机构等均是影响个体和家庭健康的重要因素。不同社区的健康问题构成可能有差异,因而,全科医生应能基于社区的实际环境和背景,分析个体、家庭或群体健康问题的原因,并根据社区疾病发病率和患病率等做出临床决策。在社区和医院,疾病的流行程度和发病率有所不同,社区的主要健康问题以常见病和多发病为主,疑难重症等并不常见。同时,全科医生应能结合社区背景,充分利用社区内外资源,为社区居民提供医疗卫生服务。

2. 开展以社区为导向的基本医疗服务 以社区为导向的基本医疗服务(community-oriented primary care, COPC)是指将基层医疗卫生服务中个体的临床诊疗与群体的公共卫生有机结合起来,重视预防保健,有效弥合临床与预防服务间的裂痕。COPC 强调在基层,重视环境、行为等因素对健康的影响,同时将社区视为一个整体,站在流行病学和社区的观念上提供健康照顾。这有助于全面了解病人健康问题产生的原因,合理利用社区资源提供健康照顾,有效控制各种疾病在社区的流行。COPC 的基本要素包括一个基层医疗卫生机构、一个特定的人群和一个确定及解决社区主要健康问题的过程。这个过程包括针对特定社区和目标人群,开展社区诊断、制定并实施社区干预计划以及进行效果评价,并循环往复进行,持续提高社区人群健康水平。

3. 主动服务社区内未就医者 将服务对象从病人扩大到高危人群、健康人,在对就医者提供医疗保健服务的同时,对未就医者也主动提供健康照顾。在社区层面上,将预防与治疗有机结合,促进整个社区及社区居民健康。

(四) 以预防为导向的照顾

全科医学强调运用以人为中心的思维和方法,对个体和群体的整体健康提供长期负责式照顾。从维护与促进健康的角度讲,无论对于个体还是群体,健康危险因素的确认与控制以及疾病筛查等预防保健服务总是比疾病治疗与康复更积极、具有更高成本效益比。全科医生的主要任务是在基层为居民提供基本的临床医疗服务的同时,一体地提供预防保健、健康管理和慢性病管理等服务。因此,全科医生需要树立预防为主的思想和大健康、大卫生观,以促进人的整体健康为宗旨,将环境的观念、群体的观念和预防的观念引入到基本的临床医疗服务实践中,采取疾病预防的策略和措施,促进实现临床与预防相结合,个体与群体相结合,个人、家庭与社区相结合,医疗卫生服务与社会服务相结合,为居民提供长期负责式照顾。全科医生提供以预防为导向健康照顾的主要任务是临床预防和机会性预防,同时也参与社区预防与基本公共卫生服务。

1. 临床预防临床预防(clinical prevention)又称个体预防,是指在临床场所由临床医生等临床医务工作者对健康人和无症状患者提供第一级和第二级疾病预防服务。通过提高健康素养,减少病伤危险因素,发现并治疗早期患者以及提高机体抗病能力等来预防控制疾病及其并发症的发生,维持和促进健康。临床预防的主要内容包括健康咨询、疾病筛检、免疫接种和化学预防。临床预防是全科医生日常医疗服务的重要组成部分。我国也有学者认为临床预防的对象可扩展至患者。

2. 机会性预防(opportunistic preventive services)是指医生在每次接诊过程中,采用"机会主义"的方法,根据患者的实际情况,寻找恰当时机,将病人目前的情况与以往不健康行为联系起来,为患者提供促进健康和疾病预防方面的指导。专科医生在大医院为较多的患者提供临床服务,通常接诊时间很短,因而难以提供机会性预防服务。而全科医生为社区相对固定的居民提供基本医疗卫生服务,能保证 10~20 分钟与居民交流的时间,有利于全科医生在处理现患的基础上,为患者提供机会性预防服务。

(五)连续性照顾

连续性照顾对于所有的学科和医生都很重要,这种照顾不仅仅局限于时间上的连续性,还包含"医生连续性""信息连续性"和"照顾连续性"等内容。不同学科也赋予连续性照顾不同的定义和内涵。例如,对于儿科医生,连续性照顾体现在从出生到成人之前的照顾;对于其他的医学专科,通常是针对特定疾病或某个器官系统的健康问题,而非从整体人的角度提供连续性照顾。对于全科医学而言,连续性照顾体现了全科医学"全过程"服务的特征,不仅仅是全科医疗服务的基本原则,更是这个学科的价值基础,其在基本医疗保健中居核心地位。全科医学中,连续性照顾概念的界定更加宽泛,通常是指由全科医生及其团队提供,具有时间连续性、地域连续性、贯穿于疾病发展各阶段、以家庭为基础的健康照顾。长期、和谐、相互信任的医患关系是连续性照顾的基础。实现连续性服务的方法主要有:①建立健康档案,实现信息连续性和家庭照顾的连续性;②实行全科医生签约服务,实现全科医生和居民及其家庭关系的连续性;③建立预约就诊、双向转诊、急诊和 24 小时值班制度以及随访制度等,实现地域上和时间上照顾的连续性,并将全科医疗服务贯穿于疾病发展的各阶段。

1. **时间上的连续性** 时间上的连续性主要体现在全科医生与服务对象之间建立的长期、不间断的医患关系中,全科医生可以为服务对象纵向地沿着生命周期提供连续性医疗保健服务。从一个人出生或第一次接触开始,直至死亡(有的时候会延至死亡之后)全过程的健康照顾。全科医生持续为服务对象提供预防保健、疾病诊疗和康复护理等,与病人共同经历一生中多次疾病发作、诊疗、康复甚至加重等过程,而不是局限于某种疾病或疾病的某个阶段。通常还通过团队合作的方式和平台,为患者提供 365 天 24 小时的健康照顾。

2. **地域上的连续性** 地域的连续性有两个含义,一是指全科医生有责任为自己的病人提供在所有地点的健康照顾,包括医院、门诊和家庭等。二是指无论是否是全科医生在所有地点为病人亲自提供照顾,他(她)都能获得与病人有关的连续性资料。是否能提供地域上的连续性照顾很大程度上取决于医疗服务体系。

3. **贯穿于疾病发展各阶段** 全科医生围绕人的生命周期和健康到疾病的发生发展过程,无论服务对象患有什么病,均为其提供连续性照顾,贯穿于疾病发展各阶段。为病人提供包括健康促进、疾病预防、诊断治疗、康复和舒缓治疗等在内的一体化照顾。必要的时候,根据健康需求协调各级各类其他卫生专业人员为病人提供全生命周期的健康照顾。

4. **面向家庭的连续性** 是指全科医生不仅为个体提供健康照顾,也照顾整个家庭的健康,同时要考虑家庭因素的影响。所有家庭成员都在同一个全科医生处注册以及将家庭作为一个整体提供健康照顾。就目前的实际情况来讲,有很多家庭中成员注册不同的全科医生。一般来讲,病人在一生绝大多数时间有固定的全科医生。我们建议所有的全科医生均应有能力提供以家庭为单位的照顾,这有助于增强照顾的连续性,提高全科医疗服务质量。

(六)综合性照顾

随着经济社会发展,影响健康的环境、社会因素以及行为与生活方式等在不断变化,医学理论和技术也在快速发展,专科化进程日益加剧,慢性病、退行性疾病、精神心理疾病、多病并存病人等不断增加,病人的需求也随之变化。因而,全科医生需要从躯体、心理、社会等多个方面提供整体的健康评估和健康照顾。经过严格培训的全科医生具备在基本医疗保健的层面上为病人提供综合性照顾的能力。

综合性照顾的原则是指可以提供较大范围内的病人所需要的基本医疗卫生服务,是全科医学"全方位"特征的体现。全科医生提供首诊服务,是百姓健康的守门人,所提供的健康照顾体现全科医学范围广而并非程度深的重要特征。综合性照顾的实质在于它体现了医生能处理社区人群中绝大多数常见病患的能力,其服务范围涵盖了从孕产期保健到临终关怀等多方面内容,这也是全科医生的独特优势。综合性照顾的内涵主要包括以下 4 个方面:

1. **照顾对象** 针对所有的服务对象,无论性别、年龄和病患 / 疾病类型。

2. **照顾内容** 提供预防保健、常见病多发病诊疗和转诊、病人康复和慢性病管理、健康管理以及个体的生理、心理和社会支持等一体化的综合照顾。综合性照顾要求医生能同时处理同一患者的急性和(或)慢性健康问题,包括如高血压和骨关节炎两个不相关的常见疾病。并且,在临床决策时与病人及其家属充分协商,尊重病人的意愿。

3. **照顾层面** 以现代生物 - 心理 - 社会医学模式和全人照顾的理念为指导,从生物、心理、社会、文化、环境等多个层面提供健康照顾。

4. **照顾方法** 采用综合方法和手段,包括现代医学、传统医学和替代医学等,统筹解决多病症下不同器官系统的问题,并将个体和群体健康融为一体。以人为整体的照顾包括以人为整体的诊断和管理。从诊断角度出发,是将以病理学 / 病原学为基础的诊断和关注病人的感受有机结合。从治疗与管理角度出发,是将一般治疗、药物治疗、手术 / 介入治疗、康复治疗、生活方式干预、心理支持、健康咨询、健康教育、健康促进、转诊与随访、家庭和社会支持等有机结合。

(七)协调性照顾

协调性照顾被定义为针对每一个病人的健康需求而进行的调整、组合医疗保健服务的过程。是实现全科医学全方位、全过程服务的前提和保障之一,更是实现高质量、高成本效益的全科医疗服务的重要前提和保障之一。全科医生在基层医疗卫生领域以团队合作的方式同其他专业人员共同开展工作,同时,也与其他专科专家建立有效的协作关系。根据服务对象的需要和需求,通过转会诊等方式协调各种医疗卫生服务以及卫生资源的利用。全科医生既是居民健康的"守门人"、又是健康权益的"维护者"。

1. **协调各学科之间的照顾** 全科医生无论处理急性还是慢性健康问题,一旦超出自身和团队的诊疗能力,就应及时启动转会诊服务,与其他卫生专业人员一同为病人提供健康照顾。全科医生既熟悉病人,又熟悉医疗卫生服务体系,有能力在必要的时候帮助病人在最适宜的时候利用最佳的卫生服务。

2. **协调基层慢性病管理计划** 在基层医疗机构或诊所内部组织、协调慢性病病人的基层管理计划,需要建立一个有效、高效的照顾系统。全科医生应具备能力根据相关制度、借助一定的手段来协调照顾团队不同成员的服务,承担管理者的角色,保障团队成员能各司其职,使病人获得及时有效的照顾。

(八)可及性照顾

SaultzJ.W. 曾将可及性照顾定义为"获得所需医疗卫生服务的能力"。可及性照顾的原则强调全科医疗诊所或诊室的大门应是对所有服务对象开放的,而不受特定人群的性别、年龄、社会经济地位、种族、信仰以及健康问题的种类所限制。全科医生对服务对象的任何健康需求均能做出恰当的应答,提供有效、适宜的医疗卫生服务,在必要时提供转诊等协调性服务。可及性照顾是全科医生做好首诊服务的基础,要求全科医生帮助病人在最短时间内有效、合理地利用卫生资源,实现使用上的方便,地理位置上的接近,病情上的熟悉,心理上的亲密,结果上的有效,经济上的合理以及相互信任的医患关系。可及性照顾对人群健康也很重要,例如预防服务中的可及性照顾与疾病患病率和死亡率的下降明显相关,尤其对于心脑血管疾病等慢性病,基层预防和管理可延缓疾病发生发展,减少住院率,减低医疗费用,增加病人满意度,提高生活质量,延长寿命。

(九) 合作性照顾

全科医生在基层卫生服务机构通常以团队合作的方式开展工作,是基层医疗卫生团队的骨干和业务领导者。基本医疗卫生团队是由医疗卫生服务的多种人员构成,包括全科医生/助理全科医生、护士、医生助理、专科医生、社区公共卫生人员等。支持团队通常包括接诊员、秘书、管理者、医疗辅助科室人员以及来自营养、健康教育、行为医学、运动医学等方面的人员。专家团队主要来自上级医疗卫生机构相关专业领域的专家学者。同一社区通常有小团队和大团队,团队与团队之间、团队成员间的积极合作通常需要信息技术的支持。根据当地条件,团队的构成、责任、特性、工作环境、可利用资源以及团队成员职责和相互关系等可能各有不同。尽管如此,基本医疗卫生团队组建的宗旨均是以满足社区居民健康需求为导向,以维护和促进健康为目的,为患者提供全方位、全生命周期的健康服务。团队合作的模式有三种:①多学科团队(multidisciplinary team):叠加式;②各学科团队(interdisciplinary team):互动式;③跨学科团队(transdisciplinary team):整体性。研究显示,在促进健康行为方面,基于团队的干预比分别提供治疗更有效。

第三节 全科医生及其培养

一、全科医生的定义与角色

(一) 全科医生的定义

全科医生(general practitioners,GPs),或称全科医师,又称家庭医师(family physician),是指经过全科医学专业教育和培训(即全科医学住院医师规范化培训)、提供全科医疗服务的临床医生。全科医生具有独特的态度、知识和技能,能够为个体、家庭、社区提供个体化、连续性、综合性、协调性的基本医疗保健服务,不论其年龄、性别或患何种健康问题。全科医生通常承担对患者所陈述的所有健康问题做出初步决策的责任,以团队形式提供服务,必要时请其他专科医生会诊;全科医生强调以人为中心,重视患者的家庭、社区和文化背景,并尊重患者自主权;全科医生也对其服务的家庭和社区有职业责任感;全科医生在与患者讨论如何进行临床决策时,将生物、心理、社会、文化等因素进行全面综合的考虑,并利用其专业知识和医患间的信任去开展工作。除此而外,全科医生也可以培养特定兴趣和专门技术为特定人群提供医疗保健服务,如青少年保健、运动医学、临床信息学、老年医学、舒缓照顾等。全科医生的工作场所也不仅仅在基层,也可以选择在医院、护理院、公共卫生部门或者学校等企事业单位工作,也有的全科医生只在医学院校当一名教师。在不同场所,全科医生的工作方式也不尽相同。尽管如此,在全球范围内,全科医生的角色、核心能力和服务模式具有显著的可比性。

当今,为提高民众的健康水平,卫生系统面临严峻的挑战,如人口的迅速增长与老龄化、疾病谱和死亡谱的变化、医疗费用的高涨和卫生资源的不合理配置等。应对上述挑战的重要策略之一是加强基层医疗卫生服务体系和全科医生队伍建设。加快发展全科医学,建立全科医生制度,大力培养全科医生是保障和改善城乡居民健康的迫切需要,是提高基层医疗卫生服务水平的客观要求,是促进医疗卫生服务模式转变的重要举措,因而十分必要。为在新形势下更好地维护人民群众健康,我国急需转变基层医疗卫生服务模式,推进家庭医生签约服务,建立分级诊疗制度,加强基层医疗卫生服务体系建设。然而,我国全科医生制度刚刚建立,全科医生规范化培养周期较长,因而,现阶段还需要其他医生,也包括符合条件的公立医院医师和中级以上职称的退休临床医师作为家庭医生在基层提供签约服务。因而,在我国政府文件中全科医生与家庭医生的概念有所区别。在国务院颁布的《关于建立全科医生制度的指导意见》(国发〔2011〕23号)中,全科医生被定义为:"全科医生是综合程度较高的医学人才,主要在基层承担预防保健、常见病多发病诊疗和转诊、病人康复和慢性病管理、健康管理等一体化服务。全科医生是居民健康和控制医疗费用支出的'守门人'"。全科医生应经过专门的严格训练，并经过考核认证和注册。国务院医改办《关于推进家庭医生签约服务的指导意见》(国医改办发〔2016〕1号)指出："现阶段家庭医生主要包括基层医疗卫生机构注册全科医生(含助理全科医生和中医类别全科医生)，以及具备能力的乡镇卫生院医师和乡村医生等"。随着全科医生人才队伍的发展，我国将逐步形成以全科医生为主体的签约服务队伍。

(二)全科医生的角色

全科医生首先是一名临床医生，主要在基层场所为所有就诊者以及社区人群提供基本医疗卫生服务，并负责常见健康问题的全方位、全过程管理，提供包括预防、诊疗、康复、健康咨询在内的多种医疗保健服务。经过长期的理论学习和临床实践积累，他/她应成为全科医学的专家。同时，全科医生还是沟通者、全科团队的业务管理者、卫生服务协调者、是病人权益的维护者和社区健康的倡议者和维护者。对于本学科和卫生服务体系，全科医生又是研究者、职业者。因此，全科医生被称为居民健康的"守门人"。在某些国家和地区，全科医生是医疗卫生服务体系、医疗保障体系和控制医疗费用支出的"守门人"，是第一级可利用的资源，全科医生与其团队成员充分合作，提升了基本医疗卫生服务的价值。作为沟通者，能有效地为病人及其家属解读证据，倡导健康生活方式，帮助个体和群体获得增进健康的能力。作为管理者，能协调、指导、监管团队中护士、医生助理、公共卫生人员等团队成员的工作，主要对团队所提供的临床服务和患者满意度负责，合理利用信息和资源，提高团队的工作效率和质量。作为协调者，将基层与学术性医疗中心、病人与可利用的资源联系起来；他/她有能力基于病人的生物、心理、家庭、社会背景为其提供综合性、一体化的健康照顾，为病人处理大多数健康问题。当遇到难以解决的问题，超出其自身服务能力的时候，全科医生才会协调其他医务人员为病人提供健康照顾。作为社区健康的倡议者和维护者，能协调个体和社区的健康需求，向居民提出健康建议，并代表社区发起健康活动。

二、全科医生的主要应诊任务和能力素质要求

(一)全科医生的主要应诊任务

工作在基层的全科医生，需要解决的健康问题多数是常见症状、体征、常见病、慢性病，同一病人患有的多种问题以及涉及生理、心理和社会适应多个维度的健康问题。这些健康问题中还包括许多尚未分化的问题(undifferentiated problems)，即健康问题处于疾病发展早期、未分化的阶段，尚不具备转诊至专科医生条件。全科医生照顾的病人有三种，一种是有明确疾病(disease)的人；一种是有不适感觉，即病患(illness)的人，他(她)可能患有疾病，也可能是心理或社会方面的失调；一种是处于患病状态(sickness)的人，他(她)可能有病，也可能是装病或是处于 种正常的生理状态(如孕妇)，需要由医务人员进行照料，或需要休息。1979年，学者StottN.C.H和DavisR.H提出全科医生在每次临床接诊过程中的应诊任务包括以下4个方面。

1. 确认并处理现患问题 是全科医生临床接诊的核心任务。全科医生应该是一名优秀的诊断学家，为就诊病人的健康问题从生物、心理、社会多个维度进行评估。在基层，很少做出最终、明确诊断，通常是提供一个初步诊断后进行临床决策。全科医生与患者保持一种长期、和谐、相互信任的医患关系，其工作效率通常取决于对健康问题隐匿或微妙变化的感知以及密切的跟踪随访。

2. 管理连续性问题 对于一名因发热或头痛就诊的糖尿病或高血压患者，在帮助病人解决发热或头痛带来的困扰的同时，也管理糖尿病或高血压等慢性病。慢性病基层管理通常包括检出、诊断评估、药物治疗、生活方式干预、转诊、长期随访监测、社区康复与舒缓治疗等内容。

3. 适时提供预防性照顾 全科诊疗过程中，重视提供临床预防和机会性预防照顾。其对各种原因就诊的病人，在条件允许的情况下，应主动评估健康危险因素并给予科学的指导和防控。做好防治结合是全科医疗服务的特色和优势之一，也是本学科价值的重要体现。

4. 改善病人的就医遵医行为　在维护健康和防治疾病过程中，不同个体利用医疗服务、听取医生建议的行为各有不同，往往存在就医过多或过少以及不遵从医嘱的行为。例如，一名糖尿病合并低密度脂蛋白胆固醇升高的病人，可能长期不按医嘱服用他汀类药物；一名高血压患者可能依然每天吸烟20支，而不听从医生戒烟的建议；一名躯体化障碍的病人反复在多个医院就医、重复检查等。全科医生缜密的临床思维、娴熟的沟通能力、精湛的诊疗技能、科学的健康咨询以及对病人关爱与共情，均有优势更好地改善病人就医遵医行为，增强自我保健能力。

（二）全科医生的核心能力与素质要求

1. 核心能力　所谓的核心能力是指无论在哪一种医疗卫生体系下，全科医生都应具备的基本能力。全科医生核心能力主要由全科医学基本原则和全科医生的工作内容决定。由于不同国家和地区卫生服务系统和病人需求不同，因此全科医生的工作内容有所差异，其能力要求也会有差异。而无论在何种医疗卫生体系下，全科医生的核心能力和素质要求是基本一致的。2002年，WONCA欧洲部出版了《欧洲全科医学/家庭医学的定义》，并于2005年和2011年进行了修订，描述了全科医生应具备的核心能力，归纳为以下6个方面。

（1）提供基本医疗服务的能力：包括提供首诊服务，应对所有健康问题；与基本医疗中其他医务人员和其他专科医疗人员协同提供健康照顾；掌握有效的适宜卫生技术，并发挥其作用；监测、评估和改善医疗质量和医疗安全；帮助病人获得卫生服务体系中最恰当的健康照顾；作为病人权益的维护者，居民健康的倡导者。

（2）提供以人为中心健康照顾的能力：包括采用以人为中心的方法、基于病人的实际背景处理病人的健康问题；在全科诊疗中，尊重患者意愿、建立并发展良好相互信任的医患关系；与病人充分沟通，共同确定需优先解决的健康问题和方案，建立伙伴关系；促进病人参与，提高健康自我管理能力；根据病人需求，提供纵向的连续性、协调性照顾。

（3）解决具体健康问题的能力：包括将特定的临床决策过程与社区疾病患病率和发病率相结合；选择性收集和解释来自于病史采集、体格检查、实验室检查和辅助健康的信息，并将其应用到与病人共同协商制定的诊疗与管理计划中；采用适当的诊疗原则与方法，如进一步检查、利用时间作为工具或容忍医学不确定性；必要的时候，采取紧急干预措施；管理处于早期阶段、未分化状态的问题；有效、高效地诊断并进行治疗。

大多数全科医生在日常诊疗实践中处理的健康问题范围宽广，既诊疗例如感冒等轻症疾病，也防治、管理和协调许多复杂、严重的病症，如急诊、心血管疾病防治与管理、严重感染等。需要全科医生解决的健康问题，还包括医学无法解释的症状或体征，有必要区别是正常的生理变异、轻微的病理变化、疾病（可能是严重疾病）的早期表现或是躯体化症状。

（4）采用综合性方法的能力：包括管理同一患者同时存在的急性和慢性健康问题等多病并存的情况；同时采取健康促进和疾病预防策略增进病人健康和福祉；管理和协调健康促进、预防、治疗、护理、康复和舒缓照顾。

（5）提供以社区为导向服务的能力：全科医生对个体患者和整个社区健康都应承担管理和解决健康问题的责任，应有能力帮助个体有效利用社区资源，并使个体健康需求和社区的卫生需求和谐一致。全科医生有能力作为桥梁，将个体健康照顾与社区公共卫生服务融为一体，从而使全体社区居民受益。

（6）运用整体性方法的能力：采用生物-心理-社会医学模式，考虑文化和客观存在，从多个维度分析和处理健康问题。

2. 专业素质　全科医生提供全方位、全过程的健康照顾，需要具备特定的专业素质，包括强烈的人文情感、娴熟的业务技能、出色的管理能力以及执着的科学精神。全科医生应能运用循证医学的原理和方法开展全科医疗服务，将最佳的循证医学证据、医生的临床经验以及患者的偏好和需求相结合，以提高患者的依从性,并能不断更新现行无效的干预措施,防止新的无效干预措施进入医学实践,为服务对象提供高成本效益的优质全科医疗服务,使病人、专科医生、政府和社会各界信任和重视全科医生在深化医药卫生体制改革、推进健康中国建设、增进人民群众健康水平等方面所发挥的重要作用。

三、全科医生的培养

目前,全科医学发展比较成熟的国家已经建立了统一、完整的全科医学教育体系,包括医学本科生全科医学教育、全科医学住院医师培训(或称毕业后全科医学教育、全科医学职业培训)、全科医生继续教育(持续职业发展)、全科医学研究生教育或专科会员资格培训。我国大陆地区经过多年的研究与实践,正在逐步建立以医学本科生教育、毕业后教育和继续教育为主体的三阶段连续统一的全科医学教育培训体系。鉴于全科医学发展刚刚进入全面发展阶段,仍需有全科医生转岗培训等为补充,以实现近期多渠道培养合格的全科医生的目的。2011年,国务院提出要逐步建立统一规范的全科医生培养制度,规范的全科医生培养模式是"5+3"模式,即先接受5年的临床医学(含中医学)本科教育,再接受3年的全科医生规范化培养。在过渡期内,3年的全科医生规范化培养可以实行"毕业后规范化培训"和"临床医学研究生教育"两种方式。具有5年制临床医学本科及以上学历者参加全科医生规范化培养合格后,符合国家学位要求的可授予临床医学(全科方向)相应专业学位。从2012年起,新招收的临床医学专业学位研究生(全科方向)要按照全科医生规范化培养的要求进行培养,适应全科医生岗位要求。近期多渠道培养合格全科医生的措施主要包括基层在岗医生的转岗培训、面向经济欠发达农村地区"3+2"模式的助理全科医师培训以及提升基层在岗医生学历层次教育等。

(一)医学本科生全科医学教育

我国要求高等医学院校高度重视全科医学学科建设,面向全体医学类专业学生开展全科医学教育和全科临床见习实习,开设全科医学概论等必修课。目标是使医学生熟悉全科医学理念,掌握全科医学基本概念和特点,熟悉全科医疗服务模式和原则以及全科医生的工作任务、方式和基本能力要求,并为将来成为全科医生或成为专科医生后与全科医生的沟通和协作打下基础。

(二)全科医学住院医师培训

全科医学住院医师培训(residency training program on general practice),或称为毕业后全科医学教育(postgraduate training program on general practice)、全科医学职业培训(general practice vocation altraining program)。住院医师培训是全科医学教育体系的核心。其培养目标是为基层培养具有高尚职业道德和良好专业素质,掌握专业知识和技能,能独立开展工作,以人为中心、以维护和促进健康为目标,向个人、家庭与社区居民提供综合性、协调性、连续性的基本医疗卫生服务的合格全科医生。

(三)全科医生继续教育

全科医学继续教育/持续职业发展(continuing education in general practice/continue professional development)是全科医生终身学习和能力提升的主要方式。以现代医学技术发展中的新知识和新技能为主要内容,采取多种形式,加强全科医生经常性的继续医学教育,强调有针对性和实用性,不断提高技术水平和服务质量。参加继续医学教育情况应是全科医生岗位聘用、技术职务晋升和执业资格再注册的重要条件之一。

(四)全科医生转岗培训

又称基层在岗医生转岗培训。转岗培训为解决当前基层急需全科医生与全科医生规范化培养周期较长矛盾的主要方法。其以提升基本医疗和基本公共卫生服务能力为主,在国家和省级卫生行政部门认定的全科医生培养基地进行,培训结束通过省级卫生行政部门组织的统一考试,获得全科医生转岗培训合格证书,可注册为全科医生或助理全科医生。

（五）全科医学师资培训

师资培训是全科医学教育的重点。其指导思想是依据全科医生岗位职责和培养标准,以全科医生培养需求为导向,通过提高全科医学师资培训能力和水平,保证全科医生培养质量。

1. 培训对象 以临床师资和基层实践师资为重点。临床师资是指在全科医学临床培训基地全科医学科及相关临床科室工作,传授全科医学基本理论知识与技能、疾病诊疗理论知识与技能的全科医生或其他专科医生。要求临床师资应有本科及以上学历、主治医师及以上专业技术职称,具有较丰富的临床医疗和临床教学经验以及较强的全科医学理念和全科医疗临床思维能力,热爱全科医生培养工作,熟悉城乡基层医疗卫生工作。基层实践师资是指在基层实践基地工作,承担全科医生培训任务的全科医生和其他专业医生。要求基层实践师资应具有大学专科及以上学历、中级及以上专业技术职称,基本医疗和基本公共卫生服务经验丰富。此外,还有骨干师资培训。骨干师资是指主要来源于全科医生培养基地全科医学科以及内科、儿科、急诊科等专业方向与全科医学相近、综合程度较高的临床科室,其中包括来自城乡基层实践基地负责全科医生培养工作的资深全科医生或全科医生骨干,且原则上应具有副高级及以上专业技术职称。全科师资队伍中还包括理论师资,一般指在大学医学院校工作,负责全科医学及其相关学科理论课教学的教师。

2. 培训内容 与方式师资培训内容主要包括全科医生培养工作的重要意义和相关政策制度、全科医学师资的职责和主要任务、全科医学基本理论、全科医疗服务原则与模式、全科医生诊疗思维以及全科医学指导带教方法等。师资培训方式多采用集中学习与分散学习相结合、面授与远程相结合、教学示范与教学实践相结合、课堂教学与现场考察相结合等多种方式。对于师资资格培训,推荐培训时间不少于 2 个月,集中培训 18~30 学时。对于师资的继续教育,建议每年完成 40 学时由省、部级师资培训中心组织的师资培训。由于师资培训存在严重的工学矛盾,因此可酌情减少集中培训时间,充分利用现代教育技术,采用混合式教学模式进行培训。

（王　爽）

复习思考题

1. 全科医学的定义和特点。

2. 全科医疗服务应遵循的基本原则。

3. 全科医生的定义和核心能力要求。

参考文献

1. 祝墡珠.《全科医学概论》,人民卫生出版社,2013.

2. 梁万年路孝琴.《全科医学》,人民卫生出版社,2013.

3. WONCA EUROPE. The European definition of General practice/Family medicine. http://www. woncaeurope. org/sites/default/files/documents/Definition%203rd%20ed%202011%20with%20revised%20wonca%20tree. pdf.

4. Rakel R. E. ,Rakel D. P. Textbook of Family Medicine (9th edition), Elsevier Inc. ,2015.

第五篇

临床治疗学概要

42

第一节　临床治疗的原则

（一）以人为本

医者仁心，患者不论男女老幼，贫贱富贵，只论病情轻重缓急，均能给予合理的治疗。

（二）重在预防

"上医治未病"，有效预防胜过积极治疗。不同的疾病有不同的预防方案，一般来说，包括三级。一级预防又称病因预防或初级预防，主要是针对致病因子（或危险因子）采取的措施，也是预防疾病的发生和消灭疾病的根本措施。二级预防又称"三早"预防，即早发现、早诊断、早治疗，它是发病期所进行的阻止病程进展、防止蔓延或减缓发展的主要措施。三级预防主要为对症治疗。防止病情恶化，减少疾病的不良作用，防止复发转移，预防并发症和伤残。

（三）合理优化

副作用最小、疗效最佳的药物和（或）治疗手段应该永远是医者的最高追求。

（四）树立整体观念

要从整体上把握疾病的发生、发展，做到标本兼治，切忌"头痛医头、脚痛医脚"。要密切观察病情变化，合理有效监测，防患于未然。

（五）坚持个体化治疗

重视个体差异，因人施治，才能达到疗效最大化、副作用最小化。

（六）集束化综合治疗（bundles therapy）

对于重症病人，在针对原发病、脏器支持的基础上，采用以容量为核心的早期规范化、目标性、全方位治疗，以提高患者的生存率。

（七）合理使用有限医疗资源

维持和延长生命是临床治疗的重要目标，但还应注意生活质量问题，尊重患者的生命尊严。在抢救生命的同时，还应注意患者家庭、社会的负担，减少因病致贫的情况出现，减少有限医疗资源的浪费。

（八）重视循证医学

循证医学是一种遵循证据进行医学实践的科学，也是使治疗更合理的科学。在临床实践的基础上充分遵循有据原则，对各种临床信息的安全性、有效性做出合理判断，意义重大。当然也要注意患者的具体情况及循证医学本身的局限性，并将精准医学与整合医学等现代医学理念与循证医学有效结合。

（九）遵循生物 - 心理 - 社会医学模式

对任何疾病的治疗，都不能脱离患者本身的生理、心理及相关社会环境因素，加以综合分析，指导治疗。

第二节　临床治疗的分类

临床治疗的分类方法有很多种：

（一）按文化传统

有中医治疗（包括中医中药、藏医藏药、蒙医蒙药等）、西医治疗以及中西医结合治疗。其中各自又分为以药物治疗为主的内科及以手术为主的外科等。

（二）按治疗对象

有妇科、儿科、老年科、男科等。

（三）按专业特性

有呼吸、循环、神经、内分泌等专科，以及眼科、口腔科、耳鼻喉科等。

（四）按治疗原理

有抗感染、免疫调节、激素替代、受体阻断等。

（五）按治疗目的

1. **预防治疗** 以祛除疾病的高危人群中的危险因素及诱因，切断疾病发生、发展乃至传播的途径等为目的的治疗。

2. **对症治疗** 以缓解患者痛苦，改善临床症状为目的的治疗，如镇静镇痛、降温、抗休克等，为患者能从疾病中恢复创造机会。

3. **根治性治疗** 以祛除致病原因为主要目标的治疗，如手术切除等。

4. **诊断性治疗** 对病情进展迅速而又诊断不清的疾病，针对可能性最大的疾病可以考虑试验性治疗。如部分结核性高热的诊治等。

5. **姑息性治疗** 对那些不能接受治愈性治疗的患者进行主动干预。控制疼痛等痛苦，并从心理、社会和精神等方面予以帮助。改善患者的生活质量，使他们能应对生存期间的困难和伤痛。

（六）按治疗手段

1. **药物治疗** 有口服、含服、肌注、静滴、微量泵等。

2. **手术治疗** 切除肿瘤、清创等。

3. **介入治疗** 又分为血管内介入和非血管内介入治疗。在不直接显露病灶的情况下，经皮进入血管或某些管道，在影像学指引下对病灶进行药物、栓塞及支架植入等治疗。

4. **内窥镜治疗** 在内窥镜直视下对病灶进行药物、钳夹乃至切除等治疗。

5. **放射治疗** 利用 X、β、γ 射线等，采用内照射、外照射等治疗多种良、恶性肿瘤。

6. **物理治疗** 如激光、红外线、微波、射频治疗、冷冻治疗等。

7. **其他治疗** 如心理治疗、基因治疗、移植治疗、免疫治疗、食疗、自然疗法等。

第三节　临床治疗思维

临床治疗思维是临床治疗方法、策略、方案的决策过程，是一个由实践、认识到再实践、再认识的不断深化过程。显而易见，各种治疗决策的选择是与各自的诊断密切相关的。诊断思维的开始也是治疗思维的开始，治疗结果的好坏反过来又起到验证和发展诊断的作用，这是符合矛盾的对立统一规律的，即对事物内在规律的驾驭和利用，源自对事物本质属性的把握，同时又为深化认识提供了实践基础。因此在临床治疗决策过程中，如何少走弯路，关键还在于要重视循证医学证据，争取做出循证的决策，避免主观臆断性决策。充分考虑循证医学三要素：研究证据、价值取向以及可用资源三者对循证医学决策的影响，最终形成一套高效有序的临床治疗决策。

一、临床治疗思维的基本程序

（一）诊断

治疗离不开诊断，应尽可能取得与病情密切相关的所有基本素材。包括询问、记录翔实的主诉、现病史、既往史等，开展谨慎而完整的体格检查，获取或开具与诊治相关的合理检测项目，如生化、免疫、影像学检查等。根据已掌握的材料，对病情做出相应级别的诊断，包括初步诊断（或疑似诊断、拟诊断）、确定诊断等。同时明确提出相关的鉴别诊断。

(二) 制订治疗计划

根据诊断并遵循循证医学证据提出相应的治疗计划。在实施之前还要再次确认药物、手术等治疗的适应证、禁忌证,充分评估药物、手术等的远、近期副反应或后果等,手术的患者做到"术前愈合",从而找到最佳的治疗方案。

(三) 调整治疗方案

治疗实施过程中,随时观察患者对治疗的反应,及时调整治疗方案。同时对患者的病情不断进行审视和评估,及时提出修正诊断和补充诊断。

(四) 注重心理、社会、经济等因素

在研究治疗方案、观察疗效的同时,还应注意患者心理、社会、经济等因素对治疗的影响,要善于与患者及家属沟通,对于某些心理疾病,可以考虑动用家庭及社会力量加以治疗,可以达到事半功倍的效果。同时努力将治疗给家庭、社会带来的影响降到最小。

(五) 总结归纳

对治疗结果进行客观评估,结合相关文献,总结临床治疗过程中的成功与失败之处,积累经验,不断提高业务水平。

二、临床治疗思维中的辩证过程

疾病是致病因素与机体既矛盾对立又相互联系的统一体。因此治疗决策的制定必然要二者兼顾,忽略任何一方面的治疗都是不可想象的。为此,人们提出了在遵循各种治疗指南的同时遵循个性化治疗的理念。在临床治疗的过程中,都要遵循一定的辩证思维过程。

(一) 诊治结合

治疗离不开诊断,二者相互联系,又相互制约。一方面,二者是相互联系的:诊断能够指导治疗方向,而治疗效果是诊断正确与否的检验,同时又使诊断更加深化和细化。另一方面,二者又是相互制约的:某些疾病,虽然诊断明确,但治疗手段缺如,而某些疾病则需要通过试验性治疗或手术探查等手段才能明确诊断。

(二) 医患一家

治疗本身是一把双刃剑,治病也能致病。一方面,不能搞唯医术论,忽略患者自身的因素。否则药效再好、手术再完美,患者承受不了其负效应的打击,情况反而更糟。因此要充分尊重患者的诉求和利益,防止医生只认病不认人等情况的出现。另一方面,也不能坐井观天,因循守旧,要努力追求更好的治疗效果。因此,要在患者及家属充分知情同意的情况下,在循证医学的指导下,积极地引进新技术、新疗法。同时要充分评估科室的实际能力,包括是否具备开展新技术的条件,是否具备处理并发症等不良事件的能力等,做到量力而行。

(三) 局部与整体

要充分认识到疾病与机体的辩证统一关系,注意局部与整体的辩证关系.,可以预见,一个防御能力明显下降的机体必然意味着某些特殊疾病的易感性;反之,面对患者的局部病变,也要看到致病因素对全身脏器功能的影响。从而避免思维局限性,防止以点代面。

(四) 要有科学的发展观

要认识到疾病的发生、发展和转归不是固定不变的,而是可以受到各种因素的影响。不论疾病是可治还是不可治,不要过早地对患者的预后发表结论。相反要努力掌握疾病本身内在的自然规律,及时发现和处理药物不良反应、并发症、新生病变等情况,真正为尽早、有效地控制病情开展工作。要以辩证的发展观

对待各种疑难病症,不断探索、勇于追求、积极学习和开展新的医疗技术和方法。同时鼓励患者,保持乐观的态度,增强与病魔做斗争的信心。

(五)重视生理、心理、社会、经济等因素在疾病中的影响

要关注患者的心态以及家庭社会关系,及时进行心理疏导,往往可以收到事半功倍的效果。同时防止滥用抗生素等药物,减少药物的副作用以及患者不必要的经济负担,减少因病致贫等情况的出现。

(六)养治结合

中医讲"三分治,七分养"。事实上,无论疾病是治愈还是自愈,都离不开患者机体本身的免疫防御、修复代偿等能力的参与。因此,除了干预致病因素本身,还应注意机体抗病能力的增强,以及加强护理、功能锻炼等。

三、临床治疗思维的训练

临床治疗思维是一系列复杂的内心活动过程,是医务人员对自己所掌握的书本知识、临床知识的总结、推理和运用,因此主观性、片面性在所难免。同样的病人,不同医师会给出不同的诊断、不同的治疗方案并导致不同的治疗结果,甚至酿成悲剧。因此,临床工作中,要坚决杜绝思维单一化、简单化,而应该多向思考。对每种症状或体征的出现不要急于下结论,而首先都要给出至少两种的鉴别思考或诊断,从而判断给予的治疗策略有无瑕疵。比如,有腹膜刺激症状的患者,当腹腔穿刺抽出了不凝的血性液体时,一定是外科情况吗?当然不是,而要注意有无妇科急症可能、有无肿瘤甚至其他内科疾病如布 - 加综合征的可能。

对于任何疾病,都要掌握疾病的诱因、主要症状及伴随症状,掌握患者的既往史、用药史、翔实的体征,开展完备的实验室及其他辅助检查,提出鉴别诊断及其依据,确定病变的性质、部位、范围,提出对应的治疗计划或诊断性治疗、预后评估等。治疗期间应不断回顾、总结分析、评估患者的病情及治疗效果。对于外科患者来说,必须做到术前讨论和"术前愈合",对患者的生活质量等预后问题有明确的预判。除了应明确有无手术适应证、禁忌证以及时机是否合适外,还应提出术中、术后管理的注意事项。因此,临床思维的训练过程,是一个在实践中不断摸索修正的过程,需要人的主动思考、反复强化。

(一)要注意训练符合逻辑的思维方法

要抓住事物的本质属性,不能只停留在问题的表面层次。即概念要清楚,以此为基石,才能走进正常的思维途径,并从错综复杂的信息中找出有用的部分,做出综合判断。同时还要与相类似的情况进行对比,运用已有的知识对患者某些潜在的情况进行推理判断,并提出进一步的检查和治疗策略。

(二)训练辩证思维的习惯

无论是诊断还是治疗,都要运用矛盾的观点分析问题,辨明主次,在标本兼治的大前提下,标重治标,本重治本。防止不分重点,眉毛胡子一把抓。对于某些急危重病患者,优先保证患者能够存活,其次再考虑进一步治疗。对于外科患者,应明确在现有条件下手术的利弊及其必要性,对于某些疾病是积极的根治还是迫不得已的姑息治疗。

(三)建立起一套完整的思维框架或程序

面对临床情况的纷繁复杂,误诊误治、漏诊漏治随时可能发生。这就需要临床医师在博学的基础上,预先构建一个思维框架,把各种可能遇到的情况按照不同的器官系统分成模块,进行条理化、层次化,有序排列,不留遗漏。建立起一整套操作性强的成熟思维程序,面对各种可能的突发情况,都能第一时间拿出有序的诊治策略。

(四)建立反思的习惯

无论多么繁忙,每日工作后都要对临床诊疗进行认真反思,包括自己和其他医务人员的医疗行为的优

劣及成败等,及时发现工作中的漏洞,查缺补漏,总结经验,扬长避短,长此以往,形成习惯,终将受益匪浅。

(五)要善于发展创造性思维

任何新药、新疗法的开展都离不开思维的创造性。要在已有知识的基础上,根据疾病本身的特点,在保证患者利益的前提下,发挥主观能动性,不断提高医疗水平,更新治疗理念,开展新治疗技术。

(六)正确认识与应用临床模糊逻辑思维方式

医生、患者、疾病之间存在着很多的模糊信息,甚至悖论,但总是要在这些模糊层次中对某些本质属性达到某种基本认识,然后再通过反复认证,去伪存真,使认识不断上升到一个新的模糊层次,问题才能逐渐清晰化,脱离模糊困境。

总之,临床思维的建立是一个在实践中不断学习的过程。要克服思维的惰性、局灶性、主观性、顺从性以及惯性,只有勤看、善听、多练、肯于耕读、敢于思考才能建立起合理的临床思维程序。

（王　琪）

复习思考题

1. 临床治疗的基本原则有哪些?

2. 如何理解临床治疗思维中的辩证

过程?

3. 如何建立有序的治疗思维程序?

参考文献

1. 黄莚庭 . 外科临床思维 . 北京:科学出版社,2005.

2. Muir Gray,唐金陵 . 循证医学——循证医疗卫生决策 . 北京:北京大学医学出版社,2004.

3. 朱明德 . 临床医学概论 . 北京:人民卫生出版社,2011.

第四十三章　药物治疗

43

药物治疗是指一切有治疗或预防疾病的物质作用于机体疾病,使疾病好转或痊愈,保持身体健康的措施。随着医药科技事业的发展,各种高效、速效、长效药不断涌现,它们的副作用、毒性以及长期使用的安全性日趋复杂,使医生在临床实践中难以适应合理用药,有效治疗的临床需求。药物治疗是临床药学的关注点,药物治疗学的目的是在阐述疾病的病因和发病机制、药物的作用和作用机制基础上,根据病人特定的病理生理、心理状况和遗传特征,结合药物经济学特点,阐明如何给病人选用合适的药物、剂量、用药时间和疗程,制定和实施个体化的药物治疗方案,发挥药物的最佳治疗效果,以期取得良好的治疗效果,避免不良的药品反应并承受最低的治疗风险。

临床药物治疗学是研究药物预防和治疗疾病的理论方法的一门学科。是临床医学的重要部分。20 世纪 60 年代,美国 Kentucky 大学创立临床药物情报中心,成为药物治疗学上的里程碑。我国临床药学工作始于 20 世纪 70 年代,以临床用药处方分析为主,90 年代逐渐开始有药师参与临床实践。

(一) 临床药师的作用

临床药师是临床药物治疗学工作的主要实践者,在临床用药实践中发现、解决、预防潜在的或实际存在的用药问题,促进药物合理使用。临床药师给医生提供最佳的给药方案,临床药师必须掌握药学和医学双重知识。这就要求临床药师必须掌握临床检验学、解剖学、生理学、病理学、诊断学等,能够读懂常规的检查报告单和一些辅助检查的结果,如血、尿等常规检查,肝肾功能检查,影像学检查,心电图等。在药学方面,临床药师应着重在药剂学、药理学、药物化学、药物动力学、药物相互作用、不良反应、药学伦理学以及国内、外最新药物信息资料等方面刻苦钻研,掌握扎实的药学基础知识,从而能更有效地与医生进行沟通,指导临床合理用药。其次,还要与患者进行良好的沟通,观察药物疗效、不良反应,进行药物使用指导。因此开展以病人为中心,以合理用药为核心的临床药学工作,提供药学技术服务是临床药师今后工作中的重要任务。

(二) 临床药剂师的职责

临床药剂师为医务人员和患者提供及时、准确、完整的用药信息及咨询服务,特别是新药上市后的安全性和有效性监测,结合临床药物治疗实践,进行用药调查,开展合理用药、药物评价和药物利用的研究。

(三) 现代药物治疗意义

全程化的临床药学服务,需要临床各科医生共同参与。在医学教育中要重视临床药学和合理用药的重要性,在药学教育中更要加强临床医学和临床药学的课程,并安排临床药学的临床实践。确保合理用药,做到治疗的安全、有效和经济,不断提高临床医疗质量和水平。

(刘向玲)

复习思考题

1. 药物治疗学的目的是什么? 2. 临床药师的作用是什么?

参考文献

1. 朱明德 . 临床医学概论 . 北京:人民卫生出版社,2011.

2. 李俊 . 临床药物治疗学 . 北京:人民卫生出版社,2007.

3. 闻德亮 . 临床医学概要 . 北京:人民卫生出版社,2013.

第四十四章　心理治疗

44

学习目标	
掌握	心理治疗的基本概念及其适应证和禁忌证。
熟悉	认知行为治疗的主要技术。
了解	心理治疗的主要流派。

第一节 概述

一、心理治疗的概念

心理治疗（psychotherapy）是一种不同于内外科药物及其他生理、社会形式的治疗方法，它是一种以助人提高社会适应能力为目的的、专业性的人际互动过程。治疗师主要针对求助者症状的内容及其对来访者的生活影响，通过言语或非言语的方式影响患者或其他求助者，引起心理、行为和躯体功能的积极变化，达到解除来访者心理问题或心理痛苦的目的。

心理治疗与心理咨询，尤其是与治疗性咨询有很多重叠、相通，其助人的目的及机制基本大同小异。二者大致可以放在一起讨论。二者的区别主要在于干预对象的不同上：心理咨询主要针对普通的来访者，而心理治疗则主要针对临床患者，如急慢性神经症病人，人格障碍患者，性心理障碍者，物质成瘾者，青少年发育障碍、精神分裂症、双相障碍、抑郁症等。单独使用心理治疗与心理咨询的禁忌证主要有：各种精神病急性发作期；器质性精神障碍；重性抑郁；轻躁狂；严重的反社会性人格障碍等。

二、心理治疗的发展

心理治疗方法是最古老的治疗方法之一，起源于巫术和各种民间的健身术。古今中外大多数民族都有此类与心理影响和人际操纵相关的方法，自觉或不自觉地利用人际、心理过程之间及心身之间的互动规律，达到养身祛病的目的。一些传统的、民间的疗法在民间至今仍然有一定的影响和市场，有时甚至还会成为在现代社会中颇有影响的"流行疗法"。但这些方法与建立在心理行为科学基础上的现代心理治疗相比，缺乏严格的科学观察和实验数据，理论的系统性和严密性不足；甚至部分方法带了强烈的神秘主义、超自然的色彩，用以获利，传教或者结社的功利性目的明显，容易导致严重的副作用和社会问题。

现代心理治疗方法起源于西方，但是在行为主义心理学理论兴起之前，大多数的心理治疗方法主要依靠心理医生的个人观察、自省以及临床经验构建心理治疗理论，并以此应用于临床治疗实践之中。其中最为世人知晓的便是以弗洛伊德和荣格为代表的精神分析治疗学派，尽管在精神分析治疗学派中还细分出了各种不同的理论，但其总的理论思想是强调人类潜意识之中的心理冲突，并以帮助求助者意识到他们潜藏的心理冲突，从而达到解除心理问题为目的。之后兴起的心理治疗学派主要是行为主义，人本主义和系统论等体系。以下将从心理学派分类角度一一介绍各类心理治疗流派。

第二节 心理治疗的主要流派及形式

（一）临床工作中的心理治疗从流派角度划分

1. **精神分析治疗（psychoanalytic therapy）** 经典的精神分析是在 19 世纪 90 年代由弗洛伊德（S.Freud）创立，其特征是主要从人的内心心理冲突方面阐述其外在行为表现。通过自由联想、释梦和移情等治疗技巧来分析患者潜意识下的欲望和动机，认识个体对挫折、冲突或应激的反应方式，体会病理心理与临床症状的心理意义，以期获得患者对潜意识下心理冲突的顿悟。经典精神分析治疗的疗程非常长，通常至少需要 3~5 年，每周大约 3~5 次约谈，以此长期的治疗，改善来访者的心理问题和不恰当的应付方式，间接地解除临床症状。从现代理论来看，经典精神分析方法更像一种人格改善的治疗方法，通过分析师与患者长期的接触与共同交流，探讨童年的创伤，并以此来分析这些创伤造成的潜意识下人格、行为方式或情感模式的改变，最终使得患者认识到这些不合理的人格下主导的行为方式或者情感模式的错误，从而促进人格的成熟。但是这种经典的精神分析疗法非常耗时,费用也非常昂贵,不利于在普通民众中的推广。之后精神分析学派对这种长程的传统精神分析方法进行了改良,产生了短程的精神动力学治疗。这种分析方法侧重于主要问题症结的改变,也就是焦点冲突,而不做全面的人格分析,一般提倡一周1次,每次30~60分钟,共10~20次的治疗会谈。但是短程的精神动力学治疗的理论框架并没有太多的变化,主要还是围绕患者的潜意识下潜藏的心理创伤和心理冲突,帮助患者顿悟其不良的行为和情感模式。

2. **认知行为治疗**(cognitive-behavioral therapy,CBT) 20世纪60年代发展起来的行为治疗,主要是以巴甫洛夫(Ivan Petrovich Pavlov)的经典条件反射和斯金纳(Burrhus Frederic Skinner)的操作性条件反射学说为理论基础的。该理论认为环境中反复出现的刺激,以及个体自己的行为所造成的结果,通过个体受到的奖赏和惩罚的体验分别"强化"和"弱化"某一种行为。在这一理论指导下,治疗的任务是设计新的学习情境,使得合适的行为得到强化,不合适的行为得以弱化和消退。这些理论观点主要来源于对动物实验的观察,所以行为主义非常强调可观察、可测量的外显行为反应与外界刺激的关系,简化为"S-R"模式。后来随着认知心理学的兴起,人们开始意识到在刺激和反应之间,还存在着人类自身作为一个有机体对外界事物的认识和需求,而这些认识和需求则是人类对外界刺激做出反应的中介变量(即S-O-R)。这种理论进一步假设适应不良的或者病态的行为之所以能够形成并维持下来,与一些非理性的观念或者推理方式有关,如"非此即彼,以偏概全,情绪化,灾难化"等歪曲思维。因此,最近的行为治疗开始融入认知疗法的方法,不仅表现出对人类外显行为的兴趣,还注意到认知因素与行为之间的互动关系,从而增加了对人类内心心理过程的干预。

3. **人本主义治疗**(humanistic therapy)**或来访者中心治疗** 以马斯洛和罗杰斯为代表的人本主义心理治疗对现代心理治疗方法产生了十分重大的影响。这一治疗理论强调人的自我实现需要,情感体验与潜能,提倡咨询师应该以高度的同理心,与来访者广泛共情,以平等、关切、温暖和开放的方式对待来访者和病人。这一理论与传统精神分析理论有一个很大的差异就是,它相信人人都有向善向上的自我实现需求,治疗师所需要做的仅仅是倾听来访者的故事,并适时给予支持,最终促使来访者自身做出改变。

4. **系统治疗**(systemic therapy) 随着系统论、控制论的诞生和发展,一种强调个体与人际系统间的心理动力学关系的治疗方法也随之兴起。事实上,这种系统治疗与前面所提到的短程精神动力学治疗既有重叠又有区别,重叠的是它们都承认经典的精神分析学派的基础理论,不同的是前者采取的是更为传统的精神分析方法,而后者则融合了很多其他的治疗方法,包括认知疗法,行为治疗和人际关系治疗等等。系统治疗方法最主要的特点是其对系统整体、对人际关系系统中各种互动性联系的关注。起初,系统治疗是作为家庭治疗的一个分支发展起来的,后来系统思想反而逐渐影响了大部分的家庭治疗师,并作为一种基本思想,被接纳进入到个别治疗和团体治疗之中,成为一种日益重要的治疗手段。

(二)临床工作中的心理治疗从治疗对象角度划分

1. **个体治疗**(individual therapy) 以单独的患者或来访者为对象的心理治疗。多数治疗或咨询采取治疗师与来访者一对一访谈的形式。

2. **夫妻治疗**(couple therapy)**或婚姻治疗** 以配偶双方为单位的治疗。可以视为家庭治疗的一种形式。这种治疗方法侧重于夫妻间的人际交流模式,当然还包括家庭分工及性问题等。

3. **家庭治疗**(family therapy) 以家庭为单位的治疗。核心家庭是最普遍、最基本的人际系统,其中发生频繁而紧密的人际互动,与人体的精神卫生状态密切相关。此类治疗多以核心家庭为干预目标,干预的手段主要以情景重现,角色互换,情感交流等等技巧进行。

4. **团体治疗**(group therapy) 以6~10名左右有近似诊断或者症状,或者对某一疗法有共同适应证的患者为单位的治疗。按照系统论"总体大于部分相加之和"的论点,集体治疗不是个别治疗的简单相加,而是与家庭治疗一样,重视群体成员构成人际系统后产生的"群体心理动力学"现象,利用人际互动来消除病态,促进健康。

第三节　认知与行为治疗

目前,在临床心理治疗领域,应用最为广泛的是认知行为治疗(CBT)。主要原因是相较于其他的心理治疗方法,这种治疗方法更有利于临床工作者进行疗效的量化统计。最新的证据表明,CBT 对于各类神经症,抑郁症,慢性疼痛,癌症等等,能够显著改善病人的生活质量,特别是当 CBT 与药物治疗相结合被认为要优于药物治疗或者心理治疗的单独治疗。尽管仍然缺乏证据表明 CBT 能够有效减少精神疾病病人的复发率,但 CBT 已经在国外得到了广泛的应用,本节将重点介绍各类认知与行为治疗方法。

1. **系统脱敏**(systematic desensitization)　它是典型的行为治疗方法,主要采用深度肌肉放松技术拮抗条件性焦虑。通过让患者循序渐进地接触、适应原先会引起焦虑等不良体验的情景,对由于条件化作用而形成的症状行为逐步进行"反条件化"。这种方法的一个关键在于治疗师与病人要就病人对某一种条件化焦虑的等级进行认真细致地评分,一旦达成一致以后,治疗师按照从轻到重的焦虑情景一级一级地帮助患者学会深度放松,直至每一级情景中的焦虑消退为止。在治疗过程中,往往级与级之间还会交替进行疗效巩固。在完成这些情景训练之后,可以让患者进入真实情境中进行适应。

2. **满灌疗法**(flooding)　这种方法与上述的系统逐级脱敏的方法正好相反的一种暴露法,最常用于治疗恐惧症。治疗师不是让病人从轻到重的顺序逐级面对所惧怕的人、事或情景,而是迫使患者突然面对最强大的刺激,而且持续较长时间。患者在初次经历这种刺激时,会产生极度的恐惧,但随后这种反应会最终自行消退。但应用这种疗法具有伦理上的问题,因此治疗前必须要让患者充分了解治疗的原理及程序,并签订治疗合同不能中途退出。此外,对于有严重躯体疾病的患者慎用该方法,如心脏病病人,脑外伤病人等等,以免发生病人无法耐受强大刺激而发生猝死。

3. **厌恶疗法**(aversion therapy)　根据条件反射理论,某一特殊行为反应后,紧接着一个厌恶刺激(如:电击,催吐,体罚等),以抑制和消退这种不良行为。这种疗法主要用于治疗恋物癖、窥阴癖等。

4. **催眠治疗**(hypnotherapy)　催眠治疗作为一种心理治疗技术,常常与其他的心理治疗方法联用。催眠治疗受限于被治疗者的"受暗示性",一般大多数人能够被催眠,但这种能力有较大的个体差异。催眠通过改变意识状态,使具有高度受暗示性的潜意识活跃起来,帮助患者勇于回忆过往创伤,也能够帮助患者深度放松。

其他的行为治疗方法还包括:渐进性放松训练,阳性强化和消除法,静坐冥想等。大都遵行行为主义条件反射的原理,帮助病人学会放松,从而拮抗条件性的焦虑和恐惧。

认知疗法则是侧重于帮助病人认识到其不良的认知图式,从而进行认知重建。目前,Beck 认知疗法、Ellise 合理情绪疗法和 Meichenbaum 认知行为矫正疗法是认知疗法的主要流派。比如 Beck 总结了病人的几个歪曲思维形式:

(1) 非此即彼:即"全或无"的思维方式。

(2) 以偏概全:过度概括化地下结论,将孤立的事件做过分的扩展。

(3) 负性思维:总是从负性角度看待问题,无法看到事物积极的发展方向。

(4) 灾难化思维:将各种生活事件当成是一种灾难。

(5) 情绪化推理:以自己的消极情绪为准反映真实事物,宁可相信直觉,不愿接受事实。

(6) 人格牵连:问题发生后,容易将问题的根源立即归根于人格的缺陷或者宿命上。

认知疗法旨在使患者认识到自己的不良信念,以及负性情绪与这些不良信念的关系;教会病人能够在碰到负性情绪时,理性地分析和看待自己的自动化思维和信念,并能够帮助他们大胆地挑战这些不良信念,提出新的看问题的方法和角度,同时鼓励他们去体验这些新思维的有效性。为达到这样的目的,认知疗法常常融入其他流派的技术,比如精神分析流派,以帮助病人认识到不良信念的根源,比如行为流派,以使患者达到"知行合一"等。

此外,目前还有学者提出正念心理治疗,关注当下。在临床上这种治疗方法也被认为很有治疗效果。

(刘哲宁)

复习思考题

1. 简述开展心理治疗的意义以及如何开展心理治疗。

2. 简述当前临床上常用的心理治疗的学派及其主要理论。

3. 认知行为治疗有哪些种类? 认知与行为如何在心理治疗中互相融合。

参考文献

1. 刘哲宁. 精神卫生服务. 北京:人民卫生出版社,2015 年.

2. 杨甫德,刘哲宁主编. 社区精神病学. 第 2 版. 北京:人民卫生出版社,2017 年.

第四十五章　介入治疗

45

45章

学习目标	
掌握	介入治疗的适用范围。
熟悉	介入治疗的原理。
了解	介入治疗的方法。

介入治疗学(interventional therapy)是 20 世纪 70 年代开始发展起来的一门医学影像学和临床治疗学相结合的新兴学科。为疾病的诊断和治疗开辟了一种新的方法,随着近年来介入设备和技术的不断发展和完善,介入治疗已成为现代医学的主要治疗手段之一。

介入治疗学是指在医学影像设备(X线、超声、CT、MRI)的引导下,以影像诊断学和临床诊断学为基础,结合临床治疗学原理,利用穿刺针、导管、导丝等器材经皮或通过人体自然孔道,将特定的器械导入人体病变部位进行微创治疗的一系列技术的总称。介入治疗全程在影像设备的引导和监视下进行,能够准确地直接到达病变局部,同时又没有大的创伤,因此具有准确、安全、高效、适应证广、并发症少等优点,现已成为一些疾病的首选治疗方法。介入治疗按照治疗领域可分为血管性介入和非血管性介入两大类,按照治疗疾病所属的系统,又可分为神经介入、心血管介入、肿瘤介入、妇产科介入、骨科介入等。

第一节　肿瘤的介入治疗

肿瘤介入治疗可分为血管途径和非血管途径两大类。

一、血管途径肿瘤介入治疗

1953 年 Seldinger 创立了经皮血管穿刺技术,采用穿刺针、导丝和导管的更替置换来完成过去繁杂的血管内置管操作,使过去需外科医生来完成的工作变得简单和安全。

(一) 适用范围
脑、颈面部、胸腹部、盆腔及四肢原发性和转移性的恶性肿瘤。

(二) 技术方法

1. 经导管动脉内药物灌注术(transcatheter arterial infusion, TAI)　化疗药物对恶性肿瘤的疗效除与药物的药理作用和肿瘤对药物的敏感性有关外,亦与病灶局部的药物浓度和药物与病灶的接触时间长短有关。TAI 通过微导管将药物直接注入靶血管,使药物分布不受血液分布的影响,达到肿瘤组织内的药物浓度较外周血高出数十倍,从而提高药效,减少药物毒副反应,改善患者生活质量,延长生存时间的作用。

2. 经导管动脉内栓塞术(transcatheter arterial embolization, TAE)　TAE 是将肿瘤供血动脉栓塞,使肿瘤缺血、坏死,同时结合 TAI 以达到抑制肿瘤生长,甚至缩小肿瘤的目的,也用于肿瘤术前辅助治疗措施,有助于缩短手术时间,减少术中出血,从而为手术切除肿瘤创造有利条件。常用于中央型肺癌、肾癌和子宫肌瘤、脑实质外肿瘤等。TAE 机理中较为特殊的是肝癌,因肿瘤的血供绝大部分来自肝动脉,而非肝动脉与门静脉双重血供,所以肝动脉栓塞后可使肿瘤缺血坏死,而对非肿瘤肝组织影响不大,因此 TAE 在肝癌的治疗中较为常见。

二、非血管途径肿瘤介入治疗

是在放射或声像学设备的辅助下,通过血管以外的途径,如经人体生理腔道的自然开口或直接经皮肤穿刺至病灶,对许多疾病进行诊断和治疗的技术。

(一) 适用范围
可涉及全身各个系统,如食管、胃十二指肠、结肠、经皮胆道狭窄球囊导管扩张并支架置入术、经皮胆道外引流术(percutaneous biliary drainage, PBD)、胃造瘘术、肝癌在影像导引下药物直接注射法、肺癌直接穿刺注药和物理疗法、气管支气管恶性狭窄的金属内支架置入治疗、恶性胸腔积液的腔内灌注疗法、经皮肾造瘘和支架引流术治疗输尿管恶性梗阻、膀胱癌腔内灌注疗法等等。

(二) 技术方法

通过穿刺或在内窥镜下到达肿瘤部位,可对肿瘤进行直接杀灭。物理疗法如加热、激光、射频、微波、超声聚能刀、氩氦刀等;化学方法如无水乙醇、稀盐酸等均能取得较确切的疗效。但同时也存在一些问题,如射频消融或超声聚能刀一般需在超声引导下进行,除与超声技师水平有关外,仪器本身灵敏度也有影响。CT 引导下进行穿刺注射药物治疗只适合于 CT 能够显示的病灶,对与正常组织密度相似的病灶则无能为力,且注射药物的剂量与肿瘤大小的关系尚缺乏规范化标准。

第二节　血管疾病的介入治疗

血管内介入是指使用穿刺针,通过穿刺人体表浅动静脉,进入人体血管系统,医生凭借已掌握的血管解剖知识,采用透视或超声成像系统进行控制,将导管送到病灶所在的位置,在血管内对病灶进行治疗的方法。包括:动脉栓塞术、血管成形术等。常用的体表穿刺点有股动静脉、桡动脉、锁骨下动静脉、颈动静脉等。

一、适用范围

主、髂动脉、颈动脉、股动脉及肾动脉狭窄;动脉血栓形成;髂、股静脉血栓形成;动静脉畸形;颅内、内脏动脉瘤;肺动脉栓塞;门静脉高压;血管内异物等。

二、技术方法

经皮血管腔内成形术(percutaneous transluminal angioplasty, PTA),导管介入溶栓和抽吸治疗,腔内过滤,弹簧圈栓塞治疗。

1. **血管成形术**　主要用来治疗颅内及周围动脉血管的狭窄或闭塞。引起动脉血管狭窄或闭塞的病因多为大动脉炎和动脉粥样硬化症,致使该血管所供应的组织供血不足,临床上出现一系列症状。血管成形术可将病变血管的狭窄通道扩张使之畅通。常用的技术为球囊导管扩张术、支架植入成形术(PTA)、内膜剥脱及人造血管腔内植入术。

2. **血栓溶栓术**　导致肢体缺血发生的急性动脉或移植血管闭塞是溶栓治疗的主要适应证,此外也适用于肺动脉栓塞,脑血管栓塞。导管介入溶栓是治疗急性动脉闭塞性疾病的方案之一,可以快速恢复缺血区的血液循环,挽救病人的生命。一般在患者动脉内输注纤溶酶原剂(链激酶或尿激酶等)几个小时后就可以促使血液向远端流动,继续输注溶栓制剂,直至血栓完全溶解。

3. **动静脉瘘封堵术**　动静脉瘘(arteriovenous fistula, AVF)为动静脉之间的异常交通,因动脉血直接流入静脉,造成局部血管、循环及组织器官的改变,严重者可引起全身血流动力学紊乱。动静脉瘘封堵术主要是用导管进入动脉内后,根据造影所示瘘口的位置、大小,选择合适的栓塞球囊、带膜支架或弹簧圈等封堵瘘口,闭塞动静脉间的不正常通道。

4. **主动脉腔内隔绝术**　是将人工血管经外周动脉导入,利用金属支架的弹性张力将人工血管无缝合固定于病变动脉两端的正常血管壁,从而使高速、高压的动脉血流与夹层裂口或扩张薄弱的动脉瘤壁隔绝,达到阻止夹层进一步分离和预防动脉瘤破裂的目的。使用腔内隔绝术治疗夹层主动脉瘤时,要确保移植物经主动脉真腔导入,释放后完全封闭裂口或瘤体,使血流只能经人工血管或带膜支架流入远端真腔,这样就在预防夹层分离或动脉瘤破裂的同时恢复了远端供血。

第三节　心脏疾病的介入治疗

心脏病介入治疗是指在 X 线透视下,通过导管等特殊器材进入人体心脏和大血管内治疗心血管疾病的一种方法。因仅需局部麻醉、操作简便、不需开胸手术和全身麻醉,患者痛苦小、风险低、术后恢复快,并且在紧急情况下(如急性心肌梗死)能迅速血管重建等优点,使其应用日益广泛,适用范围扩展至心血管病学的各个领域。

一、适用范围

1. **冠心病介入治疗**　即经皮冠状动脉腔内球囊扩张术、支架植入术和狭窄旋切术等。

2. **心律失常的介入治疗**　包括房、室性心动过速和房颤的射频消融术和永久性起搏器、自动转复除颤器植入术等。

3. **先天性心脏病的介入治疗**　包括动脉导管未闭、房间隔缺损、室间隔缺损封堵术,动静脉瘘栓塞术等。

4. **肥厚型梗阻性心肌病的化学消融术。**

二、技术方法

1. **经皮穿刺瓣膜球囊扩张成形术**　利用球囊加压扩张使得狭窄的瓣膜交界处裂开,应用于二尖瓣狭窄时效果等同于闭式分离术。其方法无须开胸,损伤小,成功率高,目前在临床广泛开展,并已成功应用于先天性单纯肺动脉瓣狭窄、小儿先天性主动脉瓣狭窄的扩张成形。

2. **经皮穿刺冠状动脉腔内血管成形术**(percutaneous transluminal coronary angioplasty,PTCA)　1977 年,Gruentzig 研制成功一种能在冠状动脉内进行扩张的球囊导管,并在临床上首先运用经皮穿刺方法,将球囊导管送入冠状动脉腔内,成功地扩张了狭窄的冠状动脉。这种用非开胸手术治疗冠状动脉狭窄的方法称经皮穿刺冠状动脉腔内血管成形术,简称 PTCA。

PTCA 及支架植入技术创伤小、成功率高、安全,易为患者接受,但是由于 PTCA 术后再狭窄复发率很高,故各种有关支架改性、抗凝、抗增生以及组织工程材料应用的研究仍在进行中。目前药物洗脱支架的应用已大大降低了再狭窄率,生物可降解支架带来新的希望。

3. **间隔缺损、异常通道封堵术**　20 世纪 70 年代 King 和 Miller 首先使用双伞堵塞装置经导管关闭继发孔房间隔缺损,但由于输送系统的导管直径不理想,限制了其在临床上的进一步运用。直到 1997 年 Amplatzer 双伞封堵器问世,它克服了前几代封堵器的缺点而很快得到临床医师的广泛认可。Amplatzer 房间隔封堵器由具有自膨胀特性的双盘及连接双盘的 "腰部" 三部分组成,现已被广泛运用于房间隔缺损、室间隔缺损以及动脉导管未闭的介入治疗。

新生儿动脉导管未闭(PDA)的介入封堵术:1967 年 Porstmann 首创该技术,1984 年由上海儿童医院钱晋卿教授在国内率先开展;1992 年 Cambier 采用弹簧栓子封堵 PDA 成功;1997 年 Masura 等开始采用 Amplatzer 封堵器治疗 PDA。

(张钰聪)

复习思考题

1. 什么是介入治疗学?
2. 简述肿瘤介入治疗分类和适用范围。

3. 什么是PTCA?简述其方法。

参考文献

1. 葛均波,徐永健.内科学.第8版.
北京:人民卫生出版社,2013.

2. 黄强,董军,王之敏.神经肿瘤学.北
京:人民卫生出版社,2011.

3. 缪中荣.缺血性脑血管病介入治疗技
术与临床应用.北京:人民卫生出版社,
2011.

46

学习目标	
掌握	各种内镜治疗的主要适用范围。
熟悉	内镜相互配合的应用前景。
了解	内镜在人体外通式管道脏器疾病中的治疗。

内镜(endoscope)是经人体天然的开口部位(口腔、肛门、鼻腔、泌尿道、生殖道等)或切口部位(胸腔、腹腔、胆道、关节腔等)插入,或在内镜直视下经自然腔道(胃肠道、生殖道)切口进镜(NOTES)用以窥视人体内部进行疾病诊断或治疗的一类仪器。其治疗并不限于外科,更多的是内科医师进行,目前更趋向于由专科的内镜医生进行。

小的处理可局部麻醉,大的处置或状态比较差的患者要全麻,同时还要做好监护。严重的心肺功能障碍、严重的高血压、明显出血倾向、凝血机制障碍、精神病患者和不配合者等属于所有内镜治疗的禁忌证。

第一节　内镜在人体外通式管道脏器中的应用

一、鼻内镜

鼻内镜治疗是通过借助电子内窥镜的良好照明和配套的手术器械,清楚地处理深在、狭小、不能在额镜下直接窥视的鼻腔、鼻窦、颅底、侧颅底及眼部病灶的手术。

(一) 适应证

1. **鼻部一般手术**　①慢性鼻炎,慢性复发性鼻窦炎、上颌窦炎及霉菌性鼻窦炎等保守治疗不佳者;②筛窦炎症和鼻顶筛窦息肉,经多次手术仍有复发者;③鼻息肉;④鼻腔止血;⑤取异物等。

2. **鼻部特殊手术**　麻醉下进行鼻、额窦、蝶窦及颅底较大囊肿或肿瘤、垂体腺瘤切除。

3. **鼻 - 眼相关外科**　泪囊鼻腔吻合术、脑脊液鼻漏经鼻修补术和眼眶视神经减压术等。

4. **头颈肿瘤外科**　鼻咽癌、鼻咽血管纤维瘤等肿瘤的各种手术。

5. **其他**　低温消融治疗舌根肥大,纠正"打呼噜";鼻痒、打嚏、流清水涕者可经鼻内镜下行鼻内翼管神经切除术。

(二) 禁忌证

鼻腔严重狭窄者。

(三) 术前准备

1. 对慢性鼻窦炎的病人,需行鼻窦 X 线摄片或鼻窦的 CT 检查,了解病变的部位和范围;需要全麻手术者,做好全麻的术前检查,如心电图、胸透、肝肾功能、凝血功能和血尿常规等。

2. 术前 3 周禁烟,2 周内禁用抗凝药物(如阿司匹林)和活血化瘀类中药。

3. 修剪鼻毛,鼻内滴以 1% 麻黄素溶液。

(四) 术后注意事项

1. 术后都会有不同程度出血、渗血,用凡士林纱条填塞鼻腔即可。

2. 手术后可能会有视力障碍、眶内血肿或气肿等,如果有异常情况及时到医院诊治。

3. 脑积液鼻漏最常见,如果有清水涕流出,或持续不断的流出不凝血分泌物时,应该及时诊治。

二、支气管镜

(一) 适应证

支气管镜主要用于诊断,也可通过内视镜的活检孔,取出异物、去除小的病灶或注射止血药物等。

(二) 禁忌证

请参见第九章器械检查。

（三）术前准备

1. 术前常规检查 化验检查包括血常规、肝功、肝炎病毒系列、HIV、梅毒、凝血功能等；必要时应做血气分析、心电图、胸片或肺 CT、PPD 试验。

2. 患者做好充分的心理准备，保证充足的睡眠；2 周内禁用抗凝药物(如阿司匹林)和活血化瘀类中药。

3. 当日术前禁食水 6~8 小时，禁烟和禁止口服药物，以免呕吐误吸。术前 15~30 分钟肌注阿托品(0.01~0.03mg/kg)和安定(0.1~0.3mg/kg)，以减少黏膜分泌物和焦虑不安。

（四）术后注意事项

检查或治疗后偶尔会出血或咯血，如果量少则不用担心，但不要咽下。为了预防感染，治疗后几天内常规应使用抗生素。

三、胃镜(或鼻胃镜)

（一）适应证

1. 在生命体征平稳的状态下，上消化道出血首选的治疗是胃镜下止血。非静脉曲张者止血包括局部药物喷洒，高频电凝、微波、激光、止血夹、缝合、热探头等；食管静脉曲张者内镜下气囊压迫、硬化剂注射或套扎，胃底静脉曲张注射黏合剂。

2. 采用微波、电灼、高频电切、热活检钳、激光、冷冻等方法切除(<1cm)息肉，息肉基部较大或(怀疑)早期胃癌者采用黏膜环切或剥离术。

3. 取出异物和胃结石。

4. 内镜带入和放置空肠营养管，或内镜直视下体外造瘘放置空肠营养管。

5. 食管狭窄扩张或置入支架。

6. 经口胃镜下肌切开术(POEM)治疗贲门失弛缓症。

7. 经口胃镜下食管括约肌成型治疗胃食管反流病。

（二）禁忌证

请参见第九章器械检查。

（三）术前准备

1. 术前常规化验检查包括血常规、肝功、肝炎病毒系列、HIV、梅毒检测、凝血功能等；根据需要应携带胃肠透视的胶片、CT 或已经做过的胃镜报告等。

2. 患者做好充分的心理准备，保证充足的睡眠；除急诊外，2 周内禁用抗凝药物(如阿司匹林)和活血化瘀类中药。

3. 除急诊外，术前禁食水 6~8 小时；术前口服消泡剂，含服或喷雾咽喉部麻醉剂和肌肉注射解痉剂(前列腺肥大者禁用)，或静脉麻醉剂(由麻醉师执行)。

（四）术后注意事项

1. 通过嗳气将胃中的空气排出，因喉部的麻醉未过，如果单纯取出异物，静养大约 2 小时后可饮少量水，确定不会呛咳后再进食。

2. 有创性治疗的患者至少禁食 24 小时，之后根据情况调整医嘱。

3. 无痛胃镜检查后最好观察 2 小时以上再离院。

4. 无痛胃镜后一定时间内有幻觉，所以当天不能开车。

5. 检查后若有恶心、疼痛、出血、发热等要立刻处理。

四、十二指肠镜逆行胰胆管造影(ERCP)

(一) 适应证

1. 胆总管和胰管取石。

2. 急性化脓性胆管炎、胆道蛔虫症、胆道术后胆漏、胆源性胰腺炎等置入鼻胆管引流术。

3. 胆道狭窄和胰、胆管肿瘤引起的梗阻性黄疸支架置入术。

4. 十二指肠狭窄支架置入术。

(二) 禁忌证

1. 上消化道狭窄、梗阻,估计不可能抵达十二指肠降段者。

2. 有胆管狭窄或梗阻,而不具备胆管引流技术者。

3. 非结石嵌顿性急性胰腺炎或慢性胰腺炎急性发作期。

4. 对于碘过敏者,可改用非离子型造影剂,术前要做好急救准备工作。

(三) 术前准备

1. 术前常规化验检查包括血常规、肝功、肝炎病毒系列、HIV、梅毒检测、凝血功能等;根据需要应携带肝胆胰腺 CT 或 MRCP 等。

2. 患者做好充分的心理准备,保证充足的睡眠;除急诊外,2 周内禁用抗凝药物(如阿司匹林)和活血化瘀类中药。

3. 术前作碘造影剂过敏试验,除急诊外,术前禁食水 6~8 小时;肌注哌替啶 50mg 等。

4. 目前大多应用静脉麻醉剂(由麻醉师执行)和肌肉注射解痉剂(前列腺肥大者禁用)。

(四) 术后注意事项

1. 术后患者常规应用抗生素三天,以防感染。

2. 术后 12 小时内密切观察生命体征的变化。

3. 至少观察 48 小时患者有无发热、腹痛,注意腹部体征的变化。

4. 至少观察 72 小时外周血细胞和血淀粉酶的变化。

5. 密切注意鼻胆管引流液的量和性质。

五、结肠镜、乙状结肠镜和直肠镜

(一) 适应证

1. 下消化道出血的止血、息肉切除、早期肿瘤的黏膜环切、剥离术。

2. 结合腹腔镜进行肠道疾病楔形切除、肠段切除,以及各种原因导致急性肠梗阻的金属支架引流术等。

3. 乙状结肠镜可进行乙状结肠以下部分的息肉、肿瘤的治疗。

4. 直肠镜主要用于内痔和直肠早期肿瘤的切除。

(二) 禁忌证

请参见本书第九章"器械检查"。

(三) 术前准备

1. 术前常规化验检查包括血常规、肝功、肝炎病毒系列、HIV、梅毒检测、凝血功能等;根据需要应携带钡灌肠透视的胶片、CT 或已经做过的肠镜报告等。

2. 患者做好充分的心理准备,保证充足的睡眠;2 周内禁用抗凝药物(如阿司匹林)和活血化瘀类中药。

3. 良好的肠道准备是下消化道内镜检查、治疗成败的基本条件。①长期便秘患者至少在检查前一周内适当用泻药保证排便通畅;②检查前 2 天进半流质饮食,前 1 天进流质饮食,检查前一天晚餐后禁食;③准备肠道治疗者不要用甘露醇作为肠道清洁剂,可选用蓖麻油、番泻叶、聚乙二醇散等,同时还要多饮水,凌晨可以饮用糖水或糖盐水。

4. 术前肌肉注射解痉剂(前列腺肥大者禁用)。

(四)术后注意事项

1. 结肠镜治疗后大多略有腹胀,可自行缓解。

2. 若出现持续性腹痛,或大便中血量较多,应及时到医院就诊,以免出现意外。

3. 取活检或息肉电切除术后要绝对卧床休息,一般禁食 2 天;3 天内不要剧烈运动,4 周内不宜做钡灌肠检查。

六、小肠镜

(一)适应证

小肠镜是最新开展的内镜技术,操作技术要求较高。适应证除同所有胃肠镜外,还包括小肠各种原因不明疾病的诊断,尤其对小肠出血止血、小肠梗阻置管引流等治疗有独特的优势。

(二)禁忌证

1. 完全性小肠梗阻无法完成肠道准备者。

2. 多次腹部手术史者。

3. 顽固便秘者。

4. 高风险状态或病变者(大量腹水、孕妇、低龄儿童等)。

(三)术前准备

1. 术前常规准备同胃镜。

2. 肠道准备同下消化道内镜检查。

3. 应在麻醉下进行,根据病变可能的部位选择经口和(或)经肛门进镜。

4. 肌肉注射解痉剂(前列腺肥大者禁用)。

(四)术后注意事项

同胃镜和(或)肠镜治疗。

七、胆道镜

(一)适应证

1. 手术中通过胆道镜协助取出胆管内结石。

2. 手术后通过 T 型管或 U 型管及胆囊造瘘窦道进入胆道进行各种治疗。

3. 经皮肝胆道造影、取石、狭窄扩张等。

(二)禁忌证、术前准备、术后注意事项

同 ERCP。

八、泌尿系统内镜

泌尿系统内镜包括尿道镜、膀胱镜、输尿管镜和肾镜等。

(一) 适应证

泌尿系统肿瘤、结石和前列腺增生等。

1. 根据病灶处于不同部位,采用激光、电灼和高频电切进行肿瘤和前列腺的切除。

2. 取石或碎石治疗结石。

3. 经皮肾镜切除肾脏肿瘤。

(二) 禁忌证

1. 骨关节畸形不能采取截石体位者。

2. 包茎、尿道狭窄、尿道内结石嵌顿等,无法插入膀胱镜者。

3. 尿道、膀胱处于急性炎症期,膀胱挛缩等不宜进行检查。

4. 妇女月经期或妊娠 3 个月以上。

(三) 术前准备

1. 术前常规化验检查包括血常规、肝功、肝炎病毒系列、HIV、梅毒检测、凝血功能等;根据需要应携带 B 超、静脉尿路造影等非创伤性检查,充分明确治疗的目的。

2. 患者事先要用肥皂水洗净外阴,新洁尔灭溶液消毒。

(四) 术后注意事项

1. 多数患者在检查后会出现轻度血尿、尿频、尿痛等症状,嘱患者在检查后多饮水,适当服用抗菌药物预防感染。

2. 如果出现发热、严重血尿、疼痛等情况时,应及时检查和处理,避免严重并发症的发生。

九、宫腔镜

(一) 适应证

1. 各种病灶切除,如过度增生的子宫内膜、息肉、肌瘤、子宫纵隔、宫颈管良性新生物等。

2. 宫腔粘连分解术和宫内异物取出。

3. 输卵管病变,通液试验、疏通管腔、镜下注射药物治疗输卵管妊娠。

4. 配合腹腔镜进行特殊手术(如盆腔肿瘤的根治)。

5. 节育和助孕。

(二) 禁忌证

1. 宫腔过度狭小或宫颈过窄者。

2. 活动性子宫大出血(少量出血或特殊指征者例外)。

3. 急性或亚急性生殖道感染,或生殖道结核,未经适当抗结核治疗者。

4. 近三个月内有子宫穿孔或子宫手术史者。

5. 宫颈恶性肿瘤者。

(三) 术前准备

1. 术前常规化验检查包括血常规、尿常规、肝功、肾功、肝炎病毒系列、HIV、梅毒检测、凝血功能、白带常规、心电图等。

2. 术前需测血压、脉搏、体温,了解心肺情况及阴道清洁度;适当憋尿,便于术中 B 超监护。

(四) 术后注意事项

检查后 2~7 天内阴道可能有少量血性分泌物,要保持会阴部清洁,两周内不要同房和洗盆浴,以防感染,必要时给抗生素预防感染,并针对原发病进行处理。

十、超声内镜

结合其他内镜技术,超声内镜(EUS)引导下能进行多方位介入治疗。

(一) 适应证

1. 黏膜下肿瘤、纵隔和上消化道周围增大淋巴结、胰腺细针穿刺活检及经食管肺部病变细针穿刺活检。

2. 肉毒杆菌毒素注射治疗贲门失弛缓症。

3. 胰腺假性囊肿穿刺和内引流。

4. 良恶性溃疡的鉴别。

5. 放射粒子、p53基因治疗中晚期胰腺癌及腹腔神经节阻滞。

6. 经胃肝管穿刺放置胆管支架。

(二) 禁忌证、术前准备、术后注意事项

同胃镜。

第二节　内镜在经闭合式体腔疾病中的应用

一、胸腔镜

(一) 适应证

1. 肺良恶性肿瘤、肺大疱、结核瘤等病灶的切除。

2. 局限性胸膜间皮瘤摘除术,气胸、血气胸辅助治疗等。

3. 纵隔、后纵隔、胸腺良恶性肿瘤的切除、心包开窗术、胸腺切除治疗重症肌无力等。

4. 二尖瓣交界分离术、二尖瓣置换术、冠状动脉搭桥术。

5. 食管良恶性肿瘤的切除、食管肌层切开术治疗胃食管反流病。

6. 胸交感神经节和椎旁脓肿引流术。

(二) 禁忌证

1. 各种原因所致气管、支气管严重畸形,无法行双腔气管插管或单侧支气管插管者。

2. 既往有患侧胸部手术史或者胸膜感染史,胸膜肥厚粘连严重者。

3. 合并严重传染性疾病,如病毒性肝炎、获得性免疫缺陷综合征者。

(三) 术前准备、术后注意事项

同胸部手术。

二、腹腔镜

(一) 适应证

目前腹腔镜治疗的应用范围越来越广。

1. **腹部外科** ①消化道肿瘤及肝胆胰腺肿瘤切除术;②胆囊切除术、脾脏切除术和疝修补术;③肝脏囊肿开窗、肝脓肿置管引流术;④腹腔粘连松解术、腹膜间皮瘤局部摘除术;⑤消化性溃疡的迷走神经切断、溃疡穿孔修补术;⑥胃缩窄术治疗肥胖症;⑦其他良性疾病(如溃疡性结肠炎)导致的肠管狭窄切除

术等。

2. **妇产科**　涵盖了所有妇产科手术：①良恶性疾病的子宫附件全切、次全切术；②子宫肌瘤核除或消融手术；③子宫内膜异位症的手术；④卵巢扭转复位、良恶性肿瘤（包括囊肿）的切除及囊肿穿刺抽吸术；⑤输卵管矫治、输卵管妊娠、输卵管囊肿切除术和穿刺抽吸术、输卵管绝育术、以及输卵管绝育术后成形术。

3. **泌尿外科**　①肾脏、肾上腺、前列腺根治性切除术；②输尿管切开术、输尿管成形术；③肾周积液积脓引流术、肾囊肿去顶术；④精索内静脉高位结扎术；⑤盆腔淋巴结清扫术。

4. **其他**　①配合消化道内镜（双镜治疗）进行消化道、胆道和胰腺疾病的治疗；②辅助放射线进行腹腔血管性疾病的治疗。

（二）禁忌证

各种腹部手术有严重粘连或腹膜、腹腔内急性炎症者。

（三）术前准备、术后注意事项

同腹部手术。

三、关节腔镜和椎间盘镜

（一）适应证

关节腔镜下治疗是骨科发展最快的手段之一，几乎到达每一个关节。

1. **膝关节（最常用）**　①半月板的所有疾病；②膝关节游离体摘除术；③十字韧带修补术；④髌骨软化症；⑤股骨剥脱性软骨炎手术等。

2. **踝关节**　①各类韧带撞击综合征；②软骨软化和纤维素带的清除；③色素绒毛结节状滑膜炎的治疗。

3. **肩关节**　①肩关节囊修补术；②肩峰成形术；③旋转轴撕裂修复术。

4. **肘关节**　①肘关节内游离体摘除、骨赘的部分切除、滑膜切除、创伤病变后的清创、粘连松解等；②肱骨小头软骨退变的治疗；③桡骨头骨软骨病变的治疗。

5. **腕关节**　①尺骨撞击综合征；②腕关节不稳定；③下三角纤维软骨复合体撕裂的治疗；④周月韧带撕裂等。

6. **椎间盘**　椎间盘突出症、椎体融合术及椎体活检术等。

（二）禁忌证

1. 手术野皮肤有感染或败血症者。

2. 关节活动明显受限，严重的关节僵直，关节腔狭窄者。

（三）术前准备、术后注意事项

同普通骨关节手术。

（王炳元）

复习思考题

1. 属于所有内镜的禁忌证有哪些?

2. 腹腔镜联合其他内镜技术能够治疗腹

腔内哪些疾病?

参考文献

1. 闻德亮. 临床医学概要. 北京:人民
卫生出版社,2013.

2. 张阳德. 内镜微创学. 第 2 版. 北京:
人民卫生出版社,2011.

3. 李源. 实用鼻内镜外科学技术及应用

(精). 北京:人民卫生出版社,2009.

4. 潘国宗. 中华医学会百科全书·消化
病学. 北京:中国协和医科大学出版社,
2014.

第四十七章　血液净化治疗

47

学习目标	
掌握	血液净化疗法的种类与概念、适应证与禁忌证。
熟悉	血液净化疗法常见的并发症。
了解	血液净化疗法的原理。

血液净化(blood purification，BP)疗法是指把患者血液引出体外通过一种净化装置,除去体内的代谢废物,维持水、电解质及酸碱平衡,净化血液达到治疗目的,此过程称为 BP。

血液净化的原理是血液与透析液同时流过半透膜(透析膜)两侧,借助膜两侧溶质梯度及水压梯度差,通过弥散、对流、吸附及超滤来清除体内毒素与多余的水,同时能补充溶质,纠正电解质及酸碱平衡紊乱,保持体内的平衡。

BP 包括血液透析、血液滤过、血液透析滤过、血液灌流、血浆置换、免疫吸附、连续肾脏替代治疗等。腹膜透析(peritoneal dialysis，PD)通过向腹腔内灌注透析液,利用自身腹膜为半透膜,在腹腔内透析液与血液之间交换以达到净化血液的目的,但从广义上讲也应包括在血液净化之内。免疫吸附(immuno-absorption，IA)治疗是将血引出体外,通过带高度特异性的抗原或抗体或有特定亲和力的物质的吸附剂,有选择地或特异地吸附清除体内的致病因子,达到净化血液的目的。目前主要用免疫吸附来治疗系统性红斑狼疮、急进性肾炎等自身免疫性疾病。血浆置换(plasma exchange，PE),也叫血浆交换,是将血引出体外通过血浆分离器把血浆与细胞成分分离,弃去血浆,将细胞成分与补充新鲜血浆或白蛋白林格氏液等回输体内,达到清除致病物质的过程,常用于治疗冷球蛋白血症、重症肌无力、自身免疫性疾病及各种毒物中毒等难治性疾病。血液灌流(hemoperfusion，HP)是指血液借助体外循环通过具有广谱解毒效应或固定特异性配体的吸附剂装置,清除血液中的内源性或外源性致病物质达到净化血液的目的,HP 主要限于吸附作用故也被称为血液吸附。

第一节　血液透析

血液透析(hemodialysis HD)简称血透,系将患者血液引入透析器中,利用半渗透膜两侧溶质浓度差,经渗透、弥散与超滤作用,达到清除代谢产物及毒性物质,纠正水、电解质平衡紊乱的过程。

一、适应证

(一) 慢(或急)性肾功能衰竭

1. 顽固性水钠潴留或充血性心力衰竭。

2. 高血钾≥6.5mmol/L。

3. 代谢性酸中毒(HCO_3^-)≤13mmol/L。

4. 血尿素氮(BUN)≥28.6(或 AKI>22.0)mmol/L,血肌肝(Scr)≥707μmol/L(糖尿病或 AKI 为 530μmol/L)。

5. 高代谢状态。

6. 尿毒症性心包炎与脑病。

(二) 中毒

药物或各种毒物中毒。

二、相对禁忌证

血液透析无绝对禁忌证,但在下列情况下相对禁忌:

1. 严重休克。

2. 心肌病所致的心衰或心律失常不能耐受体外循环。

3. 消化道、脑等严重出血者。

4. 精神异常或老年与婴幼儿不能合作者。

5. 恶性肿瘤晚期、极度衰竭者。

三、急性并发症

(一) 失衡综合征(disequilibrium syndrome,DS)

指透析时血浆尿素氮比脑脊液下降快导致血脑屏障间产生渗透梯度,引起脑水肿而成。多见于初次快速透析。表现为头痛、呕吐、高血压、抽搐、昏迷、甚至死亡。预防措施:首次透析时间为 2 小时,透析液中钠浓度不宜过低,超滤脱水不宜过快。出现症状时给予 50% 葡萄糖液或高渗盐水等静注,发生抽搐时静脉注射安定。

(二) 低血压

发生率 20%~40%,其原因有超滤过快过多致有效容量减少、自主神经功能紊乱或透析膜的生物不相容引起心血管功能不全所致。减慢或减少超滤、将透析器和管道预充盐水或胶体溶液、低温透析与高钠透析等可预防。快速补充生理盐水可迅速纠正容量不足的低血压,严重时可用升压药或停止透析。

(三) 发热

透析早期发热,多因透析管路系统冲洗不净致热原快速进入血液使体内产生输血反应所致;如透析后体温持续上升多提示感染,应寻找发热原因,并做相应处理。

(四) 急性溶血与空气栓塞

前者由血泵或透析管道对红细胞的机械损伤与消毒剂残留所致。管道内呈淡红色,可伴有发烧、胸闷和急性贫血。应立即停止透析,体外血液不回输体内,输新鲜血液等液体;后者较少见。

第二节　血液滤过与血液透析滤过

血液滤过(hemofiltration,HF)简称血滤,是模仿肾小球滤过作用,以对流的原理,利用自身动静脉压力差或血泵动力将患者血液引入高通量透析器中,清除血中的中小分子毒素与水分的过程。血液透析滤过(hemodiltration,HDF)是 HD 与 HF 的联合应用,以弥散和对流的方式清除血液中的水分和尿毒症毒素,具有两者的优点。其特点为:①对中大分子物质的清除优于 HD,对小分子物质的清除较 HD 差;②为等张性脱水,血浆渗透压不降低,对血容量影响较少,低血压发生少;③持续低流率替代肾小球滤过,HF 在很短时间内清除大量水分;④滤液中丢失一定量的氨基酸、蛋白质和生物活性物质;⑤滤器为高分子聚合物膜生物相容性。

一、适应证

1. 顽固性高血压。

2. 易发生低血压和失衡综合征的患者。

3. 高血容量性心力衰竭与常规血液透析不能控制的体液过多。

4. 维持性血液透析患者合并高磷血症、继发性甲旁抗、肾性骨营养不良、尿毒症心包炎及周围神经病变者等。

5. 肝昏迷或药物、各种理化因素中毒,经内科治疗效果不佳者。

二、禁忌证

HDF 无绝对禁忌证,但存在以下情况时应慎用:

1. 无法建立合适的血管通路。

2. 严重的凝血功能障碍。

3. 严重的活动性出血,特别是颅内出血。

三、并发症

(一)发热反应及败血症
大量置换液的输入易被污染致热原或细菌而致。

(二)丢失综合征
氨基酸、蛋白质等营养物质丢失。

(三)技术并发症
如脱水速度过快所致血压下降、置换液成分错误、温度异常、凝血及管道滑脱等。

第三节 连续性肾脏替代治疗

连续性肾脏替代治疗(continuous renal replacement therapy,CRRT),又叫连续性血液净化(continuous blood purification,CBP),是连续(指 24h/d)缓慢地以对流、弥散及吸附的原理清除水分和溶质,从而代替肾脏受损功能的总称。目前临床上常根据患者病情治疗时间做适当调整。CRRT 的治疗目的已不仅仅局限于替代功能受损的肾脏,近来更扩展到常见危重疾病的急救,成为各种危重病救治中最重要的支持措施之一,与机械通气和全胃肠外营养地位同样重要。目前主要技术包括:缓慢连续超滤(slow continuous ultrafiltration,SCUF)、连续性静脉-静脉血液滤过(continuous venovenous hemofiltration,CVVH)、连续性静脉-静脉血液透析滤过(continuous venovenous hemodiafiltration,CVVHDF)、连续性静脉-静脉血液透析(continuous venovenous hemodialysis,CVVHD)、连续性高通量透析(continuous high flux dialysis,CHFD)、连续性高容量血液滤过(high volume hemofiltration,HVHF)、连续性血浆滤过吸附(continuous plasmafiltration adsorption)、连续性动静脉血液滤过(continuous arteriovenous hemofiltration,CAVH)。

一、适应证

(一)肾脏疾病
1. 重症 AKI 伴血流动力学不稳定和需要持续清除过多水(心力衰竭、肺水肿、脑水肿等)或毒性物质、外科术后、严重感染、严重电解质及酸碱失衡者等。

2. CRF 合并急性肺水肿、尿毒症脑病、心力衰竭及低血压等。

(二)非肾脏疾病
包括多器官功能障碍综合征(MODS)、脓毒血症或败血症性休克、急性呼吸窘迫综合征(ARDS)、挤压综合征、乳酸酸中毒、急性重症胰腺炎、心肺体外循环手术、慢性心力衰竭、肝性脑病、药物或毒物中毒、严重液体潴留、电解质和酸碱紊乱、肿瘤溶解综合征、过高热等。

二、禁忌证

同血液滤过。

三、并发症

(一) 临床并发症

1. **感染和败血症** 大量置换液输入时易被污染致热原或细菌污染而致。
2. **出血** 因治疗时间长,肝素等抗凝剂应用总量较大,故容易出血。
3. **血栓** 可出现动脉局部血栓,在 CVVH 时,静脉局部血栓形成并可扩展至腔静脉。
4. **生物相容性和过敏反应** 血液与人工膜及塑料导管接触时可出现一系列的不良反应。
5. **丢失综合征** 治疗时间较长,则可导致维生素、微量元素和氨基酸等丢失。
6. **低温** 超滤时大量液体交换可致体温下降。

(二) 技术并发症

同血液滤过。

第四节　腹膜透析

腹膜透析(peritoneal dialysis,PD)是将透析液经导管灌入患者腹膜腔,利用腹膜作为半渗透膜,与腹膜毛细血管内血液侧存在溶质的浓度梯度差,通过腹腔透析液不断地更换,以弥散与渗透的原理达到清除体内水分与代谢产物、毒性物质、调节电解质及酸碱平衡紊乱为目的的过程。

一、适应证

适应证同 HD,但下列情况更适合于 PD:
1. 血管条件较差者。
2. 有心、脑血管疾病史或心血管不稳定者。
3. 有明显出血或出血倾向者。
4. 残存肾功能较好者,PD 对保护残存肾单位较好。
5. 远离城市的农村地区者,PD 可在家里治疗,避免每周需去医院 HD 治疗。
6. 急性坏死性胰腺炎。

二、禁忌证

无绝对禁忌证,但不宜在下述情况下透析:
1. **腹部弥漫性病变** 广泛腹膜粘连、腹壁广泛感染或蜂窝组织炎;腹腔内脏外伤、近期腹部大手术、结肠造瘘或粪瘘、腹腔内有弥漫性恶性肿瘤或病变不明者。
2. 膈疝、严重肺部病变伴呼吸困难患者。
3. 多囊肾肾衰竭患者或妊娠并肾衰竭患者。

三、常见并发症

(一) 腹膜炎

为最重要的并发症,以细菌性腹膜炎多见。主要表现为①腹痛、发热等症状;②透析液变浊和白细胞≥100个/mm³,中性白细胞≥50%;③透析液内细菌或真菌培养阳性。发生腹膜炎时应尽快处理,首先是用腹透液连续腹腔冲洗2~3次,然后选用合适的抗生素加入透析液中治疗。

(二) 腹痛

高渗性透析液、透析液温度过低或过高、腹腔注入液量过多或进入空气过多、透析液 pH 不当、腹腔感染、导管移位刺激等均可引起腹痛。在处理上应去除原因,并可在透析液中加入 1%~2% 普鲁卡因 3~10ml,无效时酌情减少透析次数。

(三) 透析管引流不畅

原因有导管移位或扭曲,被纤维蛋白、血块或大网膜脂肪阻塞,肠腔或腹腔气体过多,透析后肠粘连,透析管端的小孔有部分露在腹腔内液体表面上,致使虹吸作用消失。在处理上,分别采取更换体位,轻压腹部或稍移动导管方向的方法;用肝素或尿激酶溶液注入透析管内,并留置30~60分钟;腹胀明显者给小剂量的新斯的明或灌肠,必要时更换透析管。

(四) 血性透出液

常见于腹膜荷包不紧密,少量渗血,过度用力扭转导管或导管头部损伤腹腔脏器表面血管。少量渗血者不必停止透析,出血量大时寻找原因。

(五) 丢失综合征

腹膜透析时蛋白质、氨基酸、维生素及微量元素等丢失过多导致的营养不良、低蛋白血症、贫血、免疫力低下及频发感染等的一组临床症候群,特别是腹膜炎后,易多见低蛋白血症,因此,每日饮食中至少供给生物效价高的蛋白质 50~60 克。

(尹友生)

参考文献

1. 王质刚.血液净化学.第 3 版.北京:
人民卫生出版社,2011.

2. 葛均波.内科学.第 8 版.人民卫生

出版社,2013.

3. 朱明德.临床医学概论.北京:人民
卫生出版社,2008.

48

学习目标	
掌握	器官移植免疫排斥反应类型。
熟悉	肾移植、肝移植、心脏移植的适应证。
了解	常用的免疫抑制药物。

第一节 概述

器官移植(organ transplantation)是将一个个体的器官用手术方法移植到自体或另一个体的同一或其他部位,以替代或增强原有器官功能的医学技术。根据器官供受的个体、种属不同,有不同的名称划分。若献出器官的供者和接受器官的受者是同一个人,则这种移植称自体移植;供者与受者虽非同一人,但供受双方有着完全相同的遗传素质(如同卵双生子),这种移植叫做同质移植。人与人不同个体之间的移植称为同种(异体)移植;不同种的种属间的移植属于异种移植。常见的移植器官有肾、心、肝、胰腺与胰岛、甲状旁腺、心肺等。

一、移植医学的发展

器官移植技术的发展经过了漫长的历史阶段。1902 年 Ullmann 施行了狗的肾移植,获得了较长期的肾功能存在。之后许多动物的自体移植手术被实施并成功,但异体间的器官移植仍无进展。后期随着三个关键问题的解决,移植医学才得以快速发展。

(一) 完善的血管吻合操作方法

移植器官一旦植入受者体内,必须立刻接通血管,以恢复输送养料的血供,使细胞赖以存活,直到 1902 年才由 Carrel 创制出来新的血管缝合方法,使得进一步的器官移植从技术上成为可能。

(二) 离体器官的保存

离体缺血器官在常温下短期内就会失活,不能用于移植。因此,要设法保持器官的活性,这就是器官保存。方法是降温和持续灌流,因为低温能减少细胞对养料的需求,从而延长离体器官的存活时间,灌流能供给必需的养料。直到 1967 年由 F.O. 贝尔泽、1969 年由 G.M. 科林斯分别创制出实用的降温灌洗技术,包括一种特制的灌洗溶液,可以安全地保存供移植用肾的活性达 24 小时。这样才赢得器官移植手术所需的足够时间。

(三) 抗免疫反应

移植器官正像人的其他细胞一样,有二大类主要抗原:ABO 血型和人类白细胞抗原(HLA),它们决定了同种移植的排斥反应。ABO 血型只有 4 种(O、A、B、AB),寻找 ABO 血型相同的供受者并不难;但是 HLA 异常复杂,除非同卵双生子,事实上不可能找到 HLA 完全相同的供受者。所以,同种移植后必然发生排斥反应,必须用强有力的免疫抑制措施予以逆转。直到 1960 年才陆续发现有临床实效的免疫抑制药物:硫唑嘌呤(1961)、泼尼松(1963)、抗淋巴细胞球蛋白(ALG,1966)、环磷酰胺(1971),只有合理的免疫抑制才能使移植的器官长期存活。

二、器官移植排斥反应

(一) 宿主抗移植物反应

指受者对供者组织器官产生的排斥反应称为宿主抗移植物反应(host versus graft reaction,HVGR)根据移植物与宿主的组织相容程度,以及受者的免疫状态,移植排斥反应主要表现为三种不同的类型。

1. **超急性排斥反应(hyperacute rejection,HAR)** 反应一般在移植后 24 小时内发生。目前认为,此种排斥主要由于 ABO 血型抗体或抗 I 类主要组织相容性抗原的抗体引起的。超急性排斥反应一旦发生,无有效方法治疗,终将导致移植失败。因此,通过移植前 ABO 及 HLA 配型可筛除不合适的器官供体,以预防超急性排斥反应的发生。

2. **急性排斥反应(acute rejection,AR)** 是排斥反应中最常见的一种类型,一般于移植后数天到几个月内发生,进行迅速。肾移植发生急性排斥时,可表现为体温升高、局部胀痛、肾功能降低、少尿甚至无尿、尿中白细胞增多或出现淋巴细胞尿等临床症状。细胞免疫应答是急性移植排斥的主要原因,CD4$^+$T(TH1)细胞和 CD8$^+$ TC 细胞是主要的效应细胞。即使进行移植前 HLA 配型及免疫抑制药物的应用,仍有 30%~50% 的移植受者会发生急性排斥。大多数急性排斥反应可通过增加免疫抑制剂的用量而得到缓解。

3. 慢性排斥反应(chronic rejection,CR) 一般在器官移植后数月至数年发生,以体液免疫为主,主要病理特征是移植器官的毛细血管床内皮细胞增生,使动脉腔狭窄,并逐渐纤维化。慢性免疫性炎症是导致上述组织病理变化的主要原因。目前对慢性排斥尚无理想的治疗措施。

(二) 移植物抗宿主反应

如果移植物中残留的免疫细胞进入宿主的血循环中,迁移至宿主的组织器官,识别部分宿主抗原,产生免疫应答并引起组织损伤,则称为移植物抗宿主反应(graft versus host reaction,GVHR)。GVHR 的发生需要一些特定的条件:

1. 宿主与移植物之间的组织相容性不合。

2. 移植物中必需含有足够数量的免疫细胞。

3. 宿主处于免疫无能或免疫功能严重缺损状态。

(三) 免疫抑制剂

免疫抑制剂是指一类具有免疫抑制作用的药物,可通过影响体液和细胞免疫来抑制机体的免疫反应,临床上用以预防器官移植后排斥反应、治疗某些自身免疫性疾病。常用的免疫抑制剂有:

1. 皮质类固醇类药物,如氢化可的松等。

2. 钙调神经磷酸酶抑制剂,如环孢素 A、他克莫司等。

3. 抗细胞增殖类药物,如吗替麦考酚酯、硫唑嘌呤、环磷酰胺等。

4. 哺乳动物雷帕霉素靶蛋白抑制剂,如西罗莫司等。

5. 生物性免疫抑制剂,如单克隆抗体、多克隆抗体等。

6. 其他免疫抑制剂,如贝拉西普、FTY-720 等。

第二节 几种常见的器官移植

一、肾移植

肾移植已经成为绝大部分终末期肾病患者的首选治疗方法。成功的肾移植可以使患者免除透析的必要,而且比腹膜透析或血液透析更能有效地治疗肾衰。

适应证:慢性肾脏病终末期或其他肾脏疾病导致的不可逆转的肾脏功能衰竭者。要求病人心肺功能良好能耐受手术,如果有活动性消化道溃疡,术前需治愈。恶性肿瘤新发或复发经手术治疗后,至少稳定 2 年以上。如伴有肝炎或结核疾病需治疗纠正至非活动期。

二、肝脏移植

肝移植是治疗急性肝衰竭和慢性终末期肝病的有效方法。

适合于肝脏移植的主要病种有:

1. 急性肝衰竭。

2. 慢性肝病引起的肝硬化、门脉高压症。

3. 病毒性肝炎相关性慢性肝病。

4. 肝脏肿瘤。

5. 胆汁淤积性肝病。

6. 代谢性肝病。

7. 其他,如复杂多囊肝。

三、心脏移植

心脏移植是大多数终末期心衰病人改善生存和生活质量的最有效治疗手段。总的适应证是终末期心脏病,并且估计心脏移植后预期生存时间长于不接受移植的生存时间。适合于心脏移植的主要疾病有:

(一)冠心病

心力衰竭型冠心病,为缺血性心肌病的一种,约占心脏移植的40%,心脏移植是延长此类患者生命、提高生活质量的最佳选择。

(二)心肌病

原因不明的心肌病包括扩张型心肌病、慢性克山病及限制型心肌病等。

(三)先天性心脏病

如先天性左心室发育不良综合征、严重的三尖瓣下移畸形、复杂的单心室伴有主动脉瓣狭窄等,可以在婴儿期或者儿童期施行心脏移植,其预后比矫正术更好。

(四)心肌炎及心脏瓣膜病

占心脏移植患者的极少部分。

四、肺移植

肺移植是治疗多种终末期肺病的唯一有效方法。

目前主要的适应证包括:慢性阻塞性肺疾病、特发性肺间质纤维化、囊性纤维化、α_1-抗胰蛋白酶缺乏性肺气肿等。

(刘屹立)

复习思考题

1. 什么叫器官移植?

2. 常用的免疫抑制药物有哪些?

3. 肾移植的适应证是什么?

参考文献

1. 夏穗生.器官移植学.第2版.上海: 上海科学技术出版社,2009.

2. 刘永锋,郑树森.器官移植学.北京: 人民卫生出版社,2014.

索　引